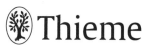

Checklisten
der aktuellen Medizin

Begründet von F. Largiadèr, A. Sturm, O. Wicki

Checkliste XXL
Differenzialdiagnose
Innere Medizin

vom Leitsymptom zur Diagnose

Alexander Sturm, Walter Zidek (Herausgeber)

Co-Autoren

Reinhard G. Bretzel, Christian Fischer, Johannes-Martin Hahn, Klaus Höffken, Christof Kessler, Kay-Oliver Kliche, Joachim Mössner, Roger Secknus, Hans-Joachim Trappe, Claus Vogelmeier

396 Abbildungen
223 Tabellen

Georg Thieme Verlag
Stuttgart – New York

Zeichnungen: Adrian Cornford, Reinheim-Zeilhard
Umschlaggrafik: Bernd K. Jacob, Friesisch Advertising, Hamburg
Umschlaggestaltung: Thieme Verlagsgruppe

Bibliografische Information Der Deutsche Bibliothek
Die Deutsche Bibliothek verzeichnet diese Publikation in der Deutschen Nationalbibliographie; detaillierte bibliographische Daten sind im Internet über http://dnb.ddb.de abrufbar

Wichtiger Hinweis:

Wie jede Wissenschaft ist die Medizin ständigen Entwicklungen unterworfen. Forschung und klinische Erfahrung erweitern unsere Erkenntnisse, insbesondere was Behandlung und medikamentöse Therapie anbelangt. Soweit in diesem Werk eine Dosierung oder eine Applikation erwähnt wird, darf der Leser zwar darauf vertrauen, dass Autoren, Herausgeber und Verlag große Sorgfalt darauf verwandt haben, dass diese Angabe dem **Wissensstand bei Fertigstellung des Werkes** entspricht.

Für Angaben über Dosierungsanweisungen und Applikationsformen kann vom Verlag jedoch keine Gewähr übernommen werden. **Jeder Benutzer ist angehalten,** durch sorgfältige Prüfung der Beipackzettel der verwendeten Präparate und gegebenenfalls nach Konsultation eines Spezialisten festzustellen, ob die dort gegebene Empfehlung für Dosierungen oder die Beachtung von Kontraindikationen gegenüber der Angabe in diesem Buch abweicht. Eine solche Prüfung ist besonders wichtig bei selten verwendeten Präparaten oder solchen, die neu auf den Markt gebracht worden sind. **Jede Dosierung oder Applikation erfolgt auf eigene Gefahr des Benutzers.** Autoren und Verlag appellieren an jeden Benutzer, ihm etwa auffallende Ungenauigkeiten dem Verlag mitzuteilen.

Geschützte Warennamen (Warenzeichen) werden **nicht** besonders kenntlich gemacht. Aus dem Fehlen eines solchen Hinweises kann also nicht geschlossen werden, dass es sich um einen freien Warennamen handelt.

Das Werk, einschließlich aller seiner Teile, ist urheberrechtlich geschützt. Jede Verwertung außerhalb der engen Grenzen des Urhebergesetzes ist ohne Zustimmung des Verlages unzulässig und strafbar. Das gilt insbesondere für Vervielfältigungen, Übersetzungen, Mikroverfilmungen und die Einspeicherung und Verarbeitung in elektronischen Systemen.

© 2003 Georg Thieme Verlag, Rüdigerstraße 14, D-70469 Stuttgart
Printed in Germany

Unsere Homepage: http://www.thieme.de

Satz: Hagedorn Kommunikation, D-68519 Viernheim (Gesetzt auf 3B2)

Druck: Kösel GmbH & Co. KG, D-87435 Kempten

ISBN 3-13-116921-4   1 2 3 4 5 6

Vorwort der Herausgeber

*Denken und Wissen sollten einen gleichen Schritt halten
Das Wissen bleibt sonst unfruchtbar*

Wilhelm von Humboldt

Es ist die Aufgabe einer Differenzialdiagnose:
Einzelne Symptome, Zeichen und Beschwerden zu beurteilen, auf Grund der Anamnese und unterschiedlicher Untersuchungsverfahren zu werten und in eine richtige – zur erfolgreichen Therapie führende – Diagnose einzubauen.
Die Verdoppelung des Fachwissens in einem Zeitraum von sechs bis zehn Jahren sowie die – durchaus notwendige – Spezialisierung mit der Tendenz, einzelne Befunde und Klagen nur unter fachspezifischen Gesichtspunkten abzuklären, erfordert heute in einem besonderen Maße die Möglichkeit, sich rasch über die oft sehr breite Differenzialdiagnose eines Symptoms orientieren zu können.
Es erschien daher eine reizvolle Aufgabe – auf Aufforderung des Thieme Verlags – den Versuch einer differenzialdiagnostischen Übersicht der wesentlichsten Einzelbefunde des Fachgebiets der Inneren Medizin unter der Leitlinie „Vom Symptom zur Diagnose" zu übernehmen. Dabei mussten allerdings auch einzelne Symptome aus anderen Fachgebieten berücksichtigt werden, vor allem aus dem der Inneren Medizin besonders verbundenen Fachgebiet der Neurologie.
Diese Aufgabe war nur lösbar in einer Gemeinschaftsarbeit von Klinikern, die zum einen ein Fachgebiet der Inneren Medizin in der Forschung, zum anderen das gesamte Gebiet in der Lehre vertreten und übersehen. Die Herausgeber sind daher dankbar, dass sehr kompetente Mitautoren für diese Aufgabe gewonnen werden konnten, die zudem stets kooperativ bereit waren, das koordinierende Konzept des Verlags und der Herausgeber zu Grunde zu legen.
Das Grundkonzept der Checklisten wurde auch in diesem Band beibehalten: Übersichtliche und aktuelle Informationsquelle – kein Lehrbuch – für den klinischen Alltag. Mit straffer Gliederung und stichwortartiger Formulierung aller wesentlichen diagnostischen Kriterien. Auf Literaturhinweise sowie die Beschreibung extrem seltener Krankheitsbilder wurde bewusst verzichtet. Es wurde aber Wert darauf gelegt, die modernen Gesichtspunkte der Evidence Based Medicine sowie medizinökonomische Kriterien zu berücksichtigen, soweit dies in einer Checkliste möglich ist.
Auf Grund dieser Struktur und der Breite der Thematik ist dieser Band vornehmlich bestimmt für
– Ärzte in Weiterbildung der unterschiedlichen Fachrichtungen, v.a. Innere Medizin,
– Medizinstudenten in fortgeschrittenen Semestern,
– spezialisierte Ärzte zur Orientierung über andere Gebiete der Inneren Medizin.
Ohne die stets engagierte und innovative Hilfe der Mitarbeiter/-innen des Thieme Verlags wäre die Entstehung dieser Checkliste XXL Differenzialdiagnose mit zehn Autoren nicht möglich gewesen. Wir sind daher Frau Dr. Bettina Hansen, Herrn Dr. Jochen Neuberger sowie Frau Dr. Eva-Cathrin Schulz für die tatkräftige Förderung und Integration der Beiträge in das gegebene Konzept zu besonderem Dank verpflichtet. Frau Elsbeth Elwing danken wir herzlich für die herstellerische Betreuung des Buches.
Möge diese Differenzialdiagnose zur notwendigen ganzheitlichen Betrachtung des Kranken beitragen!

Herne/Bochum und Berlin im Juni 2003

Alexander Sturm
Walter Zidek

Technische Hinweise

Der Aufbau der Kapitel vom Symptom zur Diagnose folgt im Prinzip immer dem gleichen, aus dem Text ersichtlichen Schema; von diesem wurde nur in wenigen Fällen abgewichen. Hier noch einige ergänzende Hinweise.

- ▶ **Akutdiagnostik:** Ist nur aufgeführt, wenn das Symptom einen Notfall beinhaltet oder beinhalten kann.
- ▶ **Basisdiagnostik und Weiterführende Diagnostik:**
  - Es wurden nur die Untersuchungen angeführt, die eine hohe diagnostische Wertigkeit für das besprochene Krankheitsbild haben. Die Erwähnung allein bedeutet niemals die Notwendigkeit der Anwendung aller Untersuchungsmethoden. Oft kann die primäre Anwendung aufwändiger und teurer Untersuchungsmethoden (CT, MRT, Immunlabor etc.) ohne sog. Vorfelddiagnostik wie Sonographie, Nativaufnahmen etc. preiswerter und rascher zur Diagnose führen! Dies ist besonders nach Einführung der DRGs zu beachten, denn nicht der Weg zur Diagnose wird von den Krankenkassen bezahlt sondern nur die Diagnose!
  - Die Auswahl der einzelnen Untersuchungsverfahren ist auch von der Ausstattung der Klinik/Abteilung/Praxis abhängig sowie von der Erfahrung des Untersuchers. Daher kann es in einer Differenzialdiagnose keine strengen Vorschriften/Empfehlungen geben. Diagnostische Leitlinien der einzelnen Fachgesellschaften – z.B. auch in Form von Algorithmen – wurden nur in einigen Fällen angeführt. Für eine differenzialdiagnostische Monographie sind die Leitlinien – auch unter Berücksichtigung der Krankenhausstrukturgesetze – häufig zu ausführlich/aufwendig und nicht immer frei von „juristischen Fallstricken" (wenn empfohlene Untersuchungen nicht durchgeführt werden).
- ▶ **Tabellen:**
  - Viele Diagnosen sind in mehreren Tabellen angeführt, z.B. die Lungenembolie unter den Symptomen Hämoptoe, Schock, Akutes Abdomen etc. Die wesentlichen Hinweise zur diagnostisch richtungsweisenden Anamnese, Befunde, Untersuchungen bzw. zur Sicherung der Diagnose werden meist nur in einer Tabelle besprochen, in anderen Tabellen wird per Seitenverweis auf diese verwiesen.
  - Ist die Sicherung der Diagnose durch wenige Charakteristika möglich, sind diese in einer separaten Spalte angeführt, z.B. primäre Hypothyreose: TSH erhöht, FT4 erniedrigt. Bei vielen Diagnosen werden in der rechten Tabellenspalte die zur Diagnose führenden Untersuchungen (Labor, Sonographie etc.) angeführt, ohne dass die typischen Befundergebnisse beschrieben werden; eine exakte Befundbeschreibung mit den möglichen Variationen hätte den Umfang der Checkliste weit überschritten.
  - In manchen Fällen war die Aufteilung in „wesentliche diagnostisch richtungsweisende Anamnese, Untersuchung u./o. Befunde" und eine separate Spalte „Sicherung der Diagnose" nicht sinnvoll, sodass diese Tabellen nur zwei Spalten enthalten, nämlich die mögliche Differenzialdiagnose und eine Spalte „zur Diagnose führt".

Anschriften

Herausgeber

Prof. Dr. med. Alexander Sturm
em. Direktor der Medizinischen Univ.-
Klinik der Ruhr-Universität Bochum
Marienhospital Herne
Am Düngelbruch 58
44625 Herne

Prof. Dr. med. Walter Zidek
Direktor der Medizinischen Klinik IV
(Endokrinologie und Nephrologie)
Charité-Universitätsmedizin Berlin
Campus Benjamin Franklin
Hindenburgdamm 30
12203 Berlin

Co-Autoren

Prof. Dr. med. Reinhard G. Bretzel
Direktor der III. Medizinischen Klinik
und Poliklinik
Universitätsklinikum Gießen
Rodthohl 6
35385 Gießen

Dr. med. Christian Fischer
Institut für Klinische Chemie
und Laboratoriumsmedizin
Johannes Gutenberg Universität Mainz
Langenbeckstraße 1
55101 Mainz

Dr. med. Johannes-Martin Hahn
Chefarzt der Abt. Innere Medizin
Tropenklinik Paul-Lechler-Krankenhaus
Paul-Lechler-Str. 24
72076 Tübingen

Prof. Dr. med. Klaus Höffken
Direktor der Klinik für Innere Medizin II
Friedrich-Schiller-Universität
Erlanger Allee 101
07740 Jena

Prof. Dr. med. Christof Kessler
Direktor der Neurologischen
Universitätsklinik
Klinik und Poliklinik für Neurologie
Ernst-Moritz-Arndt-Universität
Ellernholzstr. 1-2
17487 Greifswald

Dr. med. Kay-Oliver Kliche
Head Medical Affairs Oncology
Amgen Deutschland
Hanauer Str. 1
80992 München

Prof. Dr. med. Joachim Mössner
Direktor der Medizinischen Klinik
und Poliklinik II
Universität Leipzig
Philipp-Rosenthal Str. 27
04103 Leipzig

Priv. Doz. Dr. med. Roger Secknus
Facharzt für Innere Medizin (Subspezia-
lierung Gastroenterolgie + Hepatologie)
Medizinische Klinik und Poliklinik II
Universität Leipzig
Philipp-Rosenthal-Str. 27
04103 Leipzig

Prof. Dr. med. Hans-Joachim Trappe
Direktor der Medizinischen Klinik II
Ruhr-Universität Bochum
Univ.-Klinik Marienhospital
Hölkeskampring 40
44625 Herne

Prof. Dr. med. Claus Vogelmeier
Direktor der Klinik für Innere Medizin
der Philipps-Universität
Schwerpunkt Pneumologie
Baldingerstraße
35033 Marburg

Inhaltsverzeichnis

Grauer Teil: Klinische Untersuchungen

Untersuchungen ► *1*
Internistische Basis-Krankenuntersuchung ► *1*
Neurologische Basis-Untersuchung ► *2*

Blauer Teil: Leitsymptome von A–Z

- **A** Adipositas/Gewichtszunahme ► *5*
  Adynamie ► *9*
  Akrozyanose ► *9*
  Analschmerzen ► *9*
  Anämie (inkl. Blässe) ► *13*
  Anfallsleiden ► *20*
  Angina pectoris ► *20*
  Antriebsarmut ► *20*
  Anurie, Oligurie ► *20*
  Ataxie ► *35*
  Atemnot ► *44*
  Aufstoßen ► *44*
  Auswurf ► *46*
- **B** Bauchschmerz, akutes Abdomen ► *52*
  Bewusstseinsstörungen ► *67*
  Blässe ► *67*
  Blut im Stuhl ► *67*
  Bluthusten (Hämoptoe/Hämoptyse) ► *70*
  Blutungsneigung ► *76*
  Bradykardie ► *82*
- **C** Cephalgie ► *83*
- **D** Delir ► *84*
  Demenz ► *84*
  Desorientiertheit (Delir, reversible/irreversible hirnorganische Psychosyndrome) ► *87*
  Diarrhö ► *91*
  Durchfall ► *98*
  Dysphagie ► *98*
  Dyspnoe ► *99*
- **E** Einflussstauung ► *109*
  Epileptische Anfälle und plötzliche Stürze ► *115*
  Erbrechen ► *119*
  Erstickungsgefühl ► *124*
  Extrasystolie ► *124*
  Extremitäten-Schmerzen ► *124*
  Extremitäten-Schmerzen bei Erkrankungen der Arterien ► *126*
  Extremitäten-Schmerzen bei Venenerkrankungen ► *137*
- **F** Fettsucht ► *145*
  Fieber ► *145*
- **G** Gastrointestinale Blutungen ► *173*
  Gelenkschmerzen/Gelenkschwellungen ► *178*
  Geruchsstörungen ► *193*
  Geschmacksstörungen ► *197*
  Gewichtsverlust ► *199*
  Gewichtszunahme s. Adipositas ► *203*
  Globusgefühl ► *204*
  Gynäkomastie ► *207*

Inhaltsverzeichnis

H
- Halsschwellung ► *213*
- Hämaturie ► *216*
- Heiserkeit ► *223*
- Heißhunger ► *228*
- Herzgeräusche und (pathologische) Herztöne ► *230*
- Herzinsuffizienz ► *242*
- Herzrhythmusstörungen ► *256*
- Herzvergrößerung ► *274*
- Husten ► *281*
- Hyperhidrosis ► *286*
- Hypertensive Krise ► *288*
- Hypertonie ► *290*
- Hypertrichose, Hirsutismus und Virilisierung ► *297*
- Hypotonie ► *302*

I
- Ikterus ► *312*
- Impotenz ► *318*

J
- Juckreiz ► *321*

K
- Kachexie ► *324*
- Knochenschmerzen ► *324*
- Koma ► *333*
- Kopfschmerzen ► *348*

L
- Lähmungen ► *354*
- Leibesschmerzen ► *367*
- Leibesumfangszunahme (inkl. Meteorismus) ► *367*
- Luftnot ► *372*
- Lumbago ► *372*
- Lungengeräusche ► *372*
- Lungenrundherd ► *379*
- Lymphknotenschwellungen ► *385*

M
- Mediastinalverschattungen ► *395*
- Meningismus ► *400*
- Meteorismus ► *405*
- Müdigkeit, Antriebsarmut ► *405*
- Muskelkrämpfe ► *411*
- Muskelschmerzen (Myalgien) ► *416*
- Muskelschwäche ► *425*

N
- Nackensteifigkeit ► *426*
- Nierenversagen ► *426*

O
- Obstipation ► *427*
- Ödeme: generalisierte ► *432*
- Ödeme: lokalisierte ► *435*
- Oligurie ► *441*
- Osteoporose ► *441*

P
- Pleuraverschattungen ► *446*
- Polyglobulie ► *453*
- Polyneuropathie (PNP) ► *456*
- Polyurie, Polydipsie, Durstgefühl ► *463*
- Pupillenveränderungen ► *466*

R
- Rückenschmerzen ► *471*

S
- Schlafstörungen: Übersicht ► *491*
- Schlafstörungen: Hypersomnie ► *496*
- Schlafstörungen: Insomnie ► *499*
- Schläfrigkeit ► *504*
- Schluckauf ► *504*
- Schluckstörung (Dysphagie, Odynophagie) ► *504*
- Schmerzen – Übersicht ► *513*
- Schnarchen ► *515*
- Schock ► *516*
- Schwäche ► *524*
- Schwindel ► *524*
- Sehstörungen ► *533*

Inhaltsverzeichnis

    Sensibilitätsstörungen ► *539*
    Singultus ► *543*
    Sodbrennen ► *544*
    Splenomegalie ► *544*
    Sprech- und Sprachstörungen ► *549*
    Sturz, plötzlicher ► *551*
    Synkope ► *551*
T   Tachykardie ► *558*
    Tachypnoe ► *558*
    Tetanie ► *558*
    Thoraxschmerzen ► *561*
    Tremor ► *568*
    Tumormarker ► *571*
V   Verstopfung ► *572*
    Vertigo ► *572*
    Verwirrtheit ► *572*
Z   Zittern ► *573*
    Zwerchfellhochstand ► *573*
    Zyanose ► *575*

Roter Teil: Differenzialdiagnose von Laborwerten

    Differenzialdiagnose von Laborwerten ► *584*
    Tumormarker ► *600*
    Laborwerte – Normalbereiche ► *605*

Sachverzeichnis ► *610*
Bildnachweis ► *631*

Untersuchungen

Internistische Basis-Krankenuntersuchung
(A. Sturm)

Vorbemerkungen

- **Die internistische Untersuchung** des Patienten beinhaltet prinzipiell:
  - **I**nspektion, **P**alpation, **P**erkussion, **A**uskultation (IPPA).
  - Prüfung und Untersuchung der Vitalzeichen: Puls, Blutdruck (RR), Atemfrequenz, Temperatur.
  - Messung von Größe und Gewicht.
- **Vor der unmittelbaren körperlichen Untersuchung:**
  - *Allgemeinzustand* beurteilen: Körperbau, Ernährungszustand, altersentsprechender Allgemeinzustand, Geruch, Bewusstseinslage, Verhalten.
  - *Inspektion* auf folgende Aspekte hin: Dyspnoe, Hautturgor, Hautfarbe, Blässe, allgemeine und lokale Zyanose, Ikterus, Pigmentstörungen, Hautveränderungen, Blutungsstellen, Kratzspuren, Xanthelasmen, Nägel, Behaarung, Ödeme, sekundäre Geschlechtsmerkmale.

Zur Untersuchung der Körperregionen gehört im Einzelnen

- **Kopf:**
  - Behaarung, Kopfhaltung, Lidödeme.
  - Beweglichkeit der Gesichtsmuskulatur.
  - Augen: Pupillenweite und Reaktion auf Licht und Konvergenz, Anisokorie, Beurteilung von Skleren und Konjunktiven.
  - Nase: Nasenscheidewand, Naseneingang, Druck- und Klopfschmerzhaftigkeit der Nasennebenhöhlen.
  - Ohren: Knoten, Tophi, abstehend, Rötung, äußerer Gehörgang.
  - Mund: Lippenfarbe, Gebiss, Rachen und Rachenring.
  - Zunge: Farbe, Auflagerung, Beweglichkeit.
  - Nervenaustrittspunkte (NAP): Druckschmerzhaftigkeit.
- **Hals:**
  - Form, Schwellungen, Halsvenen, Beweglichkeit/Meningismus.
  - Schilddrüse: Größe, Symmetrie, Knoten, Schwirren.
  - Palpation und Auskultation der Halsschlagadern.
- **Lymphknoten:** Sorgfältige Untersuchung der typischen Lymphknoten-Palpationsstellen, insbesondere:
  - Submandibulär und am Hals.
  - Axillär und inguinal.
- **Thorax:**
  - *Inspektion* (bei In- und Exspiration): Symmetrie, Deformationen, Einziehungen der Interkostalräume bei Inspiration.
  - *Perkussion* der Lungengrenzen in Inspiration und Exspiration, Dämpfungen.
  - *Auskultation der Lunge:* Atemgeräusche, pathologische Geräusche von Seiten der Lunge u./o. Pleura im Inspirium und Exspirium.
  - *Palpation* der Herzspitze.
  - *Auskultation des Herzens:* Herztöne, pathologische Geräusche über den verschiedenen Ostien, Abschwächung der Herztöne, Herzspitzenstoß, Arrhythmien.
  - *Mammae*: Inspektion, Einziehung, Vorwölbungen, Gynäkomastie, Sekretion, Druckschmerzhaftigkeit.
- **Abdomen:**
  - *Inspektion:* Aszites, andersartige Vorwölbungen, ausladende Flanken, Striae, Nabel, Behaarung, Gefäßerweiterung, Naevi, Venenzeichnung.

- *Palpation:* Resistenzen, Abwehrspannung, Schmerzen, Aszites, Größe und Konsistenz von Leber und Milz, Druckempfindlichkeit des Darms, Blasenrand.
- *Auskultation:* Darmgeräusche, Gefäßgeräusche.
- *Perkussion:* Lebergröße, Aszites durch Lagewechsel, Blasenrand.

▶ **Rektale Untersuchung:**
- *Inspektion:* Hämorrhoiden, Fisteln, Fissuren, Marisken, Prolaps.
- *Digitale Untersuchung:* Sphinktertonus, Konsistenz, Form und Größe der Prostata, Rektumtumor.
- *Nach der Untersuchung:* Beurteilung auf Blut oder blutigen/schwarzen Stuhl am Fingerling.

▶ **Niere:**
- Druck- und Klopfschmerzhaftigkeit der Niere und Nierenlager, pathologische Resistenzen.
- Auskultation der Nierenarterien.

▶ **Bewegungsapparat:**
- *Wirbelsäule:* Druck- und Klopfschmerzhaftigkeit, Bewegungsfreiheit/Bewegungseinschränkung, Form- und Haltungsanomalien.
- *Extremitäten:* Freie/eingeschränkte, schmerzhafte/schmerzlose, aktive/passive Beweglichkeit in den Gelenken, Druck- und Klopfschmerzhaftigkeit.
- *Muskulatur:* Atrophie/Hypertrophie, Tonus, Verspannungen/Myogelosen.

▶ **Gefäßstatus:**
- *Arterielle Gefäße:*
  - Palpation der Pulse rechts und links der A. carotis, A. radialis, A. femoralis, A. poplitea, A. dorsalis pedis, A. tibialis posterior.
  - Vergleichende Palpation zwischen rechts und links.
  - Auskultation mit Beachtung möglicher Gefäßgeräusche.
- *Venöse Gefäße:* Varizen, Entzündungszeichen, Druckschmerzhaftigkeit der Venenstränge, postthrombotisches Syndrom.

▶ **Orientierende neurologische Untersuchung (ausführlich s. u.):**
- Gehört immer zur internistischen Untersuchung!
- Reflexstatus, Pyramidenbahnzeichen, Motorik, Sensibilität, Koordination.
- Beurteilung der groben Kraft der Extremitäten.
- Bewusstseinslage.
- Evtl. Prüfung der Hirnnerven.

Neurologische Untersuchung

Vorbemerkungen

▶ Ein vollständiger neurologischer Gesamtstatus muss wesentliche Funktionen prüfen, aber vom Umfang her praktikabel sein.
▶ Die Untersuchung erfolgt am besten nach einem gleich bleibenden Schema, um Vollständigkeit zu sichern.
▶ Die Anamnese, Fremdanamnese steht am Beginn der neurologischen Untersuchung. Eine verkürzte Notfall-Anamnese muss sobald wie möglich komplettiert werden. Bereits während der Anamnese sollte man auf äußerlich erkennbare Besonderheiten sowie psychische Auffälligkeiten achten.

Neurologischer Gesamtstatus – zur Untersuchung gehört im Einzelnen

▶ **Kopf und HWS:** Passive Beweglichkeit der HWS (Meningismus?), Kalottenklopfschmerz?

Neurologische Untersuchung

▶ **Hirnnerven:**
- *I – N. olfactorius:* Geruchs- Geschmacksvermögen (ggf. erfragen).
- *II – N. opticus:* Fingersehen, vorlesen lassen (ggf. erfragen), fingerperimetrische Gesichtsfeldbestimmung.
- *III, IV, VI, – N. oculomotorius, N. trochlearis, N. abducens:* Lichtreaktion der Pupillen. Spontane Bulbusstellung, Nystagmus, Endstellnystagmus (erschöpflich?), Folgebewegungen (Sakkadierung?), Abweichen oder Zurückbleiben eines Auges, Doppelbilder?
- *V – N. trigeminus:* Sensibilität für Berührung und Schmerz im Gesicht im Seitenvergleich (Stirn, Wange, Kinn), Kornealreflex. Zähne zusammenbeißen lassen, dabei M. masseter im Seitenvergleich tasten, Kraft prüfen.
- *VII – N. facialis:* Stirnrunzeln, Naserümpfen, Zähne zeigen, Pfeifen. Beim Sprechen auf seitendifferente Mimik achten.
- *VII I– N. vestibulocochlearis:* Fingerreiben an den Ohren bds. Im Seitenvergleich, (vestibuläre Funktion später bei Koordinationsprüfung).
- *IX, X N. glossopharyngeus, N. vagus:* Stellung des Gaumensegels in Ruhe, Seitendifferenz, fehlende Anhebung beim „A-Sagen" oder beim Würgereflex, Heiserkeit.
- *XI– N. accessorius:* Drehen des Kopfes und Heben der Schultern gegen Widerstand.
- *XII – N. hypoglossus:* Zungensymmetrie (Atrophie?) in Ruhe, Abweichen beim Herausstrecken, Fibrillation.

▶ **Motorik:**
- *Obere Extremitäten (Patient sitzt an der Bettkante):*
  - Armvorhalteversuch (AVV) mit geschlossenen Augen in Supinationsstellung waagerecht vor den Körper halten: Absinken eines Armes mit/ohne Pronation einer Hand.
  - Pareseprüfung: Zumindest Schulterhebung in 90°-Stellung, Armbeugung und -streckung, Hand- und Fingerbeugung/-streckung/-spreizung). Angabe in Kraftgraden (S. 354), Seitendifferenzen, Atrophien?
  - Muskeltonus (passiv unregelmäßig Arm beugen).
  - Muskeleigenreflexe: Bizeps-, Trizepssehnenreflex, Radiusperiostreflex, Trömner-Reflex.
- *Rumpf (Patient liegt):* Aufsetzen ohne Hilfe der Hände, Bauchhautreflexe.
- *Untere Extremitäten (Patient liegt):*
  - Beinvorhalteversuch (BVV) (bei geschlossenen Augen Halten der Beine in 90° Beugung in Hüfte und Kniegelenk): Absinken eines Beines, Schweregefühl.

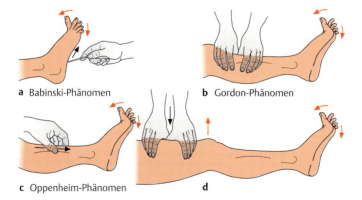

a Babinski-Phänomen **b** Gordon-Phänomen
c Oppenheim-Phänomen **d**

Abb. 1 Pathologische Reflexe der Babinskigruppe

Neurologische Untersuchung

- Lasègue (passives Anheben der gestreckten Beine beim liegenden Patienten). Hinweis auf einen evtl. meningealen bzw. radikulären Reizzustand.
- Pareseprüfung: Zumindest Hüftbeugung, -streckung, -adduktion, Kniebeugung und -streckung, Fuß- und Zehenhebung/-senkung.
- Muskeltonus (passiv unregelmäßig Bein beugen).
- Muskeleigenreflexe: Patellar-, Achillessehnenreflex, Adduktorenreflex.
- Pyramidenbahnzeichen: Zeichen der Babinski-Gruppe (Babinski, Oppenheim, Gordon, Chaddok, Strümpell).

▶ **Sensibilität:** Berührung, Schmerz, Vibration (Großzehen-/Daumengrundgelenk) und Lageempfinden (Großzehe, Daumen).
▶ **Koordination:** Finger-Nase-Versuch (FNV), Knie-Hacke-Versuch (KHV), Diadochokinese, Romberg- und Unterberger-Tret-Versuch (Patient steht).
◘ *Hinweis:* Bei lokalisierten Läsionen sollten Symptom-orientierte Untersuchungen den Gesamtstatus ergänzen (*cave sie können/ sollten ihn niemals ersetzen!*)
▶ **Orientierende internistische Untersuchung** s. S. 1.

Beurteilung der klinischen Befunde

▶ **Pathologische Befunde sammeln:** Eine sichere Differenzierung zwischen pathologischen und normalen Einzelbefunden ist notwendig. Dabei sollte man sich nicht scheuen, eine (z.B. Reflex-) Untersuchung mehrfach durchzuführen. Gelingt die Zuordnung trotzdem nicht, müssen fragliche Befunde als *unsicher* und *nie als leichtgradig* gekennzeichnet werden.
▶ **Pathologische Befunde als Syndrom zusammenfassen:** Z.B. inkomplette sensomotorische Halbseitensymptomatik links.
▶ **Überlegungen zur Ätiologie und Differenzialdiagnose** anschließen (z.B. Hirninfarkt rechts) mit entsprechender *Zusatzdiagnostik:*
  - Weitere *syndromatische* Einordnung: Neurophysiologische Zusatzuntersuchungen (meist keine ätiologische Zuordnung möglich).
  - Weitere *ätiologische* Einordnung (Beispiele): Lumbalpunktion, Laboruntersuchungen, Biopsie, bildgebende Verfahren.

◘ *Hinweis:* Stimmt die syndromatisch-topische Zuordnung nicht, werden auch diese Zusatzuntersuchungen bestenfalls sinnlos und unwirtschaftlich, eventuell sogar unnötig gefährdend für den Patienten sein und verwirrende Zufallsbefunde generieren!

Adipositas/Gewichtszunahme (W. Zidek)

Grundlagen

- **Definition:** Body Mass Index (BMI = Körpergewicht [kg]/Körpergröße [m]^2). Normbereich 20–25. Adipositas *Grad 1:* BMI > 25, *Grad 2:* BMI > 30, *Grad 3:* BMI > 40.
- **Einteilung (nach Ätiologie):**
  - Idiopathisch.
  - Zerebrale und psychische Ursachen.
  - Medikamentös.
  - Endokrin: Hypothyreose, Cushing-Syndrom, Insulinom.

Basisdiagnostik

- *Hinweis:* Eine Gewichtszunahme kann aufgrund einer Flüssigkeitsretention oder einer Zunahme der Körpermasse erfolgen. Die Anamnese und klinische Untersuchung können dies nahezu immer differenzieren (Aszites, Ödeme).
- **Anamnese:**
  - Kürzlich erfolgte Gewichtszunahme oder Übergewicht seit der Kindheit?
  - Ernährungsanamnese.
  - Änderung der Lebensumstände?
  - Medikamenteneinnahme?
  - Adynamie, Kälteempfindlichkeit (als Hinweis auf Hypothyreose)?
- **Körperliche Untersuchung:**
  - *Körperproportionen:*
    - Proportionierter Körperbau mit Fettsucht am Stamm und Extremitäten: Typisch für exogene idiopathische Adipositas.
    - Stammfettsucht mit unverhältnismäßig dünnen Extremitäten: Typisch für Cushing-Syndrom.
    - Fettansatz an der unteren Extremität: Typisch für Lipodystrophie in Zusammenhang mit Insulinresistenz oder membranoproliferativer Glomerulonephritis.
    - Von gewisser prognostischer Bedeutung ist der androide oder gynoide Typ der Adipositas für die Prognose der kardiovaskulären Mortalität (die androide Fettverteilung geht mit einer erhöhten kardiovaskulären Morbidität und Mortalität einher).
- **Labor:** Glukose, TSH basal.

Weiterführende Diagnostik

- *Hinweis:* Welche der hier aufgelisteten Maßnahmen bei der jeweiligen Verdachts- bzw. Differenzialdiagnose indiziert und zielführend ist, s. Tab. 1.
- Dexamethason-Suppressionstest.
- Hungerversuch.
- Hypophysendiagnostik (TRH-Test, Prolaktin-/STH-Stimulation).
- Ggf. Bildgebung: Hypophysen-MRT.

Differenzialdiagnose (Tab. 1)

Adipositas/Gewichtszunahme

Tabelle 1 · Differenzialdiagnose der Adipositas

Diagnose	wesentliche diagnostisch richtungweisende Anamnese, Untersuchung u./o. Befunde	Sicherung der Diagnose
idiopathische Adipositas, Überernährung (konstitutionelle Adipositas)	proportionierte Fettsucht, beginnt in der Kindheit oder frühem Erwachsenenalter, häufig mit metabolischem Syndrom gekoppelt	Ausschlussdiagnose, v.a. Ausschluss endokriner Ursachen
medikamentös ausgelöste Adipositas	Einnahme von Thyreostatika, zerebral dämpfenden Pharmaka wie Antidepressiva, Insulin in inadäquat hoher Dosierung, Sulfonylharnstoffe, Steroide, Gestagene, Antiemetika, Lithium; ggf. Ausschluss anderer Ursachen	Anamnese
Cushing-Syndrom (s. Abb. 2)	Vollmondgesicht, Büffelnacken, Striae rubrae distensae, Stammfettsucht, diabetische Stoffwechsellage, Hypokaliämie, Hypertonie, Osteoporose	Dexamethason-Suppressionstest oder CRF-Test, ACTH-Spiegel (DD peripher – zentral), CT Nebennieren, MRT Hypophyse
zerebrale Ursachen (z. B. Trauma, Enzephalitis)	mentale Retardierung	neurologische und bildgebende Diagnostik
erworbene hypothalamische Adipositas (Fröhlich-Syndrom)	Adipositas, Minderwuchs, hypogonadotroper Hypogonadismus, ggf. weitere hypothalamisch-hypophysäre Ausfallserscheinungen; Hinweise auf hypothalamische Infiltration durch Tumoren, leukämische Herde, Schädigung durch Trauma/OP	MRT/CCT, Besserung durch Therapie reversibler Läsionen
Alström-Syndrom	Adipositas, Retinitis pigmentosa, Nephropathie, Diabetes mellitus	klinische Konstellation
Prader-Willi-Syndrom	meist sporadisch auftretend; Gesichtsanomalien, Hypotonie, hypogonadotroper Hypogonadismus, Adipositas, mentale Retardierung, Diabetes mellitus	klinische Konstellation; Gendiagnostik verfügbar
Laurence-Moon-Bardet-Biedl-Syndrom	autosomal rezessiv; mentale Retardierung, Polydaktylie, Retinitis pigmentosa, Hypogonadismus, Adipositas, Vollmondgesicht, Niereninsuffizienz	klinische Konstellation
Bulimie	typisches zwanghaftes Essen mit zwischenzeitlichem Erbrechen	Ausschlussdiagnose (typische Symptomatik)
Hypothyreose (s. Abb. 3)	Müdigkeit, Kälteempfindlichkeit, trockene/kühle/blasse Haut, Obstipation, fortgeschritten: Hypothermie	TSH basal ↑, weitere Differenzierung durch Größe/Konsistenz der Schilddrüse, Schilddrüsenantikörper (MAK, TAK, TRAK), ggf. Feinnadelbiopsie (Thyreoiditis?)

Adipositas/Gewichtszunahme

Tabelle 1 · Forts., Differenzialdiagnose der Adipositas

Diagnose	wesentliche diagnostisch richtungweisende Anamnese, Untersuchung u./o. Befunde	Sicherung der Diagnose
Hypophysenvorderlappeninsuffizienz	bei hypothyreoter Stoffwechsellage auch Gewichtszunahme möglich; sonst eher Gewichtsverlust S. 201	
Klinefelter-Syndrom (s. Abb. 4)	unvollständige/verzögerte Pubertät, eunuchoider Habitus mit Hochwuchs, Osteoporose, Gynäkomastie, kleine, derbe Testes	Karyotyp-Analyse: 47 XXY oder chromosomales Mosaik (46 XY/47 XXY)
Insulinom	rezidivierende Verwirrtheitszustände/Bewusstlosigkeit (weitere Informationen s. Koma S. 337)	72-h-Hungerversuch mit anschließender Belastung → Blutzucker, Insulin und C-Peptid bestimmen
Stein-Leventhal-Syndrom	s. Adipositas/Leibesumfangszunahme S. 370	
Muskeldystrophie Typ Duchenne	ausgeprägte Muskelschwäche und Bewegungsmangel	X-chromosomal rezessiver Erbgang, Muskelbiopsie (typische Histologie), Nachweis einer Mutation im Dystrophin-Gen

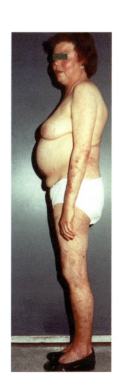

Abb. 2 Cushing-Syndrom. 45-jährige Patientin mit Hyperkortisolismus infolge eines kortisolbildenden Nebennierentumors

Adipositas/Gewichtszunahme

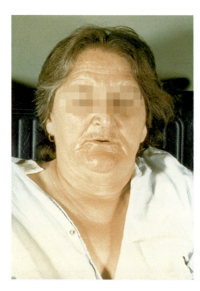

Abb. 3 Hypothyreose: Blasse teigige Haut bei Hypothyreose und Struma

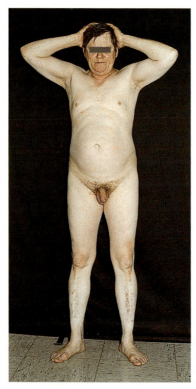

Abb. 4 Klinefelter-Syndrom: Habitus mit spärlicher Sexualbehaarung, eunuchoiden Körperproportionen sowie Gynäkomastie

Analschmerzen

Adynamie s. Müdigkeit S. 405, Lähmungen S. 354

Akrozyanose s. Zyanose S. 575

Analschmerzen (R. Secknus, J. Mössner)

Grundlagen

- ▶ **Definition:** s. Klinik des Leitsymptoms.
- ▶ **Klinik des Leitsymptoms:** Analschmerzen sind auf die Analregion lokalisierte, akute oder chronische Schmerzen unterschiedlichen Charakters.
- ▶ *Beachte:* Übersichtskapitel zu Schmerzen s. S. 513.

Basisdiagnostik

- ▶ **Anamnese:**
  - Schmerz: Beginn (akut, chronisch), Charakter (intermittierend, ständig)?
  - Stuhl: Blutbeimengung, Stuhlgewohnheiten, Schmerzen?
  - Pruritus?
  - Sexuell übertragbare Erkrankungen bekannt?
  - Morbus Crohn bekannt?
- ▶ **Inspektion der Analregion und rektale Untersuchung.** Achten auf/erkannt werden können:
  - Hämorrhoiden, Hämorrhoidalthrombose.
  - Chronisch entzündliche Darmerkrankungen (z.B. Morbus Crohn).
  - Fisteln, Fissuren, Abszesse.
  - Entzündung, Exantheme.
  - Sphinktertonus.
  - Analprolaps.
  - Kontinenz für Stuhl und Urin.
  - Schmerzen, Blut, Raumforderung.

Weiterführende Diagnostik

- ▶ *Hinweis:* Welche der hier aufgelisteten Maßnahmen bei der jeweiligen Verdachts- bzw. Differenzialdiagnose indiziert und zielführend ist, s. Tab. 2.
- ▶ **Rektoskopie:** Hämorrhoiden, Fissuren, Tumor, Entzündung?
- ▶ **Endosonographie:** Tiefendiagnostik von Tumoren, morphologische Veränderungen des Sphinkterapparats?
- ▶ **Sphinktermanometrie:** Überprüfung des Sphinktertonus.
- ▶ **Defäkographie:** Überprüfung der Sphinkterfunktion bei der Defäkation.
- ▶ **Mikrobiologische Untersuchungen:** Abstrich, Stuhlprobe, Klebefilm, Serologie (z.B. Lues, HIV), Urethra-Abstrich (Gonorrhö).

Differenzialdiagnose (Tab. 2)

Tabelle 2 · **Differenzialdiagnose von Analschmerzen**

Diagnose	wesentliche diagnostisch richtungweisende Anamnese, Untersuchung u./o. Befunde	Sicherung der Diagnose
Analabszess, Analfistel (s. Abb. 5)	assoziiert mit Hämorrhoiden und bei Morbus Crohn, Schwellung, Rötung, Druckschmerz, evtl. Fieber, unwillkürlicher Stuhlabgang	Inspektion u./o. Fistulographie, Endosonographie

Analschmerzen

Tabelle 2 · Forts., Differenzialdiagnose von Analschmerzen

Diagnose	wesentliche diagnostisch richtungweisende Anamnese, Untersuchung u./o. Befunde	Sicherung der Diagnose
Analekzem (s. Abb. 6)	vielfältige Ursachen (z. B. Hämorrhoiden, Infektion, Oxyuren, Prolaps, Fistel, Diabetes, Allergien)	Inspektion, weiteres Vorgehen abhängig von Grunderkrankung (s. dort)
Analfissur (s. Abb. 7)	sehr schmerzhaft, v.a. bei der Defäkation, Fissur möglicherweise klinisch schwer erkennbar, häufig Obstipation, häufig mit Hämorrhoiden assoziiert, frisches Blut auf dem Stuhl	Inspektion u./o. Rektoskopie
Hämorrhoiden (s. Abb. 8)	chronische Obstipation, Schwangerschaft, portale Hypertension, chronischer Juckreiz verstärkt im Sitzen, Schmerzen bei Thrombosierung, Stuhl mit Blutauflagerung	Inspektion u./o. Rektoskopie
Analkarzinom	Stuhlunregelmäßigkeiten, Stuhl mit Blutauflagerung, Druck- und Fremdkörpergefühl, Inspektion (Condylomata acuminata?), rektale Untersuchung	direkte Biopsie oder Rektoskopie mit Biopsie, evtl. Endosonographie
Analprolaps	Anamnestisch, Inkontinenz, häufig assoziiert mit Hämorrhoiden, intermittierend oder permanent, kongenital oder erworben	Inspektion (radiäre Schleimhautfalten)
Anismus, pathologischer Sphinktertonus	häufig bei chronischer Obstipation; schmerzhafte Defäkation, spürbar erhöhter Sphinktertonus und evtl. Schmerzen bei rektaler Untersuchung	Sphinktermanometrie, evtl. Defäkographie
Anitis, Perianitis	häufig Begleiterkrankung bei Hämorrhoiden	Inspektion
anorektale Neuralgie	blitzartige Schmerzen tief im Rektum, v.a. gegen Morgen, Frauen > Männer, Koinzidenz mit Migräne, vegetative Begleitsymptome	Anamnese
Proktitis bei chronisch entzündlicher Darmerkrankung	chronische Diarrhö, Stuhl mit Blut- und Schleimauflagerung, chronischer Gewichtsverlust, subfebrile Temperaturen, wechselnde Bauchschmerzen, Leukozytose, CRP	Endoskopie, Biopsie
Kryptitis, Papillitis	häufig assoziiert mit Hämorrhoiden, dumpfer Dauerschmerz, kein Zusammenhang mit Defäkation, Hypertrophie der Analhaut mit Ausbildung von Analpolypen möglich	Rektoskopie mit Biopsie
Perianalthrombose (s. Abb. 9)	auf der Basis von Hämorrhoiden, blaulivide verfärbter, indurierter Hämorrhoidalknoten, sehr schmerzhaft, entzündliche Umgebungsreaktion	Inspektion, evtl. Rektoskopie
sexuell übertragbare Erkrankungen (STD)	sexuell aktive Patienten mit häufig wechselnden Partnern, Erkrankung des Partners; z. B. Lues, Gonorrhö, Herpes simplex, Ulcus molle, Granuloma venereum, Lymphogranuloma inguinale	entsprechend der Grunderkrankung
Sklerodermie	S. 132	
Dermatomyositis	S. 419	

Analschmerzen

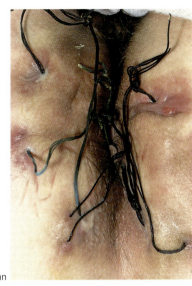

Abb. 5 Analfistel bei Morbus Crohn

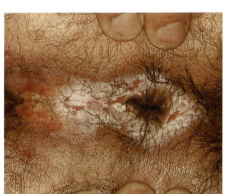

Abb. 6 Analekzem mit flächiger Verdickung der mazerierten und von Erosionen durchsetzten Perianalhaut

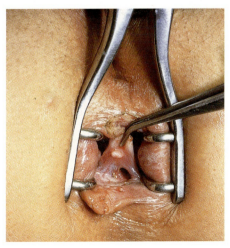

Abb. 7 Analfissur (chronisch) mit inkompletter Fistelbildung

Analschmerzen

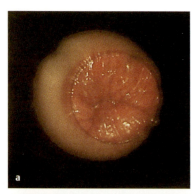

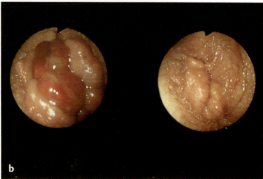

Abb. 8 Hämorrhoiden, rektoskopischer Befund. a) Hämorrhoiden I. Grades bei 3 und 7 Uhr mit Vorwölbung der Schleimhaut; b) Hämorrhoiden III. Grades mit Vorfall der Analschleimhaut, vor und nach digitaler Reposition

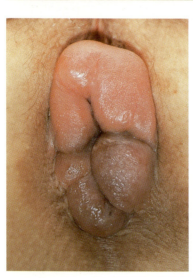

Abb. 9 Perianalthrombose bei 4 bis 6 Uhr ca. 3–4 Tage alt

Verwandte Leitsymptome
- Blut im Stuhl: S. 67.
- Gastrointestinale Blutungen: S. 173.
- Obstipation: S. 427.

Anämie (inkl. Blässe) (K. Kliche, K. Höffken)

Grundlagen

- **Definition:** Hämoglobinkonzentration (Hb) im Blut < 14 g/dl bei Männern bzw. < 12 g/dl bei Frauen (*cave* Referenzbereiche des speziellen Labors berücksichtigen!).
- **Hinweise:**
  - Meist liegt bei einer Anämie auch eine Verminderung der Erythrozytenzahl vor, hierbei spielt das totale Plasmavolumen die entscheidende Rolle. So kann durch eine Verminderung des Plasmavolumens eine Anämie maskiert werden oder aber sogar ein erhöhter Hämatokrit/erhöhtes Hb entstehen, umgekehrt entsteht bei einer Vermehrung des Plasmavolumens in der Schwangerschaft eine (physiologische) Schwangerschaftsanämie (= – hydramnie).
  - Nach akuten Blutverlusten dauert es oft bis zu einem Tag bis zur Manifestation einer Anämie, da der Organismus diese Zeit bis zum vollständigen Ersatz des verlorenen Plasmavolumens benötigt.
- **Einteilung:** Anhand von Erythrozytenindices oder nach der Pathogenese, s. u.
- **Einteilung anhand sog. Erythrozytenindices** (große praktische Bedeutung, weil damit anhand des kleinen Blutbildes bereits einzelne Anämienformen ohne weitere Diagnostik ausgeschlossen werden können): Tab. 3.

Tabelle 3 · Einteilung von Anämien mittels der Erythrozytenindices MCH und MCV

MCH		MCV	
hypochrom	MCH < 27pg	mikrozytär	MCV < 80fl
normochrom	MCH > 27pg	normozytär	MCV 80–95fl
hyperchrom	MCH > 32pg	makrozytär	MCV > 95fl

Berechnung der Erythrozytenindices:
MCH (mittlerer korpuskulärer Hämoglobingehalt): Hämoglobin (g/dl) × 100/Erythrozytenzahl (Mill/µl)
MCV (mittleres korpuskuläres Volumen): Hämatokrit (%) × 10/Erythrozytenzahl (Mill/µl)

- **Einteilung anhand pathogenetischer Gesichtspunkte:** Tab. 4.

Tabelle 4 · Einteilung der Anämien nach pathogenetischen Gesichtspunkten

Pathogenese	Erkrankung/Befund
Blutungen	akute und chronische Blutungsanämie (v.a. Eisenmangelanämie); Diagnose: Ferritin i.S.
Tumor-/ Infektanämie	*sehr häufige* Anämieform, Begleitreaktion bei schweren Allgemeinerkrankungen („Akut-Phase-Reaktion"). Normales Serumferritin, hochnormales Erythropoetin (Eisensubstitution nicht indiziert!)
Hämoglobinsynthesestörungen	Thalassämie, Hämoglobinanomalien, Sichelzellanämie, HbC-Krankheit mit instabilen Hämoglobinen, Methämoglobinämien
Störungen der Zellreifung	megaloblastäre Anämien: Vitamin-B_{12}-Mangel (perniziöse Anämie), Folsäuremangel

Anämie (inkl. Blässe)

Tabelle 4 · Forts., Einteilung der Anämien nach pathogen. Gesichtspunkten

Pathogenese	Erkrankung/Befund
Störungen von Zellproliferation und Apoptose	myelodysplastische Syndrome (MDS) (Klassifikation gemäß FAB-Klassifikation)
hämolytische Anämien	*korpuskulär:* Hereditäre Sphärozytose, Elliptozytose, Glukose-6-PDH-Mangel, Pyruvatkinasemangel, paroxysmale nächtliche Hämoglobinurie (= PNH; erworbener Mangel an Phosphatidyl-Inositol-Glykan [PIG]-verankerten Proteinen in der Zellmembran) *extrakorpuskulär (serogen):* Fehltransfusionen (= Isoimmunhämolyse), Autoimmunhämolyse (Wärmeautoantikörper), Kälteagglutininkrankheit, Herzklappenprothesen (mechanisch bedingt), Mikroangiopathie, toxische Genese (Medikamente wie z. B. Sulfonamide/Phenacetin oder Schwermetalle)

▶ **Vorkommen:**
- Als *Begleitsymptom* anderer, ursächlicher Erkrankungen, z. B. hypochrome mikrozytäre Anämie bei blutendem Kolonkarzinom.
- Als *Krankheiten* an sich, z. B. myelodysplastisches Syndrom [MDS], ehem. „Präleukämie".

▶ **Häufigkeit:** Anämien stellen mit Abstand die häufigste hämatologische Normabweichung dar und sind eines der häufigsten differenzialdiagnostischen Probleme.

▶ **Häufigste Ursache** ist in Mitteleuropa der Eisenmangel, meist hervorgerufen durch chronischen Blutverlust sowie bei Frauen durch Hypermenorrhoe/Metrorrhagie.

▶ **Klinik des Leitsymptoms:** Typisch sind Leistungsminderung, Schwäche, rasche Ermüdbarkeit, Herzklopfen, Dyspnoe bei Belastung, Schwindel, Kopfschmerzen und Ohrensausen, verbunden mit Blässe von Haut und sichtbaren Schleimhäuten. Die akute, durch Blutung oder Hämolyse ausgelöste Anämie ist klinisch je nach Schwere und Schnelligkeit ihres Auftretens durch ein mehr oder weniger ausgeprägtes Schockbild charakterisiert.

Basisdiagnostik

▷ *Hinweis:* Die Anämiediagnostik erfolgt immer in Form einer Stufendiagnostik, um einen übermäßigen Laboraufwand zu vermeiden. Zielführende Untersuchungen je nach Verdachts- bzw. Differenzialdiagnose s. Tab. 5–Tab. 7.

▶ **Anamnese:**
- *Ernährung:* Evtl. Eisenmangelanämie bei strengen Vegetariern.
- *Regelanamnese:* Hinweise auf stärkeren Blutverlust und Eisenmangel.
- *Vorerkrankungen:* Gallensteine (V.a. Hämolyse), Skelettschmerzen (mögliches Erstsymptom eines Plasmozytoms oder der Metastasierung eines malignen Tumors), Nachtschweiß/Gewichtsverlust (unspezifische Tumorsymptome und Aktivitätszeichen maligner Lymphome/anderer Malignome), verstärkte Blutungsneigung (Hinweis auf hämatologische Systemerkrankung). Rezidivierende Rotverfärbung des Urins (Hinweis auf intermittierende Hämoglobinurie).
- *Familienanamnese:* Anhalt für Hämoglobinopathien u./o. angeborene Erythrozytendefekte.

▶ **Körperliche Untersuchung:**
- *Inspektion:* Blässe der Haut (s. Abb. 10) und sichtbaren Schleimhäute, Mundwinkelrhagaden, Längsrillen der Nägel (bei Eisenmangel), schmutzig-

Anämie (inkl. Blässe)

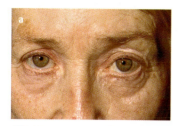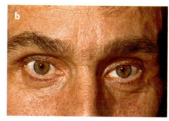

Abb. 10 Haut- und Schleimhautkolorit eines Patienten mit Anämie im Vergleich mit einem nicht anämischen Patienten

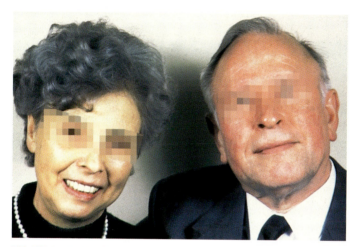

Abb. 11 Strohgelbes Hautkolorit bei hereditärer hämolytischer Anämie

braunes Hautkolorit (bei chronischer Niereninsuffizienz mit konsekutivem Erythropoetinmangel), Ikterus (strohgelbliches Hautkolorit) ohne Hautjucken (als Hinweis auf Hämolyse [s. Abb. 11]), Ikterus + Splenomegalie (als Hinweis auf hämolytische Anämie).
- *Palpation:*
  - Lymphknotenschwellungen, Splenomegalie als Hinweis auf hämatologische Systemerkrankungen.
  - Kachexie, Hepatomegalie, regionale Lymphknotenschwellungen bei fortgeschrittenen Tumorerkrankungen.

▶ **Labor:**
- *Blutbild* (kleines Blutbild = Hb und Leukozyten, großes Blutbild = Hb, Erythrozyten, Hämatokrit, Leukozyten mit Differenzialblutbild, Thrombozyten, zusätzlich Retikulozyten) → Berechnung der Erythrozytenindices:
  - MCH.
  - MCV.
  - MCHC = Mittlere korpuskuläre Hämoglobinkonzentration (MCHC [g/dl] = Hämoglobin [g/dl] × 100/Hämatokrit [%]) – sie ist erhöht bei hereditärer Sphärozytose und erniedrigt bei Eisen- und Pyridoxinmangel bzw. Thalassaemia major.
- *Blutausstrich* (nach Pappenheim gefärbt) bei V.a. Anämie, Leukämie (vgl. Abb. 216 und 217 S. 410), hämatologische Systemerkrankung. Gefahndet wird nach typischen Veränderungen der Erythrozytenstruktur, z. B.
  - Sichelzellen → Sichelzellanämie (v.a. bei niedriger Hb-Oxygenierung).

Anämie (inkl. Blässe)

- Tear drops (Tränenform) → Osteomyelofibrose.
- Sphärozyten (Kugelzellen) → Sphärozytose.
- Makrozyten (Durchmesser > 8 µm) → gestörte Erythropoese bei Folsäure-/Vitamin B_{12}-Mangel sowie bei myelodsyplastischem Syndrom (MDS).
- Mikrozyten (Durchmesser < 6,4 µm) → Eisenmangel, Thalassämie.
- Schistozyten, Fragmentozyten (lädierte Erythrozyten) → mechanischer Stress („shear forces"), Mikroangiopathie (z. B. bei HUS, TTP).
- Targetzellen (Schießscheibenform) → Thalassämie.
- Stomatozyten (mundförmige Aufhellung) → alkoholtoxischer Leberschaden.
- Basophile Tüpfelung (dunkelblaue Einschlüsse) → Bleivergiftung.
- Howell-Jolly-Körper (dunkelblaue DNA-Reste) → nach Splenektomie, bei Thalassämie.
- Heinz-Körper (denaturiertes Hb) → Erythrozytenenzymopathien (Glukose-6-Phosphatasemangel), Hämoglobinopathien (bes. nach Splenektomie).
• LDH, Bilirubin, S-Eisen, Ferritin.

Weiterführende Diagnostik

▶ **Knochenmarkdiagnostik:**
  • *Indikation:* Keine Klärung durch die oben genannten Untersuchungen.
  • *Vorgehen:* Gewinnung von Knochenmark durch Aspiration, Trepanation oder Biopsie. Für die Anämiediagnostik reicht eine Aspirationszytologie mit Eisenfärbung. Eine histologische Untersuchung ist erforderlich bei V.a. infiltrative oder neoplastische Prozesse, ungeklärter Panzytopenie sowie bei Punctio sicca.
▶ **Labor:** Abhängig von der speziellen Fragestellung weitere gezielte Untersuchungen, z. B.:
  • Vitamin B_{12}, Folsäure, TSH basal bei hyperchromer Anämie.
  • Hämoglobinelektrophorese bei hämolyt. Anämie und morpholog. Hinweisen auf Hb-Anomalie.
  • Bestimmung von Erythrozytenenzymen wie Glukose-6-phosphatdehydrogenase, Pyruvatkinase bei unklaren hämolytischen Anämien.

Differenzialdiagnose

▷ **Hinweis:** Die anhand des kleinen Blutbildes ermittelten Erythrozytenidices führen zur Diagnose hypochrome, normochrome oder hyperchrome Anämie, jeweilige Differenzialdiagnosen s. Tab. 5 – Tab. 7.
▶ **Differenzialdiagnose hypochromer Anämien:** Tab. 5.

Tabelle 5 · Differenzialdiagnose hypochromer Anämien

Diagnose	wesentliche diagnostisch richtungweisende Anamnese, Untersuchung u./o. Befunde	Sicherung der Diagnose
Eisenmangelanämie (s. Abb. 12)	häufigste Anämieform; Labor (typische Befunde s. rechts); Abklärung der Ursache des Fe-Mangels!	Ferritin ↓, Serumeisen ↓, Transferrin ↑, Eisenbindungskapazität (EBK) ↑
Tumor-/Infektanämie	interne Fe-Verwertungsstörung; DD Eisenmangel: Ferritin ↑; Grundleiden abklären!	Ferritin normal/↑, Serumeisen ↓, Transferrin ↓, Eisenbindungskapazität (EBK) normal

Tabelle 5 · Forts., Differenzialdiagnose hypochromer Anämien

Diagnose	wesentliche diagnostisch richtungweisende Anamnese, Untersuchung u./o. Befunde	Sicherung der Diagnose
sideroachrestische Anämien, myelodysplastisches Syndrom vom Typ RARS	obligat KM-Histologie, v.a. für die korrekte Bestimmung des retikulären Speichereisens	Ferritin ↑, Serumeisen ↑, Transferrin normal oder ↓, EBK normal oder ↓
Thalassämien, sonstige Hb-Anomalien	hereditäre quantitative Synthesestörung einzelner Globinketten des Hb-Moleküls; homozygoter Erbgang → *Thalassaemia major*, heterozygoter Erbgang → *Thalassaemia minor*	Ferritin normal/↑, Serumeisen normal/↑, Transferrin normal/↓, EBK normal/↓, zusätzlich Hämolysezeichen (S. 66); Mit Hb-Elektrophorese Differenzierung/Zuordnung zu einem Subtyp (HbA$_1$, HbA$_2$, HbF, ggf. Kombination mit anderen Hämoglobinopathien inkl. HbS); lichtmikroskopisch sog. Targetzellen erkennbar

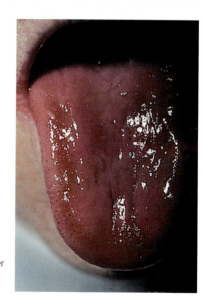

Abb. 12 Eisenmangelanämie: atrophische Glossitis (Lackzunge) mit Atrophie der Zungenpapillen. Kommt auch bei Vitamin B$_{12}$- oder Folsäuremangel (Hunter-Glossitis) vor

▶ **Differenzialdiagnose hyperchromer (makrozytärer) Anämien:** Tab. 6. Allgemeine Ursache ist entweder ein erhöhter Bedarf (Gravidität und Laktation) oder eine mangelnde Zufuhr von Vit. B$_{12}$ u./o. Folsäure.

Anämie (inkl. Blässe)

Tabelle 6 · Differenzialdiagnose hyperchromer Anämien

Diagnose	wesentliche diagnostisch richtungweisende Anamnese, Untersuchung u./o. Befunde	Sicherung der Diagnose
1. Folsäuremangel (verminderter Folsäurespiegel i.S.)		
nutritive Faktoren, z. B. Alkoholabusus	einseitige oder Mangelernährung	Besserung der Anämie nach Vitaminsubstitution, ↓ Folsäurespiegel
Folsäure-Resorptionsstörung	s. Diarrhö S. 91	Diagnostik (s. Diarrhö S. 91)
myelodysplastisches Syndrom	V.a. Präleukämie nach Ausschluss anderer Ursachen (s. o.)	KM-Zytologie, Zytogenetik
2. Vitamin-B_{12}-Mangel (verminderter Vit.-B_{12}-Spiegel i.S. oder verminderte Wirksamkeit)		
medikamentös induziert	Anamnese (Hemmstoffe der Purinsynthese: 6-Mercaptopurin, 6-Thioguanin, Azathioprin, Methotrexat, 5-Fluorouracil)	Auslassversuch oder Vit.-B_{12}-Substitution
perniziöse Anämie (intrinsic-factor-abhängige Vit.-B_{12}-Resorptionsstörung)	Anamnese: Z. n. totaler Gastrektomie? Weitere (endokrine) autoimmunolog. Phänomene, z. B. Thyreoiditis, Hypoparathyroidismus, Diabetes mellitus, Vitiligo, Morbus Addison	Gastroskopie, Ileokoloskopie, Dünndarm-Röntgen nach Sellink, Nachweis von Parietalzell-AK, Nachweis von AK gegen intrinsic factor i.S., Schilling-Test
intrinsic-factor-unabhängige Vit.-B_{12}-Resorptionsstörung	Morbus Crohn, Z.n. Ileumteilresektion	Schilling-Test (unverändert nach Gabe von intrinsic factor)

▶ **Differenzialdiagnose normochromer Anämien:** Tab. 7.

Tabelle 7 · Differenzialdiagnose normochromer Anämien

Diagnose	wesentliche diagnostisch richtungweisende Anamnese, Untersuchung u./o. Befunde	Sicherung der Diagnose
1. akute Blutungsanämie	Z.n. Verletzung oder gastrointestinaler Blutung mit Teerstuhl, ggf. akute Hypotonie und Tachykardie; innerhalb einiger Tage Entwicklung zu hypochrom mikrozytärer Anämie	endoskopische Lokalisation der Blutungsquelle; keine Hämolysezeichen
2. hämolytische Anämien (allgemein: klinisch Ikterus; Labor: indirektes Bilirubin ↑, Hämoglobinämie, Hämoglobinurie, Serumeisen ↑, Retikulozyten ↑)		
Hereditäre Sphärozytose (korpuskulär)	rezidivierende hämolytische Schübe	negativer Coombs-Test; pathologische osmotische Resistenz; Morphologie der Erythrozyten

Anämie (inkl. Blässe)

Tabelle 7 · Forts., Differenzialdiagnose normochromer Anämien

Diagnose	wesentliche diagnostisch richtungweisende Anamnese, Untersuchung u./o. Befunde	Sicherung der Diagnose
Elliptozytose (korpuskulär)	z.T klinisch völlig stumm	
Sichelzellanämie (korpuskulär)	v.a. in Afrika verbreitet	Sichelzellbildung unter O_2-Abschluss
Methämoglobinämie (korpuskulär)	erworbene [z. B. durch Pökelsalz] und angeborene Formen [immer heterozygot]	Met-Hb-Nachweis; negativer Coombs-Test
enzymopathische Hämolyse (korpuskulär)	selten, intraerythrozytärer Enzymdefekt	pathologischer Ery-Enzym-Test (z. B. Glukose-6-PDH-Mangel); negativer Coombs-Test
erythropoetische Porphyrie (korpuskulär)	Photodermatose, Knorpel- und Knochenveränderungen bereits in früher Kindheit	Porphyrinbestimmung in Urin, Erys und Stuhl, negativer Coombs-Test
immunhämolytische Anämien (sog. serogene hämolytische Anämien) (extrakorpuskulär)	– natürlich vorkommende Isoagglutinine (z. B. durch Transfusionszwischenfall) – erworbene Auto-AK (Wärme- oder Kältetyp)	Nachweis anti-erythrozytärer AK im Blut ($\rightarrow$ positiver Coombs-Test)
medikamenteninduzierte Hämolyse (extrakorpuskulär)	Medikamentenanamnese(z. B. Penicillin, Sulfonamide, Isoniazid, Chinidin, α-Methyldopa)	je nach Mechanismus der medikamenteninduzierten Hämolyse entw. direkter Coombs-Test für IgG positiv oder indirekter Coombs-Test nach Bindung des Medikaments an die Erythrozyten
mechanische Hämolyse (extrakorpuskulär)	z. B. durch künstliche Herzklappen, mikroangiopathische hämolytische Anämien (z. B. Gasser-Syndrom, Moschkowitz-Syndrom)	Nachweis von Fragmentozyten
toxische Hämolyse (extrakorpuskulär)	z. B. durch Schlangengifte, Schwermetalle, Bakterientoxine, (z. B. Clostridiensepsis)	Hämolyse ist einzelnes Symptom eines komplexen Krankheitsbildes, das die differenzialdiagnostischen Schritte bestimmt (z. B. Schwermetall-Nachweis im Blut/Urin; gasbrandtypische Nekrosen)
Hämolyse: durch Parasitenbefall (extrakorpuskulär)	z. B. bei Malaria (anamnestisch Tropenaufenthalt)	Erregernachweis (bei Malaria Blutausstrich, dicker Tropfen)

Anurie, Oligurie

Tabelle 7 · Forts., Differenzialdiagnose normochromer Anämien

Diagnose	wesentliche diagnostisch richtungsweisende Anamnese, Untersuchung u./o. Befunde	Sicherung der Diagnose
Hyperspleniesyndrom (primär/sekundär) (extrakorpuskulär)	Verminderung einer oder mehrerer Blutzellreihen, Einteilung in primär (Ursache unbekannt) und sekundär (Störung der Milzdurchblutung, hämatologische Erkrankungen, akute/chronische Infektionen, Systemerkrankungen, Lipidspeicherkrankheiten); Anämiesymptome (je nach betroffener Blutzellreihe), Blutungsneigung, Petechien, Splenomegalie, selten Infektanfälligkeit	Ausschluss anderer Hämolyse-Ursachen bei Splenomegalie unabhängig von deren Genese
3. weitere normochrome Anämien		
PNH (paroxysmale nächtliche Hämoglobinurie)	seltene Erkrankung, (erworbener Mangel an Phosphatidyl-Inositol-Glykan (PIG-) verankerten Proteinen in der Zellmembran	S. 78
aplastische Anämie	isoliert rote Zellreihe befallen („pure red cell aplasia") oder alle 3 Zellreihen, u. U. mit Thymomen, Medikamente oder Autoimmunprozessen assoziiert	KM-Histologie

Anfallsleiden s. Epilepsie S. 115

Angina pectoris s. Thoraxschmerz S. 561

Antriebsarmut s. Müdigkeit S. 405

Anurie, Oligurie (W. Zidek)

Grundlagen

▶ **Definitionen:**
- *Anurie:* Urinproduktion < 100 ml/24 h.
- *Oligurie:* Urinproduktion < 400 ml/24 h.

▶ *Hinweis:* Wichtig ist zunächst immer die **Abgrenzung vom akuten Harnverhalt:**
- *Ursachen:* Gestörte Blasenentleerung (die Urinproduktion ist dagegen *nicht* herabgesetzt!) durch neurogene Blasenstörungen und Obstruktionen der subvesikalen Harnwege (Prostatavergrößerung, Urethrastenosen, Blasenhalstumoren).
- *Klinik, Befunde des akuten Harnverhalts:*
  - Symptomatik: I.d.R. Harndrang und Schmerzen im Unterbauch.
  - Körperliche Untersuchung: Die Blase ist als pralle Resistenz im Unterbauch tastbar, perkutorisch entsprechende Dämpfung oberhalb der Symphyse.

Anurie, Oligurie

- Sonographie (und ggf. Blasenkatheterismus): Beweis für gefüllte Blase.
▶ **Einteilung (nach Ätiologie):**
  - *Prärenale Ursachen:* Einschränkung der glomerulären Filtration durch eine verminderte Perfusion der Nieren, z. B. auch bei ausgeprägter Exsikkose.
  - *Renale Ursachen:* Erkrankungen des Nierenparenchyms.
  - *Postrenale Ursachen:* Abflussbehinderungen im Bereich der ableitenden Harnwege.

Akutdiagnostik

▶ Labor: Blutbild, Serumelektrolyte, Kreatinin, Blutgasanalyse, Gesamteiweiß.
▶ Sonographie.
▶ Röntgen-Thorax.

Basisdiagnostik

▶ **Anamnese:**
  - *Zeitlicher Verlauf:* Wichtig zur Differenzierung akutes Nierenversagen – chronische Niereninsuffizienz (die Ursachen und auch die therapeutischen Konsequenzen sind unterschiedlich!). Weitere Differenzierung durch Sonographie und Labor (s. u.).
  - *Harnverhalt?* (vgl. oben).
  - *Auslösende Faktoren:* Blutdruckabfall, Flüssigkeitsverluste, Medikamentenanamnese, Infekte, hypovolämischer Schock, hohes Fieber, postoperative Flüssigkeits-/Blutverluste?
  - *Bekannte Systemerkrankungen:* Herzerkrankungen, Diabetes mellitus, Kollagenosen/Vaskulitiden, familiäre Erkrankungen? Die klinische Gesamtkonstellation kann u. a. bei autoimmunologischen Systemerkrankungen einen Hinweis liefern, dass eine Nierenparenchymerkrankung dem Nierenversagen zugrunde liegt.
▶ **Körperliche Untersuchung:**
  - *Kreislaufsituation:* Eine ausgeprägte Hypotonie oder Zeichen der schweren Herzinsuffizienz liefern die Erklärung für ein prärenales Nierenversagen.
  - *Füllungszustand der Harnblase* (zur Abgrenzung eines Harnverhalts).
  - *Flüssigkeitsstatus:* Exsikkose, Ödeme?
  - *Inspektion:* Periphere Ödeme weisen darauf hin, dass eine Flüssigkeitssubstitution die renale Minderfunktion nicht beseitigen kann.
▶ **Sonographie:** Aufstau, Nierengröße, Parenchymveränderungen, Durchblutung?
▶ **Röntgen-Thorax:** Herzgröße, Flüssigkeitsstatus (Stauungszeichen?)?

Weiterführende Diagnostik

▶ **Renale Ursachen:** Autoantikörperdiagnostik (ANA, anti-DNS, ANCA, anti-GBM) bei akutem Nierenversagen.
▶ **Labor:**
  - *Urinstatus:* Ein pathologischer Urinstatus mit Erythrozyturie, Erythrozytenzylindern und Proteinurie deutet auf eine renale Ursache.
  - *DD akutes Nierenversagen/chronische Niereninsuffizienz* (mit Einschränkungen!): Ein erhöhtes Phosphat und Parathormon und eine (renale) Anämie sprechen eher für eine chronische Niereninsuffizienz (*cave* diese Parameter unterliegen gerade in Akutsituationen zahlreichen zusätzlichen Einflüssen).
▶ **Sonographie:** Schrumpfnieren, Breite des Parenchymsaums?
  - *Aufgetriebene, geschwollene Nieren* mit verändertem Echomuster des Nierenparenchyms weisen auf eine renale Ursache des akuten Nierenversagens hin.

Anurie, Oligurie

- *Verkleinerte Nieren* und ein verschmälerter Parenchymsaum legen eine chronische Nierenparenchymerkrankung nahe.
- ▶ **Ausschluss prärenaler Faktoren** für ein akutes Nierenversagen (Tab. 8); ist meist aufgrund des klinischen Bildes und der Vorgeschichte ohne große Schwierigkeiten möglich.
- ▶ **Vorgehen bei unklaren Fällen eines akuten Nierenversagens:**
  - *Nichtinvasive Diagnostik* (beschleunigt durchführen!): Autoimmunserologie, Paraproteine, Diabetes mellitus, thrombotisch-thrombozytopenische Purpura ausschließen. Diabetes mellitus ist unwahrscheinlich, wenn Normoglykämie auch langzeitanamnestisch dokumentiert ist; TTP ist unwahrscheinlich wenn keine Fragmentozyten nachweisbar sind.
  - *Nierenpunktion* zur Sicherung der Diagnose.

Differenzialdiagnose bei prärenalem Nierenversagen (Tab. 8)

Tabelle 8 · Differenzialdiagnose bei prärenalem Nierenversagen

Diagnose	wesentliche diagnostisch richtungweisende Anamnese, Untersuchung u./o. Befunde	Sicherung der Diagnose
hypovolämischer Schock	Blut-/Flüssigkeitsverluste (Diarrhö, selten exzessives Schwitzen, exzessive Diuretikamedikation, Verbrennungen, exzessives Erbrechen), hohes Fieber, postoperative Flüssigkeits-/Blutverluste	Hypotonie, initial konzentrierter Urin (Na^+ ↓, spezifisches Gewicht/Osmolarität ↑), eindeutige Anamnese
schwere Herzinsuffizienz	s. Herzinsuffizienz S. 242 Nierenversagen durch verminderte Nierenperfusion	
hepatorenales Syndrom	fortgeschrittene Lebererkrankung mit portaler Hypertension und Aszites; unmittelbarer Auslöser gelegentliche exzessive Diuretikatherapie oder Aszitespunktionen	initial konzentrierter Urin (Na^+ ↓, Osmolarität/spezifisches Gewicht ↑), keine Hinweise für zusätzliche Nierenerkrankung (Urinstatus, Sonographie)
Ileus	S. 56	
akute Pankreatitis	S. 55	
beidseitige Nierenarterienstenose	meist Hypertonie, Strömungsgeräusche periumbilikal/in den Flanken	FKDS, CT, Angiographie

Anurie, Oligurie

Differenzialdiagnose bei renalem Nierenversagen (Tab. 9)

Tabelle 9 · Differenzialdiagnose bei renalem Nierenversagen

Diagnose	wesentliche diagnostisch richtungsweisende Anamnese, Untersuchung u./o. Befunde	Sicherung der Diagnose
1. akutes Nierenversagen		
subakute (rapid progressive) Glomerulonephritis im Rahmen einer Kollagenose/Vaskulitis	extrarenale Begleitsymptomatik: Hämoptysen bei Morbus Wegener/mikroskopischer Polyarteriitis/LED (Lupus erythematodes disseminatus); Befall des oberen Nasenrachenraumes (Otitis media, Nasenulzera, Keratokonjunktivitis, Skleritis, Sattelnase, Sinusitis) bei Morbus Wegener; kutane Vaskulitis bei LED/essenzieller Kryoglobulinämie; Knorpelzerstörung/Bronchitis bei rezidivierender Polychondritis (selten)	antinukleäre Faktoren (unspezifisch), Anti-ds-DNS-Antikörper (spezifisch für LED), ANCAs (Morbus Wegener, mikroskopische Polyarteriitis), histologische Sicherung (diagnostisch + prognostisch wichtig)
medikamentös ausgelöstes akutes Nierenversagen	Antibiotika (Penicillin, Cephalosporine, Aminoglykoside, Sulfonamide, Amphotericin B), Aciclovir, nicht steroidale Antiphlogistika, Cyclosporin A, Tacrolismus, ACE-Hemmer, Schleifendiuretika, häufig kombinierte Nephrotoxizität mehrerer Pharmaka	Medikamentenanamnese, nur in Ausnahmefällen Sicherung durch Nierenbiopsie erforderlich
ischämische Nephropathie (s. Abb. 13, S. 32)	generalisierte Arteriosklerose bekannt, u.U. LDH-Anstieg, Flankenschmerz; bei embolischer Genese: absolute Arrhythmie, auskultatorisch Hinweise auf Herzvitium; selten Hinweise auf Panarteriitis nodosa oder Arteriitis temporalis (s. Gelenkschmerzen S. 184 u. 187)	FKDS, ggf. Szintigraphie, CT, Angiographie (mit eventueller therapeutischer Option)
Kontrastmittelinduziertes Nierenversagen	bei/ kurz nach Kontrastmittelexposition, besonders bei Diabetes mellitus, Paraproteinämie, Exsikkose	klinische Konstellation; histologische Sicherung nur bei klinischer Relevanz
akute Poststreptokokken-Glomerulonephritis	vorangegangene Streptokokkeninfektion (ca. 3 Wo. Latenz), Erythrozyturie, Proteinurie, Erythrozyten- und gemischte Zylinder im Urin, Ödeme, Hypertonie, hypertensive Krisen, Krampfanfälle bei hypertensiver Enzephalopathie, Bradykardie, Myokarditis, Renin/Aldosteron ↓, Antistreptolysintiter = AST ↑	klinische Konstellation; wenn nicht eindeutig, Nierenpunktion zur histologischen Sicherung sinnvoll

Anurie, Oligurie

Tabelle 9 · Forts., Differenzialdiagnose bei renalem Nierenversagen

Diagnose	wesentliche diagnostisch richtungweisende Anamnese, Untersuchung u./o. Befunde	Sicherung der Diagnose
idiopathische, rapid progressive Glomerulonephritis	keine extrarenale Begleitsymptomatik	histologische Sicherung (Nierenpunktion), keine pathognomonische Serologie
akutes Nierenversagen im Rahmen einer Sklerodermie	S. 132	
akute interstitielle Nephritis	medikamentös ausgelöst (v.a. Antibiotika, NSAR, Allopurinol, Diuretika) oder idiopathisch (Hypersensitivitätsreaktion? – dann gelegentlich mit Uveitis = tubulointerstitielles Nephritis-Uveitis-Syndrom); Hämaturie, Proteinurie, Leukozyturie, dabei Eosinophilenanteil ↑	Nierenbiopsie; Kausalfaktor muss aus klinischer Konstellation erschlossen werden
Hantavirus-Infektion	akutes Nierenversagen mit thrombozytopenischen Blutungen, Leberenzyme ↑, Fieber; Kontakt mit wildlebenden Nagetieren bzw. deren Exkrementen	Hantavirus-Titer
eitrige Nephritis	meist hämatogen im Rahmen einer Sepsis; Fieber, Leukozytose, Leukozyturie, positive Blutkultur	histologische Sicherung nur bei unklarem akutem Nierenversagen notwendig
disseminierte intravasale Gerinnung (DIC)	Blutungsneigung und auslösende Grunderkrankung (z.B. Sepsis, Schock) Thrombozytopenie und plasmatische Gerinnungsstörungen (u.a. PTT ↑, Fibrinogen ↓)	Fibrin und D-Dimere i.P.
thrombotisch-thrombozytopenische Purpura Moschkowitz/ hämolytisch-urämisches Syndrom	zerebrale Ausfälle bis zum Koma, Purpura, intestinale Ischämie mit paralytischem Ileus, Thrombozytopenie, Anämie mit LDH ↑, Fragmentozyten im Differenzialblutbild, Fibrinogen ↓, keine für Verbrauchskoagulopathie typische Konstellation, Fieber. Beim hämolytisch-urämischen Syndrom im Kindesalter meist Verotoxin nachweisbar, z.B. durch EHEC produziert	klinische Konstellation zur Diagnosestellung meist ausreichend
dissezierendes Aortenaneurysma mit Ischämie beider Nieren	Ischämie der Beine, starke, in den Rücken und Beine ausstrahlende Bauchschmerzen, u.U. Hämaturie	Sonographie, ggf. CT oder MRT
Nierenvenenthrombose/ Cavathrombose	Prädisposition bei schwerem nephrotischen Syndrom, thrombophiler Diathese, Abflusshindernis im Bereich des Abdomens, Vaskulitis (Morbus Behçet)	FKDS, ggf. CT oder Angiographie (selten erforderlich)

Anurie, Oligurie

Tabelle 9 · Forts., Differenzialdiagnose bei renalem Nierenversagen

Diagnose	wesentliche diagnostisch richtungweisende Anamnese, Untersuchung u./o. Befunde	Sicherung der Diagnose
toxisches Nierenversagen bei Knollenblätterpilzintoxikation	typische Latenz 24–48 h nach einer Pilzmahlzeit, meist vorangehendes Leberversagen	Nachweis von Amanitatoxin im Mageninhalt, Blut oder Urin
toxisches Nierenversagen bei Polyäthylenglykolvergiftung	metabolische Azidose, Oxalatkristalle i.U., zentralnervöse und pulmonale Symptome	Expositionsanamnese (Frostschutzmittel)
akute Schwermetallexposition (Platin, Arsen, Quecksilber)	bei fehlendem evidentem Zusammenhang Nachweis erhöhter Serumspiegel/Ausscheidung	
Rhabdomyolyse	vorausgegangenes Muskeltrauma, Muskelischämie, toxische Einflüsse oder Myositis, OP mit Abklemmung der Bauchaorta, Leriche-Syndrom, Ischämie bei Intoxikationen mit längerer Hypoxie- und Druckschädigung beim bewusstlosen Patienten; Heroinintoxikation, selten kongenitale Stoffwechselstörung (Glykogenosen), Dermato- oder Polymyositis, selten medikamententoxisch durch Fibrate oder HMG-CoA-Reduktasehemmer	meist eindeutige klinische Konstellation; histologischer Nachweis von Myoglobinzylindern deshalb nur selten erforderlich; i.P. meist exzessive CK- und LDH-Erhöhung, freies Myoglobin nachweisbar, bei autoimmunologischer Genese u.U. ANA (unspezifisch) nachweisbar
akute intravasale Hämolyse	akuter, meist exzessiver LDH-Anstieg, Nachweis von freiem Hämoglobin i.U. (Stix: Hb-Nachweis positiv, keine Erythrozyten im Sediment); Auslöser s. Anämie S. 18	weitere Differenzierung s. Anämie S. 18
akute Harnsäure-Nephropathie	Malignome, v.a. Lymphome/Leukosen, speziell bei Chemotherapie oder Exsikkose	Harnsäure i.S. (z. B. $\geq$ 20 mg/dl) und bei akutem Harnsäureanstieg; Nieren-PE nur bei klinisch relevanter Differenzialdiagnose erforderlich (Tubulusobstruktion durch Uratkristalle)
Plasmozytom	ggf. Symptome der Grundkrankheit (Knochenschmerzen, pathologische Frakturen), häufig Dehydratation als Auslöser	Nierenhistologie (Tubulusobstruktion durch Paraprotein) nur wenn therapeutische Entscheidungen (z. B. Chemotherapie) davon abhängen

Anurie, Oligurie

Tabelle 9 · Forts., Differenzialdiagnose bei renalem Nierenversagen

Diagnose	wesentliche diagnostisch richtungweisende Anamnese, Untersuchung u./o. Befunde	Sicherung der Diagnose
2. chronische Niereninsuffizienz mit großer Proteinurie		
diabetische Nephropathie	meist langjähriger Diabetes mellitus, diabetische Retinopathie	histologische Sicherung; Ausnahme: Typ-I-Diabetes mit diabetischer Retinopathie
chronische Glomerulonephritis (GN)	meist zusätzlich Erythrozyturie, ggf. Erythrozytenzylinder; ohne Hämaturie nur Minimal-changes-Nephropathie (keine Niereninsuffizienz) und fokal sklerosierende GN; im Rahmen von Kollagenosen/Vaskulitiden (v.a. LED) mit extrarenaler Symptomatik (Gelenk-/Haut-/Organsymptomatik) zur extrarenalen Symptomatik s. Kollagenosen S. 132, Vaskulitiden S. 135	histologische Sicherung durch Nierenpunktion i.d.R. sinnvoll, serologische Differenzierung der Kollagenosen/Vaskulitiden, Abklärung anderer Auslöser: Viren (Hepatitis C: Membranöse GN), Neoplasien (Membranöse GN), (D-Penicillamin, Gold: Membranöse GN), weitere Infektionen (Endocarditis lenta, Malaria [v.a. quartana], Schistosomiasis, Otitis media)
hypertensive Glomerulosklerose	langjährige Hypertonie bekannt	histologische Sicherung (DD chronische GN)
Amyloidose	bei primärer Amyloidose (Leichtketten-Amyloid AL) entweder keine Vorerkrankung oder Plasmozytom bei sekundärer Amyloidose entzündliche Grunderkrankung (chronische Osteomyelitis, Morbus Crohn, Tbc, rheumatoide Arthritis, Morbus Bechterew, familiäres Mittelmeerfieber); zusätzlich Hautbefall (myxoide Papeln), Hepatomegalie, Ikterus, Herzinsuffizienz, Hypotonie, Nebenniereninsuffizienz, Splenomegalie, Polyneuropathie, Malabsorption	histologische Sicherung durch Nierenpunktion; bei relativen KI Rektum-/Gingiva-/Lippenschleimhaut-/Knochenmark-PE bzw. PE aus sonstigen gefäßhaltigen Geweben; Immunhistochemische Differenzierung des Amyloids ggf. erforderlich
Sichelzellanämie mit Nierenbeteiligung	rezidivierende Anämie mit Sichelzellen (spontan oder unter Luftabschluss) mit Schmerzen in den Extremitäten, TIAs, nicht-nephrotische Proteinurie, Hämaturie	HbS-Nachweis in der Hb-Elektrophorese zusammen mit Sichelzellbildung der Erythrozyten unter O_2-Abschluss
Nierenvenenthrombose	eher Folgeerscheinung als Ursache eines nephrotischen Syndroms	Duplex-Sonographie, ggf. CT oder Angiographie
Morbus Fabry mit Nierenbeteiligung	Angiokeratome am gesamten Integument, Hypertonie, Gefäßverschlüsse in verschiedenen Gefäßgebieten	verminderte α-Galaktosidase in Erythrozyten und Fibroblasten

Anurie, Oligurie

Tabelle 9 · Forts., Differenzialdiagnose bei renalem Nierenversagen

Diagnose	wesentliche diagnostisch richtungweisende Anamnese, Untersuchung u./o. Befunde	Sicherung der Diagnose
3. chronische Niereninsuffizienz ohne große Proteinurie		
chronische Glomerulonephritis	S. 26 i.d.R. kommt die Minimal-changes-Nephropathie, die membranöse GN und die fokal-sklerosierende GN jedoch *mit* nephrotischem Syndrom vor	
chronische Pyelonephritis	Leukozyturie, Proteinurie, Bakteriurie	Keimdiagnostik aus dem Urin, i.v.-Pyelographie (entzündliche Veränderungen am Kelchsystem)
hypertensive Nephropathie	S. 26	
Analgetika-Nephropathie	kumulative Einnahme von NSAR > 1 kg, Leukozyturie, Hämaturie; sonographisch typische gebuckelte Oberfläche der Nieren im Bereich der Papillen (Z.n. Papillen-Nekrosen), gelegentliche Koliken durch Abgang nekrotischer Papillen	klinische Konstellation! Bei Hämaturie Tumor der ableitenden Harnwege ausschließen → CT, Zystoskopie, retrograde Urographie, Urinzytologie
polyzystische Nierendegeneration (ADPDK 1 und 2)	Familienanamnese, autosomal dominanter Erbgang, beidseits derbe Resistenzen mit höckriger Oberfläche tastbar	Sonographie: beide Nieren mit multiplen ($\geq$ 3) Zysten, evtl. Leber- und Pankreaszysten; bei klinisch grenzwertigem Befund Mutationsnachweis (Chr. 16 oder 4)
Alport-Syndrom	Familienanamnese, Schwerhörigkeit, Lentikonus	bei typischer Konstellation klinische Diagnose ausreichend; v.a. im Frühstadium Nierenpunktion (dünne, rupturierte glomeruläre Basalmembranen), Nachweis der Mutation in der Kollagensynthese
tuberkulöse Nephritis (s. Abb. 14, S. 32)	weitere Organtuberkulosen; meist einseitige Verkalkungen im Bereich der Nierenkelche mit narbigen Verziehungen („Margeritenniere"), Aufstau bei Ureterstriktur durch tuberkulöse Herde; sterile Leukozyturie mit saurem Urin-pH	Keimisolierung aus dem Urin (erfahrungsgemäß zahlreiche Proben erforderlich!)
Nierenbeteiligung bei Kollagenosen/ Vaskulitiden	s. Kollagenosen S. 132, Vaskulitiden S. 135	
Morbus Schoenlein-Henoch (s. Abb. 15, S. 33)	akuter Beginn mit meist (nicht immer!) blutigen Diarrhöen oder Bauchschmerzen; palpable Purpura, Arthritis, Hämaturie/Proteinurie, fortschreitender Funktionsverlust der Niere	Nachweis einer kutanen Vaskulitis bei typischer klinischer Konstellation; Nieren-PE (mesangioproliferative GN) wenn therapeutische Entscheidungen davon abhängen (z. B. Immunsuppression)

Anurie, Oligurie

Tabelle 9 · Forts., Differenzialdiagnose bei renalem Nierenversagen

Diagnose	wesentliche diagnostisch richtungweisende Anamnese, Untersuchung u./o. Befunde	Sicherung der Diagnose
Serumkrankheit	nach Applikation von Fremdeiweißen oder Medikamenten Ödeme, Fieber, Arthritis, Hautausschlag, Diarrhö	bei/kurz nach Fremdeiweiß-Applikation, spontane Rückbildung; histologisch Immunkomplex-nephritis (i.d.R. Nieren-PE nicht erforderlich)
Antiphospholipid-Antikörper-Syndrom (AAS)	rezidivierende TIAs, Herzklappenveränderungen (thrombotische Auflagerungen), rezidivierende Aborte, Thrombozytopenie, Livedo reticularis	Antiphospholipidantikörper, typische klinische Konstellation; histologische Sicherung: bei primärem AAS histologisch hyaline Thromben, bei sekundärem AAS zusätzlich Nachweis einer Vaskulitis
Sarkoidose	extrarenale Manifestation, nicht obligat (Uveitis Hiluslymphknotenschwellung, Haut-, Lungenparenchym-, Leber-, ZNS-Befall)	Nierenbiopsie, Ausschluss anderer Granulomatosen
Endocarditis lenta	S. 155	
Balkan-Nephritis	kommt auf dem Balkan vor, unabhängig von ethnischer Zugehörigkeit des Patienten oder genetischen Faktoren	histologische interstitielle Nephritis, toxische Auslöser meist nicht zu identifizieren
Hantavirus-Infektion	akuter Beginn mit Fieber, Pupura, Thrombozytopenie	Hantavirus-IgM-Antikörper (ELISA)
Leptospirosen	akutes Nierenversagen mit Ikterus, Transaminasenanstieg und Fieber, ggf. auch Thrombozytopenie	signifikanter Titeranstieg ($\geq$ 4fach) im Verlauf oder initial signifikant erhöhte Titer; auch Direktkultur aus Liquor oder Urin möglich
HIV-Nephropathie	progrediente Niereninsuffizienz, ggf. zusätzlich nephrotisches Syndrom neben den Zeichen der HIV-Infektion (S. 393)	serologische Sicherung der HIV-Infektion und Nierenbiopsie (überwiegend proliferative GN, aber auch fokale Glomerulosklerose); Nachweis von HIV-Protein-Immunglobulin-Komplexen wenn therapeutische Entscheidungen davon abhängen
Präeklampsie	Hypertonie/Proteinurie/Ödeme im Verlauf der Schwangerschaft, ggf. epileptiforme Krämpfe; keine bekannten Nierenerkrankungen, spontane Rückbildung nach Entbindung	typische Klinik; histologische Sicherung nur in Ausnahmefällen erforderlich
Sichelzellanämie mit Nierenbeteiligung	S. 26	

Anurie, Oligurie

Tabelle 9 · Forts., Differenzialdiagnose bei renalem Nierenversagen

Diagnose	wesentliche diagnostisch richtungweisende Anamnese, Untersuchung u./o. Befunde	Sicherung der Diagnose
ischämische Nephropathie durch Arteriosklerose der großen und mittleren Nierengefäße	s. akutes Nierenversagen S. 23	
maligne Hypertonie	akuter exzessiver RR-Anstieg mit Endorganschäden (z. B. Angina pectoris, Hirnödem, Retinaödem), gelegentlich mit mikroangiopathischer Hämolyse mit Fragmentozyten, LDH-Anstieg und Thrombopenie	RR_{diast} meist > 120 mmHg (absolute RR-Höhe nicht entscheidend!), Endorganschäden, Papillenödem; histologische Sicherung meist nicht erforderlich bzw. bei exzessiver RR-Erhöhung kontraindiziert
Plasmozytomniere	S. 25	
Infiltration durch maligne Tumoren (meist Lymphome, selten epitheliale Tumoren)	auch als Erstsymptom, gelegentlich sonographische Hinweise auf Tumorinfiltration	histologische Sicherung durch Nierenpunktion
Nephrokalzinose	häufig Hyperkalzämie unterschiedlicher Genese vorausgehend	sonographisch/röntgenologisch Nephrokalzinose, ggf. zusätzlich Markschwammniere, histologische Sicherung; weitere Differenzierung s. Hyperkalzämie S. 348
Hyperkalzämie	akute funktionelle Schädigung vorwiegend tubulärer Art, Beginn häufig mit Polyurie	spontane Rückbildung nach Senkung des Serum-Ca^{2+}
hypokaliämische Nephropathie	Funktionsverschlechterung bei ausgeprägter Hypokaliämie unabhängig von der Ursache	weitere Differenzierung s. Hypokaliämie S. 598
Lithium-induzierte Nierenschädigung	bei/ kurz nach Einnahme, häufig Überdosierung oder Arzneimittelinteraktionen, initial Polyurie/ Durstgefühl	erhöhte Li^+-Spiegel, Besserung der Nierenfunktion nach Absetzen, histologische Sicherung (interstitielle Schäden) nur in Ausnahmefällen erforderlich
chinese-herb-Nephropathie	nach bestimmten chinesischen Kräuter-Rezepturen Funktionsverschlechterung der Nieren (auch akutes Nierenversagen)	Anamnese (Aristocholsäure-Zufuhr durch entsprechende Kräuter), histologisch interstitielle Schädigung und Fibrose
Schwermetallschädigung (Blei, Quecksilber, Kadmium, Platin)	berufliche oder therapeutische Umweltexposition, vermehrte Ausscheidung des Schwermetalls im 24-h-Urin	Besserung nach Expositionsstopp, histologisch Nachweis von tubulären Schäden, ggf. Nachweis der Schwermetallablagerung

Anurie, Oligurie

Tabelle 9 · Forts., Differenzialdiagnose bei renalem Nierenversagen

Diagnose	wesentliche diagnostisch richtungweisende Anamnese, Untersuchung u./o. Befunde	Sicherung der Diagnose
Nierenschädigung durch organische Lösungsmittel	berufliche Exposition, allmähliche Funktionsverschlechterung	Besserung nach Expositionskarenz, histologisch meist Tubulusschaden
Strahlennephritis	nur beidseitige Bestrahlung mit größerem Funktionsverlust mit Anurie/Oligurie, Hypertonie, Proteinurie, Mikrohämaturie, sonographisch akut Schwellung der Niere, im chronischen Stadium Schrumpfung mit verschmälertem Parenchymsaum und vermehrter Echodichte	zeitlicher Zusammenhang und typische Klinik; dann keine histologische Sicherung erforderlich
medullär zystische Nierenerkrankung (familiäre Nephronophthise)	Markzysten in beiden Nieren (Sonographie, CT), häufig Salzverlust-Nieren mit ausgeprägter Hypotonie; auch mit Retinitis pigmentosa assoziiert; medullär-zystische Nierenerkrankung autosomal dominant, familiäre Nephronophthise autosomal rezessiv vererbt	klinische Konstellation: Erbgang, Klinik, Sonographie, Histologie (tubulointerstitielle Veränderungen)
Syndrom der dünnen Basalmembranen	isolierte Mikrohämaturie, relevanter Funktionsverlust selten	histologische Diagnose
Nagel-Patella-Syndrom	Selten, autosomal dominant mit Hypoplasie oder Aplasie der Patellae, Hypoplasie des Daumenendgliedes inkl. Nagel (u.U. auch anderer Finger), Knochenfortsatz am Os ileum, progredienter Nierenfunktionsverschlechterung mit Hämaturie und Proteinurie	typische klinische Konstellation; Nierenbiopsie selten erforderlich und i.d.R. mit unspezifischen Veränderungen wie Basalmembranverdickung
Lawrence-Moon-Bardet-Biedl-Syndrom	Polydaktylie, Retinitis pigmentosa, Mondgesicht, mentale Retardierung, progrediente Nierenfunktionsverschlechterung mit Hämaturie und Proteinurie	typische klinische Konstellation, Nierenbiopsie i.d.R. nicht erforderlich (interstitielle Veränderungen)
Muckle-Wells-Syndrom	Beginn in Jugend oder frühem Erwachsenenalter mit rezidivierender Urtikaria, sensorineuraler Schwerhörigkeit, progredienter Niereninsuffizienz und nephrotischem Syndrom; autosomal dominant	klinische Konstellation zur Diagnosestellung ausreichend, Nierenbiopsie zeigt Amyloidablagerungen
Lecithin-Cholesterin-Acyltransferase-Mangel	Korneatrübung, normozytäre Anämie mit Targetzellen, Splenomegalie, generalisierte Arteriosklerose, Cholesterin ↓, Triglyzeride ↑, progrediente Niereninsuffizienz mit Hämaturie und Proteinurie	Nachweis des Enzymmangels z.B. in der Hautbiopsie

Anurie, Oligurie

Tabelle 9 · Forts., Differenzialdiagnose bei renalem Nierenversagen

Diagnose	wesentliche diagnostisch richtungweisende Anamnese, Untersuchung u./o. Befunde	Sicherung der Diagnose
partielle Lipodystrophie (Barraquer-Simons-Syndrom)	autosomal rezessiv; Verlust des subkutanen Fetts an der oberen Körperhälfte, ggf. insulinresistenter Diabetes mellitus, Hirsutismus, Hyperpigmentierung, Acanthosis nigricans, Hepatomegalie, C3 i.S. ↓, C4 normal; nephrotisches Syndrom und progredente Niereninsuffizienz	typische klinische Konstellation; ansonsten Nierenbiopsie (membranoproliferative GN Typ II)
Glykogenose Typ I (von Gierke)	autosomal rezessiv; Hepatomegalie, Hypoglykämie, Minderwuchs, Hyperurikämie, Laktatazidose, Thrombozytendysfunktion, Xanthome, perimakuläre Retinaläsionen	Leberbiopsie (Nachweis des Enzymdefekts)
Oligomeganephronie	Beginn der Nierenfunktionsverschlechterung bei Geburt, meist im Kindesalter dialysepflichtig	Nierenbiopsie
segmentale Hypoplasie (Ask-Upmark)	Beginn häufig mit schwer einstellbarer Hypertonie im Kindes-/Jugendalter, u.U. progrediente Niereninsuffizienz	CT (hyperplastische Segmente in einer oder beiden Nieren)

4. Zustand nach Nierentransplantation

Diagnose	wesentliche diagnostisch richtungweisende Anamnese, Untersuchung u./o. Befunde	Sicherung der Diagnose
akute Abstoßungsreaktion	Hypertonie, LDH-Anstieg, Resistance-Index-Anstieg im Duplexsonogramm (unspezifisch)	histologische Sicherung bei therapeutischer Konsequenz
„chronische Abstoßungsreaktion", Transplantatvaskulopathie	Funktionsverschlechterung, häufig zusammen mit atherogenen Risikofaktoren (Hypertonie, Hyperlipidämie, Rauchen)	histologische Sicherung durch Nierenpunktion
medikamentöse Transplantatschädigung	Medikamente S. 23	
Ciclosporin-A-/Tacrolimus-Toxizität	erhöhte Spiegel sind nicht obligat; Hypertonie, Tremor bei Ciclosporin-A-Überdosierung	histologische Sicherung sinnvoll
Transplantat-Infektion	Leukozyturie, Fieber, Druckschmerz (nicht obligat), Auftreten unter Immunsuppression, Sonographie (keine pathognomonischen Befunde)	Keimdiagnostik aus Urin; ggf. Histologie bei Nierenpunktion wg. unklarer Funktionsverschlechterung des Transplantats
Transplantatarterienstenose/-verschluss	akut LDH-Anstieg + Hämaturie; chronisch langsame Funktionsverschlechterung und auskultierbares Strömungsgeräusch	FKDS, bei Verschluss Szintigraphie, bei therapeutischer Konsequenz Angiographie
Harnwegsobstruktion (s. Abb. 16, S. 33)	Sonographie (Aufstau)	Identifizierung der Obstruktion durch i.v.-Urographie u./o. Zystoskopie u./o. retrograde Pyelographie

Anurie, Oligurie

Tabelle 9 · Forts., Differenzialdiagnose bei renalem Nierenversagen

Diagnose	wesentliche diagnostisch richtungweisende Anamnese, Untersuchung u./o. Befunde	Sicherung der Diagnose
Transplantat-venenthrombose	Schwellung des Transplantats und Funktionsverschlechterung oder Funktionsverlust	FKDS, ggf. Angiographie
Zytomegalie (CMV)	akute Verschlechterung der Transplantatfunktion, sonstige Zeichen einer Zytomegalie-Infektion nicht obligat (Fieber, Kolitis, Lungeninfiltrate, Lymphadenitis, Pharyngitis, Leberbeteiligung, Exanthem), Early Antigen nicht beweisend für aktuelle Infektion	pp65-Nachweis, IgM-CMV-Antikörper (für therapeutische Konsequenzen häufig zu spät), Nierenbiopsie mit CMV-Nachweis im Gewebe, ggf. extrarenaler bioptischer Nachweis

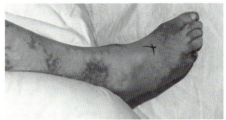

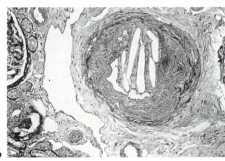

Abb. 13 Ischämische Nephropathie. a) Livedo reticularis bei einem 72-jährigen Patienten mit rezidivierender Cholesterinembolie; b) Cholesterinembolie im Bereich eines Nierengefäßes

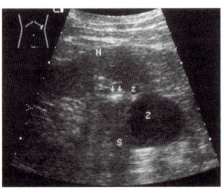

Abb. 14 Tuberkulöse Nephritis (Sonographie): zystische Einschmelzungen (Z) am unteren Nierenpol in einer Narbenzone; Verkalkung (Pfeile) mit Schallschatten (S); N = linke Niere

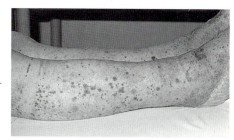

Abb. 15 Morbus Schoenlein-Henoch. 73-jähriger Patient mit Schoenlein-Henoch-Purpura und IgA-Glomerulonephritis

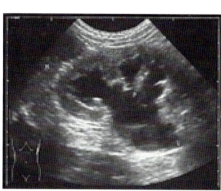

Abb. 16 Harnwegsobstruktion bei Harnblasentumor: chronische Harnstauungsniere (N) mit erheblich erweitertem Pyelon (P), erweitertem und geschlängeltem Ureter (U)

Differenzialdiagnose bei postrenalem Nierenversagen (Tab. 10)

Tabelle 10 · Differenzialdiagnose bei postrenalem Nierenversagen

Diagnose	wesentliche diagnostisch richtungweisende Anamnese, Untersuchung u./o. Befunde	Sicherung der Diagnose
neurogene Blasenentleerungsstörungen	neurologische Begleiterkrankung (z. B. autonome Polyneuropathie bei Diabetes mellitus, Schwermetallintoxikation, Porphyrie, kongenital, z. B. Riley-Day-Syndrom, Zustand nach zerebralem Insult, neurologische Systemerkrankungen	Ausschluss einer morphologischen Abflussstörung, Sicherung der neurologischen Grunderkrankung
Refluxnephropathie	Beginn der Anamnese in Kindheit oder Jugend, rezidivierende Harnwegsinfekte	Sonographie u./o. retrograde Pyelographie (vesikoureteraler Reflux)
Blasentumoren (s. Abb. 17, S. 35)	Hämaturie, bei Infiltration in die Umgebung Schmerzen im kleinen Becken/Unterbauch, Sonographie, i.v.-Pyelogramm	Zystoskopie mit Gewinnung einer PE (Histologie)
Prostataadenom/ -karzinom, Prostatitis	durch akute Kongestion eines Adenoms gelegentlich akuter Harnverhalt, Hämaturie, bei Prostatitis Leukozyturie und Schmerzen im Perianalbereich	Sonographie; histologische Sicherung bei Ca-Verdacht; Keimisolierung aus dem Urin bei Prostatitis

Anurie, Oligurie

Tabelle 10 · Forts., Differenzialdiagnose bei postrenalem Nierenversagen

Diagnose	wesentliche diagnostisch richtungweisende Anamnese, Untersuchung u./o. Befunde	Sicherung der Diagnose
Urethra-Stenose	Dys- und Pollakisurie bei kongenitalen Klappenbildungen (längere Anamnese) oder Tumoren/ entzündlichen Strikturen (kürzere Anamnese)	Miktionsurographie
Zervix-Ca, Uterus-Ca	Sonographie (Raumforderung), gynäkologische Blutungen	histologische Sicherung durch Abrasio/operative Therapie
Morbus Ormond (Ureterstenose)	beidseitiger Harnaufstau, medialisierte Ureteren, diffuse oder knotige Raumforderung im Retroperitoneum (Sono, CT, i.v.-Pyelographie), assoziiert mit Serotoninantagonisten (Methysergid), Autoimmunerkrankungen (z. B. primär biliärer Zirrhose, Sklerodermie), diffuser multifokaler Fibrose	histologische Sicherung durch PE des retroperitonealen Gewebes, ggf. zum Ausschluss einer malignen Genese
retroperitoneal diffus wachsendes malignes Lymphom (Ureterstenose)	DD zum Morbus Ormond (s. o.), ggf. weitere Lymphomherde aus klinischer Symptomatik zu erschließen (Lymphknoten, Knochenmark)	PE des Retroperitoneums, falls keine einfacher zu biopsierenden Lymphomherde vorliegen
beidseitige Nephrolithiasis (selten)	Nierensteinanamnese, Hyperkalzämie, Hyperurikämie als Hinweis auf Nierensteindiathese	Abdomenleeraufnahme (schattengebende Konkremente), Sonographie, retrograde Darstellung der Ureteren und Sieben des Urins (→ Analyse der Steine zur sinnvollen Steinprophylaxe)
kongenitale Strikturen (Ureterabgangsstenose)	selten beidseitig, daher selten mit signifikanter Oligurie bzw. Funktionsverlust verbunden; typische Morphologie im i.v.-Pyelogramm (s. Abb. 259, S. 475), häufig erhebliche Atrophie des Nierenparenchyms mit Ausbildung einer Hydronephrose	
Tumoren der Ureteren/des Nierenbeckens	selten beidseitig, nur dann relevanter Funktionsverlust, häufig mit Analgetikanephropathie verbunden. Suspekte Morphologie bei i.v.-Pyelogramm oder retrograder Darstellung, Mikrohämaturie	meist histologische Sicherung bei operativer Therapie
Blasensteine	gelegentlich Obstruktion des Blasenausgangs	Sonographie/Zystoskopie
Ureter-Tuberkulose	weitere Zeichen der Urogenital-Tbc oder extrarenaler Tbc	Keimnachweis aus dem Urin (i.d.R. mehrfache Proben notwendig!)
Kompression durch Tumoren benachbarter Organe	am häufigsten Kolon-Ca (meist einseitiger Aufstau, daher i.d.R. ohne signifikante Oligurie); palpabler Tumor im Abdomen	Koloskopie, CT

Ataxie

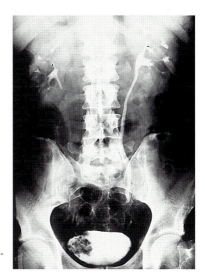

Abb. 17 Blasentumor, im i.v.-Pyelogramm als Kontrastmittelaussparung in der Blase erkennbar

Ataxie (Ch. Kessler)

Grundlagen

- **Definition:** Störung der Koordination von Bewegungsabläufen mit der Folge, dass die Bewegungen in ihrem Ablauf unharmonisch sind und von der Ideallinie abweichen.
- **Klinik des Leitsymptoms:** Tab. 11.

Tabelle 11 · Klinische Kennzeichen wichtiger Ataxieformen

Rumpfataxie	der Patient kann nicht gerade/aufrecht sitzen
Standataxie	Falltendenz
Gangataxie	Schrittführung ist breitbeinig, Seiltänzergang nicht möglich
Extremitätenataxie	Intentionstremor, Hypermetrie (überschießende Bewegungen) und Asynergie (ungeschickte abgehackte Bewegungsmuster)

- **Einteilung (nach Form):** Zerebelläre Ataxie (s. u.), Ataxie (spinal, peripher) S. 42.
  - *Hinweis:* Wegen der besseren Praktikabilität werden die zerebelläre und die spinale, periphere Ataxie separat abgehandelt, s. folgende Seiten.

Zerebelläre Ataxie

- **Grundlagen:**
  - *Häufigkeit/Epidemiologie:* Häufig, jedoch Symptom ganz unterschiedlicher Erkrankungen (z. B. Alkoholintoxikation, hereditäre Kleinhirnatrophie).
  - *Klinik des Leitsymptoms* (vgl. auch Tab. 11): Die Ataxie bleibt mit offenen oder geschlossenen Augen gleich. Zusätzlich ggf. stockende und abgehackte Sprache (skandierende Sprache), Nystagmus. Charakteristische Symptomkombination (Charcot-Trias): Nystagmus, Intentionstremor, Ataxie.
- **Akutdiagnostik:** CCT/MRT zum Ausschluss von Kleinhirnatrophie, Kleinhirninfarkt oder Blutung.

Ataxie

▶ **Basisdiagnostik:**
- *Anamnese:*
  - *Verlauf:* Akut (→ Hinweis auf akute Intoxikation, Alkohol, Durchblutungsstörung), langsam (→ Hinweis auf degenerative Erkrankung, chronische Intoxikation – v.a. chronischer Alkoholabusus), schubförmig (→ Hinweis auf multiple Sklerose).
  - *Zusätzliche Symptome:* Kopfschmerzen (→ Hinweis auf Kleinhirnblutung, Tumor), zusätzliche Hirnnervenausfälle (Doppelbilder, Dysarthrie, Schluckstörung, Schwindel → Hinweis auf Kombination mit Hirnstammbeteiligung).
  - *Bei langsamer Entstehung und chronischen Formen:* Medikamentenanamnese (Antiepileptika, Barbiturate, Sedativa), chronischer Alkoholismus (hier zusätzlich auch alkoholtoxische Polyneuropathie und periphere Ataxie; S. 43), bei chronischen Verläufen Familienanamnese (hereditäre Kleinhirnatrophien).
- ▶ **Hinweis:** Eine zerebelläre Ataxie entsteht nicht nur bei einer direkten Schädigung des Kleinhirns, sondern auch bei Läsionen der afferenten Kleinhirnbahnen im Hirnstamm. Bei der Untersuchung muss deshalb stets auch auf Hirnstammsymptome geachtet werden (z.B. zusätzliche Hirnnervenausfälle, Hemiparese, dissoziierte Sensibilitätsstörung).
- *Körperliche Untersuchung:*
  - s.o.; darüber hinaus evtl. Dysdiadochokinese, reduzierter Muskeltonus, okulomotorische Symptome (Nystagmus, sakkadierte Blickfolge), andere Hirnnervenbeteiligung (Papillenabblassung bei Optikusneuritis als Hinweis auf multiple Sklerose; kontralaterale Okulomotorisparese = Benedikt-Syndrom als Hinweis auf Hirnstamminsult, ipsilaterales Horner-Syndrom und Gaumensegelparese → Wallenberg-Syndrom).
  - Reflexstatus: Muskeleigenreflexe gesteigert (Multisystematrophie, multiple Sklerose, Multiinfarktsyndrom); DD periphere Ataxie: Hier sind die Muskeleigenreflexe erloschen.
- *Klinische Einschätzung der Ataxie:*
  - *Einseitig* → spricht für Ischämie, Kleinhirnblutung.
  - *Beidseitig* → Hinweis auf multiple Sklerose, Zerebellitis, Basilaristhrombose, Hirnstammtumoren, degenerative Erkrankungen, paraneoplastische Kleinhirnatrophien.
  - *Gleichzeitige Demenz* → Hinweis auf Multisystematrophie, Creutzfeld-Jakob-Krankheit, andere degenerative Erkrankungen, vaskuläres Multiinfarktsyndrom.

▶ **Weiterführende Diagnostik:**
- *Labor:* Blutsenkung, Blutbild, Vaskulitismarker (CRP, ANCA, ANA), Tumormarker (Anti-Yo, Anti-Hu, Anti-Ri), Antikörper gegen Kleinhirngewebe. Diagnostik bei progredienten Ataxien s. Tab. 12.
- *Liquor:* Zellzahl (Pleozytose: Hinweis auf Zerebellitis, multiple Sklerose), oligoklonale Bande (Hinweis auf MS), intrathekale IgG-Produktion, Eiweißerhöhung bei normalen Zellen (Guillain-Barré-Syndrom = GBS, Miller-Fisher-Syndrom).
- Diagnostik bei progredienten Ataxien s. Tab. 12.
- *Sonographie:* Doppler/Duplex der Aa. vertebrales (Vertebralisverschluss, Dissekat), TCD (= transkranielle Dopplersonographie) der A. basilaris.
- *CCT:* Kleinhirninfarkt, Kleinhirnblutung, Kleinhirnatrophie, Tumor.
- *MRT:* Bei Suche nach Demyelinisierungsherden, Tumoren, Hirnstamminsulten, Kleinhirninsulten.
- *MR-Angio und CT-Angio:* Nichtinvasive Darstellung der Gefäße.
- *Spezielle Diagnostik:* Virusserologie, Augenkonsil (bei Optikusatrophie).

Ataxie

Tabelle 12 · Labordiagnostik bei progredienten Ataxien (aus Grehl H, Reinhardt F. Checkliste Neurologie. 2. Aufl. Stuttgart: Georg Thieme; 2002)

Diagnose	zur Diagnose führt
alkoholtoxisch	Anamnese, CDT (carbohydrate deficient transferrin), γ-GT, MCV i.S.
andere Kleinhirntoxine	Anamnese: Phenytoin, Lithium, Nitrofurantoin, Schwermetalle (organisches Quecksilber, Mangan, Blei), 5-Fluorouracil, Cytosin-Arabinosid
Hypothyreose	Schilddrüsenwerte
Enzephalomyelitis disseminata (s. Abb. 18), andere entzündliche Formen	Liquordiagnostik, MRT
Malabsorptionssyndrom	Xylosetest
paraneoplastisch	Anti-Hu, Anti-Yo, Anti-Ri, Anti-Tr, VGCC im Liquor
Vitamin E-Mangel	Vitamin E
Abetalipoproteinämie	β-Lipoprotein (Lipidelektrophorese), LDL
Neuroakanthozytose	Akanthozyten im peripheren Blutausstrich
Morbus Refsum	Phytansäure i.S.
Ataxia teleangiectasia (Louis-Bar-Syndrom)	α-Fetoprotein
juvenile und adulte GM_2-Gangliosidose	Hexosaminidase A
Adrenoleukodystrophie	ultralangkettige Fettsäuren (very long chain fatty acids, VLCFA)
mitochondriale Zytopathien	Laktat und Eiweiß in Liquor + Serum, Muskelbiopsie

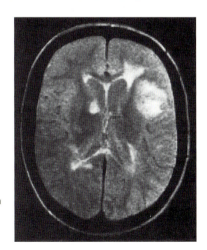

Abb. 18 Enzephalitis disseminata im MRT mit multilokulären, peri- und paraventrikulären Herden erhöhter Signalintensität

Ataxie

▶ **Differenzialdiagnose autosomal dominanter zerebellärer Ataxien:** Tab. 13.

Tabelle 13 · Autosomal dominante zerebelläre Ataxien (aus Grehl H, Reinhardt F. Checkliste Neurologie. 2. Aufl. Stuttgart: Thieme; 2002) ADCA = autosomal dominante zerebelläre Ataxie, SCA = spinozerebelläre Ataxie

Diagnose	wesentliche, diagnostisch richtungweisende Anamnese, Untersuchung u./o. Befunde	Sicherung der Diagnose (Molekulargenetik)
ADCA I: Klinisch progressive Ataxie mit autosomal dominantem Erbgang. Zerebelläre Syndrome mit Ophthalmoplegie, Pyramidenbahnläsion, extrapyramidalen Störungen und sensibler Neuropathie (Unterformen der spinozerebellären Ataxien [SCA] 1, 2, 3, 4, 8 sind nur molekulargenetisch sicher zu unterscheiden)		
SCA 1	bulbäre Symptome in fortgeschrittenen Stadien sehr häufig, sehr selten extrapyramidale Störungen	CAG-Expansion auf Chr. 6p (Grenzbereich 40 repeats)
SCA 2	Ataxie mit ausgeprägter Sakkadenverlangsamung. Nur selten extrapyramidale Störungen	CAG-Expansion auf Chr. 12q (Grenzbereich 35 repeats)
SCA 3 = Machado-Joseph-Disease (MJD)	sehr breites klinisches Spektrum	CAG-Expansion auf Chr. 14q (Grenzbereich 62 repeats)
SCA 4	Ataxie mit deutlicher sensibler Neuropathie und wenigen extrazerebellären Symptomen	Chr. 16q
SCA 8	langsam progredientes zerebelläres Syndrom	CAG-Expansion auf Chr 13q (Grenzbereich 107 repeats)
ADCA II		
= SCA 7	Visusverlust durch Pigmentdegeneration der Retina	CAG-Expansion auf Chr. 3p (Grenzbereich 38 repeats)
ADCA III: Überwiegend rein zerebelläre Ataxie		
SCA 5	milde Ataxie mit langsamer Progression, mittleres Erkrankungsalter um 30 Jahre	Chr. 11
SCA 6	höheres Erkrankungsalter um 50 Jahre, isolierte Kleinhirnatrophie, diskrete sensible Symptome	CAG-Expansion auf Chr. 19p (Grenzbereich 21 repeats)
SCA 10	rein zerebellär	Chr. 22
SCA 11	langsam progrediente Ataxie mit Hyperreflexie	Chr. 15
SCA NLa	rein zerebellär	kein Chromosom bekannt

Ataxie

Tabelle 13 · Forts., Autosomal dominante zerebelläre Ataxien

Diagnose	wesentliche, diagnostisch richtungweisende Anamnese, Untersuchung u./o. Befunde	Sicherung der Diagnose (Molekulargenetik)
episodische Ataxien		
episodische Ataxie mit paroxysmaler Choreoathetose und Spastik	20 min andauernd, 2 × täglich bis 2 × jährlich, mit choreoathetotischen Bewegungen und Dystonie, Kopfschmerzen und perioralen Parästhesien. Therapie: Azetazolamid	Chr. 1p
hereditäre paroxysmale zerebelläre Ataxie	bis zu Stunden andauernd, durch körperlichen oder emotionalen Stress induzierbare Ataxie. Nystagmus auch im Intervall. Therapie: Azetazolamid	Chr. 19p
episodische Ataxie/Myokymie-Syndrom	Minuten andauernde, durch körperlichen oder emotionalen Stress induzierbare Ataxie. Therapie: Phenytoin	Chr. 12p
andere autosomal dominante Form		
Dentatorubro-Pallidoluysiane Atrophie	Ataxie, choreatiforme Bewegungsstörung, Demenz, Myoklonusepilepsie	CAG-Expansion auf Chr. 19p (Grenzbereich 49 repeats)

▶ **Differenzialdiagnose autosomal rezessiver zerebellärer Ataxien:** Tab. 14.

Tabelle 14 · Autosomal rezessive zerebelläre Ataxien (aus Grehl H, Reinhardt F. Checkliste Neurologie. 2. Aufl. Stuttgart: Georg Thieme; 2002)

Diagnose	wesentliche diagnostisch richtungweisende Anamnese, Untersuchung u./o. Befunde	Sicherung der Diagnose
Morbus Friedreich (s. Abb. 19)	zerebelläre + spinale Ataxie, Areflexie, zerebelläre Symptome	Klinik, molekulargenetisch (Chr. 9)
Ataxia teleangiectasia (Louis-Bar-Syndrom)	Ataxie, Choreoathetose, Okulomotorikstörung, Demenz	α-Fetoprotein i.S.; molekulargenetisch (Chr. 7, 14, 22)
Morbus Refsum	Ataxie, Seh-/Hörstörung, Polyneuropathie	Phytansäure i.S.
Ataxie mit erblichem Vitamin E-Mangel	Ataxie, Areflexie, Hinterstrangsymptome, Pyramidenbahnzeichen	Vitamin E-Spiegel i.S.
Abetalipoproteinämie	Steatorrhoe seit Kindheit. In 2. Dekade Areflexie, Hinterstrangläsionen, Muskelatrophien, Pyramidenbahnzeichen	fehlende β-Lipoprotein-Fraktion. Plasmacholesterin < 80 mg/dl
früh beginnende zerebelläre Ataxie mit erhaltenen Muskeleigenreflexen	Beginn < 25 Jahre (Abgrenzung zur IDCA!), sensible Neuropathie	Ausschlussdiagnose, Erbmodus

Ataxie

Tabelle 14 · Forts., Autosomal rezessive zerebelläre Ataxien

Diagnose	wesentliche diagnostisch richtungweisende Anamnese, Untersuchung u./o. Befunde	Sicherung der Diagnose
früh beginnende zerebelläre Ataxie mit besonderen Kennzeichen	– Ramsay-Hunt-Syndrom – Ataxie mit Optikusatrophie, Retinadegeneration, Katarakt, Hypogonadismus	Ausschlussdiagnose

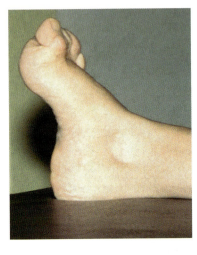

Abb. 19 Morbus Friedreich mit sog. Friedreich-Fuß, d. h. Hohlfußbildung mit Krallenzehen

▶ **Differenzialdiagnose erworbener zerebellärer Ataxien:** Tab. 15.

Tabelle 15 · Differenzialdiagnose erworbener zerebellärer Ataxien

Diagnose	wesentliche diagnostisch richtungweisende Anamnese, Untersuchung u./o. Befunde	Sicherung der Diagnose
1. entzündliche Erkrankungen des ZNS (meist bilateral)		
multiple Sklerose	junge Patienten, schubförmig oder progredienter Verlauf, zusätzliche Beteiligung anderer Hirnregionen oder Rückenmarkbeteiligung	evozierte Potenziale, Liquor (Pleozytose, intrathekale IgG-Produktion, oligoklonale Bande), MRT mit Gadolinium (Entmarkungsherde im Marklager, je nach Akuität KM-Enhancement)
akute disseminierte Encephalomyelitis (ADEM)	Jugendliche und junge Erwachsene, Kopfschmerzen, Fieber, Nackensteifigkeit	Pleozytose, erhöhtes Eiweiß, oligonklonale Bande, ausgedehnte Veränderungen im MRT mit multifokalen z. T. großen Läsionen im Marklager
parainfektiöse Encephalomyelitis	vorausgegangene Virusinfektion (Masern, Röteln, Windpocken oder Schutzimpfungen; Allgemeinerkrankung	MRT, Hirnschwellung, multiple Marklagerläsionen, evtl. Einblutungen; Liquor: Pleozytose, Virustiter

Ataxie

Tabelle 15 · Forts., Differenzialdiagnose erworbener zerebellärer Ataxien

Diagnose	wesentliche diagnostisch richtungsweisende Anamnese, Untersuchung u./o. Befunde	Sicherung der Diagnose
2. Prionenkrankheiten		
Creutzfeld-Jakob-Krankheit	zusätzlich Demenz, Myoklonien, Pyramidenbahnzeichen	typisch progrediente Klinik, EEG: periodische Komplexe scharfer Wellen; CCT: unspezifische Volumenminderung; Liquor: Nachweis neuronaler Destruktionsmarker: neuronenspezifische Enolase, 14-3-3-Protein, S-100 Protein; Sicherung neuropathologisch (Biopsie)
Gerstmann-Sträussler-Scheinker-Krankheit	autosomal dominant erblich, progrediente Ataxie, Dysarthrie	s. o. Creutzfeld-Jakob-Krankheit
3. Zirkulationsstörungen		
Kleinhirninfarkt	akute Ataxie, mit/ohne Hirnstammsymptome	MRT, Doppler (Widerstandsprofil A. vertebralis), MR-Angio, CT-Angio, kardiale Diagnostik
Hirnstamminsult	komplexe Syndrome: Benedikt, Wallenberg, zusätzliche Hirnnervenausfälle, z. B. Doppelbilder, Schluckstörung, Schwindel	s. o. (Kleinhirninfarkt)
Basilaristhrombose	akut aufgetretene bilaterale Kleinhirn- bzw. Hirnstammsymptome	MRT u./o. CCT, Doppler (bds. Widerstandsprofil), MR-Angio, CT-Angio, DSA (Abbruch der A. basilaris)
Kleinhirnblutung (s. Abb. 20)	akut einsetzende Kleinhirnsymptomatik, häufig Bewusstseinsstörung; Aquädukt-Kompression; Gefahr der Einklemmung	CCT
4. Ataxie durch akute/subakute/chronische Intoxikation		
Alkohol, Antikonvulsiva, Lithium, Nitrofurantoin, Schwermetalle, Barbiturate (s. Abb. 21)	Anamnese	Anamnese s. Tabelle 12

Ataxie

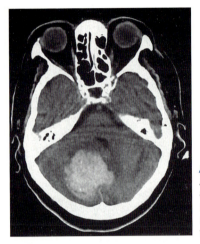

Abb. 20 Kleinhirnblutung (CCT): Ausgedehntes hyperdenses Areal in der rechten Kleinhirnhemisphäre; reicht über die Mittellinie hinaus und komprimiert und verdrängt den vierten Ventrikel

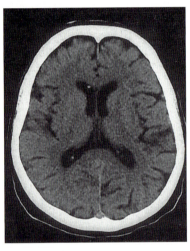

Abb. 21 Alkoholintoxikation: alkoholtoxische Hirnatrophie mit Ventrikelerweiterung im CCT

Spinale und periphere Ataxie

▶ **Grundlagen:**
- *Definition, Pathogenese:* Hinterstrangerkrankung des Rückenmarks oder periphere Nervenschädigung → Ausfall der Tiefensensibilität → fehlende propriozeptive sensible Kontrolle der Motorik → „sensible Ataxie" (s. u.).
- *Häufigkeit/Epidemiologie:* Tritt im fortgeschrittenen Stadium von gemischten Polyneuropathien (S. 43) sowie bei Rückenmarkerkrankungen auf, genauere epidemiologische Daten fehlen.
- *Klinik des Leitsymptoms:* S. 456 breitbeiniges Gangbild, die Gang- und Standataxie *verstärkt* sich bei Augenschluss (positives Romberg-Zeichen).

▶ **Basisdiagnostik** (die Diagnosestellung erfolgt klinisch!):
- *Anamnese:* Diabetes mellitus, Alkoholkonsum; zusätzlich erfragen: Magen- und Darmerkrankungen, Gastritis, Magenulkus, Vit.-B_{12}-Mangel-induzierende Medikamente (Hydantoine, Primidon, Phenobarbital, Phenylbutazon, Nitrofurantoin, Zytostatika, kalziumbindende Substanzen), Polyneuropathie (S. 456).

Ataxie

- *Körperliche Untersuchung* (besonders achten auf):
  - Symmetrische Sensibilitätsstörung der Extremitäten.
  - Lagesinnstörung (Lage der Zehen wird nicht erkannt), ataktischer Knie-Hacken- (KHV) und Finger-Nasen-Versuch (FNV).
  - Romberg-Zeichen (positiv = Zunahme der Ataxie und Verschlechterung des Gangbildes bei Augenschluss).
  - Aufgehobenes Vibrationsempfinden (Stimmgabel).
  - Muskeleigenreflexe häufig erloschen (bei funikulärer Myelose gesteigert → Pyramidenbahnzeichen, positives Babinskizeichen); bei Polyneuropathien Reflexverlust (s. Polyneuropathien S. 456).
- *Labor:* Blutbild (megazytäre Anämie), Vit.-B_{12}, Folsäure, Blutzuckertagesprofil, Leberwerte (vgl. Polyneuropathien S. 457).
- ▶ **Weiterführende Diagnostik:** Elektrophysiologie (Nervenleitgeschwindigkeit ↓), Schilling-Test, Gastroskopie, MRT des Rückenmarks.
- ▶ **Differenzialdiagnose der spinalen/peripheren Ataxie:** Tab. 16.

Tabelle 16 · Differenzialdiagnose bei spinaler/peripherer Ataxie

Diagnose	wesentliche diagnostisch richtungweisende Anamnese, Untersuchung u./o. Befunde	Sicherung der Diagnose
spinale Verlaufsformen der multiplen Sklerose	Erkrankungsgipfel 20–40 Lj.; schubförmige oder langsam progrediente Verschlechterung; querschnittartige Sensibilitätsstörung; häufig Blasenstörung	Liquor (Pleozytose, intrathekale IgG-Produktion, oligoklonale Bande)
Polyneuropathie	Vorerkrankung (z. B. Diabetes mellitus), bekannte Noxe (z. B. chron. Alkoholabusus), sensible Ataxie, Pallhypästhesie, trophische Störungen, evtl. Paresen	S. 457
Guillain-Barré-Syndrom	progrediente, aufsteigende Paresen; Sensibilitätsstörungen stehen nicht im Vordergrund; NLG und EMG sowie Liquor sind richtungsweisend	S. 461
Friedreich-Heredoataxie	zerebelläre + sensible Ataxie, Reflexverlust an den Beinen, Pyramidenbahnzeichen, Hohlfuß („Friedreich-Fuß"), häufig (> 90 %) Herzinsuffizienz, früher Beginn (< 20. Lj)	Molekulargenetik: GAA-triplet-repeats Chr. 9
paraneoplastische Hinterstrangdegeneration	Mißempfindungen in Armen und Beinen; progrediente Störungen der Lagewahrnehmung; häufig zusätzlich Paresen	Tumormarker, Tumorsuche (Bronchial-Ca, Mamma-Ca)
funikuläre Spinalerkrankung	progredient, Missempfindungen, abnorme Ermüdbarkeit von Armen und Beinen, Lagewahrnehmung gestört, oft Pyramidenbahnzeichen	B-Vitamine im Blut, Schillingtest, Gastroskopie

Tabelle 16 · Forts., Differenzialdiagnose bei spinaler/peripherer Ataxie

Diagnose	wesentliche diagnostisch richtungweisende Anamnese, Untersuchung u./o. Befunde	Sicherung der Diagnose
spinale Tumoren	häufig Querschnittsymptomatik und Blasenstörung, je nach Lokalisation isolierte Lagesinnstörung selten	MRT des Rückenmarks
spinale AV-Malformationen	fluktuierende Beschwerden, sensible Störungen, radikuläre Schmerzen, Darmspastik, Blasenstörung	MRT des Rückenmarks, Myelographie mit CT, spinale Angiographie

Atemnot s. Dyspnoe S. 99

Aufstoßen (R. Secknus, J. Mössner)

Grundlagen

- **Definition:** Aufstoßen bezeichnet eine vernehmliche (Luft-) Entleerung aus dem Magen, der verschiedene Ursachen zugrunde liegen können.
- Häufig sind fassbare, zugrunde liegende Störungen nicht nachweisbar.

Basisdiagnostik

- **Anamnese:**
  - Regurgitation von Nahrung (unverdaut oder angedaut), übler Mundgeruch (→ Hinweis auf Sphinkterinsuffizienz).
  - Schmerzen hinter dem Brustbein, Oberbauchbeschwerden, Sodbrennen (→ Hinweis auf Ösophagitis, Reizmagensyndrom).
  - Dysphagie.
  - Auftreten nach bestimmten Nahrungsmitteln.
  - Sonstige gastrointestinale Symptome.
  - Psychosomatische Problematik.
- **Körperliche Untersuchung** mit Schwerpunkt auf Thorax (Auskultation, Singultus?) und Abdomen (lokalisierter Druckschmerz, z. B. im Epigastrium als Hinweis auf Refluxösophagitis).
- **Röntgen-Thorax:** Ausschluss einer Phrenikusreizung (z. B. durch eine Raumforderung).

Weiterführende Diagnostik

- **Hinweis:** Welche der hier aufgelisteten Maßnahmen bei der jeweiligen Verdachts- bzw. Differenzialdiagnose indiziert und zielführend ist, s. Tab. 17.
- **Durchleuchtung des Ösophagus mit Bariumbreischluck:** Zur Darstellung des Ablaufs beim Schluckakt.
- **Ösophago-Gastro-Duodenoskopie:** Direkte Inspektion des gastroösophagealen Übergangs bei V.a. ösophageale/gastrale Ursachen des Aufstoßens.
- **Ösophagus-Manometrie:** Sicherung eines pathologischen Ösophagus-Kontraktionsmusters.
- **Langzeit-pH-Metrie:** Dokumentation eines pathologischen gastro-ösophagealen Refluxes.
- **Abdomen-Sonographie** zur Diagnose von Erkrankungen des oberen Gastrointestinaltraktes.

Aufstoßen

▶ **Abklärung von Malabsorptionssyndromen:** Serumelektrophorese, Serum-Gesamteiweiß, Serumalbumin, Vitamin B_{12}, Folsäure, Eisen, Zuckerbelastungstest (H_2-Atemtests), Gliadin-, Endomysium- und Transglutaminaseantikörper. Enteraler Eiweißverlust wird durch die $α_1$-Antitrypsinclearance bestimmt.

Differenzialdiagnose (Tab. 17)

Tabelle 17 · Differenzialdiagnose des Aufstoßens

Diagnose	wesentliche diagnostisch richtungweisende Anamnese, Untersuchung u./o. Befunde	Sicherung der Diagnose
Aerophagie, habituelles Aufstoßen	häufig fehlen richtungweisende Befunde, ggf. genaue Anamnese, gelegentlich assoziiert mit anderen Erkrankungen des oberen Gastrointestinaltraktes, psychische Auffälligkeiten?	definitive Sicherung meist nicht möglich → Ausschluss anderer Ursachen!
ernährungsabhängiges Aufstoßen	erneutes Auftreten nach bestimmten, häufig fettreichen oder blähenden Mahlzeiten	Auslassversuch
Kardiainsuffizienz, axiale Hiatushernie	Sodbrennen, Verschlechterung der Beschwerden im Liegen, „saures Aufstoßen", Dysphagie	Ösophago-Gastro-Duodenoskopie, KM-Darstellung des Ösophagus (vgl. Abb. 210, S. 399), Langzeit-pH-Metrie
Reizmagensyndrom (funktionelle oder non-ulcer-Dyspepsie)	wechselnde Beschwerden mit frühem Sättigungsgefühl, Oberbauchschmerzen, Meteorismus, Aufstoßen, Keine nachweisbaren Veränderungen (Ösophago-Gastro-Duode noskopie, Röntgen, Sonographie)	Ausschlussdiagnose
Ösophagusdivertikel (s. Abb. 22)	Dysphagie, Regurgitation unverdauter Nahrungsreste, übler Mundgeruch, thorakale Schmerzen	KM-Darstellung des Ösophagus; evtl. Endoskopie (*cave* Perforationsgefahr!)
chronische Erkrankungen des oberen Gastrointestinaltrakts	bekannte Cholelithiasis, gastroduodenales Ulkus, Malabsorptionssyndrome	s. Grundkrankheit
Achalasie (s. Abb. 23)	wie Divertikel, evtl. sofortiges Erbrechen der geschluckten Nahrung, Progredienz über mehrere Monate, wendeltreppenartige Kontraktionen im Ösophagus bei der Endoskopie, „Sektglas" im Ösophagogramm, typischer Manometriebefund	Manometrie, KM-Darstellung des Ösophagus, Röntgen-Thorax (Mediastinalverbreiterung), Ösophago-Gastro-Duodenoskopie
schlafgebundener gastroösophagealer Reflux	nächtliches Erwachen mit saurem Aufstoßen und Brustschmerzen	Polysomnographie und pH-Metrie, Nachweis von pathologischem Säurereflux im Schlaf

Auswurf

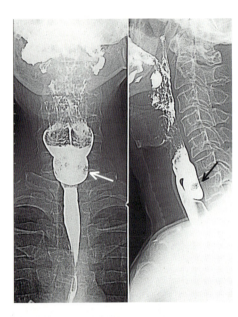

Abb. 22 Ösophagusdivertikel in der Kontrast-Röntgenaufnahme des Ösophagus a.-p. und seitlich

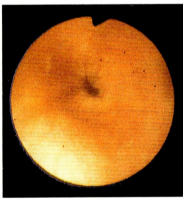

Abb. 23 Achalasie mit enger Kardia

Verwandte Leitsymptome

► Thoraxschmerzen: S. 561.

Auswurf (C. Vogelmeier)

Grundlagen

► **Definition:** Abhusten von Sekret.
► **Hinweis:** Der Patient kann oft nicht angeben, ob das Sekret aus den oberen oder tieferen Atemwegen bzw. aus dem Gastrointestinaltrakt stammt. Diese Differenzierung ist aber insbesondere bei blutigem Auswurf von großer Bedeutung (s. Hämoptoe S. 70).

Auswurf

Basisdiagnostik

- **Anamnese:** Auswurffarbe/-menge/-konsistenz/-geruch, Tageszeit (morgens, mittags, abends), zäh oder leicht löslich, Auswurf mit Husten, in Kälte oder Wärme, mit/ohne Schmerzen, Beimengungen, seit wann, dauernd oder intermittierend, Dyspnoe, Funktionsstörungen anderer Organe, Allgemeinsymptome?
- **Körperliche Untersuchung:**
  - *Inspektion:* Allgemein- und Ernährungszustand, Zyanose, Trommelschlegelfinger, Thoraxform, Orthopnoe, Anwendung der Lippenbremse, behinderte Nasenatmung?
  - *Palpation:* Blutdruck, Puls, Nasennebenhöhlen (Klopfschmerz?).
  - *Auskultation:* Rasselgeräusche bzw. Dämpfung ein- oder beidseitig, Auskultation des Herzens?
- **Labor:** Blutbild, CRP, BSG.
- **Blutgasanalyse** (kapillär oder arteriell).
- **Lungenfunktionsprüfung.**
- **Röntgen-Thorax:** Zur Interpretation möglicher Befunde s. Tab. 18.

Tabelle 18 · **Interpretation von Befunden im Röntgen-Thorax beim Leitsymptom Auswurf**

Befund	mögliche Ursachen
unauffällig	– primär nicht obstruktive oder beginnende obstruktive Form einer chronischen Bronchitis – extrapulmonale Ursachen (v.a. sinubronchiales Syndrom, Refluxösophagitis)
peribronchiale Zeichnungsvermehrung	– chronische Bronchitis (häufig erstes röntgenologisches Zeichen) – Bronchiektasen
Zeichen der Überblähung	– chronisch obstruktive Lungenerkrankung – Mukoviszidose
flächige Infiltrate	– infektiöse, autoimmunologische oder maligne Ursachen
zystische Hohlräume/Kavernen	– Tbc – Infektionen mit Pilzen – Nekrosen bei malignen Tumoren – Wegener-Granulomatose – Lungenabzess (oft durch Staphylokokken, Klebsiellen oder Anaerobier) – Bronchiektasen (z. T. mit Spiegelbildung)

- **Sputumdiagnostik:**
  - *Farbe:* Weißlich, gelblich, grünlich, blutig.
  - *Konsistenz:* Flüssig oder viskös.
  - *Menge, Schichtung* (Dreischichtung bei Bronchiektasen: Eitriger Bodensatz, seröse Mittelschicht, schaumige Oberschicht).
  - *Beimengungen:* z. B. Speisereste bei Fisteln.
  - *Identifikation pathogener Keime* (wichtige Hinweise):
    - Das Sputum muss frisch sein, d. h. spätestens 2 Stunden nach Expektoration sollte die Aufarbeitung erfolgen.
    - Das Sputum muss repräsentativ für tiefere Atemwege sein, d. h. es sollen möglichst wenig Plattenepithelien (< 10 pro Gesichtsfeld, 100er Vergrößerung) und möglichst viele neutrophile Granulozyten (> 25 pro Gesichtsfeld, 1000er Vergrößerung) enthalten sein → mikroskopische Untersuchung der Probe!

Auswurf

- Nicht nur Kulturen anlegen, sondern auch Gram-Färbung durchführen.
- Semiquantitative Bestimmung der Keimzahl in den Kulturen (+ bis +++).

Weiterführende Diagnostik

▶ **Hinweis:** Welche der hier aufgelisteten Maßnahmen bei der jeweiligen Verdachts- bzw. Differenzialdiagnose indiziert und zielführend ist, s. Tab. 19.
▶ Spezielle Labordiagnostik (je nach Verdachtsdiagnose s. Tab. 19).
▶ CT-Thorax: Besonders wertvoll bei Erkrankungen mit Bronchiektasen, Lungenabszessen, Tumoren.
▶ Bronchoskopie.
▶ Spiroergometrie, Lungenfunktionsdiagnostik.

Differenzialdiagnose (Tab. 19)

▶ **Hinweis:** Erkrankungen mit **primär blutigem Auswurf** werden im Kapitel Hämoptoe ab S. 70 dargestellt.

Tabelle 19 · Differenzialdiagnose des Auswurfs

Diagnose	wesentliche diagnostisch richtungweisende Anamnese, Untersuchung u./o. Befunde	Sicherung der Diagnose
Tracheobronchitis	Schnupfen, Pharyngitis, allgemeines Krankheitsgefühl, Kopfschmerzen, Leitsymptom: Husten, oft quälend, Thoraxschmerzen (Wundgefühl), wenig oder kein Auswurf	klinische Befunde (Röntgen von Thorax und Sinus) ohne pathologischen Befund
kardiale Stauungslunge (s. Abb. 24, S. 50)	kardiale Grunderkrankung, Rasseln, Röntgen-Thorax mit Stauungszeichen	kardiale Untersuchung (S. 1) Herzecho mit eingeschränkter Pumpfunktion und vergrößerten Herzhöhlen.
chronische Bronchitis (obstruktiv und nicht obstruktiv), stabile Phase (s. Abb. 25, S. 50)	WHO-Definition der chronischen nicht obstruktiven Bronchitis (produktiver Husten an den meisten Tagen der Woche über mindestens 3 Monate eines Jahres in zwei aufeinander folgenden Jahren), Raucheranamnese, muköser Auswurf, obstruktive Form mit Belastungsdyspnoe; häufig Änderung des Geräuschcharakters nach Hustenmanöver	Anamnese und Lungenfunktionsprüfung (Obstruktion, bronchiale Instabilität, Emphysemzeichen)
chronische Bronchitis (obstruktiv und nicht obstruktiv), Exazerbation	s. o., Auswurf vermehrt und purulent, bei obstruktiver Form Zunahme der Dyspnoe	s. o.
Asthma bronchiale	rezidivierende Dyspnoeanfälle mit symptomfreiem Intervall, allergische Diathese, visköses Sekret, schwer abzuhusten	Lungenfunktion mit intermittierender Bronchialobstruktion, Nachweis eines hyperreagiblen Bronchialsystems, Curschmann-Spiralen (= bronchiale Ausgussformen)

Auswurf

Tabelle 19 · Forts., Differenzialdiagnose des Auswurfs

Diagnose	wesentliche diagnostisch richtungsweisende Anamnese, Untersuchung u./o. Befunde	Sicherung der Diagnose
Pneumonie/ Abszess (s. Abb. 26, S. 51)	neu aufgetretener Husten, reduzierter Allgemeinzustand, kein bis purulenter/blutiger Auswurf	Klinik, Infiltrat-/Spiegelnachweis im Röntgen-Thorax, Pleuraerguss, Erregernachweis, Fieber, Entzündungszeichen
Bronchialkarzinom	S. 72	
sinubronchiales Syndrom	bekannte chronische Sinusitis, Polyposis nasi, behinderte Nasenatmung,	Zusammenschau der Befunde, Sekretstraße an der Rachenhinterwand, verschattete Nasennebenhöhlen
Mukoviszidose	Gedeihstörung, Husten mit viel Auswurf, Belastungsinsuffizienz, Mekoniumileus, breiige Stühle als Ausdruck der Pankreasinsuffizienz; im Rö- und CT-Thorax Bronchiektasen, zystische Strukturen, Fibrose	pathologischer Salztest, Mutationsanalyse
gastroösophagealer Reflux	Sodbrennen, brennende Thoraxschmerzen, bekannte paraösophageale Hernie	Endoskopie, 24-h-pH-Metrie
Lungenfibrosen (Ursachen): – inhalative Noxen – Medikamente – Kollagenosen – Granulomatosen und Vaskulitiden – idiopathisch	Dyspnoe, feines Rasseln, Röntgen-Thorax mit diffuser Zeichnungsvermehrung, Lungenfunktion: restriktive Ventilationsstörung, Diffusionsstörung	Bronchoskopie bzw. videoassistierte Thorakoskopie mit Histologie; weiteres diagnostisches Prozedere ist hiervon abhängig
Bronchiektasen unterschiedlicher Genese	chronischer produktiver Husten, große Sputummengen, Sputum dreischichtig, im Verlauf zunehmend, häufige Exazerbationen	Sputumdiagnostik, im Rö- und CT-Thorax rundliche bis sackförmige Verdichtungen, evtl. partiell mit Flüssigkeit gefüllt, Verdickung der Bronchialwände
Tuberkulose (Tbc)	Herkunft aus Ländern mit hoher Prävalenz; endogene oder exogene Immunsuppression, Alkoholabusus, bekannte Silikose, frühere Tbc, offene Tbc im Umfeld; Röntgen- und CT-Thorax (Infiltrat, Kaverne, miliares Bild); Mendel-Mantoux-Hauttest (Nachweis der Tuberkulinreaktivität); kein bis purulenter bis blutiger Auswurf (→ V.a. Kaverne!)	Erregernachweis (mikroskopisch u./o. kulturell)

Auswurf

Tabelle 19 · Forts., Differenzialdiagnose des Auswurfs

Diagnose	wesentliche diagnostisch richtungweisende Anamnese, Untersuchung u./o. Befunde	Sicherung der Diagnose
Syndrom der immotilen Zilien	Syndrom: Bronchiektasen + chronische Bronchitis + männliche Infertilität (Sonderform: Kartagener-Syndrom zusätzlich Situs inversus visceralis totalis)	Elektronenmikroskopie von Bronchusbiopsien (Strukturanomalie der Zilien-Dyneinarme), Saccharosetest (Prüfung der nasalen Clearance)
tracheobronchiale Fistel	bereits bei Geburt oder erworben produktiver Husten mit Speiseresten im Auswurf, Anamnese für Tumor in Mediastinum, Lunge oder Ösophagus	Fisteldarstellung mit Kontrastmittel
Fremdkörperaspiration	Anamnese, neurologische Grunderkrankung mit Schluckstörung, Abhusten von Speiseresten	Bronchoskopie (nur bei unklaren Fällen und bei Atelektasebildung sowie bei Fremdkörpern indiziert)

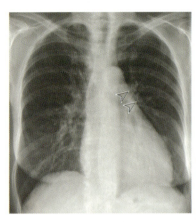

Abb. 24 Kardiale Stauungslunge mit prominentem Pulmonalissegment (Pfeile), erweiterten zentralen Lungenarterien bei abgeschwächter peripherer Lungengefäßzeichnung

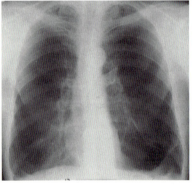 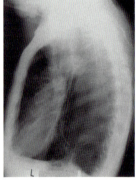

Abb. 25 Chronische Bronchitis bei 61-jährigem Patienten (jahrelanger Raucher)

Auswurf

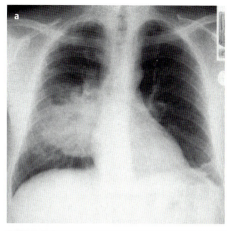

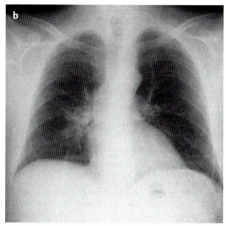

Abb. 26 Abszendierende Pneumonie.
a) nach vorangegangener viraler Grippeinfektion und b) narbige Residuen vier Monate nach Therapiebeginn

Verwandte Leitsymptome

- Husten: S. 281.
- Dyspnoe: S. 99.
- Bluthusten (Hämoptoe): S. 70.

Bauchschmerz, akutes Abdomen (R. Secknus, J. Mössner)

Grundlagen

▶ **Definition:**
- *Bauchschmerzen* (allgemein): Schmerzen unterschiedlichen Charakters, die im gesamten Bauchraum oder Teilen des Bauchraums lokalisiert empfunden werden; die Beschwerden können sowohl intraabdominell als auch extraabdominell bedingt sein.
- *Akutes Abdomen:* Meist akut auftretende, sich häufig rasch verschlimmernde abdominelle Schmerzen, die oft durch lebensbedrohliche Erkrankungen bedingt sind; diese sind i.d.R. auf abdominelle Erkrankungen zurückzuführen, können aber auch extraabdominelle Ursachen haben.

▶ *Beachte:* Überblick zu Schmerzsymptomatik und Schmerzformen S. 513

▶ **Einteilung:** S. Definition.

▶ **Klinik des Leitsymptoms:**
- *Bauchschmerzen* (allgemein): Diffuse oder lokalisierte, scharfe oder stumpfe, kontinuierlich oder anfallsartige Schmerzen im Bereich des Abdomens. Mögliche Begleitsymptome sind Übelkeit, Erbrechen, Obstipation, Diarrhö.
    - ▶ *Hinweis:* Schmerzen, Diarrhö, Obstipation oder Gewichtsverlust sind Leitsymptome zahlreicher gastrointestinaler Erkrankungen. Sie können den Verdacht auf eine solche Erkrankung lenken, lassen i.d.R. aber noch keine Diagnose zu.
- *Akutes Abdomen:* Charakteristisch sind plötzlich auftretende oder sich verschärfende, dumpfe oder kolikartige, diffuse oder lokalisierte Schmerzen im Abdomen. Übelkeit, Erbrechen, Stuhl- und Windverhaltung können hinzukommen. Mögliche Begleitsymptome sind schlechter Allgemeinzustand, Fieber, Unruhe, Exsikkose, Kollaps, Schock.

Basisdiagnostik

▶ *Hinweise:*
- Ein akutes Abdomen stellt immer eine vitale Bedrohung des Patienten dar.
- Die Ursache eines akuten Abdomens lässt sich häufig durch Anamnese, körperliche Untersuchung und gezielten Einsatz von Zusatzuntersuchungen eingrenzen!
- Die im folgenden angeführte Basisdiagnostik bezieht sich auf abdominelle wie extraabdominelle Ursachen des akuten Abdomens/Bauchschmerzes. Extraabdominelle Ursachen müssen immer mitbedacht werden!

▶ **Anamnese:**
- *Schmerzen:*
    - Lokalisation: Oberbauch, Mittelbauch, Unterbauch, gesamtes Abdomen, Ausstrahlung (vgl. Tab. 20, die diese Lokalisationen unterscheidet)?
    - Charakter: Akut, kolikartig, chronisch, Spontanschmerz, Druckschmerz?
    - Auslösung: Postprandial, postoperativ, Nüchternschmerz, atemabhängig?
    - Ausstrahlung, Zeitpunkt des Schmerzbeginns, ähnliche Beschwerden bereits früher?
- *Begleitsymptome:* Übelkeit, Erbrechen, Stuhlunregelmäßigkeiten, Miktionsbeschwerden, Fieber, Kreislaufsymptome, Durst?
- *Vorerkrankungen:* Steinleiden, chronisch entzündliche Darmerkrankung, kardiovaskuläre/endokrinologische/hämatologische Vorerkrankungen, Malignom, Vor-Operationen?
- *Medikamente:* z. B. NSAR, Steroide.
- *Alkoholabusus, Nikotinkonsum?*
- *Vegetative Symptome* (Schwitzen, Übelkeit, Kreislauflabilität)?

Bauchschmerz, akutes Abdomen

- *Trauma?*
- *Letzter Stuhlgang* (Farbe, Konsistenz), *Windverhalten?*
- *Miktion?*
- *Gynäkologische Anamnese/Regelanamnese.*

▶ **Körperliche Untersuchung:**
  - *Vitalfunktionen!*
  - *Palpation* (Lokalisation der Beschwerden im Bauchraum durch wiederholte Palpation!):
    – Diffuse oder umschriebene Peritonealreizung (Druck- bzw. Loslassschmerz, Abwehrspannung), Resistenz, Klopfschmerz, Beurteilung der Bauchdecken und Bruchpforten, Loslassschmerz, rektale Palpation.
    – Bei akutem Abdomen ausgeprägte Beschwerden, hartes Abdomen, Abwehrspannung, häufig aufgetriebener Bauch.
  - *Auskultation:* Absolute Arrhythmie (Hinweis auf Mesenterialinfarkt), Pleurareiben (Hinweis auf basale Pleuritis), Aorteninsuffizienz (kann Begleitbefund bei dissezierendem Aortenaneurysma sein), fehlende Darmgeräusche (Hinweis auf Ileus).
  - *Auf mögliche Beleitsymptome/-befunde achten:* Aszites, Erbrechen (blutig, gallig, Miserere), Schocksymptomatik, Fieber, Körperhaltung, Hautfarbe, Blutdruck, Herzfrequenz?
  - *Thorax untersuchen.*
  - Immer Rektum und Anus untersuchen!

▶ **Abdomen-Sonographie:** Schattengebende Konkremente, Gallen-/Harnaufstau, freie Flüssigkeit, Organomegalie, Veränderungen der parenchymatösen Organe (z. B. Zysten, Metastasen, entzündliche Veränderungen), vaskuläre Erkrankungen (insbesondere durch FKDS)?

▶ **Labor:** CK, Myoglobin, kleines Blutbild, CRP, BSG, GOT, GPT, aP, γ-GT, LDH, Lipase, Amylase, Glukose, ggf. Porphyrine i.U., Laktat, Kreatinin, Harnstoff, Elektrolyte, Gerinnungsstatus, Urinstatus, Schwangerschaftstest, ggf. Tumormarker, Lipidstatus (Chylomikronen), TSH basal, mikrobiologische Stuhldiagnostik.

▶ **Abdomen-Übersichtsaufnahme** (am besten im Stehen, bei nicht stehfähigem Patienten in Linksseitenlage nach 10 min. Liegen auf der Seite): Dünndarmspiegel, Dickdarmspiegel, Megakolon, wechselnde Spiegelbildung, Konkrementnachweis, Pankreaskalk, freie Luft (subphrenische Luftsichel bei Aufnahme im Stehen, in Linksseitenlage rechts lateral)? Darstellung aller Abdominalorgane einschließlich Niere, Blase, große Blutgefäße und Uterus.

▶ **Röntgen-Thorax:** Pleuraerguss, Pneumonie, Atelektase, Gefäße?

▶ **EKG.**

▶ Stets **chirurgisches Konsil** veranlassen!

Weiterführende Diagnostik

▷ *Hinweise zur Indikationsstellung:* Akute Schmerzen machen eine dringliche Diagnostik unter Einsatz bildgebender Verfahren und in Zusammenarbeit mit Chirurgen erforderlich. Bei *chronischen* Schmerzen kommen darüber hinaus häufig Funktionsuntersuchungen zum Einsatz. Welche der hier aufgelisteten Maßnahmen bei der jeweiligen Verdachts- bzw. Differenzialdiagnose indiziert und zielführend ist, s. Tab. 20.

▶ **Ggf. CT-Abdomen** (im Wesentlichen sind ähnliche Fragestellungen wie durch die Sonographie zu beantworten). Besondere Stärken des Verfahrens liegen in der Klärung Blut vs. seröser Erguss, freie Luft bei unklarem Röntgenbefund, Pankreasnekrosen, als Angio-CT zur Lokalisation einer abdominellen Blutungsquelle, u.U. auch zur Diagnose eines Mesenterialinfarktes.

▶ **Gezielte Röntgendiagnostik,** z. B. Pankreaszielaufnahme, Ausscheidungsurographie, Dünndarmröntgen nach Sellink. Darstellung der Gallenblase und Gallenwege.

Bauchschmerz, akutes Abdomen

- **MRT-Abdomen,** z. B. MRCP als nichtinvasive Alternative zur diagnostischen ERCP.
- **Endoskospie** (diagnostisch und ggf. auch therapeutisch):
  - *Allgemein:* Erosionen, Ulzera, Gastritis, Ösophagitis, Divertikel, Neoplasie, Blutung, Mallory-Weiss-Läsion, Tumor/Stenose?
  - *ERCP:* Bei Cholestase, Cholangiolithiasis.
  - *Rektoskopie und Kolo-Ileoskopie:* Entzündung, Divertikel, Neoplasie, Blutung, Kolondekompression?
- **Endosonographie:** Vor allem indiziert bei Erkrankungen des Pankreas, Kolons, der Gallenblase und Gallenwege.
- **Angiographie** (z. B. bei V.a. Mesenterialinfarkt).
- **Nuklearmedizinische Untersuchungen:**
  - *Oktreotidszintigraphie* bei V.a. auf neuroendokrinen Tumor.
  - *HIDA-Szintigraphie* bei V.a. auf Gallesekretionsstörung.
  - *SEHCAT-Test* bei V.a. auf Gallensäureverlust.
  - *Blood-pool-Szintigraphie* (^{99m}Tc) bei unklarer abdomineller Blutungsquelle (erfordert Blutverlust $\geq$ 0,1 ml/min); (Vergleich: Angiographie erfordert Blutverlust $\geq$ 1 ml/min).
- **Laparotomie:** In 50–75 % der Fälle erforderlich!

Differenzialdiagnose

- **Häufigste Ursachen (90 %) eines akuten Abdomens:**
  - Akute Appendizitis, akute Cholezystitis, Ileus, Ulkusperforation, akute Pankreatitis, Mesenterialinfarkt/-venenthrombose, Divertikulitis: Tab. 20.
  - Akute gynäkologische Erkrankungen: Tab. 21.
- **Differenzialdiagnose von Schmerzen im Abdomen mit *abdominellen* Ursachen:** Tab. 20.

Tabelle 20 · Differenzialdiagnose abdomineller Schmerzen mit *abdominellen* Ursachen

Diagnose	wesentliche diagnostisch richtungweisende Anamnese, Untersuchung u./o. Befunde	Sicherung der Diagnose
1. Schmerzen vorwiegend im Oberbauch		
akute und chronische Gastritis (s. Abb. 27, S. 59)	– akute Gastritis (H. pylori, andere infektiöse Ursache, NSAR, Alkohol, Trauma/OP, Gallensäurereflux): Epigastrische Schmerzen. – chronische Gastritis (H. pylori, CMV, Askariasis, Candidiasis, autoimmun, chemisch, Riesenfaltengastritis, Morbus Crohn, Reflux-, Stumpfgastritis): i.d.R. asymptomatisch	Ösophago-Gastro-Duodenoskopie mit Biopsien (Antrum, Korpus, ggf. Urease-Schnelltest), Parietalzell-AK, Vit. B$_{12}$, evtl. H$_2$-Atemtest
Cholezystitis, Gallenblasenempyem (s. Abb. 28, S. 60)	Fieber, rechtsseitiger Oberbauchschmerz, Ausstrahlung in rechte Schulter, Resistenz im rechten Oberbauch, Murphy-Zeichen (tastbare Gallenblase), Cholezystolithiasis (95 %), Cholestase, Leukozytose,	sonographisch dreigeschichtete Gallenblasenwand, ggf. ERCP (zum Ausschluss einer Cholangiolithiasis), CT

Tabelle 20 · Forts., Differenzialdiagnose abdomineller Schmerzen

Diagnose	wesentliche diagnostisch richtungsweisende Anamnese, Untersuchung u./o. Befunde	Sicherung der Diagnose
Gallenkolik	bekannte Cholelithiasis oder sonographisch Steinnachweis, Kolikschmerzen im rechten Oberbauch mit Ausstrahlung in die rechte Schulter, evtl. palpabler Gallenblasenhydrops, Cholestase, Leukozytose, Fieber, Erbrechen	Sonographie, ERCP
perforiertes Magen- oder Duodenalulkus	Ulkusanamnese, epigastrische Schmerzen, bretthartes Abdomen, Medikamentenanamnese (NSAR)	Sonographie, Abdomen-Röntgen (freie Luft)
nicht perforiertes gastroduodenales Ulkus	Ulkusanamnese, Medikamentenanamnese (NSAR), Melaena, Hämatemesis, Stressulzera postoperativ oder posttraumatisch	Ösophago-Gastro-Duodenoskopie, evtl. H_2-Atemtest
Magenkarzinom (s. Abb. 29, S. 60)	unspezifische Frühsymptome: Epigastrische Beschwerden. Gewicht ↓, Dysphagie (Kardia-Ca), unklarer Aszites, obere Gastrointestinalblutung	Endoskopie mit Histologie, Endosonographie (TN-Staging), Abdomen-Sonographie/-CT (Metastasensuche)
akute Pankreatitis (s. auch Abb. 258, S. 474)	Cholelithiasis, chronischer Alkoholabusus, metabolisch (Hyperlipoproteinämie), medikamentös, iatrogen (nach ERCP); epigastrische Beschwerden, gürtelförmige Ausstrahlung, Unruhe, Grey-Turner-/Cullen-Zeichen, subkutane Fettgewebsnekrosen.	Klinik, Labor (Amylase ↑, Lipase ↑; ggf. Leukozytose, BZ ↑, Transaminasen ↑, LDH ↑, Harnstoff-N ↑, Ca^{2+}↓, Albumin ↓, pO_2 ↓) Sonographie (Exsudat), KM-CT (Nekrosen), ERCP (Steinnachweis, ggf. Papillotomie), Röntgen-Thorax (Erguss, Atelektase), Rö-Abdomen (geblähte Duodenalschlingen, Gallenwegskonkremente)
chronische Pankreatitis mit/ohne Pankreaspseudozysten	chronischer Alkoholabusus, idiopathisch, hereditär, posttraumatisch; Klinik im akuten Schub ähnlich der akuten Pankreatitis, im Langzeitverlauf Schmerzschübe + chronischer Gewichtsverlust, Diarrhö/Steatorrhö. Labor im akuten Schub wie akute Pankreatitis + (auch im Intervall) pathologische Funktionstests	Klinik, Labor, Sonographie/Endosonographie, Kontrast-CT, ERCP
rupturierte Pankreaspseudozyste	chronische Pankreatitis (Anamnese), pankreatogener Aszites, Schocksymptomatik	Sonographie, CT
Lebervenenthrombose (Budd-Chiari-Syndrom)	akute Lebervergrößerung und Schmerzen, ggf. Aszites, meist bei thrombophiler Diathese (z. B. myeloproliferatives Syndrom, Anomalie, Antiphospholipid-AK)	(Duplex-)Sonographie, CT, Abklärung von Gerinnungsanomalien S. 597

Bauchschmerz, akutes Abdomen

Tabelle 20 · Forts., Differenzialdiagnose abdomineller Schmerzen

Diagnose	wesentliche diagnostisch richtungweisende Anamnese, Untersuchung u./o. Befunde	Sicherung der Diagnose
Milzinfarkt	v.a. bei Splenomegalie, atemabhängige Schmerzen mit Ausstrahlung in die linke Schulter, Milzreiben, meist weiches Abdomen	Angiographie, CT
Milzruptur, Milzabszess	anamnestisch Sepsis, hämatologische Grunderkrankung (z. B. CML), Trauma, Schmerzausstrahlung in die linke Schulter, hämorrhagischer Schock, Dyspnoe; auskultatorisch Reiben, Splenomegalie	Sonographie, CT
Pankreaskarzinom	uncharakteristische Symptome: Gewichtsverlust, Schmerzausstrahlung in Rücken, neu entwickelter Diabetes mellitus, schmerzloser Ikterus, Duodenalstenose. Risikofaktoren v.a. chronische Pankreatitis und Nikotinabusus	häufig nur durch Laparotomie zu sichern; Sonographie/Endosonographie, CT, ERCP, MRCP
Peritonitis	Komplikation vieler abdomineller Erkrankungen, nach Trauma, Punktionen (z. B. suprapubische Blasenpunktion), OP, Endoskopie; Abwehrspannung, brettharter Bauch, Patient liegt mit angezogenen Beinen, Spontan-/Druck-/Loslassschmerz, häufig Darmparalyse, Fieber, Leukozytose	Klinik, Abdomen-Röntgen (Ileus, freie Luft?)
paralytischer Ileus (s. Abb. 30, S. 61)	fehlende Peristaltik, Plätschern bei Darmerschütterung, Übelkeit, Erbrechen, Miserere, Singultus, kein Wind-/Stuhlabgang, keine Schmerzen. Mögliche Ursachen: Pankreatitis, postoperativ, Peritonitis, Sepsis, Gallen-/Nierenkolik, Urämie, Pneumonie, mesenteriale Ischämie, ZNS-Affektionen	Klinik, Sonographie, Abdomen-Röntgen (statische Spiegel)
mechanischer Ileus (s. Abb. 31, S. 61)	initial verstärkte Peristaltik, später Paralyse, Erbrechen, evtl. Meteorismus; abdomineller Tumor oder Vor-OP? Geringe bis krampfartige Schmerzen, umschriebene Druckempfindlichkeit, später evtl. Durchwanderungsperitonitis	Sonographie, Abdomen-Übersichtsaufnahme, dynamische Spiegelbildung im Dünn- oder Dickdarm
postoperative Syndrome		
– Postcholezystektomie-Syndrom	fortbestehende Beschwerden nach Cholezystektomie → meist andere Erkrankungen (Ulkus, Verwachsungen, postoperative Gallenwegsstrikturen) oder übersehene Gallenwegskonkremente	Sonographie, Ösophago-Gastro-Duodenoskopie, ERCP

Bauchschmerz, akutes Abdomen

Tabelle 20 · Forts., Differenzialdiagnose abdomineller Schmerzen

Diagnose	wesentliche diagnostisch richtungweisende Anamnese, Untersuchung u./o. Befunde	Sicherung der Diagnose
– Dumping-Syndrom (nach Billroth-II-Operation)	– *Frühdumping:* Zu rasche Magenentleerung, passagere Hypovolämie mit Übelkeit, Kollapsneigung – *Spätdumping:* Hypoglykämie einige Stunden postprandial durch überschießende Insulinsekretion	Ösophago-Gastro-Duodenoskopie (evtl. großer Anastomosenring)
– afferent-loop-Syndrom (nach Billroth-II-OP)	postprandial Übelkeit und Erbrechen. Mögliche Ursache: Gallenstau in der zuführenden Schlinge bei zu enger Anastomose	Magen-Darm-Passage, Ösophago-Gastro-Duodenoskopie
– blind-loop-Syndrom	Maldigestion infolge bakterieller Fehlbesiedlung und Gallensäure-Dekonjugation	zusätzlich: H_2-Glukose-Atemtest
subphrenischer Abszess	ausgehend z. B. Leber-/Milzabszess, Ulkusperforation. Febrile bis septische Temperaturen, atemabhängiger Pleuraschmerz, druckschmerzhafte Leber	Abdomen-Röntgen (subphrenische Luftsichel), Sonographie, CT, MRT
Hepatitis	S. 313 ff	
Leberabszess	Oberbauchschmerzen, Fieber, gelegentlich rechtsseitige Pleuritis, Z. n. intraabdomineller Infektion (Divertikulitis, Appendizitis), Amöbeninfektion	
akute Stauungsleber	druckschmerzhafte Hepatomegalie bei akuter Rechtsherzdekompensation, periphere Ödeme, eiweißreicher Aszites, Transaminasenanstieg	klinische Untersuchung, Transaminasen, Zeichen einer kardialen Insuffizienz
Leberruptur	akutes Schmerzereignis, Bauchumfangszunahme, Schock; vorbekannter Leberabszess, Oberbauchtrauma	Sonographie/CT (freie Flüssigkeit/Blut in der Bauchhöhle)
2. Schmerzen vorwiegend im Mittelbauch		
Bauchwandhernien	bei Leistenhernie ziehende Schmerzen, Ausstrahlung in den Oberschenkel, Beschwerdezunahme im Stehen; klinisch weiche Konsistenz, bei Inkarzeration krampfartiger Schmerz, Ileussymptomatik	klinische Untersuchung, Sonographie

Bauchschmerz, akutes Abdomen

Tabelle 20 · Forts., Differenzialdiagnose abdomineller Schmerzen

Diagnose	wesentliche diagnostisch richtungweisende Anamnese, Untersuchung u./o. Befunde	Sicherung der Diagnose
Reizdarmsyndrom	intermittierend Bauchschmerzen, Empfindung von Blähungen, Schleim im Stuhl, intermittierend Diarrhöen, Gefühl der unvollständigen Darmentleerung, Besserung nach Defäkation; keine objektivierbaren pathologischen Befunde; Überlappung mit Reizmagensyndrom möglich; auch nach ausgeheilter infektiöser Enteritis auftretend	Ausschlussdiagnose; keine Alarmsymptome wie Gewichtsverlust, Hämatemesis, Hämatochezie; Labor normal, oft langjährige Anamnese von Abdominalbeschwerden
Enteritis	s. Diarrhö S. 92	
Morbus Crohn	s. Diarrhö S. 94	
Mesenterialinfarkt/ Mesenterialthrombosen (s. Abb. 32, S. 62)	*Thrombosen:* Thrombophile Diathese (meist myeloproliferatives Syndrom oder Antiphospholipid-AK) *Infarkt:* Embolisch (z. B. absolute Arrhythmie, Klappenvitium) oder arteriosklerotisch; krampfartige Schmerzen und Diarrhö, später paralytischer Ileus, u.U. Perforation und Peritonitis; Blut im Stuhl; indirekte Zeichen der Darmwandverdickung in der Abdomenleeraufnahme	Angiographie bzw. CT (Gefäßverschluss), Endoskopie (Schleimhautischämie), Minilaparoskopie (zunehmend genutzt)
Volvulus, Invagination	Kinder und Jugendliche, initial verstärkte Darmgeräusche, später Paralyse, Wind- und Stuhlverhalt, Erbrechen, teils kolikartige Schmerzen, v.a. periumbilikal. Leukozytose, Laktat, Säure-Basen-Status	Abdomen-Leeraufnahme und Kontrastdarstellung mit wasserlöslichem KM, Sonographie; im Intervall ggf. Dünndarm-Röntgen nach Sellink; Laparotomie
3. Schmerzen vorwiegend im Unterbauch		
Appendizitis	initial diffuser Oberbauchschmerz, Übelkeit, Erbrechen, später rechtsseitiger Unterbauchschmerz, Druck- und Loslassschmerz am McBurney-Punkt, unauffällige Abdomen-Übersichtsaufnahme	Sonographie, Laparotomie, Leukozytose, rektal-axilläre Temperaturdifferenz

Bauchschmerz, akutes Abdomen

Tabelle 20 · Forts., Differenzialdiagnose abdomineller Schmerzen

Diagnose	wesentliche diagnostisch richtungweisende Anamnese, Untersuchung u./o. Befunde	Sicherung der Diagnose
Beckenvenenthrombose	erstes Symptom häufig Spannungsgefühl und Schwellung im Bereich des Unterschenkels; uncharakteristische Unterbauch- und Rückenschmerzen; Leistenschmerz, schmerzhaftes Rektum und Parametrien Auslöser: z. B. Herzinsuffizienz, Bettruhe, Infektion, Operation, Geburt, Trauma, Kontrazeptiva, ZVK-Anlage, Thrombophilie. Komplikationen: Lungenembolie, postthrombotisches Syndrom	Sonographie, FKDS, evtl. ergänzt durch Phlebographie
Kolitis	Tenesmen, Blut- und Schleimabgang, vermehrte Stuhlfrequenz, u.U. allgemeine Entzündungszeichen (CRP, Leukozytose, Fieber)	Anamnese, Koloskopie, Keimnachweis, Toxinnachweis (Clostridium difficile)
Divertikulitis	Anamnese (chronische Obstipation?), intermittierend Schmerz im linken Unterbauch, evtl. schmerzhafte rektale Untersuchung mit Blutauflagerung am Stuhl, Fieber, palpable Resistenz im linken Unterbauch, Sonographie	Kolon-Kontrasteinlauf (*cave* Perforationsgefahr!), Laparotomie
Leistenhernie	s. o.	

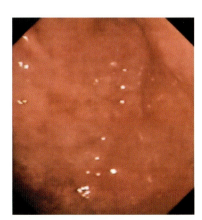

Abb. 27 Gastritis durch Helicobacter pylori in der Endoskopie

Bauchschmerz, akutes Abdomen

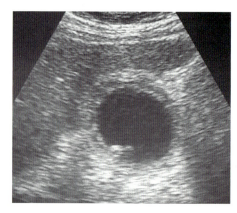

Abb. 28 Akute Cholezystitis mit Ödem der Gallenblasenwand in der Sonographie

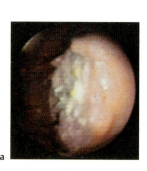
a

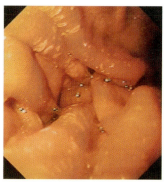
b

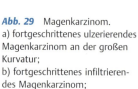

Abb. 29 Magenkarzinom.
a) fortgeschrittenes ulzerierendes Magenkarzinom an der großen Kurvatur;
b) fortgeschrittenes infiltrierendes Magenkarzinom;
c) endosonographisches Bild von b) mit deutlich verdickten Magenwandschichten

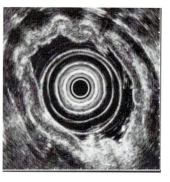
c

Bauchschmerz, akutes Abdomen

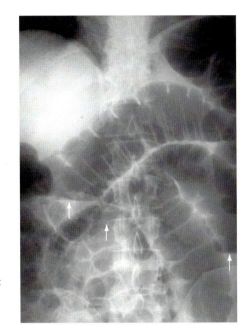

Abb. 30 Paralytischer Ileus mit geblähten Dünndarmschlingen mit Spiegelbildung (Pfeil) in der Abdomenleeraufnahme

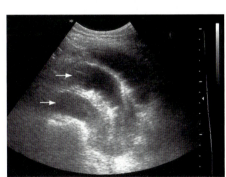

Abb. 31 Ileus in der Sonographie mit sichtbaren distendierten und flüssigkeitsgefüllten Dünndarmschlingen (Pfeil)

Bauchschmerz, akutes Abdomen

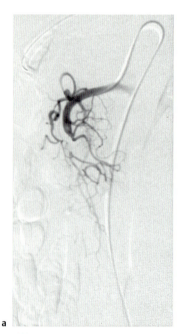 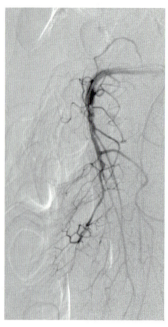

Abb. 32 Mesenterialinfarkt (Angiographie). a) vollständiger Verschluss der A. mesenterica superior 4 cm nach dem Abgang aus der Aorta; b) 8 Stunden nach Lyse mit nahezu vollständig eröffneter Arterie

▶ **Differenzialdiagnose abdomineller Schmerzen mit extraabdominellen Ursachen:** Tab. 21.
  ▶ *Hinweis:* Bei akuten Bauchschmerzen muss differenzialdiagnostisch auch stets an extraabdominelle Ursachen/Krankheiten gedacht werden (Tab. 21).

Tabelle 21 · Differenzialdiagnose *extraabdomineller* Ursachen des subakuten/akuten Abdomens (vSL: vorwiegende Schmerzlokalisation)

Diagnose	wesentliche diagnostisch richtungweisende Anamnese, Untersuchung u./o. Befunde	Sicherung der Diagnose
1. kardiale Erkrankungen		
akuter Myokardinfarkt (v. a. Hinterwand)	in den Oberbauch ausstrahlende heftige Schmerzen, u.U. mit Erbrechen	s. Thoraxschmerzen S. 564
instabile Angina pectoris	wie Myokardinfarkt S. 564 ((88))	
akute Rechtsherzinsuffizienz	vSL: Oberbauch (S. 243)	
Endocarditis lenta mit Milzinfarkt	vSL: Linker Oberbauch (S. 155)	
Perikarditis	Schmerzausstrahlung in den Oberbauch möglich, häufig Besserung im Sitzen	perikarditisches Reiben; weitere Differenzierung s. Thoraxschmerzen S. 564

Bauchschmerz, akutes Abdomen

Tabelle 21 · Forts., Differenzialdiagnose *extraabdomineller* Ursachen

Diagnose	wesentliche diagnostisch richtungweisende Anamnese, Untersuchung u./o. Befunde	Sicherung der Diagnose
2. vaskuläre Erkrankungen		
Aortenaneurysma (s. Abb. 33, S. 66)	akute abdominelle, diffuse Beschwerden mit Flankenschmerzen	Sonographie, CT, Angiographie
Aneurysma dissecans (s. Abb. 34, S. 67)	plötzlicher reißender bzw. langsam zunehmender Schmerz, Kreislaufschock, evtl. fehlende Pulse der unteren Extremitäten, auskultator. Schwirren	Angiographie, CT
Gefäßthrombose und -embolie	S. 59	
Kollagenosen/ Vaskulitiden (u. a. Panarteriitis nodosa, SLE)	typische schubweise Multiorgansymptomatik, Bauchschmerzen	s. Vaskulitiden S. 135
3. Stoffwechsel- und endokrinologische Erkrankungen		
diabetische Ketoazidose (Pseudoperitonitis)	vSL: Gesamter Bauchraum; nur bei ketoazidotischer Entgleisung bzw. Coma diabeticum; diffuser Abdomen-Druckschmerz, Leukozytose	typische Konstellation (→ Ausschlussdiagnose), Besserung bei Normalisierung der Stoffwechsellage
Hyperkalzämie	Elektrolyte i.S.	
thyreotoxische Krise	fT_3, fT_4, TSH basal; S. 341	
Addison-Krise	Adynamie, Hypotonie, u.U. K^+ ↑ und Na^+ ↓, leichte Anämie, Gewichtsverlust, braune Haut- und Schleimhautpigmentierung, diffuse Bauchschmerzen	ACTH-Test, Kortisol im 24-h-Urin ↓, vgl. Gewichtsverlust S. 202
Urämie	harnpflichtige Substanzen; S. 122	
Allergien unterschiedlicher Genese	oft Allergieanamnese und allergische Organveränderungen (v. a. Haut), evtl. Bestimmung des C_1-Esterase-Inhibitors	
akute Porphyrien	kardiovaskuläre/vegetative Symptome, Abdominalkoliken, psychische + neurologische Auffälligkeiten, Polyneuropathie, Auslöser (Infekt, Alkohol, Hungern, Belastung, Medikamente), Photodermatosen	braunrote Urinverfärbung, Porphyrine in Blut bzw. Urin (Delta-Aminolävulinsäure, Porphobilinogen)
4. neurologische Erkrankungen		
Herpes zoster	typische Hautveränderungen; S. 566	
Tabes dorsalis	Lues (Anamnese), weitere neurologische Ausfälle im Rahmen einer Neurolues	Serologie in Liquor und Serum

Bauchschmerz, akutes Abdomen

Tabelle 21 · Forts., Differenzialdiagnose *extraabdomineller* Ursachen

Diagnose	wesentliche diagnostisch richtungweisende Anamnese, Untersuchung u./o. Befunde	Sicherung der Diagnose
Neuralgien/ Radikuläres Schmerzsyndrom, z. B. Diskushernie	häufig radikulärer Schmerzcharakter erkennbar; klinische und radiologische (Rö, CT, MRT) Untersuchung der WS (u.U. Klopfschmerz), ggf. segmentale Sensibilitätsstörung	

5. ösophageale Erkrankungen

gastroösophageale Refluxkrankheit	vSL: Mittlerer Oberbauch; Sodbrennen, saures Aufstoßen (v.a. im Liegen), asthmoide Beschwerden, Laryngitis, Heiserkeit. Häufig assoziiert mit axialer Hiatushernie	Endoskopie, Langzeit-pH-Metrie, Ösophagusmanometrie
Ösophagustumor	vSL: Mittlerer Oberbauch	Ösophagoskopie
Hiatushernie	vSL: Oberbauch	Ösophagoskopie, Breischluck in Kopftieflage

6. ossäre Erkrankungen

Lumbago	klinische und radiologische Untersuchung der Wirbelsäule; s. Rückenschmerzen S. 475
akute WS-Sinterung	S. 441

7. urogenitale Ursachen

Nierenbecken- und Ureterkonkremente	kolikartige Schmerzen mit Ausstrahlung in die Leisten, Pollakisurie, Dysurie, evtl. Übelkeit, Erbrechen, Fieber. Klopfschmerzhafte Nierenlager, Hämaturie. Ausschließen: Hyperparathyreoidismus, Hyperurikämie	sonographischer u./o. radiologischer Steinnachweis (Leeraufnahme bei schattengebenden, i.v. Urographie bei nicht-schattengebenden Konkrementen)
Zystitis	krampfartige Schmerzen im Unterbauch und Brennen beim Wasserlassen, Leukozyturie/Erythrozyturie	Urinbefund, Bakteriurie, typische Symptomatik; Zystoskopie i.d.R. nicht erforderlich
Niereninfarkt	S. 171	
Harnverhalt	meist als kugelige Resistenz tastbare Blase	Sonographie
akute Pyelonephritis	kann auch für akute Oberbauchschmerzen verantwortlich sein; Flankenklopfschmerz, Fieber, Leukozytose	Urinstatus (Leukozyturie/ Erythrozyturie), Sonographie
obstruktive Veränderungen/Erkrankungen im Bereich der Ureteren	Nieren- und Uretersonographie; Urinbefund; S. 33	
displatzierter Blasenkatheter	typische Anamnese	
Nephroptose	Nieren-Sono, evtl. i.v.-Urographie	

Bauchschmerz, akutes Abdomen

Tabelle 21 · Forts., Differenzialdiagnose *extraabdomineller* Ursachen

Diagnose	wesentliche diagnostisch richtungweisende Anamnese, Untersuchung u./o. Befunde	Sicherung der Diagnose
Nierenarterienembolie	FKDS, evtl. Arteriographie	
Hodendistorsion	klassisches klinisches Bild, Lokalbefund	

8. gynäkologische Erkrankungen

Diagnose	wesentliche diagnostisch richtungweisende Anamnese, Untersuchung u./o. Befunde	Sicherung der Diagnose
Adnexitis	Unterbauchschmerzen, Fieber, Obstipation, Übelkeit, Erbrechen, Leukozytose	Sonographie, CT
Endometriose	chronische, zyklusabhängige Bauchschmerzen; Anamnese (gynäkologische Eingriffe? → potenzielle Versprengung von Endometrium)	Sonographie, Laparoskopie + Biopsie/Histologie (Nachweis versprengten Endometriums in der Bauchhöhle)
stielgedrehte oder rupturierte Ovarialzyste	plötzliche, kolikartige Schmerzen, Peritonitis, Erbrechen, Schock	Sonographie, CT
Extrauteringravidität	bekannte Schwangerschaft oder Amenorrhö, positiver Schwangerschaftstest, rasch zunehmender Schmerz, Darmparalyse, Peritonitis, hämorrhagischer Schock	Sonographie, β-HCG, Laparotomie

9. Lungenerkrankungen

Diagnose	wesentliche diagnostisch richtungweisende Anamnese, Untersuchung u./o. Befunde	Sicherung der Diagnose
Pleuritis	bei Beteiligung der basalen Pleura nicht selten Maximum der Schmerzen im Oberbauch, i.d.R. atemabhängig	Pleurareiben; weitere Differenzierung s. Thoraxschmerzen S. 565
Pleurodynie (Bornholm-Krankheit)	akute, meist atemabhängige Thoraxschmerzen, Fieber, Leukozytose (nicht immer ausgeprägt vorhanden)	Titeranstieg der verursachenden Coxsackie-Viren innerhalb von mehreren Wochen
Spontanpneumothorax	zunehmende akute Atemnot, abgeschwächtes Atemgeräusch abhängig von der Größe des Pneumothorax, hypersonorer Klopfschall	klinisches Bild, Röntgen-Thorax
basale Pneumonie	typischer Auskultationsbefund, Thoraxaufnahme	
Lungenembolie	unterschiedliches klinisches Bild und Befunde; S. 565	

10. hämatologische Erkrankungen

Diagnose	wesentliche diagnostisch richtungweisende Anamnese, Untersuchung u./o. Befunde
kongenitale Sphärozytose	Blutausstrich; typisches klinisches Bild einer hämolytischen Anämie; S. 18
Sichelzellanämie	Blutausstrich, typisches klinisches Bild einer hämolytischen Anämie, S. 19
Polyzythämie mit Milzinfarkt	rotes Blutbild, Hämatokrit; S. 453
Leukose	weißes Blutbild

Bauchschmerz, akutes Abdomen

Tabelle 21 · Forts., Differenzialdiagnose *extraabdomineller* Ursachen

Diagnose	wesentliche diagnostisch richtungweisende Anamnese, Untersuchung u./o. Befunde	Sicherung der Diagnose
hämolytische Krise	ggf. Zeichen der chronischen Hämolyse wie Ikterus, Splenomegalie, Anämie, Haptoglobin ↓, LDH ↑, Retikulozyten ↑. Bei akuten hämolytischen Schüben akute, diffuse Bauchschmerzen	s. Anämie S. 18
Hämophilie mit retroperitonealer Blutung	Psoas-Hämatome bei Hämophilie-Patienten (spontan, inadäquates Trauma) → evtl. schwierige DD (z. B. rechtsseitig von Appendizitis)	Sonographie, CT, Abklärung der Gerinnungsstörung, s. Blutungen S. 81
11. sonstige Ursachen		
Purpura Schoenlein-Hennoch	Vaskulitis der kleinen Gefäße typischerweise mit (palpabler) Purpura (Hautvaskulitis), Arthritis, Bauchschmerzen (u.U. blutigen) Diarrhöen sowie Niereninsuffizienz (durch IgA-Nephritis)	s. S. 82 ; Abb. 15 S. 33
Morbus Ormond	Dopplersonographie, CT im Bereich des Retroperitonealraums	
Psychosen	typisches klinisches Bild, kein Organbefund	
angioneurotisches Ödem	kann über Darmwandödem zu akuten, krampfartigen Bauchschmerzen führen, auch ohne typische Anamnese rezidivierender lokalisierter Ödeme	s. Quincke-Ödem S. 437
Blei-Koliken	schmerzhafte Darmspasmen im gesamten Abdomen; Bleisaum, mikrozytäre Anämie mit basophiler Tüpfelung, Bleisaum der Gingiva	Bleiausscheidung im 24-h-Urin und Bleispiegel im Blut erhöht; Delta-Aminolävulinsäure im 24-h-Urin erhöht
Arsen-Intoxikation	Pharynxschmerzen (v.a. beim Schlucken), Diarrhö, Bauchschmerzen, Hyperkeratosen (Hände), Mees-Querlinien an Fingernägeln bei chronischer Intoxikation, Hypotonie/Schock, Polyneuropathie, akutes Nierenversagen	Haar-/Nägelanalyse; akut schattengebend in Abdomenleeraufnahme

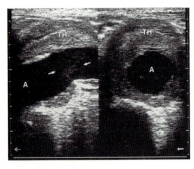

Abb. 33 Aortenaneurysma (Sonographie) mit geschichteten Thromben (TH), Restlichtung der Aorta (A) mit pulssynchron flottierenden Reflexwolken (Pfeile) in verlangsamter Strömung. a) Längsschnitt; b) Querschnitt

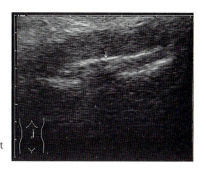

Abb. 34 Aneurysma dissecans mit echogener Intima (Pfeile)

Verwandte Leitsymptome

- Erbrechen: S. 119.
- Gastrointestinale Blutungen (Hämatemesis, Hämatochezie): S. 173.
- Obstipation: S. 427.
- Leibesumfangszunahme: S. 367.
- Rückenschmerzen: S. 471.

Bewusstseinsstörungen s. Schock S. 516, Schwindel S. 524, Synkope S. 551, Koma S. 333

Blässe s. Anämie S. 13

Blut im Stuhl (R. Secknus, J. Mössner)

Grundlagen

- **Definitionen:**
  - *Okkultes Blut:* Makroskopisch *nicht* sichtbare Blutbeimengung (im Gegensatz zum makroskopisch sichtbaren Blut im Stuhl). Der Nachweis okkulten Blutes (Haemoccult-Test an drei verschiedenen Tagen) weist auf einen Verlust von weniger als 10 ml Blut/Tag hin.
  - *Hämatochezie:* Hellrote Blutauflagerung bei distaler Blutungsquelle oder starker Blutung im proximalen Gastrointestinaltrakt.
  - *Melaena* (Teerstuhl): Schwarzfärbung und charakteristischer übel-stechender Geruch bei oberer gastrointestinaler Blutung ab 60–100 ml Blut/Tag.
  - *Blutstuhl:* Mit hellem und dunklem Blut vermischter Stuhl.
- **Einteilung und Klinik des Leitsymptoms:** s. Definition.

Basisdiagnostik

- *Hinweis:* Abhängig von der Blutungsquelle und -menge kann Blut im Stuhl ein harmloses Ereignis oder Zeichen eines lebensbedrohlichen Notfalls sein.
- **Anamnese:** Stuhlgewohnheiten, Bauchschmerzen, bekannte Magen-Darm-Erkrankung (Ulkus, Polypen, Divertikel, Karzinom, entzündliche Darmerkrankung)?
- **Körperliche Untersuchung,** insbesondere auch rektal (Hämorrhoiden, Raumforderung, Fissur etc.; vgl. Analschmerzen S. 9).
- **Labor:** Blutbild (→ Anämie?), Serumeisen/Ferritin/Transferrin (→ Eisenmangel?), Quick/INR, PTT, Thrombozyten (→ Gerinnungsstörung?).

Blut im Stuhl

> **Hinweis:** Der Haemoccult-Test zum Nachweis von okkultem Blut kann falsch positiv sein durch Genuss von rohem Fleisch oder Gemüse.

▶ **Endoskopische Untersuchungen:**
- *Wahrscheinliche Blutungsquelle im Kolon:* Hoher Einlauf, gefolgt von Rekto-Sigmoidoskopie. Falls keine ausreichende Darmreinigung möglich ist, Vorbereitung zur hohen Koloskopie → Polypen, Karzinom, Divertikel, Entzündung?
- *Wahrscheinliche Blutungsquelle im oberen Gastrointestinaltrakt (Teer-/Blutstuhl):* Ggf. Magenspülung, anschließend dringliche Ösophago-Gastro-Duodenoskopie, evtl. ergänzt durch eine Rekto-Sigmoidoskopie; bei instabilen Kreislaufverhältnissen zunächst Kreislaufstabilisierung). Vgl. gastrointestinale Blutungen S. 173.

▶ **Chirurgisches Konsil.**

Weiterführende Diagnostik

> **Hinweis:** Welche der hier aufgelisteten Maßnahmen bei der jeweiligen Verdachts- bzw. Differenzialdiagnose indiziert und zielführend ist, s. Tab. 22.

▶ Mesenterikographie: Bei massiver Blutung ohne endoskopische Lokalisation und geschätztem Blutverlust > 1 ml/min.
▶ Abdomen-Röntgenübersicht.
▶ Dünndarm-Kontrastdarstellung.
▶ Szintigraphie in Einzelfällen zur Blutungslokalisation.
▶ Evtl. Endokapsel.

Differenzialdiagnose (Tab. 22)

Tabelle 22 · Differenzialdiagnose bei Blut im Stuhl

Diagnose	wesentliche diagnostisch richtungweisende Anamnese, Untersuchung u./o. Befunde	Sicherung der Diagnose
Hämorrhoiden	s. „Analschmerzen" S. 10	
Kolonkarzinom	wechselnde Stuhlgewohnheiten, Gewichtsverlust, Anämie, Bauchbeschwerden, positiver Guajaktest, Tumormarker (CEA)	Koloskopie mit Biopsien
Kolonpolypen (s. Abb. 35)	wie Kolonkarzinom m (s. o.)	Koloskopie mit Biopsien, Polypektomie
Kolitis	s. Unterbauchschmerzen S. 59	
Divertikel (s. Abb. 36)	Schmerzen im linken Unterbauch bei Divertikulitis, Blutungsanämie	Rekto-Sigmoidoskopie, hohe Koloskopie (Divertikelblutung häufiger aus dem Colon ascendens!)
Colitis ulcerosa, Morbus Crohn	vgl. Diarrhö S. 94	
Angiodysplasien	Blutungsneigung nimmt mit dem Alter zu, Epistaxis, Hämoptysen? Unklare Anämie	Koloskopie, Angiographie oder Blood-pool-Szintigraphie zur Klärung der Blutungsquelle
AV-Fisteln	gelegentlich weitere, extraintestinale AV-Fisteln im Rahmen von Phakomatosen (Morbus Parkes-Weber)	Angio-MRT, Angiographie

Blut im Stuhl

Tabelle 22 · Forts., Differenzialdiagnose bei Blut im Stuhl

Diagnose	wesentliche diagnostisch richtungweisende Anamnese, Untersuchung u./o. Befunde	Sicherung der Diagnose
hämorrhagische Diathesen	s. Blutungen S. 76	
Kollagenosen/ Vaskulitiden	s. Vaskulitiden S. 135	
Morbus Ehlers-Danlos	leichte Verletzbarkeit des Gefäßsystems mit Neigung zu spontanen ubiquitären Schleimhautblutungen und Purpura, überstreckbare Gelenke, weiche Pseudotumoren an Knie und Ellenbogen	Gerinnungsstatus mit Verlängerung der Blutungszeit, verminderter Plättchenaggregation, positivem Rumple-Leede-Test
Purpura Schoenlein-Hennoch	s. Oligurie/Anurie S. 27	
Meckel-Divertikel	bei ektoper, HCl-produzierender Schleimhaut Auslöser von Ulzerationen	Technetium-Szintigramm (Nachweis säurebildender Schleimhaut); Dünndarmdarstellung nach Sellink (Nachweis des Divertikels)
Parasiten	Gewichtsverlust, Pruritus ani, Anämie, Eosinophilie, allergische Hauterscheinungen	Nachweis von Proglottiden/Oxyuren oder Wurmeiern

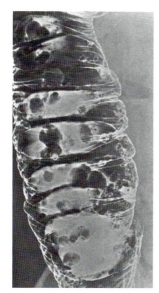

Abb. 35 Kolonpolypen bei familiärer Polyposis coli in Colon ascendens (Kolon-Kontrastdarstellung)

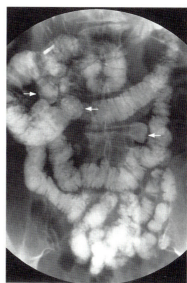

Abb. 36 Divertikel im Dünndarm (Dünndarmpassage nach Sellink)

Bluthusten (Hämoptoe/Hämoptyse)

Tabelle 22 · Forts., Differenzialdiagnose bei Blut im Stuhl

Diagnose	wesentliche diagnostisch richtungweisende Anamnese, Untersuchung u./o. Befunde	Sicherung der Diagnose
Pseudoxanthoma elasticum (Synonym: Homocystinurie)	Neigung zu arteriellen Thrombosen und Blutungen in allen Organen, unelastische Haut, bes. im Gesicht und Nacken; teilweise Hyperkeratose, gelegentlich Skelettdeformitäten und geistige Retardierung	klinisches Bild, Nachweis einer Homocystinurie
ischämische Kolitis	s. Bauchschmerz (akutes Abdomen, Kolitis) S. 59	
aorto-intestinale Fistel	meist nach aorto-femoralem Y-Bypass infolge Nahtaneurysma Perforation in die Pars descendens duodeni; meist massive Blutung	CT, MRT oder Angiographie

Verwandte Leitsymptome
▶ Gastrointestinale Blutungen: S. 173.

Bluthusten (Hämoptoe/Hämoptyse) (W. Zidek)

Grundlagen
▶ **Definitionen:**
  - *Hämoptoe:* Abhusten von reinem Blut.
  - *Hämoptyse:* Blutig tingierter Auswurf, bei dem zusätzlich z. B. Eiter oder Sekret vorhanden ist.
  Häufig werden die Begriffe synonym verwandt.
▶ **Klinik des Leitsymptoms:** Die Begleitsymptome geben häufig den Schlüssel zur Ursache (s. u., Anamnese).

Akutdiagnostik
▶ **Kurze Anamnese** (dabei die folgenden Punkte besonders beachten):
  - Kommt Blutung aus dem Magen (Übelkeit, Erbrechen) oder aus dem Nasopharynx (Blutung aus Nase/Mund, Herunterschlucken von Blut)?
  - Rezidivierende Hämoptysen über längeren Zeitraum?
  - Chronische Lungen- oder Herzerkrankung bekannt?
  - Trauma?
  - Kürzliche Immobilisierung/Thrombose? (Hinweis auf Lungenembolie)
▶ **Körperliche Untersuchung:**
  - Orientierung über das Ausmaß der Blutung (massive Blutung mit Volumenmangel?) bzw. die Kreislaufsituation (Schock bei Lungenembolie?).
  - Art der Hämoptyse (reines Blut, schaumig, Koagel, Sputum mit Blutbeimengungen)?
  - Sauerstoffversorgung (Zyanose, Bewusstseinszustand)?
  - Zeichen von Blutgerinnungsstörungen (Petechien, Hautblutungen)?
▶ **Bildgebung:**
  - Röntgen-Thorax bei massiver Hämoptyse.
  - Bronchoskopie.
▶ **Weitere Maßnahmen:**
  - Gerinnungsdiagnostik (PTT, Quick, ggf. Blutungszeit).
  - Blutbild bei massiver Hämoptyse oder Zyanose/Bewusstseinstrübung.

Bluthusten (Hämoptoe/Hämoptyse)

- Blutgasanalyse bei massiver Hämoptyse.
- Ggf. starre Bronchoskopie, bei lebensbedrohlicher Situation ggf. sofortige operative Klärung und Therapie
- Bei ausgeprägter Hypoxie/Schocksituation ohne massive Blutung und bei Hinweisen auf tiefe Beinvenenthrombose ggf. Lungenperfusionsszintigraphie/CT.

Basisdiagnostik

▶ **Anamnese:**
- Vorerkrankungen (Vitien, chronisch obstruktive Lungenerkrankung)?
- Art der Hämoptyse, Dauer der Symptome (rezidivierende Hämoptyse?) und Häufigkeit des Auftretens.
- Gewichtsverlust, Nachtschweiß? (Hinweis auf Bronchial Ca.)
- Nikotinabusus?
- Multiorgan- und Gelenksymptomatik (rheumatische Systemerkrankungen)?
- Hämaturie? (Hinweis auf pulmorenales Syndrom, z.B. Goodpasture-Syndrom, Morbus Wegener, mikroskopische Polyarteriitis.)
- Hinweise für Blutgerinnungsstörungen?
- Immobilisierung/thrombogene Medikation (Kortison, exzessive Diuretika), lokale Abflussbehinderungen der Extremitäten (z.B. Gips)? (Hinweis auf Lungenembolie.)
- Fremdkörperaspiration?
- Reizgasinhalation?
- Thoraxtrauma?
- Akuter, (i.d.R.) hochfebriler Beginn der Erkrankung? (Hinweis auf Pneumonie.)

▶ **Körperliche Untersuchung:**
- Art der Hämoptyse (Menge, Beimischung von Eiter, Sekret)?
- Kachexie?
- Einblutungen?
- Lymphknoten?
- Zeichen der COLD (Fassthorax, Trommelschlegelfinger)?
- Herzklappenfehler?
- Tiefe Beinvenenthrombose?
- Auge (Skleritis), Sattelnase, Nasenulzera (Morbus Wegener)?
- Teleangiektasien (Morbus Osler)?

▶ **Röntgen-Thorax:** Folgende Konstellationen lassen sich aufgrund des Thoraxröntgenbildes unterscheiden:
- *Bluthusten*
  + unauffälliges Thoraxröntgenbild ($\rightarrow$ 1)
  + flächige Infiltrate ($\rightarrow$ 2)
  + Rundherde ($\rightarrow$ 3)
  + Kavernen ($\rightarrow$ 4)
  + Bronchiektasen ($\rightarrow$ 5)
1 Bei *unauffälligem Thoraxröntgenbild* sind Tumoren im Bereich des Kehlkopfes, der Trachea oder des zentralen Bronchialsystems, Lungenembolien und hämorrhagische Diathesen an erster Stelle in der Differenzialdiagnostik zu berücksichtigen. Seltener sind arteriovenöse Aneurysmen, die im Röntgen-Thorax nicht sichtbar sind.
2 *Flächige Infiltrate* legen grundsätzlich die Differenzialdiagnose zwischen infektiöser Genese, toxischer Genese, autoimmunologischer Genese, malignen Ursachen sowie postembolischer Genese nahe. Die Differenzierung erfolgt außer durch den Verlauf (Fieber? akutes Krankheitsbild?) serologisch (ANCA, anti-Basalmembran-Antikörper), durch die bei der Bronchoskopie gewonnene Histologie/Zytologie sowie die Bildgebung zum Nachweis einer Lungenembolie (Lungenperfusionsszintigramm, ggf. CT).

Bluthusten (Hämoptoe/Hämoptyse)

3. Bei *Lungenrundherden* können extrapulmonale Manifestationen eines Primär-Tumors oder einer disseminierten Tbc die Differenzierung erleichtern. Die bronchoskopische Untersuchung (Zytologie, Histologie) oder CT-gesteuerte Punktion eines Rundherdes ergeben meist eine spezifische Diagnose durch die histologische Untersuchung (Tumoren, Tbc, Wegener-Granulomatose) oder Keimdiagnostik (Lungenabszesse, Tbc, Pilzinfektionen). Vorgeschaltete nichtinvasive Untersuchungen sind die Computertomographie zum Ausschluss einer Gefäßmissbildung oder eines abgekapselten Ergusses, die Sputumdiagnostik (Tbc) sowie die ANCA- und Echinokokken-Serologie.
4. *Kavernöse Lungenveränderungen* bei Hämoptysen lassen an Tbc, Wegener-Granulomatose, Pilzinfektionen sowie nekrotische Bezirke bei malignen Tumoren oder Lungeninfarkten denken. Serologie, Computertomographie und Bronchoskopie, ggf. auch Bildgebung zum Nachweis einer Lungenembolie (Szintigraphie, CT) ergeben die Differenzierung.
5. *Sicherung der Diagnose durch CT.*

Weiterführende Diagnostik

- **Labor:** Autoimmunserologie (ANA, ANCA, anti-Basalmembran-AK), spezielle Gerinnungsdiagnostik (S. 77).
- **EKG:** $S_I Q_{III}$-Typ, sonstige Zeichen einer akuten pulmonalen Hypertonie?
- **(Spiral-)CT:** Alveoläre Blutungen, pneumonische Infiltrate, intrapulmonale Raumforderungen (Tumoren, Wegener-Granulome), Kavernen, Lungenembolien.
- **Bronchoskopie:** Blutungslokalisation, endoluminale Raumforderungen, histologische Sicherung (Tumor, Tbc), mikrobiologische Diagnostik.
- **Lungenperfusionsszintigraphie:** Sicherung/Ausschluss einer Lungenembolie.
- **HR-CT:** Interstitielle Lungenerkrankungen, Alveolitis, Vaskulitis.

Differenzialdiagnose (Tab. 23)

Tabelle 23 · Differenzialdiagnose der Hämoptoe/Hämoptyse

Diagnose	wesentliche diagnostisch richtungweisende Anamnese, Untersuchung u./o. Befunde	Sicherung der Diagnose
chronische Bronchitis (s. Abb. 25, S. 50)	rezidivierende Hämoptysen über Jahre; i.d.R wird kein reines Blut ausgehustet, sondern unterschiedlich gefärbter Schleim mit Blutbeimengungen	anamnestisch-klinisch, bei Obstruktion Lungenfunktion; häufige Ursache für Hämoptysen; darf erst nach Ausschluss anderer Ursachen (z. B. Bronchial-Ca), als alleinige Ursache von Hämoptysen akzeptiert werden
Bronchial-Ca (s. Abb. 50, S. 107 u. Abb. 54, S. 112)	Nikotinabusus, Gewichtsverlust	Histologie/Zytologie durch Bronchoskopie oder CT-gesteuerte Punktion; alternativ Histologiegewinnung durch leichter zugängliche Metastasen
Bronchiektasen (s. Abb. 37, S. 75)	rezidivierende Hämoptysen über Jahre; i.d.R. wird kein reines Blut ausgehustet, sondern unterschiedlich gefärbter Schleim mit Blutbeimengungen	CT

Bluthusten (Hämoptoe/Hämoptyse)

Tabelle 23 · Forts., Differenzialdiagnose der Hämoptoe/Hämoptyse

Diagnose	wesentliche diagnostisch richtungsweisende Anamnese, Untersuchung u./o. Befunde	Sicherung der Diagnose
Metastasen anderer Tumoren	Gewichtsverlust, Hinweise auf den Primärtumor	Histologie/Zytologie durch Bronchoskopie oder CT-gesteuerte Punktion, Sicherung des Primärtumors
Tuberkulose (s. Abb. 38, S. 75)	Gewichtsverlust, Nachtschweiß. subfebrile Temperaturen; Hinweise auf extrapulmonale Tbc; Immunsuppression (Unterernährung, Steroide, HIV u. a.); Expositionsanamnese	Keimnachweis aus Sputum oder Magensaft oder verkäsende Granulome bei PE von Herd/ Bronchialschleimhaut; Keimnachweis/beweisende Histologie aus extrapulmonalem Manifestationsort (z. B. Lymphknoten, Leber) DD Narbenkarzinom in alten tuberkulösen Herden
Morbus Wegener (s. Abb. 39, S. 75)	Fieber/Nachtschweiß; Multiorgan-Symptome, insbes. Nierenbeteiligung, Gelenkschmerzen, Symptome des oberen Nasen-Rachenraumes (Konjunktivitis, Episkleritis, Otitis, Sinusitis, Nasenbluten/-ulcera, Sattelnase)	c-ANCAs in 90 % positiv im akuten Schub; ggf. Proteinase 3-AK; bei path. Urinbefund/Serum-Kreatinin Nierenbiopsie; Biopsien im oberen Nasen-Rachenraum oder von Lungenherden meist nicht erforderlich/eingeschränkte Aussagekraft
mikroskopische Polyarteriitis	Nierenbeteiligung S. 23	p-ANCAs in ca. 90 % im floriden Schub positiv, ggf. zusätzlich Nierenbiopsie; Lungenhistologie meist nicht erforderlich
Panarteriitis nodosa	Infarkte in anderen Gefäßgebieten (u. a. zerebral, renal, intestinal, peripher), Polyneuropathie	Haut-Muskel-Biopsie in befallenen Arealen, typische Gefäßmorphologie angiographisch (multiple Aneurysmen); ANCAs in ca. 20 % der Fälle nachweisbar
Churg-Strauss-Syndrom	Allergie-Anamnese, Asthma, Eosinophilie, IgE-Erhöhung, Zeichen einer systemischen Vaskulitis (kutan, neurologisch, kardial, gastrointestinal), Polyarthritis	pANCA nur in 50–70 %; Diagnosestellung bei mindestens 4 von 6 Symptomen: Asthma, Eosinophilie > 10 %, Arthritis, Lungeninfiltrate, Sinusitis, typisches histologisches Bild der eosinophilen Vaskulitis
Goodpasture-Syndrom	Nierenbeteiligung (von lediglich path. Urinbefund bis hin zum rasch fortschreitenden Nierenversagen)	in 90 % Antibasalmembran-Antikörper i.S.; bei Nierenbeteiligung (fast immer vorhanden) Nierenbiopsie mit rapid progressiver Glomerulonephritis und charakteristischer Immunhistologie, bes. bei negativer Histologie; in bis zu 1/3 der Fälle gleichzeitig p-ANCAs nachweisbar; wg. profuser Blutungen Lungenbiopsie i.d.R. problematisch/nicht anzustreben

Bluthusten (Hämoptoe/Hämoptyse)

Tabelle 23 · Forts., Differenzialdiagnose der Hämoptoe/Hämoptyse

Diagnose	wesentliche diagnostisch richtungweisende Anamnese, Untersuchung u./o. Befunde	Sicherung der Diagnose
systemischer Lupus erythematodes (s. Abb. 40, S. 76)	schubweise rezidivierende Multiorgan-Symptome (u. a. Hautbeteiligung, Polyarthritis, Nieren-, ZNS-, Herz-, Pleura- und Nervenbeteiligung)	ANAs und Antikörper gegen doppelsträngige DNS; in < 5 % ANA negativ mit Ro/La-Nachweis
toxisches Lungenödem	Reizgasinhalation, Sputum ähnlich wie bei Linksherzinsuffizienz	Nachweis der Exposition
akute Linksherzinsuffizienz	s. Herzinsuffizienz S. 243, meist geringe Blutbeimengungen, die das ansonsten schaumige Sputum rötlich tingiert erscheinen lassen	
Ruptur von Lungengefäßen	Trauma	CT, ggf. Pulmonalisangiographie
Hämorrhagische Pneumonie viral, bakteriell	akuter Beginn mit Fieber	Keimnachweis durch Sputum, BAL (obligat beim immunsupprimierten/lebensbedrohlich erkrankten Pat.), Blutkultur (häufig bei Pneumokokken); Antigennachweis i.U. (Legionellen), 4-facher Titeranstieg (Mykoplasmen, Chlamydien, Legionellen), Direktpräparat (Pneumocystis, Legionellen)
Lungenembolie	Hypotonie, atemabhängige Schmerzen, Zeichen einer tiefen Beinvenenthrombose, thrombophile Diathese (Immobilisation, Tumorleiden, Steroidtherapie, Rechtsherzinsuffizienz, Hypoxie, Dyspnoe, atemabhängig)	Lungenperfusionsszintigramm, CT, in Ausnahmefällen Pulmonalisangiographie
hämorrhagische Diathese	Blutungsneigung an der Haut/Schleimhäuten	Nachweis einer plasmatischen/thrombozytären Gerinnungsstörung
Tumoren im Bereich der Trachea	keine charakteristischen Begleitsymptome	Bronchoskopie
Fremdkörper	Aspirationsereignis	Röntgen-Thorax, CT, Bronchoskopie
Bronchialkarzinoid	Diarrhö, Flush, akutes Asthma	Histologie (Bronchoskopie, CT); 5-Hydoxyindolessigsäure i.U.
Tumoren im Bereich des Kehlkopfes	Stridor, Heiserkeit	Laryngoskopie
Parasiten: Paragonimus westermani, Schistosomiasis	Auslandsaufenthalte	Parasiten-/Einachweis in BAL/Stuhl
kavernöses Hämangiom	im Rahmen eines Morbus Osler mit weiteren systemischen Teleangiektasien	CT

Bluthusten (Hämoptoe/Hämoptyse)

Tabelle 23 · Forts., Differenzialdiagnose der Hämoptoe/Hämoptyse

Diagnose	wesentliche diagnostisch richtungweisende Anamnese, Untersuchung u./o. Befunde	Sicherung der Diagnose
idiopathische Lungenhämosiderose	Teleangiektasien/Hämangiome	diffuse alveoläre Blutung ohne Serum-Autoantikörper und Nierenbeteiligung; Siderophagen in BAL; histologische Sicherung durch Lungenbiopsie im Akutstadium problematisch/meist nicht erforderlich

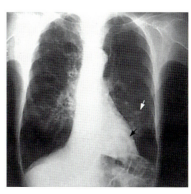

Abb. 37 Bronchiektasie im linken Unterfeld und rechten oder Ober- und Mittelfeld

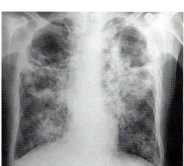

Abb. 38 Lungentuberkulose mit ausgedehnten grobfleckigen Infiltrationen in beiden Lungen, großen Einschmelzungshöhlen in den Ober- und Mittelfeldern, kleinere Kavernen in den Unterfeldern

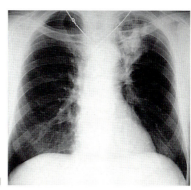

Abb. 39 Morbus Wegener mit Einschmelzungen im linken Oberfeld

Blutungsneigung

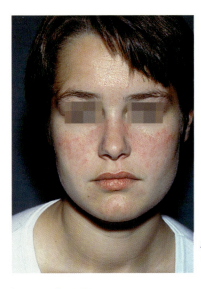

Abb. 40 Systemischer Lupus erythematodes: Schmetterlingförmiges Erythem über Nase und Gesicht

Verwandte Leitsymptome

- Husten: S. 281.
- Auswurf: S. 46.
- Dyspnoe: S. 99.
- Thoraxschmerzen: S. 561.

Blutungsneigung (K. Kliche, K. Höffken)

Grundlagen

- **Definition:** Auftreten von Blutungen spontan oder nach inadäquat geringfügigen auslösenden Ereignissen.
- **Einteilung (nach Ätiologie):**
  - *Erworbene Koagulopathien:* Mangel an Gerinnungsfaktoren (klinisch besonders bedeutsam sind Faktor II, VII, IX, X, Antithrombin III).
  - *Thrombozytopenie:* Angeborene und erworbene Verminderung der Thrombozyten im Blut infolge verminderter Bildung oder vermehrten Abbaus.
  - *Thrombozytopathien:* Angeborene oder erworbene Störungen der Thrombozytenfunktionen.
- **Klinik des Leitsymptoms:**
  - *Erworbene Koagulopathien:* „Hämophiler" Blutungstyp an Haut, Schleimhäuten und Weichteilen, Nachblutungen, Meläna. Symptome der Grundkrankheiten.
  - *Thrombozytopenie (ab < 20000/µl), Thrombozytopathie:* Petechiale Blutungen an Haut und Schleimhäuten, v.a. an abhängigen Körperpartien (thrombozytopenischer Blutungstyp). Vermehrte traumatische Hämatome, Nasenbluten.
  - *Lokale Blutungsneigung:* Im Gegensatz zur systemischen Blutungsneigung kommen bei einer lokalisierten Blutungsneigung (z.B. Haut) auch andere Ursachen in Betracht:
    - z.B. Vaskulitiden. Typisches Symptom ist die palpable Purpura.
    - Gefäßfragilität anderer Genese: z.B. Amyloidose, Vitamin C-Mangel, Hyperkortisolismus, senile Hautveränderungen, Urämie.

Blutungsneigung

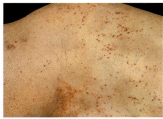
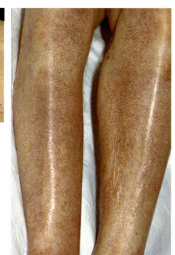

Abb. 41 Petechien bei Thrombozytopenie.
a) am Thorax;
b) an den Unterschenkeln

Basisdiagnostik

▶ **Anamnese:** Spontanblutungen in Haut/Schleimhäute/innere Organe? Blutungen nach geringfügigen Traumen, Zähne-/Naseputzen? Abnorme Regelblutungen? Maligne Erkrankungen bekannt? Medikamentenanamnese (nichtsteroidale Antirheumatika, Antikoagulanzien?)? Dauer der Symptome (angeborene vs. erworbene Koagulopathien)?
▶ **Körperliche Untersuchung:**
  - Flächige Hämatome? → Hinweis auf plasmatische Gerinnungsstörung.
  - Petechien? → Hinweis auf thrombozytäre oder vaskuläre Ursache (s. Abb. 41).
  - Palpable Purpura? → Hinweis auf Vaskulitis.
▶ **Rumpel-Leede-Test:** Ist v.a. zum Nachweis vaskulärer Prozesse oder von Thrombozytenfunktionsstörungen bei normalen Thrombozytenzahlen hilfreich: Mittels Blutdruckmanschette wird ein Druck in der Mitte zwischen systolischem und diastolischem Blutdruck erzeugt und nach 5 Minuten werden die distal entstandenen Petechien gezählt.
▶ **Labor:** Blutbild inkl. Thrombozyten, PTT, INR/Quick.

Weiterführende Diagnostik

▶ **Bei V.a. Thrombozytopathie/-penie:**
  - Blutungszeit.
  - Rumpel-Leede-Test (s.o.).
  - Autoimmundiagnostik (u.a. ANA, anti-DNS).
  - Hämatologische Diagnostik (u.a. Knochenmarkpunktion, Lymphknotenhistologie bei Lymphomverdacht).
  - Aggregometrie mit funktionellen Tests zur Charakterisierung einer Thrombozytenfunktionsstörung.
▶ **Bei V.a. Koagulopathie:**
  - Einzelfaktorbestimmung (z.B. Faktor VIII, IX bei Hämophilie).
  - Autoantikörper gegen Gerinnungsfaktoren (Hemmkörperhämophilie).
  - Antiphospholipid-Antikörper.
▶ **Bei V.a. Vaskulopathie:**
  - Rumpel-Leede-Test (s.o.).
  - Autoimmundiagnostik (ANA, ANCA, anti-DNS).
  - Biopsie befallener Areale.

Blutungsneigung

Differenzialdiagnose (Tab. 24)

Tabelle 24 · Differenzialdiagnose bei Blutungsneigung

Diagnose	wesentliche diagnostisch richtungweisende Anamnese, Untersuchung u./o. Befunde	Sicherung der Diagnose
1. Thrombozytopenien mit verminderter Megakaryozytenzahl im Knochenmark		
medikamentös-toxisch (Sulfonamide, Zytostatika u. a.)	Medikamentenanamnese	Megakaryozyten ↓, Ausschluss neoplastischer Markinfiltration
Alkoholabusus	Anamnese, Leberveränderungen (GOT, GPT, CHE), MCV ↑	
Panzytopenien (Leukämie, aplastische Anämie, Hypersplenismus u. a.)	s. Anämie S. 20	
Strahlenschäden	bei vorangegangener großflächiger Bestrahlung des blutbildenden Marks	
perniziöse Anämie	meist gleichzeitig Anämie und Leukopenie, atrophische Gastritis	KM-Punktion, Vit.-B-$_{12}$-/Folsäure i.S.
myelodysplatische Anämie	meist Panzytopenie, typische Morphologie, höheres Lebensalter	KM-Punktion, Zytogenetik
Knochenmarkkarzinose	KM-Punktion, Nachweis von Tumorzellverbänden	
HIV-Infektion	s. S. 160	
paroxysmal nächtliche Hämoglobinurie (PNH)	erworbene Stammzellerkrankung, Defekt der GPI-Verankerung zahlreicher Proteine in Zellmembran; Hämolysezeichen, ausgeprägte Thromboseneigung	FACS-Analyse der GPI-verankerten Proteine; (Ham-Test – inzwischen überholt); Hämolyse (s. o.), negativer Coombs-Test
Wiskott-Aldrich-Syndrom	Symptomatik meist in früher Kindheit beginnend, Ekzeme, Thrombozytopenie, Immundefekt, häufige Infektionen; X-chromosomal rezessiv	typische klinische Konstellation
hereditäre Thrombozytopenie	entsprechende Familienanamnese	molekulare Diagnostik
2. Thrombozytopenien mit Megakaryozytose im Knochenmark		
Thrombozytopenie: medikamentös induziert	seltene Komplikation medikamentöser Therapie (1 von 100000 Patienten pro Jahr). Immunologische Ätiologie, Bildung spezifischer Antikörper; häufig verursacht durch Chinidin, Chinin, Cotrimoxazol, Rifampicin, Diclofenac, Furosemid, Chimetidin, Ranitidin	keine direkt beweisende Untersuchung möglich; bei begründetem Verdacht → Auslassversuch

Blutungsneigung

Tabelle 24 · Forts., Differenzialdiagnose bei Blutungsneigung

Diagnose	wesentliche diagnostisch richtungsweisende Anamnese, Untersuchung u./o. Befunde	Sicherung der Diagnose
Immunthrombozytopenien (akut und chronisch)	Diagnose manchmal nur per exclusionem, akute postinfektiöse ITP meist 1-2 Wochen nach viralem Infekt der oberen Luftwege, Röteln, Varizellen, infektiöser Mononukleose, Zytomegalie u. a.; chronische ITP = Morbus Werlhof mit bis zu jahrelangen Schüben; Immunthrombopenie auch im Rahmen der HIV-Infektion, Sarkoidose, systemischen Autoimmunerkrankungen (z. B. Lupus erythematodes)	megakaryozytäres KM bei Ausschluss anderer Ursachen; Ursachendifferenzierung durch Nachweis des zugrunde liegenden Agens
Heparin-induzierte Thrombozytopenie (HIT)	zwei klinische Erscheinungbilder (HIT I und II); auch nach niedermolekularen Heparinen möglich, teilweise nach sehr geringen Mengen Heparin; HIT I relativ häufig (10 % aller therapierten Patienten), Thrombos selten < 100000/µl, HIT II schwerer verlaufend, Thrombos < 50000/µl, auch paradoxe Thrombosen möglich	Nachweis von Heparin-AK; teils kein direkter Beweis möglich; DD zur ITP schwierig; v.a. Anamnese berücksichtigen und im Zweifelsfall Heparin sofort absetzen
Verbrauchskoagulopathie (DIC)	schweres, oft tödliches Krankheitsbild u. a. im Rahmen septischer Infektionen	globale Gerinnungsdiagnostik, Erhöhung der D-Dimere, Verbrauch sämtlicher Komponenten des Gerinnungssystems
Thrombotisch-thrombozytopenische Purpura (Morbus Moschcowitz/TTP)	s. Oligurie, Anurie S. 24	
hämolytisch-urämisches Syndrom (HUS)	gehört nosologisch zu mikroangiopathischen hämolytischen Anämien; enge Verwandtschaft mit TTP. Es gibt eine primäre und sekundäre Form	Diagnostik wie TTP (s. o.)
HELLP-Syndrom	DIC im Rahmen einer Schwangerschaft, Hämolyse, ↑ Leberenzyme, Thrombozytopenie	gleichzeitiger Nachweis nebenstehender Befunde bei Schwangerschaft
Kasabach-Merritt-Syndrom	Riesenhämangiome begleitet von DIC, selten	Sonographie, weiterführende Bildgebung

Blutungsneigung

Tabelle 24 · Forts., Differenzialdiagnose bei Blutungsneigung

Diagnose	wesentliche diagnostisch richtungweisende Anamnese, Untersuchung u./o. Befunde	Sicherung der Diagnose
3. Thrombozytopenie bei Splenomegalie (Pooling)		
allgemein	↑ Thrombozytenspeicherung in der Milz; als Hypersplenismus bezeichnet	s. Splenomegalie S. 544
Leberzirrhose	klinische Zeichen der Leberzirrhose (Spider-Nävi, Ikterus, Palmaryhtem); neben Splenomegalie ggf. Hinweise auf Leberumbau, Kollateralkreisläufe, Ösophagusvarizen; Abdomen-Sonographie, CT-Abdomen, ggf. Laparoskopie	
Pfortaderthrombose/ Milzvenenthrombose	Zeichen der portalen Hypertension: Aszites, Ösophagusvarizen	Abdomen-Sonographie, FKDS, CT-Abdomen, ggf. Splenoportographie
Pfortaderkompression durch Tumor	Raumforderung der Leberpforte	Abdomen-Sonographie, FKDS, CT-Abdomen,
4. Thrombozytopenie bei kongenitalen Störungen		
Thrombasthenia Glanzmann-Nägeli	normale Plättchenzahl, verminderte ADP-induzierte Aggregation; autosomal rezessiv	Plättchenfunktionsdiagnostik
May-Hegglin-Anomalie	klinisch oft nicht schwer wiegend, dominant vererbt	Nachweis von Riesenplättchen
Bernard-Soulier-Syndrom	autosomal rezessiv, Thrombozytenfunktionsstörung bei normaler Zahl Riesenthrombozyten im Differenzialblutbild	Nachweis des Defekts (GPIb-Mangel) in der Aggregometrie
Grey platelet syndrome	vergrößerte Plättchen, lichtoptisch leer erscheinend	Plättchenfunktionsdiagnostik
5. Thrombozytenfunktionsstörungen bei normaler Thrombozytenzahl (erworben)		
Prostaglandinsynthesestörungen	nach Einnahme von Zyklooxygenasehemmern (nichtsteroidale Antirheumatika)	Besserung nach Absetzen
Urämie	s. Anurie/Oligurie S. 21	
myeloproliferative Krankheiten	trotz normaler/erhöhter Thrombozytenzahlen Blutungsneigung aufgrund der Funktiosstörung	Knochenmarkpunktion
Morbus Waldenström	Symptome durch ↑ Viskosität (zerebral, akrale Durchblutungsstörungen) sowie Blutungen	IgM-Paraprotein und Nachweis der Knochenmarksinfiltration

Blutungsneigung

Tabelle 24 · Forts., Differenzialdiagnose bei Blutungsneigung

Diagnose	wesentliche diagnostisch richtungsweisende Anamnese, Untersuchung u./o. Befunde	Sicherung der Diagnose
6. hereditäre Koagulopathien		
von-Willebrand-Jürgens-Syndrom	derzeit 7 verschiedene Typen; sehr weites Spektrum der Krankheit von subklinischer bis hin zu fulminanter Klinik; Symptome wie bei Thrombozytopenie	spezielle Gerinnungsdiagnostik (Ristocetin-induzierten Plättchenaggregationtestung); vWF-Antigenbestimmung; Faktor VIIIc i.P., Blutungszeit
Hämophilie A	typische Gelenkeinblutungen	Faktor-VIII-Bestimmung, Familienanamnese
Hämophilie B	typische Gelenkeinblutungen	Faktor-IX-Bestimmung, Familienanamnese
Parahämophilie (Faktor-V-Mangel)	sehr seltene hereditäre Störung, PTT und TPT verlängert	Faktor-V-Bestimmung
diverse andere Mangelzustände einzelner Gerinnungsfaktoren	ähnliche Symptomatik wie bei Hämophilie	jeweils Einzelfaktorbestimmung
angeborene Megakaryozyten-Hypoplasie (Fanconi-Syndrom, Radiusaplasie)	kongenitale Verminderung der Megakaryozyten mit multiplen Skelettmissbildungen	typische klinische Konstellation
7. erworbene Koagulopathien (latente Blutungsneigung bei Abfall der Faktoren < 40 %, manifeste Blutungen meist erst bei Abfall < 10 %)		
medikamentös induziert	häufig durch Antikoagulanzien wie Heparin oder Vit.-K-Antagonisten, Breitspektrumantibiotika; L-Asparaginase-Behandlung (Fibrinogensynthese gehemmt)	Beweis durch Auslassversuch bzw. Umsetzen der Medikation
Lebererkrankung	entsprechende Befunde, die Lebererkrankung belegend; zusätzlicher Mangel an Faktor I + V bei schweren Leberparenchymschädigungen	Globaltestung, kein direkter Beweis möglich, oft Kombination mit Plättchenstörung
Vitamin-K-Mangelzustand	nutritiv/mit therapeutischer Intention; Leitbefund: pathologisch verlängerte TPZ	Faktor II, VII, IX und X vermindert
Hemmkörper-Hämophilie	seltenes, ernstes Krankheitsbild	Antikörpernachweis, zudem Verminderung des betroffenen Faktors (meistens VIII) nachweisen
Lupusantikoagulans	PTT-Verlängerung	direkter Nachweis des Antikoagulans möglich
Malabsorption (z. B. Zöliakie)	S. 95	
parenterale Ernährung	u. a. durch Mangel an Vit. K u.U. klinisch signifikante Koagulopathien möglich	

Blutungsneigung

Tabelle 24 · Forts., Differenzialdiagnose bei Blutungsneigung

Diagnose	wesentliche diagnostisch richtungweisende Anamnese, Untersuchung u./o. Befunde	Sicherung der Diagnose
8. vaskuläre Blutungsneigung (seltenster Blutungstyp; häufig kombiniert mit thrombozytärer Störung oder Koagulopathie)		
Purpura rheumatica (Schoenlein-Henoch) (s. Abb. 15, S. 33)	Bauchschmerzen, blutige Diarrhö, Arthritis, Hämaturie, Nierenversagen	s. Purpura fulminans, histolog. Nachweis einer Vaskulitis aus Hautbiopsie bei typ. klinischer Konstellation
Purpura fulminans	oft mit Gangränbildung einhergehendes, schweres Krankheitsbild	normale Thrombozytenzahl, normale Gerinnungsparameter, fakultativ positiver Rumpel-Leede-Test, Blutungszeit nach Ivy ↑
Morbus Osler	markante kutane Blutungsneigung, hereditäres Krankheitsbild, umschriebene Teleangiektasien an Haut/Schleimhaut, entsprechende Papel unter dem Glasspatel wegdrückbar	s. Purpura fulminans (s. o.)
Kortikosteroid-Purpura	entsprechende Medikamentenanamnese	s. Purpura fulminans (s. o.)
Vitamin-C-Mangel (Skorbut)	besonders häufig Zahnfleischbluten	s. Purpura fulminans (s. o.)

Bradykardie s. Herzrhythmusstörungen S. 256

Cephalgie s. Kopfschmerz S. 348

Demenz

Delir s. Desorientiertheit S. 87

Demenz (Ch. Kessler)

Grundlagen

- **Definition:** Einbuße von kognitiven Fähigkeiten (Gedächtnis, Orientierung) infolge eines globalen zerebralen Abbauprozesses, die dazu führt, dass der Betroffene den Anforderungen des täglichen Lebens nicht mehr gewachsen ist. Eine Bewusstseinsstörung liegt nicht vor. Auszuschließen sind angeborene Intelligenzminderungen.
- **Einteilung (nach Form):** 10–15 % der 70–90-Jährigen leiden an einer demenziellen Erkrankung; relative Häufigkeiten (nach Cummings):
  - Morbus Alzheimer: 45 %.
  - Vaskuläre Demenz/Multiinfarkt-Demenz: 20 %.
  - Alkohol-Demenz: 5 %.
  - Andere: 30 %.
- **Klinik des Leitsymptoms:** Amnestischer Symptomenkomplex mit Störung der Gedächtnisleistung, Merkfähigkeit, Auffassung und Orientierung sowie Störung des Denkens sowie Beeinträchtigung von Affektivität und Antrieb.

Basisdiagnostik

- **Anamnese** (Fremdanamnese):
  - *Alter bei Erkrankungsbeginn:*
    - Vor dem 65. Lebensjahr → präsenile Demenz.
    - Nach dem 65. Lebensjahr → senile Demenz.
  - *Entwicklung der Demenz:*
    - Langsam progredient → spricht für Morbus Alzheimer.
    - Stufenweise Verschlechterung mit neurologischen Ausfällen → spricht für vaskuläre Demenz.
    - Gleichzeitiges Auftreten von Halbseitenlähmungen oder anderen neurologischen Ausfällen → spricht für vaskuläre Demenz.
    - Rasch progredient → spricht für Creutzfeld-Jacob-Erkrankung, vaskuläre Demenz.
  - *Vaskuläre Risikofaktoren:* Hypertonus, Hypercholesterinämie, Diabetes mellitus, Nikotinabusus?
  - *Zusätzliche Symptome* wie Kopfschmerzen, epileptische Anfälle (Hinweis auf Tumor), Blasenfunktionsstörungen, Gangstörung (Hinweis auf Hydrozephalus)?
  - *Trauma bzw. Meningitis?*
  - *Medikamenten- bzw. Alkoholabusus, Chemikalienexposition?*
  - *Hinweis auf andere Systemerkrankungen (Chorea, Parkinson)?*
  - *Hinweise auf HIV-Infektion?*
- **Ausmaß der Demenz:** Schilderung des Alltagslebens, welche praktischen Dinge sind nicht mehr möglich? Gibt es Hinweise auf Depression, Überforderung, Rückzugstendenzen (depressive Pseudodemenz)?
- **Hinweis:** Jede Demenz muss ätiologisch abgeklärt werden – eine „Altersverkalkung" gibt es nicht!
- **Internistische und neurologische Untersuchung** (S. 1. bzw. S. 2)
- **Labor:** Basislabor, fT_3, fT_4, TSH basal, TPHA-Test, HIV-Test, Vit B_1, B_6, B_{12}, Cu^{2+}, Coeruloplasmin.

Demenz

Weiterführende Diagnostik

▶ Aufgrund der internistischen und neurologischen Untersuchung wird entschieden, welche weiteren Verfahren angewandt werden (zu konkreten Indikationen s. Tab. 25.):
- Bildgebung, z. B. CCT, MRT, Nuklearmedizin.
- Doppler-/Duplexsonographie.
- EEG.
- Liquordiagnostik.
- Neuropsychologische Untersuchung.

Differenzialdiagnose (Tab. 25)

Tabelle 25 · **Differenzialdiagnose der Demenzen**

Diagnose	wesentliche diagnostisch richtungsweisende Anamnese, Untersuchung u./o. Befunde	Sicherung der Diagnose
Morbus Alzheimer (s. Abb. 42, S. 86)	Merkfähigkeitsstörungen, vor allem Kurzzeitgedächtnis, später auch Langzeitgedächtnis; häufig neuropsychologische Ausfälle (Aphasie), schleichender Beginn, irreversibel, keine Hinweise auf andere Ursache, kein apoplektiformer Beginn	CCT u./o. MRT (temporale Atrophie), Testpsychologie
Multiinfarkt-Demenz/vaskuläre Demenz (s. Abb. 43, S. 87)	Gefäßrisikofaktoren v.a. Hypertonus, schubweiser Verlauf, stufenweise Verschlechterung, nächtliche Verwirrtheit, Affektlabilität, neurologische Herdsymptome	CCT u./o. MRT (Nachweis multipler Infarkte, subkortikale arteriosklerotische Enzephalopathie SAE); Risikofaktoren: Hypertonus u. a.
Morbus Pick/ Demenz vom Frontalhirntyp (DFT)	Persönlichkeitsstörung, Enthemmung, pathologische Greifreflexe	CCT u./o. MRT, Stirn- und Schläfenlappenatrophie
AIDS-Demenz	progressive Einbuße kognitiver Fähigkeiten, Aphasie, Kopfschmerzen, Koordinationsstörungen	HIV-Test, EEG
Creutzfeld-Jakob-Krankheit	rasche Progredienz neuropsychologische Störung, Bewusstseinsstörung, Myoklonien, Pyramidenbahnzeichen, extrapyramidale Symptome	EEG (typische triphasische Komplexe), Liquorproteine: NSE ↑, S-100-Protein ↑, neuronales 14-3-3-Protein ↑; MRT: Hirnvolumenverminderung
Frontalhirntumor	Stauungspapille, Kopfschmerzen, neurologische Herdzeichen, Epilepsie	CCT u./o. MRT, Tumornachweis (meist langsam wachsende Meningeome)
Trauma	Anamnese, neurologischer Herdbefund	CCT u./o. MRT, posttraumatischer Defekt
Hydrocephalus communicans (Normaldruckhydrozephalus)	typische Trias Blasenfunktionsstörungen, Psychosyndrom (Demenz), Paraspastik der Beine	CCT (Hydrocephalus internus)

Demenz

Tabelle 25 · Forts., Differenzialdiagnose der Demenzen

Diagnose	wesentliche diagnostisch richtungweisende Anamnese, Untersuchung u./o. Befunde	Sicherung der Diagnose
toxische Enzephalopathie	Anamnese, oft Polyneuropathie, Veränderungen von Haut und Schleimhäuten, Lösungsmittel, Alkohol, Blei, Psychopharmaka	Nachweis der Exposition, Blut-Urin-Untersuchungen
metabolische Ursache und Endokrinopathien	internistische Symptome (z. B. Hypothyreose, Hyperparathyreodismus, funikuläre Myelose, Urämie), neurologische Symptome	laborchemische Befunde, neurologisches Konsil mit ggf. Spezialdiagnostik
Begleitsymptom bei neurologischen Krankheiten, z. B. bei Chorea Huntington, Multisystematrophie, Enzephalitis, Lupus erythematodes	zusätzlich klinische Befunde: Multisystematrophie S. 569, Enzephalitis S. 89, Lupus erythematodes S. 74	CCT, neurologisches Konsil mit ggf. Spezialdiagnostik
depressive Pseudodemenz	Fehlen objektiver Befunde	psychiatrisches Konsil

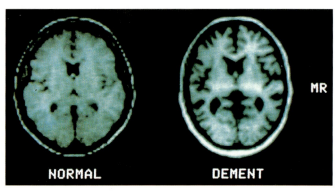

Abb. 42 Morbus Alzheimer im MRT: links Normalbefund, rechts dementer Patient

Desorientiertheit

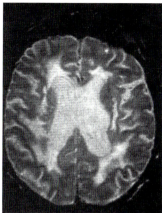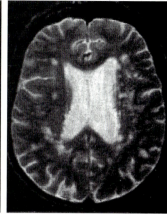

Abb. 43 Multiinfarkt-Demenz im MRT mit deutlich erweiterten inneren und äußeren Liquorräumen sowie zahlreichen im Marklager verstreuten kleinen Lakunen

Verwandtes Leitsymptom
▶ Desorientiertheit: s. u.

Desorientiertheit (Delir, reversible/irreversible hirnorganische Psychosyndrome) (Ch. Kessler)

Grundlagen
▶ **Definition:**
  • Bei Hirnschäden unterschiedlicher Art kommt es zu einem diffusen Psychosyndrom mit Störungen des Bewusstseins, der Orientierung, des Gedächtnisses und der Affekte.
  • Reversibles Psychosyndrom: Dauer nicht länger als 6 Monate.
  • Chronisches Psychosyndrom: Bleibender Zustand.
▶ **Einteilung:** S. Definition.
▶ **Klinik des Leitsymptoms:** Bewusstseinseintrübung (Koma, Sopor, Somnolenz), Bewusstseinsveränderung (Delir, Orientierungs- und Gedächtnisstörung sowie Antriebsstörung).

Basisdiagnostik
▶ **Anamnese** (cave häufig Fremdanamnese notwendig!):
  • *Verlauf:* Akutes Auftreten (spricht z. B. für Intoxikationen, Enzephalitis), langsame Entwicklung (spricht z. B. für Tumor).
  • *Zusätzliche Erkrankungen:* Epilepsie, Nierenerkrankung, Leber, Schilddrüsen, Schlaganfälle, Hypertonie, Herzrhythmusstörungen, Synkopen?
  • *Medikamenten-/Drogenanamnese:* Einnahme toxischer Substanzen oder Medikamente (Tab. 27), Medikamentenentzug, regelmäßiger Alkoholabusus mit Entzugssituationen?
▶ **Körperliche Untersuchung (allgemein):**
  • Orientierung zu Zeit, Ort, Person, Situation („ZOPS").
  • Aufmerksamkeits-, Auffassungs-, Konzentrations-, Kurz- oder Langzeitgedächtnisstörung?
  • Denkstörung, Illusion, Wahn und Halluzination?

Desorientiertheit

- Affekt: Gereizt, ängstlich, depressiv, durchlässig (Zwangsweinen)?
- Psychomotorische Aktivität: Gesteigert, vermindert?
- Bewusstsein: Gestörte Vigilanz?

▶ **Neurologische Untersuchung:** Herdsymptome, Tremor, vegetative Zeichen (Schwitzen, Tachykardie), Polyneuropathie, Gangstörung, Rigor.

▶ **Labor**: Blutbild (Anämie) BSG, CRP, Blutzucker (Hypoglykämie, Hyperglykämie), Nierenwerte, Leberwerte (Alkoholabusus, andere Formen der hepatischen Enzephalopathie).

Weiterführende Diagnostik

▶ **CCT oder MRT:** Einzelne oder multiple Infarktareale, lakunäre Infarkte; Hirnödem, Hirnblutung, Hirnatrophie (bei Morbus Alzheimer temporal betont), auch Raumforderung, Liquorabflussstörung?

▶ **Liquordiagnostik:** Entzündung?

▶ **EEG:** Allgemeinveränderung (Hinweis auf diffuse Hirnschädigung); Medikamentenwirkung, Herdbefund, epilepsietypische Potenziale

Differenzialdiagnose (Tab. 26)

Tabelle 26 · Differenzialdiagnosen der Desorientiertheit

Diagnose	wesentliche diagnostisch richtungweisende Anamnese, Untersuchung u./o. Befunde	Sicherung der Diagnose
Demenz	s. S. 84	
Exsikkose (s. Abb. 44, S. 90)	vorwiegend ältere Patienten; unzureichende Trinkmenge	Hämatokrit, Elektrolyte, körperliche Untersuchung s. Müdigkeit (Exsikkose) S. 406
hypoxisch bedingte Hirnschädigung	Anämie, intraoperativer RR-Abfall, Herzkrankheit, chronisch obstruktive Pulmonalerkrankung, Herz-Kreislauf-Stillstand	Blutbild, EKG, Langzeit-EKG
Hypoglykämie	Schwindel, Kopfschmerzen, Übelkeit, Verwirrtheit, Desorientiertheit, zerebrale Krampfanfälle, meist bekannter Diabetes mellitus	Labor: Blutzucker
Schädel-Hirn-Trauma	Anamnese, Symptome: Bewusstseinsstörung, Desorientiertheit, retro-anterograde Amnesie, mit neurologischen Herdsymptomen	CCT bzw. MRT (Ausschluss Blutung), EEG (Herdbefund)
postiktaler Dämmerzustand nach epileptischem Anfall	Anamnese, Fremdanamnese, vorausgegangener Anfall	CCT, EEG (s. DD epileptische Anfälle S. 116)
Hirntumoren (s. Abb. 45, S. 90)	Anamnese (langsam zunehmendes Psychosyndrom), neurologische Herdsymptome, epileptische Anfälle	CCT, MRT (mit Kontrastmittel), DSA, EEG (Herdbefund); bei V.a. Abszess Liquorpunktion
hepatische Enzephalopathie	Ursachen: Leberzirrhose Alkoholismus (Anamnese, neurologischer Befund), Medikamente und toxische Substanzen (z. B. Paracetamol, Halothan)	Labor (Leberwerte, Virusdiagnostik, Ammoniak und Glutamin-Spiegel, EEG (generalisierte hochamplitudige Delta-Aktivität)

Desorientiertheit

Tabelle 26 · Forts., Differenzialdiagnosen der Desorientiertheit

Diagnose	wesentliche diagnostisch richtungweisende Anamnese, Untersuchung u./o. Befunde	Sicherung der Diagnose
Enzephalopathie bei Porphyrie	Symptome: Verwirrtheitszustände bis zu psychotischen Episoden, abdominelle Krisen	Labor: Porphyrin- und Porphobilinogen-Ausscheidung i.U. erhöht (orientierend Watson-Schwarz-Test)
renale Enzephalopathie	im Rahmen des urämischen Syndroms, Reflexübererregbarkeit Myoklonien, Tremor, Nystagmus (vgl. S. 337)	Labor (Nierenwerte, Elektrolyte), EEG
Enzephalopathie bei Hyperthyreose	Verwirrtheit, psychomotorische Unruhe, zerebrale Krampfanfälle, Hyperreflexie	Labor: fT_3/fT_4- Gesamtkonzentration ↑, Schilddrüsendiagnostik
Hypoparathyreodismus	Reizbarkeit, delirant, halluzinatorische Erregbarkeitszustände	Labor, Hypokalzämie, Hyperphosphatämie, Parathormonmangel
Nebennierenunterfunktionsstörung (Morbus Addison)	psychotische Symptome mit Verwirrtheit	Nachweis des Kortison- und Aldosteron-Mangels
Enzephalitis	kann isoliert mit Verwirrtheit einhergehen, Bewusstseinstrübung häufig fokal neurologische Symptome, epileptische Anfälle, Nackensteifigkeit	Liquor (Pleozytose, erregerspezifische Antikörper), CCT u./o. MRT, EEG (Allgemeinveränderung)
Immunvaskulitis	Multiinfarktsyndrom, organisches Psychosyndrom, häufig Manifestation an anderen Organen	Serologie, Liquordiagnostik (intrathekales IgG), CCT u./o. MRT, in Zweifelsfällen Hirnbiopsie
Medikamenten und Schwermetallintoxikation	akute Psychose	s. Tab. 27
Alkoholenzephalopathie/Alkoholentzugsdelir	chronischer Alkoholismus, Leberwerte ↑, vegetative Symptome: Schwitzen, feinschlägiger Tremor	Anamnese, Labor, Leberwerte, Alkoholfolgeerkrankungen (zusätzlich Polyneuropathie)
Wernicke-Enzephalopathie	Tachykardie, Tremor, organisches Psychosyndrom, mit Augensymptomen und Gangstörung	CCT (Ausschluss Hirnblutung), Thiaminspiegel i.S.

▶ **Hinweis:** Viele Akut-Erkrankungen können zu einer vorübergehenden Desorientiertheit führen, insbesondere alle Erkrankungen, die auch im Stichwort Koma (S. 333), Sepsis (S. 163), Schwindel (S. 524) angeführt werden

Desorientiertheit

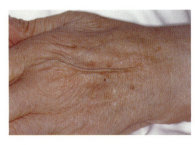

Abb. 44 Exsikkose mit stehender Hautfalte

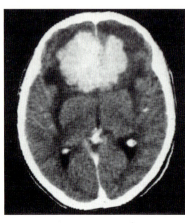

Abb. 45 Frontalhirntumor (Olfaktoriusmeningeom) im CCT

Tabelle 27 · **Medikamente, die ein akutes Psychosyndrom auslösen können**

Substanzgruppe	Wirkstoff
Psychopharmaka	Lithium, trizyklische Antidepressiva, Phenothiazine, Butyrophenone
Antikonvulsiva	Phenytoin, Barbiturate, Carbamazepin, Ethosuximid, Valproinsäure, Lamotrigin, Vigabatrin
Herz-Kreislauf-Medikamente	blutdrucksenkende Präparate (Methyldopa, Clonidin, β-Blocker, Dihydralazin, Nitroprussid), Antiarrhythmika, Digitalisglykoside
Antiparkinsonmedikamente	Anticholinergika, L-Dopa, Amantadine, MAO-Hemmer
Antibiotika, Chemotherapeutika	Penicillin, Chloramphenicol, Griseofulvin, Polymysine, Rifampicin, Sulfonamide, Memtronidazole, Norfloxacin, Pefloxazin, Tuberkulostatika
Zytostatika und Immunsuppressiva	Methotrexat, Vincristin, Asparaginase, Chlorambucil, Amsacrin, Fludarabin, Procarbazin, Interferon, Cyclosporin
sonstige	Myotonolytika (Baclofen, Dantrolen), Nootropika, Opiate, Bupivacain, orale Antidiabetika, Bromide, H_2-Antihistaminika, Omeprazol, Pirenzepin, 5-Aminosalicylsäure, Sulfasalazin, Steroide, Amphetamine, Ergotamin, orale Kontrazeptiva, Inhalationsnarkotika, Hormontherapeutika, Kontrastmittel, Erythropoetin β

Diarrhö

Verwandte Leitsymptome

- Demenz: S. 84
- Koma: S. 333
- Sepsis: S. 163
- Schwindel: S. 524

Diarrhö (R. Secknus, J. Mössner)

Grundlagen

- **Einteilung (nach Form):**
  - *„Echte" Diarrhö:* Erhöhte Stuhlfrequenz (mehr als 3 Entleerungen/Tag), flüssige Konsistenz (> 75 % Wasser) und erhöhte Gesamtmenge (> 250 mg/d).
  - *Falsche („paradoxe") Diarrhö:* Flüssige Konsistenz, normale Menge; z. B. bei Kolonstenosen (meist Karzinome – Stuhl kann erst nach bakterieller Verflüssigung passieren), stinkende Diarrhö nach Obstipation.
  - *Funktionelle Diarrhö (Reizdarm, frühere Bezeichnung „Colon irritabile":* Pathogenese nicht auf das Kolon beschränkt! Meist breiige Stühle ohne Gewichtsverlust, auch Schleimabgang möglich.
- **Einteilung (nach Dauer):**
  - *Akut:* Bis maximal 4 Wochen.
  - *Chronisch:* > 4 Wochen.
- **Einteilung (nach Pathogenese):**
  - *Osmotisch:* Laxanzienmissbrauch, magnesiumhaltige Antazida.
  - *Sekretorisch:* Cholera/andere bakterielle Diarrhöen, pseudomembranöse Kolitis, neuroendokrine Tumoren, chologene Diarrhö, kolorektale Adenome.
  - *Malabsorptive Diarrhö:* Besserung bei Nahrungskarenz, v.a. bei Laktasemangel, Sprue, postoperativen Syndromen, bakterieller Fehlbesiedlung, Pankreas-Ca., Antibiotikatherapie, chronisch entzündlichen Darmerkrankungen.

Basisdiagnostik

- **Anamnese:** Akute/chronische Diarrhö, Auslandsaufenthalt, Ernährungsanamnese, Pankreaserkrankung, Lebensmittelunverträglichkeit, Medikamente, gleichartige Erkrankungen im Umfeld, HIV-Infektion?
- **Körperliche Untersuchung:** Besonders achten auf Zeichen der Hyperthyreose (Struma, Exophthalmus, Tachykardie), der Malabsorption (hypoproteinämische Ödeme, trophische Störungen der Haut und Nägel), OP-Narben (Kurzdarmsyndrom, chologene Diarrhö?), Ernährungszustand (bei funktionellen Diarrhöen meist gut), Aussehen des Stuhls (blutig-schleimig bei Kolitis, wässrig u. a. bei villösem Adenom/selten bei VIPom).
- **Labor:**
  - Amylase, Lipase, Eiweiß, Lipide, TSH basal, Pankreas/Elastase im Stuhl, H_2-Atemtest.
  - Serologische Diagnostik bei V.a. infektiöse Ursachen (Salmonellen, Shigellen, Campylobacter).
- **Abdomen-Sonographie.**

Weiterführende Diagnostik

- **Stuhluntersuchung:**
  - *Enzymanalyse:* Elastase, Chymotrypsin.
  - *Mikrobiologisch* (bei akuter Diarrhö und V.a. infektiöse Genese): Pathogene Keime (Typhus, Paratyphus, Enteritis, Protozoen (frische Stuhlprobe erforderlich), etwa Lamblien oder Amöben), Wurmeier, Clostridium difficile-Schnelltest.

Diarrhö

- **Malabsorption?** → Resorptionstests: H_2-Laktose-Atemtest, D-Xylose, Vit. B_{12}, Folsäure. Glykose-Atemtest zur Untersuchung einer bakteriellen Fehlbesiedelung.
- **Kolo-Ileoskopie** mit Biopsie (bei V.a. chronisch entzündliche Darmerkrankungen, Kollagenkolitis).
- **Röntgen:** Dünndarm nach Sellink, Dickdarm mit wasserlöslichem Kontrastmittel.
- **CT:** Bei V.a. Stenosen, Fisteln, chronisch entzündlichen Darmerkrankungen, soweit von der Lokalisation her koloskopisch nicht erreichbar; ebenso bei Tumorverdacht Ersatz der Kolosokopie, falls nicht möglich oder sinnvoll (Lokalisation im Dünndarm).
- **Ösophago-Gastro-Duodenoskopie** mit tiefer Duodenalbiopsie: Ausschluss einer Zottenatrophie, z.B. bei Sprue, Morbus Whipple (Abb. 98, S. 191).
- **Endokrinologische Untersuchungen,** z.B. Serotonin i.S., 5-OH-Indolessigsäure i.U. bei V.a. Karzinoid.
- **Diagnostisches Vorgehen bei akuter/chronischer Diarrhö:** S. Tab. 28.

Tabelle 28 · Konkretes diagnostisches Vorgehen bei Diarrhö

1. akute Diarrhö

- *leichter Verlauf:* Keine Diagnostik
- *schwerer Verlauf* (Fieber, Dehydratation, blutiger Stuhl): Basislabor, mikrobiologische Stuhluntersuchung, Serologie, ggf. Endoskopie

2. chronische Diarrhö

- Anamnese (s.o.)
- Resorptionstests (s.o.)
- Stuhluntersuchung (s.o.)
- bei V.a. organische Ursache: Koloskopie/Ösophago-Gastro-Duodenoskopie (Morbus Crohn, Colitis ulcerosa) inkl. Biopsien, Sellink-Röntgen
- ggf. endokrinologische Untersuchungen (s.o.)

Differenzialdiagnose (Tab. 29)

Tabelle 29 · Differenzialdiagnose der Diarrhö

Diagnose	wesentliche diagnostisch richtungweisende Anamnese, Untersuchung u./o. Befunde	Sicherung der Diagnose
1. akute Diarrhö		
1.1 infektiös		
– virale Enteritis (Rota-, Adeno-, ECHO-Viren)	abrupter Beginn, selten febril, häufig mit Erbrechen, kombiniert mit Atemwegsinfekten, Keratokonjunktivitis, Hautexanthem	Nachweis des Erregers im Stuhl
– Staphylococcus aureus-Enterotoxin	heftiges Erbrechen, afebriler Verlauf	ggf. Toxinnachweis
– Staphylococcus aureus-Enterokolitis	abrupter Beginn, häufig postantibiotisch, Kleinkinder, Erbrechen häufig, febriler Verlauf möglich	Nachweis des Erregers im Stuhl

Tabelle 29 · Forts., Differenzialdiagnose der Diarrhö

Diagnose	wesentliche diagnostisch richtungweisende Anamnese, Untersuchung u./o. Befunde	Sicherung der Diagnose
– Salmonellen	häufiges Erbrechen, faulig riechender, grünlicher Stuhl, Blutbeimengung möglich, Dauer unterschiedlich, lebenslanger Träger- und Ausscheiderstatus (v.a. nach Antibiotikatherapie!) möglich	Nachweis des Erregers im Stuhl oder in der Blutkultur, signifikanter Titeranstieg
– Shigellen (Bakterienruhr)	heftige Tenesmen, febriler Verlauf, kaum Erbrechen, blutig-schleimiger Stuhl, Dauer 5–7 Tage nach allmählichem Beginn	Nachweis des Erregers im Stuhl
– Cholera (V. cholerae)	abrupter Beginn, bei verspäteter Diagnose lebensbedrohliches Krankheitsbild mit Erbrechen, wässriger Diarrhö („Reiswasserstuhl"), kaum Fieber, Dauer 3–7 Tage bei optimaler Therapie	Nachweis des Erregers im Stuhl
– Clostridium-difficile-Toxin	akute, blutige Diarrhö nach Antibiotika-Therapie	Nachweis des Toxins im Stuhl
– E.-coli-Enteritis (enterotoxisch)	abrupter Beginn, Reisediarrhö (häufigste Ursache), Erbrechen, Dauer 2–3 Tage, kaum Fieber	Nachweis des Erregers im Stuhl
– Parasiten, Amöben	allmählicher Beginn mit Tenesmen, blutig-schleimiger Stuhl, Dauer 5–7 Tage	Nachweis des Erregers im Stuhl (vegetative Formen)
1.2 toxisch		
– Alkohol, Kaffee, Nikotin, magnesiumhaltige Antazida	Anamnese	Anamnese
– Herzglykoside	Arrhythmien, Erbrechen, Xanthopsie	Digitalisspiegel i.S.
– Giftpilze	Leberversagen, Beginn der Diarrhö 30 min bis 12 h nach Pilzmahlzeit	Amatoxin/Phalloidin im Stuhl/Mageninhalt, ggf. Diagnose an erhaltenen Pilzen
– Organo phosphate	Bradykardie, Miosis, Speichelfluss, Dyspnoe	Nachweis im Blut/Mageninhalt
– Schwermetalle	häufig mit Hämolyse oder neurologischen Symptomen	erhöhte Spiegel i.S./i.U.
Ischämische Kolitis	s. Bauchschmerz S. 59	
2. chronische Diarrhö		
Reizdarmsyndrom	Wechsel von Obstipation und Diarrhö + Abdominalbeschwerden, jahre- bis jahrzehntelanger Verlauf	Diagnose erfordert Ausschluss anderer Diarrhö-Ursachen

Diarrhö

Tabelle 29 · Forts., Differenzialdiagnose der Diarrhö

Diagnose	wesentliche diagnostisch richtungweisende Anamnese, Untersuchung u./o. Befunde	Sicherung der Diagnose
autonome Neuropathie (z. B. bei Diabetes mellitus)	neben Diarrhöen auch Gastroparese, extraintestinale Symptome (orthostatische Hypotonie ohne reaktive Frequenzbeschleunigung), vermindertes Schwitzen, Impotenz	s. Hypotonie S. 310
Diabetes mellitus	infolge autonomer Neuropathie Entwicklung einer Motilitätsstörung und pathologischer Darmflora	mehrfache Erhöhung der Nüchtern-Plasma-Glukose > 126 mg/dl
Morbus Crohn (s. Abb. 46, S. 97)	schubweiser Verlauf ähnlich der Colitis ulcerosa (s. u.), typischerweise BSG ↑ CRP ↑, diskontinuierlicher Befall des GIT, 80 % im terminalen Ileum, häufig Fisteln, Analfissuren da transmurale Entzündung, seltener blutige Diarrhö als bei Kolitis, Aphten der Mundschleimhaut, extraintestinale Manifestationen ähnlich der Colitis ulcerosa s. u.	Rekto-Sigmoidoskopie im akuten Schub, Koloskopie im Intervall, typisch ist ein sog. Pflastersteinrelief, „snail-trail"-Läsionen; Ösophago-Gastro-Duodenoskopie; Dünndarm-Röntgen nach Sellink; histologisch Wandverdickung, Epitheloidzellgranulome
Ischämische Kolitis, Strahlenkolitis	s. Bauchschmerz S. 59	
Colitis ulcerosa (s. Abb. 47, S. 98)	schubweiser Verlauf, blutig-schleimige Durchfälle, subfebrile Temperaturen, Tenesmen, nächtliche Diarrhöen, Gewichtsverlust, Arthritis, Erythema nodosum, Iridozyklitis, Entzündungskonstellation im Labor (Leukozytose, CRP), Anämie, Ausdehnung begrenzt auf Kolon und evtl. terminales Ileum („backwash-Ileitis"), Beginn fast immer im Rektum; kann assoziiert sein mit primär sklerosierender Cholangitis (PSC). Toxisches Megakolon in 5–10 % der Fälle	Rekto-Sigmoidoskopie im akuten Schub, Koloskopie im Intervall. Signifikante Steigerung des Karzinomrisikos ab 10. Erkrankungsjahr, daher Koloskopie mit Stufenbiopsien alle 10 cm in 1–2-Jahres-Intervallen. Häufig Pseudopolypen, Ulzera, Bild des „Fahrradschlauches" (= Haustrenverlust); Histologisch: nicht-transmurale Entzündung mit Ulzerationen, Fehlen von Epitheloidzellgranulomen
Kolonkarzinom (s. Abb. 48, S. 98)	gelegentlich Durchfälle im Wechsel mit Obstipation	Koloskopie
Antikörpermangelsyndrom	neben rezidivierenden Durchfällen häufige Infekte	Hypo-/Agammaglobulinämie einer, mehrerer oder aller Immunglobulinklassen. IgA-Mangel auch mit Sprue assoziiert

Diarrhö

Tabelle 29 · Forts., Differenzialdiagnose der Diarrhö

Diagnose	wesentliche diagnostisch richtungweisende Anamnese, Untersuchung u./o. Befunde	Sicherung der Diagnose
Dumping-Syndrom	s. Bauchschmerz S. 57	
enterokolische Fistel	unverdaute Nahrungsbestandteile im Stuhl, z. B. im Rahmen eines Morbus Crohn	Nachweis durch Magendarmpassage oder endoskopisch
eosinophile Enteritis	sowohl Durchfälle als auch Obstruktion des Darmes, Eosinophilie, in einem Teil der Fälle IgE-Erhöhung	Biopsie zeigt eosinophile Enteritis ohne Vaskulitis
Ganglioneurom; Glomustumor	Tumoren im Bereich des Nervensystems, können hormonell bedingte Diarrhöen auslösen	CT, MRT, Histologie
Hyperthyreose	s. Gewichtsverlust S. 200	
intestinale Pseudo-Obstruktion (Ogilvie-Syndrom)	Hypomotilität des Darms, z. B. nach operativen Eingriffen, bei denen die intestinalen Nervenplexus geschädigt wurden	Ausschluss einer Obstruktion bei typischer Anamnese
Karzinoidsyndrom	wässrige Diarrhöen alternierend mit normalem Stuhl, Flushsymptomatik bei Lebermetastasierung, fixierte Teleangiektasien möglich, Bauchschmerzen, Bronchospastik, Metastasennachweis in der Somatostatin-Rezeptor-Szintigraphie, erhöhte 5-OH-Indolessigsäure im 24-h-Urin, Endokardfibrose nach langjährigem Verlauf	histologische Sicherung, ggf. Endosonographie
Kollagenosen/ Vaskulitiden	Diarrhöen u. a. im Rahmen einer Beteiligung des Darms	s. Vaskulitiden S. 135
Kurzdarmsyndrom	verkürzte Darmpassage durch ausgedehnte Darmresektionen oder z. B. jejuno-ilealen Bypass im Rahmen der Adipositastherapie	Anamnese
Morbus Addison	s. Gewichtsverlust S. 202	
Malabsorption:		
– einheimische Sprue (Zöliakie)	Glutenallergie (Getreideeiweiß aus Roggen, Weizen, Gerste), Flatulenz, Tenesmen nach Exposition, familiäre Häufung von Diarrhö, pathologischer D-Xylose-Test, Vit-B_{12}- und Eisenmangelanämie, Osteoporose, Steatorrhö, Diarrhö	tiefe Dünndarmbiopsie (Zottenatrophie, entzündliches Infiltrat), Gliadin-, Endomysium-, Transglutaminase-Antikörper; glutenfreie Kost führt zur Normalisierung
Dermatitis herpetiformis Duhring	gelegentlich Diarrhöen durch Dünndarmbefall	klinische Konstellation bzw. dermatologische Diagnose beweisend. Bioptische Ergebnisse aus dem Dünndarm i.d.R. unspezifisch

Diarrhö

Tabelle 29 · Forts., Differenzialdiagnose der Diarrhö

Diagnose	wesentliche diagnostisch richtungweisende Anamnese, Untersuchung u./o. Befunde	Sicherung der Diagnose
– Morbus Whipple (s. Abb. 98, S. 191) (Tropheryma whippelii)	Durchfälle, Gelenkbeschwerden, Fieber	PAS-positive Makrophageneinschlüsse der Lamina propria; CT (abdominelle LK-Vergrößerung)
– Amyloidose	chronische (Entzündungs-) Krankheiten als Grunderkrankung, i.d.R. makroskopisch unauffällige Endoskopie	Amyloidablagerung (Rektumbiopsie)
– kollagene Kolitis	chronische wässrige Diarrhö	Kollagenband subepithelial > 10 µm
Maldigestion:		
– chronische Pankreatitis	Alkoholanamnese, rezidivierende Schmerzschübe, Fettstühle (S. 55)	S. 55
– Gallensäureverlust-Syndrom	Z.n. (partieller) Ileumresektion, bei chronisch entzündlichen Darmerkrankungen (v.a. Morbus Crohn), nach abdomineller Radiatio	SEHCAT-Test
– Disaccharidasemangel (Lactasemangel)	Meteorismus, Flatulenz nach Milch-Exposition. 10 % der kaukasischen Bevölkerung haben Laktasemangel	H_2-Atemtests, orale Belastungstests
medikamentös ausgelöste Diarrhöen	Einnahme von Magnesium, Laxanzien, Colchicin, Digitalis, Eisen, Chinidin und Methyldopa	Anamnese, Sistieren der Diarrhö mit Absetzen
medulläres Schilddrüsenkarzinom	ggf. Schilddrüsenvergrößerung, Diarrhöen sistieren nicht durch Nahrungskarenz	Calcitonin ↑, ggf. nur im Pentagastrin-Stimulationstest; im Rahmen der multiplen endokrinen Neoplasie (MEN) Typ II, auch Nachweis der zugrunde liegenden Mutation; histologischer Nachweis
Nahrungsmittel	osmotische Diarrhö bei nicht resorbierbaren Zuckerersatzstoffen	Diarrhö sistiert bei Absetzen
Nahrungsmittelallergien	Nachweis nur durch Karenz und Reexposition mit Sistieren und Wiederauftreten der Durchfälle	
Postvagotomie-Syndrom	typische Vorgeschichte, ggf. Ausschluss weiterer Diarrhö-Ursachen	

Diarrhö

Tabelle 29 · Forts., Differenzialdiagnose der Diarrhö

Diagnose	wesentliche diagnostisch richtungweisende Anamnese, Untersuchung u./o. Befunde	Sicherung der Diagnose
primäre intestinale Lymphangiektasie	im Rahmen einer generalisierten kongenitalen Störung der Lymphgefäße neben Steatorrhö, Ödeme, chylöse Ergüsse; Hypoproteinämie, Lymphozytopenie, Zeichen der Malabsorption	Dünndarmbiopsie (zeigt erweiterte intestinale Lymphgefäße)
Verner-Morrison-Syndrom (WDHA-Syndrom)	starke wässrige Durchfälle (> 10 l/Tag), Elektolytverluste, Alkalose, erhöhter VIP-Spiegel i.S.	nur durch histologische Sicherung zu beweisen
villöse Adenome	selten wässrige Diarrhöen	Koloskopie

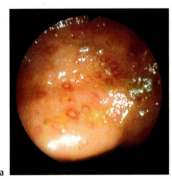
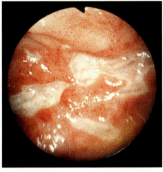

Abb. 46 Morbus Crohn.
a) Aphthen;
b) schneckenspurartige Ulzerationen (Endoskopie);
c) Ileozökalabszess in der Sonographie

Dysphagie

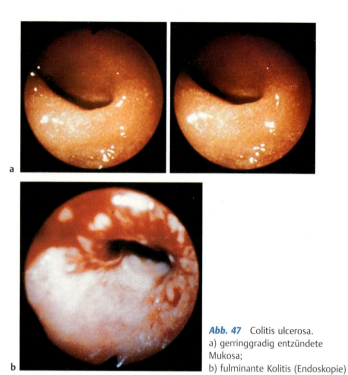

Abb. 47 Colitis ulcerosa.
a) gerringgradig entzündete Mukosa;
b) fulminante Kolitis (Endoskopie)

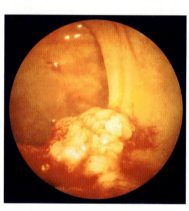

Abb. 48 Kolonkarzinom (Koloskopie)

Verwandte Leitsymptome

- Erbrechen: S. 119.
- Bauchschmerz (akutes Abdomen): S. 52.

Durchfall s. Diarrhö S. 91

Dysphagie s. Schluckstörung S. 504

Dyspnoe (C. Vogelmeier)

Grundlagen

▶ **Definition:**
- *Allgemein:* Erschwerte Atmung u./o. Empfinden von Atemnot.
- *Orthopnoe:* Ausgeprägte Atemnot, die den Einsatz der Atemhilfsmuskulatur in senkrechter Oberkörperhaltung erforderlich macht.

▶ **Einteilung:**
- *Nach rein subjektiven Kriterien* (z. B. modifizierte Borg-Skala von „kaum wahrnehmbar" bis „maximal") oder nach der Dyspnoe verursachenden Belastung (Tab. 30).
- *Akute Dyspnoe:* Auftreten innerhalb weniger Stunden (bis Tage), häufigste Ursachen sind Lungenödem (Linksherzinsuffizienz, allergisch-toxisch), Asthma bronchiale, Lungenembolie, Spannungspneumothorax, Fremdkörperaspiration, Larynxödem, Hyperventilationssyndrom.
- *Chronische Dyspnoe:* Auftreten innerhalb einiger Tage/Wochen/Monate, progredient, häufigste Ursachen sind ebenfalls Linksherzinsuffizienz, chronisch obstruktive Lungenerkrankungen, Lungenemphysem.

Tabelle 30 · **Dyspnoeskala der American Thoracic Society**

Klassifikation	Schweregrad	Beschreibung
0	keine Dyspnoe	keine Beschwerden beim raschen Gehen in der Ebene oder beim Gehen bei leichtem Anstieg
1	mild	Kurzatmigkeit beim raschen Gehen in der Ebene oder beim Gehen bei leichtem Anstieg
2	mäßig	aufgrund Kurzatmigkeit langsamerer Gang als Altersgenossen in der Ebene, oder Pausen zum Atemholen auch bei eigenem Schritttempo
3	schwer	Pausen zum Atemholen nach einigen Minuten Gehen oder nach etwa 100 Metern im Schritttempo
4	sehr schwer	zu kurzatmig, um das Haus zu verlasssen, Luftnot beim An- und Ausziehen

▶ *Hinweis:* Die viel verwendete NYHA-Klassifikation ist nur bei Herzinsuffizienz gültig!

Basisdiagnostik

▶ *Hinweis:* Bei akuter Dyspnoe bleibt meist nur wenig Zeit für eine ausführliche Diagnostik, vor Einleitung von Erstmaßnahmen sind jedoch eine orientierende Anamnese (soweit möglich) und die klinische Untersuchung einschließlich Auskultation von Herz und Lunge unerlässlich.

▶ **Anamnese:** Raucher-/Medikamenten-/Berufsanamnese, Vorerkrankungen, Dauer, Intensität und Auslöser der Dyspnoe, weitere Symptome wie Fieber, Schüttelfrost, Inappetenz, Gewichtsverlust, Auswurf, Rhinokonjunktivitis, Schmerzen, Lageabhängigkeit (im Liegen verstärkt, im Sitzen besser)? Weitere Fragen abhängig von Verdachtsdiagnose(n).

▶ **Körperliche Untersuchung:** Eingehende internistische Untersuchung mit besonderer Beachtung von:
- *Inspektion:* Allgemein-/Ernährungs-/Bewusstseinszustand, Atemfrequenz, Atemmuster, Orthopnoe, Anwendung der Lippenbremse, Zyanose, Trommelschlegelfinger, Thoraxform, Ödeme, Einflussstauung?

Dyspnoe

- *Palpation/Perkussion:* Dämpfung, hepato-jugulärer Reflux, Herzfrequenz/Rhythmus?
- *Auskultation:* Rasseln, Pfeifen, Giemen, Brummen, Herzgeräusch?

▶ **Leitsymptome bei akuter Dyspnoe:**

> *Hinweis:* Probleme bereitet gelegentlich die klinische Unterscheidung zwischen Asthma bronchiale und interstitiellem Lungenödem (in beiden Fällen auskultatorisch Giemen und verlängertes Exspirium). Die Anamnese hilft oft weiter: Kardiale oder bronchopulmonale Vorerkrankung?, Alter < 40 Jahre spricht eher für ein Asthma bronchiale. Klärung durch Röntgen-Thorax.

- Einseitig aufgehobenes Atemgeräusch, evtl. akute Brustschmerzen? Hinweis auf Pneumothorax.
- Dyspnoe nach Aspiration z. B. von Nahrung? Hinweis auf Verlegung der Atemwege.
- Weißlich-schaumiger Auswurf, „Brodeln"? Hinweis auf alveoläres Lungenödem.
- Giemen bei leisem Atemgeräusch? Hinweis auf Asthmaanfall („Status asthmatikus").
- Guter Allgemeinzustand, Parästhesien, Pfötchenstellung? Hinweis auf Hyperventilationssyndrom.

▶ **Leitsymptome bei chronischer Dyspnoe:**

- Tachypnoe, Zyanose, Ödeme, Emphysemthorax?
- Zeichen der chronischen Hypoxie? (Trommelschlegelfinger, Uhrglasnägel).
- In- und exspiratorische feine Rasselgeräusche? Hinweis auf Linksherzinsuffizienz.
- Gedämpfter Klopfschall, abgeschwächtes bis aufgehobenes Atemgeräusch? Hinweis auf Pleuraerguss.
- Giemen und Brummen mit leisem Atemgeräusch? Asthma bronchiale.
- Bds. sehr leises Atemgeräusch ohne Nebengeräusche? Hinweis auf Lungenemphysem.
- Verkürzter Klopfschall, auskultatorisch verschärftes Atemgeräusch mit Knisterrasseln? Hinweis auf pneumonisches Infiltrat.
- Überwiegend inspiratorischer Stridor? Hinweis auf Stenosen von Kehlkopf und Trachea.

▶ **EKG:** Infarktzeichen, ST-Senkungen, Rechtsherzbelastungszeichen, linksventrikuläre Hypertrophie, Rhythmusstörungen.

▶ **Röntgen-Thorax:** Infiltrat, Stauung, Pleuraerguss, Pleuraverkalkung, Zeichnungsvermehrung, Emphysemzeichen, Perikardverkalkung, Herzschattenvergrößerung, Stauungszeichen, Zeichen der pulmonalen Hypertonie, Raumforderung, Pneumothorax, Lungenzysten.

▶ **Echokardiographie:** Größe der Herzhöhlen, regionale oder globale Einschränkung der Pumpfunktion, Klappenfunktion, Perikarderguss, Hypertrophie des Myokards, Zeichen der pulmonalen Hypertonie.

▶ **Blutgasanalyse:** Respiratorische Partial- oder Globalinsuffizienz, Hyperventilation, Azidose, Alkalose?

▶ **Labor:** Entzündungszeichen (CRP ↑, BSG ↑, Leukozytose), Anämie, Polyglobulie, Myokardischämiemarker (CK, CK-MB, CK-Masse, Troponin I oder T, Myoglobin), bei metabolischer Azidose Kreatinin, Harnstoff, Blutzucker, Leberenzyme.

▶ **Lungenfunktionsprüfung:** Restriktive oder obstruktive Ventilationsstörung, Diffusionsstörung, Belastungshypoxie, Einschränkung der Atempumpe (P01/Pmax), Prüfung der unspezifischen bronchialen Überempfindlichkeit.

Weiterführende Diagnostik

▶ **Sputumdiagnostik:**
- Bakteriologie bei V.a. infektiös bedingte Exazerbation einer COPD.
- Zytologie bei Hinweisen auf ein Bronchialkarzinom.

- **Langzeit-EKG:** Brady- oder Tachyarrhythmien?
- **Belastungs-EKG:** Hinweise auf belastungsinduzierte Koronarinsuffizienz?
- **CT-Thorax** (CT, HR-CT): Raumforderung, Lymphknotenstatus, Zeichnungsvermehrung, Pleura- und Perikardprozesse, Hinweise auf pulmonale Hypertonie.
- **MRT:** Wichtig für Beurteilung der genauen Anatomie bei komplexen Shuntvitien, Abklärung der Operabilität bei Pericarditis constrictiva v.a. bezüglich des rechten Ventrikels (Fragen: Ist das Myokard noch vom Perikard abgrenzbar, kontrahiert sich das rechtsventrikuläre Myokard in der Systole?).
- **Serologische Untersuchungen:** Bei V.a. Lungenfibrose Nachweis antigenspezifischer IgG-Antikörper für Antigene der exogen-allergischen Alveolitis.
- **Herzkatheter-Untersuchung:** Funktion des linken und des rechten Ventrikels, Klappenfunktion, Drucke in den Herzhöhlen, Druckgradient im Ausflusstrakt, Messung der Sauerstoffsättigungen in den einzelnen Herzabschnitten sowie den zuführenden und abführenden Gefäßen, Drucke im kleinen Kreislauf und PC-Druck; evtl. Koronarstatus.
- **Myokardbiopsie:** Bei V.a. Myokarditis zum Nachweis entzündlicher Zellinfiltrate und der Erfassung viraler Infekte mittels molekularbiologischer Methoden (in situ-Hybridisierung).
- **Bronchoskopie:** Zentrale Raumforderung, Infektdiagnostik über bronchoalveoläre Lavage und Bürstenabstriche, Nachweis einer Alveolitis über bronchoalveoläre Lavage mit Analyse des Zelldifferenzials inklusive CD4/CD8-Quotienten (bei Sarkoidose ↑, bei exogen-allergischer Alveolitis ↓), transbronchiale Biopsien bei V.a. fibrosierende Lungenerkrankung (hinreichende Treffsicherheit nur bei Sarkoidose und Lymphangiosis carcinomatosa).
- **Pleurapunktion:** Transsudat (Eiweiß Erguss : Serum ≤ 0,5, LDH Erguss : Serum ≤ 0,6) oder Exsudat (Eiweiß Erguss : Serum > 0,5, LDH Erguss : Serum > 0,6), Bakteriologie, Zytologie, Hämatokrit.
- **Videoassistierte Thorakoskopie/Thorakotomie:** Bei mit den o. g. Methoden nicht hinreichend geklärten pulmonalen oder pleuralen Prozessen zur definitiven Stellung der Diagnose.
- Die weiteren evtl. notwendigen Ergänzungsuntersuchungen ergeben sich aus der ersten und zweiten Verdachtsdiagnose nach Tab. 31.

Differenzialdiagnose (Tab. 31)

Tabelle 31 · Differenzialdiagnose bei Dyspnoe

Diagnose	wesentliche diagnostisch richtungweisende Anamnese, Untersuchung u./o. Befunde	Sicherung der Diagnose
1. bronchopulmonale Ursachen		
Asthma bronchiale	rezidivierende Dyspnoeanfälle mit symptomfreiem Intervall, allergische Diathese	Lungenfunktion mit intermittierender Bronchialobstruktion, Nachweis eines hyperreagiblen Bronchialsystems

Dyspnoe

Tabelle 31 · Forts., Differenzialdiagnose bei Dyspnoe

Diagnose	wesentliche diagnostisch richtungweisende Anamnese, Untersuchung u./o. Befunde	Sicherung der Diagnose
chronisch obstruktive Lungenerkrankung (COPD), Emphysem (s. Abb. 49, S. 107)	Raucheranamnese, Belastungsdyspnoe, Exazerbationen bei Infekten, chronisch progredienter Verlauf, Emphysemzeichen klinisch (hypersonorer Klopfschall, Atemgrenzen tiefstehend, leises Atemgeräusch, Giemen/Pfeifen/Brummen) und radiologisch (Hypertransparenz, tiefstehende abgeflachte Zwerchfelle, peribronchiale Zeichnungsvermehrung)	Lungenfunktion mit erhöhtem Residualvolumen, vermindertem Tiffeneau-Index, reduziertem FEF 25–75, erhöhtem Atemwegswiderstand, auf Broncholyse kaum reversibel
Pneumonie/Abszess	S. 49	
zentraler endobronchialer Tumor (s. Abb. 50, S. 107)	zentrale Raumforderung, evtl. mit Atelektase	Bronchoskopie
Pneumothorax	S. 282	
Alveolitis	s. Lungenfibrose	
Fremdkörper, Aspiration	Anamnese, neurologische Grunderkrankung mit Schluckstörung, Abhusten von Speiseresten	Bronchoskopie (nur in unklaren Fällen, bei Atelektasebildung und bei Fremdkörpern indiziert)
Lungenversagen/ ARDS	Prädisponierende Erkrankungen: Aspiration (30 %), Sepsis (30 %), Polytrauma (20 %), Pneumonie (10 %); akute Hypoxämie mit Latenz 6-48 Stunden, O_2-Gabe über Nasensonde ohne wesentlichen Effekt	$PaO_2/FiO_2 < 200$ + beidseitige Infiltrate + fehlende Zeichen einer Linksherzinsuff. oder pulmonalart. Verschlußdruck $< 18\,cm\,H_2O$
Lungenfibrose	Dyspnoe, Röntgen-Thorax mit diffuser Zeichnungsvermehrung, Lungenfunktion mit restriktiver Ventilationsstörung, Diffusionsstörung, Belastungshypoxie, bronchoalveoläre Lavage mit Nachweis einer Alveolitis (Zunahme der Zellzahl und Änderung der Zellzusammensetzung)	Histologie aus transbronchialen Biopsien (im Wesentlichen nur bei Sarkoidose ergiebig) oder videoassistierter thorakoskopischer Lungenbiopsie
2. Erkrankungen von Trachea, Halsweichteilen		
Epiglottitis/Croup-Syndrom, Krupp	Leitsymptome: Heiserkeit, inspiratorischer Stridor, Dyspnoe, bei schwerem Verlauf Ruhedyspnoe, Zyanose	Typische Leitsymptome bei Kindern in Verbindung mit Infekt der oberen Atemwege

Dyspnoe

Tabelle 31 · Forts., Differenzialdiagnose bei Dyspnoe

Diagnose	wesentliche diagnostisch richtungweisende Anamnese, Untersuchung u./o. Befunde	Sicherung der Diagnose
Trachealstenose/ Instabilität der Trachea	Grunderkrankung COPD bzw. Emphysem, große Struma mit Kompression der Trachea, Vor-OP (v.a. Strumaresektion), Z.n. Langzeitintubation, evtl. inspiratorischer Stridor, Lungenfunktion: Verminderung des FEV_1, Abflachung der inspiratorischen Fluss-Volumen-Kurve, Tracheazielaufnahme mit Saug- und Pressversuch: Nachweis einer Stenose bzw. einer Lumenschwankung > 50 %	Bronchoskopie

3. kardiopulmonale Erkrankungen

Diagnose	wesentliche diagnostisch richtungweisende Anamnese, Untersuchung u./o. Befunde	Sicherung der Diagnose
Lungenembolie (s. Abb. 51, S. 108)	akute Dyspnoe, atemabhängiger Thoraxschmerz, vorausgegangene OP, bekannte Thrombophilie, tiefe Beinvenenthrombose	Perfusionsszintigraphie, CT des Thorax (Vorteil: Information über Ausmaß und Lokalisation der Embolie sowie über Rechtsherzbelastung)
pulmonale Hypertonie	Belastungsdyspnoe, Zeichen der Rechtsherzinsuffizienz, wesentliche Ursachen: Kardiale Grunderkrankungen, pulmonale Erkrankungen, rezidivierende Lungenembolien, Appetitzüglereinnahme, unbekannt (= primär), Röntgen-Thorax: Rechtsherzvergrößerung, verbreiterte zentrale Pulmonalgefäße und rarefizierte Peripherie, Echokardiogramm	Ausschlussdiagnose bei präkapillärer pulmonaler Hypertonie ohne Hinweise für Lungenembolien und ohne zugrunde liegende Lungenparenchymerkrankung, Herzkatheter-Untersuchung mit Messung des pulmonalkapillären Verschlussdrucks zur Unterscheidung von prä- und postkapillären Formen der pulmonalen Hypertonie

4. pleurale Ursachen

Diagnose	wesentliche diagnostisch richtungweisende Anamnese, Untersuchung u./o. Befunde	Sicherung der Diagnose
Pleuraprozesse (Erguss, Schwarte, Mesotheliom) (s. Abb. 52, S. 108)	Dämpfung, vermindertes Atemgeräusch, Röntgenbefund, Sonographie, CT-Thorax, restriktive Ventilationsstörung	Pleurapunktion, Histologie

5. vertebrale, ossäre Erkrankungen

Diagnose	wesentliche diagnostisch richtungweisende Anamnese, Untersuchung u./o. Befunde	Sicherung der Diagnose
Thoraxdeformität Kyphoskoliose	typischer Aspekt	Röntgen-Thorax, restriktive Ventilationsstörung
Spondylitis ankylosans (Morbus Bechterew)	Kombination von fibrosierender Lungenerkrankung (Oberfelder) und Versteifung der Brustwand (fixierter Thorax in In- und Exspiration, Röntgen-Wirbelsäule: „Bambusstab", HLA-B27 Antigen in 80 % der Fälle positiv	Zusammenschau der Befunde

Dyspnoe

Tabelle 31 · Forts., Differenzialdiagnose bei Dyspnoe

Diagnose	wesentliche diagnostisch richtungweisende Anamnese, Untersuchung u./o. Befunde	Sicherung der Diagnose
6. kardiale Ursachen		
Linksherzinsuffizienz	kardiale Grunderkrankung, meist KHK, Rasseln, evtl. Herzgeräusch, gelegentlich Giemen = Asthma cardiale	Echokardiographie, Herzkatheter-Untersuchung
Rechtsherzinsuffizienz	bekannte kardiale oder pulmonale Grunderkrankung, Ödeme, Nykturie, Inappetenz (Stauungsgastritis), Halsvenenstauung, positiver hepatojugulärer Reflux, Aszites, Pleuraerguss	Echokardiographie, Herzkatheter-Untersuchung
Myokardinfarkt	Risikofaktoren, im Alter und bei Diabetes oft oligosymptomatisch mit Dyspnoe als alleinigem Symptom	EKG, Myokardmarker (s. Basisdiagnostik)
Angina pectoris	s. Myokardinfarkt, Belastungs-EKG, Stressechokardiographie, Szintigraphie	Koronarangiographie
Herzrhythmusstörungen	bei Brady- und Tachykardie möglich über Verminderung des HZV, Herzstolpern, Herzrasen, Schwindel, Synkopen	EKG-Dokumentation meist über Langzeit-EKG (vgl. S. 258)
Klappenvitien	rheumatisches Fieber in Anamnese, Auskultationsbefund *Merke:* Bei akuter Dyspnoe + Herzgeräusch + Fieber an Endokarditis denken	Echokardiographie, Herzkatheter-Untersuchung
Shuntvitien	Hinweise auf Vorhofseptumdefekt (fixierte Spaltung 2. Herzton und Systolikum li parasternal 3. ICR), Ventrikelseptumdefekt (Systolikum über Erb), Ductus Botalli apertus (Maschinengeräusch), komplexe angeborene Vitien	Echokardiographie mit Kontrastmittel, Herzkatheter-Untersuchung mit Sättigungsdiagnostik
Kardiomyopathien (dilatative, hypertrophische obstruktive/nicht obstruktive und restriktive), Myokarditis	vorausgegangener grippaler Infekt, Lateralisierung des Herzspitzenstoßes bei dilatativer Kardiomyopathie, Auskultation (dilatativ: relative Mitralinsuffizienz; hypertroph obstruktiv: Systolikum 2. ICR re, das beim Pressen lauter wird)	Echokardiographie, Herzkatheter-Untersuchung, Myokardbiopsie
Endokarditis	S. 155	
Perikarderkrankungen (Perikarditis, Erguss, Konstriktion)	Thoraxschmerz, nicht monophasische ST-Hebungen, Perikardreiben? Obere Einflussstauung, Tachykardie, Vorwärtsversagen, verbreiterter Herzschatten, Perikardverkalkungen	Echokardiographie, CT-Thorax

Tabelle 31 · Forts., Differenzialdiagnose bei Dyspnoe

Diagnose	wesentliche diagnostisch richtungweisende Anamnese, Untersuchung u./o. Befunde	Sicherung der Diagnose
7. stoffwechselbedingte Erkrankungen		
Hyperthyreose	S. 200	
Cushing-Syndrom	S. 6	
Urämie	S. 337	
metabolische Azidose	Grunderkrankung: Coma diabeticum, Urämie. Kussmaul-Atmung mit langsamen und tiefen Atemzügen	Blutgasanalyse (pH ↓, HCO_3^- ↓, pCO_2 kompensatorisch ↓)
8. psychogene Erkrankungen		
Hyperventilationssyndrom	Pfötchenstellung der Hände, periorale Parästhesien, Blutgase (pO_2 normal oder erhöht, pCO_2↓)	typische Präsentation
psychogene Dyspnoe	Somatisierung, Depression	psychiatrische Evaluation
9. toxisch-medikamentöse Ursachen		
Medikamente	v.a. Opiate, Progesteron, Salizylate, Biguanide	Anamnese
Intoxikationen (CO, HCN)	CO: Rosige Haut trotz massiver Dyspnoe HCN: Rosige Haut, Bittermandelgeruch	Anamnese, Bestimmung von Hb-CO
10. zentrale Erkrankungen		
zerebrale Erkrankungen	apoplektischer Insult, Enzephalitis, Tumoren mit Beteiligung des Atemzentrums, evtl. Cheyne-Stokes-Atmung (wechselnde Atemtiefe, dazwischen Atempausen)	Synopsis der Befunde
11. Zwerchfellhochstand		
Gravidität	in der Spätschwangerschaft Verdrängung der Bauchorgane mit Zwerchfellhochstand möglich	Anamnese, Sonographie
Adipositas	s. u.	
Aszites	hepatische, kardiale, pulmonale oder nephrologische Grunderkrankung mit entsprechenden Befunden	Sonographie (S. 369)
Hepatosplenomegalie	hepatische oder hämatologische Grunderkrankung mit entsprechenden Befunden	Sonographie

Dyspnoe

Tabelle 31 · Forts., Differenzialdiagnose bei Dyspnoe

Diagnose	wesentliche diagnostisch richtungweisende Anamnese, Untersuchung u./o. Befunde	Sicherung der Diagnose
12. hämatologische Erkrankungen		
Anämie	Blässe (Nagelbett, Konjunktiven), Tachykardie, kühle und feuchte Extremitäten, offensichtliche Blutungsquelle	Blutbild (S. 13)
13. allgemein, sonstige		
inadäquate Belastung	Schlechter Trainings- und oder Ernährungszustand	Synopsis der Befunde
Höhenklima (höhenassoziierte Erkrankungen)	Hypoxie-assoziierte Syndrome, die bei Nichtadaptierten ab einer Höhe von 2500 m ü. NN auftreten. Bei 5–10 % der Betroffenen Hirn- oder Lungenödem (kommt bei raschem Aufstieg vor). Bei Ödem Orthopnoe und rötlicher Auswurf	Synopsis der Befunde
Mediastinalprozesse	S. 395	Röntgen-Thorax, CT, evtl. MRT
Adipositas permagna	Zwerchfellhochstand	Aspekt (vgl. S. 5)
abdominelle Raumforderungen	Abdomen-„Klinik"	Sonographie, CT, evtl. MRT
Sepsis	S. 163	
Sarkoidose	Hiluslymphknotenschwellung, extrapulmonale Manifestationen (z. B. Iridocyclitis, Herzbeteiligung mit Rhythmusstörungen)	s. Bronchialkarzinom, bronchoalveoläre Lavage mit Nachweis einer Lymphozytose und einer Erhöhung des CD4/CD8-Quotienten
Vaskulitis/ Kollagenose	S. 132 und Tab. 41	

Dyspnoe

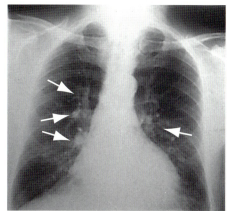
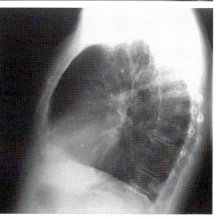

Abb. 49 Chronisch obstruktive Lungenerkrankung. a) tief stehende Zwerchfelle, betonte zentrale Pulmonalarterienäste (Pfeile) sowie Rarefizierung der peripheren Lungenstruktur bei Lungenemphysem; b) Cor pumonale mit Überblähung des Herzvorderraumes im seitlichen Röntgen-Thorax

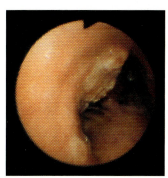
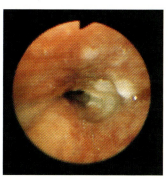

Abb. 50 Zentraler endobronchialer Tumor (kleinzelliges Bronchialkarzinom der distalen Trachea) in der Bronchoskopie

Dyspnoe

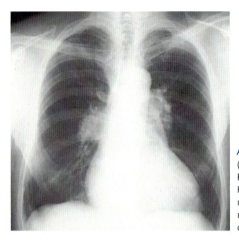

Abb. 51 Lungenembolie (rezidivierend). Im Röntgen-Thorax dilatiertes Herz und ausgeprägte Pulmonalarterien beidseits mit Gefäßrarefizierung in der Peripherie

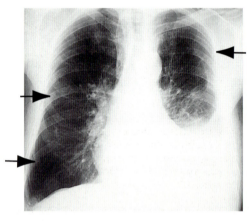

Abb. 52 Pleuraprozesse: Pleuramesotheliom mit Pleuraerguss links sowie mit diffusen und plaqueförmigen Pleuraverdickungen rechts (Pfeile)

Verwandte Leitsymptome

- Husten: S. 281.
- Auswurf: S. 46.
- Zyanose: S. 575.
- Herzinsuffizienz: S. 242.
- Herzgeräusche: S. 230.
- Einflussstauung: S. 109.
- Herzvergrößerung: S. 274.

Einflussstauung (H.-J. Trappe)

Grundlagen

- **Definition:** Stauung des venösen Blutes im Bereich von Kopf, Hals, oberer Extremität als Folge einer rechtsventrikulären Stauungsinsuffizienz des Herzens oder als Folge mechanischer Hindernisse im Bereich der großen Venen/ V. cava inferior.
- **Klinik des Leitsymptoms:**
  - Abnorme Erweiterung und Füllung von Venen im Bereich der oberen Körperhälfte.
  - Häufig: Ödeme im Bereich von Gesicht und Armen.
  - Livide Verfärbung im Kopfbereich und Zunge.
  - Spannungsgefühl der Haut.
  - Muskelschwäche der oberen Extremität.
  - Störende Schwellung, v.a. des Halses („Stokes-Kragen").
  - Dyspnoe (während Belastung u./o. in Ruhe).
  - Tachykardie (Herzfrequenz > 100/min).
  - Palpitationen, Herzrhythmusstörungen.
  - Hypotonie (RR_{syst} < 100 mm Hg).
  - Vegetative Symptomatik (Blässe, Kaltschweißigkeit).

Basisdiagnostik

- **Hinweis:** Der Befund einer Halsvenenstauung erfordert nur in seltenen Fällen Notfallmaßnahmen (Perikardtamponade). Er ist meist Ausdruck einer längeren Erkrankungsdauer mit einer langsam progredienten Stenosierung. *Wichtig:* Differenzierung der Ätiologie (Erkrankungen von Herz/Gefäßen oder extrakardiale Ursachen [wesentlich häufiger!]).
- **Anamnese:** Vorerkrankungen (kardial, extrakardial), Beginn der klinischen Symptomatik, diagnostische u./o. interventionelle Kathetereingriffe, Operationen, Thoraxtrauma, bekannte entzündliche Herzerkrankungen, Malignome, Zustand nach Radiatio, Antikoagulation, Fieber, Nachtschweiß, Gewichtsverlust, Husten, Auswurf, Schmerzen?
- **Körperliche Untersuchung:**
  - *Inspektion:* Gestaute Halsvenen beim liegenden Patienten mit Oberkörperinklination (45°) (s. Abb. 53), erweiterte oberflächliche Venen, Halsvenenpulsationen, Schwellung von Hals und Armen, livide Verfärbung der Haut, Hautödem, Druckschmerz, Blässe, Kaltschweißigkeit, Zentralisation (marmorierte Haut), sichtbare Verletzungszeichen im Bereich von Herz u./o. Thorax.
  - *Palpation:*
    - Pulsus paradoxus: Abfall von RR_{syst} > 10 mm Hg bei tiefer Inspiration, deutliche Pulsabschwächung bis zum nicht tastbaren Puls
    - Positiver hepato-jugulärer Reflux: Weitere Halsvenenfüllung bei Leberpalpation.

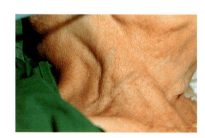

Abb. 53 Halsvenenstauung bei Einflussstauung

Einflussstauung

- *Auskultation:* Beurteilung von 1. und 2. Herzton, Analyse von Zusatztönen (3. u./o. 4. Herzton), Herzgeräusche. Eventuell Abschwächung von 1. und 2. Herzton.
- **12-Kanal-EKG:** Keine spezifischen EKG-Befunde für den klinischen Befund „Einflussstauung". Mögliche EKG-Zeichen bei kardial bedingter Einflussstauung:
  - Tachykardie (Herzfrequenz > 100/min).
  - Elektrischer Alternans: Zeichen des „swinging heart" als Ausdruck von Lageveränderungen der Ventrikel im ergussgefüllten Perikard (Perikardtamponade).
  - Niedervoltage in Brustwand- und Extremitätenableitungen (große Perikardergüsse).
  - Pathologischer Lagetyp ($S_I Q_{III}$-Typ, $S_I S_{II} S_{III}$-Typ).
  - Rechtsherzbelastungszeichen (Rechtsschenkelblock, T-Inversionen rechtspräkordial, P-dextroatriale).
- **Röntgen-Thorax:** Keine pathognomonischen Veränderungen für den Befund „Einflussstauung". Wegweisend (Aufnahmen anterior-posterior, seitlich, Durchleuchtung):
  - „Bocksbeutelform" des Herzens → großer Perikarderguss.
  - Einseitige Hilusvergrößerung → Lymphome.
  - Mediastinalverbreiterung → Mediastinaltumoren, Lymphknotenmetastasen.
  - Aortal konfiguriertes Herz → Aortenaneurysma.

Weiterführende Diagnostik

- **Untersuchung des Venendrucks:**
  - Orientierende Beurteilung der Venenfüllung in der Fossa supraclavicularis.
  - Genaue Analyse durch ZVD-Messung.
- **Echokardiographie:** Methode der Wahl zur Diagnose bzw. zum Ausschluss kardial bedingter oberer Einflussstauung. Transthorakale Echokardiographie (TTE): Große Flüssigkeitsansammlung im Herzbeutel, Kompression rechter Ventrikel, spätdiastolisch und frühsystolisch Kollaps des rechten Vorhofs. Differenzierung Ergussflüssigkeit (serös [klar, keine Spontanechos] bzw. hämorrhagisch [Echos im Perikardraum]). Morphologische und funktionelle Beurteilung des Herzens (linksventrikuläre Auswurffraktion), Nachweis myokardialer Ischämie (transthorakale/transösophageale Stressechokardiographie), Nachweis intrakardialer Thromben, Beurteilung von Anatomie, Physiologie und Pathophysiologie der Herzklappen.
- **Sonographie:** Inkompressibilität der betroffenen Venen, vergrößerter Venendurchmesser, Binnenechos im Venenlumen.
- **FKDS:** Methode der Wahl zur Diagnostik frischer Thrombosen (→ kein nachweisbarer Fluss im Venenbereich) u./o. dem Nachweis umflossener Thromben.
- **Phlebographie:** Direkter Nachweis oder Ausschluss venöser Thrombosen.
- **CT, MRT:** Darstellung der Ausdehnung von Thrombosen der V. cava superior; Hinweis auf raumfordernde Prozesse, Veränderungen im Bereich des Halses?
- **Herzkatheter-Untersuchung:** Druckmessungen, rechts- u./o. linksventrikuläre Angiographie, Koronarangiographie.
- **Kavographie** (konventionell oder digitale Subtraktionstechnik).
- **Endoskopie:** Bei V.a. intrathorakale/mediastinale raumfordernde Prozesse, Bronchoskopie, Thorakoskopie, Mediastinoskopie.
- **Probethorakotomie:** Nur in selten Fällen.
- **Labor:** Sputumzytologie, Tumormarker, Schilddrüsenparameter.
- **EKG:** Ergänzende Untersuchungen.

Differenzialdiagnose extrakardialer Erkrankungen als Ursache einer Einflussstauung

- **Definition:** Venöse Abflussbehinderungen, die durch extrakardiale Erkrankungen verursacht werden.
- **Hinweis:** Von den nicht kardialen Ursachen sind in ca. 75 % der Fälle mediastinale Tumoren für eine obere Einflussstauung verantwortlich (Tab. 32).

Tabelle 32 · Differenzialdiagnose der Einflussstauung – extrakardiale Erkrankungen

Diagnose	wesentliche diagnostisch richtungsweisende Anamnese, Untersuchung u./o. Befunde	Sicherung der Diagnose
Bronchial-Karzinom (s. Abb. 54)	Husten, Dyspnoe, Thoraxschmerzen, Hämoptysen, Gewichtsverlust, obere Einflussstauung, Rekurrens- oder Phrenikus-Parese	Anamnese, Röntgen-Thorax, Thorax-CT, Bronchoskopie, MRT, Tumormarker: CEA, NSE
Morbus Hodgkin (mediastinal lokalisiert) (s. Abb. 55)	B-Symptomatik (Fieber), Nachtschweiß, Gewichtsverlust (> 10 % innerhalb von 6 Monaten), Lymphknotenschwellung, meist zervikal/axillär	Lymphknotenhistologie
Non-Hodgkin-Lymphom (mediastinal lokalisiert)	Lymphknotenvergrößerungen, evtl. B-Symptomatik, Hauterscheinungen (Pruritus, Ekzeme)	Lymphknotenhistologie
retrosternale Struma (s. Abb. 209, S. 399)	lokales Druckgefühl, Schluckbeschwerden, Dyspnoe, Globusgefühl	Rö-Durchleuchtung, szintigraphische Darstellung mit ^{131}J, Thorax-CT
Mediastinaltumoren (meist maligne)	stridoröse Atmung, ödematöse Stauung von Hals und Kopf, Heiserkeit, Singultus, Zwerchfellhochstand, Horner-Syndrom	klinischer Befund, Röntgen-Thorax, Thorax-CT/-MRT, Sonographie, endoskopische Verfahren
Pancoast-Tumor („Ausbrecherkarzinome" im Bereich Lungenspitze)	Horner-Syndrom, starke Schmerzen (Tumorinfiltration des Ganglion stellatum), neurologische Störungen Arm (Infiltration Plexus brachialis)	Anamnese, klinischer Befund, Röntgen-Thorax, Thorax-CT, Lavage, Thorakoskopie
Paget-von-Schroetter-Syndrom (s. Abb. 66, S. 142)	Schmerzen und livide Anschwellung Arm, oft Ausbildung venöser Kollateralen (laterale Thoraxvenen)	Phlebographie
Mediastinalemphysem (s. Abb. 211, S. 400) (fortgeschritten)	Erkrankung im Kindes- und Jugendalter, Hautemphysem, pulssynchrones Knistern, näselnde Sprache, Schluckbeschwerden	klinischer Befund, Röntgen-Thorax
Spannungspneumothorax	plötzlich einsetzende Schmerzen, Dyspnoe, oft kurzfristig Husten. Asymmetrische Atembewegungen, unterschiedliche Atemgeräusche, abgeschwächter Stimmfremitus	klinischer Befund, Röntgen-Thorax (immer in Exspiration)

Einflussstauung

Tabelle 32 · Forts., Differenzialdiagnose der Einflussstauung

Diagnose	wesentliche diagnostisch richtungsweisende Anamnese, Untersuchung u./o. Befunde	Sicherung der Diagnose
Thymome	Myasthenie (10–50 %), Myasthenia gravis (8–10 %), Druckgefühl thorakal, Husten, Dyspnoe	Röntgen-Thorax, Thorax-CT, MRT
idiopathische mediastinale Fibrose (Morbus Ormond)	obere Einflussstauung; Fibrosierung des oberen Mediastinums	Ausschluss anderer Erkrankungen; Biopsie

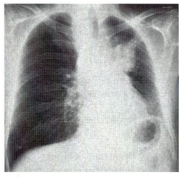

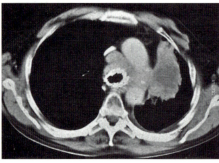

Abb. 54 Bronchialkarzinom (Plattenepithelkarzinom) im linken Lungenoberlappen. Im CT ausgedehnte mediastinale Lymphknotenmetastasierung

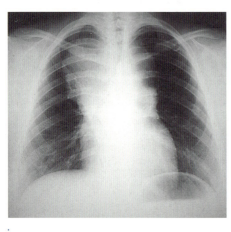

Abb. 55 Morbus Hodgkin mit rechtsbetonten mediastinalen Lymphomen

Differenzialdiagnose kardialer Erkrankungen als Ursache einer Einflussstauung

- **Definition:** Venöse Abflussbehinderungen, die durch Erkrankungen von Herz- u./o. großen thorakalen Gefäßen verursacht werden.
- **Hinweis:** Im Vergleich zu extrakardialen Ursachen sind kardiale Erkrankungen als Ursache einer venösen Stauung/oberen Einflussstauung *eher selten* (Tab. 33).

Tabelle 33 · Differenzialdiagnose der Einflussstauung – Erkrankungen von Herz oder Gefäßen

Diagnose	wesentliche diagnostisch richtungweisende Anamnese, Untersuchung u./o. Befunde	Sicherung der Diagnose
chronisches Cor pulmonale	Belastungsdyspnoe, Pleuraergüsse, Aszites, positiver hepato-jugulärer Reflux, oft fixierte Spaltung 2. HT, relative PI- u./o. TI-Insuffizienz, EKG: Rechtsbelastungszeichen	Anamnese, EKG, Echokardiogramm, Röntgen-Thorax (Kalibersprung Lungenarterien), Rechts-HK, Lungen-Perfusions-/Ventilations-Szintigramm
Rechtsherzinsuffizienz	Dyspnoe, Übelkeit, Inappetenz, Ödeme, Bauchumfangszunahme	Klinischer Befund, Echokardiographie, Röntgen-Thorax, Herzkatheter-Untersuchung
(kongestive) Kardiomyopathie	Dyspnoe, Husten, Abgeschlagenheit, Arrhythmien	Echokardiographie, Röntgen-Thorax, Herzkatheter-Untersuchung
Vena-cava-superior-Thrombose	häufig nach Venenkathetern; livide Verfärbung und Stauung der Weichteile, vermehrte Venenzeichnung obere Thoraxhälfte, Gesichts- und Halsödem (meist zu Beginn einseitig)	Klinischer Befund, Kavographie
Pericarditis exsudativa (s. Abb. 56)	plötzlich einsetzender Brustschmerz, Zunahme der Symptomatik bei Inspiration, Dyspnoe, Orthopnoe	klinischer Befund, Röntgen-Thorax, Echokardiographie
Perikardtamponade	obere Einflussstauung, Hypotonie, Pulsus paradoxus, Herztöne sehr leise, elektrischer Alternans	Anamnese, Echokardiographie
Pericarditis constrictiva (s. Abb. 57)	gestaute Halsvenen, periphere Ödeme, „pericardial knock", oft VHF, druckschmerzhafte Leber, Kalksichel um Herzkontur, Kussmaul-Zeichen, Pulsus paradoxus, doppelter Venenkollaps	Anamnese, klinischer Befund, Echokardiographie, HK-Untersuchung, Röntgen-Thorax, Niedervoltage-EKG, abgeschwächter Herzspitzenstoß, Dip-Plateau-Phänomen
Aortenaneurysma (thorakal)	retrosternaler Schmerz, Dyspnoe, Husten, Stridor, Heiserkeit (Druck auf N. recurrens), evtl. AI-Geräusch	Röntgen-Thorax, Thorax-CT, thorakales Aortogramm, transösophageale Echokardiographie (TEE)

Einflussstauung

Tabelle 33 · Forts., Differenzialdiagnose der Einflussstauung

Diagnose	wesentliche diagnostisch richtungweisende Anamnese, Untersuchung u./o. Befunde	Sicherung der Diagnose
Trikuspidalstenose	leises rollendes diast. Geräusch, p.m. 4. ICR rechts parasternal, Druckgefühl Oberbauch, Meteorismus, Dyspnoe, periphere Zyanose	Echokardiographie, Herzkatheter-Untersuchung

AI = Aorteninsuffizienz, ICR = Interkostalraum, HT = Herzton, PI = Pulmonalinsuffizienz, p.m. = punctum maximum, Rö = Röntgen, TI = Trikuspidalinsuffizienz, VHF = Vorhofflimmern

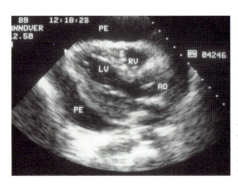

Abb. 56 Pericarditis exsudativa (Echokardiographie); PE = Perkarderguss, LV/RV = linker/rechter Ventrikel, AO = Aorta

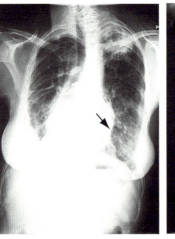
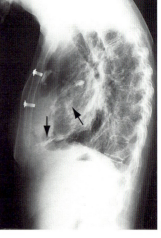

Abb. 57 Pericarditis constrictiva im Röntgen-Thorax mit ausgedehnten Perikardverkalkungen (Pfeile)

Häufige Ursachen von Perikardergüssen bzw. -entzündungen

- Neoplasien unterschiedlicher Art.
- Idiopathische Perimyokarditis.
- Postmyokardinfarktsyndrom.
- Postkardiotomiesyndrom.

- Kollagenosen (S. 132).
- Virusinfektionen, insbesondere Coxsackie-Viren, Echo-Viren.
- Bakterielle Infektionen, insbesondere Pneumokokken, Staphylokokken.
- HIV-Infektion.
- Tuberkulose (Tbc).
- Nephrotisches Syndrom.
- Radiogen.

Verwandte Leitsymptome

- Dyspnoe: S. 99
- Thoraxschmerzen: S. 561

Epileptische Anfälle und plötzliche Stürze
(Ch. Kessler)

Grundlagen

- **Definition:** Epileptische Anfälle sind charakterisiert durch eine anfallsartige Funktionsstörung des Gehirns infolge exzessiver Entladungen von Neuronen.
- **Epidemiologie:** Die Epilepsie ist eine der häufigsten Erkrankungen des Nervensystems und betrifft etwa 0,5 % der Bevölkerung. Von epileptischen Anfällen müssen anfallsartige Bewusstseinsstörungen abgegrenzt werden, die nicht zentral ausgelöst sind.
- **Einteilung:** S. Tab. 34
- **Klinik des Leitsymptoms:** Nahezu immer Bewusstseinsstörung u./o. andere anfallsartige motorische, sensible oder vegetative Phänomene.

Basisdiagnostik

- Der **Umfang der Diagnostik** ist abhängig von der Anamnese:
  - *Patient mit langjähriger, bekannter Epilepsie* → EEG-Kontrolle, bei antiepileptischer Medikation Serumspiegel-Bestimmung der Antiepileptika.
  - *Patient mit neu aufgetretener Epilepsie* → Bildgebung (CCT oder MRT zum Ausschluss Blutung, Sinusvenenthrombose, Hirntumor, vaskuläre Läsion), EEG (Herdbefund, Allgemeinveränderung?), Lumbalpunktion (Ausschluss entzündliche ZNS-Erkrankungen – Pleozytose, Eiweißerhöhung?), Labor (Blutzucker, Leber-/Nierenwerte, Blutbild, Elektrolyte, Urin).
- **Anamnese:**
  - *Eigenanamnese:*
    - Entwicklung: Schwangerschaftsverlauf (frühkindliche Hirnschädigung?), Geburt (Steißlage, verzögert, etc.), Laufen, Sprechen, mentale Entwicklung.
    - (Vor-)Erkrankungen: Meningitis, Enzephalitis, Impfkomplikationen, Stoffwechselerkrankungen, Unfälle (Commotio, Contusio), Migräne, Fieberkrämpfe, Anfälle, familiäre Erkrankungen, Allergie.
    - Alkohol, Drogen.
  - *Anfallsschilderung* (Patient):
    - Vorboten (Aura): Spricht immer für symptomatische Epilepsie.
    - Fokaler Beginn (Myoklonien im Gesicht, Extremitäten).
    - Sich ausbreitende tonische bzw. klonische Zuckungen (motorischer Jackson-Anfall) bzw. Missempfindungen (sensibler Jackson-Anfall).
  - *Anfallsfolgen:* Bewusstseinsverlust, Sturz während des Anfalls, Kopfverletzungen, Zungenbiss, Urin-/Stuhlabgang, Umdämmerung.
  - *Fremdanamnese:*
    - Verhaltensauffälligkeit vor dem Anfall?

Epileptische Anfälle und plötzliche Stürze

- Fokaler Beginn, Kopfdrehung (Zuckungen, Kloni)?
- Initialschrei?
- Sturz, tonisch-klonischer Krampf?
- Augen geöffnet (fest geschlossen spricht für psychogenen Anfall)?
- Augenstellung (Reaktion auf Ansprache)?
- Postiktualer Dämmerzustand?
- Automatismen, Schmatzen, Nesteln, unsinnige Handlungen (komplex fokale Anfälle)?
- Komplexe motorische Automatismen (Einbeziehung von Armen, Beinen oder Rumpf spricht für frontale Anfälle)?
- Während des Anfalls Reaktion auf Ansprache?
- *Vorausgegangene Ereignisse als Hinweise auf Anfallsursache:*
  - Schlafentzug, Infekt, Medikamentenumstellung, Absetzen von Medikamenten?
  - Wesensveränderung, langsam progrediente Herdsymptomatik (Hinweis auf Tumor)?
  - Schlaganfall in der Anamnese (Hinweis auf vaskuläre Epilepsie)?

▶ **Körperliche Untersuchung:**
- *Zungenbissnarbe am lateralen Zungenrand* oder an Wangenschleimhaut (Narbe an Zungenspitze häufig bei psychogenen Anfällen)?
- *Kopfverletzungen* (z. B. Kopfplatzwunde)?
- *Rückenschmerzen* (Wirbelfraktur, v.a. bei Grand-mal aus dem Schlaf heraus)?
- *Halbseitensymptomatik:* Hinweis auf vaskuläre Epilepsie nach Mediainsult; postiktuale Hemisymptomatik bei Fokus in der motorischen Hirnrinde = Todt'sche Parese.
- *Reflexsteigerung, Pyramidenbahnzeichen?*

Weiterführende Diagnostik

▶ **EEG** (mit Hyperventilation und Fotostimulation): Generalisierte Anfallsbereitschaft, Herdbefund, Krampffokus? Falls negativ: Schlafentzugs-EEG.
▶ **Video-Doppelbildaufzeichnung:** Video-EEG in Form der Video-simultan-Doppelbildaufzeichnung (SDA) zum Nachweis eines umschriebenen epileptogenen Fokus.
▶ **CCT bzw. MRT** (spezielle Schichten der Temporallappen): Raumforderungen, ischämische Läsionen, Anlageanomalien, av-Malformationen, v.a. temporale Gyrierungsstörungen, lokalisierte Rindenatrophie.
▶ **Liquor:** Hinweis auf Meningitis, Enzephalitis?
▶ **Labor:** Blutzucker, Leberwerte, Nierenwerte, Elektrolyte, Schilddrüsenhormone, Blutbild, BSG/CRP.

Differenzialdiagnose (Tab. 34)

Epileptische Anfälle und plötzliche Stürze

Tabelle 34 · Einteilung der epileptischen Anfälle entsprechend der internationalen Klassifikation

Diagnose	wesentliche diagnostisch richtungweisende Anamnese, Untersuchung u./o. Befunde	Sicherung der Diagnose
1. partielle (fokale) Anfälle		
einfach partielle Anfälle	keine Bewusstseinsstörung; motorisch: Tonuserhöhung, Kloni, Myoklonien des Gesichtes, Hand oder Bein mit und ohne Ausbreitung (Jackson-March); sensibel: sensorisch (visuell, auditiv, olfaktorisch, gustatorisch), somatosensorisch: Taubheitsgefühl, Kribbeln; vegetativ: Blässe, Rötung, Schwitzen, Herzklopfen, Einnässen, Einkoten, epigastrische Sensationen; psychisch: aphasisch, dysphasisch, affektiv; können sekundär generalisieren	häufig symptomatisch (Tumor, z.n. Ischämie, Blutung, Gefäßmissbildung, postenzephalitisch); EEG nach Schlafentzug als Provokation, CCT bzw. MRT
komplex partielle Anfälle (= psychomotorische Anfälle)	2/3 der Fälle mit „Aura", immer mit Bewusstseinsstörung oft langsam beginnend, sensorisch, motorisch und autonom initial wie bei einfach part. Anfällen; Fremdanamnese (Anfallsschilderung entscheidend); Dämmerzustand, Automatismen, Nesteln, Schmatzen, affektive Äußerungen (Brummen, Stöhnen) Reorientierungsphase; können sekundär generalisieren	EEG, Video-Doppelbildaufzeichnung, spezielle Temporallappenschichten im MRT, häufige Ursache: Tumoren, Anlagestörungen, Gefäßmissbildungen des Temporallappens, Gyrierungsstörungen
2. generalisierte Anfälle		
idiopathische Anfälle (spezielles Erkrankungsalter): Blitz-Nick-Salaam (BNS) Krämpfe, myoklonische Epilepsien, Absencen des Kindes- und Jugendalters, idiopathische Grand-mal-Anfälle	Fremdanamnese, Erkrankungsalter, bilaterale kurze myoklonische Zuckungen, Absencen; tageszeitliche Bindung der Grand-mal-Anfälle: Aufwachepilepsie	EEG (bitemporale synchrone spike-wave-Muster), Schlafentzugs-EEG, Video-Doppelbildableitung, Bildgebung (CCT/MRT) normal
symptomatische Grand-mal-Anfälle	Anamnese: Schädel-Hirn-Trauma, Schlaganfall, Hirntumor; neurologische Herdsymptomatik, Stoffwechselerkrankungen, Fehlbildungen, Enzephalitis	EEG, CCT u./o. MRT

Epileptische Anfälle und plötzliche Stürze

Tabelle 34 · Forts., Einteilung der epileptischen Anfälle

Diagnose	wesentliche diagnostisch richtungsweisende Anamnese, Untersuchung u./o. Befunde	Sicherung der Diagnose
3. spezielle epileptische Syndrome		
epileptische Reaktionen und Gelegenheitsanfälle	Anamnese (z. B. Schlafentzug)	Anamnese, EEG (normal), CT normal
Fieberkrämpfe (bei Infektionskrankheiten im Kindesalter)	im Rahmen eines Infektes, Erkrankungsgipfel 2.Lj., fam. Disposition; Kompliziert: familiäre Epilepsiebelastung, zerebrale Vorschädigung, Auftreten vor dem 6. Lebensmonat, mehr als dreimaliges Rezidiv, mehr als 15 min Dauer	Labor, EEG, Klinik der Infektion
Alkoholentzugsanfälle	Anamnese, zusätzliche delirante Symptome	Labor, S. 310
metabolische Entgleisungen	Anamnese, endokrinologische Symptome	Labor
Drogeneinnahme (Kokain, Crack, Ecstasy)	Anamnese, zusätzliche Symptome, Demenz?	Labor (Blut, Urin)
degenerative Hirnerkrankungen	neurologische Herdsymptome, Ataxie, Demenz	CCT oder MRT

▶ **Differenzialdiagnose des plötzlichen Sturzes:** Tab. 35.

Tabelle 35 · Differenzialdiagnose des plötzlichen Sturzes (nach K.H. Krause)

Diagnose	wesentliche diagnostisch richtungsweisende Anamnese, Untersuchung u./o. Befunde	Sicherung der Diagnose
epiletische Anfälle	s. Tab. 34	
hypoglykämische Anfälle	S. 88	
Stolpern bei Sehstörung	ungewohnte Umgebung oder Gangstörung (Parkinsonismus, sensible/zerebelläre Ataxie, Myopathien, Polyneuropathie, Paraspastik, Arthrosen); bei Bewusstlosigkeit zusätzlich Commotio cerebri	ophthalmologische, neurologische, internistische Untersuchung
Drop attack	Durchblutungsstörungen des hinteren Hirnkreislaufs; weitere Symptome einer vertebrobasilären Insuffizienz wie z. B. Hirnnervenausfälle, Paresen, sensible Störung, Schwindel; Subclavian-Steal-Syndrom ausschließen	Dopplersonographie, MRT, MRT-Angiographie

Tabelle 35 · Forts., Differenzialdiagnose des plötzlichen Sturzes

Diagnose	wesentliche diagnostisch richtungweisende Anamnese, Untersuchung u./o. Befunde	Sicherung der Diagnose
vestibuläre Synkope	meist keine Bewusstlosigkeit, Schwindel	Vestibularisprüfung
kataplektischer Sturz bei Narkolepsie (DD pressorische Synkope beim Lachen, Synkope als Schreckreaktion)	Tonusverlust mit Erschlaffung der Körpermuskulatur bei Gemütsbewegung, häufig imperative Schlafanfälle und Halluzinationen (Narkolepsie-Kataplexie-Syndrom)	neurologische Untersuchung, EEG, Schlaf-EEG im Schlaflabor
tetanischer Anfall	S. 558	endokrinologische Abklärung, EMG
periodische Lähmung bei Hypo-, Hyper- oder Normokaliämie	S. 366	endokrinologische Abklärung, Provokation mit Glukose/Insulin oder Kalium
transitorisch-ischämische Attacke im Media- oder Anterior-Gebiet	durch plötzlich auftretende Beinparese bedingter Sturz	Doppler/Duplex der Karotiden, TEE, Langzeit-EKG
Synkope unterschiedlicher Genese	S. 551	
Frühdumping	sofort nach oder noch während des Essens bei Z.n. Magenresektion	Anamnese
Spätdumping	1,5–3 h nach dem Essen, bedingt durch Hypoglykämie	Anamnese
Bradykardie/Asystolie (Adam-Stokes-Anfälle)	Schwindel, Bewusstlosigkeit, vorwiegend tonischer Krampf (konvulsive Synkope) weite Pupillen	S. 259
psychogener Sturzanfall	bizarre Bewegungsmuster, häufig auch Imitieren echter epileptischer Anfälle, Augen werden zugekniffen, Reaktion auf Umgebungsreize, EEG unauffällig	psychiatrische Untersuchung

Verwandte Leitsymptome

▶ Synkope, Tetanie.

Erbrechen (R. Secknus, J. Mössner)

Grundlagen

▶ **Definition:** Retrograde Entleerung von Inhalt des (oberen) Gastrointestinaltraktes peroral oder (gelegentlich) transnasal.
▶ **Klinik des Leitsymptoms:** In der Regel wird Erbrechen von Übelkeit und Brechreiz (Nausea) begleitet.

Erbrechen

Basisdiagnostik

▶ **Anamnese und Inspektion des Erbrochenen:**
- Wichtige Hinweise auf mögliche zugrunde liegende Störungen und den Zeitpunkt des Erbrechens: s. Tab. 36.
- Dauer, Vorerkrankungen, Schwangerschaft, Begleitsymptome (z. B. Schwindel, Diarrhö, Fieber, Seh-/Hörstörungen).
- Medikamente, Alkohol, Nikotin, Drogen, Reise?
- Gewichtsverlust?
- Stuhlverhalten?
- Bauchschmerzen als Hinweis auf abdominelle Ursache, Erleichterung nach dem Erbrechen (→ Ulcus ventriculi), fehlende Erleichterung (→ Kolikschmerz, Pankreatitisschmerz)?

Tabelle 36 · **Art und Zeitpunkt des Erbrechens und mögliche Ursachen**

Art des Erbrochenen	mögliche Ursachen
unverdaute Nahrung	Divertikel, Stenosen (Ösophagus, Magen), Achalasie, akute Gastroenteritis
Blut, Hämatin	obere Gastrointestinalblutung (Endoskopie!, s. dort)
Galle	chronisches Erbrechen
fäkulentes Material	Ileus, gastrokolische Fisteln
Zeitpunkt des Erbrechens	
sofort postprandial	akute Gastroenteritis, psychogen
ca. 1 Stunde postprandial	Magenausgangsstenose
morgens	chronischer Alkoholismus, Gravidität, Urämie
nachts	Ulcus duodeni

▶ **Körperliche Untersuchung:**
- *Hydratations- und Ernährungszustand:* Hautturgor, Kachexie?
- *Herzrhythmusstörungen* (z. B. durch Elektrolytentgleisung, Intoxikation).
- *Blutdruck* (hypertensive Entgleisung?).
- *Abdomen:*
  - Schmerzen (vgl. Anamnese), Druckschmerz, Abwehrspannung, Resistenzen?
  - Peristaltik.
  - Abdominelle Vor-Operationen, Hautkolorit (Ikterus, Morbus Addison).
  - Bruchpforten
- Rektale Untersuchung.
- *ZNS-Symptomatik:* Bewusstseinsstörung, Nackensteifigkeit, Stauungspapille, Lichtempfindlichkeit bei Migräne.

▶ **Labor:** Elektrolyte, Glukose, Kreatinin, kleines Blutbild, Hämatokrit, ggf. Lipase/Digitalisspiegel/toxikologische Diagnostik/Schwangerschaftstest.

Weiterführende Diagnostik

▶ Abdomen-Röntgen (Ileus, Perforation?), Sonographie, Ösophago-Gastro-Duodenoskopie, ggf. Schädel-CT.

Differenzialdiagnose (Tab. 37)

Erbrechen

Tabelle 37 · Differenzialdiagnose von Übelkeit und Erbrechen

Diagnose	wesentliche diagnostisch richtungsweisende Anamnese, Untersuchung u./o. Befunde	Sicherung der Diagnose
1. abdominelle Ursachen		
akute Gastritis (s. Abb. 58, S. 124)	Verlaufsbeobachtung	evtl. Gastroskopie
akute Gastroenteritis	mit oder ohne Fieber, Erbrechen und Durchfall, ggf. weitere Fälle in der Umgebung des Erkrankten	Erregernachweis im Stuhl
Nahrungsmittelintoleranz	Anamnese	Allgemeine Übelkeit; Labor o.B., Ösophago-Gastro-Duodenoskopie o.B., Verlauf
Magen-/Duodenalulzera	s. obere gastrointestinale Blutung S. 174	
Magenkarzinom	s. obere gastrointestinale Blutung S. 175	
Z.n. Magenresektion, Motilitätsstörungen (z. B. diabetische Gastroparese)	Anamnese, meist langjähriger Diabetes mellitus mit sonstigen Zeichen der autonomen Neuropathie (S. 94). Exakter Nachweis durch Magenentleerungsszintigraphie	
Hepatitis	S. 313 ff	
Subileus/Ileus (s. Abb. 30, S. 61 u. Abb. 31, S. 61)	s. Bauchschmerzen S. 56	
akutes Abdomen	S. 52	
A.-mesenterica-superior-Syndrom	bei starker Gewichtsabnahme Obstruktion durch die A. mesenterica sup.; Besserung in Knie-Ellenbogen-Lage	Nachweis einer lageabhängigen Obstruktion bei Ausschluss weiterer Ursachen
Amyloidose	ausgeprägte Hypomotilität des Darmes durch Amyloidablagerungen	S. 96
Cholezystitis	s. Oberbauchschmerzen S. 54	
Dünndarm-Karzinom	Nachweis durch Dünndarm-Rö nach Sellink oder Intestinoskopie, falls durch ÖGD-Endoskopie nicht darstellbar	
Gallenwegsstriktur	s. Ikterus S. 317	
intestinale Pseudoobstruktion (Ogilvie-Syndrom)	s. Diarrhö S. 95	
Pankreas-Karzinom	s. Oberbauchschmerzen 56	
Pankreatitis	s. Oberbauchschmerzen S. 55	
obere gastrointestinale Blutung	Blut- oder Kaffeesatzerbrechen	S. 174
gastrokolische Fisteln	Erbrechen von Darminhalt entsprechend der Lokalisation der Fistel	Gastroskopie, ggf. Magendarmpassage

Erbrechen

Tabelle 37 · Forts., Differenzialdiagnose von Übelkeit und Erbrechen

Diagnose	wesentliche diagnostisch richtungsweisende Anamnese, Untersuchung u./o. Befunde	Sicherung der Diagnose
2. zentralnervöse Ursachen		
erhöhter Hirndruck	Oft Erbrechen ohne Übelkeit. Nach Hirntraumata, z. B. Hirntumoren und -blutungen, Meningitis, S. 147	Schädel CT, Augenhintergrund
Migräne	s. Kopfschmerzen S. 350	
vestibulärer Schwindel (Seekrankheit, Morbus Ménière, Neuronitis vestibularis, Kleinhirnbrückenwinkeltumoren)	s. Schwindel S. 527	
3. metabolisch-endokrine Ursachen		
Gravidität	Regelanamnese, typische Anamnese und Habitus	β-HCG, Sonographie
Urämie	gelbliches Hautkolorit, Foetor uraemicus; weitere Differenzierung s. Anurie/Oligurie S. 21	
Praecoma diabeticum	s. S. 338	
diabetische Ketoazidose	s. Bauchschmerzen S. 63	
Coma hepaticum	S. 337	
Morbus Addison/ Addison-Krise	s. Gewichtsverlust S. 202, s. Koma S. 341	
Hyperparathyreoidismus	S. 327 u. 330	
medikamentös bzw. toxisch induziert	zeitlicher Zusammenhang zur Einnahme von z. B. Zytostatika, Digitalis, Eisen, Kalium, Opiaten, Theophyllin, Alkohol, Antibiotika, Schwermetallen	Besserung nach Absetzen, Anamnese, ggf. Medikamentenspiegel
Hyperkalzämie	neben Obstipation/Übelkeit auch Durst, Polyurie, Niereninsuffizienz (S. 202)	
Hyponatriämie	ggf. weitere Hirndruckzeichen (Sehstörungen, Krämpfe, Kopfschmerzen, weitere neurologische Ausfälle); (S. 338)	
4. andere Ursachen		
Myokardinfarkt (v.a. inferiore Lokalisation), Angina pectoris	s. Oberbauchschmerzen S. 62 und Thoraxschmerzen S. 564	
Stauungsgastropathie bei Herzinsuffizienz	s. Herzinsuffizienz S. 243	
hypertensiver Notfall	S. 288	

Erbrechen

Tabelle 37 · Forts., Differenzialdiagnose von Übelkeit und Erbrechen

Diagnose	wesentliche diagnostisch richtungsweisende Anamnese, Untersuchung u./o. Befunde	Sicherung der Diagnose
Z.n. Strahlentherapie	typische Zeichen eines Strahlenkaters: Übelkeit, Kopfschmerzen, Erregungszustand, Durchfall	Anamnese
Glaukomanfall	s. Kopfschmerzen S. 352	
Pyelonephritis/ Harnleiterkolik	s. Bauchschmerzen S. 64	
Bulimie	starke Gewichtsschwankungen, typische Anamnese des Essverhaltens	
Anorexia nervosa	provoziertes Erbrechen	Anamnese! Neurologisch-psychiatrische Untersuchung; Labor normal
habituelles Erbrechen, funktionelles Erbrechen im Rahmen psychischer Störungen	meist jahrelange Anamnese, psychische Auffälligkeiten	Ausschluss organischer Ursachen (gastrointestinal, zerebral, metabolisch-toxisch)
Ösophagus-Divertikel	Dysphagie nimmt mit Nahrungsaufnahme und Füllung des Divertikels (v.a. Zenker-Divertikel) zu, Erbrochenes ohne Magensaft	Ösophagoskopie, Ösophagusbreischluck
Ösophagusstenosen	Dysphagie, die bei festen Nahrungsbestandteilen ausgeprägter ist als bei flüssigen; anamnestisch vorangehend z. B. Verätzungen, schwere Refluxösophagitis	Ösophagoskopie, Ösophagusbreischluck
Achalasie	Dysphagie	in typischen Fällen Ösophagoskopie, Ösophagusbreischluck, ggf. Manometrie als beweisendes Verfahren
Postvagotomie-Syndrom	s. Diarrhö S. 96	
Refluxösophagitis	s. obere gastrointestinale Blutung S. 175	
Sklerodermie	u.U. ausgeprägte Hypomotilität des Darmes (S. 509)	

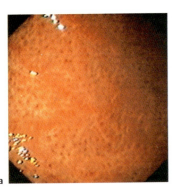 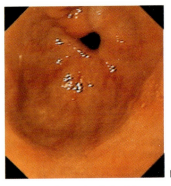

Abb. 58 Akute Gastritis im Antrum. a) mit feingranulärer Oberfläche; b) mit streifiger Rötung (Endoskopie)

Verwandte Leitsymptome

- Singultus (Aufstoßen): S. 44
- Schluckstörung: S. 504

Erstickungsgefühl s. Dyspnoe S. 99

Extrasystolie s. Herzrhythmusstörungen S. 256

Extremitäten-Schmerzen (A. Sturm)

Grundlagen

- **Einteilung (nach Epidemiologie/Häufigkeit):** Extremitätenschmerzen/-beschwerden gehören zu den häufigsten Symptomen in der Medizin. Statistik und verlässliche Schätzungen weisen folgende Erkrankungshäufigkeit der deutschen Bevölkerung auf:
  - Arterielles Gefäßsystem (20%).
  - Venöses Gefäßsytem (12%).
  - Lymphatisches Gefäßsystem (2%).
  - Muskulatur und Bildegewebe (8%).
  - Gelenke (15%).
  - Knochen.
  - Nervensystem.
- **Klinik des Leitsymptoms:** Bei der Vielfalt der Ursachen und Krankheitsbilder gibt es kein verbindendes oder allgemeines Leitsymptom.
  - Der Schmerzcharakter kann vom dumpfen Druckgefühl bis zum peitschenden, kaum erträglichen Akutschmerz reichen.
  - Die Skala der Funktionseinschränkung reicht von „nicht vorhanden" bis zu hochgradiger Einschränkung der aktiven und passiven Beweglichkeit.
  - Die Krankheitswertigkeit kann harmlos oder lebensbedrohlich sein.
  - **Hinweis:** Intensität/Grad der empfundenen Beschwerden/Schmerzen kann niemals ein verlässlicher Hinweis auf die Schwere des Krankheitsbildes sein (z. B. leichtes Ziehen im Bein bei lebensbedrohlicher Phlebothrombose oder heftigster Akutschmerz bei funktionell bedeutungslosem kleinen Muskeleinriss).

Extremitäten-Schmerzen

Akutdiagnostik

- ▶ **Ziel** der Akutdiagnostik bei Extremitätenbeschwerden:
  - Zuordnung der Beschwerdesymptomatik zu einer der Krankheitsgruppen (s. Einteilung).
  - Einschätzung der Wertigkeit und zeitlichen Therapiebedürftigkeit des Krankheitsbildes.
- ▶ **Anamnese:** Sie ist von entscheidender Bedeutung für die Differenzialdiagnose der einzelnen Krankheitsgruppen:
  - *Beginn, Dauer, Lokalisation* (lokal, zentripedal oder zentrifugal ausstrahlend) und Schmerzcharakter?
  - *Möglicher Auslöse- und Unterhaltungsmechanismus:* Ruhe, Belastung, Belastungsart?
  - *Vorerkrankungen:* Angiologische, neurologische, muskuläre, arthro-/osteopathische?
  - *Allgemeine Begleitsymptome* wie Fieber, Hautausschläge, Lymphknotenschwellungen, andersortige (abdominelle, thorakale, zerebrale) Beschwerden/Symptome, z. B.:
    - Erkrankungen mit Ausstrahlungsneigung in die oberen Extremitäten: Myokardinfarkt, Angina pectoris, Thoracic-outlet-Syndrom, Pleura-/Lungenerkrankungen, Gallenerkrankungen.
    - Erkrankungen mit Ausstrahlungsneigung in die unteren Extremitäten: Erkrankungen der Wirbelsäule oder der viszeralen Bauchorgane.
  - *Neurologische Begleitsymptome* mit Hinweis auf Neurokompression, Paresen, sensible oder motorische Ausfallserscheinungen, Taubheitsgefühl.
  - *Bei V.a. arterielle Gefäßerkrankungen:* Umschriebender Akutschmerz (Embolie), Belastungsschmerz, begleitende Sensibilitätsstörungen, Kältegefühl (Einzelheiten S. 126).
  - *Bei V.a. venöse Gefäßerkrankungen:* Umschriebener Schmerz, Schweregefühl, Krampfneigung, Schmerzen beim Auftreten und/oder beim Husten (Einzelheiten S. 137).
  - *Bei muskulären Erkrankungen:* Lokalisiert muskelkaterähnliche Schmerzen, unbestimmtes ziehendes Muskelgefühl, Auslösebewegungen (Einzelheiten S. 416).
- ▶ **Körperliche Untersuchung:**
  - *Inspektion* (im Liegen und Stehen): Blässe, Zyanose, Hautveränderungen, umschriebene Rötungen, lokale Ödeme, Einflussstauung, Gelenkdeformitäten, Muskelschwund, Fehlstellungen.
  - *Palpation:* Arterienpulse (immer im Seitenvergleich), Druckdolenz der Venenstränge, Muskeln, Sehnenansätze, Schmerzpunktanalyse, Hauttemperatur.
  - *Funktionsprüfung:* Gelenk- und Wirbelsäulenbeweglichkeit, Stauchungsschmerz, Schmerzauslösemechanismus.
  - *Internistische Untersuchung* (S. 1): Insbesondere Herz, Herzrhythmus, Blutdruck, Pulmo, Abdomen.
  - *Neurologische Untersuchung* (S. 2): Insbesondere Reflexstatus, Ausschluss/nachweis einer zentralen u./o. peripheren Parese bzw. Sensibilitätsstörung.
- ▶ **Weiterführende Akutdiagnostik:**
  - *Dopplersonographie, FKDS:* Bei V.a. angiologische Erkrankungen
  - *DSA, bzw. Phlebographie bzw. CT/MRT:* Nur in seltenen Fällen- bei geplanter aktiver invasiver angiologischer Therapie (z. B. bei Kontrastmittelüberempfindlichkeit) (S. 127 u. 138).
  - *Röntgenaufnahmen,* evtl. ergänzt durch CT/MRT: Bei V.a. Knochenbruch oder Gelenkerkrankungen des betroffenen Abschnittes bzw. bei weiter ungeklärter Notsituation.

Extremitäten-Schmerzen bei Erkrankungen der Arterien

- *Abdomen-Sonographie, EKG, Röntgen-Thorax, Echokardiographie:* Bei V.a. andersortige Erkrankungen lokalitätsbezogen.
- **Basisdiagnostik, weiterführende Diagnostik und Differenzialdiagnostik** s. auch:
  - Extremitäten-Schmerzen bei Erkrankungen der Arterien (S. 126).
  - Extremitäten-Schmerzen bei Erkrankungen der Venen (S. 137).
  - Muskelschmerzen (Myalgien) S. 416.
  - Gelenkschmerzen/Gelenkschwellungen S. 178.
  - Knochenschmerzen S. 324.
  - Lymphknotenschwellungen S. 385.

Extremitäten-Schmerzen bei Erkrankungen der Arterien (A. Sturm)

▶ **Hinweis:** Zur Akutdiagnostik bei Extremitäten-Schmerzen sowie zur Einteilung s. S. 124.

Basisdiagnostik

▶ **Anamnese:**
- Als „Funktionsprobe des täglichen Lebens" ermöglicht die Anamnese zu Gehstrecke, Treppensteigen, Belastungsfähigkeit der Extremitäten, Kältesensibilität, Sensibilitätsstörungen und auslösender Ursache die Beurteilung der funktionellen Wertigkeit einer arteriellen Durchblutungsstörung.
- Ergänzend: Fragen über Erkrankungen und Risikofaktoren, die zur Pathogenese der arteriellen Gefäßkrankheiten beitragen: Nikotin, Fettstatus, Hypertonie, Familienanamnese, Immobilität etc.

▶ **Körperliche Untersuchung:**
- Inspektion: Differenz der Hautfarbe, Hautveränderungen, Nekrosen, Muskelatrophien, Ödeme, etc.
- Palpation:
  - Die Palpation hat eine sehr hohe diagnostische Wertigkeit durch den Vergleich des Pulses zwischen rechts und links, distal und proximal.
  - Hauttemperatur prüfen, wobei nur eindeutige Seitendifferenzen verwertbar sind: Überwärmung (Entzündung), Abkühlung (funktionell wertige Durchblutungsstörungen).
- Auskultation der Gefäße (Sklerosegeräusch, AV-Fistel)?
- Vergleichende Blutdruckmessung zwischen rechts und links, oberer und unterer Extremität.
- Internistische Untersuchung (S. 1) und orientierende neurologische Untersuchung (S. 2).

Weiterführende Diagnostik

▶ **Lagerungs- und Belastungsproben:** z.B. Gehversuch, Laufbandergometrie, Lagerungsprobe nach Ratschow, Faustschlussprobe, Allen-Test.

▶ **Sonographie:**
- *Nicht direktionale Dopplersonographie* zur Erkennung und Beurteilung peripherer arterieller Stenosen und deren Lokalisation, evtl. unter Belastung.
- *Bidirektionale Dopplersonographie* mit Messung der Blutstromrichtung und Blutströmungsgeschwindigkeitsänderung zur Erfassung hämodynamisch wertiger poststenotischer und prästenotischer Veränderungen sowie zur Beurteilung eines postoperativen und postinterventionellen Befundes.
- *Dopplersonographie der Halsgefäße* zur Frage einer zerebro-vaskulären Insuffizienz, Stadium I–IV.

- *B-Bild und FKDS* als Kombinationsverfahren von Sonographieverfahren (B-Mode), Dopplersonographie und Farbdopplersonographie.
- *Transkranielle Dopplersonographie:* Beurteilung intrakranieller Gefäßstenosen und -verschlüsse nach Ausschluss von vorgeschalteten Stenosen/Verschlüssen durch Doppler- und Duplexsonographie der extrakraniellen Halsgefäße.

▶ **Labor:** Risikofaktoren in der Pathogenese der Arteriosklerose, Differenzialdiagnose obliterierender Angioorganopathien, Angiitiden und Angioneuropathien. Nachweis oder Ausschluss von Begleiterkrankungen, die arterielle Durchblutungsstörungen beeinflussen können, z. B. Anämie, Polyglobulie, Niereninsuffizienz, hämorrhagische Diathese, Diabetes mellitus.

▶ **Intraarterielle digitale Subtraktionsangiographie (DSA):** Zum Nachweis intrazerebraler Gefäßveränderungen, Stenosen im Bereich der extrakraniellen Hirngefäße, Darstellung der Beckengefäße und peripheren Gefäße sowie intestinaler Gefäße.

▶ **EKG** (evtl. Belastungs EKG).

▶ **Echokardiographie** zur Beurteilung des kardialen Status, der Herzkranzgefäßdurchblutung und Rhythmusstörungen.

▶ **CT** inkl. Spiral-CT oder MRT mit bzw. ohne intravenöse ferromagnetische Kontrastmittelapplikation.

▶ **Transkutane Sauerstoffdruckmessung** bzw. Laser-Doppler-Fluxmetrie zur Beurteilung von Störungen der Mikrozirkulation.

▶ **Venenverschlussplethysmographie** zur quantitativen Durchblutungsmessung.

▶ In Einzelfällen **Gefäßbiopsie** zur Differenzialdiagnose einer Angiitis.

▶ **Kapillarmikroskopie:** Sensitivstes und spezifisches Verfahren zur Erfassung von Mikrozirkulationsstörungen.

▶ **Spezielle weiterführende diagnostische Maßnahmen:** Tab. 38.

Differenzialdiagnose (Tab. 38 und ff)

Tabelle 38 · Differenzialdiagnose der Extremitätenbeschwerden bei Erkrankungen des arteriellen Gefäßsystems

Diagnose	wesentliche diagnostisch richtungweisende Anamnese, Untersuchung u./o. Befunde	Sicherung der Diagnose
akuter arterieller Verschluss (s. Abb. 59, S. 130)	plötzlicher heftiger Extremitätenschmerz; wegweisend: 6-mal „P": pain (Schmerz), pallor (Blässe), paraesthesia (Missempfindung), pulslessness (Pulslosigkeit), paralysis (Bewegungsunfähigkeit), prostation (Schock); selten Entwicklung eines Schocks oder Tourniquet-Syndroms	typische Klinik und Anamnese; Dopplersonographie, FKDS; DSA oder MRT (s. o.) nur in seltenen und Zweifelsfällen notwendig, zur Abklärung, ob eine akute Thrombose, Aneurysma oder Embolie vorliegen. Dringend notwendige Therapie nicht durch überflüssige Therapiemaßnahmen verzögern! *cave:* Nach Akutmaßnahmen auch kardiale bzw. extrakardiale Emboliequellen/-ursachen suchen!

Extremitäten-Schmerzen bei Erkrankungen der Arterien

Tabelle 38 · Forts., Differenzialdiagnose der Extremitätenbeschwerden

Diagnose	wesentliche diagnostisch richtungweisende Anamnese, Untersuchung u./o. Befunde	Sicherung der Diagnose
Sonderformen des akuten arteriellen Verschlusses		
– Tibialis anterior-Syndrom	Schmerz, Schwellung und Hypoxiezeichen im Bereich des antero-lateralen Muskelbezirkes, selten Hautnekrosen und Gangrän der ischämischen Muskelpartie	Dopplersonographie, FKDS, DSA
– Kompressions-Syndrom der A. poplitea (entrapment-Syndrom)	akutes Ischämie-Syndrom bei besonderer körperlicher Belastung	Dopplersonographie, FKDS evtl. in Ruhe und unter Belastung; DSA
– myogener Arterienspasmus	nur bei Ergotaminabusus, Nikotin oder durch Kontrastmittelinjektion	Anamnese, DSA
– Aneurysma dissecans	Befunde abhängig von Lokalisation (Arme, Beine) sowie Ursache (Arteriosklerose, Trauma, Vaskulitis).	Dopplersonographie, FKDS, DSA selten: CT/MNR
CAVK der Extremitätenarterien (s. Abb. 60, S. 131)	Leitsymptome sind Extremitätenschmerzen; Intensität vom Schweregrad abhängig. Stadien nach – *Stadium I:* Symptomlose Stenosen – *Stadium II:* Belastungsschmerz (Claudicatio intermittens) mit Gehstrecke – *IIa:* unter 100 m – *IIb:* über 100 m – *Stadium III:* Ruhe- und Nachtschmerzen mit steigender Intensität – *Stadium IVa:* Ruheschmerz, trophische Störungen, Nekrosen – *Stadium IVb:* Sekundäre Infektion der Nekrosen mit Gangrän	Palpation und Auskultation der Arterien mit Nachweis fehlender oder reduzierter Arterienpulse bzw. Strömungsgeräusche; Dopplersonographie und FKDS; Funktionsproben: Gehversuch, Lagerungsprobe nach Ratschow, Faustschlussprobe, Laufbandergometrie Allen-Test; DSA in Einzelfällen, CT, CT und MNR. Zum Nachweis von Mikrozirkulationsstörungen s. o.
Vaskulitiden (s. Abb. 61, S. 131)	nur sehr selten isolierter Befall der Extremitätenarterien; vordergründig sind Symptome, Anamnese und Befunde als Folge einer Organschädigung; Übersicht über die Klassifikation der Vaskulitiden s. Tab. 41, S. 135	Symptome der Organschädigung spezielle Labordiagnostik; Histologie
Thrombangiitis obliterans (Syn.: Endangiitis obliterans, Morbus Winiwarter-Buerger) (s. Abb. 62, S. 131)	Klinik der CAVK (S. 128)	diagnostische Maßnahmen wie bei CAVK (S. 128) Einzelheiten der Differenzialdiagnose gegenüber CAVK s. Tab. 40

Tabelle 38 · Forts., Differenzialdiagnose der Extremitätenbeschwerden

Diagnose	wesentliche diagnostisch richtungsweisende Anamnese, Untersuchung u./o. Befunde	Sicherung der Diagnose
primärer Morbus Raynaud (Syn.: primäres Raynaud-Syndrom)	intermittierende Vasokonstriktionen meist im Bereich der Hände, ausgelöst durch Kälte und psychische Erregung, Frauen : Männer = 4 : 1; meist symmetrische vasospastische Verschlüsse der Finger (Digitus mortuus); primär starke Abblassung, Parästhesien, Stechen, erhebliche Schmerzen, minuten- bis stundenlang; nach den Anfällen Rötung und Zyanose der befallenen Partien; in nicht ausgeprägten Fällen purpurfarbene Zyanose mit nachfolgender spontaner schmerzhafter Rötung	klinisches Bild, durch Nitroglyzerin sublingual oder Wärmeapplikation rasche Rückbildung des Vasospasmus, Arterienpulse im anfallsfreien Intervall gut palpabel, Kapillarmikroskopie: Leicht erhöhter Kapillardurchmesser mit herabgesetzter Fließgeschwindigkeit der Erythrozyten, unter Kälteprovokation Strömungsstopp, Dopplersonographie der Fingerarterien: Bei Kälteapplikation vollständige Unterbrechung des arteriellen Einstroms, DSA (nur in Einzelfällen); keine radiologisch fassbaren morphologischen Gefäßwandveränderungen, Venenverschlussplethysmographie
sekundärer Morbus Raynaud (Syn.: Raynaud-Phänomen)	Ursache ist eine organische Gefäßschädigung bzw. Organerkrankung; daher bestehen zusätzlich auch Symptome der Grunderkrankung (Differenzialdiagnose s. Tab. 39)	s. Tab. 39
Angiolopathien		
Akrozyanose	durch Kälte ausgelöste, häufig schmerzhafte Blauverfärbung der Haut im Bereich der Hände und Füße, Parästhesien, Kältegefühl, gelegentlich lokale Schwellungen. Kommt auch vor bei bei kardialen und pulmonalen Erkrankungen, Polyglobulie, Kollagenosen, arterieller Verschlusserkrankung, Morbus Raynaud	typische Klinik, Arterienpulse unauffällig. Typische klinische Symptomatik einer eventuellen Grunderkrankung beachten

Extremitäten-Schmerzen bei Erkrankungen der Arterien

Tabelle 38 · Forts., Differenzialdiagnose der Extremitätenbeschwerden

Diagnose	wesentliche diagnostisch richtungweisende Anamnese, Untersuchung u./o. Befunde	Sicherung der Diagnose
Erythromelalgie	charakteristisch anfallsweise auftretende ausgeprägte Rötung, Überwärmung und brennende Schmerzen (Minuten bis Stunden), vorwiegend an Akren der unteren Extremitäten, insbesondere Fußsohlen (burning feet). Auslöser häufig: Temperaturerhöhungen, körperliche Überbelastung. Möglich: Sekundäre Erythromelalgie bei CAVK, Thrombangitis obliterans, Thrombophlebitis, Polyzytämie, Hypertonie, Diabetes mellitus	klinisches Bild. Apparative Diagnostik nicht möglich. Auf Klinik einer eventuellen Grunderkrankung achten

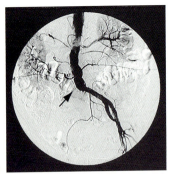
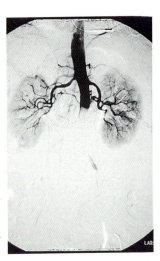

Abb. 59 Akuter arterieller Verschluss der rechten Beckenstrombahn (DSA-Angiographie). a) verschlossener Abgang der A. iliaca (Pfeil); b) kompletter infrarenaler Verschluss der Aorta abdominalis

Extremitäten-Schmerzen bei Erkrankungen der Arterien

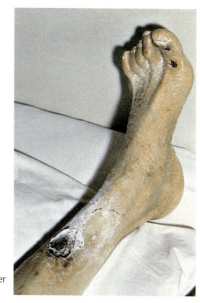

Abb. 60 CAVK im Fontaine-Stadium IV mit feuchter und trockener Hautgangrän sowie Ulcera cruris

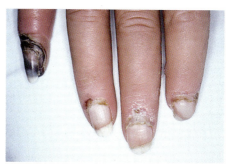

Abb. 61 Vaskulitis (Sklerodermie) mit diffuser Schwellung der Finger sowie Fingerkuppennekrose des 5. Fingers

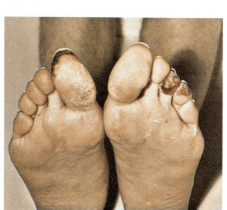

Abb. 62 Thrombangiitis obliterans mit Zehengangrän

Extremitäten-Schmerzen bei Erkrankungen der Arterien

▶ **Differenzialdiagnose des sekundären Morbus Raynaud** (Tab. 39).

Tabelle 39 · Differenzialdiagnose des sekundären Morbus Raynaud

Diagnose	zur Diagnose führt
arterielle Verschlusserkrankung	
Arteriosklerose	S. 128
Thrombangitis obliterans	S. 128
arterielle Thrombose	S. 127
Kollagenosen	
progressive Sklerodermie (häufigste Form) (s. Abb. 63, S. 134)	– diffuse Hautveränderungen in Form von ödematösen Schwellungen, progredienten Indurationen (Maskengesicht), Atrophien der Haut und schmerzhaften Nekrosen an den Fingerspitzen – Gelenkbeschwerden mit Morgensteifigkeit, Beugekontrakturen – Ösophagusmotilitätsstörungen, interstitielle Lungenfibrose, Herz- und Nierenbeteiligung Sicherung der Diagnose durch klinisches Bild; Nachweis von Anti-Scl 70, Anti-Zentromer-Antikörper, IgG, nukleoläres Fluoreszenzmuster
Lupus erythematodes	spezifische Klinik und Labordiagnostik S. 74
Panarteriitis nodosa (vgl. Abb. 249, S. 463)	spezifische Klinik und Labordiagnostik, S. 73
Wegener-Granulomatose	spezifische Klinik und Labordiagnostik, S. 73
Dermatomyositis	spezifische Klinik und Labordiagnostik, S. 419
Polyarthritis rheumatica	spezifische Klinik und Labordiagnostik, S. 180
Schultergürtel-Arm-Kompressions-Syndrome: s. Tab. 43	
hämatogene Erkrankungen	
Kälteagglutinine	charakteristische Laborbefunde, S. 581
Kryoglobuline	charakteristische Laborbefunde, S. 185
Hyperviskositäts-Syndrom	charakteristische Laborbefunde, S. 342
Polyzythämie	charakteristische Laborbefunde, S. 453
Thrombozytose	charakteristische Laborbefunde, S. 594
Paraproteinämie	charakteristische Laborbefunde, S. 587
thrombotische Mikroangiopathie	charakteristische Laborbefunde, S. 24, Doppler-/Duplexsonographie
neurologische Erkrankungen	
Neuritis Poliomyelitis multiple Sklerose spinale Tumoren	neurologische Untersuchungen
Postapoplexie	neurologische Untersuchungen, s. auch S. 2

Tabelle 39 · Forts., Differenzialdiagnose des sekundären Morbus Raynaud

Diagnose	zur Diagnose führt
Intoxikationen	
PVC-Krankheiten Schwermetalle Ergotamin Alkoholabusus Cyanamid Pilzintoxikation	typische Raynaud-Symptomatik + Intoxikationsanamnese
chronische Beschäftigungstraumen	
Vibrationstrauma bei Arbeiten mit Presslufthammer, Motorsägen, Anschlägern	typische Raynaud-Symptomatik + Anamnese
Maschinenschreiben	typische Raynaud-Symptomatik + Anamnese
Gehen auf Krücken	typische Raynaud-Symptomatik + Anamnese
Klavierspielen	typische Raynaud-Symptomatik + Anamnese
Traumata	
lokale Gefäßverletzungen	typische Raynaud-Symptomatik + Trauma-Anamnese
posttraumatisch	typische Raynaud-Symptomatik + Trauma-Anamnese
Kälteschäden	typische Raynaud-Symptomatik + Kälte-Anamnese
medikamentös	
Clonidin Sympathomimetika ACE-Hemmer Zytostatika Hormonelle Antikonzeptiva β-Rezeptor Blocker Sekale-Alkaloide	typische Raynaud-Symptomatik + Medikamentenanamnese und Auslassversuch
sonstige Ursachen	
Sudeck-Atrophie	typische Raynaud-Symptomatik + charakteristische Anamnese
AV-Fistel	typische Raynaud-Symptomatik + Fistelnachweis durch FKDS
Cimino-Shunt	typische Raynaud-Symptomatik + charakteristische Anamnese
Karpaltunnel-Syndrom	typische Raynaud-Symptomatik + orthopädische sowie neurologische Untersuchung
paraneoplastisches Syndrom	typische Raynaud-Symptomatik + charakteristische Anamnese

Extremitäten-Schmerzen bei Erkrankungen der Arterien

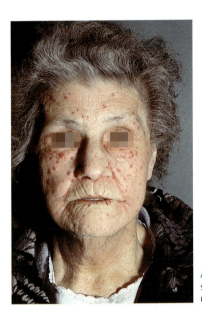

Abb. 63 Sklerodermie mit Mikrostomie und Teleangiektasien im Gesicht

▶ **Differenzialdiagnose CAVK – Thrombangiitis obliterans** (Tab. 40).

Tabelle 40 · Differenzialdiagnose CAVK – Thrombangiitis obliterans

Kriterium	CAVK	Thrombangiitis obliterans
Alter	meist > 45 Jahre	meist < 45 Jahre
Geschlecht	männlich und weiblich	fast nur männlich
venöses Gefäßsystem	nicht betroffen	Phlebitis migrans/saltans
Nikotinabusus	fakultativ	fast obligat
Verlauf	vorwiegend langsam, progredient, diffus; bevorzugter Gefäßbefall: Beginn an den großen Arterien, untere Extremitäten bevorzugt; 10 % periphere Nekrosen und Amputationen, häufig Mitbefall der Koronarien und Zerebralgefäße	Beginn primär peripher an den kleinen Gefäßen der oberen und unteren Extremitäten (infrapopliteal), häufig segmentaler Befall, in Schüben, langsam progredient, zwischenzeitlichen Remissionsphasen von Monaten bis Jahren, Nekrosen (peripher) und Amputation, häufig, selten Befall der Koronar- und Zerebralgefäße, unter Nikotinkarenz meist Heilung
röntgenologisch nachweisbare Gefäßverkalkung	häufig	extrem selten

Tabelle 40 · Forts., Differenzialdiagnose CAVK

Kriterium	CAVK	Thrombangiitis obliterans
Arteriographie	diffuse Kaliberschwankungen mit unregelmäßigen Lumeneinengungen und welligen Wandkonturen	Diagnosesicherung häufig schwierig: Glatte Arterienwandungen mit scharfem oft spitzem Kontrastmittelabbruch, stark geschlängelte Kollateralen, multiple segmentale periphere Gefäßverschlüsse distal der A. poplitea, bei Befall der oberen Extremitäten: A. radialis/ulnaris, Digitalarterien
serologische Entzündungszeichen	negativ	gelegentlich positiv
Histologie	Intimaverdickung durch Einlagerung von Fett und Cholesterin	proliferativ granulomatöse Entzündung primär der Intima, später auch der Media und Adventitia

▶ **Klassifikation der Vaskulitiden** (Tab. 41 und Tab. 42).

Tabelle 41 · Klassifikation der Vaskulitiden (aus Schmidt JA, v. Wichert P. Intensivmedizin, 33 (1996) 20

1. Panarteriitis-nodosa-Gruppe (Gruppe der nekrotisierenden Vaskulitiden)

a) klassische Panarteriitis nodosa (Syn.: Periarteriitis, Polyarteriitis [s. S. 73])
  mikroskopische Panarteriitis nodosa (s. S. 73)

b) allergische Angiitis/Granulomatose (Churg-Strauss, s. S. 73)
  Polyangitis overlap syndrome (Fauci)

2. Wegener-Granulomatose (s. S. 73)

3. Lymphomatoide Granulomatose (s. S. 170)

4. Hypersensitivitätsvakulitis (Syn.: Leukozytoklastische Vaskulitis, small vessel vasculitis, allergische Vaskulitis, Hypersensitivitäts-Angiitis, Zeek-Vaskulitis)
– Serumkrankheit (s. S. 161)
– Purpura Schönlein-Henoch (s. S. 27)
– Erythema elevatum diutinum
– essenzielle Kryoglobulinämie (s. S. 185)
– sekundäre Vaskulitiden (Einteilung s. Tab. 42)

5. Riesenzellarteriitiden
– Arteriitis temporalis oder cranialis (Morbus Horton) mit Polymyalgia rheumatica (s. S. 184 u. 420)
– Takayasu-Arteriitis

6. Thrombangiitis obliterans (Morbus Winiwarter-Buerger, s. S. 128)

7. Sonstige
– Mukokutanes Lymphknotensyndrom (Morbus Kawasaki, s. S. 157)
– Kuto-intestinales Syndrom (Kohlmeier-Degos Syndrom)

Extremitäten-Schmerzen bei Erkrankungen der Arterien

Tabelle 42 · Sekundäre Vaskulitiden: Ergänzung zu Punkt 4 (Hypersensitivitätsvaskulitis) der Tab. 41

a) Autoimmunerkrankungen (mit Kollagenosen)
- Lupus erythematodes (mit Antiphospholipid-Syndrom) (s. S. 74)
- Systemische Sklerose (Syn.: progressive Sklerodermie [s. S. 132])
- Sjörgen-Syndrom (s. S. 186)
- Morbus Behçet (s. S. 149)
- Rheumatoide Arteriitis
- Dermatomyositis (s. S. 419)
- Sarkoidose (s. S. 388)
- Morbus Crohn (s. S. 94)
- Primäre biliäre Zirrhose (s. S. 316)
- Chronisch aggressive Hepatitis (s. S. 314)
- Goodpasture Syndrom (s. S. 73)
- Cogan Syndrom

b) infektiöse Ursachen
- Streptokokken (rheumatisches Fieber)
- Hepatitis B
- Lues (Syphilis, Erreger Treponema pallidum)
- Borreliose
- Mykobakterien
- HIV

c) chemisch oder medikamenteninduzierte Vaskulitiden durch:
- Antibiotika
- Benzodiazepine
- Dextran
- β-Blocker
- Gold
- Zytostatika
- H_2-Antagonisten
- Diuretika
- Kalzium-Antagonisten
- D-Penicillamin
- Allopurinol
- Cromoglycinsäure
- ACE-Hemmer
- Antiarrhythmika
- nichtsteroidale Antiphlogistika

d) Malignome
- Leukämien, Lymphome, solide Tumoren
- Gammapathien, Kryoglublinämien u. a.

Extremitäten-Schmerzen bei Venenerkrankungen

▶ **Formen und Differenzialdiagnose des neurovaskulären Schultergürtelkompressionssyndroms** (Thoracic-outlet-Syndrom), (Tab. 43).

Tabelle 43 · **Unterschiedliche Formen des neurovaskulären Schulter-Gürtel-Kompressionssyndroms (Thoracic-outlet-Syndrome)**

Diagnose	zur Diagnose führt
– *Halsrippensyndrom* – *Syndrom der ersten Rippe* – *Skalenussyndrom* – *Kostoklavikularsyndrom* – *Hyperabduktionssyndrom* – *Pectoralis-minor-Syndrom* – *Malpositionssyndrom* – *Syndrom der engen oberen Thoraxapertur* – *Korakopektoralsyndrom* – *Klippel-Feil-Syndrom*	oft charakteristische Anamnese bei entsprechender Körperhaltung, Röntgenbefund, Kompressionsmanöver, in einigen Fällen FKDS u./o. DSA in Belastungs-, bzw. Kompressionshaltung

Verwandte Leitsymptome

▶ Extremitätenbeschwerden bei Venenerkrankungen: S. 137.
▶ Knochenschmerzen: S. 324.
▶ Gelenkschmerzen/Gelenkschwellungen: S. 178.
▶ Muskelschmerzen: S. 416

Extremitäten-Schmerzen bei Venenerkrankungen (A. Sturm)

▶ **Hinweis:** Zur Akutdiagnostik bei Extremitäten-Schmerzen sowie zur Einteilung s. S. 124.

Basisdiagnostik

▶ **Anamnese:**
- Hinweis auf Venenerkrankung oder Lungenembolien in der Vorgeschichte?
- Umschriebene Schmerzen (v.a. bei oberflächlicher Thrombophlebitis)?
- Schweregefühl, Krampfneigung, Wadenkrämpfe, Schmerzen beim Husten oder Auftreten, die in der erkrankten Extremität verspürt werden. Zunahme der Beschwerden bei Wärme oder herabhängenden Beinen und im Stehen? Ödeme?

▶ **Körperliche Untersuchung:**
- *Inspektion im Liegen und im Stehen – besonders achten auf:*
  - Lokalisation und Verlauf einer Varikosis.
  - Nachweis einer tiefen Zyanose bei tiefer Thrombose oder helle Zyanose bei Behinderung des venösen Abflusses, Marmorierung.
  - Umschriebene Rötung bei Thrombophlebitis.
  - Pigmentverschiebung, Ulkusnarben, venöse Stase, Atrophie, Dermatosklerose bei postthrombotischem Syndrom, lokale Ödeme.
- *Palpation:*
  - Druckdolenz entlang der Venenstränge mit lokaler Konsistenzvermehrung und Überwärmung der Haut.
  - Muskelballottement und Schmerzpunktanalyse bei tiefer Thrombophlebitis.

Extremitäten-Schmerzen bei Venenerkrankungen

- Löwenberg-Test zur Diagnostik der akuten klinisch symptomarmen Venenthrombose: Blutdruckmanschette wird am zu untersuchenden Extremitätenabschnitt angelegt, Druck wird stufenweise erhöht. Starke Schmerzen bei 60–120 mmHg sprechen für akute Venenthrombose, besonders wenn bei gleichem Staudruck die andere Extremität schmerzfrei ist. Schmerzhafter Manschettendruck > 180 mmHg spricht eindeutig gegen akute Venenthrombose.

▶ **Umfangsmessungen.**
▶ **Allgemeine internistische Untersuchung** (S. 1).

Weiterführende Diagnostik

▶ **Klinische Funktionstests** zur Erfassung der Klappeninsuffizienz sowie Prüfung der Durchgängigkeit des tiefen Venensystems. Zum Beispiel Perthes-Versuch, Trendelenburg-Test, Pratt-Test. Wegen des relativ hohen Zeitaufwandes werden diese klinischen Funktionstests heute wenig verwandt.
▶ **Sonographie:** Dopplersonographie, B-Bild-Sonographie bzw. FKDS. Mögliche Ergänzungen: Doppleruntersuchung in In- und Exspiration, Kompressionssonographie.
▶ **Phlebodynamometrie/Plethysmographie:** Zur Beurteilung einer chronisch venösen Insuffizienz, Kompensationsgrad und OP-Indikation.
▶ **Phlebographie:** Die aszendierende Pressphlebographie in Hängelage nach Hach ist nur noch in seltenen Fällen notwendig, da weitgehend durch die komplikationsärmere und kostengünstigere farbkodierte Dopplersonographie ersetzt.
▶ **Lichtreflexionsrheographie:** Zur Prüfung der venösen Pumpfunktion und Beurteilung einer Besserbarkeit des venösen Rückflusses.
▶ **Isotopenphlebographie:** Nur bei Kontrastmittelallergie zum Nachweis von Thrombosen im Bereich der Vena cava, Beckenvenen und Vena axillaris.
▶ **Laboruntersuchungen:** Zum Nachweis einer Entzündung (BSG, CRP, Blutbild, Elektrophorese), Gerinnungsstörung (Gerinnungsstatus S. 597).
▶ Zu selteneren weiterführenden und ergänzenden diagnostischen Maßnahmen s. Tab. 44, z. B. Abdomen- und Thoraxsonographie bei V.a. Tumor, CT und MRT zum Nachweis venöser Tumorinfiltrationen, wobei das MRT mit bzw. ohne intravenöse ferromagnetische Kontrastmittelapplikation infolge Komplikationslosigkeit zunehmend größere Bedeutung erlangt.

Differenzialdiagnose (Tab. 44)

Tabelle 44 · **Differenzialdiagnose von Extremitäten-Schmerzen bei Venenerkrankungen**

Diagnose	wesentliche diagnostisch richtungsweisende Anamnese, Untersuchung u./o. Befunde	Sicherung der Diagnose
oberflächliche Thrombophlebitis (s. Abb. 64, S. 141)	schmerzhafte Schwellung und Rötung des perivenösen Gewebes mit druckempfindlichen, derben Venensträngen	Klinik, erhöhte Temperaturen; BSG ↑; gelegentlich septische Temperaturen!

Extremitäten-Schmerzen bei Venenerkrankungen

Tabelle 44 · Forts., Differenzialdiagnose von Extremitäten-Schmerzen

Diagnose	wesentliche diagnostisch richtungsweisende Anamnese, Untersuchung u./o. Befunde	Sicherung der Diagnose
tiefe Phlebothrombose/ Thrombophlebitis (s. Abb. 65, S. 142)	Symptomatik sehr variabel! Vorwiegend Schweregefühl, dumpfer Schmerz in der erkrankten Extremität beim Auftreten und beim Husten, Krampfneigung, Wadenkrämpfe, Fußsohlenschmerz, Ödeme bei Abflussbehinderung oder älterer Thrombose, febrile bis subfebrile Temperaturen, häufig begleitend: Status varicosus, Herzinsuffizienz, vorangegangene Operationen, Einnahme hormoneller Kontrazeptiva, Diabetes mellitus, paraneoplastisches Syndrom	Dopplersonographie/besser FKDS (Differenzierung akute/ältere Thrombose) Phlebographie (S. 138), in Einzelfällen Isotopen-Phlebographie sowie Uptake-Test zur Thrombosediagnostik, CT und MRT (s. o.)

Sonderformen der tiefen Phlebothrombose:

– Paget-von-Schroetter-Syndrom (Thrombose der V. axillaris/ subclavia) (s. Abb. 66, S. 142)	Schmerzen, livide Anschwellung des Armes, beim Herunterhängen und Bewegungen verstärkt; selten krampfartig (Claudicatio venosa)	Klinik, Phlebographie, evtl. in Neutral- und Belastungsfunktionsstellung
– *„Economy class"-Thrombose* (traveller's thrombosis)	klinische Zeichen der tiefen Phlebothrombose, häufig wenig schmerzhaft (s. o.), häufig bei vorgeschädigten Venen, Polyzythämie und nach langen Flügen bzw. Auto- und Busreisen zu beobachten	typische Anamnese, im Übrigen s. o.
– *Phlegmasia alba dolens*	schmerzhafte blasse (infolge Kontraktion der Arterien) Anschwellung der Beine (Milchbein)	schmerzhafte blasse Anschwellung der Beine (Milchbein), im Übrigen s. „tiefe Phlebothrombose" S. 139
– *Phlegmasia coerulea dolens* (Syn.: Pseudoembolische Phlebitis, venöse Gangrän)	plötzlich einsetzende starke Spannungsschmerzen mit schnell anschwellender Extremität, lokaler Zyanose, Hautblutungen, Bewegungseinschränkung und zunehmender Ischämiesymptomatik mit Entwicklung von Nekrose/Gangrän, häufig Entwicklung eines hypovolämischen Schockzustandes, auffallende Kombination akut einsetzender Symptome einer tiefen Phlebothrombose mit arterieller Durchblutungsstörung	typische Klinik, Dopplersonographie, FKDS; selten Phlebographie, MRT, CT

Extremitäten-Schmerzen bei Venenerkrankungen

Tabelle 44 · Forts., Differenzialdiagnose von Extremitäten-Schmerzen

Diagnose	wesentliche diagnostisch richtungweisende Anamnese, Untersuchung u./o. Befunde	Sicherung der Diagnose
postthrombotisches Syndrom (s. Abb. 67, S.142)	ziehende uncharakteristische Schmerzen in den Beinen, v.a. beim längeren Gehen und Stehen mit Schweregefühl, Kältegefühl, Parästhesien und nächtlichen Krämpfen, häufig restless legs, weiche oder indurierte Ödeme mit Stauungsdermatose, Varizen und Venektasien sowie trophischen Hautveränderungen	Klinik, Doppler-/Farbduplexsonographie (mit FKDS auch Differenzierung persistierende Okklusion/rekanalisierte Venenthrombose), Phlebodynamometrie unter Belastung, Plethysmographie und Funktionstests zur Erfassung von Klappeninsuffizienz
chronisch venöses Stauungssyndrom	Klinik abhängig vom Schweregrad: – *Grad I:* Ödemneigung, Corona phlebectatica – *Grad II:* Induration, akutes Ulcus cruris – *Grad III:* Derbe Induration, chronisches Ulcus cruris, arthrogenes Stauungssyndrom – *Grad IV:* Chronisches Faszien-Kompressionssyndrom, Manschettenulkus Prinzipiell oft uncharakteristische Beschwerden wie Schweregefühl, Schmerzen oft erst nach Belastung	Klinik, Zeichen des postthrombotischen Syndroms (s. o.), Zeichen der Veneninsuffizienz und dynamischen venösen Hypertonie, Dopplersonographie, FKDS, Farbdopplersonographie, in seltenen Fällen CT und MRT, s. o.
venöses Kompressionssyndrom	Klinik entspricht – je nach Ausmaß, Lokalisation und Länge der Kompression – dem Bild einer/s Thrombophlebitis/Phlebothrombose/postthrombotischen Syndroms; die weitere Klinik wird durch Ursache und Lokalisation des Kompressionssyndroms bestimmt (Tab. 45)	Klinik, Phlebographie in Ruhe und in Funktionsstellung, Funktionsproben, weiterführende Untersuchungen entsprechend der Verdachtsdiagnose
Ulcera cruris (s. Abb. 68, S.143)	die Klinik entspricht i.d.R. der des postthrombotischen Syndroms (S. 140), chronisch venösen Stauungssyndrom bzw. eines Status varicosus (s. u.), häufig begleitend Juckreiz, Restless-legs-Syndrom, leichte Temperaturerhöhungen; bakterielle oder mykotische Superinfektion	zu Klinik, klinischen und serologischen Untersuchungen bzw. Probeexzisionen s. ausführliche Differenzialdiagnose des Ulcus cruris, Tab. 46

Extremitäten-Schmerzen bei Venenerkrankungen

Tabelle 44 · Forts., Differenzialdiagnose von Extremitäten-Schmerzen

Diagnose	wesentliche diagnostisch richtungweisende Anamnese, Untersuchung u./o. Befunde	Sicherung der Diagnose
Varikosis	krampfartige Schmerzen in den befallenen Extremitäten mit Stichen, nächtlichen Beinkrämpfen, Juckreiz, Schwere- und Spannungsgefühl sowie Parästhesien; Symptomverstärkung nach längerem Stehen, Gehen und durch Wärme, häufig begleitend: Ödeme, Hautekzeme, Ulcera cruris, Thrombophlebitiden, Erscheinungsformen: Teleangiektasien und Pinselfiguren, Besenreiser, retikuläre Varizen, Ast- und Stammvarikosis, tiefe Varikosis	Inspektion und Palpation im Liegen und Stehen, Funktionstests, Venendruckmessung vor, während und nach der Belastung, Dopplersonographie, evtl. Lichtreflexionsrheographie, Phlebographie nur bei Möglichkeit einer operativen Intervention, Differenzierung zwischen primärer und sekundärer Varicosis (Ausschluss einer Abflussstörung): Dopplersonographie, FKDS

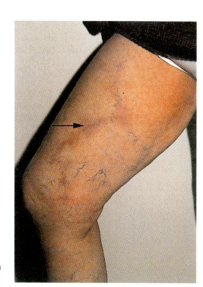

Abb. 64 Thrombophlebitis im Verlauf der proximalen V. saphena magna (Pfeil)

Extremitäten-Schmerzen bei Venenerkrankungen

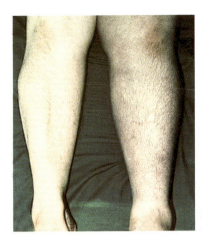

Abb. 65 Tiefe Phlebothrombose der V. iliaca und V. femoralis links

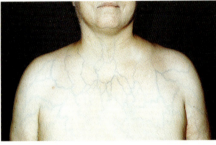

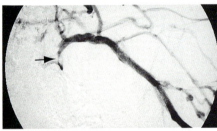

Abb. 66 Paget-von-Schroetter-Syndrom.
a) Kollateralvenen an der vorderen Brustwand;
b) zentraler Verschluss der V. subclavia links (Pfeil) mit ausgeprägter Kollateralenbildung (DSA)

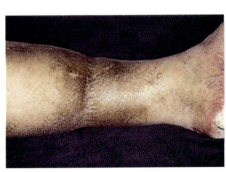

Abb. 67 Postthrombotisches Syndrom mit Purpura

Extremitäten-Schmerzen bei Venenerkrankungen

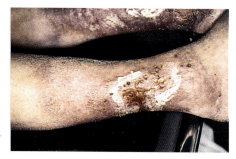

Abb. 68 Ulcus cruris bei chronischer venöser Insuffizienz

▶ **Übersicht: Kompressionsphänomene** (Tab. 45).

Tabelle 45 · **Physiologische und pathologische Kompressionsphänomene an Bein- und Beckenvenen (nach W. Hach)**

physiologische Kompression

Gefäß	*komprimierende Struktur*
V. poplitea	Rollenpumpe des M. gastrocnemius
V. femoralis	Ausstülpung des Peritonealraumes
V. iliaca externa dextra	kreuzende A. iliaca externa dextra
V. iliaca communis sinistra	kreuzende A. iliaca communis dextra

pathologische Kompression

Region	*Grundkrankheit*
Wade	maligne Tumoren, Tourniquetsyndrom[1]
Knie	Kniegelenkserguss, Baker-Zyste[2], Aneurysma der A. poplitea, Gastrocnemius-Syndrom[3]
Oberschenkel	maligne Tumoren
Leiste	benigne und maligne Tumoren, zystische Adventitiadegeneration
Becken	benigne und maligne Tumoren, Gravidität, perivaskuläre Schwielen
Retroperitonealraum	benigne und maligne Tumoren, Aortenaneurysma

[1] *Tourniquet-Syndrom:* Muskelödem, Myoglobulinämie, hypovolämischer Schock, Azidose und Hyperkaliämie durch postischämisches Muskelödem nach Wiedereröffnung der Strombahn im Anschluss an länger dauernde vollständige Ischämie

[2] *Baker-Zyste:* Zystenbildung an der Innenseite der Kniekehlen durch ein mit der Gelenkhöhle in Verbindung stehendes Hygrom

[3] *Gastrocnemiussyndrom:* Durchblutungsstörungen des Unterschenkels infolge Kompression der A. poplitea bei Verlaufsvariante oder aberrierendem Ursprung des M. gastrocnemius

Extremitäten-Schmerzen bei Venenerkrankungen

▶ **Differenzialdiagnose des Ulcus cruris** (Tab. 46).

Tabelle 46 · Differenzialdiagnose des Ulcus cruris

Ulcus venosum

- Ulcus cruris venosum
- Ulcus cruris postthromboticum
- Ulcus cruris bei Thrombophlebitis

Ulcus arteriosum

- sklerosierende Mikroangiopathie
- Kollagenose
- Angiitiden unterschiedlicher Genese
- diabetische Mikro-/Makroangiopathie
- arterielle Hypertonie

gemischt arteriell-venöses Ulkus

traumatische Ulzera

Ulcus lymphaticum

Ulcus neoplasticum

- gutartige Hauttumoren
- sekundäre maligne Entartung

Ulcus trophoneuroticum

- Neuropathien unterschiedlicher Genese
- Tabes dorsalis nach Poliomyelitis

Ulcus infectiosum

- bakterielle Prozesse
- mykotische Prozesse
- tropische Infektionen

exogenes Ulkus

- chemische Schädigung
- physikalische Schädigung
- posttraumatisch

Ulcus haematopoeticum

- Thrombopathien
- Erkrankung des myelopoetischen Systems

Verwandte Leitsymptome

▶ Extremitätenbeschwerden bei Erkrankungen der Arterien: S. 126.
▶ Muskelschmerzen (Myalgien): S. 416.
▶ Gelenkschmerzen/Gelenkschwellungen: S. 178.
▶ Polyneuropathie (PNP): S. 456.
▶ Knochenschmerzen: S. 324.

Fettsucht s. Adipositas S. 5

Fieber (W. Zidek)

Grundlagen

- **Definition:** Fieber bedeutet eine Erhöhung der Körpertemperatur über den Normwert.
- **Normwerte:**
  - *Rektal* gemessen: 37,5°C.
  - *Axillär* gemessen: 36,5°C.
  - *Oral* gemessen: Etwa 37°C.
  - ▶ *Hinweise:*
    - Die Körpertemperatur unterliegt einer *zirkadianen Variation* – abends liegt die Temperatur normalerweise etwa 1°C höher als morgens.
    - *Nachtschweiß* ist meist ein Hinweis auf eine subjektiv unbemerkte Temperaturerhöhung. Der nächtliche Abfall der Körpertemperatur wird durch die zentrale Thermoregulation analog wie eine Erhöhung der Außentemperatur durch Schwitzen beantwortet.
- **Einteilung (nach Ätiologie):** Sinnvoll als Systematik bei der Fieberabklärung.
  - Infektiös.
  - Neoplastisch.
  - Toxisch.
  - Autoimmun/allergisch.
  - Vaskulär.
  - Endokrin/metabolisch.
- **Einteilung (nach Dauer):**
  - *Akutes Fieber:* Vorwiegend infektiöse, aber auch toxische oder allergische Ursachen.
  - *Chronisches Fieber:* Neben chronischen Infektionen kommen vor allem autoimmunologische und neoplastische Ursachen in Betracht.
- **Klinik des Leitsymptoms:**
  - *Fieber mit klinischen Begleitsymptomen,* die auf die Ursache des Fiebers hinweisen:
    - Zerebrale/peripher neurologische Symptome/Kopfschmerzen.
    - Mundhöhlenveränderungen.
    - Halsschmerzen.
    - Thoraxschmerzen.
    - Ober-/Unterbauchschmerzen.
    - Extremitätenschmerzen (Knochen-/Muskel-/Gelenkschmerzen).
    - Ikterus.
    - Zyanose.
    - Haut- und Schleimhautveränderungen.
    - Lymphknotenschwellungen.
    - Hepato-/Splenomegalie.
    - Fieber bei Immunsuppression.
    - Kreislaufveränderungen (Hypertonie, Hypotonie).
  - *Fieber unklarer Ursache* (Dauer > 3 Wochen, in der englischen Literatur gebräuchliche Abkürzung: *FUO [fever of unknown origin]* : Vom Patienten als isoliertes Symptom geklagt – ohne Begleitsymptome, die eine Ursache bereits suggerieren.
- **Die Bedeutung des Fiebertyps für die Differenzialdiagnostik:**
  - Der Fiebertyp wird keineswegs nur durch die Fieberursache bestimmt, sondern auch durch die Abwehrlage des Patienten, eine begleitende Therapie (Antibiotika, „drug fever"), Alter und Begleiterkrankungen.

Fieber

- Deshalb sind Rückschlüsse aus dem Fiebertyp auf die Ursache meist problematisch. I.d.R. weist Fieber mit Schüttelfrost auf eine bakterielle Ursache hin. Akute virale Infekte können aber unter Umständen ebenfalls Schüttelfrost hervorrufen.

Basisdiagnostik

▶ **Anamnese:**
- Akut aufgetretenes/länger bestehendes Fieber?
- Schüttelfrost (als Hinweis auf einen bakteriellen Infekt)?
- Bekannte Immunsuppression (z. B. Medikamente, HIV-Infektion, Tumorleiden)?
- Chronische Infektionen (Tbc, Osteomyelitis, rezidivierende Harnwegsinfektionen bei vesikourethralem Reflux o. a. Ursachen eines Harnaufstaus)?
- Chronische Arthritiden/Hautveränderungen als Hinweise auf Kollagenosen/Vaskulitiden.
- Bekannte Herzklappenfehler?
- Chronisch-entzündliche Darmerkrankungen?
- Hinweise auf Ursprungsorgan: Husten/Auswurf, Bauchschmerzen, Halsschmerzen, Kopfschmerzen, Gelenke-/Knochenschmerzen, Dysurie?
- Herz-/Lungenerkrankungen?
- Diarrhöen als Hinweis auf Zinkmangel/Vitaminmangel?
- Hauterkrankungen auch mit Nagelbeteiligung (Psoriasis, Ekzem)?

▶ **Körperliche Untersuchung:**
- Temperatur messen.
- Inspektion von Mundhöhle, Tonsillen und Ohren.
- Klopfschmerz NNH.
- Herz- und Lungenauskultation.
- Druckschmerz im Abdomen/ Klopfschmerz auf den Nierenlagern.
- Nackensteifigkeit, Kernig-/Brudzinski-Zeichen.
- Extremitäten: Geschwollene, überwärmte Gelenke, Phlegmone, Erysipel.
- Lymphknotenschwellungen, Hepatosplenomegalie bei malignen Erkrankungen und systemischen Infektionen, Kollagenosen/Vaskulitiden.

▶ **Labor:** CRP, BKS, Blutbild, Differenzial-Blutbild, Blutkulturen, Urinstatus/-sediment.

▶ **Bildgebung:** Röntgen-Thorax, Sonographie Hals und Abdomen.

Weiterführende Diagnostik

▣ *Hinweis:* Welche der hier aufgelisteten Maßnahmen bei der jeweiligen Verdachts- bzw. Differenzialdiagnose indiziert und zielführend ist, s. Tab. 47 ff.

▶ **Labor:**
- Direktnachweis von Erregern bzw. Titeruntersuchungen.
- Knochenmarkuntersuchung.
- Liquoruntersuchung: Zellzahl/-differenzierung, Eiweiß, Erregerkultur (Tbc, Pilze, Bakterien).
- Rheumaserologie: ANA, ENA, anti-DNS, ANCA, Rheumafaktoren.

▶ **Bildgebung:**
- Leukozyten-, Galliumszintigraphie zur Lokalisierung entzündlicher Herde/Abszesse, u.U. auch maligner Prozesse (Gallium).
- CT bei hinweisenden Organsymptomen.

▣ *Hinweise zur Diagnostik bei Fieber unklarer Genese:*
- *Grundsatz für die Diagnostik:* Fieber unklarer Ursache ist meist durch eine atypische Manifestation häufiger Krankheiten bedingt. Die Diagnostik kann deshalb i.d.R. kostengünstig gestaltet werden, indem nicht von vornherein sehr seltene Ursachen berücksichtigt werden.

Fieber

- Das *Ursachenspektrum* ist grundsätzlich identisch mit den Ursachen von „Fieber mit Begleitsymptomen", hat sich aber in den letzten Jahrzehnten aus folgenden Gründen verändert:
  - Echter Wandel der jeweiligen Häufigkeit der Erkrankung (z. B. sind Infektionskrankheiten im Vergleich zu anderen Erkrankungen seltener).
  - Neu entwickelte diagnostische Methoden (→ frühzeitigere Diagnosestellung → keine „unklare" Ursache mehr).

Differenzialdiagnose bei Fieber mit zentralen zerebralen/peripheren neurologischen Symptomen, Kopfschmerzen (Tab. 47)

Tabelle 47 · Differenzialdiagnose bei Fieber mit zentralen (zerebralen)/peripheren neurologischen Symptomen, Kopfschmerzen

Diagnose	wesentliche diagnostisch richtungsweisende Anamnese, Untersuchung u./o. Befunde	Sicherung der Diagnose
Sinusitis (s. Abb. 69)	eitrige Nasensekretion, Druck- und Kopfschmerzen über Nasennebenhöhlen (NNH)	Sonographie oder CT der NNH (konventionelles Röntgen nur wenig sensitiv)
Zahnabszess	lokale Symptome, Kopfschmerzen oder asymptomatisch	Röntgen Zähne/Kiefer, zahnärztliche Untersuchung
Meningitis (s. Abb. 70)	Nackensteifigkeit, Purpura (Waterhouse-Friedrichsen-Syndrom bei Meningokokkensepsis), Otitis media/Sinusitis (Durchwanderungsmeningitis), vorangehende Lungentuberkulose (tuberkulöse Meningitis), Pharyngitis/Rhinitis (virale Meningitis)	Liquordiagnostik: Zellzahl/-differenzierung, Glukose, Grampräparat, Kultur
Enzephalitis	Zeichen einer Virusinfektion obere Atemwege/GIT/Haut (z. B. Herpesenzephalitis), Herzgeräusche, Oslerknötchen/Splenomegalie (Endocarditis lenta mit embolischer Enzephalitis), vorangegangene Sepsis mit nasopharyngealer, urogenitaler, kutaner, iatrogener Eintrittspforte (bakterielle Enzephalitis/Hirnabszess); vorangegangene Borrelieninfektion mit kutaner, Gelenk-/kardialer Symptomatik; schwere Immunsuppression (Toxoplasmen-Enzephalitis)	CCT (V.a. Hirnabszesse) bzw. MRT (bei diffuser Enzephalitis besser), Keimdiagnostik (Blutkultur, Punktion eines weiteren Organherdes), Serologie; bei Herpes-Enz. in Ausnahmefällen Biopsie; Diagnose embolische Enzephalitis durch Nachweis florider Vegetationen in der Echokardiographie, zerebraler Läsionen und positiver Blutkultur
Kollagenosen/ Vaskulitiden mit neurologischer Beteiligung	s. Vaskulitiden S. 135	
akute intermittierende Porphyrie	Zeichen einer akuten Polyneuropathie inkl. autonomer Neuropathie (Bauchschmerzen, Darmatonie, Hypertonie, Tachykardie, Hyponatriämie)	Uroporphyrinogen-Synthetase-Mangel der Erythrozyten (unabhängig vom Anfall), Porphobilingen i.U. ↑ (im akuten Anfall); Hoesch-Test wenig sensitiv

Fieber

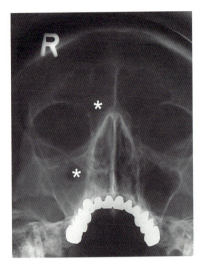

Abb. 69 Sinusitis mit Nasennebenhöhlenempyem (Röntgen-Schädel)

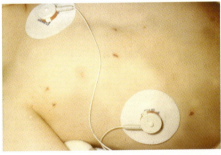

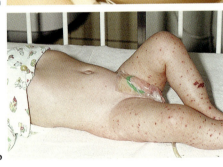

Abb. 70 Meningitis durch Meningokokken. a) einzelne Petechien bei Beginn der Erkrankung; b) bei fortgeschrittener Erkrankung zahlreiche Petechien und flächenhafte Hautblutungen

Differenzialdiagnose bei Fieber mit Mundhöhlenveränderungen/Pharyngitis/Tonsillitis (Tab. 48)

Tabelle 48 · Differenzialdiagnose bei Fieber mit Mundhöhlenveränderungen/Pharyngitis/Tonsillitis

Diagnose	wesentliche diagnostisch richtungweisende Anamnese, Untersuchung u./o. Befunde	Sicherung der Diagnose
Angina tonsillaris (s. Abb. 71)	akute einseitige Halsschmerzen u. U. mit Schüttelfrost	Tonsillenabstrich (Streptokokkennachweis), Antistrepto-/-staphylolysintiter
akute Mononukleose	s. Halsschwellung S. 214	
Kollagenosen/ Vaskulitiden	Lupus erythematodes disseminatus, Morbus Wegener, mikroskopische Polyarthritis, Panarteriitis nodosa s. Vaskulitiden S. 135	
Scharlach (s. Abb. 72)	zentrifugales Exanthem, Tonsillitis, Myokarditis	Antistreptolysintiter, Dick-Test mit Antitoxin zum Nachweis eines toxisch bedingten Exanthems
Agranulozytose/ Panzytopenie	s. aplastische Anämie S. 20	
Toxic-shock-Syndrom	Enanthem, scharlachartiges Hautexanthem, Verwendung staphylokokkeninfizierter Vaginaltampons, postoperativ, Wunden anderer Art	kultureller Nachweis toxinbildender (TSST-1) Staphylokokken
Morbus Behçet	Aphthen (oral, genital), Arthritis, psoriasiforme Hautefflorenszenzen, Thrombosen, zentralnervöse Ausfälle, Uveitis, Neuritis nervi optici mit Sehstörungen, Polyarthritis	typische klinische Konstellation, intrakutane Injektion steriler NaCl-Lösung führt zu einer Pustel; histologisch Nachweis einer Vaskulitis (Haut, Niere, Darm)
Angina Plaut-Vincenti (s. Abb. 73)	Ulzerationen und Beläge auf beiden Tonsillen	Tonsillenabstrich (Nachweis fusospirillärer Bakterien)
Herpangina (durch Coxsackieviren)	bläschenförmige Läsionen auf den Tonsillen und im Pharynx	elektronenmikroskopischer Nachweis von Coxsackieviren aus den Läsionen; signifikanter Titeranstieg im Abstand von 2–4 Wochen (in der Praxis nur selten erforderlich)
virale Pharyngitis/Rhinitis	diffuse Rötung des Rachens inkl. beider Tonsillen	nur in seltensten Fällen virologische Sicherung durch Viruskultur
Diphtherie	nach 1–4 d Inkubationszeit Fieber, Halsschmerzen, Dysphagie, charakteristische fest haftende, graue/gelbliche Membran typisch, aber nicht obligat	kultureller Nachweis aus Rachen-/Tonsillenabstrich

Fieber

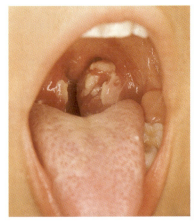

Abb. 71 Angina tonsillaris

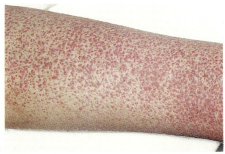

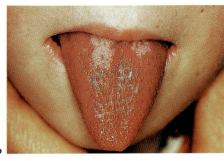

Abb. 72 Scharlach.
a) Scharlachexanthem;
b) Himbeerzunge

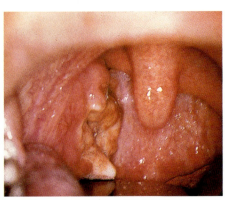

Abb. 73 Angina Plaut-Vincenti mit einseitigem Tonsillenulkus

Differenzialdiagnose bei Fieber mit Thoraxschmerzen (Tab. 49)

Tabelle 49 · Differenzialdiagnose von Fieber mit Thoraxschmerzen

Diagnose	wesentliche diagnostisch richtungweisende Anamnese, Untersuchung u./o. Befunde	Sicherung der Diagnose
Pneumonie (s. Abb. 74)	Husten, Auswurf, u.U. Dyspnoe, typischer Auskultations- und Röntgenbefund	Erregernachweis bei ambulant erworbener Pneumonie meist nicht indiziert; bei Immunsupprimierten erforderlich (BAL; evtl. Legionellen-Antigen i.U., CMV-pp65 i.S.)
akute Bronchitis/ Tracheitis	Husten, Auswurf, retrosternale Schmerzen, auskultatorisch Giemen und Brummen	Klinik; Keimdiagnostik nur selten sinnvoll, z. B. bei respiratorischer Insuffizienz
Pleuritis	atemabhängige Schmerzen, Pleurareiben, bei serofibrinöser Pleuritis röntgenologisch/sonographisch Nachweis eines Pleuraergusses. Röntgen/Auskultation (alveoläre Infiltration = parapneumonische Pleuritis) Hinweise auf Grunderkrankung: – Multiorgansymptomatik → Hinweis auf Kollagenosen/Vaskulitiden – katarrhalische Begleiterscheinungen → virale Pleuritis – Muskelschmerzen/CK-Erhöhung → Pleurodynie – tiefe Beinvenenthrombose/ggf. Hypoxie und Blutdruckabfall → Lungenembolie – chronisch konsumierende Erkrankung → Tbc – Immunsuppression → Pilzpleuritis – metastasierender Tumor/maligne Systemerkrankung (z. B. Leukose) → Pleuritis carcinomatosa – Applikation von Fremdeiweißen (Impfungen) in den Wochen vor Auftreten → Serum-Krankheit – Myokardinfarkt/Herz-OP → Dressler-Syndrom	Pleurapunktion mit Zytologie, Mikrobiologie (Tbc, Bakterien, Pilze), Pleurabiopsie (Histologie) zur Sicherung bei V.a. Malignom oder Tbc sinnvoll; Lungenperfusionsszintigraphie zur Sicherung einer Lungenembolie (ggf. CT, Nachweis einer tiefen Beinvenenthrombose); Serologie zur Sicherung einer Kollagenose (ANA, ENA, ANCA, anti DNS)

Fieber

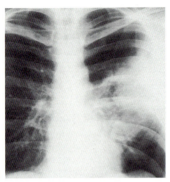 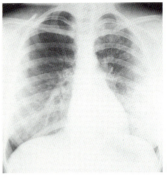

Abb. 74 Pneumonie. a) Pneumokokken-Pneumonie; b) Mykoplasmen-Pneumonie

Tabelle 49 · Forts., Differenzialdiagnose von Fieber mit Thoraxschmerzen

Diagnose	wesentliche diagnostisch richtungweisende Anamnese, Untersuchung u./o. Befunde	Sicherung der Diagnose
Myo-/Perikarditis	perikarditisches Reiben Hinweise auf Grunderkrankung: – Multiorgansymptomatik → Kollagenosen/Vaskulitiden s. S. 135 – Foetor uraemicus, Blässe, → urämische Perikarditis – Muskelschmerzen/Pleuritis → Pleurodynie, andere virale Perikarditiden – Dysphagie, Husten, Hämoptoe, bekanntes Karzinom, Gewichtsverlust → karzinomatöse Perikarditis – Myokardinfarkt/Herz-OP (Dressler-Syndrom)	EKG, Echokardiographie, Röntgen-Thorax, abhängig von der Grunderkrankung durch Punktionszytologie, Serum-Kreatinin, Rheuma-Serologie oder Infektionsserologie
Mediastinitis	Verschlucken spitzer Fremdkörper, Ösophagusperforation bei Karzinomen, Ulzerationen oder auch nach Ösophagusvarizensklerosierung	typische Anamnese, CT (Lufteinschlüsse im Mediastinum)

Differenzialdiagnose bei Fieber mit Oberbauchschmerzen (Tab. 50)

Fieber

Tabelle 50 · Differenzialdiagnose bei Fieber mit Oberbauchschmerzen

Diagnose	zur Diagnose führt
Cholezystitis	s. Bauchschmerzen S. 54
Gastroenteritis	S. 92
Pankreatitis	S. 55
Leberabszess	S. 57
subhepatischer Abszess	CT, ggf. Punktion mit Keimnachweis
Milzabszess	S. 56
Morbus Whipple	S. 189 (und Abb. 98, S. 191)
Kollagenosen/Vaskulitiden	S. 135

Differenzialdiagnose bei Fieber mit Unterbauchschmerzen (Tab. 51)

Tabelle 51 · Differenzialdiagnose bei Fieber mit Unterbauchschmerzen

Diagnose	wesentliche diagnostisch richtungweisende Anamnese, Untersuchung u./o. Befunde	Sicherung der Diagnose
Appendizitis	S. 58	
Divertikulitis	S. 59	
Adnexitis	S. 65	
Zystitis	S. 64	
chronisch entzündliche Darmerkrankungen (Colitis ulcerosa, Morbus Crohn)	S. 94 u. 94	
mesenteriale Lymphadenitis (z. B. Yersinia enterocolitica)	abdomineller Druckschmerz (häufig rechter Unterbauch)	Nachweis von Yersinien im Stuhl, Titeranstieg
ischämische Enterokolitis	S. 59	
perinephritischer Abszess	Schüttelfrost, Nierenlagerklopfschmerz, meist bei Diabetikern	Sonographie/CT, ggf. Punktion zur Keimdiagnostik, aus therapeutischer Indikation operative Freilegung
Prostatitis	dumpfer Schmerz im kleinen Becken, Leukozyturie, Exprimat mit Leuko-/Erythrozyten	Keimdiagnostik bei fehlendem Ansprechen auf empirische Therapie, Sonographie
Psoasabszess	Schmerzen in Flanke ausstrahlend und beim Anheben des Beines. Weitere Hinweise für Tbc Herde: tuberkulöse Spondylodiszitis, weitere Organherde wie z. B. Lungen-Tb, Urogenital-Tb. Z.n. Psoashämatom bei hämorrhagischer Diathese	Sonographie/CT, Punktion zur mikrobiologischen Diagnostik

Fieber

Differenzialdiagnose bei Fieber mit Schmerzen in den Extremitäten (Tab. 52)

Tabelle 52 · Differenzialdiagnose bei Fieber mit Schmerzen in den Extremitäten

Diagnose	wesentliche diagnostisch richtungweisende Anamnese, Untersuchung u./o. Befunde	Sicherung der Diagnose
Osteomyelitis, Phlegmone, Erysipel (s. Abb. 75)	Hautrötung, Druckschmerz, lokal erhöhte Temperatur	Röntgen/Knochenszintigraphie, ggf. Keimnachweis bei Freilegung
akute bakterielle Arthritis	akute Rötung und Schwellung eines Gelenks (meist große Gelenke); Z.n. Punktion, Sepsis mit hämatogener Streuung	Punktion mit kulturellem Erregernachweis
akutes rheumatisches Fieber	Karditis (Myo-/Peri-/Endokarditis) mit auskultatorischen Zeichen + ggf. Herzinsuffizienz-Zeichen, springender Befall einzelner großer Gelenke, Rötung und Überwärmung, vorausgegangener (ca. 3 Wo.) Streptokokkeninfekt, Chorea minor (bei Kindern)	Antistreptolysintiter, klinische Symptomatik
Kollagenosen/ Vaskulitiden	s. S. 135	
reaktive Arthritis	s. S. 181	
Myositis	CK-Erhöhung, Hautbeteiligung (Dermatomyositis), Multiorgansymptomatik, ANA unspezifisch positiv	Muskelbiopsie, bei älteren Patienten Ausschluss eines Malignoms (Paraneoplasie)
Rhabdomyolyse	Toxinexposition (Heroin, Fibrate), kongenitale Stoffwechselstörungen (Glykogenosen)	CK $\uparrow$, GOT $\uparrow$, GPT $\uparrow$, Kreatinin $\uparrow$, Myoglobin i. S. $\uparrow$, ggf. Toxinnachweis, ggf. Muskelbiopsie (Stoffwechseldefekt?)

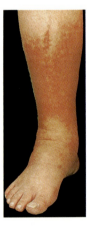

Abb. 75 Erysipel: scharf abgegrenzte Rötung am Unterschenkel

Fieber

Differenzialdiagnose bei Fieber mit Ikterus (Tab. 53)

Tabelle 53 · Differenzialdiagnose bei Fieber mit Ikterus

Diagnose	wesentliche diagnostisch richtungweisende Anamnese, Untersuchung u./o. Befunde	Sicherung der Diagnose
Hepatitis	S. 313 ff	
Cholangitis	S. 317	
hämolytische Krise	S. 66	

Differenzialdiagnose bei Fieber mit Zyanose/Dyspnoe (Tab. 54)

Tabelle 54 · Differenzialdiagnose bei Fieber mit Zyanose/Dyspnoe

Diagnose	wesentliche diagnostisch richtungweisende Anamnese, Untersuchung u./o. Befunde	Sicherung der Diagnose
Pneumonie	s. Tab. 49	
Endocarditis lenta (s. Abb. 76)	Anamnese (z. B. Vitien, vorausgegangener zahnärztlicher Eingriff), Herzgeräusch, Mikro- und Makroembolien, Oslerknötchen, Splenomegalie, Herdnephritis	Mikrobiologie (Blutkulturen, Bakteriämie), Echokardiographie (Klappenvitium, im TEE ggf. Klappenvegetation)
Kollagenosen/ Vaskulitiden mit diffuser Lungenbeteiligung oder Myokarditis	s. S. 135	
Myokarditis	vorangegangener/begleitender Virusinfekt	Titeranstieg kardiotroper Viren nach Latenz
exogen allergische Alveolitis (s. Abb. 77)	wechselnde Lungeninfiltrate, Dyspnoe nach Exposition; auskultatorisch Zeichen der alveolären Infiltration	Nachweis von Präzipitinen gegen Schimmelpilzantigene + Besserung nach Antigenkarenz
idiopathische fibrosierende Alveolitis	Dyspnoe und auskultatorische Zeichen der alveolären Infiltration	transbronchiale Biopsie, ggf. offene oder thorakoskopische Biopsie zur Histologiegewinnung

Fieber

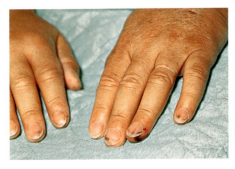

Abb. 76 Endokarditis mit Mikroembolien der Finger (Osler-Knötchen)

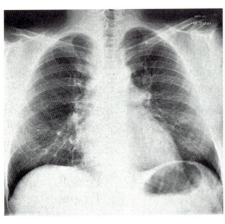

Abb. 77 Exogen-allergische Alveolitis (Vogelzüchterlunge) mit retikulonodulärer Zeichnungsvermehrung

Differenzialdiagnose bei Fieber mit Hautveränderungen (Tab. 55)

Tabelle 55 · Differenzialdiagnose bei Fieber mit Hautveränderungen		
Diagnose	wesentliche diagnostisch richtungweisende Anamnese, Untersuchung u./o. Befunde	Sicherung der Diagnose
Masern	zentrifugal voranschreitendes, kleinfleckiges Exanthem	IgM-Titer Masernvirus
Scharlach	s. Tab. 48	
Windpocken (Varizellen) (s. Abb. 78, S. 158)	zentrifugal sich ausbreitende Bläschen mit Juckreiz	Varizella-zoster-IgM-Titer, elektronenmikroskopischer Nachweis von Viren aus Bläscheninhalt (nur selten erforderlich)
Röteln (s. Abb. 79, S. 158)	kleinfleckiges Exanthem, zentripetal, nuchale Lymphknoten geschwollen, milde Konjunktivitis und Pharyngitis	IgM-Titer Rötelnvirus
allergische Reaktionen (s. Abb. 80, S. 158)	Zusammenhang mit Allergenkontakt (Medikament, Nahrungsmittel)	Abklingen nach Allergenkarenz

Tabelle 55 · Forts., **Differenzialdiagnose bei Fieber mit Hautveränderungen**

Diagnose	wesentliche diagnostisch richtungweisende Anamnese, Untersuchung u./o. Befunde	Sicherung der Diagnose
Kollagenosen/ Vaskulitiden	s. S. 135	
maligne Lymphome mit kutanem Befall	s. Lymphknotenschwellungen S. 387, v.a. kutane T-Zell-Lymphome bzw. Sézary-Syndrom	
Toxic-shock-Syndrom	s. Tab. 48	
Rickettsiosen	Fieber, Thrombopenie, Leber-/Meningenbeteiligung; makulopapulöses, später sekundär hämorrhagisches Exanthem	signifikanter Anstieg des Rickettsientiters
akute Graft-versus-host-Reaktion	nach Knochenmarktransplantation Fieber, makulopapulöses Exanthem, Arthritis, Anstieg der Leberenzyme	klinische Konstellation und Ausschluss infektiöser Ursachen der Symptomatik
Borreliose (s. Abb. 81, S. 159)	im akuten Stadium um die Stichstelle sich ausbreitende Rötung (Erythema migrans), im chronischen Stadium atrophische Dermatitis. Fieberschübe v.a. während des Generalisationsstadiums	Borrelien-IgM-Titer (nicht immer im frühen Stadium nachweisbar), Borrelien-PCR aus Gelenkflüssigkeit oder Hautläsionen
thrombotisch-thrombozytopenische Purpura Moschkowitz/ hämolytisch-urämisches Syndrom	S. 24	
Kawasaki-Syndrom (mukokutanes Lymphknotensyndrom) (s. Abb. 82, S. 159)	masern- oder scharlachförmiges Exanthem, Konjunktivitis, Fieber (meist einseitige) Halslymphknotenschwellung, Ödem, schuppendes Exanthem der Hand- und Fußsohlen, diffuses Pharynxenanthem mit Erdbeerzunge und Erosionen der Lippenschleimhaut, Koronariitis mit Koronararterienaneurysmen	klinische Konstellation

Fieber

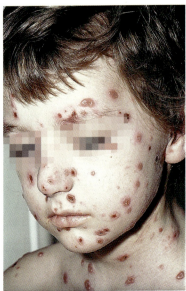

Abb. 78 Windpockenexanthem

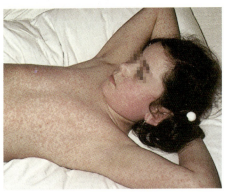

Abb. 79 Rötelnexanthem

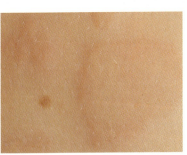

Abb. 80 Allergische Reaktion: Urtikaria

Fieber

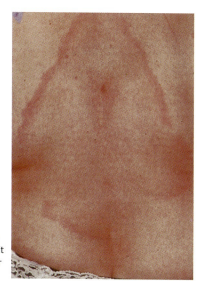

Abb. 81 Borreliose mit Erythema chronicum migrans am Rücken (mit Zeckenstichreaktion im Bereich der LWS)

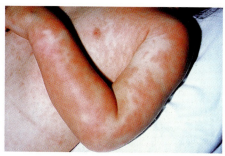

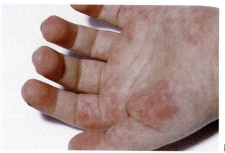

Abb. 82 Kawasaki-Syndrom. a) unspezifisches polymorphes Exanthem an Stamm und Extremitäten; b) Palmarerythem

Fieber

Differenzialdiagnose bei Fieber mit Lymphknotenschwellungen (Tab. 56)

Tabelle 56 · Differenzialdiagnose bei Fieber mit Lymphknotenschwellungen

Diagnose	wesentliche diagnostisch richtungsweisende Anamnese, Untersuchung u./o. Befunde	Sicherung der Diagnose
Mononukleose (EBV)	s. Halsschwellung S. 214	
Phlegmonen/ Abszesse mit regionärer Lymphknotenschwellung	typischer Lokalbefund	i.d.R. kein Keimnachweis zur Diagnosestellung erforderlich
diffus metastasierende Karzinome mit Lymphknotenmetastasierung	Zeichen weiterer Fernmetastasen	histologische Sicherung aus Metastasen und Nachweis des Primärherdes
Toxoplasmose	Lymphknotenschwellung meist im seitlichen Halsdreieck, u.U. Uveitis; nur bei Immunsuppression auch zerebrale Beteiligung	IgM-Antikörper, ggf. typische Lymphknotenhistologie
akute HIV-Infektion	ähnliches Bild wie Mononukleose inkl. einer Monozytenvermehrung im Differenzial-BB	HIV-Serologie (kann während der akuten Infektionsphase noch negativ sein)
Zytomegalie (CMV)	u.U. Exanthem, Enterokolitis, Nephritis	IgM-Antikörper, pp65 weist Kontakt nach
Katzenkratzkrankheit	nach Kratz- und Bissverletzung durch Haus- oder Wildtiere; Primäraffekt und regionale Lymphknotenschwellung, ggf. systemische Erscheinungen wie z.B. Fieber und Enzephalitis	Nachweis von Bartonellen durch PCR/ histologisch durch Silberfärbung, Bartonellen-Serologie
Lues	nach regionaler Lymphknotenschwellung (Stadium I) Exanthem, generalisierte Lymphknotenschwellungen und Fieber (Stadium II)	VDRL-Test, FTA-Hämagglutinationstest zur Bestätigung, Direktnachweis im Dunkelfeld aus Haut-/ Schleimhautläsionen
Lymphknoten-Tbc	ggf. Fistelbildung, meist nur subfebrile Temperaturen oder Nachtschweiß, Hinweise für Organ-Tbc (z.B. Lunge, Urogenitaltrakt, Haut)	verkäsende Granulome, kultureller Nachweis aus PE
Kikuchi-Syndrom	Lymphknotenschwellungen vorwiegend zervikal, schmerzhaft, Splenomegalie, Fieber und z.T. Hautausschlag, ferner Gelenk- und Muskelschmerzen	Ausschlussdiagnose bei typischer Histologie mit immunoblastischen/histiozytären Infiltraten in der Lymphknoten-PE
Rosai-Dorfman-Syndrom	Lymphknotenschwellung vorwiegend zervikal, intermittierendes Fieber, BSG-Beschleunigung, Leukozytose; variabler Organbefall mit entzündlichem/fibrosierendem Gewebe	Biopsie + Histologie (Pannikulitis, Histiozytose, phagozytierte Leukozyten, Plasmazellvermehrung) nach Ausschluss anderer entzündlicher Lymphknotenerkrankungen

Fieber

Tabelle 56 · Forts., Differenzialdiagnose bei Fieber mit Lymphknotenschwell.

Diagnose	wesentliche diagnostisch richtungweisende Anamnese, Untersuchung u./o. Befunde	Sicherung der Diagnose
Castleman-Syndrom	bei jüngeren Patienten v.a. interne Lymphknotenschwellung, (z. B. mediastinal), Fieber, Gewichtsverlust, Exanthem, Hämolyse, Hepatosplenomegalie, Nierenbeteiligung (Erythrozyturie, Proteinurie), Neuropathie, Anämie, γ-Globuline ↑	Biopsie + Histologie (Hyperplasie der Keimzentren, starke Gefäßproliferation) nach Ausschluss anderer entzündlicher/neoplastischer Lymphknotenerkrankungen
Angioimmunoblastische Lymphadenopathie	akuter Beginn mit Lymphknotenschwellungen, Hepatosplenomegalie, Fieber, Gewichtsverlust, immunhämolytische Anämie, Hautausschlag	typische Lymphknotenhistologie
Kawasaki-Syndrom	S. 157	
Serum-Krankheit	Allergen-Exposition (Fremdeiweiß, z. B. bei Impfungen, andere Pharmaka), Exanthem, Fieber, Diarrhö, Arthritis, Glomerulonephritis, Lymphknotenschwellungen ca. 10–12d nach Exposition	bei Antigen-Karenz Rückbildung der Symptome, ggf. Nachweis zirkulierender Immunkomplexe bzw. einer Vaskulitis
Morbus Whipple	S. 189 (und Abb. 98, S. 191)	
Tularämie	Kontakt mit Tieren oder Fellen, Primäraffekt an Auge oder Haut mit regionärer Lymphknotenschwellung, Fieber, Splenomegalie, u.U. Pneumonie	mindestens 4facher Titeranstieg, ggf. direkte Erregerisolierung und Kultivierung aus Haut oder Lymphknoten
Histiozytosis X	diffuse Lungenbeteiligung mit restriktiver Ventilationsstörung; Knochenherde, Fieber und Lymphknotenschwellung nicht obligat	BAL (CD_1-positive Zellen, Histiozytose-X-Körperchen in Histiozyten/Makrophagen in der Elektronenmikroskopie), ggf. offene Lungenbiopsie, Lymphknoten- oder Knochenbiopsie

Differenzialdiagnose bei Fieber im Rahmen einer Immunsuppression (Tab. 57)

Tabelle 57 · Differenzialdiagnose bei Fieber im Rahmen einer Immunsuppression

Diagnose	Wesentliche diagnostisch richtungweisende Anamnese, Untersuchung u./o. Befunde	Sicherung der Diagnose
Fieber bei maligner Grunderkrankung (Lymphome, Leukosen, seltener epitheliale Tumoren)	Evtl. B-Symptomatik (Nachtschweiß, Gewichtsverlust), pathologisches BB, fehlender Keimnachweis, Resistenz gegen empirische antimikrobielle Therapie	bei nachgewiesenem Tumor ex-juvantibus-Diagnose: Fieber verschwindet nach Tumortherapie bzw. ggf. auch nach Steroiden

Tabelle 57 · Forts., Differenzialdiagnose bei Fieber

Diagnose	Wesentliche diagnostisch richtungweisende Anamnese, Untersuchung u./o. Befunde	Sicherung der Diagnose
Pilzinfektionen (Candida, Aspergillus) (s. Abb. 83)	Antibiotikaresistentes Fieber, atypische Pneumonien	Pilznachweis in der Blutkultur bzw. aus befallenen Organen (z. B. BAL = bronchioalveoläre Lavage)
bakterielle Sepsis	Fieber ohne Nachweis eines Herdes	Blutkultur
Listeriose	S. 167, Tab. 60	
Phlegmonen/ Abszesse mit regionären Lymphknotenschwellungen	s. Fieber mit Lymphknotenschwellungen S. 160	
Pneumocystis-carinii-Pneumonie (s. Abb. 84)	Dyspnoe, Fieber, meist mäßiggradig, Röntgen-Thorax evtl. unauffällig, typisches Bild im Thorax-CT, $pO_2 \downarrow$ Abfall bei Belastung	BAL (Pneumocystis-Nachweis)
Zytomegalie	s. Fieber mit Lymphknotenschwellungen S. 160	
Fieber bei Autoimmunerkrankungen (Kollagenosen, Vaskulitiden)	s. S. 135	

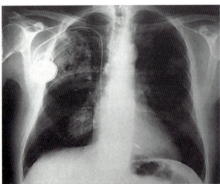

Abb. 83 Pilzinfektion der Lunge mit ausgedehnten Einschmelzungen im rechten Oberlappen

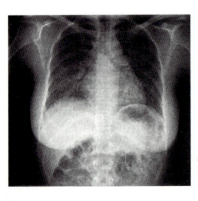

Abb. 84 Pneumocystis-carinii-Pneumonie bei 23-jähriger Patientin mit AIDS

Fieber

Differenzialdiagnose bei Fieber mit Kreislaufveränderungen (Tab. 58)

Tabelle 58 · Differenzialdiagnose bei Fieber mit Kreislaufveränderungen

Diagnose	wesentliche diagnostisch richtungweisende Anamnese, Untersuchung u./o. Befunde	Sicherung der Diagnose
Sepsis	klinische Hinweise auf Eintrittspforte (Haut, Urogenitaltrakt, Darm, Gallenwege, Lunge), Hypotonie mit herabgesetztem peripheren Widerstand	Blutkultur (Keimnachweis), Nachweis einer Eintrittspforte
Endocarditis lenta	S. 155	
Hyperthyreose (meist mit isolierter systolischer Hypertonie)	Fieber meist nur bei hyperthyreoter Krise, dann auch Adynamie, Schwitzen, Tachykardie, ggf. zerebrale Eintrübung, Struma, ggf. auskultatorisch Schwirren	TSH basal ↓, fT_3 oder fT_4 ↑
Addison-Krise	Zeichen des Morbus Addison (Pigmentierung, Hypotonie, Gewichtsverlust); Fieber i.d.R. nur bei Addison-Krise s. Koma S. 341	ACTH-Test (fehlender Kortisol-Anstieg hat höchste Sensitivität!)
Myokarditis	s. Tab. 49	

Differenzialdiagnose bei Fieber nach Auslandsreisen (Tab. 59)

Tabelle 59 · Differenzialdiagnose bei Fieber nach Auslandsreisen

Diagnose	wesentliche diagnostisch richtungweisende Anamnese, Untersuchung u./o. Befunde	Sicherung der Diagnose
Malaria	Inkubationszeit bei der Malaria tropica und tertiana meist 8–15 d, bei der Malaria quartana 12 d bis mehrere Monate; Fieberperiodik Malaria tertiana: zwischen 2 Fiebertagen liegt 1 fieberfreier Tag, Malaria quartana: zwischen 2 Fiebertagen liegen 2 fieberfreie Tage, Malaria tropica: keine feste Periodik. Schüttelfrost, Anämie, Splenomegalie, Kopfschmerzen; bei der Malaria tropica auch ZNS-Symptome bis zum Koma, enteritische Symptome, Leber-/Niereninsuffizienz; gelegentlich Hämoptoe, selten „Schwarzwasserfieber" mit akuter intravasaler Hämolyse (Chinin?), unregelmäßiger Fieberverlauf; Labor: Thrombozytopenie, hämolytische Anämie (LDH-Anstieg)	Blutausstrich oder dicker Tropfen (Nachweis der Plasmodien); Antikörpertiter nicht für akute Erkrankung beweisend

Fieber

Tabelle 59 · Forts., Differenzialdiagnose bei Fieber nach Auslandsreisen

Diagnose	wesentliche diagnostisch richtungweisende Anamnese, Untersuchung u./o. Befunde	Sicherung der Diagnose
Salmonellosen durch S. enteridis und verwandte Spezies	Inkubationszeit 8–48 h. Bauchschmerzen, wässrige schleimige oder blutige Durchfälle, Erbrechen	Salmonellenausscheidung im Stuhl
Dengue-Fieber	Inkubationszeit 5–7 d; akuter Beginn, ↑ Fieber, starken Gelenk-/Stirnkopfschmerzen; häufig biphasisch mit Temperaturrückgang nach 4–6 d und erneutem Fieberanstieg mit generalisierter Lymphknotenschwellung, Exanthem, Thrombopenie, Petechien. Initial Leukopenie und Leberwerterhöhung	$\geq$ 4facher Anstieg des Virustiters im Verlauf
Typhus abdominalis (ähnliche Symptomatik auch bei Paratyphus)	Inkubationszeit ca. 14 d, in der ersten Wo. intermittierendes Fieber mit Anstieg auf ca. 40° C, 2. Wo. Kontinua; zunächst Obstipation, ab 2. Wo. auch Diarrhö, Splenomegalie, vorwiegend periumbilikal Roseolen; relative Bradykardie; relative Leukopenie	Erregernachweis (Wo. 1 + 2 aus Blut, > 1. Wo. aus Stuhl). Im Verlauf Titeranstieg $\geq$ 4fach (*cave* Kreuzreaktionen mit anderen Salmonellen beachten!)
Bakterienruhr	Inkubationszeit ca. 3–5 d, akuter Beginn mit kolikartigen Bauchschmerzen, danach Fieber und Diarrhö (wässrig, schleimig oder blutig), daneben Erbrechen und Kopfschmerzen	Erregernachweis (Shigellen) aus Stuhl oder Analabstrich (empfindliche Erreger, daher rasche Verarbeitung)
Amöbenruhr	intermittierende Diarrhöen (blutig, schleimig) mit krampfartigen Bauchschmerzen, gelegentliche Hepatomegalie; ↑ Fieber und schwerer Krankheitsverlauf bei Immunsupprimierten	Erregernachweis (Entamoeba histologica) im frisch gewonnenen Stuhl oder rektoskopisch gewonnenem Material. Beweisend für akute Erkrankung sind nur die aktiven Gewebsformen (Magnaformen), die zystische Form kommt auch asymptomatisch vor
Kala-Azar (viszerale Leishmaniose)	unregelmäßig rezidivierende Fieberschübe mit Panzytopenie, zunehmende schmerzlose Vergrößerung der Milz und meist auch der Leber, u.U. auch generalisierte Lymphadenitis; seltener Hyperpigmentierung	Nachweis der Leishmanien im Knochenmarksausstrich
Brucellose	Inkubationszeit 5–21 d, Hepatosplenomegalie, Gelenk-/Muskelschmerzen, bei chronischem Verlauf auch Knochen-/Gelenkabszesse, Lungenbeteiligung	Nachweis des Erregers durch Blutkultur oder $\geq$ 4fachen Titeranstieg

Tabelle 59 · Forts., Differenzialdiagnose bei Fieber nach Auslandsreisen

Diagnose	wesentliche diagnostisch richtungweisende Anamnese, Untersuchung u./o. Befunde	Sicherung der Diagnose
Fleckfieber	Inkubationszeit 8–14 d; akuter Beginn meist mit ausgeprägten Kopf-/Gliederschmerzen, nach einigen Tagen makulöses Exanthem, das axillär beginnt und gelegentlich petechial wird; zugleich ausgeprägte Konjunktivitis; Anstieg der Leberwerte, Ikterus, Gerinnungsstörungen bis hin zur DIC; zerebrale Beteiligung bis zum Koma	Erregernachweis (Rickettsia prowazekii) durch Komplementbindungsreaktion
Rückfallfieber	Inkubationszeit 5–8 d. Kopfschmerzen, Gliederschmerzen, Übelkeit, Hepatosplenomegalie, makulöses/petechiales Exanthem; Nach einigen Tagen Fieberrückgang und Wiederanstieg nach 7–10 d	Nachweis der Borrelien (Borrelia recurrentis u. a.) während einer Fieberattacke im peripheren Blutausstrich (ggf. dicker Tropfen)
Gelbfieber	Inkubationszeit 3–6 d, Beginn mit Kopfschmerzen, Übelkeit, relative Bradykardie, relative Leukopenie, nach vorübergehendem Temperaturrückgang Wiederanstieg mit Ikterus und Blutungszeichen	Nachweis von IgM-Antikörpern durch ELISA; Virusisolation aus dem Blut (Moskitozellkulturen)
Schistosomiasis (Bilharziose)	Fieber in den ersten Wo. nach Infektion, häufig mit starkem Juckreiz, gelegentlich ZNS-Symptomen sowie (aufgrund der Migration im Verlauf des Lebenszyklus) Husten und Bauchschmerzen; Eosinophilie	Nachweis durch Antikörper gegen Schistosomendarm-Antigene (auch vor der Ausscheidung von Eiern mit Urin oder Stuhl)
Schlafkrankheit	Fieber im Frühstadium zusammen mit Lymphknotenschwellung, schmerzhafter Primäraffekt an der Inokulationsstelle durch den Stich der Tsetsefliege	Nachweis der Trypanosomen im Blutausstrich, ggf. Knochenmark oder Lymphknotenpunktat
Leberegel-Befall	im akuten Stadium Fieber, Bauchschmerzen, inkl. druckschmerzhafter Leber und Eosinophilie, ggf. Verschlussikterus durch Parasiten in den Gallenwegen	Nachweis von Eiern im Stuhl (Konzentrationsverfahren), auch serologische Tests bereits im Frühstadium positiv
Trichinose	Konjunktivitis; Lidödem, Exanthem, Retinablutungen, ggf. Myokarditis mit Tachyarrhythmien/Herzinsuffizienz; Myositis, Enzephalitis, Eosinophilie, CK-Erhöhung	signifikanter Titeranstieg (ca. nach 2 Wochen), Direktnachweis histologisch in Muskelbiopsie

Fieber

Tabelle 59 · Forts., Differenzialdiagnose bei Fieber nach Auslandsreisen

Diagnose	wesentliche diagnostisch richtungweisende Anamnese, Untersuchung u./o. Befunde	Sicherung der Diagnose
hämorrhagische Fieber (inkl. Gelbfieber, Denguefieber, Hantavirusinfektion, Marburgvirusinfektion, Ebolavirusinfektion, Lassafieber)	häufige gemeinsame Symptome sind Pharyngitis, Kopfschmerzen, Arthralgien, Multiorganbeteiligung (Leber, Nieren, ZNS), Exanthem und Blutungen, maximale Inkubationszeit 3 Wo.	Lassa-Fieber: Nachweis von Antikörpern im ELISA (IgM/IgG), Virusnachweis durch Kultur (Blut/Urin); Marburg-/Ebola-Virus: Antikörpernachweis; Virusanzüchtung
Melioidosis (Pseudorotz)	pulmonale Infektion, variiert von milden bronchitischen Symptomen bis zu schwerer nekrotisierender Pneumonie; hämatogene Streuung mit Hautläsionen, Meningitis, Arthritis, Röntgen-Thorax zeigt neben Infiltraten auch Kavernen	mindestens 4facher Titeranstieg oder Nachweis des Erregers in der Sputum-Kultur
Rotz (Malleus)	septisches Bild, multiple Organherde (Lunge: Rundherde, Kavernen); Schleimhaut-, Leber-, Milzbefall	Serologie: Agglutinations- und Komplementbindungsreaktion; gelegentl. Hinweis auf Erreger durch Abszesspunktion
Filariose	9–12 Mo. nach Infektion episodische Fieberschübe für wenige Stunden; Lymphangitis (durch absterbende Würmer in den Lymphgefäßen) mit Hauterscheinungen, die an Phlegmone oder Erysipel erinnern	Nachweis von Mikrofilarien im Blutausstrich (periodische Blutentnahmen, vor allem nachts), auch Diagnose mittels ELISA möglich
Askaridiasis	Husten, Bronchospastik und mildes Fieber sowie Eosinophilie (Wanderung der Larven durch die Lunge)	Nachweis von Wurmeiern im Stuhl, Abgang von Würmern
Rattenbissfieber	Inkubationszeit meist 7–10 d (Streptobacillus moniliformis) oder 1–4 Wo. (Spirillum minus), regionale Lymphknotenschwellung nach Rattenbiss rezidivierende Fieberschübe und Exanthem (papulös); durch S. moniliformis auch Arthritis und Endokarditis	Kulturen aus Blut, Eiter oder Gelenkpunktat
Tularämie	s. Tab. 56	

Weitere Fieber-Ursachen (Tab. 60)

Tabelle 60 · Weitere Fieber-Ursachen

Diagnose	wesentliche diagnostisch richtungweisende Anamnese, Untersuchung u./o. Befunde	Sicherung der Diagnose
Venenkatheter-Infektion	Rötung/Sekretion an der Punktionsstelle (fakultativ)	Blutkulturen und Kultur des Katheters
Medikamentenfieber	Bei/kurz nach Medikamenteneinnahme und Verschwinden nach Absetzen, relativ gutes Allgemeinbefinden	Anamnese
infektiöse Enterokolitis	s. Diarrhö S. 93 (Erreger: Campylobacter, Yersinien, Shigellen, Amöben, Salmonellen, CMV, Adenoviren)	
Bornholm-Krankheit	akute pleuritische Schmerzen im unteren Thorax und Epigastrium; Kopfschmerzen, Halsschmerzen, Myalgien an Stamm und Extremitäten; ggf. Pleuritis und Pleuraerguss	$\geq$ 4facher Titeranstieg (retrospektive Diagnose), Isolierung des Virus (Coxsackie B) aus Rachenspülwasser i.d.R. nicht erforderlich
Douglas-Abszess	Druckschmerz bei rektaler Untersuchung, Sonographie, CT	operativ oder durch Punktion; Keimisolierung
familiäres Mittelmeerfieber	familiäre Häufung, periodische Fieberzustände mit Bauch- und Gelenkschmerzen (Polyserositis), Erhöhung der Akutphasenproteine, nach längerem Verlauf ggf. Amyloidose	S. 185
Hyperthyreose	s. Gewichtsverlust S. 200 s. Tab. 58	
bakterielle Aortitis	Implantation einer Aorten-/Herzklappenprothese, Endocarditis lenta, Aortenaneurysma mit entzündlicher Umgebungsreaktion im CT oder MRT	Sicherung durch Operation, mit bakteriologischer Untersuchung/Histologie
Gonokokken-Sepsis	im Rahmen einer Gonokokken-Infektion auch nach Abklingen der lokalen Symptome	Gonokokken-Titer; Urethralabstrich
Leptospirose	s. Anurie/Oligurie S. 28, Ikterus S. 315	
Listeriose	meist meningitische Symptome, ggf. mit Enzephalitis und Hirnabszessen; daneben Endokarditis oder lediglich mit Fieber ohne Begleitsymptome. Okuloglanduläre Form (Konjunktivitis mit regionaler Lymphknotenschwellung), bei Eintrittspforte Konjunktiva	Blutkultur; signifikanter Titeranstieg i.d.R. erst nach 2–4 Wo.

Fieber

Tabelle 60 · Forts., Weitere Fieber-Ursachen

Diagnose	wesentliche diagnostisch richtungweisende Anamnese, Untersuchung u./o. Befunde	Sicherung der Diagnose
Milzbrand (s. Abb. 85, S. 172)	Übertragung durch Tiere/Tierprodukte, Inkubationszeit 12 h–5 d; Klinik je nach Eintrittspforte: – *Haut:* Rotbraune Papel mit Bläschenbildung und Ulzeration; lokale Lymphknotenschwellung; Allgemeinerscheinungen (Fieber, Übelkeit) – *Lunge:* Akute, schwere hämorrhagische Pneumonie mit begleitender mediastinaler, nekrotisierender Lymphadenitis (Mediastinalverbreiterung)	Nachweis (Bacillus anthracis) aus dem Sekret der Hautläsion mikroskopisch und kulturell; bei Lungenanthrax Nachweis aus Sputum/BAL; Direktnachweis mit fluoreszierenden Antikörpern oder durch Kultur; alle Methoden ausreichend spezifisch, aber wenig sensitiv
atypische Mykobakteriosen (z. B. M. avium/intracellulare/kansasii)	Lungenbefall mit Infiltraten/Kavernen, Husten, Hämoptoe; daneben Lymphknotenbefall oder disseminierte Form (neben Fieber, Bauchschmerzen, Diarrhö, Thrombozytopenie)	Nachweis aus Blutkultur, Knochenmarkskultur, Dünndarmbiopsie
Aspergillose (s. Abb. 86, S. 172)	v.a. bei Immunsuppression (disseminierte Lungenaspergillose) und Lungenkavernen bei anderen Erkrankungen wie Tbc, Bronchial-Ca, Lungeninfarkten (Aspergillom); im Röntgen-Thorax diffuse fleckförmige Infiltrate oder Rundherd, ggf. mit Sichel (Aspergillom)	Nachweis von Aspergillus aus der BAL oder seltener in der Blutkultur
Mucomucosis candidomycetica (Phykomykose)	v.a. bei Immunsuppression (v.a. Diabetes mellitus); gangränöse Entzündung der Nase und Nasennebenhöhlen mit ausgedehntem nekrotischem Zerfall (auch durch Einbruch in Gefäße)	typische klinische Konstellation, histologisch Nachweis der Pilze; kultureller Nachweis schwierig
südamerikanische Blastomykose	primäre Infektion der Lunge; Disseminierung mit Herden, entweder kutan, vorwiegend im Gesicht (Ulzerationen), oder Lymphknotenschwellungen, oder Hepatosplenomegalie bei abdominalem Befall	Nachweis des Pilzes aus Biopsien
disseminierte Candidose	v.a. bei Immunsuppression Sepsis mit Endokarditis, embolisch bedingten Organherden, Meningitis, Panophthalmitis	Nachweis des Pilzes in der Blutkultur oder aus Organherden bei entsprechender klinischer Symptomatik
Kryptokokkose (europäische Blastomykose)	Meningitis mit überwiegend Lymphozyten im Liquor (und Protein); in der Hälfte der Fälle auch Glukose im Liquor ↓	Direktnachweis von Cryptococcus neoformans (Tuschefärbung) oder Antigennachweis im Liquor

Fieber

Tabelle 60 · Forts., Weitere Fieber-Ursachen

Diagnose	wesentliche diagnostisch richtungweisende Anamnese, Untersuchung u./o. Befunde	Sicherung der Diagnose
Kokzidioidomykose	Mykose (Südwesten der USA); bronchitisch/pneumonische Symptome, Auswurf, Hämoptoe, Leukozytose, gelegentlich Konjunktivitis, Arthritis, Erythema nodosum; disseminierte Pilzherde in Knochen/ZNS/inneren Organen	Direktnachweis des Pilzes aus Sputum/BAL oder aus Organherden sowie durch Kultur entsprechender Proben
Histoplasmose	Endemiegebiete in den USA (Ohio- und Mississipi-Gebiet); initial bronchitische Symptome, Disseminierung mit Herden in Leber, Milz, Lymphknoten, gastrointestinal und in den Nebennieren, chronische Form mit Lungenkavernen	Kultur aus Sputum/BAL, Blut, Urin, Lymphknoten, Knochen
Aktinomykose	harte Schwellung in Gesicht/Hals/Mundschleimhaut, dann Erweichung mit Abszessen oder Fisteln; abdomineller Befall mit Erbrechen, Diarrhö/Obstipation, Ileus, Abszessen und Fisteln in der Bauchwand; Lungenbefall mit Infiltraten und Fisteln zur Thoraxwand, hämatogene Streuung mit disseminierten Organherden	histologischer Nachweis aus Biopsat oder durch Kultur
Morbus Brill-Zinsser	Jahre nach Fleckfieber Reaktivierung; Symptomatik wie bei Fleckfieber, aber ohne Mortalität	Nachweis von Antikörpern gegen Rickettsia prowazekii
murines Fleckfieber (Rickettsia mooseri)	Inkubationszeit 6–18 d, Symptomatik ähnlich, aber milder als beim Fleckfieber	s. Fleckfieber (S. 165), Unterscheidung durch Verwendung typenspezifischer Antigene
Q-Fieber	Übertragung durch Haustiere, Inkubationszeit 9–28 d; röntgenologisch Zeichen der Pneumonie, z. T. Hepatitis mit Hepatosplenomegalie/Ikterus; meist kein Exanthem	s. Fleckfieber (S. 165), Nachweis spezifischer Antikörper durch typenspezifische Antigene (Coxiella burnettii)
Lymphogranuloma venereum	Inkubationszeit 3–12 d; zunächst bläschenförmige, dann ulzerierende, schließlich abheilende Läsion; Lymphknotenschwellung inguinal mit Fistelbildung; Fieber, Gelenkschmerzen, Übelkeit; im chronischen Verlauf u.U. Elephantiasis; Rektumstrikturen	signifikanter Titeranstieg (Clamydia trachomatis, Serovar L_1-L_3)
Babesiose	durch Zeckenstich übertragen; Fieber mit hämolytischem Ikterus; bei splenektomierten Patienten schwerer Verlauf	Nachweis der Parasiten im gefärbten Blutausstrich

Fieber

Tabelle 60 · Forts., Weitere Fieber-Ursachen

Diagnose	wesentliche diagnostisch richtungweisende Anamnese, Untersuchung u./o. Befunde	Sicherung der Diagnose
Chagas-Krankheit	Fieber, Lymphknotenschwellung, Hepatosplenomegalie, Gesichtsödem, akute Myokarditis, Meningoenzephalitis	Nachweis der Trypanosomen im peripheren Blut, in der Lymphknotenbiopsie; sensitiver Nachweis durch Xenodiagnose: Blut des Patienten wird durch angesetzte Wanzen gesaugt, in deren Darm sich die Erreger vermehren und mikroskopisch nachweisen lassen; serologische Tests, meist nur für retrospektive Diagnose geeignet
Toxokariasis	Fieber, bronchitische Symptome, Hepatosplenomegalie; Übertragung über mit Stuhl infizierte Tiere, kontaminierte Erde	Serologischer Nachweis von Toxocara-Antikörpern in Zusammenhang mit typischer Klinik
atriale Myxome	Embolien (intermittierende) Klappenstenosen; besonders Mitralstenose; Fieber, Gewichtsverlust, BSG-Beschleunigung, Leukozytose, Thrombozytopenie, Anämie, Hypergammaglobulinämie	Echokardiographie, Nachweis von Tumorzellen in embolischen Herden
Angiomyolipom der Niere	unklare Temperaturen	CT, ggf. Histologie bei Punktion oder Freilegung
lymphomatoide Granulomatose	Lungenherde ähnlich wie bei Morbus Wegener (diffuse Infiltrate oder Rundherde), Haut-/ZNS-/Nierenbeteiligung, z. T. Übergang in malignes Lymphom	histologische Diagnose
Panniculitis Pfeiffer-Weber-Christian	Fieber, subkutane Knoten mit Ulzerationen, assoziierte Pankreaserkrankungen	Histologie aus subkutanen Knoten
Mittelliniengranulom	Ulzerationen im Gesicht (v.a. Nase) mit sekundären Blutungskomplikationen	Histologie (Granulome ohne Vaskulitis), Serologie im Ggs. zum Morbus Wegener negativ
idiopathische granulomatöse Hepatitis	häufig mit intermittierenden Fieberschüben und (diskreten) Leberwerterhöhungen	Histologie und Ausschluss anderer granulomatöser Hepatitiden (z. B. Sarkoidose, Morbus Crohn, Medikamente, Tbc, primär biliäre Zirrhose)
Gicht	während eines akuten Gichtanfalls mit gerötetem, überwärmtem und schmerzhaftem Gelenk auch Temperaturerhöhung möglich	typische Klinik; Harnsäurekristalle im Gelenkpunktat (meist nicht erforderlich); Harnsäure i.S. nicht immer erhöht; therapeutischer Test mit Colchicin hilfreich

Fieber

Tabelle 60 · Forts., Weitere Fieber-Ursachen

Diagnose	wesentliche diagnostisch richtungweisende Anamnese, Untersuchung u./o. Befunde	Sicherung der Diagnose
Darminfarkte, Niereninfarkte	Flankenschmerz/Hämaturie bzw. Durchfall/Ileus/Hämatochezie; LDH-/Leukozyten-/Laktat erhöhung, Leukozytose häufig exzessiv; bestehende Arteriosklerose oder (kardiale) Emboliequelle	Nachweis des Gefäßverschlusses (CT, Angiographie) und der Emboliequelle (z. B. Echokardiographie
hämolytische Krisen	akute Hämolyse (S. 66) mit Bauchschmerzen, Rückenschmerzen und ggf. Fieber	Differenzierung s. Anämie S. 18
Morbus Addison	s. Tab. 58	
Muckle-Wells-Syndrom	s. Anurie/Oligurie S. 30	S. 30
Angiokeratoma corporis diffusum (Morbus Fabry)	rötlich-braune angiomartige Knötchen an der ganzen Haut, bevorzugt periumbilikal, zusammen mit Niereninsuffizienz, Hypertonie und arteriellen Gefäßverschlüssen, in verschiedenen Gefäßgebieten, auch mit Nierenbeteiligung möglich S. 26	α-Galaktosidasemangel in Leukozyten oder Hautfibroblasten nachweisbar
zerebral ausgelöste Temperaturerhöhung (Enzephalitis, Insult, Tumor)	Nachweis einer zerebralen Läsion, Ausschluss weiterer Fieberursachen, Beseitigung der zerebralen Ursache normalisiert Temperaturen	S. 358
Phäochromozytom	neben (paroxysmaler/dauerhafter) Hypertonie, Gewichtsverlust, Tremor, gestörter Glukosetoleranz gelegentlich Temperaturerhöhung	24-h-Urin: Ausscheidung von (Nor-)Adrenalin/(Nor-)Metanephrin erhöht. CT; bei extraadrenaler Lage ggf. MIBG-Szintigraphie
vorgetäuschte Temperaturerhöhung	weitere psychische Auffälligkeiten, normale Herzfrequenz	sorgfältige Dokumentation normaler Temperaturen
bewegungsinduzierte Hyperthermie	bei gesunden Personen reproduzierbarer Temperaturanstieg durch körperliche Belastung, Ausschluss von Fieberursachen	Anamnese

Fieber

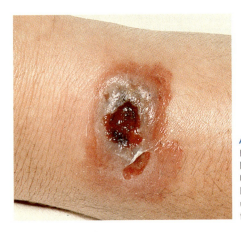

Abb. 85 Milzbrand: Beginnendes Milzbrandkarbunkel mit zentraler Ulzeration und schwärzlicher Schorfbildung umgeben von einem konfluierenden Pustelsaum

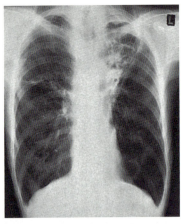

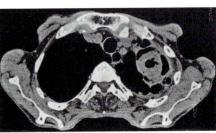

Abb. 86 Aspergillose mit Aspergillom im linken Lungenoberlappen bei bullösem Emphysem (Röntgen-Thorax und CT mit Weichteilfenster)

Gastrointestinale Blutungen (R. Secknus, J. Mössner)

Grundlagen

▶ **Einteilungen:**
- *Nach der Lokalisation:* Obere/untere (oberhalb/unterhalb des duodeno-jejunalen Übergangs).
- *Nach der Dauer:* Akut bzw. chronisch.
- *Nach der Blutungsstärke:* Sickerblutung (evtl. mit bloßem Auge nicht erkennbar = okkulte Blutung; häufig bei chronischer Blutung), spritzende Blutung.
- *Nach der Klinik:* Unbemerkt bis hin zu rascher Schocksymptomatik.

▶ **Klinik des Leitsymptoms:**
- Kreislaufwirksamkeit (z. B. Blutdruck ↓, Herzfrequenz ↑).
- Bluterbrechen (Hämatemesis).
- Teerstuhl (Melaena).
- Blutstuhl (Hämatochezie).
- Symptome der chronischen Blutungsanämie (Blässe, Müdigkeit, Haarausfall, Schwindel).

Basisdiagnostik

▶ **Indikationen:**
- *Hämatemesis:* Notfallsituation, die nach Sicherstellung stabiler Kreislaufverhältnisse eine dringliche Indikation zur endoskopischen Klärung und gegebenenfalls Therapie darstellt!
- *Hämatochezie:* Hier sollte ebenfalls zunächst mit einer dringlichen Endoskopie des oberen Gastrointestinaltraktes eine Blutungsquelle in diesem Bereich ausgeschlossen werden!

▶ **Vorgehen:**
1. *Anamnese und körperliche Untersuchung:*
   - Vitalzeichen überprüfen: Blutdruck, Herzfrequenz, Atmung.
   - ▶ *Hinweis:* Je nach klinischer Situation und Ausstattung der Abteilung kann eine Verlegung des Patienten auf die Intensivstation sinnvoll sein.
   - Anamnese: Ulkus, chronisch-entzündliche Darmerkrankung, Magen- oder Darm-OP, Tumorleiden, Trauma, NSAR-Einnahme, Leberzirrhose?
   - Untersuchung des Abdomens: Dabei auf äußere Verletzungen und ggf. Schmerzen achten.
   - Rektale Untersuchung: Teer- oder Blutstuhl in der Ampulle?
   - Stuhlvisite (wenn möglich): Hinweise auf Gastrointestinalblutung?
2. *Ggf. Kreislauf stabilisieren.*
3. *Labor:* Hk, Hb, Thrombozyten, Quick/INR, PTT.
4. *Diagnostische und, falls positiv, vollständige Magenspülung* in Absprache mit dem Endoskopiker.
5. *Ösophago-Gastro-Duodenoskopie,* ggf. mit endoskopischer Blutstillung.
6. *Vorbereitung zur Endoskopie des unteren GIT,* falls kein Anhalt für Blutung im oberen Gastrointestinaltrakt.
   - ▶ *Hinweis:* Eine aussagefähige Endoskopie des unteren Gastrointestinaltrakts erfordert i. d. R. – vor allem bei einer erheblichen Blutung – eine sorgfältige Darmreinigung. Lediglich bei einer Blutungsquelle im Bereich des Rektosigmoids kann ggf. auf eine vollständige Darmreinigung verzichtet werden.
7. *Dringliches chirurgisches Konsil* bei endoskopisch nicht beherrschbarer Blutung und bei initial spritzender Blutung (Stadium Forrest Ia)!

Gastrointestinale Blutungen

Weiterführende Diagnostik

- **Hinweis:** Welche der hier aufgelisteten Maßnahmen bei der jeweiligen Verdachts- bzw. Differenzialdiagnose indiziert und zielführend ist, s. Tab. 61.
- **Bei Nachweis okkulten Blutes** (mittels Guajaktests) im Stuhl kann eine elektive obere und untere Endoskopie nach adäquater Vorbereitung durchgeführt werden.
- **Optionen bei unklarer Blutungsquelle:**
  - *Computertomographie* (Differenzialdiagnose freier Flüssigkeit).
  - *Angiographie:* Ab einem Blutverlust > 1 ml/min anwendbar.
  - *^{99m}Tc-Erythrozytenszintigraphie:* Bei Blutverlust > 0,1 ml/min anwendbar.

Differenzialdiagnose (Tab. 61)

Tabelle 61 · Differenzialdiagnose von gastrointestinalen Blutungen

Diagnose	wesentliche diagnostisch richtungsweisende Anamnese, Untersuchung u./o. Befunde	Sicherung der Diagnose
1. obere gastrointestinale Blutung		
Magenerosionen	Beschwerdefrei oder unspezifische Oberbauchschmerzen, Risikofaktoren wie beim Ulkus	Endoskopie
Nasenbluten (Epistaxis)	Typische Anamnese und HNO-Befund; durch verschlucktes Blut fehlerhafter V. a. GI-Blutung (mit evtl. umfangreichen Untersuchungen)	Lokalbefund
Ulcus duodeni (s. Abb. 87, S. 177)	Ruheschmerz u./o. epigastrischer Spätschmerz 1–4 h postprandial, Teerstuhl, Helicobacter pylori Status?, bei Ausschluss von NSAR-Einnahme in 90 % Helicobacter pylori +, Ulkusanamnese, postoperativ	Endoskopie
Ulcus ventriculi	Ruheschmerz u./o. epigastraler Frühschmerz sofort nach Nahrungsaufnahme, Hämatemesis, Teerstuhl, in 50–70 % Helicobacter pylori +, NSAR-Einnahme, Ulkusanamnese, s.a. Ulcus duodeni S. 174	Endoskopie
Kollagenosen/ Vaskulitiden	s. S. 135	
Anastomosenulkus, portalhypertensive Gastropathie	Anamnese (BI-, BII-OP?, Gastroenterostomie, portale Hypertension)	Endoskopie
Darmischämie	s. Bauchschmerzen S. 58	
Mallory-Weiss-Syndrom (s. Abb. 88, S. 178)	vorausgegangenes heftiges Erbrechen, häufig nach Alkoholkonsum	Endoskopie

Tabelle 61 · Forts., Differenzialdiagnose von gastrointestinalen Blutungen

Diagnose	wesentliche diagnostisch richtungweisende Anamnese, Untersuchung u./o. Befunde	Sicherung der Diagnose
Ösophagusvarizen oder Magenfundusvarizen (s. Abb. 89, S. 178)	Leberzirrhose verschiedener Ätiologien (s. dort), meist Alkoholabusus, oft mehrmals Hämatemesis in den Stunden/Tagen vor Aufnahme möglich, oft schwere Anämie, pathologische Gerinnung	Endoskopie
Aorto-intestinale Fistel	s. Blut im Stuhl S. 70	
Aortenaneurysma-Perforation	Anastomosen-Aneurysma nach Y-Bypass; dieser perforiert typischerweise ins Duodenum pars descendens	CT, Angiographie
Duodenaldivertikel (s. Abb. 36, S. 69)	seltene Manifestation als GI-Blutung durch entzündliche Prozesse und Arrosionsblutungen	Gastroduodenoskopie, Magendarmpassage i.d.R. ungeeignet zur Blutungslokalisation
Ehlers-Danlos-Syndrom	s. Blut im Stuhl S. 69	
Hämobilie	z. B. nach ERCP/EPT	
Hiatushernie	s. Refluxösophagitis S. 175	
benigne Magentumoren	häufig vor Blutungsereignis ohne Symptome	Gastroskopie mit bioptischer Sicherung
Magenkarzinom	Inappetenz, Gewichtsverlust, epigastrische Schmerzen	Gastroskopie mit bioptischer Sicherung
Morbus Osler (s. Abb. 300, S. 579)	Hämangiome auch an der Haut	
Ösophagitis (s. Abb. 275, S. 511)	Soor: Immunsuppression Herpes: Immunsuppression	Endoskopie
Ösophaguskarzinom (s. Abb. 276, S. 511)	Anamnese, Dysphagie, Inappetenz, s. auch S. 509	Endoskopie mit Biopsie
Ösophagusruptur	Ausgeprägte retrosternale Schmerzen	Endoskopie, evtl. Spiral CT
Papillenkarzinom	seltene Manifestation als GI-Blutung, i.d.R. Ikterus s. S. 312	ERCP ggf. mit biopt. Sicherung
Pseudoxanthoma elasticum	s. Blut im Stuhl S. 70	
Refluxösophagitis	chronische Beschwerden wie Sodbrennen, saures Aufstoßen, Verstärkung im Liegen, bei Chronizität Risiko der Stenosierung u/o Barrett-Ösophagus/Karzinom	Endoskopie mit Biopsie, 24-h-pH-Metrie
Traumen	typische Anamnese	Endoskopie

Gastrointestinale Blutungen

Tabelle 61 · Forts., Differenzialdiagnose von gastrointestinalen Blutungen

Diagnose	wesentliche diagnostisch richtungweisende Anamnese, Untersuchung u./o. Befunde	Sicherung der Diagnose
2. untere gastrointestinale Blutung		
Kolonkarzinom	S. 68	Endoskopie, CT
intestinale Polyposis (s. Abb. 35, S. 69)	Pigmentierung (Lippen, Schleimhaut, Facies, Hände, Füße): Peutz-Jeghers (Dünn-/Dickdarm-/Magenbefall – *keine* Präkanzerose) Juvenile Polypose (Präkanzerose) Familiär: Familiäre Polyposis coli (Präkanzerose) Gardner-Syndrom: Extraintestinale Manifestationen (Osteome, Dermoidzysten, Lipome, Fibrome, Desmoid-tumoren), beide Dünn-, Dickdarm-, Magenbefall	Diagnose, entsprechend Histologie, Familienanamnese und Befallsmuster
chronisch entzündliche Darmerkrankungen (Morbus Crohn [s. Abb. 46, S. 97] Colitis ulcerosa [s. Abb. 47, S. 98])	chronische Diarrhö, subfebrile Temperaturen, Erythema nodosum, Entzündungszeichen (BSG, CRP, Leukozyten), ggf. Malabsorption	Endoskopie (s. auch S. 94, und S. 94)
Hämorrhoidalblutung (s. Abb. 8, S. 12), *Proktitis, Analfissur* (s. Abb. 7, S. 11)	perianaler Schmerz oder Juckreiz, schmerzhafte Defäkation, rektale Untersuchung	rektale Untersuchung, Rektoskopie, ggf. mit Gummibandligatur von Hämorrhoiden
ischämische Kolitis	Angina abdominalis, postprandiale Schmerzen, paralytischer Ileus, Laktat i.S.	Endoskopie, Angiographie
benigne Tumoren (Leiomyom, Hämangiom, Adenom, Neurinom)	Koloskopie mit bioptischer Sicherung; bei Hämangiomen im Rahmen eines Morbus Osler kutane Hämangiome	
anorektale Erkrankungen	s. Analschmerzen S. 9	
hämorrhagische Diathese	s. Blutungsneigung S. 78	
Angiodysplasie	rezidivierende Gastrointestinalblutungen, häufig ohne Lokalisierung einer Blutungsquelle bei vorausgehenden Untersuchungen, evtl. kutane Angiodysplasien	Endoskopie, Angio-CT oder ^{99m}Tc-Szintigraphie
Aortenaneurysma-Perforation	Perforation in das Kolon extrem selten s. S. 175	CT, Angiographie
Divertikulitis (s. Abb. 36, S. 69)	linksseitige „Appendizitis"	Sonographie, CT, Koloskopie

Gastrointestinale Blutungen

Tabelle 61 · Forts., Differenzialdiagnose von gastrointestinalen Blutungen

Diagnose	wesentliche diagnostisch richtungsweisende Anamnese, Untersuchung u./o. Befunde	Sicherung der Diagnose
enterale Gefäßfistel	uncharakteristische Beschwerden	CT, DSA, 99^{m}Tc-Szintigraphie. Schwer diagnostizierbar
infektiöse Enterokolitis	akute Diarrhö (S. 92)	mikrobiologische Stuhluntersuchung
Invagination (s. Abb. 227, S. 431)	typischerweise bei Kindern, Symptomatik häufiger als Ileus, gelegentlich auch als Blutung	Retrograde Röntgenkontrastdarstellung des prolabierten terminalen Ileums in das Kolon – reicht oft als Therapie
Meckel-Divertikel	uncharakteristische, rezidivierende Bauchbeschwerden	CT, Koloskopie
pseudomembranöse Kolitis	Antibiotikaanamnese	CT, Rektoskopie, evtl. Koloskopie (keine Punktion!)
Strahlenenterokolitis	vorangehende Bestrahlung im Abdominalbereich	typisches endoskopisches Bild einer Kolitis mit typischer Anamnese
Vaskulitiden	s. S. 135 zu GI-Blutungen führen typischerweise die Periarteriitis nodosa, gelegentlich auch der Morbus Wegener und Lupus erythematodes	

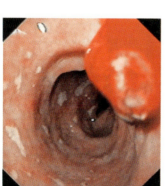 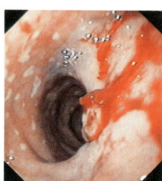

Abb. 87   Ulkus der Bulbushinterwand mit Koagel, weitere kleine Ulzera gegenüberliegend (an der Vorderwand)

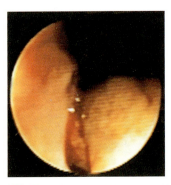
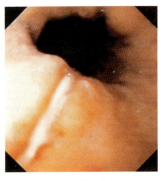

Abb. 88 Mallory-Weiss-Läsion. a) Kardiaeinriss bei 6 Uhr; b) fibrinbelegte Läsion 24 Std. nach aktiver Blutung bei 7 Uhr

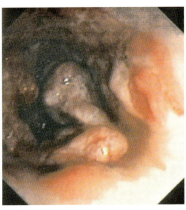

Abb. 89 Ösophagusvarizen. a) Grad III; b) Grad IV

Verwandte Leitsymptome

- Blut im Stuhl
- Bauchschmerzen

Gelenkschmerzen/Gelenkschwellungen (W. Zidek)

Grundlagen

- **Einteilung (nach Dauer)**
  - *Chronische/rezidivierende Gelenkschmerzen mit/ohne Schwellung:*
    - Isolierter Gelenkbefall (meistens!).
    - Gelenkschmerzen/Schwellungen mit Begleitsymptomen: Fieber, Hautausschlag, Augensymptome, Herzinsuffizienz, Niereninsuffizienz, Serositis, Lungenbeteiligung, zerebrale Beteiligung, Polyneuropathie, Leberbeteiligung, Splenomegalie, Lymphknotenschwellungen, Diarrhöen.
  - *Akute Gelenkschmerzen.*

Basisdiagnostik

- **Anamnese:**
  - Akut aufgetretene Gelenkschmerzen?
  - Chronische Gelenkschmerzen/Schwellungen?
  - Akute Exazerbation chronischer Gelenkschmerzen?

Gelenkschmerzen/Gelenkschwellungen

- Wichtige Begleitsymptome: Fieber, Nachtschweiß, Morgensteifigkeit.
- Muster des Gelenkbefalls bei früheren Manifestationen.
- Auslösende Faktoren akuter Gelenkschmerzen?
▶ **Körperliche Untersuchung:**
  - Befallsmuster: Große/kleine Gelenke? Mon-/Oligo-/Polyarthritis, symmetrischer/asymmetrischer Befall?
  - Untersuchung der einzelnen Gelenke: Rötung, Überwärmung, Erguss, Schmerzen in Ruhe/Bewegung, Einschränkung des Bewegungsumfangs.
  - Wichtige Begleitsymptome:
    – Exantheme/Pigmentierung, Tonsillitis?
    – Herzgeräusche?
    – Lungengeräusche?
    – Lymphknotenvergrößerung?
    – Hepato-/Splenomegalie?
▶ **Labor:** BSG/CRP, Blutbild, Harnsäure, Rheumafaktor.
▶ **Röntgen-Thorax.**

Weiterführende Diagnostik

▶ *Hinweis:* Welche der hier aufgelisteten Maßnahmen bei der jeweiligen Verdachts- bzw. Differenzialdiagnose indiziert und zielführend ist, s. Tab. 62.
▶ **Labor:** ANA, anti-ENA (ggf. weitere Differenzierung), anti-DNS, ANCA, Infektionsserologie (u. a. AST, ASL, Titer gegen Yersinien, Campylobacter, Borrelien, Salmonellen, Chlamydien, Mykoplasmen).
▶ **Punktion von Gelenkergüssen** (Leukozyten, Keime, Harnsäure-Kalziumphosphatkristalle?), ggf. Synoviabiopsie.
▶ **Bildgebende Verfahren:**
  - Sonographie: Gelenke, Abdomen (Splenomegalie? z. B. bei Morbus Still, Felty-Syndrom, Amyloidose, Sarkoidose. Hepatomegalie? z. B. bei Sarkoidose, Hämochromatose u. a.).
  - Konventionelles Röntgen.
  - Dreiphasen-Skelettszintigraphie, u.U. Gallium-/Leukozytenszintigraphie.
  - MRT.

Differenzialdiagnose chronisch/rezidivierender Gelenkschmerzen mit/ohne Schwellung

▶ **Isolierter Gelenkbefall:** s. Tab. 62.

Tabelle 62 · I.d.R. isolierter Gelenkbefall

Diagnose	wesentliche diagnostisch richtungweisende Anamnese, Untersuchung u./o. Befunde	Sicherung der Diagnose
Arthrosen (degenerative Gelenkerkrankungen) (s. Abb. 90, S. 182)	schubweiser Verlauf, keine systemischen Entzündungszeichen, Befall besonders belasteter oder durch Traumen (Fehlstellungen/Fehlbildungen, pathologische Belastung) besonders geschädigter Gelenke (z. B. Coxarthrose bei Hüftgelenkdysplasie, Gonarthrose bei Z.n. Traumen bei sportlicher/beruflicher Belastung oder Übergewicht, Charcot-Gelenke im Rahmen neurologischer Erkrankungen (klassisch bei Tabes dorsalis: Gelenkschädigung durch Fehlbelastung infolge geschädigter Innervation)	typische Klinik mit schubweisem Verlauf ohne systemische Entzündungszeichen und ggf. typischem Röntgenbefund mit Veränderung des Gelenkknorpels und reaktiven Knochenveränderungen (Osteophyten)

Gelenkschmerzen/Gelenkschwellungen

Tabelle 62 · Forts., i.d.R. isolierter Gelenkbefall

Diagnose	wesentliche diagnostisch richtungsweisende Anamnese, Untersuchung u./o. Befunde	Sicherung der Diagnose
rheumatoide Arthritis (s. Abb. 91, S. 183)	symmetrischer Befall der Fingermittel- und Grundgelenke, Morgensteifigkeit, auch Beginn mit Befall einzelner großer Gelenke, chronischer, schubweiser Verlauf, periartikuläre Rheumaknötchen, BSG-Erhöhung, Anämie; bei jahre-(jahrzehnte-)langem Verlauf Gelenkdestruktionen (Schwanenhalsdeformität, Ulnardeviation) sowie gelegentlich sekundäre Amyloidose mit nephrotischem Syndrom/Niereninsuffizienz, Malabsorption, Kardiomyopathie, Hepatosplenomegalie, Polyneuropathie	Diagnosestellung durch typische klinische Konstellation! Rheumafaktor weder für Diagnosestellung notwendig (fehlt im Frühstadium nicht selten) noch als solcher beweisend; ggf. Ausschluss anderer Ursachen
Gicht (s. Abb. 92, S. 183)	einzelne Anfälle mit akuten Schmerzen (auch chronische Schmerzen möglich!), Rötung, Überwärmung, Gichttophi periartikulär und an den Ohrmuscheln; typische Lokalisation Großzehengrundgelenk, aber auch an anderen Gelenken und polyartikulär möglich. Röntgen (zystische Aufhellungen periartikulär, in späteren Stadien Gelenkdestruktion), Harnsäure i.S. kann erhöht sein. Als primäre Gicht ohne zugrunde liegende Erkrankung, als sekundäre Gicht bei Erkrankungen mit ↑ Zellumsatz (z.B. Polycythaemia vera, Leukosen, maligne Lymphome/andere Malignome), bei Akkumulation bei fortgeschrittener Niereninsuffizienz Gicht seltener als Häufigkeit der Hyperurikämie (außer bei der Bleivergiftung)	Nachweis von Harnsäurekristallen im Gelenkpunktat (Phagozytose im akuten Gichtanfall); bei typischer Klinik ist dieser Nachweis meist nicht erforderlich. Gelegentlich probatorische Gabe von Colchicin sinnvoll zur Differenzierung der Kristallarthropathien (Uratgicht, Kalziumphosphatgicht) von anderen Schmerzzuständen

Gelenkschmerzen/Gelenkschwellungen

Tabelle 62 · Forts., i.d.R. isolierter Gelenkbefall

Diagnose	wesentliche diagnostisch richtungweisende Anamnese, Untersuchung u./o. Befunde	Sicherung der Diagnose
reaktive Arthritis	Auslöser (nicht immer klinisch zu identifizieren): Darminfektionen (Salmonellen, Shigellen, Brucellen, Campylobacter, Yersinien), Chlamydien-Infektionen (Konjunktivitis, Urethritis, Arthritis = Reiter-Syndrom), Virusinfektionen (Hepatitis B), Borrelien (Zeckenbiss, akutes Erythem um die Bissstelle, später Erythema chronicum migrans, Meningoenzephalitis, Myokarditis), Gonorrhö (Urethritis); zahlreiche Virusinfektionen (auch HIV) können reaktive Arthritiden auslösen, die meist nach Wochen/Monaten spontan sistieren	Erregernachweis aus dem Stuhl bei V.a. Darminfektion, signifikanter Titeranstieg, Urethralabstrich bei Chlamydien, HLA-B27 häufig positiv
Morbus Bechterew (s. Abb. 93, S. 183 und Abb. 94, S. 184)	Beginn mit (häufig nächtlichen) Rückenschmerzen (Spondylitis, Sakroileitis), später Versteifung der gesamten Wirbelsäule, in einem hohen Prozentsatz (um 90 %) HLA B 27 nachweisbar, gelegentlich Lungenfibrose, AV-Blockierungen und Aorteninsuffizienz sowie Iridozyklitis als extraartikuläre Manifestationen	Klinik + typischer Röntgenbefund (Syndesmophyten, Sakroileitis); HLA-B27 allein ist nicht beweisend
Sichelzellanämie S. 35	Bewegungsapparat kann auf mehrfache Weise befallen sein: Aseptische Knochennekrosen, Oligarthritiden, Gicht, infektiöse Arthritiden	Bildung von Sichelzellen unter Sauerstoffabschluss, Nachweis von HbS
Thalassämie S. 36	an Knie- und Schultergelenken Schmerzen und Schwellungen durch Mikrofrakturen und osteomalazieähnliche Veränderungen; nur bei Thalassämia major ausgeprägte Anämie, sonst nur mikrozytäre Veränderungen der Erythrozyten	Hb-Elektrophorese (Näheres s. Anämie S. 17)
tuberkulöse Arthritis (Poncet-Arthritis)	s. Arthritis mit Lungenbeteiligung S. 187	
Morbus Still (juvenile chronische Polyarthritis)	Oligo- oder Polyarthritis mit oder ohne systemische Manifestationen wie Exanthem, Fieber, Lymphknotenschwellungen; Kinder und junge Erwachsene befallen	typische klinische Konstellation, kein pathognomonischer serologischer Marker

Gelenkschmerzen/Gelenkschwellungen

Tabelle 62 · Forts., i.d.R. isolierter Gelenkbefall

Diagnose	wesentliche diagnostisch richtungsweisende Anamnese, Untersuchung u./o. Befunde	Sicherung der Diagnose
obligatorischer Befall nur eines Gelenks (Monarthritis; Monarthrose)		
aseptische Knochennekrosen (z. B. Morbus Osgood-Schlatter)	Schmerzen, Auftreten im Kindes- und Jugendalter	typische Rö-/ggf. MRT-Befunde und Lokalisationen (z. B. Knie), keine systemischen Entzündungszeichen
bakterielle Arthritis durch Infektion von außen	vorangegangene Punktion oder sonstige Verletzung der Synovia	Nachweis von Granulozyten, Anzüchtung des Erregers (z. B. Strepto-, Staphylokokken)
villonoduläre Synovitis = Tenosynovitis pigmentosa	große Gelenke bei jüngeren Erwachsenen, sanguinolentes Gelenkpunktat, periartikuläre Zysten/Osteolysen	histologischer Nachweis
malignes Synovialom	v.a. bei Jugendlichen an den unteren Extremitäten	histologische Sicherung durch PE
Epiphysiolyse des Hüftkopfes	bewegungsabhängige Schmerzen	typische Lokalisation und Rö-Befund bei Kindern/Jugendlichen, ggf. auch bei Erwachsenen unter Steroidmedikation

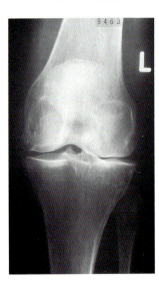

Abb. 90 Arthrose (Gonarthrose) mit exzentrischer Gelenkspaltverschmälerung, Osteophyten und subchondraler Sklerosierung

Gelenkschmerzen/Gelenkschwellungen

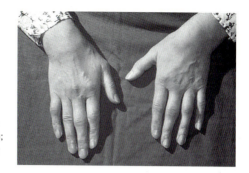

Abb. 91 Rheumatoide Arthritis: 42-jährige Frau; klassische symmetrische Synovitiden

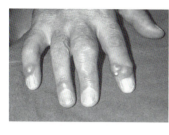 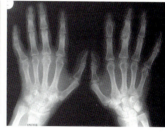

Abb. 92 Gicht mit Gichttophi an der Hand (56-jähriger Patient). Im Röntgenbild zystische Auftreibungen des Knochens durch Harnsäuretophi und chronische Arthritis

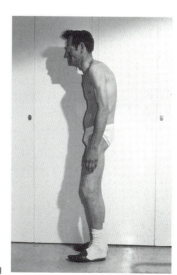

Abb. 93 Morbus Bechterew mit deutlichen Veränderungen der Statik und des Habitus bei fortgeschrittener Erkrankung

Gelenkschmerzen/Gelenkschwellungen

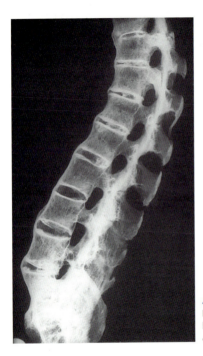

Abb. 94 Morbus Bechterew: Röntgenaufnahme eines Wirbelsäulenpräparates vom Terminalstadium einer ankylosierenden Spondylitis

▶ **Gelenkschmerzen/-schwellungen mit Begleitsymptomen:** s. Tab. 63.

Tabelle 63 · **Gelenkschmerzen/-schwellungen mit Begleitsymptomen**

Diagnose	wesentliche diagnostisch richtungweisende Anamnese, Untersuchung u./o. Befunde	Sicherung der Diagnose
1. begleitend Fieber		
Morbus Still (juvenile Polyarthritis)	S. 181, Tab. 62	
septische Arthritis	bei Immunsupprimierten durch hämatogene Streuung hervorgerufen	Gelenkpunktion mit granulozytärem Punktat und Keimnachweis (mikroskopisch oder durch Kultur)
Oligo-/Polyarthritiden bei Kollagenosen/Vaskulitiden	s. Vaskulitiden S. 135	
Löfgren-Syndrom (akute Sarkoidose)	s. Dyspnoe S. 106 und Lymphknotenschwellung S. 388	
Polymyalgia rheumatica, Arteriitis temporalis	Arthritis liegt i.d.R. nicht vor; Kopfschmerzen, Sehstörungen (mit ischämischen Retinaveränderungen bei der Fundoskopie) sowie verhärteten, pulslosen Schläfenarterien, ↑ BSG	bei Arteriitis temporalis positive Biopsie der A. temporalis; bei Polymyalgia rheumatica typische Klinik + evtl. Therapieversuch mit niedrig dosierten Glukokortikoiden; kein pathognomonischer serologischer Marker

Gelenkschmerzen/Gelenkschwellungen

Tabelle 63 · Forts., Gelenkschmerzen/-schwellungen mit Begleitsymptomen

Diagnose	wesentliche diagnostisch richtungweisende Anamnese, Untersuchung u./o. Befunde	Sicherung der Diagnose
Crohn-/ Colitis-Arthropathie	Fieber und Arthritis als systemische Manifestationsformen gelegentlich klinisch vor der intestinalen Symptomatik im Vordergrund s. auch S. 94	
akutes rheumatisches Fieber	s. Fieber S. 154	
familiäres Mittelmeerfieber (FMF)	familiär gehäuftes Autreten rezidivierender Fieberschübe, Bauchschmerzen, u.U. Polyserositis und Arthritis, meist Befall einzelner großer Gelenke	typische Symptomatik und familiäres Vorkommen bei Patienten aus dem Mittelmeerraum, Nachweis der Genmutation (FMF-Gen)
Kawasaki-Syndrom (mukokutanes Lymphknotensyndrom)	s. Fieber S. 157	
gemischte Kryoglobulinämie	neben Gelenkschmerzen und Fieber u. a. Purpura, Nierenbeteiligung (Glomerulonephritis), Polyneuropathie; Anämie, γ-Globulinvermehrung u. Nachweis einer monoklonalen Gammopathie; i.d.R. liegt eine Hepatitis-C-Virusinfektion zugrunde	Nachweis von Kryoglobulinen, einer monoklonalen und polyklonalen Gammopathie
A-/Hypogammaglobulinämie, kongenitale	autosomal rezessiv; rezidivierende Infektionen, Verminderung oder Fehlen einer oder aller γ-Globulinfraktionen	typische Laborkonstellation; ggf. Familienanamnese
kongenitaler Komplementmangel	Polyarthritis, ggf. Fieber, Exanthem, Organmanifestationen (Polyserositis, Nierenbeteiligung) ähnlich wie bei LED	Fehlen bestimmter Komplementfaktoren (C3, C4, C1, C2)
Hypersensitivitätsvaskulitis	s. Vaskulitis S. 135	
Panniculitis Pfeiffer-Weber-Christian	multiple subkutane, schmerzhafte, rötliche Knoten, Fieber und Gelenkschmerzen, häufig mit Pankreatitiden oder Pankreaskarzinom vergesellschaftet	typische klinische Konstellation, ggf. Biopsie zum Ausschluss anderer Erkrankungen
2. begleitend Hauterscheinungen		
Psoriasis-Arthritis (s. Abb. 95, S. 190)	typische Hauterscheinungen der Psoriasis in unterschiedlicher Ausprägung und temporär auch völlig fehlend. Befall asymmetrisch und an der Hand strahlweise („Wurstfinger"), häufig Befall der Haut über den betroffenen Gelenken	kein pathognomischer serologischer Marker, Diagnosestellung durch Nachweis der Psoriasis

Gelenkschmerzen/Gelenkschwellungen

Tabelle 63 · Forts., Gelenkschmerzen/-schwellungen mit Begleitsymptomen

Diagnose	wesentliche diagnostisch richtungweisende Anamnese, Untersuchung u./o. Befunde	Sicherung der Diagnose
Reiter-Syndrom	neben Arthritis (polyartikulär, vorwiegend untere Extremität) Hautbefall mit Effloreszenzen ähnlich Psoriasis pustulosa; Konjunktivitis und Urethritis, gelegentlich auch Zystitis und Prostatitis, Balanitis circinata, selten auch Polyneuropathie und Myokarditis	Chlamydien-Antikörper (IgA-Typ), positiver Urethralabstrich in Frühstadien
Borreliosen	s. Fieber S. 157	
Kollagenosen/ Vaskulitiden	s. S. 135	
Silikon-Arthropathie	Arthritis, Fieber, sklerodermieartige Hautveränderungen nach Silikon-Mammaplastiken, z. T. mit Nachweis von Rheumafaktor, ANA, Entfernung des Fremdkörpers führt nicht regelmäßig zur Besserung	Auftreten der Symptome in zeitlichem Zusammenhang mit Silikon-Implantat
Serumkrankheit	allergische Reaktion auf Fremdeiweiße, z. B. nach parenteraler Zufuhr z. B. im Rahmen von Impfungen; neben Hautausschlägen urtikarieller Art Arthritiden und Polyserositis	Nachweis der Auslösung durch Allergen, Verschwinden der Symptome nach Allergenkarenz
Retikulohistiozytose	Polyarthritis mit hautfarbenen Knoten über den Gelenken und Schleimhautpapeln an Mund und Nase, ggf. auch Pleura- und Perikardergüsse	Histologie (Haut und ggf. Knochenmark): Lipidhaltige Histiozyten und mehrkernige Riesenzellen

3. begleitend Augensymptome

Reiter-Syndrom	s. o.	
Sjögren-Syndrom	Sicca-Symptomatik (Augen- und Mundtrockenheit), Lungenfibrose, Pseudolymphom (Hyperplasie) der Lymphknoten, Nierenbefall (Glomerulonephritis) und primär biliäre Zirrhose eher selten, nach jahrelangem Verlauf Übergang in maligne Lymphome möglich	lymphozytäre Infiltration der Lippenspeicheldrüsen, sekundäres Sjögren-Syndrom, zusammen mit rheumatoider Arthritis und positivem Rheumafaktor
Kollagenosen/ Vaskulitiden (S. 135)	Iridozyklitis, Retinitis: LED, Sharp-Syndrom, Morbus Bechterew; Skleritis: Morbus Wegener	
Morbus Behçet	S. 149	

Gelenkschmerzen/Gelenkschwellungen

Tabelle 63 · Forts., Gelenkschmerzen/-schwellungen mit Begleitsymptomen

Diagnose	wesentliche diagnostisch richtungweisende Anamnese, Untersuchung u./o. Befunde	Sicherung der Diagnose
4. begleitend Lungenbeteiligung		
Morbus Wegener (s. Abb. 39, S. 75)	s. o. unter Kollagenosen/Vaskulitiden; der Lungenbefall kann erfolgen als *a)* diffuse Infiltrate, *b)* Rundherde (DD Tumor, Metastasen, Tbc), *c)* kavernöse Herde (DD Tbc, Tumor, Pilz, Infarkt)	
hypertrophische Osteoarthropathie (s. Abb. 96, S. 190)	mögliche Ursachen: Bronchial-Ca, nicht-neoplastische Lungenerkrankungen (z. B. Bronchiektasen, Pleuraempyem), zyanotische Herzklappenfehler, Endocarditis lenta, gelegentlich Leberzirrhose Klinik: Trommelschlegelfinger/-zehen, aber auch Befall großer Gelenke	Nachweis einer der o. g. Grunderkrankungen zusammen mit dem typischen Bild der Trommelschlegelfinger, ggf. auch Schwellungen der Handgelenke und Fußknöchel
Sarkoidose (s. Abb. 234, S. 440)	Gelenkbefall meist zusammen mit Erythema nodosum und Fieber (= Löfgren-Syndrom), aber auch chronische Arthritis möglich; DD: Knochenbefall (Ostitis Jüngling) und Muskelbefall (granulomatöse Myositis) im Rahmen der Sarkoidose	histologischer Nachweis epitheloidzelliger Granulome + Ausschluss einer tuberkulösen Genese (negative Keimanalytik bei Sarkoidose-typischer Klinik)
Periarteriitis nodosa	Lungeninfarkte (meist diffuse Infiltrate) bei Multiorgansymptomatik, überwiegend ANCA negativ	s. Kollagnosen/Vaskulitiden S. 135
Histiocytosis X	diffuse Lungenfibrose mit typischem CT-morphologischen Bild (honeycombing und kleinknotiger Lungenbefall); Gelenkschmerzen kein obligates Symptom, vorwiegend große Gelenke, daneben auch Knochenbefall	typische Histologie der Lunge oder von Knochenherden, (CD1-positive Zellen vermehrt in der BAL nachweisbar)
Kaplan-Syndrom	Silikose mit Rheumafaktor-positiver Polyarthritis; gelegentlich kommen auch sklerodermieartige Hautveränderungen vor	röntgenmorphologisch und berufsanamnestisch nachgewiesene Silikose + rheumatoide Arthritis
Arthritis bei Lungentuberkulose	meist Monarthritis mit Schmerzen und Schwellung aber ohne Rötung; „Poncet-Arthritis": flüchtige Polyarthritis zusammen mit einer Lungentuberkulose	mikroskopischer/kultureller Nachweis von Mycobacterium tuberculosis (Gelenkpunktat); verkäsende Granulome (Synoviabiopsie)
rezidivierende Polychondritis	Entzündung und nachfolgende Destruktion von Knorpelstrukturen; neben Befall von Gelenken auch Destruktion des Bronchial-/Tracheal-/Nasenknorpels, Skleromalazie am Auge, Aorteninsuffizienz, selten Nierenbeteiligung (Glomerulonephritis)	typisches Befallsmuster aller knorpeliger Strukturen; Biopsie und histologische Sicherung bei typischem Bild meist nicht erforderlich

Gelenkschmerzen/Gelenkschwellungen

Tabelle 63 · Forts., Gelenkschmerzen/-schwellungen mit Begleitsymptomen

Diagnose	wesentliche diagnostisch richtungweisende Anamnese, Untersuchung u./o. Befunde	Sicherung der Diagnose
5. begleitend Leberwerterhöhung		
Hepatitis B	S. 313	
Hepatitis C	S. 313	
Mononukleose (Pfeiffersches Drüsenfieber)	s. Halsschwellung S. 214	
Hämochromatose (s. Abb. 158, S. 317)	die typischen klinischen Erscheinungen (Leberzirrhose, Diabetes mellitus, Kardiomyopathie, braunes Hautkolorit, ggf. weitere endokrine Ausfälle wie Hypophyseninsuffizienz, Hypogonadismus, Morbus Addison) können ggf. fehlen. Röntgenologisch ggf. Chondrokalzinose der befallenen Gelenke (v.a. große Gelenke), erhöhtes Serumferritin/-eisen	Leberbiopsie ggf. mit quantitativer Eisenbestimmung. Die Analyse der bisher bekannten Mutationen sichert bei Nachweis der Homozygotie die Diagnose, während der negative Ausfall die Erkrankung nicht ausschließt
6. begleitend endokrine Erkrankungen/Stoffwechselerkrankungen		
Hyperlipoproteinämien	bei Hyperlipoproteinämie Typ II und Typ IV nach Frederickson, Xanthome im Bereich der Sehnenansätze (Knie, Achillessehne, Ellenbogen), gelegentlich auch flüchtige Arthritiden v.a. der Sprunggelenke	Serumlipidstatus und Ausschluss anderer Ursachen der Arthritiden
Akromegalie mit hypertrophischer Osteoarthritis (s. Abb. 97, S. 191)	neben den typischen äußeren Veränderungen der Akromegalie durch verstärktes Wachstum des Gelenkknorpels bedingte Vergrößerung und Hypermobilität, gelegentlich auch Schmerzen und Schwellungen v.a. der Handgelenke	nicht supprimierbare STH-Erhöhung, MRT (Hypophysenadenom)
Ochronose (Homogentisinsäure-Akkumulation durch autosomal-rezessiv vererbte Abbaustörung)	Alkaptonurie (Ausscheidung einer reduzierenden Substanz i.U., die beim Stehenlassen oder nach Alkalisieren nachdunkelt) sowie Dunkelverfärbung des Schweißes, Braunverfärbung der Skleren, Ohr-/Nasen-/Rippenknorpel, degenerative Beschwerden v.a. der großen Gelenke	Homogentisinsäurenachweis im Blut, Urin oder Schweiß
Morbus Wilson	zentralnervöse, v.a. extrapyramidale Störungen, Ikterus/laborchemische Zeichen der Leberschädigung, hämolytische Schübe, gelegentlich flüchtige Gelenkschmerzen, die aber nicht im Vordergrund der klinischen Symptomatik stehen	typische klinische Konstellation, Coeruloplasmin i.S. ↓, Kupfer i.U. ↑; ggf. Leberbiopsie (Kupferablagerungen)

Gelenkschmerzen/Gelenkschwellungen

Tabelle 63 · Forts., Gelenkschmerzen/-schwellungen mit Begleitsymptomen

Diagnose	wesentliche diagnostisch richtungsweisende Anamnese, Untersuchung u./o. Befunde	Sicherung der Diagnose
7. begleitend Diarrhö		
reaktive Arthritis	s. Rückenschmerzen S. 485	
Colitis-/Crohn-Arthritis	Arthritis korreliert nicht grundsätzlich mit Schüben der Darmerkrankung	s. Diarrhö S. 94
chronische Polyarthritis (cP) mit sekundärer Amyloidose	meist nach langem cP-Verlauf; Befallsmuster s. Anurie/Oligurie S. 26 Darmbefall verursacht Diarrhöen und Malabsorption	bioptischer Nachweis (s. Oligurie/Anurie S. 26)
Purpura Schönlein-Henoch	palpable Purpura v.a. der unteren Extremitäten, Bauchschmerzen und (meist blutige) Diarrhöen	typische klinische Symptomatik + Hautbiopsie (Vaskulitis) oder Nierenbiopsie (IgA-Nephritis)
Morbus Whipple (s. Abb. 98, S. 191)	neben Diarrhöen und Arthritiden Lymphknotenschwellungen, Myokarditis, Befall der Koronararterien, Hautpigmentierung, Enzephalitis	Nachweis von Tropheryma whippelii durch Elektronenmikroskopie oder PCR in Darmschleimhaut und Makrophagen, histologischer Nachweis durch Zottenödem mit PAS-positiven Ablagerungen;
Sklerodermie (s. Abb. 63, S. 134)	gelegentlich Darmbefall mit verringerter Motilität durch Darmwandfibrose und bakterielle Fehlbesiedlung	typischer äußerer Aspekt (S. 134)
intestinale Bypass-Arthritis	Monate nach Anlage eines jejunokolischen/jejunoilealen Bypasses zur Adipositasbehandlung meist Polyarthritis mit Fieber und makulopapulösem Exanthem	typische klinische Konstellation, ggf. Verschwinden nach Reanastomosierung
8. begleitend Niereninsuffizienz		
Dialyse-assoziierte Amyloidose (β_2-Mikroglobulin-Ablagerungen)	meist nach längerer Dialyse mit bioinkompatiblen Membranen (Cuprophan), v.a. im Schultergelenk; Karpaltunnelsyndrom	typische klinische Konstellation + typischer Röntgenbefund (zystische periartikuläre Aufhellungen)
akute Uratnephropathie	bei akuten Harnsäureanstiegen meist sekundär bei Zellzerfall (S. 25) Gichtanfall und Verschlechterung der Nierenfunktion	Nachweis eines akuten Harnsäureanstiegs bei entsprechender Grunderkrankung
Kollagenosen/ Vaskulitiden	S. 135	
Purpura Schönlein-Henoch	S. 27	

Gelenkschmerzen/Gelenkschwellungen

Tabelle 63 · Forts., Gelenkschmerzen/-schwellungen mit Begleitsymptomen

Diagnose	wesentliche diagnostisch richtungweisende Anamnese, Untersuchung u./o. Befunde	Sicherung der Diagnose
9. begleitend Herzbeteiligung		
Kollagenosen/ Vaskulitiden	S. 135	
akutes rheumatisches Fieber	s. Fieber S. 154	
Hämochromatose	s. Gelenkschmerzen bei Leberwerterhöhung S. 188	

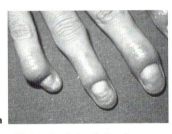 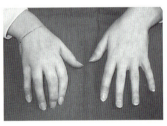

Abb. 95 Psoriasisarthritis. a) ausgesprochen selektiver Endgelenkbefall; b) Strahlbefall mit Wurstfingerbildung

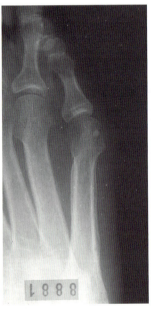

Abb. 96 Hypertrophische Osteoarthropathie (lateraler Vorfuß): typische subperiostale Knochenneubildung bei 64-jährigem Patienten mit Bronchialkarzinom

Gelenkschmerzen/Gelenkschwellungen

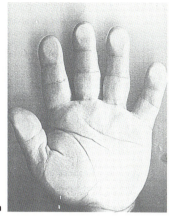 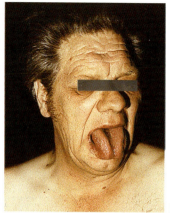

Abb. 97 Akromegalie. a) mithilfe eines Fotokopierers gemachtes Bild mit breiten und groben Hautleisten und Handlinien; b) Makroglossie

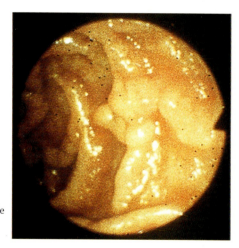

Abb. 98 Morbus Whipple im Dünndarm (Endoskopie)

Differenzialdiagnose bei akuten Gelenkschmerzen (Tab. 64)

Tabelle 64 · **Differenzialdiagnose bei akuten Gelenkschmerzen**

Diagnose	wesentliche diagnostisch richtungweisende Anamnese, Untersuchung u./o. Befunde	Sicherung der Diagnose
Uratgicht	S. 170	
akuter Hämarthros	zugrunde liegende Gerinnungsstörung wie Hämophilie A oder B sowie v. Willebrand-Jürgens-Syndrom, anti-Faktor-VIII-oder IX-Antikörper	Nachweis der Gerinnungsstörung (S. 77 bei normaler Gerinnung Nachweis eines Hämarthros durch Gelenkspunktion

Gelenkschmerzen/Gelenkschwellungen

Tabelle 64 · Forts., Differenzialdiagnose bei akuten Gelenkschmerzen

Diagnose	wesentliche diagnostisch richtungweisende Anamnese, Untersuchung u./o. Befunde	Sicherung der Diagnose
Gelenktraumen	Anamnese	
akute eitrige Arthritis	z. B. nach Keiminokulation durch Punktion, S. 154	
Kalzium-Phosphat-Gicht	Anfälle ähnlich wie bei Uratgicht, Überwärmung, Rötung und Schmerzen; Röntgen (Verkalkungen der Gelenkkapsel)	Nachweis von Kalzium und Pyrophosphatkristallen im Gelenkpunktat

> **Hinweis:** Einige Erkrankungen, die Schmerzen in den Extremitäten verursachen müssen differenzialdiagnostisch von Polyarthritiden abgegrenzt werden: Tab. 65.

Tabelle 65 · Ursachen von Extremitätenschmerzen als Differenzialdiagnose von Polyarthritiden

Diagnose	wesentliche diagnostisch richtungweisende Anamnese, Untersuchung u./o. Befunde	Sicherung der Diagnose
Plasmozytom (s. Abb. 173, S. 333)	osteolytische Knochenherde	mindestens 2 der folgenden Befunde: Paraproteinnachweis, Osteolysen, Nachweis der Knochenmarksinfiltration
diffuse Knochenmetastasen	z. B. Prostata-/Mamma-Ca	nachgewiesener Primärtumor mit typ. radiolog. Befund; Skelettszintigraphie; gelegentl. PE aus zuvor unklarer Läsion
Myositis	mit Hautbeteiligung bei Dermatomyositis; CK-Erhöhung	Histologie
Fibromyalgiesyndrom	diffuse Weichteilschmerzen mit typischen Druckpunkten	klinische Diagnose ohne beweisendes Labor/Histologie/bildgebendes Verfahren
Leukämien/ Lymphome	subperiostale Infiltrate mit diffusen Schmerzen der Extremitäten als Erstmanifestation (v.a. ALL bei Kindern), die eine Polyarthritis vortäuschen kann	Knochenmarkszytologie/ -histologie, Lymphknoten- oder Organhistologie
Morbus Fabry	Polyneuropathie	Nachweis des α-Galaktosidase-Mangels in Leukozyten oder Fibroblasten
Mukopolysaccharidosen (Morbus Gaucher)	Knochenbefall, Osteoporose/ -malazie	Glucocerebrosidase in Hautfibroblasten ↓
eosinophile Fasziitis	Hautindurationen, Gelenkskontrakturen, intermittierende Eosinophilie	Histologie
Weichteil-/ Osteosarkome	Knochenschmerzen	Histologie

Geruchsstörungen (Ch. Kessler)

Grundlagen

- **Definitionen:**
  - *Anosmie:* Völlige Aufhebung des Geruchvermögens (einseitig, beidseitig).
  - *Hyposmie:* Herabsetzung des Geruchvermögens.
  - *Hyperosmie:* Pathologisch gesteigertes Geruchvermögen.
  - *Parosmie:* Unangenehme Geruchsveränderung; Kakosmie.
- **Einteilung:** S. Definitionen.
- *Hinweis:* Abzugrenzen von der neurogenen Geruchsstörung (Filiae olfactoriae, Tractus olfactorius, zentrale Riechzentren) sind Krankheiten oder abnorme Verhältnisse der oberen Nasenmuschel sowie andere rhinologische Ursachen und psychogene Riechstörungen.
- **Klinik des Leitsymptoms:** Bei der Anosmie/Hyposmie geben die Patienten an, aromatische Gerüche nicht wahrzunehmen, die Mahlzeiten schmeckten fade (aromatische Geschmacksstoffe werden über den Nervus olfactorius wahrgenommen). Hyperosmie und Parosmie sind häufig mit Ekelgefühlen verbunden.

Basisdiagnostik

- **Anamnese:**
  - Schädel-Hirn-Trauma (häufig Abriss der Filiae olfactoriae).
  - Wesensänderung, Kopfschmerzen (spricht für Hirntumor), Infekte, chronische Rhinitis, Sinusitis, Diabetes mellitus, Vitaminmangel, Medikamentenanamnese, Nikotin (Tab. 67).
- **Körperliche Untersuchung:**
  - Fläschchen mit einem aromatischen Geruchstoff dicht unter eine Nasenöffnung halten, dabei Verschließen des anderen Nasengangs (einseitige Geruchstörung → rhinologische Ursache).
  - Wiederholung der Prüfung mit einem Trigeminusreizstoff, z. B. Ammoniak; keine Wahrnehmung → psychogene Geruchstörung.

Weiterführende Diagnostik

- *Hinweis:* Welche der hier aufgelisteten Maßnahmen bei der jeweiligen Verdachts- bzw. Differenzialdiagnose indiziert und zielführend ist, s. Tab. 66.
- Röntgen Schädel: z. B. Trauma, Sinusitis.
- CCT oder MRT: z. B. Tumoren der vorderen Schädelgrube, granulomatöse Prozesse basal, frontale Kontusionsherde.
- EEG: z. B. Herdbefund frontal.
- Hals-Nasen-Ohren-Konsil: z. B. Obstruktion, granulomatöse Sinusitis.
- Lumbalpunktion: Entzündung?
- Röntgen-Thorax: Hinweis auf Tbc, Sarkoidose?
- Labor: Lues-Serologie, ANCA (Wegner-Granulomatose), ACE (Sarkoidose).

Geruchsstörungen

Differenzialdiagnose (Tab. 66)

Tabelle 66 · Differenzialdiagnose bei Geruchsstörungen

Diagnose	wesentliche diagnostisch richtungsweisende Anamnese, Untersuchung u./o. Befunde	Sicherung der Diagnose
1. Anosmie/Hyposmie		
Schädel-Hirn-Trauma (Abriss der Filiae olfactoriae)	Anamnese, adäquates Trauma, häufig Koma	Anamnese, CCT u./o. MRT (Nachweis von Kontusionsherden, frontobasale Frakturen
supraselläre Tumoren (Kraniopharyngeome, Meningeome des Tuberculum sellae, Tumoren der Olfaktorius-Rinne, Olfaktorius-Meningeome (s. Abb. 99)	lange Zeit klinisch stumm; bei langsam wachsenden Raumforderungen häufig Wesensänderung, Sehstörung wg. Optikusatrophie	MRT, EEG (Herdbefund)
Hypophysentumoren (suprasellär) (s. Abb. 100, S. 196)	bitemporale Hemianopsie durch Chiasmakompression, Hirnnervenausfälle; hormonaktiver Tumor: Riesenwuchs, Galaktorrhoe, Oligomenorrhoe bei Frauen, Impotenz bei Männern, Cushing-Syndrom	MRT, GH-Erhöhung, Prolaktin-Erhöhung, ACTH-Erhöhung
Metastasen	wie supraselläre Tumoren	Primärtumorsuche
Stirnhöhlenabszesse (s. Abb. 101, S. 196)	rezidivierend heftige Stirnkopfschmerzen; Temperaturerhöhung	CCT, HNO-Konsil
toxische Geruch- und Geschmackstörungen bei verschiedenen Medikamenten	s. Tab. 67, Medikamentenanamnese	
Psychosen	S. 565	
Leptomeningitis bei Tuberkulose oder Lues	Klinik der Meningitis S. 402	Röntgen-Thorax, Lumbalpunktion, MRT mit KM. Lues-Serologie, Erregernachweis
Sarkoidose	S. 388	
Wegener-Granulomatose	S. 73	
multiple Sklerose	S. 310	
Vitamin-B_{12}-Mangel	S. 459	
nasale Obstruktion (s. Abb. 102, S. 196)	Anamnese (Infektionen des oberen Respirationstrakts, chronische/allergische Rhinitis, chronische Sinusitis, Polypen	HNO-ärztliche Untersuchung

Geruchsstörungen

Tabelle 66 · Forts., Differenzialdiagnose bei Geruchsstörungen

Diagnose	wesentliche diagnostisch richtungweisende Anamnese, Untersuchung u./o. Befunde	Sicherung der Diagnose
Neuritis des N. olfactorius	Allgemeinerkrankung, Fieber	Virustiter (häufig Influenzavirus), Liquoruntersuchung
Polyneuropathien (z. B. bei Diabetes mellitus)	S. 459	
Hypoparathyreodismus	Muskelschwäche, Müdigkeit, Knochenschmerzen, Magenbeschwerden	Parathormon, Phosphatspiegel
Hypogonadismus (Kallmann-Syndom)	hypogonadotroper Hypogonadismus	fehlende Sekretion des GnRH (Gonadotropin-releasing Hormon); molekulargenetische Diagnostik (Nachweis einer Mutation des KAL-X-Gens)
Hepatitis	S. 313 ff	
2. Geruchshalluzinationen *(Kakosmie; immer Symptom einer zentralen Läsion [Temporallappen, Uncus Gyri hippocampi])*		
Tumoren, Abszesse des Temporallappens	unangenehme Geruchs- und Geschmackseindrücke	MRT
Z.n. zerebraler Blutung/Ischämie des Temporallappens	s. o.	s. Tabelle 133
Aura eines epileptischen Anfalls	isoliert oder vor komplex fokalen Anfällen unangenehme Geruchs- und Geschmacksempfindungen	MRT (Spiralschichten Temporallappen), EEG
3. Hyperosmie		
Schwangerschaft	Geruchsempfindlichkeit	harmlos

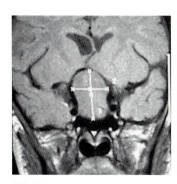
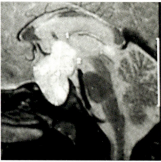

Abb. 99 Suprasellärer Tumor: Kraniopharyngeom im MRT

Geruchsstörungen

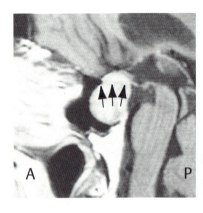

Abb. 100 Hypophysenadenom mit großem suprasellärem Adenom und deutlicher Bedrängung des Chiasma opticum (Pfeile)

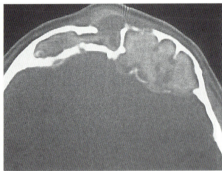

Abb. 101 Stirnhöhlenabszess (CCT) mit Pilzinfektion der linken und rechten Stirnhöhle. Die Infektion ist in die Weichteile der Stirn (linke Stirnhöhle) sowie nach der Zerstörung der Stirnhöhlenhinterwand (rechte Stirnhöhle) nach endokraniell vorgedrungen

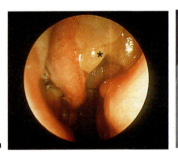 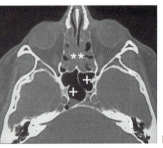

Abb. 102 Nasale Obstruktion durch Polyposis nasi et sinuum.
a) = Endoskopie; b) = CCT

Tabelle 67 · Auswahl von Medikamenten, die Geruch und Geschmack beeinträchtigen (nach Schmidt, Malin)

Stoffgruppe	Wirkstoff
Amöbizide und Anthelmintika	Metronidazol
Lokalanästhetika	Benzocain, Procain-HCl, Kokain-HCl, Tetracain-HCl
Lipidsenker	Clofibrat, Lovastatin, Pravastatin
Antihistaminika	Chlorpheniramin

Geschmacksstörungen

Tabelle 67 · Forts., Auswahl von Medikamenten

Stoffgruppe	Wirkstoff
Antiinfektiosa	Amphotericin B, Ampicillin, Cefamandol, Griseofulvin, Ethambutol, Lincomycin, Sulfasalazin, Streptomycin, Tetrazykline, Tyrothricin
Zytostatika und Immunsuppressiva	Doxorubicin, Methotrexat, Azathioprin, Carmustin, Vincristin
Antirheumatika, Analgetika	Allopurinol, Colchicin, Gold, Levamisol, D-Penicillamin, Phenylbutazon
Antiseptika	Hexetidin
Thyreostatika	Carbimazol, Methylthiouracil, Propylthiouracil, Thiouracil
Dentalhygienika	Sodiumlaurylsulfat (in Zahnpasta)
Diuretika und Antihypertonika	Captopril, Diazoxid, Etacrynsäure, Nifedipin, Propanolol, Spironolacton
Muskelrelaxanzien und Parkinsonmittel	Baclofen, Levodopa
Opiate	Codein, Hydromorphin-HCl, Morphin
Psychopharmaka, Antiepileptika	Carbamazepin, Phenytoin, Lithium, Trifluoperazin, Amitriptylin, Clomipramin, Doxepin, Imipramin
Sympathomimetika	Amphetamin
andere	Idoxuridin, Eisen-Sorbitex, Vitamin D, Industriegifte, Insektizide, Schwermetalle

Verwandte Leitsymptome
- Geschmacksstörungen: S. 197.

Geschmacksstörungen (W. Zidek)

Grundlagen

- **Definitionen:**
  - *Ageusie:* Völliges Fehlen der Geschmacksempfindung.
  - *Hypogeusie:* Reduzierte Geschmacksempfindung.
  - *Anosmie:* Aufgehobener Geruchssinn (S. 193).
  - *Hyposmie:* Reduzierter Geruchssinn (S. 193).
- **Einteilung:** S. Definition
  - ▶ *Hinweis:* Die Differenzierung von Geschmacksstörungen und Geruchsstörungen aufgrund der Angaben des Patienten ist gelegentlich schwierig und erfordert z. B. Testung mit Salmiak.

Basisdiagnostik

- **Anamnese:**
  - Neurologische Erkrankungen mit Hirnnervenbefall (Traumen, ischämische, entzündliche Genese)?
  - ACE-Hemmer in hoher Dosierung?
  - Malabsorption?
  - Chronische Nierenerkrankungen?
- **Körperliche Untersuchung:**
  - Neurologische Ausfälle im Bereich der Hirnnerven.
  - Inspektion der Mundhöhle.

Geschmacksstörungen

Weiterführende Diagnostik

▶ *Hinweis:* Welche der hier aufgelisteten Maßnahmen bei der jeweiligen Verdachts- bzw. Differenzialdiagnose indiziert und zielführend ist, s. Tab. 68.
- **Labor:** Kreatinin, Harnstoff, Blutbild, Vitamin-B_{12}, Zink i.U..
- **MRT:** Stammhirnläsionen?
- **Schilling-Test:** Differenzierung eines Vitamin B_{12}-Mangels.
- **Probeexzision** malignitätsverdächtiger Läsionen.

Differenzialdiagnose (Tab. 68)

Tabelle 68 · Differenzialdiagnose bei Geschmacksstörungen

Diagnose	wesentliche diagnostisch richtungsweisende Anamnese, Untersuchung u./o. Befunde	Sicherung der Diagnose
Zinkmangel	Haarwuchsstörung, Fingernagel-Probleme	Besserung nach Zink-Substitution
ACE-Hemmer bedingte Ageusie	bei/kurz nach ACE-Hemmer-Therapie und Besserung durch Absetzen	
Urämie	s. Oligurie/Anurie S. 21	
Hirnnervenbefall bei neurologischen Erkrankungen; von Traumen, Malignomen	s. Lähmungen S. 358 u. 364, Sensibilitätsstörungen S. 539 Hinweise meist durch weitere neurologische Ausfälle z. B. benachbarter Hirnnerven	
Anosmie	wird gelegentlich subjektiv als Geschmacksstörung beschrieben; zusammen mit hypogonadotropem Hypogonadismus → Kallmann-Syndrom	Geruchsprüfung mit Testsubstanzen, weitere Differenzierung der zugrunde liegenden neurologischen Störung (z. B. MRT, CT, Liquor)
perniziöse Anämie	(Atrophie der Geschmackspapillen)	s. Anämie S. 18
Candida-Glossitis (Soor) (s. Abb. 103)	weiße Beläge auf Zunge und Schleimhautdefekten des gesamten Mundhöhle, u.U. starke Schmerzen bei Berührung/Kontakt mit scharfen/sauren Speisen; v.a. bei Immunsuppression bzw. Gebrauch von (auch topischen) Steroidderivaten	i.d.R. bei typischem klinischem Befund keine Histologie erforderlich, Candida-Nachweis im Abstrich wg. Vorkommens auch bei Gesunden von geringer Relevanz
periphere Unterbrechungen des N. glossopharyngeus	Trauma, Tumor, Polyneuropathie (s. Lähmungen S. 358 u. 364, Sensibilitätsstörungen S. 539)	Differenzierung der neurologischen Grunderkrankung (z. B. MRT/CT, Liquor)

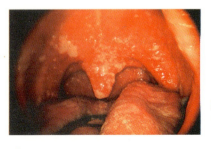

Abb. 103 Candidainfektion der Mundhöhle mit typischen abwischbaren Belägen

Gewichtsverlust (W. Zidek)

Grundlagen

- **Definition:** Ein unbeabsichtigter Gewichtsverlust > 2,5 kg ist klinisch bedeutsam (wobei die Grenzen zum wenig bedeutsamen Gewichtsverlust fließend sind!).
- Gewichtsverlust kann grundsätzlich ein Verlust von Flüssigkeit oder von Körpersubstanz sein. Schwankungen des Flüssigkeitsgehalts können wesentlich rascher verlaufen als ein Gewichtsverlust anderer Ursache.
  - *Hinweis:* Gelegentlich kann eine Zunahme der extrazellulären Flüssigkeit eine gleichzeitige Abnahme der Körpersubstanz kompensieren (z. B. beim nephrotischen Syndrom mit ausgeprägtem Metabolismus).
- **Einteilung (nach Ätiologie):**
  - Zerebral/psychiatrisch.
  - Medikamentös toxisch.
  - Endokrin.
  - Gastroenterologisch.
  - Neoplastisch.
  - Entzündlich.
  - Pulmonal.
  - Kardial.
  - Niereninsuffizienz.
  - Hämatologische Erkrankungen.

Hinweis: Die Gewichtsabnahme ist bei vielen schweren Allgemeinerkrankungen nur ein Begleitsymptom (z. B. fortgeschrittene Herz-/Lungenerkrankungen, fortgeschrittene Niereninsuffizienz)!

Basisdiagnostik

- **Anamnese:**
  - Erfolgte die Gewichtsabnahme willentlich oder durch eine Änderung der Lebensumstände, die mit hoher Wahrscheinlichkeit eine Gewichtsabnahme zur Folge hat?
  - Bestehen unmittelbare Anzeichen einer zugrunde liegenden psychischen Erkrankung (Depression, Psychose, Alkoholismus, Anorexia nervosa, Bulimia nervosa)?
  - Wie ist der Appetit des Patienten?
    - Eher *eingeschränkt* bei neoplastischen oder entzündlichen Grunderkrankungen.
    - Eher *gesteigert* bei Hyperthyreose, Diabetes mellitus und Darmparasitosen.
  - Begleitsymptome: Husten, Erbrechen, Stuhlgangsveränderungen, Dysphagie, Schmerzen, Hämoptysen, Fieber, Dysurie, Polyurie/-dipsie, Blut im Stuhl?
- **Körperliche Untersuchung:** Suche nach Auffälligkeiten oder Leitsymptomen, die die Abklärung in eine bestimmte Richtung lenken (vgl. Anamnese).
- **Röntgen-Thorax.**
- **Abdomen-Sonographie.**
- **Labor:** BSG, Blutbild, Leberenzyme, harnpflichtige Substanzen, Glukose.

Weiterführende Diagnostik

Hinweis: Welche der hier aufgelisteten Maßnahmen bei der jeweiligen Verdachts- bzw. Differenzialdiagnose indiziert und zielführend ist, s. Tab. 69.

- **Labor:** TSH basal, Pankreas-Elastase, Parasiten-Diagnostik aus dem Stuhl, bei Infektionsverdacht mikrobiologische serologische Diagnostik (s. Fieber)
- **Bildgebung:** Gastroskopie, Koloskopie, Abdomen-/Thorax-CT, Dünndarm-Röntgenkonstrast-Darstellung

Gewichtsverlust

Differenzialdiagnose (Tab. 69)

Tabelle 69 · Differenzialdiagnose bei Gewichtsverlust

Diagnose	wesentliche diagnostisch richtungweisende Anamnese, Untersuchung u./o. Befunde	Sicherung der Diagnose
Neoplasien	s. organbezogene Symptome und Fieber S. 160	
chronisches Erbrechen/Inappetenz anderer Genese (Medikamente, zerebrale Prozesse u. a.)	s. Erbrechen S. 119	
Malabsorption, Maldigestion	Einzelne Ursachen s. Diarrhö S. 95 u. 96	
Depression, Psychose, Angstzustände	weitere psychische Auffälligkeiten bei unauffälliger körperlicher Untersuchung	abhängig von der Symptomatik Ausschlussdiagnostik organischer Ursachen; ggf. Therapieversuch
Ösophaguserkrankungen (s. Abb. 104, S. 203)	Dysphagie, rezidivierende Aspirationen, ggf. retrosternale Schmerzen	Ösophagoskopie, Manometrie; Röntgen (ggf. Hinweise auf Ursachen)
Hyperthyreose	Schwitzen, Zittern, warme, feuchte Haut, Haarausfall, Diarrhö, Nervosität, Tachykardie, gelegentlich Blutdruckerhöhung, Struma, Zeichen der endokrinen Ophthalmopathie bei Morbus Basedow (Exophthalmus)	TSH basal ↓, fT_3 u./o. fT_4 ↑; weitere Differenzierung (Adenom, Morbus Basedow, Thyreoiditis, diffuse Autonomie) durch Szintigraphie, Schilddrüsenantikörper (MAK, TAK, TRAK) und Tc-Uptake (bei Thyreoiditis nicht erhöht)
Mund- und Zahnerkrankungen	Anamnese und Inspektion	ggf. zahnärztliche und kieferorthopädische Untersuchung
Mangelernährung	psychische Auffälligkeiten, unzureichende Nahrungsversorgung, inadäquate Diätvorstellungen, Drogen-/Alkoholkonsum	Besserung nach Behebung der zugrunde liegenden Ursache
neurologische Erkrankungen mit Störung des Schluckakts	unterschiedliche neurologische Begleitsymptomatik entsprechend der Grunderkrankung	je nach Verdachtsdiagnose Bildgebung (CT, MRT), Liquordiagnostik, neurologische Funktionsdiagnostik
Anorexia nervosa (s. Abb. 105, S. 203)	meist jüngere Frauen, fehlende Krankheitseinsicht und Dissimulation, meist starker Bewegungsdrang, heimliches Erbrechen, Amenorrhö	typische Anamnese, in Zweifelsfällen systematischer Ausschluss anderer organischer Ursachen
Hyperemesis gravidarum	s. Erbrechen S. 122	

Gewichtsverlust

Tabelle 69 · Forts., Differenzialdiagnose bei Gewichtsverlust

Diagnose	wesentliche diagnostisch richtungweisende Anamnese, Untersuchung u./o. Befunde	Sicherung der Diagnose
neurologische Erkrankungen mit verminderter Vigilanz oder deutlich verminderter Muskelkraft	neurologische Begleitsymptomatik	Bildgebung (CT, MRT), EEG, Liquor, Neurographie, EMG, ggf. Muskelbiopsie
chronisch entzündliche Darmerkrankungen	s. Diarrhö S. 94	
Parasitosen (s. Abb. 106, S. 203)	Wurmanteile im Stuhl (Bandwürmer), guter Appetit, wechselnde Lungeninfiltrate (Askariden), Eosinophilie, Muskelschmerzen (Zystizerkose, Trichinose), Gesichtsödem	Proglottiden/Wurmeier im Stuhl (Askariden, Taenien), KBR + typische Zysten mit Parasiten im CT/Sonographie (Echinokokken), KBR + Nachweis von Herden im Muskel (Trichinen)
Hypophysenvorderlappeninsuffizienz	Adynamie, Blässe, Amenorrhö, Libidoverlust, Anamnese, Schwangerschaft, Tbc) und Suche nach Grunderkrankungen (z. B. Sarkoidose)	TRH- bzw. CRH-Test (fehlender Anstieg von TSH basal bzw. ACTH); Insulin-Hypoglykämie (Bestimmung von STH und Prolaktin); MRT
Lungenerkrankungen	Zyanose/Dyspnoe, Emphysemthorax, Nikotinabusus, pneumokoniosetypische Berufsanamnese, Rheumaserologie bei Lungenfibrosen/Alveolitiden	s. Dyspnoe S. 101
akute/chronische Lebererkrankungen	s. Ikterus S. 313 ff	
chronische Herzerkrankungen	s. Herzinsuffizienz S. 251 u. 253	
perniziöse Anämie	s. Anämie S. 18	
fortgeschrittene Niereninsuffizienz	s. Oligurie/Anurie S. 26 ff	
Diabetes mellitus	Polyurie/-dipsie, normaler bis ↑ Appetit S. 465	s. Hyperglykämie S. 589; ohne signifikante Glukosurie auch an zusätzliche Ursachen denken

Gewichtsverlust

Tabelle 69 · Forts., Differenzialdiagnose bei Gewichtsverlust

Diagnose	wesentliche diagnostisch richtungweisende Anamnese, Untersuchung u./o. Befunde	Sicherung der Diagnose
Morbus Addison	dunkles Hautkolorit (außer beim zentralen Morbus Addison), Adynamie, Anämie, Hypotonie, Na^+ ↓, selten Ca^{2+} leicht ↑. Autoimmunologisch bedingt: Begleiterkrankungen wie perniziöse Anämie, Diabetes mellitus, Alopezia areata. Tuberkulös bedingt: Weitere Tbc-Manifestationen (klinisch/anamnestisch); im Rahmen eines adrenogenitalen Syndroms, z.B. Virilisierung und lange, bis in die Kindheit reichende Anamnese	höchste Sensitivität beim ACTH-Stimulationstest. Durchführung als Kurztest und bei path. Ausfall über 2 Tage. Differenzierung der Ursachen durch ACTH (erhöht beim adrenalen Morbus Addison), Autoantikörper gegen Nebennierenrindengewebe (nur bei positivem Ausfall verwertbar), Nachweis einer Organtuberkulose (mikrobiologisch oder histologisch)
Phäochromozytom (s. Abb. 148, S. 290)	krisenhafte oder permanente Blutdruckerhöhung, Hyperglykämie, sonstige sympathoadrenerge Symptome wie Schwitzen, Zittern	erhöhte Ausscheidung von Metanephrin/Normetanephrin bzw. Adrenalin/Noradrenalin im 24-h-Urin oder Metanephrin Normetanephrin i.P., Bildgebung (CT/MRT bei adrenalem Phäo; MIBG-Szintigraphie v.a. zum Nachweis extraadrenaler Phäochromozytome)
okkulte Infektionen, Endocarditis lenta	weitere Symptome und Nachweis s. Fieber S. 155	
Kollagenosen/ Vaskulitiden	s. S. 135	
Hyperkalzämie	rezidivierende Nephrolithiasis (primärer Hyperparathyreoidismus), Dyspnoe (Z.n. Löfgren-Syndrom – Sarkoidose), Vitamin-D-Präparat e, Lithiumtherapie	PTH-Spiegel, Tumorsuche bei supprimiertem PTH, Röntgen-Thorax, Mediastinoskopie/Lungenhistologie (Sarkoidose)

Gewichtszunahme

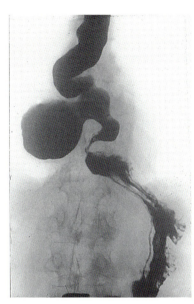

Abb. 104 Ösophagusdivertikel (epiphrenales Pulsionsdivertikel)

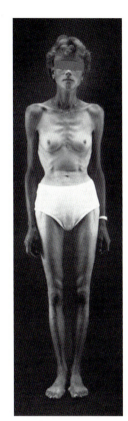

Abb. 105 Anorexie

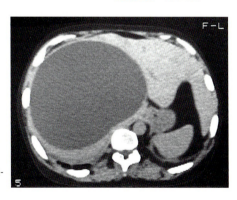

Abb. 106 Parasitose mit Echinokokkus: Riesige Zyste im rechten Leberlappen (CT)

Gewichtszunahme
s. Adipositas/Gewichtszunahme S. 5

Globusgefühl (A. Sturm)

Grundlagen

- **Definition:** Intermittierendes Fremdkörper- und Engegefühl/kloßartiges Druckgefühl im Halsbereich,
- **Klinik des Leitsymptoms:** i.d.R. ist es verbunden mit dem Gefühl von Schwierigkeiten, Ekelgefühl, Widerwillen, Würgereiz beim Schlucken.
- **Hinweis:** Der Begriff Globus hystericus wird in der neuen Literatur ersetzt durch den (besseren) Begriff Globus pharyngeus.

Basisdiagnostik

- **Anamnese:**
  - **Beachte:**
    - Entscheidend ist, aufgrund der Anamnese eine Differenzierung des Symptoms „Globusgefühl" gegenüber dem eng verwandten Leitsymptom „Schluckstörungen" (Dysphagie) sowie gegenüber weiteren Symptomen wie „Halsschmerzen/-beschwerden", „Singultus" und „retrosternale Beschwerden im oberen Thoraxbereich" zu erreichen.
    - Beim Globus pharyngeus besteht keine objektiv nachweisbare Dysphagie oder Schluckbehinderung!
  - Charakteristik und Zeitdauer der Beschwerden?
  - Abhängigkeit der Beschwerden von körperlicher oder psychischer Belastung?
  - Schluckbeschwerden bei fester Nahrungsaufnahme oder beim Trinken?
  - Beschwerden zu welcher Tageszeit?
  - Aufstoßen, Mundgeruch, Gewichtsverlust?
  - Trockener Mund, Ekelgefühl, Erbrechen?
  - Beschwerden im Zusammenhang mit Lagewechsel, Herzbeschwerden, Atemnot, Aufstoßen?
- **Körperliche Untersuchung:** Internistische Untersuchung, ergänzt durch eine HNO-ärztliche Rachenuntersuchung.

Weiterführende Diagnostik

- **Hinweis:** Welche der hier aufgelisteten Maßnahmen bei der jeweiligen Verdachts- bzw. Differenzialdiagnose indiziert und zielführend ist, s. Tab. 70.
- Ösophagogastroskopie (ÖGD).
- Breischluckaufnahmen zum Ausschluss eines Divertikels.
- Langzeit-pH-Metrie.
- Sonographie, evtl. Szintigraphie der Schilddrüse.

Differenzialdiagnose (Tab. 70)

Tabelle 70 · Differenzialdiagnose des Globusgefühls

Diagnose	zur Diagnose führt
Globus pharyngeus	Anamnese; ÖGD u. Röntgenuntersuchung des Ösophagus, HNO-Untersuchung: o. B.
Aerophagie	charakteristische Anamnese, „Luftschlucker", breite vegetative Symptomatik; ÖGD u. HNO-Untersuchung: o. B.
Xerostomie	insbesondere bei Sklerodermie (S. 132), mixed connective tissue-, Sjögren-Syndrom (S. 186)

Globusgefühl

Tabelle 70 · Forts., Differenzialdiagnose des Globusgefühls

Diagnose	zur Diagnose führt
Zenker-Divertikel (s. Abb. 107)	Röntgenuntersuchung mit Breischluck, evtl. Kopf-Tieflage
lokale Entzündungen im Bereich von Mundhöhle, Kehlkopf, Speiseröhre, insbesondere: – Glossitis, Stomatitis (s. Abb. 108), – Seitenstrangangina (s. Abb. 109), – Mundbodenabszesse, – rezidivierende Glottisödeme, – Agranulozytose, – Tonsillitis, – Pharyngitis, – Kehlkopferkrankungen	Klinik, HNO-Untersuchung: Lokalbefund; evtl. Biopsie bzw. Endoskopie
Fremdkörper, Gräten	HNO-Untersuchung
Schilddrüsenvergrößerung (s. Abb. 110, S. 207)	Sonographie, evtl. CT
Webs und Ringe des Ösophagus	Ösophagusbreischluck, ÖGD; evtl. Kinematographie
HWS-Exostosen	Röntgen HWS in 4 Ebenen, evtl. in unterschiedlicher Lage
refluxinduzierte Sphinkterstörungen	ÖGD, Langzeit-pH-Metrie, Ösophagusmanometrie
Dysphagia lusoria (= Unterkreuzung des Ösophagus durch atypisch abgehende A. subclavia dextra aus dem Aortenbogen)	Angiographie, CT
Schlafapnoe-Syndrom	S. 516 und Tab. 177
oropharyngolaryngeale Dysphagie bei Erkrankungen des ZNS	S. 506
oropharyngolaryngeale Dysphagie muskulärer Genese	S. 507
primäre und sekundäre Achalasien (s. Abb. 23, S. 46)	S. 508 ; ÖGD; typisches Bild bei Röntgenuntersuchung der Speiseröhre mit Barium, Ösophagusmanometrie
Pharynxkompression unterschiedlicher Genese	HNO-Untersuchung; evtl. CT, Biopsie
Zungengrundkarzinom, Hypopharynxkarzinom	HNO-Untersuchung, evtl. MRT
Plummer-Vinson-Syndrom	Anamnese und Klinik der perniziösen Anämie (S. 18)
ösophageale Dysphagie – bei Kollagenosen – bei Erkrankungen des Magens – bei Malignomen – bei neurologischen Erkrankungen unterschiedlicher Genese	ÖGD; S. 507, evtl. Biopsie

Globusgefühl

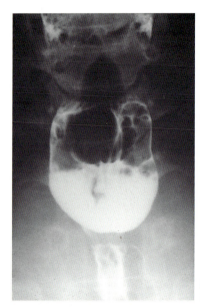

Abb. 107 Zenkerdivertikel (Röntgenkontrastdarstellung)

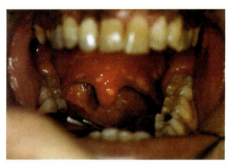

Abb. 108 Lokale Entzündung: Stomatitis aphthosa

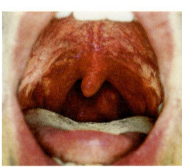

Abb. 109 Lokale Entzündung: Seitenstrangangina

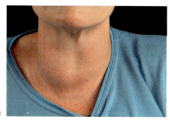 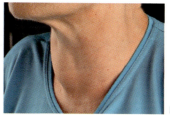

Abb. 110 Schilddrüsenvergrößerung: Struma nodosa
a) von vorn und b) von der Seite

Verwandte Leitsymptome

- Schluckstörung (Dysphagie): S. 504.
- Thoraxschmerzen: S. 561.
- Singultus: S. 543.

Gynäkomastie (R. G. Bretzel)

Grundlagen

- **Definition:** Benigne Vergrößerung der üblicherweise beim Mann rudimentären Brustdrüse.
- **Hinweis:** Von der echten Gynäkomastie zu unterscheiden ist eine Vergrößerung der männlichen Brust durch Fett, Lipomastie oder Pseudogynäkomastie. Bei Neugeborenen, in der Pubertät und im Alter kann physiologischerweise eine Gynäkomastie auftreten.

Basisdiagnostik

- **Körperliche Untersuchung:**
  - Lokalisation (z. B. akzessorischer Drüsen), Größe (Tanner-Stadium B1–B5 oder in cm), Asymmetrie, Konsistenz, Schmerzen, Spannungsgefühl.
  - Inspektion und Palpation, auch von Hoden, Schilddrüse und Leber.
- **Bildgebung:**
  - Sonographie von Brust, Hoden, Schilddrüse, Leber und Abdomen (Nebennieren).
  - Mammographie/MRT bei Karzinomverdacht und unklarem Palpationsbefund (z. B. derbe Verhärtung in der Brustdrüse, die u. U. nicht verschieblich ist und einen Tumor möglich scheinen lässt).
  - Röntgen-Thorax.
- **Labor:**
  - Testosteron, Östradiol, LH, FSH, Prolaktin.
  - TSH basal, TT_3 / TT_4 bzw. fT_3 / fT_4.
  - Sexualhormonbindendes Globulin (SHBG).
  - Tumormarker hCG, AFP.

Weiterführende Diagnostik

- **Hinweis:** Welche der hier aufgelisteten Maßnahmen bei der jeweiligen Verdachts- bzw. Differenzialdiagnose indiziert und zielführend ist, s. Tab. 71.
- Chromosomenanalyse (z. B. Klinefelter-Syndrom).
- Spezialuntersuchungen bei V. a. Androgenresistenz.

Gynäkomastie

Differenzialdiagnose (Tab. 71)

▶ Differenzialdiagnostisches Vorgehen s. Abb. 111.

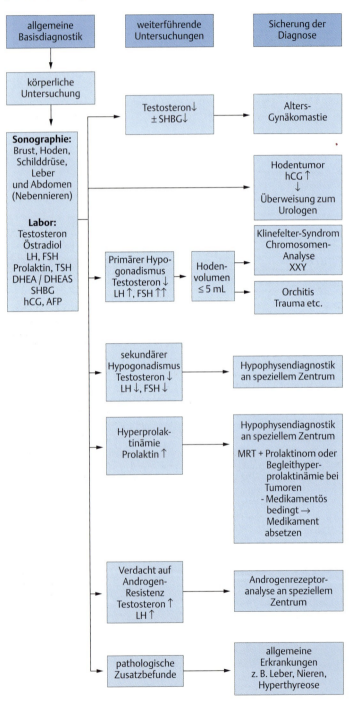

Abb. 111 Differenzialdiagnostisches Vorgehen bei Gynäkomastie

Gynäkomastie

Tabelle 71 · **Differenzialdiagnose der Gynäkomastie**

Diagnose	wesentliche diagnostisch richtungweisende Anamnese, Untersuchung u./o. Befunde	Sicherung der Diagnose
1. verminderte Testosteronbildung oder -wirkung: Primärer (hypergonadotroper) Hypogonadismus		
Klinefelter-Syndrom (s. Abb. 4, S. 8)	Hypogonadismus und eunuchoider Hochwuchs, Gynäkomastie, mentale Retardierung (evtl. nicht eindeutig)	Nachweis eines XXY-Chromosomentyps aus Blutzellen/Mundschleimhaut-Abstrich, ggf. auch Mosaikformen
idiopathische Testosteronverminderung	milder Hypogonadismus ohne weitere Begleitsymptome	Ausschlussdiagnose nach Eliminierung o. g. Ursachen
Trauma	Anamnese; akut geschwollene, später fibrotische Hoden	
Orchiektomie	Anamnese; leerer Hodensack	
kongenitale Anorchie	(Fremd-) Anamnese	klinisch, ggf. sonographisch keine Hodenanlage
primäre Hodeninsuffizienz nach Orchitis	anamnestisch Mumpsorchitis, kleine, feste Hoden	bioptischer Nachweis i.d.R. nicht erforderlich
Bestrahlung	Anamnese; kleine, fibrotische Hoden	
Sarkoidose	vergrößerte Hoden, Hypogonadismus nur bei beidseitigem Befall, Sarkoidose s. auch Lungenrundherd S. 383, Lymphknotenschwellung (S. 388)	bioptischer Nachweis an einem gut zugänglichen Manifestationsort entsprechend klinischem Befallsmuster
Lues III	schmerzlose Hodenschwellung, anamnestisch Lues I und II. Weitere Gummen (Knochenherde, Weichteilherde) in verschiedenen Organen. Hypogonadismus nur bei beidseitigem Befall	serologischer Nachweis der Lues und ggf. Biopsie zum Ausschluss einer anderen Erkrankung (bei Lues III Nachweis einer granulomatösen Entzündung)
Androgenresistenz bei testikulärer Feminisierung	weiblicher Phänotyp, primäre Amenorrhö, fehlende Axilla- und Schambehaarung, blind endende Vagina; der Genotyp ist männlich; Hoden in der Bauchhöhle, dem Leistenkanal oder den Labia majora	Nachweis des männlichen Genotyps aus Blut- oder Schleimhautzellen
Reifenstein-Syndrom (s. Abb. 112, S. 211)	Gynäkomastie ab der Pubertät, verminderte Maskulinisierung der externen Genitalien (Hypospadie, Hodenatrophie nach der Pubertät)	klinische Konstellation ausreichend; prinzipiell ähnliche Symptome beim Rosewater-Syndrom, Gilbert-Greyfus-Syndrom und Lubs-Syndrom

Gynäkomastie

Tabelle 71 · Forts., Differenzialdiagnose der Gynäkomastie

Diagnose	wesentliche diagnostisch richtungweisende Anamnese, Untersuchung u./o. Befunde	Sicherung der Diagnose
2. verminderte Testosteronbildung oder -wirkung: Sekundärer (hypogonadotroper) Hypogonadismus		
Hypophysenvorderlappeninsuffizienz	Hypogonadismus + weitere Ausfallserscheinungen: Hypothyreose, Hypokortisolismus, Hypopigmentierung; denken an hypophysäre Manifestation von Sarkoidose, Lues III, Polyglobulie, Panarteriitis nodosa, essenzielle Thrombozythämie	ätiologische Diagnose nach Hypophysen-MRT. Extrahypophysäre Manifestationen der nebenstehenden Grunderkrankungen einbeziehen
3. erhöhte Östrogenwirkung: Vermehrte Östrogensynthese		
Hodentumoren (s. Abb. 113, S. 212)	schmerzlose Vergrößerung eines Hodens	Sonographie; histologische Sicherung bei operativer Therapie
paraneoplastisch (z. B. Bronchialkarzinom)	klinische Zeichen eines Malignoms nicht obligat, abhängig vom Manifestationsort	Sicherung des zugrunde liegenden malignen Tumors
idiopathische Östrogenvermehrung	Gynäkomastie ohne weitere Begleitsymptome	Ausschlussdiagnose
Hermaphroditismus	variabler Phänotyp, externe Genitalien von männlichem, weiblichem oder gemischtem Aspekt	Nachweis sowohl von Hoden als auch Ovarien entweder uni- oder bilateral
4. erhöhte Östrogenwirkung: Substraterhöhung und gesteigerte Aktivität der Aromatase		
Lebererkrankungen	Zeichen der Leberzirrhose (Ikterus, Spider naevi, Palmarerythem, Weißnägel, ggf. Aszites, Hepatomegalie)	s. Ikterus S. 312
Hyperthyreose	typische Anamnese und Klinik (s. Gewichtsverlust S. 200)	
Gewichtszunahme nach Hungerphasen	typische Anamnese bei Ausschluss sonstiger Erkrankungen, die zur Gynäkomastie führen können	
Nebennierenrindentumoren	erhöhte Östradiolspiegel und Nachweis eines Nebennierentumors durch CT, Sonographie oder MRT	
5. Hyperprolaktinämie		
Niereninsuffizienz	Libidoverlust und Impotenz, ↓ glomeruläre Filtrationsrate	
Prolaktinsezernierende Tumoren	Libidoverlust und Impotenz, Prolaktinspiegel i.d.R. > 200 ng/ml	Hypophysen-MRT
Hypothyreose	Libidoverlust und Impotenz, weitere Symptome s. Gewichtszunahme (S. 6)	
ektope Prolaktinproduktion durch maligne Tumoren	Nachweis des zugrunde liegenden malignen Tumors (Bronchial-, Nierenkarzinome)	

Gynäkomastie

Tabelle 71 · Forts., Differenzialdiagnose der Gynäkomastie

Diagnose	wesentliche diagnostisch richtungweisende Anamnese, Untersuchung u./o. Befunde	Sicherung der Diagnose
6. Gonadotropin-produzierende Tumoren		
paraneoplastische Gonadotropin- sekretion	Leberzellkarzinom, Bronchial- karzinom, ggf. mit lokaler Symptomatik	Nachweis durch Bild- gebung und Biopsie
7. medikamenteninduziert		
medikamenten- induzierte Gynäkomastie (s. Abb. 114)	Medikamentenanamnese und Normalisierung nach Absetzen. – *Hormone:* Östrogene, Androgene, Gonadotropine, hCG, Anabolika – *Testosteronantagonisten:* Spironolacton, Ketoconazol, Cimetidin, Ranitidin, Cyproteronacetat, Flutamid – *Psychopharmaka:* Diazepam, Phenothiazine, Phenytoin, trizyklische Antidepressiva – *Drogen:* Heroin, Marihuana, Methadon, Amphetamin, Alkohol – *Tuberkulostatika* – *Herz-Kreislaufmittel:* Reserpin, Methyldopa, Digitoxin, Kalziumantagonisten, ACE-Hemmer, Amiodaron – *Zytostatika:* Busulfan, Vincristin, Nitrosoharnstoffe, Procar- bazin, Methotrexat, Cyclophosphamid, Chlorambucil	

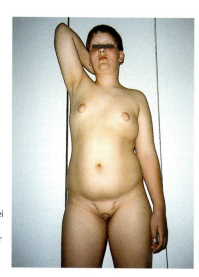

Abb. 112 Reifenstein-Syndrom bei 13-jährigem Patienten mit aus- geprägter Gynäkomastie, fehlender Geschlechtsbehaarung und inter- sexuelle Genitale

Gynäkomastie

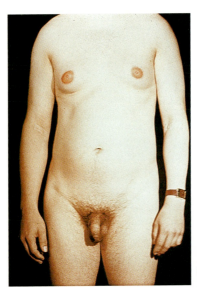

Abb. 113 Gynäkomastie bei Hodentumor (Leydig-Zelltumor)

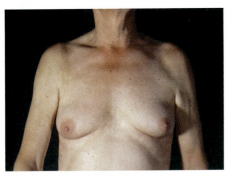

Abb. 114 Medikamenten-induzierte Gynäkomastie

Halsschwellung (W. Zidek)

Grundlagen

- **Einteilung (nach Ätiologie):**
  - Lymphknoten.
  - Einflussstauung.
  - Schilddrüse (Nebenschilddrüse).
  - Halszysten.
  - Muskulatur.
  - Ösophagusdivertikel.
  - Speicheldrüsen (Gl. parotis, Gl. sublingualis).

Basisdiagnostik

- **Anamnese:**
  - *Schmerzen:* I.d.R. Hinweis auf eine entzündliche Ursache, z. B. bei subakuter Thyreoiditis de Quervain. *Ausnahmen:* Tbc, Sarkoidose, Toxoplasmose, hyperplastische Lymphknoten bei HIV-Infektion, Hashimoto-Thyreoiditis.
  - *Dauer der Schwellung:*
    - Akute Lymphknotenschwellungen: In den meisten Fällen entzündlich bedingt, wenngleich auch bei hochmalignen Lymphomen relativ rasch Lymphknotenschwellungen auftreten können.
    - Akute Schwellungen der Schilddrüse: Möglich bei Thyreoiditis de Quervain und bei Einblutungen von Schilddrüsenzysten.
    - Chronische Halsschwellungen: Chronische Infektionen, maligne Erkrankungen, Schilddrüsenfunktionsstörungen?
- **Körperliche Untersuchung:**
  - *Inspektion* (z. B. Einflussstauung).
  - *Palpation:*
    - *Verschieblichkeit der Schwellung:*
    - → Schluckverschieblich: Schilddrüse (außer beim fortgeschrittenen Schilddrüsenkarzinom).
    - → Auf der Unterlage verschieblich: I.d.R. bei entzündlichen Lymphknotenschwellungen, aber auch maligne Lymphome.
    - → Mit der Umgebung verbacken: Hinweis auf Lymphknotenmetastasen.
    - *Konsistenz der Schwellung:*
    - → Durch chronische Entzündung geschwollene Lymphknoten: Meist derb-elastisch.
    - → Lymphknotenmetastasen: Häufig sehr hart.
    - → Halszysten: Prall-elastisch.
    - *Druckdolenz der Schwellung*
  - *Auskultation:* Hilft nur bei der Differenzierung von Schilddrüsenvergrößerungen weiter. Ein Schwirren kann gelegentlich bei Strumen aufgrund eines Morbus Basedow auskultiert werden.
  - *Diaphanoskopie:* Kann Zysten erkennen lassen und hilft orientierend speziell bei lateralen Halszysten.

Weiterführende Diagnostik

- **Hinweis:** Welche der hier aufgelisteten Maßnahmen bei der jeweiligen Verdachts- bzw. Differenzialdiagnose indiziert und zielführend ist, s. Tab. 72.
- **Temperaturmessung:** Fieber?
- **Labor:** großes BB, CRP, BKS, TSH basal, Infektionsserologie.
- **Bildgebung:** Sonographie, Schilddrüsenszintigraphie, ggf. CT.
- Ggf. Histologiegewinnung.

Halsschwellung

Differenzialdiagnose (Tab. 72)

Tabelle 72 · Differenzialdiagnose bei Halsschwellungen

Diagnose	wesentliche diagnostisch richtungweisende Anamnese, Untersuchung u./o. Befunde	Sicherung der Diagnose
diffus oder knotig vergrößerte Schilddrüse (s. Abb. 110, S. 207)	endokrine Ophthalmopathie (Morbus Basedow); Zeichen der Hyperthyreose (Morbus Basedow, disseminierte Autonomie), Schmerzen (subakute Thyreoiditis de Quervain), derber Tastbefund (Struma Riedel), Schwirren auskultierbar (Morbus Basedow), Zeichen der Hypothyreose (Jodmangel-Struma, Hashimoto-Thyreoiditis), wenig verschieblich/mit der Umgebung verbacken (fortgeschrittenes Ca), Diarrhö (C-Zell-Ca)	TSH basal, ggf. fT_3, fT_4, Sonographie, Szintigraphie und Schilddrüsenantikörper (TRAK, MAK, TAK) und ggf. Feinnadelpunktion, bei C-Zell-Ca Calcitonin i.S. erhöht (Pentagastrin-Test)
Halslymphknotenschwellungen	s. Lymphknotenschwellungen (S. 385): Alle dort aufgeführten Erkrankungen können grundsätzlich auch lokalisierte Lymphknotenschwellungen am Hals verursachen	
chronische entzündliche Affektionen im Rachenbereich	erbsgroße derbe sublinguale und submandibuläre Lymphknoten	Klinik; Histologie nur in Ausnahmefällen notwendig
Mononukleose (EBV, s. Abb. 200, S. 390)	neben den typischen Symptomen (Pharyngitis/Tonsillitis, Lymphknotenschwellung, Meningitis, Hepatitis, Peri-/Myokarditis, Autoimmunthrombopenie) gelegentlich Arthritis; buntes lymphozytäres Bild im Differenzialblutbild	typisches klinisches Bild + Nachweis von IgM-Ak gegen Epstein-Barr-Virus

Halsschwellung

Tabelle 72 · Forts., Differenzialdiagnose bei Halsschwellungen

Diagnose	wesentliche diagnostisch richtungweisende Anamnese, Untersuchung u./o. Befunde	Sicherung der Diagnose
Parotitis (s. Abb. 206, S. 394)	schmerzhafte laterale Schwellung, häufig Ausstrahlung in den Gehörgang, meist abstehende Ohrläppchen; Parotis-Sonographie geeignet für Tumoren und Stauung des Gangsystems (Speichelstein) – gleichzeitige Schwellung der Tränendrüsen/mangelnde Tränensekretion → Uveoparotitis Heerford (Sarkoidose) – Sicca-Symptomatik Mund/Auge → Sicca-Syndrom – Sjögren-Syndrom/rheumatische Systemerkrankung → sekundäres Sjögren-Syndrom – Leukozytose/malignes Lymphom → Mikulicz-Syndrom – Alkoholabusus → Sialadenose – einseitige Schwellung → Parotistumor (z. B. Parotismischtumor) – konsumierende Erkrankung → marantische Parotitis – akute schmerzhafte einseitige Schwellung → Speichelstein mit Gangverschluss – akute schmerzhafte Schwellung zunächst ein-, dann doppelseitig → virale Parotitis (Mumps)	Mumps-Serologie, Rheumafaktoren, ANA, ENA, anti-DNS zur Sicherung einer Systemerkrankung bei sekundärem Sjögren-Syndrom; Heerford-Syndrom: bioptische Sicherung der Sarkoidose aus Lippenbiopsat oder anderen Manifestationsorten. Bei Tumorverdacht ist eine direkte operative Sicherung der Diagnose meist sinnvoll
Einflussstauung	s. Einflussstauung S. 109	
laterale Halszyste (s. Abb. 115)	prall-elastische Schwellungen im Bereich des M. sternocleidomastoideus, mit Diaphanoskopie als Zyste zu verifizieren	Exstirpation mit histologischer Sicherung (maligne Entartung und Einblutung kommt vor)
Zenker-Divertikel (s. Abb. 107, S. 206)	nach Mahlzeiten zunehmende, nach Herauswürgen von Nahrungsresten abnehmende Schwellung	Ösophagoskopie oder Breischluck
Nebenschilddrüsenadenom (-karzinom)	Nebenschilddrüsentumoren werden extrem selten tastbar oder als Schwellung wahrnehmbar	Hyperkalzämie bei erhöhtem oder hochnormalem PTH, Sonographie
Hautemphysem	Knistern, gut verschiebliche Schwellung, vorausgegangene Verletzung der Lunge mit Luftaustritt ins Gewebe, z. B. Trauma mit Rippenfraktur, Bronchialabriss, Pneumothorax anderer Ursache	klinischer Befund (Luft kann aber auch auf Rö-Übersichtsaufnahme nachgewiesen werden)

Hämaturie

Tabelle 72 · Forts., Differenzialdiagnose bei Halsschwellungen

Diagnose	wesentliche diagnostisch richtungweisende Anamnese, Untersuchung u./o. Befunde	Sicherung der Diagnose
Halsphlegmone	Rötung, Schwellung, Fieber, Eintrittspforte durch Trauma oder iatrogen (zentralvenöser Zugang)	Abstriche/Punktion (Keimnachweis), Sonographie (Nachweis/Ausschluss von Abszessen)
gutartige Tumoren (Hygrome, Atherome u. a.)	isolierte, gut verschiebliche Schwellung	histologischer Nachweis bei Exstirpation
Katzenkratzkrankheit	akute Lymphknotenschwellung, ggf. mit systematischen Erscheinungen wie Enzephalitis	Bartonellen-Titer, typische Lymphknotenhistologie, PCR
Zytomegalie (CMV)	S. 160	
Toxoplasmose	S. 160	
Hämatome	abgelaufene Punktionen, Blutgerinnungsstörungen, Traumen	Sonographie/Punktion, falls der äußere Aspekt nicht hinreichend ist.
Tumoren von (Hypo-)Pharynx, Larynx, Tonsillen, Mundboden	lokale Lymphknotenmetastasen	histologischer Nachweis aus Lymphknoten/Primärtumor nach Lokalisation durch HNO-Untersuchung/Gesichtsschädel-CT

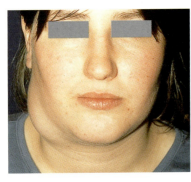

Abb. 115 Laterale Halszyste rechts

Hämaturie (W. Zidek)

Grundlagen

▶ **Definition:**
- *Hämaturie:* Ausscheidung von Erythrozyten in den Urin in pathologischer Menge. Für praktische Belange gelten mehr als 2–3 Erythrozyten/Gesichtsfeld (40 ×-Objektiv) als pathologisch.
  - ▷ **Hinweis:** Eine gewisse Menge von Erythrozyten wird auch physiologisch in den Urin ausgeschieden!
- *Mikrohämaturie:* Hämaturie nur mikroskopisch oder durch Teststreifen erkennbar. Der Teststreifen ist auch bei Hämoglobinurie positiv. Ein positiver Teststreifenbefund sollte mikroskopisch bestätigt werden.

Hämaturie

- *Makrohämaturie:* Rotfärbung des Urins durch Blutbeimengungen. Zur DD s. Tab. 73.

Tabelle 73 · Andere mögliche Ursachen einer Rotfärbung des Urins

Medikamente und Lebensmittel	z. B. Rifampicin, Rote Beete, Lebensmittelfarben, Pyridine und Phenolphtalein
akute intermittierende Porphyrie	der Urin dunkelt nach längerem Stehenlassen zu einer tiefroten Farbe nach
große Mengen Uratkristalle	selten; ohne sichere pathologische Bedeutung
Hämoglobinurie bei intravasaler Hämolyse (s. Anämie S. 18)	*Cave:* Auch eine Myoglobinurie infolge einer Rhabdomyolyse kann einen Hämoglobinnachweis mit dem Teststreifen vortäuschen. Differenzierungskriterien: Bei einer Myoglobinurie wird der Urin nicht rot, die CK i.S. ist in jedem Fall erheblich erhöht

▷ *Hinweis:* Die Bezeichnungen Mikro- und Makrohämaturie dienen einer quantitativen, aber *keiner* qualitativen Unterscheidung! Die meisten Erkrankungen, die eine Hämaturie auslösen, können sowohl eine Mikrohämaturie als auch eine Makrohämaturie hervorrufen.

▶ **Einteilung (nach Ätiologie):**
- *Renale Ursachen:*
  - Erkrankungen des Nierenparenchyms: Die meisten Erkrankungen des Nierenparenchyms können zu einer Hämaturie führen (Tab. 74).
  - Erkrankungen des Nierenbeckens.
- *Extrarenale Ursachen* (ableitende Harnwege).

Tabelle 74 · Hämaturie bei renoparenchymatösen Erkrankungen – typische Befundkonstellationen

Befund	mögliche Ursachen
isolierte Hämaturie	– Traumen – IgA-Nephritis – mesangioproliferative Glomerulonephritis
Hämaturie + Proteinurie	– interstitielle Nephritiden – Glomerulonephritiden – toxische und ischämische Nierenschäden
Hämaturie + Leukozyturie	– interstitielle Nephritiden
keine Hämaturie (ungewöhnlich)	– minimal-changes-Glomerulonephritis – Glomerulosklerose

Basisdiagnostik

▷ *Hinweis:* Bei der Abklärung einer Hämaturie ist zunächst die grobe Zuordnung zu renalen oder postrenalen Ursachen wichtig. Eine typische klinische Symptomatik im Bereich des unteren Harntraktes (z. B. Dysurie oder Blasenschmerzen) hilft hier bereits weiter. Bei einer Hämaturie ohne weitere klinische Symptome wird die Zuordnung wesentlich schwieriger. Auf eine renale Ursache deuten eine eingeschränkte Nierenfunktion sowie eine signifikante Proteinurie hin. Dennoch können auch hier im Einzelfall zusätzliche postrenale Ursachen bestehen, wie z. B. ein Blasenkarzinom bei Analgetika-Nephropathie.

Eine weitere Differenzierung der Proteinurie in glomeruläre oder tubuläre Muster kann die möglichen Ursachen einer renalen Proteinurie weiter einschränken (Markerproteine, Elektrophorese s. u.). Bei signifikant eingeschränkter Nierenfunktion ist allerdings grundsätzlich eine tubuläre Proteinurie zu erwarten.

- **Anamnese:** Makrohämaturie, Ausschluss Urin färbender Nahrungsmittel wie z. B. roten Rettich, Ausschluss der Regelblutung bei Frauen, rezidivierende Infekte mit Hämaturie (typisch bei IgA-Nephritis), Trauma, Nieren-/Blasensteinanamnese, Analgetika-Abusus, generalisierte Blutungsneigung, Marcumar?
- **Körperliche Untersuchung:** Fieber als Hinweis auf eine infektiöse Ursache, Klopfschmerz der Nierenlager, Gichttophi, palpable Zystennieren, absolute Arrhythmie (Embolie)?

Weiterführende Diagnostik

▷ **Hinweis:** Welche der hier aufgelisteten Maßnahmen bei der jeweiligen Verdachts- bzw. Differenzialdiagnose indiziert und zielführend ist, s. Tab. 75.

- **Teststreifen – Nachteile:**
  - *Gelegentlich falsch positive Befunde* in der untersten Intensitätsstufe (10 Erythrozyten/µl) → diese Befunde sollten durch die Sedimentbetrachtung überprüft bzw. bestätigt werden.
  - *Keine Unterscheidung zwischen Hämaturie* (Ausscheidung von Ertythrozyten) *und Hämoglobin* (Ausscheidung von freiem Hämoglobin) → ebenfalls Klärung durch Betrachtung des Urinsediments erforderlich.
- **Einfache Mikroskopie** des Urinsediments.
- **Phasenkontrastmikroskopie:** Identifizierung sog. dysmorpher Erythrozyten möglich. Unter dysmorphen Erythrozyten versteht man deformierte rote Blutkörperchen. Der Nachweis dysmorpher Erythrozyten spricht für eine renale Genese der Hämaturie im Unterschied zu einer Blutung aus den unteren Harnwegen. Allerdings haben andere Untersucher den Wert dieser Untersuchung nicht bestätigen können.
- **Weitere Differenzierung renaler Ursachen:**
  - *Sonographie:* Typische Befunde bei Zystennieren, Nephrolithiasis, Nephrokalzinosen, interstitiellen Nephritiden, speziell Analgetika-Nephropathie.
  - *i.v.-Pyelographie:* Bei V.a. interstitielle Nephritis, Nephrolithiasis, Urogenital-Tbc.
  - *CT:* Bei V.a. Nierentumoren.
  - *Angiographie* (ggf. Angio-MRT): Selten erforderlich; bei V.a. Hämangiome, Niereninfarkte.
  - *Labor:*
    – Differenzierung zwischen tubulären oder glomerulären Ursachen einer begleitenden Proteinurie: Markerproteine (tubulär z. B. α_1-Mikroglobulin, glomerulär IgG, Albumin); (Polyacrylamid-Gel-Elektrophorese).
    – Autoimmun-Serologie, Paraproteine.
  - *Nierenbiopsie:* Zur letztlichen Klärung evtl. notwendig, wenn die bildgebenden Verfahren und serologische Verfahren keinen sicheren Aufschluss geben.
- **Weitere Differenzierung postrenaler Ursachen:**
  - *Sonographie:* Restharnbestimmung, Steine, Abflusshindernis, Blutkoagel, Tumoren?
  - *Zystoskopie:* Tumoren, Schleimhautbeschaffenheit, Steine, Probenentnahme.
  - *Retrograde Pyelographie.*

Hämaturie

Differenzialdiagnose (Tab. 75)

Tabelle 75 · Differenzialdiagnose bei Hämaturie

Diagnose	wesentliche diagnostisch richtungweisende Anamnese, Untersuchung u./o. Befunde	Sicherung der Diagnose
1. renoparenchymatöse Ursachen: s. Oligurie/Anurie S. 23		
2. Erkrankungen des Nierenbeckens + extrarenale Ursachen		
Nephrolithiasis	kolikartiger Flankenschmerz, i.d.R. einseitig, u.U. mit Makrohämaturie; Differenzierung durch Steinanalyse, Röntgendarstellung, Labor (Ca^{2+}/Phosphat/Harnsäure i.S.); Ca-Phosphat-Steine (Hyperkalzurie, primärer Hyperparathyreoidismus), Ca-Oxalat-Steine (Hyperkalzurie, Hyperoxalurie bei Malabsorption, Morbus Crohn), Magnesium-Ammoniumphosphat-Steine („Infektsteine"), Harnsäuresteine (primär/sekundär bei vermehrtem Zellzerfall unterschiedlicher Genese), Xanthinsteine (selten bei vermehrtem Zellzerfall und Allopurinoltherapie), Zystinsteine (selten bei Zystinurie)	Nachweis des Konkrements durch Abdomenleeraufnahme, Sonographie oder Sieben des Urins
Tumoren der ableitenden Harnwege (Blase, Ureter, Nierenbecken) (s. Abb. 116, S. 222)	Makro-/Mikrohämaturie, Koliken können durch Blutkoagel ausgelöst werden. Präkanzerosen u. a. Analgetikanephropathie, Exposition mit bestimmten aromatischen Substanzen	Raumforderung im i.v.-Pyelogramm, ggf. retrograden Pyelogramm (bei eingeschränkter Nierenfunktion), CT oder Zystoskopie (dann PE), Urinzytologie bei nicht einer PE zugänglichen Raumforderungen
Prostataadenom/-karzinom	Dysurie (nicht obligat), palpatorisch vergrößerte, ggf. verhärtete Prostata, PSA ↑, saure Phosphatase ↑	Karzinomnachweis durch sonographiegesteuerte Biopsie
Hypernephrom, Nierenzell-Ca (s. Abb. 117, S. 222)	schmerzlose Hämaturie häufigstes Initialsymptom; evtl. Koliken durch Blutkoagel in den ableitenden Harnwegen; Nierenvenen- und ggf. V.-cava-Obstruktion mit unterer Einflussstauung durch in die Venen wachsende Tumorzapfen; gelegentlich als paraneoplastisches Syndrom (Autoimmunhepatitis = Staufer-Syndrom)	CT (gut vaskulisierte Raumforderung der Niere); bei typischem Aspekt keine präoperative histologische Sicherung notwendig

Hämaturie

Tabelle 75 · Forts., Differenzialdiagnose bei Hämaturie

Diagnose	wesentliche diagnostisch richtungweisende Anamnese, Untersuchung u./o. Befunde	Sicherung der Diagnose
Urethritis/Zystitis	Brennen beim Wasserlassen, Pollakisurie, zusätzlich i.d.R. Leukozyturie	Chlamydien/Gonokokken durch Urethralabstrich/-kultur, sonstige Keime durch Urinkultur
Blutungen bei Koagulopathien	generalisierte Blutungszeichen (Haut, Schleimhäute, GIT), Nachweis einer Thrombozytopenie/-pathie (Blutungszeit) oder plasmatischen Gerinnungsstörung	weitere Differenzierung s. Gerinnungsstörungen S. 77
Papillennekrosen (s. Abb. 118, S. 223)	Analgetikaabusus (v.a. koffeinhaltige Mischpräparate) in kumulativer Dosis > 1 kg, Sonographie (Einziehungen der Nierenoberfläche an den Stellen abgelaufener Papillennekrosen), i.v.-Pyelographie (fehlende Papillen)	Nachweis einer abgegangenen nekrotischen Papille gelingt nur bei konsequentem Sieben des Urins (→ makroskopisch sichtbar, evtl. mikroskopische Sicherung)
Hyperkalzämie, Hyperurikämie	als Grund für Mikrohämaturie diskutabel	nur bei Ausschluss anderer Hämaturie-Ursachen und erhöhter Kalziumausscheidung bzw. Harnsäureausscheidung als Ursache zu akzeptieren
Nierenarterienaneurysma	führt gelegentlich über Teilthrombosierung und Mikroembolien zu Hämaturie u./o. Hypertonie	Angio-MRT, CT, ggf. Angiographie
Nierenvenenthrombose	Flankenschmerz, Temperaturanstieg, ggf. akute Varikozele, sonographisch vergrößerte Niere, als prädisponierende Faktoren gelten schweres nephrotisches Syndrom, myeloproliferatives Syndrom, angeborene thrombophile Diathesen	CT
Nierenarterienembolie	meist akuter Flankenschmerz und Hämaturie	Dopplersonographie, ggf. Angiographie oder MR-Angiographie oder Perfusionsszintigraphie
Infiltration der Nieren durch maligne Lymphome	systemische Zeichen eines malignen Lymphoms: Lymphknotenschwellungen, Hepatosplenomegalie, Fieber, Gewichtsverlust, Juckreiz, Anämie, Thrombozytopenie	meist Histologie aus extrarenalen Befallsorten richtungweisend (Lymphknoten, Knochenmark, Leber); nur in Ausnahmefällen Diagnose durch Nierenbiopsie erforderlich; weitere Differenzierung s. Lymphknotenschwellungen S. 387
starke körperliche Belastung	enger zeitlicher Zusammenhang bei sonst Gesunden	Anamnese, Ausschlussdiagnose

Hämaturie

Tabelle 75 · Forts., Differenzialdiagnose bei Hämaturie

Diagnose	wesentliche diagnostisch richtungweisende Anamnese, Untersuchung u./o. Befunde	Sicherung der Diagnose
akute systemische Infektionen mit i.d.R subklinischer Nierenbeteiligung	vorübergehende Mikrohämaturie (und Proteinurie) bei akuter Infektionskrankheit (z. B. Varizellen, Malaria)	spontane Remission mit Ausheilen der Infektion
Tbc der Nieren/ ableitenden Harnwege	häufig auch sterile Leukozyturie bei saurem Urin-pH, Tbc-Herde außerhalb des Urogenitaltrakts häufig nicht floride (wg. besonders langer Latenz der Urogenital-Tbc bis zur Primärinfektion). Sonographisch/röntgenologisch Verkalkungen, Schrumpfungen und Verziehungen des Kelchsystems („Margeritenniere"), zystoskopisch Läsionen in der Blase, Ureterstrikturen mit Aufstau	PE der Blasenschleimhaut (verkäsende Granulome), Nachweis von Mycobacterium tuberculosis i.U. (mehrfache Untersuchung des Morgenurins nahezu immer erforderlich)
Schistosomiasis	Tropenaufenthalt und direkter Hautkontakt mit verseuchtem Gewässer, gelegentlich parainfektiöse Glomerulonephritis mit Proteinurie, Dysurie	Nachweis der Schistosomeneier i.U.
medikamentös/ toxisch ausgelöste Zystitis (Endoxan)	häufig Makrohämaturie nach Applikation des Medikaments	zeitlicher Zusammenhang und Sistieren nach Absetzen
Strahlenzystitis/ -Nephritis	bei Strahlennephritis häufig Entwicklung eines Bluthochdrucks	enger zeitlicher Zusammenhang (Bestrahlungsregion Niere/Blase)
Hämangiome im Bereich der Nieren und ableitenden Harnwege	i.d.R. isolierte Hämaturie. Kombination mit extrarenalen Angiomen im Rahmen eines Morbus Osler und bei Phakomatosen (v.-Hippel-Lindau: Retinale Angiome; Sturge-Weber: Zerebrale Angiome)	Angio-CT oder -MRT, ggf. auch Angiographie erforderlich
Varikose/Gefäßerweiterungen im Bereich der unteren Harnwege	Zystoskopie, Sicherung bei weiter kranial gelegenen Läsionen nur intraoperativ möglich	
Traumen der Nieren/ableitenden Harnwege	zeitlicher Zusammenhang; zusätzliche Diagnostik, um OP-Indikation zu stellen: Sonographie, i.v.-Pyelographie, ggf. CT und Angiographie	
Fremdkörper in Blase oder Harnröhre	Anamnese inkl. psychiatrischer Aspekte	Loksalisation durch Sonographie, Zystoskopie
Anomalien der Harnwege (Ureterozele, Divertikel)	Sonographie, i.v.-Pyelographie, Zystoskopie, Ausschluss anderer Ursachen (v.a. Malignome) notwendig, bevor eine Harnwegsanomalie als Erklärung für eine Hämaturie akzeptiert werden kann	

Hämaturie

Tabelle 75 · Forts., Differenzialdiagnose bei Hämaturie

Diagnose	wesentliche diagnostisch richtungweisende Anamnese, Untersuchung u./o. Befunde	Sicherung der Diagnose
Appendizitis	S. 58	
Divertikulitis	S. 59	
Adnexitis	S. 65	
Malignome benachbarter Organe (Adnexe, Uterus, Kolon) mit Beteiligung der Harnwege per continuitatem	Sonographie, gynäkologische Untersuchung, Koloskopie	PE bei den genannten Untersuchungen

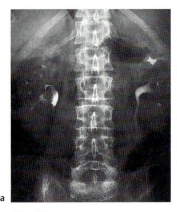
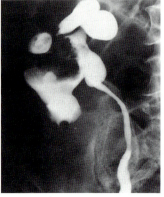

Abb. 116 Tumor der ableitenden Harnwege im i.v.-Urogramm
a) Füllungsdefekt durch ausgedehnten Tumor der mittleren Kelchgruppe und des Nierenbeckens rechts; b) Retrograde Kontrastdarstellung

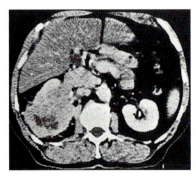

Abb. 117 Nierenzellkarzinom mit großem Tumor der rechten Niere und partiell erkennbarem Restparenchym (CT)

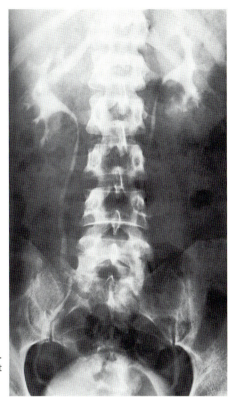

Abb. 118 Papillennekrosen mit kolbig aufgetriebenen Nierenkelchen, stumpfen Fornices und kontrastmittelgefüllten Höhlen in den Markkegeln. 50-jährige Diabetikerin mit chronischer Pyelonephritis (i.v.-Urographie)

Heiserkeit (A. Sturm)

Grundlagen

- **Definition:** Heisere u./o. krächzende (dysphonische) Stimme, wobei zeitweise auch Aphonien (Stimmverlust) auftreten können.
- *Hinweis:* Die Beurteilung „heiser" ist variabel und auch abhängig von der Ausgangs-Stimmlage.

Basis- und weiterführende Diagnostik

- *Hinweis:* Welche der hier aufgelisteten Maßnahmen bei der jeweiligen Verdachts- bzw. Differenzialdiagnose indiziert und zielführend ist, s. Tab. 76.
- Siehe Abb. 119 (unter Berücksichtigung einzelner therapeutischer und differenzialdiagnostisch verwertbarer Schritte).

Heiserkeit

Differenzialdiagnose (Tab. 76)

Tabelle 76 · Differenzialdiagnose bei Heiserkeit

Diagnose	zur Diagnose führt
1. primäre Kehlkopfprozesse (s. auch Abb. 119, S. 226)	
Laryngitis acuta (s. Abb. 120, S. 227)	akutes klinisches Bild und Genese
Laryngitis specifica: Tbc (S. 73) Lues (S. 160)	Histologie, Serologie; Sputumuntersuchungen
Pharyngitis	klinisches Bild und Genese
Stimmband-Karzinom	Probebiopsie
Larynx-Karzinom (s. Abb. 121, S. 227)	Probebiopsie
Laryngozele	s. Abb. 119
Stimmbandfibrom/Polyp (s. Abb. 122, S. 227)	Probebiopsie
Papillom	Probebiopsie
Trauma, Verätzung	Anamnese
Fremdkörper	s. Abb. 119
Stimmband-Asymmetrie	s. Abb. 119
2. muskuläre Erkrankungen (s. auch Abb. 119, S. 226)	
myopathische Lähmung	Gesamtsymptomatik abhängig von der Grunderkrankung und Genese
Muskelschwäche: – des M. internus – des M. transversus	Laryngostroboskopie, evtl. Hochgeschwindigkeits-Kinematographie
Muskelschwäche: – anlagebedingt – durch Überbeanspruchung	Anamnese und Verlauf nach Beseitigung der Überbeanspruchung
3. Rekurrenslähmung (s. auch Abb. 119 u. Abb. 123, S. 227)	
Struma	Sonographie
Vergrößerung des linken Vorhofs	Echokardiographie
Bronchialkarzinom	CT des Mediastinums
Ösophagusdivertikel	ÖGD
Aortenaneurysma	Thorax; MRT
Mediastinaltumor	CT des Mediastinums
Lymphknotenvergrößerung	CT des Mediastinums
offener Ductus Botalli	Herzkatheter-Untersuchung, MRT
postoperativ nach Thyreoidektomie	Anamnese

Heiserkeit

Tabelle 76 · Forts., Differenzialdiagnose bei Heiserkeit

Diagnose	zur Diagnose führt
4. neurologische Erkrankungen (s. auch Abb. 119)	
Tabes dorsalis	neurologische Untersuchungen; Gesamtsymptomatik abhängig vom Stadium der Grunderkrankung
Polyneuritis – bei Diphtherie – unterschiedlicher Genese	
Bulbärparalyse	
multiple Sklerose	
Thalliumintoxikation	diffuser bis vollständiger Haarausfall, (autonome) aufsteigende Polyneuropathie (mit Hyperästhesie), Thalliumnachweis in Urin, Haaren und Nägeln mittels Atomabsorptionsspektrometrie
psychogen	Anamnese, Verlauf, psychologische Untersuchung
5. medikamentös bedingt (s. auch Abb. 119)	
Diuretika Neuroleptika Antihistaminika Östrogene Antikonzeptiva	prinzipiell selten; Anamnese der Medikamenteneinnahme
6. endokrine Erkrankungen (häufig mehr aphonische Stimme); *(s. auch Abb. 119)*	
Myxödem	Tab. 148, S. 406
Hyperparathyreoidismus	Tab. 125, S. 327
Morbus Addison	s. Gewichtsverlust S. 202
HVL-Insuffizienz	Tab. 69, S. 201
7. unterschiedliche Ursachen (s. auch Abb. 119)	
chronischer Husten	Anamnese
chronische Bronchitis	Lungenfunktionsprüfung, Thoraxaufnahme
allgemeine Erkrankungen	klinische Befunde abhängig von der Grunderkrankung
Arthritis cricocryothyreoidea bei rheumatischen Infektionen	Bild der cP bzw. rheumatischen Infektionen
Stimmritzenspasmus bei Spasmophilie	fast obligat hypokalzämische Tetanie
falsche Sprach- und Singtechnik	Anamnese, Verlauf nach Beseitigung der Überbeanspruchung
Laryngopathia gravidarum	Schwangerschaft

Heiserkeit

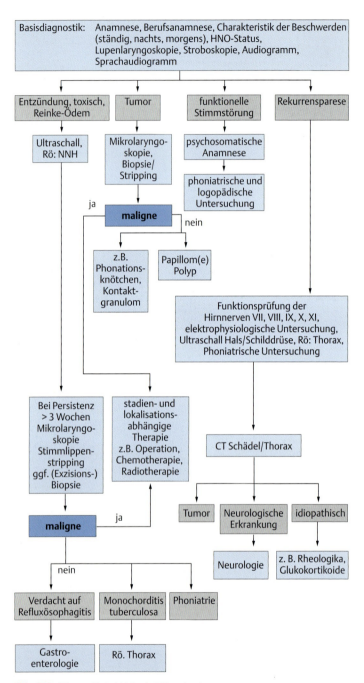

Abb. 119 Diagnostik bei Heiserkeit/Dysphonie

Heiserkeit

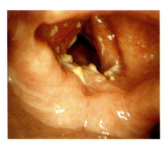

Abb. 120 Laryngitis acuta mit fibrinösen Belägen

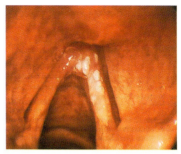

Abb. 121 Kleines glottisches Larynxkarzinom (T_1)

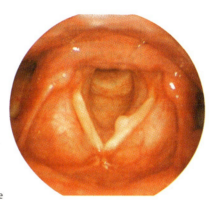

Abb. 122 Larynxpapillomatose

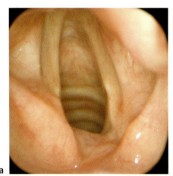 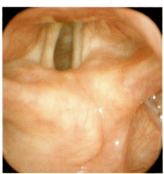

a b

Abb. 123 Rekurrensparese rechts nach Strumektomie
a) Respirationsstellung; b) Phonationsstellung

Verwandte Leitsymptome

- **Tiefe Stimmveränderung:** Virilisierungserscheinungen bei Frauen.
- **Stimmbruch** in der Pubertät.
- **Schwache, leise Stimme** bei Nervosität, im fortgeschrittenen Alter, Depression, Morbus Parkinson.
- **Raue Stimme** bei Alkoholismus u./o. Nikotinabusus.

Heißhunger (R. G. Bretzel)

Grundlagen

▶ **Definition:** Grundsätzlich ist Heißhunger ein subjektiv empfundenes Symptom und praktisch nicht zu definieren; ob es objektiv zutrifft, muss der Arzt aufgrund des Eindrucks vom Patienten/dessen Persönlichkeit entscheiden. Nach einem Vorschlag der American Psychiatric Association (1994) sind *Essanfälle* („binge eating disorder") charakterisiert durch:
- Essen unverhältnismäßig großer Mengen in kurzer Zeit.
- Verlust der Kontrolle während des Essens.
- Wenigstens drei der nachfolgenden Kriterien:
  - Sehr schnelles Essen.
  - Essen bis zum Unwohlsein.
  - Essen großer Mengen auch ohne Hungergefühl und ohne geplante Mahlzeiten.
  - Alleine essen.
  - Ängstlichkeit, Langeweile oder Depression als Auslöser der Essattacke.
  - Schuldgefühle, Abscheu und Selbstwertverlust oder Depressionen nach einer Essattacke.
  - Ständiger Kampf gegen die Essstörung.
  - Essattacken wenigstens zweimal pro Woche über einen Zeitraum von 6 Monaten.

▶ **Klinik des Leitsymptoms:**
- *Essanfälle* s. Definition.
- *Nacht-Esssyndrom* (25–50%) der täglichen Energiezufuhr erfolgen nach dem Abendessen und während der Nacht. Tritt evtl. beim Schlafapnoe-Syndrom in Folge einer veränderten zirkadianen Rhythmik und Schlafdefizit-induzierten Stimmungsschwankungen auf.
- *Bulimia nervosa:* Essanfälle plus weitere Symptome: Selbst induziertes Erbrechen, Laxanzien- oder Diuretika-Abusus, Einnahme anderer Medikamente, Einläufe, Fasten, exzessive sportliche Betätigung, ständige gedankliche Beschäftigung mit dem Essen und dem Körpergewicht.
- *Anorexia nervosa:* Weigerung, das Körpergewicht wenigstens auf einem Minimum zu halten, gestörte Wahrnehmung von Gewicht und Proportionen des eigenen Körpers, ständige Angst „dick" zu werden. Schließlich treten Zyklusstörungen und Amenorrhö sowie ein laborchemisch nachweisbares, sog. Low-T_3-Syndrom, in fortgeschritteneren Fällen auch Low-T_3/T_4/TSH-Syndrom auf.

▶ **Epidemiologie:** Essanfälle sind die häufigste Essstörung und treten bei bis zu 30% der Übergewichtigen und Adipösen auf.

Basisdiagnostik

▶ **Anamnese:**
- Hyperthyreose-Symptome erfragen: Nervosität, Durchfall, Schwitzen.
- Gewichtsverlust? (Hinweis auf Hyperthyreose, Morbus Addison).
- Gewichtszunahme? (Hinweis auf Bulimie, Insulinom).
- *Psychogene Essanfälle:* Die Anamnese stützt sich auf den Ernährungszustand von Verwandten und Familienangehörigen, Ess- und Trinkgewohnheiten des Patienten, etwaige Essanfälle und bisherige Diätversuche etc. Dazu kann das Essverhalten anhand eines Fragebogens nach Pudel und Westenhöfer (Pudel, M.G., J. Westenhöfer: Fragebogen zum Essverhalten: Handanweisung. Hogrefe, Göttingen 1989), ergänzt um die Anfertigung eines 7 Tage-Ernährungsprotokolls, erfasst werden, was allerdings Mitarbeit und Ehrlichkeit des Patienten voraussetzt.

- ▶ **Körperliche Untersuchung:**
  - Ermittlung des Body-Mass-Index.
  - Adipositas? (Eunuchoid? Cushingoid?)
  - Zeichen der Hyperthyreose (Schwitzen, Zittern, Haarausfall, Exophthalmus bei Morbus Basedow).
- ▶ **Labor:** Bei Normal-/Untergewicht: TSH basal, Blutzucker, Stuhl auf Wurmeier untersuchen.

Weiterführende Diagnostik

- ▶ *Hinweis:* Welche der hier aufgelisteten Maßnahmen bei der jeweiligen Verdachts- bzw. Differenzialdiagnose indiziert und zielführend ist, s. Tab. 77.
- ▶ Hungerversuch (Insulinom, Insulin-Autoantikörper-Syndrom).
- ▶ ACTH-Test (Morbus Addison).
- ▶ Bei Untergewicht: Weitere diagnostische Maßnahmen s. Gewichtsverlust S. 199, Diarrhö S. 91.

Differenzialdiagnose

- ▶ *Daran denken:* Im Rahmen von endokrinen Erkrankungen wie Hyperthyreose und Hypoglykämien bei Insulinom, primärer Nebenniereninsuffizienz (Morbus Addison) oder sekundärer Nebennniereninsuffizienz kann es zu Heißhungerattacken kommen (s. Abb. 124).

Tabelle 77 · Differenzialdiagnose des Heißhungers

Diagnose	zur Diagnose führt
Adipositas	typischer äußerer Habitus; Ausschluss endokriner Ursachen der Adipositas s. Gewichtszunahme S. 5
Bulimia nervosa	typische Anamnese
Hyperthyreose	s. Gewichtsverlust S. 200
Anorexia nervosa (s. Abb. 105, S. 203; bei ca. 50 % phasenweise bulimische Symptome)	typische Anamnese mit subjektivem Wohlbefinden, Bewegungsdrang, heimlichem Erbrechen, vorgetäuschter Gewichtszunahme; meist, aber nicht immer weibliches Geschlecht
Hypoglykämien z. B. bei NNR-Insuffizienz	s. Gewichtsverlust S. 202 s. iatrogene Hypoglykämie S. 337
Insulinom	s. Gewichtszunahme S. 7

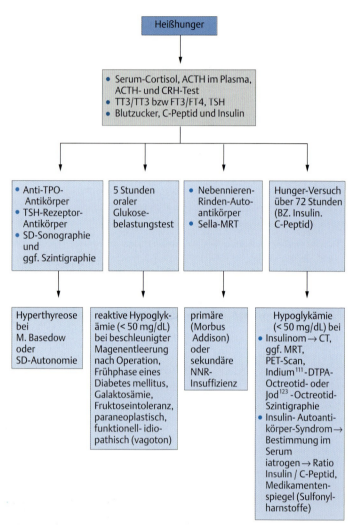

Abb. 124 Differenzialdiagnostisches Vorgehen bei Heißhungerattacken und V.a. Endokrinopathie

Herzgeräusche und (pathologische) Herztöne
(H.-J. Trappe)

Grundlagen

▶ **Definition:** Der normale Funktionsablauf des Herzens wird durch den ersten (Schluss der Atrioventrikularklappen [Mitralklappe, Trikuspidalklappe], Anspannung der Ventrikelmuskulatur) und zweiten Herzton (Schluss der Semilunarklappen [Aortenklappe, Pulmonalklappe]) charakterisiert.
  • *Abnorme Geräuschphänomene:* Veränderungen des 1. u./o. 2. Herztones oder Auftreten eines 3. u./o. 4. Herztones.
  • *Herzgeräusche:* Schallphänomene, die aus Frequenzgemischen unterschiedlicher Amplituden bestehen; sie können als systolische u./o. diastolische

Geräusche Ausdruck einer physiologischen Strömung sein („akzidentelle" Geräusche), sind häufiger aber Zeichen pathologischer kardialer Befunde.
- **Einteilung:**
  - Abnorme Befunde des 1. Herztones.
  - Abnorme Befunde des 2. Herztones.
  - Präsenz eines 3. u./o. 4. Herztones, Präsenz von Extratönen (z. B. „Klicks").
  - Systolische Geräusche (zwischen 1. und 2. Herzton).
  - Diastolische Geräusche (nach dem 2. Herzton).
  - Systolisch-diastolische Geräusche.
- **Klinik des Leitsymptoms:** Pathologische Befunde der Herztöne u./o. Herzgeräusche sind *nicht* mit typischen Leitsymptomen verbunden, sondern vielmehr Ausdruck kardialer u./o. extrakardialer Erkrankungen, die ihrerseits auffällige Leitsymptome haben. Folgende Leitsymptome weisen auf kardiale Erkrankungen hin, die mit Herzgeräuschen einhergehen können (häufig sind aber auch gar keine Leitsymptome vorhanden!):
  - Dyspnoe (unter Belastung u./o. in Ruhe).
  - Rasche Ermüdbarkeit, Leistungsminderung.
  - Zyanose (zentral oder peripher).
  - Tachykardie (Herzfrequenz > 100/min).
  - Unregelmäßiger Puls.
  - Hypotonie, Schwindel, Thoraxschmerzen, Fieber, Synkopen.
  - Embolien (zentral u./o. peripher).
  - Ödeme.
  - Nykturie.

Basisdiagnostik

> **Hinweis:** Die Basisdiagnostik dient dazu, physiologische von pathologischen Herztönen/-geräuschen zu unterscheiden. Besteht der Verdacht, dass die Töne pathologischen Ursprungs sind, s. weiterführende Diagnostik.

- **Allgemein-internistische Untersuchung.**
- **Körperliche Untersuchung:**
  - *Inspektion:* Sichtbare Pulsationen, regelmäßige oder unregelmäßige Pulsationen, Herzinsuffizienzzeichen (prätibiale Ödeme), Herzbuckel, Homo pulsans, Facies mitralis (s. Abb. 125), zentrale/periphere Zyanose, Blässe, Musset-Zeichen, Trommelschlegelfinger, Uhrglasnägel?

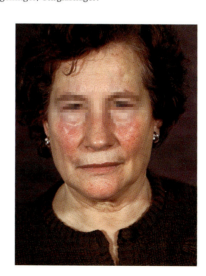

Abb. 125 Facies mitralis und leichte Lippenzyanose

Herzgeräusche und (pathologische) Herztöne

- *Palpation:* Pulsfrequenz, Pulsdefizit, Pulsqualität, Blutdruck, Schwirren, Palpation der Leber?
- *Auskultation:* Herz (s. o.), Gefäße, Lunge.
▶ **Systematische Analyse von 6 Auskultationsarealen** – jeweils in Rückenlage, Linksseitenlage, nach vorne übergebeugt sitzend:
  - Aortenareal: 2. Interkostalraum rechts parasternal.
  - Pulmonalareal: 2. Interkostalraum links parasternal.
  - Erb-Punkt: 3. Interkostalraum links parasternal.
  - Mitralareal: Region der Herzspitze (ca. 5. Interkostalraum links medioklavikulär).
  - Trikuspidalareal: 4. und 5. Interkostalraum rechts parasternal.
  - Rücken infraskapulär.
▶ **Analyse von Herzgeräuschen:**
  - Intensität und Spaltungsverhaltens bei Atemmanövern: Tiefe Inspiration, tiefe Exspiration.
  - Lautstärke: Einteilung in 6 Lautstärkegrade:
    - 1/6 sehr leises, vom Geübten noch wahrnehmbares Geräusch.
    - 2/6 leises, jedoch gut erkennbares Geräusch.
    - 3/6 mittellautes Geräusch, durch aufgelegte Hand auskultierbar.
    - 4/6 lautes Geräusch, noch proximal des Handrückens auskultierbar.
    - 5/6 sehr lautes Geräusch, von der aufgelegten Hand zum Unterarm fortgeleitet.
    - 6/6 Distanzgeräusch, auch ohne Aufsetzen des Stethoskops hörbar.
  - Klangcharakteristika: Crescendo, Decrescendo, hoch-/mittel-/tieffrequent.
  - Ausstrahlung der Geräusche: Karotiden, Axilla, linksventrikulärer Ausflusstrakt, Rücken.

Weiterführende Diagnostik

▷ **Hinweis:** Welche der hier aufgelisteten Maßnahmen bei der jeweiligen Verdachts- bzw. Differenzialdiagnose indiziert und zielführend ist, s. Tab. 78. Die weiterführende Diagnostik dient der Abklärung von kardialen u./o. extrakardialen Grunderkrankungen und wird immer dann durchgeführt, wenn der Verdacht auf eine pathologische Ursache der Herztöne oder -geräusche besteht.
▶ **Anamnese:** Vorerkrankungen, Beschwerden, Symptome, erstes Auftreten von Herzgeräuschen, bekannte Kinderkrankheiten?
▶ **12-Kanal-EKG:** Systematische Analyse von Frequenz, Lagetyp, P-Welle, PQ-Zeit, QRS-Komplex, ST-Strecke, U-Welle, QT-Zeit.
▶ **Röntgen-Thorax:** Ggf. Veränderungen durch die kardiale Grunderkrankung, Herzgröße, Herzform, Vorhofgröße, Lungenstauung, andere Herzinsuffizienzzeichen, Aortenaneurysma, Aortendissektion, typische Veränderungen bei kongenitalen Vitien (Shunt-Vitien), Klappenkalk, pulmonale Stauung.
▶ **Langzeit-EKG:** Erfassung und Quantifizierung von Herzrhythmusstörungen.
▶ **Belastungs-EKG:** Ischämie, Leistungskapazität, induzierbare Arrhythmien.
▶ **Echokardiographie** (transthorakal, transösophageal [multiplan], Stress-Echo): Morphologische und funktionelle Beurteilung des Herzens (linksventrikuläre Auswurffraktion), Nachweis myokardialer Ischämie (transthorakale/transösophageale Stressechokardiographie), Nachweis intrakardialer Thromben, Beurteilung von Klappenmorphologie und Funktion, Nachweis von Shunt-Vitien (Quantifizierung des Shunts).
▶ **Herzkatheter-Untersuchung:** Druckmessungen, rechts- u./o. linksventrikuläre Angiographie, Koronarangiographie, Shuntdiagnostik.

Differenzialdiagnose von Veränderungen des 1. Herztons

▶ **Definition, Grundlagen:** Der 1. Herzton ist charakterisiert als Ton, der durch die Anspannung der Ventrikelmuskulatur während der Systole und durch den

Herzgeräusche und (pathologische) Herztöne

AV-Klappenschluss entsteht. Sein Hauptanteil stammt von der Mitralklappe (wird mit größerer Wucht geschlossen), weniger von der Trikuspidalklappe; der Schluss der Mitralklappe erfolgt etwas früher als der der Trikuspidalklappe. Die Diskriminierungsgrenze von Spaltungen des ersten Herztones mit dem Ohr liegt bei ca. 0,02sek.

▶ **Differenzialdiagnose:** Tab. 78.

Tabelle 78 · Differenzialdiagnose von Veränderungen des 1. Herztones

Befund	Krankheitsbild	zur Diagnose führt
Spaltung des 1. HT	physiologisch (Jugendliche)	Atemmanöver: Exspirium → Spaltung deutlicher, Inspirium → Spaltung verschwindet, keine nachweisbare Herzerkrankung
	Rechtsschenkelblock	EKG-Befund
	Trikuspidalstenose	Auskultation (zusätzlich diast. Geräusch IV./V. ICR rechts parasternal), Echokardiographie
	Linksschenkelblock	EKG-Befund
(s. Abb. 126)	Mitralstenose	zusätzlich MÖT, diast. Geräusch Herzspitze, Echokardiographie
lauter 1. HT	Mitralstenose	s. o.
	Hyperzirkulation	erhöhtes Herzminutenvolumen, Fieber, Anämie, Hyperthyreose
leiser 1. HT	Mitralinsuffizienz	syst. Geräusch über der Herzspitze, Echokardiographie
	Lungenemphysem (s. Abb. 192, S. 378)	klinischer Befund, Röntgen-Thorax, LuFu
	Perikarderguss	Echokardiographie, Röntgen-Thorax, vgl. S. 280
	Herzinsuffizienz	Echokardiographie, Herzkatheter-Untersuchung
	Hypotonie	24-Std-RR-Messung
	lange PQ-Zeit	12-Kanal-EKG-Analyse

HT = Herzton, ICR = Interkostalraum, LuFu = Lungenfunktion, MÖT = Mitralöffnungston

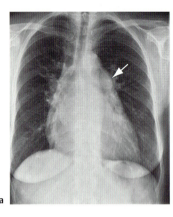
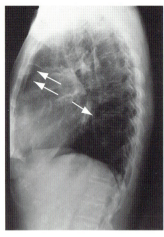

Abb. 126 Mitralstenose im Röntgenthorax. a) mit Verbreiterung des Herzens nach rechts und links und deutlich vergrößertem linkem Vorhof sowie die dilatierten Truncus pulmonalis (Pfeil) und Lungenarterien; b) Seitenbild mit dilatiertem linkem Vorhof (Pfeil) und rechtem Ventrikel (zwei Pfeile)

Differenzialdiagnose von Veränderungen des 2. Herztons

- **Definition, Grundlagen:** Der 2. Herzton entsteht beim Schluss der Seminularklappen (Aortenklappe, Pulmonalklappe). Physiologischerweise erfolgt der Schluss der Aortenklappe (A_{II}) zuerst, die Pulmonalklappe (P_{II}) folgt etwas später. A_{II} ist physiologisch lauter als P_{II}. Die Diskriminierungsgrenze von Spaltungen des Herztones mit dem Ohr liegt bei ca. 0,02sek.
- **Differenzialdiagnose:** Tab. 79.

Tabelle 79 · **Differenzialdiagnose von Veränderungen des 2. Herztones**

Befund	Krankheitsbild	zur Diagnose führt
Spaltung des 2. HT	physiologisch (Jugendliche)	Atemmanöver: Expirium → Spaltung verschwindet, Inspirium → Spaltung wird deutlicher (A_{II} vor P_{II}). Keine nachweisbare Herzerkrankung
	Vorhofseptumdefekt (s. Abb. 127)	fixierte Spaltung des 2. HT, Echokardiographie, Herzkatheter-Untersuchung
	Rechtsschenkelblock	EKG-Befund, Auskultation: A_{II} vor P_{II}, Atemvariation erhalten
	Pulmonalstenose	klinischer Befund (A_{II} vor P_{II}), syst. Geräusch II. ICR links parasternal, Echokardiographie, Herzkatheter-Untersuchung
	Mitralinsuffizienz	klinischer Befund (A_{II} vor P_{II}), syst. Geräusch Herzspitze, Echokardiographie, Herzkatheter-Untersuchung
	Linksschenkelblock	EKG-Befund, Auskultation: P_{II} vor A_{II}
	offener Ductus Botalli	klinischer Befund (P_{II} vor A_{II}), kont. syst.-diast. Geräusch, Echokardiographie, Herzkatheter-Untersuchung

Herzgeräusche und (pathologische) Herztöne

Tabelle 79 · Forts., Differenzialdiagnose von Veränderungen des 2. Herztones

Befund	Krankheitsbild	zur Diagnose führt
	Aortenstenose (s. Abb. 128)	P_{II} vor A_{II}, syst. Geräusch II. ICR rechts parasternal, Echokardiographie, Herzkatheter-Untersuchung
	Druck-/Volumenbelastung des rechten Ventrikels	Echokardiographie, Herzkatheter-Untersuchung
lauter 2. HT (A_{II})	art. Hypertonie	RR-Messung
	hyperkinetisches Herzsyndrom	Anamnese (subjektiv Unruhe, Nervosität, diffuse vegetative Beschwerden), erhöhtes Herzzeitvolumen, systolischer RR erhöht, Echokardiographie
	große AV-Fistel	Röntgen-Thorax, Dopplersonographie, Pulmonalisangiographie
leiser 2. HT (A_{II})	Aortenstenose (s. Abb. 128)	syst. Geräusch II. ICR rechts parasternal, Echokardiographie, Herzkatheter-Untersuchung
	Aorteninsuffizienz (s. Abb. 129)	diast. Geräusch über Erb, Echokardiographie, Herzkatheter-Untersuchung
lauter 2. HT (P_{II})	pulmonale Hypertonie	EKG-Befund, Echokardiographie
leiser 2. HT (P_{II})	Pulmonalstenose	syst. Geräusch II. ICR links parasternal, Echokardiographie, Herzkatheter-Untersuchung

A_{II} = Schluss der Aortenklappe, P_{II} = Schluss der Pulmonalklappe, kont = kontinuierlich, HT = Herzton, ICR = Interkostalraum, RR-Messung = Blutdruck-Messung

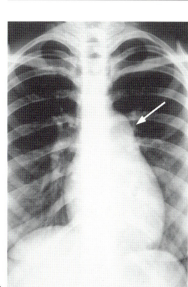

Abb. 127 Vorhofseptumdefekt
a) Röntgenthorax mit Herz im oberen Größennormbereich, leicht vermehrter Gefäßzeichnung, prominenten Pulmonalisknopf (Pfeil) und schmaler Aorta;

Fortsetzung nächste Seite →
b) Echokardiogramm mit farbdopplersonographischer Darstellung des Shuntflusses vom linken (LA) in den rechten Vorhof (RA). Größe des Defektes ca. 1 cm

Herzgeräusche und (pathologische) Herztöne

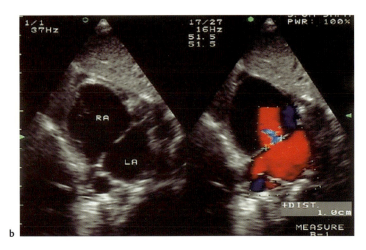
b

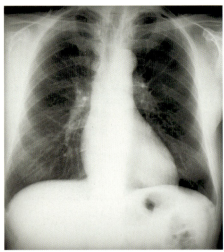

Abb. 128 Aortenklappenstenose mit poststenotischer Dilatation des Aortenbogens und verstärkter linker Herzkontur im Röntgenthorax

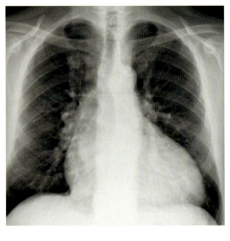

Abb. 129 Aortenklappeninsuffizienz im Röntgenthorax mit Elongation und Ektasie der Aorta ascendens sowie Linksverbreiterung des Herzens

Herzgeräusche und (pathologische) Herztöne

Differenzialdiagnose von Veränderungen des 3. Herztons, 4. Herztons und von kardialen Extratönen

▶ **Definitionen, Grundlagen:** 3. und 4. Herzton sowie Extratöne sind fast immer pathologisch. Der 3. Herzton ist ein frühdiastolischer Füllungston, der 4. Herzton ein Vorhofton, der bei der Kontraktionsleistung des Vorhofs hörbar werden kann. Ein 3. Herzton kann zum auskultatorischen Bild eines „Galopp-Rhythmus" führen. Frühsystolische Dehnungstöne großer Gefäße (Aorta, Pulmonalis) werden als „Klick" bezeichnet. Diastolische Extratöne sind der Mitral- („MÖT") oder Trikuspidalöffnungston („TÖT").

▶ **Differenzialdiagnose:** Tab. 80.

Tabelle 80 · Differenzialdiagnose von Veränderungen des 3. und 4. Herztones bzw. von systolischen/diastolischen Extratönen

Befund	Krankheitsbild	zur Diagnose führt
3. Herzton	Herzinsuffizienz, eingeschränkte EF	Zeichen der Herzinsuffizienz (S. 243), Echokardiographie, Herzkatheter-Untersuchung
	Mitralinsuffizienz	syst. Geräusch Herzspitze, Volumenüberlastung LV, Echokardiographie, Herzkatheter- Untersuchung
protodiastolischer 3. HT	„pericardial knock" bei Pericarditis constrictiva	Röntgen-Thorax, Echokardiographie, Herzkatheter-Untersuchung
4. Herzton	erhöhter LV-Füllungswiderstand (AS, Hypertrophie, DCM, HOCM)	Anamnese, klinischer Befund, Herzkatheter-Untersuchung, EKG-Befund, Echokardiographie. DD der Kardiomyopathien S. 256
	Volumenüberlastung LV (Anämie, Hyperthyreose, große AV-Fisteln)	Anamnese, klinischer Befund des Grundleidens, Labor, Farbdopplersonographie
frühsystolischer Klick	Aortenstenose (s. Abb. 128, S. 236)	Echokardiographie, syst. Geräusch II. ICR rechts parasternal Lokalisation Klick (p.m.) Herzspitze
	Aortenaneurysma	Echokardiographie, Röntgen-Thorax, Thorax-CT
	Pulmonalstenose	Echokardiographie, syst. Geräusch II. ICR links parasternal, Lokalisation Klick (p.m.) 3. ICR links parasternal
	pulmonale Hypertonie	EKG-Befund, Echokardiographie, Röntgen-Thorax, evtl. Zeichen der Rechts-Herzinsuffizienz
	Pulmonalisektasie	Röntgen-Thorax, Thorax-CT
mesosystolischer Klick	Mitralklappenprolaps	Echokardiographie
spätsystolischer Klick (s. Abb. 130)	Mitralklappenprolaps	Echokardiographie
	hypertrophische Aortenstenose	Echokardiographie, Röntgen-Thorax
Prothesenscheiben-Klicks	künstliche Herzklappen	Anamnese, Echokardiographie, Röntgen-Thorax

Herzgeräusche und (pathologische) Herztöne

Tabelle 80 · Forts., Differenzialdiagnose von Veränd. des 3./4. Herztones

Befund	Krankheitsbild	zur Diagnose führt
Mitralöffnungston (MÖT)	Mitralstenose (s. Abb. 126, S. 234)	0,04–0,12sek nach A_{II}. Echokardiographie, Herzkatheter-Untersuchung
Trikuspidalöffnungston	Trikuspidalstenose	Echokardiographie, Herzkatheter-Untersuchung

A_{II} = Schluss der Aortenklappe, AS = Aortenstenose, AV = arteriovenös, DCM = dilatative Kardiomyopathie, EF = linksventrikuläre Auswurffraktion, HOCM = hypertroph obstruktive Kardiomyopathie, HT = Herzton, LV = linker Ventrikel, p.m. = punctum maximum

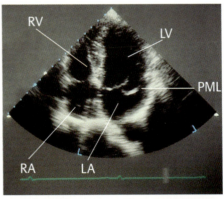

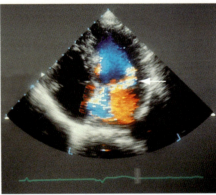

Abb. 130 Mitralklappenprolaps a) Prolaps des hinteren Mitralklappensegels (PML) in den linken Vorhof. RA = rechter Vorhof, RV = rechter Ventrikel, LA = linker Vorhof, LV = linker Ventrikel; b) Farbdoppler mit exzentrischen Regurgitationsjet (Pfeil) der über das interatriale Septum bis zum Vorhofdach reicht

Differenzialdiagnose systolischer, diastolischer und systolisch-diastolischer Herzgeräusche

▶ **Definitionen:**
- Systolische Geräusche: Geräusche zwischen 1. und 2. Herzton (Tab. 81).
- Diastolische Geräusche: Geräusche nach dem 2. Herzton (Tab. 82).
- Kontinuierliche systolisch-diastolische Geräusche werden demgegenüber nur bei wenigen Erkrankungen beobachtet (Tab. 83).
- Funktionelle systolische Herzgeräusche: Unspezifische Schallphänomene ohne pathologische Bedeutung. Sie finden sich relativ oft bei Jugendlichen und unter veränderten Kreislaufbedingungen (Wachstum, Anämie, Hyper-

Herzgeräusche und (pathologische) Herztöne

thyreose etc.). Wie bei allen systolischen Geräuschen muss aber eine genaue Abklärung erfolgen, ob eine kardiale Erkrankung vorliegt oder nicht.

▶ **Diagnostik:** Wichtig ist eine genaue Charakterisierung nach Lautstärke, Frequenzverhalten und Länge (Dauer); die Beurteilung dieser Einzelbefunde führt mit der exakten Feststellung von Lokalisation und punctum maximum des Herzgeräusches i.d.R. zur richtigen Diagnose (Abb. 134, S. 242).
▶ **Differenzialdiagnose systolischer Herzgeräusche:** Tab. 81.

Tabelle 81 · **Differenzialdiagnose systolischer Herzgeräusche**

Diagnose	wesentliche diagnostisch richtungweisende Anamnese, Untersuchung u./o. Befunde	Sicherung der Diagnose
Aortensklerose	syst. Geräusch Herzbasis, nie holosystolisch, II. HT nicht abgeschwächt	Echokardiographie, oft ältere Patienten
Aortenstenose (s. Abb. 128, S. 236)	spindelförmiges, raues syst. Geräusch, p.m. 2. ICR rechts parasternal, Fortleitung in Karotiden, $P_{II}A_{II}$ bei schwerer AS	Anamnese, Echokardiographie, Herzkatheter-Untersuchung
Aortenisthmusstenose	meso- bis spätsystolisches Geräusch, p.m. infraskapulär (Rücken)	Gefäßgeräusche über Kollateralen, RR-Differenz obere/untere Extremität, Röntgen-Thorax, MRT
Pulmonalstenose	spindelförmiges, raues syst. Geräusch, p.m. 2. ICR links parasternal, Spaltung 2. HT ($A_{II}P_{II}$)	Echokardiographie, Röntgen-Thorax, Herzkatheter-Untersuchung
Mitralinsuffizienz	leiser 1. HT, hochfrequentes, bandförmiges syst. Geräusch, p.m. Herzspitze, Fortleitung in Axilla	Echokardiographie, Herzkatheter-Untersuchung, Röntgen-Thorax
Trikuspidalinsuffizienz (s. Abb. 131)	leiser 1. HT, hochfrequentes, bandförmiges syst. Geräusch, p.m. 4. ICR rechts parasternal	Echokardiographie, Herzkatheter-Untersuchung
Vorhofseptumdefekt (s. Abb. 127, S. 235)	raues, spindelförmiges syst. Geräusch, p.m. 2. ICR links parasternal, fixiert gespaltener 2. HT	Echokardiographie, Röntgen-Thorax, Herzkatheter-Untersuchung, Shuntdiagnostik
Ventrikelseptumdefekt (s. Abb. 132)	holosystolisches „Pressstrahl"-Geräusch, p.m. Erb; bei großem VSD diast. Geräusch 2. ICR links parasternal („Graham-Steel"-Geräusch)	Echokardiographie, Röntgen-Thorax, Herzkatheter-Untersuchung, Shuntdiagnostik
HOCM	lautes spindelförmiges spät-syst. Geräusch, p.m. 2./3. ICR links parasternal; Zunahme des Geräusches unter Belastung	EKG, Echokardiographie, Herzkatheter-Untersuchung. DD der Kardiomyopathien S. 256
hyperkinetisches Herzsyndrom	funktionelle syst. Herzgeräusche wechselnder Lokalisation	Anamnese, EKG, Echokardiographie

A_{II} = Schluss der Aortenklappe, P_{II} = Schluss der Pulmonalklappe, AS = Aortenstenose, HOCM = hypertroph obstruktive Kardiomyopathie, HT = Herzton, ICR = Interkostalraum, p.m. = punctum maximum

Herzgeräusche und (pathologische) Herztöne

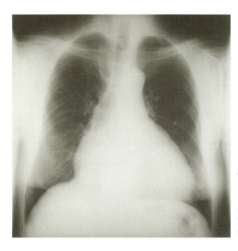

Abb. 131 Trikuspidalklappeninsuffizienz im Röntgenthorax mit Vergrößerung des rechten Vorhofs und des rechten Ventrikels

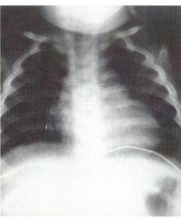

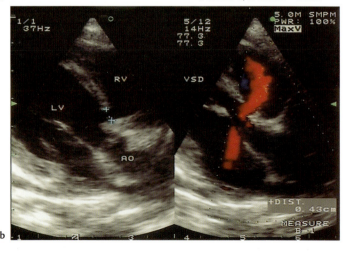

Abb. 132 Ventrikelseptumdefekt
a) Röntgenthorax mit großem linksverbreitertem Herzen und vermehrter Lungengefäßzeichnung;
b) in der Echokardiographie perimembranöser Ventrikelseptumdefekt mit farbkodierter Darstellung des Flusses vom linken (LV) in den rechten (RV) Ventrikel. Größe des Defektes 0,43 cm. AO = Aorta

▶ **Differenzialdiagnose diastolischer Herzgeräusche:** Tab. 82.

Herzgeräusche und (pathologische) Herztöne

Tabelle 82 · Differenzialdiagnose diastolischer Herzgeräusche

Diagnose	wesentliche diagnostisch richtungweisende Anamnese, Untersuchung u./o. Befunde	Sicherung der Diagnose
Aorteninsuffizienz (s. Abb. 129, S. 236)	gießendes diast. Geräusch, p.m. Erb; bei schwerer AI leises spätdiast. Geräusch ("Austin-Flint"-Geräusch) hörbar über Herzspitze, syst.-diast. Geräusch ("Duroziez"-Doppelgeräusch) hörbar über Femoralarterien	klinischer Befund ("Homo pulsans"), Echokardiographie, Herzkatheter-Untersuchung
Pulmonalinsuffizienz	leises diast. Geräusch, p.m. 2. ICR links parasternal	Echokardiographie, Herzkatheter-Untersuchung
Mitralstenose (s. Abb. 126, S. 234)	paukender 1. HT (Herzspitze), MÖT (0,06–0,12sek nach 2. HT), Intervall nimmt bei zunehmender Stenose ab, diast. rumpelndes Decrescendo-Geräusch, p.m. Herzspitze	Röntgen-Thorax, Echokardiographie, Herzkatheter-Untersuchung
Trikuspidalstenose	leises rollendes diast. Geräusch, p.m. 4. ICR rechts parasternal	Echokardiographie, Herzkatheter-Untersuchung

AI = Aorteninsuffizienz, HT = Herzton, ICR = Interkostalraum, MÖT = Mitralöffnungston, p.m. = punctum maximum

▶ **Differenzialdiagnose systolisch-diastolischer Herzgeräusche:** Tab. 83.

Tabelle 83 · Differenzialdiagnose systolisch-diastolischer Herzgeräusche

Diagnose	wesentliche diagnostisch richtungweisende Anamnese, Untersuchung u./o. Befunde	Sicherung der Diagnose
Endokarditis (s. Abb. 134)	an Intensität wechselnde syst. u./o. diast. Geräusche; Symptome des rheumatischen Fiebers (Endocarditis lenta) oder septisches Bild (infektiöse Endokarditis)	Blutserologie und Blutkulturen, Echokardiographie (TEE, TTE). DD der Endokarditis S. 255
Ductus Botalli	durchgehendes syst.-diast. Crescendo-Decrescendo-Geräusch (Maschinengeräusch), p.m. 2. ICR links infraklavikulär	Echokardiographie, Herzkatheter-Untersuchung
AV-Fisteln (Morbus Osler der Lunge)	syst.-diast. Geräusch über Lungenareal	klinisches Bild (zentrale Zyanose), Pulmonalisangiographie
aortopulmonales Fenster	bei großem Shunt (Ao-AP) syst.-diast. Geräusch, häufiger syst. Geräusch	Echokardiographie, Herzkatheter-Untersuchung
Perikarditis	laute, ohrnahe, syst.-diast. Geräusche (ohrnah, kratzend), gesamte Herzregion (klappenunabhängig)	EKG-Befund, Echokardiographie
Kombinierte Vitien	s. Zyanose S. 579	

Ao = Aorta, AP = Arteria pulmonalis, AV = arteriovenös, ICR = Interkostalraum, p.m. = punctum maximum

Herzinsuffizienz

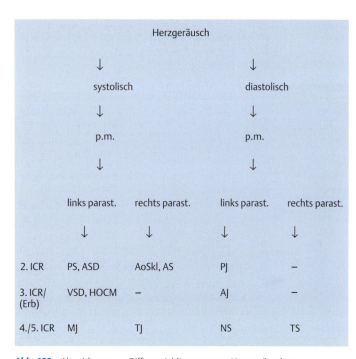

Abb. 133 Algorithmus zur Differenzialdiagnose von Herzgeräuschen (AoSkl = Aortensklerose, AS = Aortenstenose, ASD = Vorhofseptumdefekt, AI = Aorteninsuffizienz, HOCM = hypertroph obstruktive Kardiomyopathie, MI = Mitralinsuffizienz, MS = Mitralstenose, PI = Pulmonalinsuffizienz, p.m. = punctum maximum, PS = Pulmonalstenose, TI = Trikuspidalinsuffizienz, TS = Trikuspidalstenose)

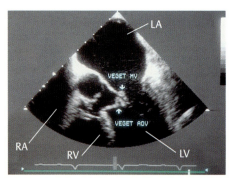

Abb. 134 Endokarditis der Aorten- und Mitralklappe. Nachweis von Vegetationen in der Echokardiographie auf der Aorten (AOV) und Mitralklappe (MV).
RA = rechter Vorhof,
RV = rechter Ventrikel,
LA = linker Vorhof,
LV = linker Ventrikel

Herzinsuffizienz (H.-J. Trappe)

Grundlagen

▶ **Definition:** Funktionsstörung des linken u./o. rechten Ventrikels mit unzureichender Versorgung des Organismus mit Blut. Auftreten einer Herzinsuffizienz akut oder chronisch als Vorwärtsversagen („low-output-failure") oder Rückwärtsversagen (Blutstau vor der jeweiligen Herzhälfte).

- **Einteilung:** Nach den bevorzugt betroffenen Myokardarealen in Links-, Rechts- oder Globalinsuffizienz, nach Auftreten und Verlauf in akute oder chronische Herzinsuffizienz.
- **Klinik des Leitsymptoms:** Leitsymptome der Herzinsuffizienz richten sich nach dem zeitlichen Auftreten und der vorwiegend betroffenen Herzhälfte, Differenzierung in Leitsymptome bei Links- oder Rechtsherzinsuffizienz:
  - *Leitsymptome bei Linksherzinsuffizienz:* Dyspnoe (bei Belastung oder in Ruhe), Tachypnoe, Orthopnoe, Husten (oft nächtlich), Zyanose (peripher), rötlich gefärbtes Sputum, Nykturie, Hypotonie, kalte Extremitäten, Schlaf- u./o. Atemstörungen.
  - *Leitsymptome bei Rechtsherzinsuffizienz:* Gestaute Halsvenen, periphere Ödeme (Knöchel, Unterschenkel, Anasarka), Pleuraergüsse, Aszites, Appetitlosigkeit (Stauungsgastritis), Gewichtsverlust (Malabsorption [kardiale Kachexie]).
- **Stadieneinteilung der Herzinsuffizienz:** Tab. 84.

Tabelle 84 · **Stadieneinteilung der Herzinsuffizienz (nach den Kriterien der New York Heart Association [NYHA])**

Grad	Symptome
I	Keine subjektiven Beschwerden
II	Beschwerden bei stärkerer Belastung
III	Beschwerden bei leichter Belastung
IV	Beschwerden in Ruhe

Akute Herzinsuffizienz

- **Definition:** Akute Funktionsstörung des Herzens mit primärem myokardialen Versagen des linken u./o. rechten Ventrikels. Häufig lebensbedrohliche Situation durch abrupten Abfall des Herzzeitvolumens, Verlegung der Lungenstrombahn > 50 % mit akuter Rechtsherzdekompensation. Einteilung der akuten Herzinsuffizienz nach Kilipp in 4 Schweregrade (wichtig für Prognose und Verlauf).
- **Klinik des Leitsymptoms:** s. Tab. 85.

Tabelle 85 · **Leitsymptome der akuten Herzinsuffizienz**

Linksherzinsuffizienz	Rechtsherzinsuffizienz
– Dyspnoe in Ruhe	– Dyspnoe in Ruhe
– Tachypnoe	– Tachypnoe
– Orthopnoe	– Tachykardie
– Blässe	– Thoraxschmerzen
– Kaltschweißigkeit	– Zyanose (meist zentral)
– Hypotonie	– Hypotonie
– Bewusstseinseinschränkung	
– schaumiger Auswurf	
– Angina pectoris	
– stärkste Thoraxschmerzen	

- **Akutdiagnostik:** Die Akutdiagnostik muss rasch zur definitiven Diagnose führen, da akute Links- u./o. Rechtsinsuffizienz ohne adäquate Behandlung

Herzinsuffizienz

schnell zu irreversiblen Organschäden u./o. zum Tode eines Patienten führen können. Wichtige Maßnahmen im Notfall:
- *Anamnese:* Vorerkrankungen (kardial, extrakardial), Beginn der akuten Symptomatik, Auslösemechanismen, Zeitintervall erste Symptome – Vorstellung in Klinik, prädisponierende Faktoren (Immobilisation, vorausgegangene Operation(en), Trauma, Schwangerschaft, orale Kontrazeptiva, Nikotin), Medikamentenanamnese, Hinweise auf Intoxikation, Schmerzlokalisation, Schmerzcharakter, Hinweise für stumpfes Thoraxtrauma, vorausgegangene diagnostische u./o. interventionelle Herzkathetereingriffe?
- *Sonstige Diagnostik:* s. Tab. 86.

Tabelle 86 · Diagnostik und Befunde bei akuter Herzinsuffizienz

Linksherzinsuffizienz	Rechtsherzinsuffizienz
1. Inspektion	
Patient schwer krank	Patient schwer krank
periphere Zyanose	zentrale Zyanose
ausgeprägte Atemnot bis Orthopnoe	Atemnot
Kaltschweißigkeit	gestaute Hals- und Zungengrundvenen, Kaltschweißigkeit
Schocksymptomatik bis Herz-Kreislauf-Stillstand	Schocksymptomatik bis Herz-Kreislauf-Stillstand
Osler-Splits bei Endokarditis	
motorische Unruhe	motorische Unruhe
2. Palpation	
Herzspitzenstoß (Verlagerung?)	Herzspitzenstoß (Verlagerung?)
Puls regelmäßig oder unregelmäßig	Pulsus paradoxus bei Perikardtamponade
Bradykardie, Tachykardie	Tachykardie
3. Auskultation	
Hypotonie	Hypotonie
Dämpfungen über Lunge	Dämpfungen über Lunge
3./4. Herzton (Galopp)	2. Herzton gespalten, betonter P_{II}
systolische Geräusche	systolische Geräusche
diastolische Geräusche	diastolische Geräusche
verlängertes Exspirium, Giemen	verlängertes Exspirium, Giemen
feuchte RGs (Lunge), Brodeln	
4. Röntgen-Thorax	
schmetterlingsförmige Verschattung („fluid lung"), verwaschene Hili, Kerley-B-Linien	überblähte Lungen, Areale mit keilförmigen Ausfällen, pathologischer Zwerchfellhochstand, Westermark-Zeichen: Regionale Minderperfusion mit Hyperperfusion der nicht betroffenen Areale
Herzdilatation (linker Ventrikel)	Herzdilatation (rechter Ventrikel)
Mediastinalverbreiterung (Aortenaneurysma, Aortendissektion)	

Tabelle 86 · **Forts., Diagnostik und Befunde bei akuter Herzinsuffizienz**

Linksherzinsuffizienz	Rechtsherzinsuffizienz
5. EKG	
Infarktzeichen (frisch, alt) s. Abb. 135	akute Rechtsherzbelastung: S_IQ_{III}-Typ, $S_IS_{II}S_{III}$-Typ, inkompletter/kompletter Rechtsschenkelblock, P-dextroatriale
Linksherzbelastungszeichen (P-sinistroatriale, Linksschenkelblock (inkomplett/komplett)	plötzliche Tachykardie
Tachykardie, Arrhythmien	T-Negativierungen V_1-V_3
6. Blutgasanalyse	
Hypoxämie bei Lungenödem: paO_2 ↓, $paCO_2$ zunächst ↓ oder normal, später ↑	Hypoxämie u./o. Hypokapnie
	paO_2 bei schwerer Lungenembolie durch O_2-Gabe nicht zu bessern
7. Labor	
Troponin I und T, Blutbild, Quick, PTT, Kreatinin, Elektrolyte, CK, CK-MB, GOT, GPT, LDH, CRP, Urinstatus	Troponin I und T, Blutbild, Quick, PTT, Kreatinin, Elektrolyte, CK, CK-MB, GOT, GPT, LDH, CRP, Urinstatus
8. Echokardiographie (transthorakal)	
kardiale Grunderkrankung, Bestimmung von Ventrikel- und Wanddiametern, besonders linker Ventrikel	kardiale Grunderkrankung, Bestimmung von Ventrikel- und Wanddiametern, besonders rechter Ventrikel
Septumbewegung/Septumdicken	Septumbewegung/Septumdicken
Klappenmorphologie	Klappenmorphologie
Klappenfunktion	Klappenfunktion
	rechtsventrikulärer Druck
	Tamponade-Zeichen (Perikarderguss)
9. Pulmonaliskatheter	
zur Differenzierung einer akuten Insuffizienz des linken Ventrikels von der einer akuten Rechtsherzinsuffizienz (HZV, cardiac index [CI], Pulmonalisdrücke, pulmonal-kapillärer Wedge-Drücke), Schweregradeinteilung der Linksherzinsuffizienz nach Swan und Forrester	

Herzinsuffizienz

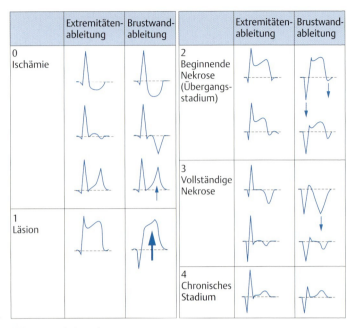

Abb. 135 Infarktzeichen im EKG

▶ **Weiterführende Diagnostik:**

▷ *Hinweis:* Welche der hier aufgelisteten Maßnahmen bei der jeweiligen Verdachts- bzw. Differenzialdiagnose indiziert und zielführend ist, s. Tab. 87.

- *Herzkatheter-Untersuchung* (Druckmessungen, rechts- u./o. linksventrikuläre Angiographie, Koronarangiographie); Shuntdiagnostik (Ventrikelseptumruptur nach akutem Myokardinfarkt).
- *Farbkodierte Doppler-Sonographie* Becken/Beinregion.
- *TEE:* Bei V.a Endokarditis, Aortendissektion, kardiale Raumforderungen, Sehnenfadenabriss sowie schlechten thorakalen Schallbedingungen (Adipositas).
- *Thorax-CT:* Besonders zum Nachweis/Ausschluss von Aortenaneurysma und Aortendissektion. Nachweis ausgedehnter Thromboembolien in den zentralen Abschnitten der Pulmonalarterien. Einsetzbar, wenn Patient nicht vital gefährdet.
- *Lungenventilations-/Perfusionsszintigraphie:* Hoher Zeitaufwand; in Akutsituationen für Lungenembolie-Diagnostik weniger geeignet.
- *Pulmonalisangiographie:* Sicherste Methode zum Nachweis einer Lungenembolie; direkter Nachweis von Thromben.
- *Laboruntersuchungen:* Blutkulturen, Mikrobiologie, Virusdiagnostik.
- In Einzelfällen *Myokardbiopsie* bei V.a. Myokarditis, sehr kritisch hinterfragen!

▶ **Differenzialdiagnose der akuten Linksherzinsuffizienz:** Tab. 87.

Tabelle 87 · Differenzialdiagnose der akuten Linksherzinsuffizienz

Diagnose	wesentliche diagnostisch richtungweisende Anamnese, Untersuchung u./o. Befunde	Sicherung der Diagnose
hypertensive Krise	$RR_{syst} > 220$ mm Hg, $RR_{diast} > 120$ mm Hg, neurologische Symptomatik, Angst, Unruhe, RGs über Lungen	Anamnese, RR-Messung, klinischer Befund
ausgedehnter Myokardinfarkt	typischer Schmerzcharakter, typische Symptomatik, Infarktzeichen im EKG	Anamnese, klinischer Befund, EKG, Labor (CK, CK-MB, Troponin-T)
Sehnenfadenabriss	lautes syst. Geräusch, p.m. IV. ICR links parasternal, oft Lungenstauung/-ödem	klinischer Befund, Echokardiographie, EKG, Herzkatheter-Untersuchung
Papillarmuskelabriss	akutes Lungenödem, Schock, nach Infarkt oder Trauma	klinischer Befund, Echokardiographie
Ventrikelseptumruptur	lautes raues syst. Geräusch, p.m. über Erb, oft Schwirren parasternal, Herzgeräusch; typisch: wenige Tage nach akutem Myokardinfarkt	Klinischer Befund, EKG, Echokardiographie (großer links-rechts Shunt), Herzkatheter-Untersuchung
Aortendissektion mit akuter Aorteninsuffizienz	plötzlich massiver Thoraxschmerz, oft ↑ RR_{syst} und RR_{diast}, Pulsation obere Thoraxapertur, diast. Geräusch, p.m. über Erb (neu!)	Anamnese, Echokardiographie, Röntgen-Thorax, Thorax-CT, Herzkatheter-Untersuchung, MRT
bakterielle Endokarditis mit Klappendestruktion	meist akute AI oder MI, Fieber, Leukozytose	klinischer Befund, Echokardiographie (TTE, TEE), Labor (Blutkulturen), DD der Endokarditis S. 255
Myokarditis	oft vorausgehender Infekt, SVA und VA (neu!)	Anamnese, Labor (Virustiter), EKG, evtl. Myokardbiopsie. DD der Myokarditis S. 255
Perikarditis mit großem Perikarderguss	Halsvenenstauung, ST-Hebungen im EKG (konkavbogig), Niedervoltage-EKG	Anamnese, EKG, Echokardiogramm, Röntgen-Thorax („Bocksbeutel"-Form des Herzens)
Ventrikuläre Tachyarrhythmien (VT, KFlatt, KF)	Herzrasen (HF > 100/min), oft Herz-Kreislauf-Stillstand, Präsynkope, Schwindel	Anamnese, klinischer Befund, EKG
Bradyarrhythmien	SA-Block III°, AV-Block III°, HF < 40/min, Asystolie, Schwindel, Synkope, Atemstillstand	Anamnese, EKG
Aortenstenose (dekompensiert)	schlechte EF, leises syst. Geräusch, p.m. 2. ICR rechts parasternal, Hypotonie, LV-Hypertrophie	Anamnese, klinischer Befund, EKG, Echokardiographie, Herzkatheter-Untersuchung
Prothesendysfunktion	akutes Lungenödem bei Klappenpatienten: Bügelabriss, Klappenthrombosen, Nahtausriss	Anamnese, klinischer Befund, Rö-Durchleuchtung, Echokardiographie

EF = linksventrikuläre Auswurffraktion, HF = Herzfrequenz, ICR = Interkostalraum, KF = Kammerflimmern, KFlatt = Kammerflattern, LV = linksventrikulär, MI = Mitralinsuffizienz, MRT = Magnetresonanztomographie, p.m. = punctum maximum, SVA = supraventrikuläre Arrhythmien, TEE = Transösophageale Echokardiographie, TTE = transthorakale Echokardiographie, VA = ventrikuläre Arrhythmien, VT = ventrikuläre Tachykardie

Herzinsuffizienz

- **Differenzialdiagnose der akuten Rechtsherzinsuffizienz:** Tab. 88.

Tabelle 88 · **Differenzialdiagnose der akuten Rechtsherzinsuffizienz**

Diagnose	wesentliche diagnostisch richtungweisende Anamnese, Untersuchung u./o. Befunde	Sicherung der Diagnose
akutes Cor pulmonale	plötzliche Dyspnoe, zentrale Zyanose, obere Einflussstauung, Tachykardie, Rechtsherzbelastungszeichen im EKG, path. Blutgase ($paO_2 \downarrow$, $paCO_2 \downarrow$), Hypotonie	Anamnese, klinischer Befund, EKG, Rechts-HK, CT, Perfusions-/Ventilationsszintigramm, Pulmonalisangiographie (selten indiziert)
Perikardtamponade	obere Einflussstauung, Hypotonie, Pulsus paradoxus	Anamnese, Echokardiographie
Transplantat-Insuffizienz (nach HTx)	Verschlechterung der Herzfunktion nach HTx (meist Rechtsinsuffizienz), ZVD > 10 mm Hg	Anamnese, klinischer Befund, Echokardiographie, Myokardbiopsie

HTx = Herztransplantation

Chronische Herzinsuffizienz

- **Definition:** Chronische Funktionsstörung des linken u./o. rechten Ventrikels mit unzureichender Versorgung des Organismus mit Blut, bedingt durch morphologische Veränderungen von Ventrikelmuskulatur, Koronararterien oder Herzklappen. Eine Herzinsuffizienz durch chronische Volumenüberlastung (ausgeprägt, lange andauernd) ist definiert als „high output failure" (Tab. 92).
- **Einteilung:** Nach Beteiligung des betroffenen Myokardareals in Links-, Rechts- oder Globalinsuffizienz (Tab. 90, 91).
- **Leitsymptome:** Einteilung der Leitsymptome je nach betroffener Herzhälfte. Überlappungen der klinischen Symptomatik möglich. Differenzialdiagnostische Algorithmen anhand relativ einfacher Parameter (Abb. 136).
  - **Hinweis:** Bestimmte Symptome treten bei Rechts- *und* Linksherzinsuffizienz auf!

- **Diagnostik:**
  - *Anamnese:* Vorerkrankungen (kardial, extrakardial), Beginn der akuten Symptomatik, Auslösemechanismen, Zeitintervall erste Symptome – Vorstellung in Klinik, prädisponierende Faktoren (Immobilisation, vorausgegangene Operation, Trauma, Schwangerschaft, orale Kontrazeptiva, Nikotin), Hinweise auf Intoxikation, Schmerzlokalisation, Schmerzcharakter, Hinweise auf stumpfes Thoraxtrauma, Gewichtszunahme, Nykturie, medikamentöse Vorbehandlung, Umgang mit toxischen Substanzen, Alkoholkonsum (Art, Menge, Dauer), Schlafstörungen, vermehrtes Schwitzen?
  - *Sonstige Diagnostik:* s. Tab. 89.

Herzinsuffizienz

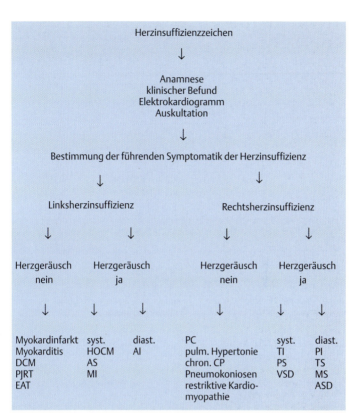

Abb. 136 Algorithmus zur Differenzialdiagnose der chronischen Herzinsuffizienz (AI = Aorteninsuffizienz, AS = Aortenstenose, ASD = Vorhofseptumdefekt, Chron = Chronisch, CP = Cor pulmonale, DCM = dilatative Kardiomyopathie, EAT = ektop atriale Tachykardie, HOCM = hypertroph obstruktive Kardiomyopathie, Kardiomy = Kardiomyopathie, MI = Mitralinsuffizienz, MS = Mitralstenose, PC = Perikarditis constrictiva, PI = Pulmonalinsuffizienz, PJRT = paroxysmale junktionale Reentry-Tachykardie, PS = Pulmonalstenose, Restrikt = restriktiv, TI = Trikuspidalinsuffizienz, TS = Trikuspidalstenose, VSD = Ventrikelseptumdefekt)

Tabelle 89 · Diagnostik und Befunde bei chronischer Herzinsuffizienz

Linksherzinsuffizienz	Rechtsherzinsuffizienz
1. Symptomatik	
Dyspnoe bei Belastung (oft nachts)	Dyspnoe bei Belastung
Schwindel	Appetitlosigkeit
Müdigkeit, Abgeschlagenheit	Gewichtsverlust
Schwitzen	Druck in Lebergegend
Husten (oft nachts)	Meteorismus
Tachykardie	
Arrhythmien (VHF, VES)	

Herzinsuffizienz

Tabelle 89 · Forts., Diagnostik und Befunde bei chronischer Herzinsuffizienz

Linksherzinsuffizienz	Rechtsherzinsuffizienz
2. Inspektion	
Blässe	periphere oder zentrale Zyanose
kühle Extremitäten	Halsvenenstauung/Pulsationen
periphere Zyanose	Aszites
motorische Unruhe	periphere Ödeme
	abnorme Pulsationen untere Sternumhälfte
	Kussmaul-Zeichen: Venendruckanstieg bei tiefer Inspiration
	ikterisches Hautkolorit (Stauungsleber)
3. Palpation	
Puls regelmäßig oder unregelmäßig	positiver hepato-jugulärer Reflux
Tachykardie	Tachykardie
Hypotonie	Hypotonie
Verlagerung des Herzspitzenstoßes nach unten (in 6. ICR)	aufgehobenes/abgeschwächtes Atemgeräusch (Pleuraerguss)
Pulsus alternans	druckschmerzhafte Stauungsleber
systolisches Schwirren über dem Herzen bei hochgradigen Klappenstenosen und Ductus Botalli	Pulsus paradoxus
4. RR-Messung beidseits	
5. Auskultation	
3./4. Herzton	2. Herzton gespalten, betonter P_{II}
Galopp-Rhythmus	systolische Geräusche
systolische Geräusche	diastolische Geräusche
diastolische Geräusche	
Feuchte Rasselgeräusche	

▶ **Weiterführende Diagnostik:**
  ▷ *Hinweis:* Welche der hier aufgelisteten Maßnahmen bei der jeweiligen Verdachts- bzw. Differenzialdiagnose indiziert und zielführend ist, s. Tab. 90.
  - *Elektrokardiographie:* Infarktzeichen, Schenkelblockierungen, Leitungsstörungen, Hypertrophiezeichen, Lagetypen (Rechtstyp, überdrehter Rechtstyp, $S_I Q_{III}$, $S_I S_{II} S_{III}$ bei Rechtsherzbelastung), Rhythmusstörungen (supraventrikulär/ventrikulär).
  - *Ergometrie:* Beurteilung der Leistungskapazität (oft wegweisend im Frühstadium einer Herzinsuffizienz).
  - *Spiroergometrie:* Beurteilung von Belastbarkeit und maximaler O_2-Aufnahme unter Belastung.
  - *^{201}Thallium-Myokardszintigraphie:* Nachweis belastungsabhängiger Speicherdefekte (myokardiale Ischämie).
  - *Röntgen-Thorax:* Herzform, Herzgröße, Beurteilung von Retrosternal- (Einengung bei Rechtsherzinsuffizienz) und Retrokardialraum (Holzknecht-

Herzinsuffizienz

Raum; Einengung bei Linksherzinsuffizienz), Lungengefäßzeichnung, Pleuraergüsse, Kerley-B-Linien, verwaschene Hili, Beurteilung des Lungenparenchyms, Beurteilung pleuraler Strukturen, Ergüsse?

- *Echokardiographie* (transthorakal, transösophageal [multiplan], Stress-Echo): Morphologische und funktionelle Beurteilung des Herzens (linksventrikuläre Auswurffraktion), Nachweis myokardialer Ischämie (transthorakale/transösophageale Stressechokardiographie), Nachweis intrakardialer Thromben, Beurteilung von Klappenmorphologie und Funktion, Nachweis von Shunt-Vitien (Quantifizierung des Shunts).
- *Langzeit-EKG* (Erfassung und Quantifizierung von Herzrhythmusstörungen).
- *Herzkatheter-Untersuchung:* Druckmessungen, rechts- u./o. linksventrikuläre Angiographie, Koronarangiographie, Shuntdiagnostik.
- *Myokardbiopsie.*
- *Laboruntersuchungen:* Herzenzyme, Leberenzyme, Rheumafaktoren, Harnstatus, Blutzucker, Virusdiagnostik, TSH basal.

▶ **Differenzialdiagnose der chronischen Linksherzinsuffizienz:** Tab. 90.

Tabelle 90 · **Differenzialdiagnose der chronischen Linksherzinsuffizienz**

Diagnose	wesentliche diagnostisch richtungweisende Anamnese, Untersuchung u./o. Befunde	Sicherung der Diagnose
hypertensive Herzerkrankung	erhöhte syst. und diast. RR-Werte in Ruhe u./o. bei Belastung, LVH, Ermüdbarkeit, Leistungsschwäche, AP	klinischer Befund, EKG, Belastungs-EKG, 24-h-RR-Messung, Echokardiographie
koronare Herzerkrankung (chronisches Stadium)	Dyspnoe, 3./4. HT, oft MI-Geräusch, alte Infarktzeichen im EKG, LA/LV-Dilatation, eingeschränkte EF, AP	Anamnese, klinischer Befund, EKG, Echokardiographie, Herzkatheter-Untersuchung
LV-Aneurysma	Dyspnoe, oft 3./4. HT, VT, meist nach Infarkt, ST-Hebung persistierend	EKG, Echokardiographie, Herzkatheter-Untersuchung
persistierende Myokarditis	Müdigkeit, Leistungsminderung, SVA, VA, Dilatation oft aller Herzhöhlen	Anamnese, Echokardiographie, Myokardbiopsie, persistierende Virustiter (?)
DCM (primär)	Müdigkeit, Abgeschlagenheit, Dyspnoe, 3./4. HT, Palpitationen (VA), oft relative MI, VHF	Anamnese (Alkohol!), klinischer Befund, Echokardiographie, Herzkatheter-Untersuchung, Röntgen-Thorax. DD der Kardiomyopathien S. 256
DCM (sekundär)	Müdigkeit, Abgeschlagenheit, Dyspnoe, 3./4. HT, Palpitationen (VA), oft relative MI, post partum; toxische Noxen (Alkohol, Chemotherapeutika)	Anamnese (Alkohol!), klinischer Befund, Echokardiographie, Herzkatheter-Untersuchung, Röntgen-Thorax. DD der Kardiomyopathien S. 256
HCM/HOCM	Schwindel, Synkopen, Leistungsminderung, 4. HT, spätsyst. Geräusch, p.m. über Erb, Akzentuierung bei Belastung, oft Q-Zacken in V_2–V_4 („Pseudo-Infarktzeichen"), Thoraxschmerzen	Anamnese, EKG, Echokardiographie, Herzkatheter-Untersuchung. DD der Kardiomyopathien S. 256

Herzinsuffizienz

Tabelle 90 · Forts., Differenzialdiagnose der chronischen Linksherzinsuffizienz

Diagnose	wesentliche diagnostisch richtungweisende Anamnese, Untersuchung u./o. Befunde	Sicherung der Diagnose
Aortenstenose (s. Abb. 128, S. 236)	spindelförmiges raues syst. Geräusch, p.m. 2. ICR rechts parasternal, Fortleitung in Karotiden, Schwindel, Synkopen, LVH-Zeichen, Stauungs-RGs	Anamnese, klinischer Befund, Echokardiographie, EKG, Herzkatheter-Untersuchung, Röntgen-Thorax (Klappenkalk)
Aortenisthmusstenose	meso- bis spätsystolisches Geräusch, p.m. 2.–4. ICR links parasternal und im Rücken, Rippenusuren, RR-Differenz obere – untere Extremität	klinischer Befund, Röntgen-Thorax, RR-Messung
Aorteninsuffizienz (s. Abb. 129, S. 236)	diast. Geräusch, p.m. Erb, Homo pulsans, Pulsus celer et altus, Musset-Zeichen, LVH	Anamnese, klinischer Befund, EKG, Echokardiographie, Herzkatheter-Untersuchung, Röntgen-Thorax
Mitralinsuffizienz	bandförmiges syst. Geräusch p.m. 4./5. ICR linksparasternal, Fortleitung in Axilla, häufig tieffrequenter 3. HT, P-sinistroatriale, evtl. VHF, LVH	Anamnese, klinischer Befund, EKG, Echokardiographie, Herzkatheter-Untersuchung
VSD (s. Abb. 132, S. 240)	scharfes, lautes holosystolisches Pressstrahlgeräusch, p.m. 3./4. ICR links parasternal, häufig Schwirren	klinischer Befund, Röntgen-Thorax, Echokardiographie, Herzkatheter-Untersuchung
"unaufhörliche" atriale Tachykardie (ektop, "PJRT")	nicht beeinflussbare Dauer-Tachykardie (HF > 100/min), schmale QRS-Komplexe (QRS < 0,12sek), abnorme P-Wellen, abnorme PR- und RP-Intervalle	Anamnese, EKG, Langzeit-EKG, EPU mit Katheter-Mapping (Lokalisation des arrhythmogenen Areals)
"unaufhörliche" ventrikuläre Tachykardie	oft KHK-Anamnese, nicht beeinflussbare Tachykardie (HF > 100/min), breite QRS-Komplexe (QRS ≥ 0,12 sek), oft Dissoziation von Vorhöfen und Kammern	Anamnese, EKG, Langzeit-EKG, EPU mit Katheter-Mapping (Lokalisation des arrhythmogenen Areals)
Abstoßung nach HTx	Herzinsuffizienzzeichen, neu aufgetretene SVA und VA	Anamnese, Echokardiogramm, Myokardbiopsie

AP = Angina pectoris, DCM = dilatative Kardiomyopathie, EF = linksventrikuläre Auswurffraktion, EPU = elektrophysiologische Untersuchung, HF = Herzfrequenz, HCM = hypertroph nicht-obstruktive Kardiomyopathie, HOCM = hypertroph obstruktive Kardiomyopathie, HT = Herzton, HTx = Herztransplantation, ICR = Interkostalraum, KHK = koronare Herzkrankheit, LA = linker Vorhof, LV = linker Ventrikel, LVH = linksventrikuläre Hypertrophie, min = Minute, P = Pulsus, PJRT = paroxysmale junktionale Reentry-Tachykardie, p.m. = punctum maximum, RG = Rasselgeräusche, SVA = supraventrikuläre Arrhythmien, VA = ventrikuläre Arrhythmien, VHF = Vorhofflimmern, VT = ventrikuläre Tachykardie

Herzinsuffizienz

▶ **Differenzialdiagnose der chronischen Rechtsherzinsuffizienz:** Tab. 91.

Tabelle 91 · **Differenzialdiagnose der chronischen Rechtsherzinsuffizienz**

Diagnose	wesentliche diagnostisch richtungweisende Anamnese, Untersuchung u./o. Befunde	Sicherung der Diagnose
Mitralstenose (s. Abb. 126, S. 234)	paukender 1. HT, MÖT, diast. Decrescendogeräusch, p.m. 4./5. ICR links parasternal, oft VHF, Facies mitralis	Anamnese, klinischer Befund, Echokardiographie, Röntgen-Thorax, Herzkatheter-Untersuchung
Trikuspidalstenose	diastolisches Geräusch, p.m. 4./5. ICR rechts parasternal, TÖT, präsystolisches Geräusch, im EKG Rechtsherzbelastungszeichen	klinischer Befund, Echokardiographie, EKG, Röntgen-Thorax, Herzkatheter-Untersuchung
Trikuspidalinsuffizienz (s. Abb. 131, S. 240)	hochfrequentes syst. Geräusch p.m. 4./5. ICR rechts parasternal, periphere Ödeme, Leberstauung, positiver hepato-jugulärer Reflux	klinischer Befund, Echokardiographie, Röntgen-Thorax, Herzkatheter-Untersuchung
Pericarditis constrictiva (s. Abb. 57, S. 114)	gestaute Halsvenen, periphere Ödeme, „pericardial knock", oft VHF, druckschmerzhafte Leber, Kalksichel um Herzkontur, Kussmaul-Zeichen, Pulsus paradoxus, doppelter Venenkollaps	Anamnese, klinischer Befund, Echokardiographie, Herzkatheter-Untersuchung, Röntgen-Thorax
pulmonale Hypertonie	zentrale Zyanose, betonter 2. HT (P_{II}), Rechtsbelastungszeichen im EKG (RT, RSB, T-Negativierungen V_1–V_3).	Anamnese, EKG, Röntgen-Thorax, Herzkatheter-Untersuchung (RV-Druck-Messung)
Pulmonalstenose	syst. Geräusch, p.m. 2. ICR links parasternal, Leistungsminderung, periphere Zyanose, Spaltung 2. HT, P-dextroatriale, RVH im EKG	klinischer Befund, EKG, Echokardiographie, Herzkatheter-Untersuchung
Pulmonalinsuffizienz	häufig als relative PI; diast. Geräusch, p.m. 2. ICR links parasternal, RVH	klinischer Befund, EKG, Echokardiographie, Herzkatheter-Untersuchung
restriktive Kardiomyopathien (Speicherungs-/Ablagerungserkrankungen)	schwere HI bei oft nur leichter Vergrößerung des Herzens; diast. Funktionsstörung; später globale Herzinsuffizienz	Anamnese, klinischer Befund, EKG, Echokardiographie, Herzkatheter-Untersuchung
großer VSD (Eisenmenger-Reaktion)	holosystolisches Pressstrahlgeräusch, p.m. 3./4. ICR links parasternal (Erb), diast. Geräusch, p.m. 2. ICR linksparasternal, gespaltener 2. HT	klinischer Befund, Echokardiographie, Herzkatheter-Untersuchung, Shuntdiagnostik
großer ASD	häufig bronchopulmonale Infekte, Leistungsminderung, syst. Geräusch, p.m. 2. ICR links parasternal, fixierte Spaltung 2. HT, inkompletter RSB; üLT bei Septum primum-Defekt	klinischer Befund, Echokardiographie, Röntgen-Thorax, Herzkatheter-Untersuchung, Shuntdiagnostik

Herzinsuffizienz

Tabelle 91 · Forts., Differenzialdiagnose der chron. Rechtsherzinsuffizienz

Diagnose	wesentliche diagnostisch richtungweisende Anamnese, Untersuchung u./o. Befunde	Sicherung der Diagnose
chronisches Cor pulmonale	Belastungsdyspnoe, Pleuraergüsse, Aszites, positiver hepato-jugulärer Reflux, oft fixierte Spaltung 2. HT, relative PI- u./o. TI-Insuffizienz, Rechtsbelastungszeichen	Anamnese, EKG, Echokardiogramm, Röntgen-Thorax (Kalibersprung Lungenarterien), Rechts-HK, Lungen-Perfusions-/Ventilations-Szintigramm
Pneumokoniosen	Reizhusten, Belastungs-/Ruhedyspnoe, Tachypnoe, Rechtsbelastungszeichen	Anamnese (Berufsanamnese), Röntgen-Thorax, Echokardiographie, LuFu
chronische Lungenerkrankungen: Chronische Bronchitis, Lungenemphysem (s. Abb. 192, S. 378)	chronischer Husten mit Auswurf, Belastungsdyspnoe, oft: Nikotinanamnese	Anamnese, Sputumuntersuchung, Lungenfunktion, Blutgasanalyse, Röntgen-Thorax, CT-Thorax
Kyphoskoliose	Deformitäten des Rippenskeletts, Belastungsdyspnoe	Körperliche Untersuchung, Ruhetachykardie, Röntgen-Thorax, Lufu
rezidivierende Lungenembolien	Dyspnoe, Thoraxschmerzen, Hämoptysen, Tachykardie	Blutgasanalyse, EKG, Echokardiographie, Lungenperfusionsszintigraphie, Pulmonalisangiographie
Pickwick-Syndrom	Hypoventilation bei Adipositas, intermittierende Somnolenz	Blutgasanalyse, Lungenfunktionsanalyse, Polysomnographie
Karzinoid	karzinoidbedingt PS u./o. TI, selten TS, Flush, Durchfälle	Anamnese, klinischer Befund, Labor (5-Hydroxyindolessigsäure)

ASD = Vorhofseptumdefekt, HI = Herzinsuffizienz, HT = Herzton, ICR = Interkostalraum, LuFu = Lungenfunktion, PI = Pulmonalinsuffizienz, p.m. = punctum maximum, PS = Pulmonalstenose, RSB = Rechtsschenkelblock, RT = Rechtstyp, RV = rechter Ventrikel, RVH = rechtsventrikuläre Hypertrophie, TI = Trikuspidalinsuffizienz, TÖT = Trikuspidalöffnungston, TS = Trikuspidalstenose, üLT = überdrehter Linkstyp, VHF = Vorhofflimmern, VSD = Ventrikelseptumdefekt

▶ **Differenzialdiagnose der chronischen Herzinsuffizienz bei „high output failure":** Tab. 92.

Herzinsuffizienz

Tabelle 92 · Differenzialdiagnose der chronischen Herzinsuffizienz bei „high output failure"

Diagnose	wesentliche diagnostisch richtungweisende Anamnese, Untersuchung u./o. Befunde	Sicherung der Diagnose
arteriovenöse Fistel (Morbus Osler, traumatisch)	hohes HZV, syst.-diast. Geräusche über Lunge	Anamnese, klinischer Befund, Angiographie
Hyperthyreose (s. Abb. 179, S. 344)	Struma, Exophthalmus, Tachykardie, Arrhythmien, Wärmeintoleranz, Schweißneigung, Tremor, Schlaflosigkeit, Muskelschwäche, Unruhe	Anamnese, klinischer Befund, fT_3, fT_4, TSH basal
Anämie	HZV-Erhöhung bei Hkt < 25 %, Müdigkeit, Abgeschlagenheit, Blutungen	Anamnese, Laboruntersuchungen (S. 15)
Morbus Paget (s. Abb. 170, S. 332)	Knochenschmerzen, Deformierung Röhrenknochen, radikuläre Schmerzen; HI bei Befall des Knochens > 33 %	Skelettszintigraphie, Rö betroffene Knochen, Labor (AP), Hydroxyprolin i.U., Knochenbiopsie
hyperkinetisches Herzsyndrom	Tachykardie, leichtes Schwitzen, erhöhte RR-Amplitude, erhöhte Muskeldurchblutung, verminderte kardiale Belastbarkeit	S. 235, Tab. 79
Beriberi	Ödeme, Müdigkeit, Abgeschlagenheit. 3. HT, T-Wellen-Veränderungen (Inversion, Senkung), periphere Neuritis, anamnestisch chron. Alkoholismus	klinischer Befund, Labor (Pyruvat ↑, Laktat ↑), Thiamin-Spiegel
Schwangerschaft	Anstieg von HF und HZV (bis ca. 130 % der Norm!)	Anamnese, klinischer Befund

AP = alkalische Phosphatase, HF = Herzfrequenz, HI = Herzinsuffizienz, Hkt = Hämatokrit, HZV = Herzzeitvolumen, RR = Blutdruck

▶ **Differenzialdiagnostische Übersicht zur Pathogenese der Myokarditis und Endokarditis** (nach H. Schönthal 2001).
- *Infektbedingt (bakteriell):* Staphylokokken, Streptokokken, Enterokokken, Mykobakterien (Tbc), Salmonellen, Aktinobakterien, Chlamydien, Coxiellen, Diphtherie.
- *Infektbedingt (viral):* Coxsackieviren (Gruppe A/B), Influenzaviren, Zytomegalievirus.
- *Infektbedingt (sonstige):* Pilze, Toxoplasmose, Trypanosoma (Chagas-Krankheit).
- *Hormonell:* Diabetes mellitus, Hypothyreose, Morbus Addison.
- *Sekundär als Begleiterkrankung bei:* Pneumonie, Lungeninfarkt, Lungenembolie, Aortenaneurysma, Kardiomyopathie, KHK, Infarkt, Herzbeuteltamponade, Ösophaguserkrankungen.
- *Hämatogen:* Hämorrhagische Diathese, Leukämie, Lymphogranulomatose.
- *Medikamentös:* Hypersensitivitätsendokarditis/-myokarditis.
- *Immunologisch:* Lupus erythematodes, Sklerodermie, Periarteriitis nodosa, Wegener-Granulomatose, Postperikardiotomie-Syndrom, Dressler-Syndrom, Serumkrankheit, Dermatomyositis, Amyloidose, Sarkoidose, rheumatisches Fieber.

Herzrhythmusstörungen

- *Traumatisch, Radiatio:* Thoraxtrauma, direkte Stichverletzung, thorakale Operation, Bestrahlung.
- *Metabolisch:* Urämie, diabetisches Koma.
- *Onkogen:* Mesotheliom, Sarkom, Metastasen, malignes Lymphom.

▶ **Kardiomyopathien:**
- *Klassifikation:*
  - Dilatative Kardiomyopathie.
  - Hypertrophe Kardiomyopathie.
  - Restriktive Kardiomyopathie.
  - Arrhythmogene rechtsventrikuläre Kardiomyopathie.
  - Die Differenzialdiagnose dieser Klassifikation der Kardiomyopathien erfolgt fast ausschließlich durch die Echokardiographie.
- *Differenzialdiagnose sekundärer Kardiomyopathien:* Tab. 93.

Tabelle 93 · Differenzialdiagnostische Übersicht zur sekundären Kardiomyopathie

infektiös-entzündlich:
S. Tab. 136 zur Ursache infektiös bedingter Myokarditiden

nicht infektiös-entzündlich: Rheumatische Erkrankungen, Kollagenosen

toxisch: Alkohol, Spurenelemente (Blei), Medikamente, Chemotherapeutika, tierische Toxine

metabolisch: Mangelernährung (Vit.-B-, Vit.-C-, Niacin-Mangel), Überernährung (Fettsucht, D-Hypervitaminose), Akromegalie, Hyperthyreose, Urämie, Cushing-Syndrom, Phäochromozytom, Diabetes mellitus, Amyloidose, Hämochromatose, Glykogenspeicherkrankheiten, Mukopolysaccharidose, Morbus Fabry, Morbus Whipple, Morbus Gaucher, Elektrolytstörungen

infiltrativ: Neoplasien, Sarkoidose

allergisch: Medikamente, Abstoßungsreaktion nach Herztransplantation

Myopathien und Neuropathien: progressive Muskeldystrophie, Friedreich-Ataxie, myotone Dystrophie

physikalische Einflüsse: Hitzschlag, Hypothermie, Trauma, Strahlentherapie, Elektrounfall, Blitz

andere: postpartale Kardiomyopathie, primäre pulmonale Hypertonie

Herzrhythmusstörungen (H.-J. Trappe)

Grundlagen

▶ **Definition:**
- *Herzrhythmusstörungen:* Störungen der zeitlichen Folge u./o. der Regelmäßigkeit von kardialen Aktionen.
- *Arrhythmien:* Alle Rhythmen, die vom normalen Sinusrhythmus abweichen.

▶ **Einteilung:**
- *Nach der vorliegenden Herzfrequenz* (klinisch bewährt):
  - *Bradykarde Rhythmusstörungen:* Störungen des Rhythmus mit zu langsamer Herzfrequenz (< 60/min).
  - *Tachykarde Rhythmusstörungen:* Störungen des Rhythmus mit zu schneller Herzfrequenz (> 100/min).
  - *Normofrequente Rhythmusstörungen:* Arrhythmien mit Herzfrequenzen zwischen > 60/min und < 100/min.

- *Erregungsbildungsstörungen:*
  - Zu hohe Depolarisationsfrequenz des Schrittmacherzentrums: Tachykarde Arrhythmien.
  - Zu niedrige Depolarisationsfrequenz des Schrittmacherzentrums: Bradykarde Arrhythmien.
- *Erregungsleitungsstörungen:*
  - Zu schnelle Fortleitung der Erregung: Tachyarrhythmien.
  - Zu langsame Fortleitung der Erregung: Bradyarrhythmien.
  - Abnorme Leitung der Erregung: Akzessorische Leitungsbahn(en) bei Präexizationssyndromen, zusätzliche intranodale Leitungsbahnen bei AV-Knoten-Reentry-Tachykardien, intramyokardiale abnorme Erregungen („arrhythmogenes Substrat") bei ventrikulären Tachykardien.
- *Supraventrikuläre Arrhythmien:* Ursprung der Arrhythmie oberhalb der His-Bündel-Region.
- *Ventrikuläre Arrhythmien:* Ursprung der Arrhythmie distal der His-Bündel-Region.

▶ **Klinik des Leitsymptoms:** Bei der Vielzahl der verschiedenen Arrhythmieformen gibt es kein verbindendes oder typisches allgemeines Leitsymptom. Eine sichere Zuordnung von bestimmten Symptomen zu bestimmten Rhythmusstörungen ist i.d.R. nicht möglich. Die klinische Symptomatik hängt vielmehr von der zugrunde liegenden Rhythmusstörung und der hämodynamischen Auswirkung der Arrhythmie ab. Es gibt ausgeprägte und ernste Rhythmusstörungen, die vom Patienten völlig unbemerkt bleiben und Arrhythmien, die harmlos sind (z. B. supraventrikuläre Extrasystolen), die aber das Befinden eines Patienten erheblich beeinträchtigen können. Es ist nicht gesichert, dass der Nachweis von Rhythmusstörungen zwangsläufig Ursache angegebener Beschwerden ist. Analysiert man die Symptome von Patienten mit Arrhythmien, weisen folgende Leitsymptome auf das Vorhandensein kardialer Rhythmusstörungen hin:
- Herzstolpern/Herzklopfen (Palpitationen).
- Herzrasen/Herzjagen.
- Schwindel.
- Synkope – Adam-Stokes-Anfall: Zerebrale Hypoxie durch akute Rhythmusstörung (Asystolie, Bradykardie, Kammertachykardie, Kammerflimmern).
- Herz-Kreislauf-Stillstand (akuter [plötzlicher] Herztod).
- Allgemeine Schwäche.
- Abnahme von körperlicher u./o. geistiger Leistungsfähigkeit.
- Dyspnoe, Lungenstauung, Lungenödem.
- Herzinsuffizienz (Ursache u./o. Folge kardialer Arrhythmien).
- Angina pectoris.

▷ **Hinweis:** Zusätzlich zu den Leitsymptomen der Rhythmusstörung kann es auch zu Symptomen durch die Grunderkrankung kommen, z. B. koronare Herzerkrankung, Myokarditis, Herzinsuffizienz, Herzinfarkt, Kardiomyopathie, Cor pulmonale, Endokarditis.

▶ **Häufigkeit/Epidemiologie:** Vorhofflimmern ist die häufigste Form von Herzrhythmusstörungen mit einer Inzidenz von 0,4 % bei Erwachsenen, Vorhofflattern tritt wesentlich seltener auf. Von allen Formen supraventrikulärer Tachykardien sind AV-Knoten-Reentry-Tachykardien mit ca. 50–60 % am häufigsten. Elektrokardiographisch manifeste Präexizitationssyndrome werden in einer Häufigkeit von 0,1–3 der Bevölkerung beschrieben. Die Häufigkeit eines plötzlichen Herztodes als schwerwiegendste Form tachykarder ventrikulärer Rhythmusstörungen wird in Deutschland mit 100 000 und in den USA mit 200 000–400 000 jährlich angegeben.

Herzrhythmusstörungen

Basisdiagnostik

- ▶ **Hinweis:** Jeder Patient mit Herzrhythmusstörungen muss unverzüglich untersucht werden, um Ausmaß und Schweregrad der Arrhythmien festzulegen. Notwendige diagnostische Maßnahmen müssen in der Akutsituation zu einer schnellen Sicherung der Diagnose und einem raschen Beginn therapeutischer Interventionen führen!
- ▶ **Anamnese:** Vorerkrankungen, jetzige Beschwerden, Medikamente (früher, jetzt), erstes Auftreten der Arrhythmie, Dauer der Arrhythmie, Tachykardie-Frequenz, Provozierbarkeit u./o. Abhängigkeit der Arrhythmien von äußeren Einflüssen (Belastung, Stress), Schrittmacher (Typ – Einkammer-/Zweikammer-Schrittmacher), Defibrillatorpatient?
- ▶ **Körperliche Untersuchung:**
  - *Inspektion:* Sichtbare Pulsationen (v.a. im Halsbereich!), regelmäßige oder unregelmäßige Pulsationen, „Froschzeichen" (Pulsationen im Bereich der Halsvenen), Herzinsuffizienz-Zeichen (S. 243)?
  - *Palpation:* Pulsfrequenz, Pulsdefizit, Pulsqualität, Blutdruck.
  - *Auskultation:* Herz (Herztöne, -geräusche), Lunge.
  - *Bewusstseinslage.*
- ▶ **12-Kanal-EKG:** Systematische Analyse von Frequenz, Lagetyp, P-Welle, QRS-Komplex, ST-Strecke, U-Welle, QT-Zeit (zu speziellen EKG-Befunden s. Abb. 142, Abb. 143).
- ▶ **Labor:** Elektrolyte, GOT, CK, LDH, HBDH, BB, BZ, Quick/INR, PTT, Kreatinin, evtl. Digitalisspiegel, fT_3, fT_4, TSH basal.
- ▶ **Röntgen-Thorax:** Ggf. Veränderungen durch die kardiale Grunderkrankung: Herzgröße, Lungenstauung, andere Herzinsuffizienzzeichen.

Weiterführende Diagnostik

- ▶ **Hinweis:** Welche der hier aufgelisteten Maßnahmen bei der jeweiligen Verdachts- bzw. Differenzialdiagnose indiziert und zielführend ist, s. Tab. 94.
- ▶ **Vagale Stimulation** (→ Leitungsverzögerung im AV-Knoten):
  - Karotissinus-Massage. Kontraindiziert z.B. bei Strömungsgeräusch (→ R vorherige Auskultation und Doppler-Untersuchung).
  - Pressen gegen die geschlossene Glottis.
  - Trendelenburg-Position.
  - „Dive"-Reflex (Gesicht in kaltes Wasser).
- ▶ **Karotis-Druck-Versuch:** Auslösung eines vagalen Reflexes nach einseitiger Kompression der A. carotis (*cave* niemals beidseitig!).
- ▶ **Langzeit-EKG:** Erfassung und Quantifizierung von Herzrhythmusstörungen.
- ▶ **Belastungs-EKG:** Belastungsinduzierbare Arrhythmien → organische Ursache (z.B. arrhythmogene rechtsventrikuläre Erkrankung).
- ▶ **Spätpotenzial-EKG:** Nachweis einer möglichen Neigung zu potenziell malignen ventrikulären Arrhythmien.
- ▶ **Echokardiographie** (transthorakal, transösophageal [multiplan], Stress-Echo): Morphologische und funktionelle Beurteilung des Herzens (linksventrikuläre Auswurffraktion), Nachweis myokardialer Ischämie (transthorakale/transösophageale Stressechokardiographie), Nachweis intrakardialer Thromben.
- ▶ **Kipptisch-Untersuchung:** Nachweis neurokardiogener Synkopen.
- ▶ **Atropin-Test:** 0,5–1,0 mg Atropin i.v. unter EKG-Kontrolle. Physiologisch: Erhöhung der Herzfrequenz um 25% bzw. auf > 90/min; pathologisch: Fehlender Herzfrequenzanstieg bei Sinusknoten-Syndrom (maximale Frequenz < 90/min).
- ▶ **Herzkatheter-Untersuchung:** Druckmessungen, rechts- u./o. linksventrikuläre Angiographie, Koronarangiographie.
- ▶ **Elektrophysiologische Untersuchung:** Sinusknotenerholungszeit, programmierte atriale Stimulation, hochfrequente atriale Stimulation, programmierte rechtsventrikuläre Stimulation, Kathetermapping.

Herzrhythmusstörungen

▶ **Ausschluss extrakardialer Erkrankungen als Ursache von Arrhythmien:** Tab. 97, Tab. 103.

Bradykarde Herzrhythmusstörungen

▶ **Definitionen:** Bei bradykarden Arrhythmien (Herzfrequenz < 60/min) handelt es sich um Störungen der Erregungsbildung u./o. der Erregungsleitung im Bereich des Sinusknotens, der sinuatrialen Überleitung, des AV-Knotens und der His-Bündel-Region (infranodale Region). Blockierungen im Bereich von rechtem u./o. linkem Tawara-Schenkel (Rechtsschenkelblock, Linksschenkelblock) führen per se nicht zu Bradykardien.

▶ **Leitsymptome:** Bradykarde Rhythmusstörungen können entweder asymptomatisch sein oder mit klinisch auffälligen Symptomen einhergehen. Kardinalsymptome sind Schwindel, Präsynkopen oder Synkopen; eine sichere Zuordnung klinischer Befunde zu einer definitiven Diagnose der vorliegenden Arrhythmie ist nur selten möglich. Auch andere als die o. g. Symptome können auf bradykarde Herzrhythmusstörungen hinweisen: Herzstolpern (Palpitationen), Benommenheit, Abgeschlagenheit, Einschränkung der körperlichen u./o. geistigen Leistungsfähigkeit.

▶ **Akutdiagnostik:**
- Die Akutdiagnostik ist abhängig von der klinischen Symptomatik (z. B. asymptomatischer Patient oder Patient mit stattgehabter Synkope), der vorliegenden Arrhythmieform und der hämodynamischen Relevanz. In der Akutsituation sollten folgende Maßnahmen zur Sicherung der Diagnose und zur adäquaten Therapieentscheidung durchgeführt werden:
- *Anamnese:*
  - Umstände der beobachteten Symptomatik (wann, wie, wo).
  - Provozierbarkeit von Rhythmusstörungen/Symptomatik (z. B. durch extreme Halsbewegungen, Dreh- und Streckbewegungen, Rasieren, Knöpfen eines engen Kragens).
  - Medikamentenanamnese (besonders achten auf: Digitalis, β-Blocker, Antiarrhythmika, Kalziumantagonisten vom Verapamil-Typ).
  - Schrittmacher-Patient? (Wenn ja: Indikation zum Schrittmacher, Schrittmacher-Typ?), Datum der Schrittmacher-Implantation?
- *Körperliche Untersuchung:*
  - Inspektion: Blässe, auffällige Befunde (Oszillationen) im Bereich der SM-Tasche u./o. im Elektrodenverlauf.
  - Palpation: Beurteilung der Arterienpulse (rhythmisch, arrhythmisch).
  - Auskultation: Herztöne, -geräusche, Lunge.
  - Hämodynamik: Blutdruckmessung.
  - Neurologie: Orientierende Untersuchung (Bewusstsein, Kraft, Reflexstatus).

▶ **Basisdiagnostik:** 12-Kanal-EKG, 24-h-Langzeit-EKG, Labor (Elektrolyte, ggf. Digitalisspiegel).

▶ **Weiterführende Diagnostik:** Belastungs-EKG, Kipptisch-Untersuchung, Atropin-Test (S. 258), Herzkatheter-Untersuchung (vgl. S. 258; bei bradykarden Arrhythmien nur in Ausnahmefällen indiziert, Indikation meist zur Abklärung einer kardialen Grunderkrankung), elektrophysiologische Untersuchung (Sinusknoten-Erholungszeit, programmierte Stimulationstechniken [Wenckebachpunkt, Leitungszeiten]), Labor (inkl. Blutgasanalysen), Pulsoxymetrie.

▶ **Differenzialdiagnose:**
  ▷ *Vorbemerkung:* Im Prinzip können fast alle Herzerkrankungen – degenerativ, entzündlich, stoffwechselinduziert, immunologisch bedingt, mechanisch/traumatisch induziert, kongenitale Anomalien und Herzklappenfehler – zu Rhythmusstörungen unterschiedlicher Genese führen, sodass nach der differenzialdiagnostischen Abklärung der **Form** der Rhythmustö-

Herzrhythmusstörungen

rung eine differenzialdiagnostische Abklärung der **Ursache** der Rhythmusstörung notwendig ist. Bei höhergradigen und hämodynamisch wirksamen Rhythmusstörungen ist die kardiale Genese immer sehr wahrscheinlich. Darüber hinaus müssen aber auch extrakardiale Ursachen differenzialdiagnostisch überdacht werden (Tab. 97, Tab. 103).

- *Mögliche kardiale Ursachen bradykarder Rhythmusstörungen:* Bradykarde Arrhythmien mit den Leitsymptomen „Schwindel, Präsynkopen oder Synkopen" werden durch Störungen von Sinusknoten und sinuatrialem Gewebe (Abb. 137 bis Abb. 139), durch Störungen im AV-Knoten und perinodalem Gewebe (Abb. 140), durch hypersensitiven Karotissinus und als

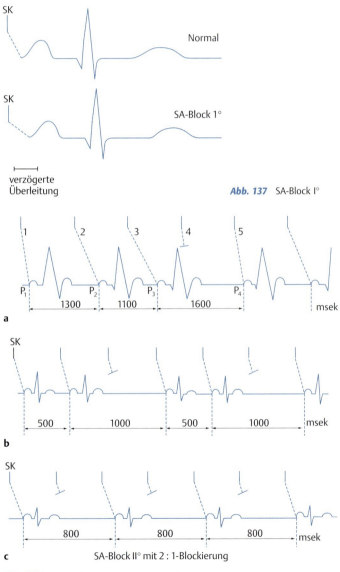

Abb. 137 SA-Block I°

Abb. 138 SA-Block II°

Herzrhythmusstörungen

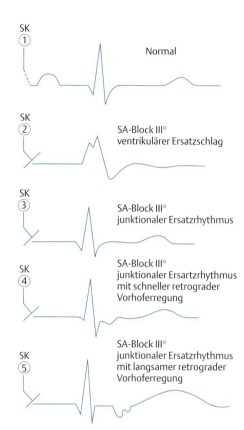

Abb. 139 SA-Block III°

AV-Blockierungen

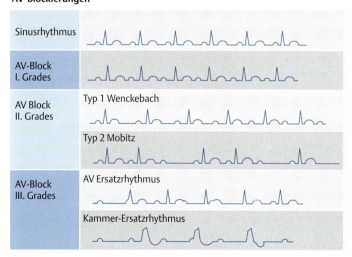

Abb. 140 AV-Blockierungen

Herzrhythmusstörungen

Folge pathologischer Schrittmacherfunktionen beobachtet. Sinusbradykardien werden aber auch bei Sportlern durch trainingsbedingte Vagotonie beobachtet, ohne dass diesem Befund eine pathologische Bedeutung zukommt. Hinweise zu Diagnose und Differenzialdiagnose ergeben sich besonders aus Befunden zu Klinik und EKG (Tab. 94, 95, 96).

▶ **Differenzialdiagnose bei Störungen des Sinusknotens:** Tab. 94.

Tabelle 94 · Differenzialdiagnose bradykarder Arrhythmien (Frequenz < 60/min) – Störungen von Sinusknoten u./o. sinuatrialem Gewebe

Diagnose	EKG-Befunde	Sicherung der Diagnose
Sinusbradykardie	SR, reguläre AV-Überleitung	B-EKG ohne HF-Anstieg, oft wenig oder asymptomatisch, Vagotonus
SA-Blockierung Grad 1	im EKG nicht nachweisbar	EPU
SA-Blockierung Grad 2 Typ I (Wenckebach)	gleich bleibende PQ-Zeit mit Verkürzung der PP-Intervalle bis zum Auftreten einer längeren Pause (kleiner als doppeltes RR-Intervall)	Langzeit-EKG
SA Blockierung Grad 2 Typ II (Mobitz)	Pause ohne vorangehende Änderung der PP-Intervalle; Pausen, die exakt dem Mehrfachen der PP-Intervalle entsprechen	EKG, Langzeit-EKG
SA-Blockierung Grad 3	keine sichtbaren P-Wellen, junktionaler Ersatzrhythmus	EKG, Langzeit-EKG
Sinusarrest	keine Impulsbildung im SK, keine sichtbaren P-Wellen, junktionaler Ersatzrhythmus	EKG, Langzeit-EKG
Sinusknoten-Syndrom (SSS)	intermittierende/permanente Sinusbradykardien, SA-Blockierungen, Sinusknotenstillstand	Synkope oder Präsynkope, fehlender HF-Anstieg unter Belastung und nach Injektion von Atropin (i.v.). Oft zusätzliche atriale Tachyarrhythmien („Brady-Tachy"-Syndrom)

AV = atrioventrikulär, B-EKG = Belastungs-EKG, EPU = elektrophysiologische Untersuchung, HF = Herzfrequenz, SA = sinu-atrial, SR = Sinusrhythmus, SSS = Sinusknoten-Syndrom

Herzrhythmusstörungen

▶ **Differenzialdiagnose bei Störungen im Bereich des AV-Knotens:** Tab. 95.

Tabelle 95 · Differenzialdiagnose bradykarder Arrhythmien (Frequenz < 60/min) – Störungen im Bereich des AV-Knotens u./o. des perinodalen Gewebes

Diagnose	EKG-Befunde	Sicherung der Diagnose
AV-Blockierung Grad 1	im EKG Verlängerung der PQ-Zeit > 0,20 sek	EKG-Befund
AV-Blockierung Grad 2 Typ II (Wenckebach)	länger werdende PQ-Zeiten bis zum Ausfall einer Überleitung	EKG-Befund
AV-Blockierung Grad 2 Typ II (Mobitz)	intermittierend Ausfall eines oder mehrerer QRS-Komplexe; PQ-Dauer normal oder konstant verlängert	EKG-Befund
AV-Blockierung Grad 3	vollständige Unterbrechung anterograder AV-Überleitung, Dissoziation zwischen Vorhöfen und Kammern	EKG-Befund
Karotissinus-Syndrom	Sinusknotenstillstand, AV-Blockierungen wechselnder Grade, Asystolie	typische Klinik: Auslösung von Schwindel/Synkope durch abrupte Kopfdrehungen, Überstrecken des Halses, Rasieren usw.; path. Karotis-Druckversuch (Asystolie > 3sek) nach Kompression des Karotissinus

AV = atrioventrikulär

▶ **Differenzialdiagnose bei Schrittmacher-Patienten:** Tab. 96.

Tabelle 96 · Differenzialdiagnose bradykarder Arrhythmien (Frequenz < 60/min) bei Schrittmacher-Patienten

Diagnose	EKG-Befunde	Sicherung der Diagnose
Batterie-Defekt	Abfall einer voreingestellten Stimulationsfrequenz	Abfrage des SM-Systems
Exit-Block	sichtbarer Stimulations-QRS-Komplex ohne myokardiale Reizantwort	Abfrage des SM-Systems
Sensing-Defekt	Eigenaktion werden vom SM nicht erkannt	EKG-Befund
Oversensing	Nachweis von abnormen Potenzialen (Muskelpotenziale), Erkennung als Eigenpotenziale	EKG-Befund
Dislokation der SM-Elektrode(n)	permanent oder intermittierend fehlende SM-Stimulation, SM-Spike ohne myokardiale Reizantwort	EKG-Befund, Röntgen-Thorax, Abfrage des SM-Systems

SM = Schrittmacher

Herzrhythmusstörungen

▶ **Mögliche extrakardiale Ursachen bradykarder Rhythmusstörungen:** Tab. 97.

Tabelle 97 · Mögliche extrakardiale Ursachen bradykarder Rhythmusstörungen

Ursache	zur Diagnose führt
Infektionskrankheiten:	
Typhus abdominalis	S. 164
Brucellose	S. 164
Hypothyreose	S. 6
„trainiertes Sportlerherz"	
Urämie	S. 21
Lebererkrankungen/schwerer Ikterus	S. 313
Elektrolytstörung:	
Hypokalzämie	S. 590
Hyperkaliämie	S. 599
Hypothermie	
Hyperkapnie	
Hypoxie	
Hypotonie	S. 306
Hämochromatose	S. 315
Porphyrie	S. 63
Medikamente: Herzglykoside, β-Blocker, Ca^{2+}-Antagonisten, Reserpin, Antiarrhythmika Klasse I, Clonidin, Chinidin[1], Lidocain[1], Mexiletin[1], Amiodaron[1]	
Schädel-Hirn-Trauma	
Sarkoidose[1]	S. 388
akutes rheumatisches Fieber	
vasovagale Synkope	

[1] = vorwiegend SA-Blockierung

Tachykarde Herzrhythmusstörungen

▶ **Definition:** Bei tachykarden Arrhythmien (Herzfrequenz > 100/min) handelt es sich um Störungen der Erregungsbildung u./o. der Erregungsleitung im Bereich von Sinusknoten, Vorhof, AV-Knoten, rechtem u./o. linkem Tawara-Schenkel, Kammermuskulatur oder bei Vorhandensein akzessorischer Leitungsbahnen („Präexzitationssyndrome") (Abb. 141). In seltenen Fällen finden sich Schrittmacher-induzierte Tachykardien (bei Patienten mit sequentiellen [DDD] Schrittmacher-Systemen) (Tab. 98).

Herzrhythmusstörungen

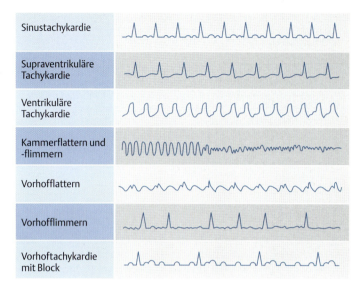

Abb. 141 Tachykarde Rhythmusstörungen

Tabelle 98 · **Formen tachykarder Rhythmusstörungen**

supraventrikulär	ventrikulär

regelmäßige Überleitung:

– Sinustachykardie	– ventrikuläre Tachykardie
– AV-Knoten-Reentry-Tachykardie	– Kammerflattern
– Tachykardie bei akzessorischer LB	– Kammerflimmern
– ektop atriale Tachykardie	– Torsade-de-pointes-Tachykardie
– „PJRT"	
– Vorhofflattern (2:1, 3:1 Überleitung)	
– SM-induzierte Tachykardie	

unregelmäßige Überleitung:

- Vorhofflimmern
- Vorhofflattern
  (wechselnde Überleitung)

LB = Leitungsbahn, PJRT = paroxysmale junktionale Reentry-Tachykardie, SM = Schrittmacher

▶ **Klinik des Leitsymptoms:** Tachykarde Rhythmusstörungen sind charakterisiert durch schnelle Pulsfrequenzen (> 100/min) mit anfallsartigem Charakter (Dauer: Sekunden bis Stunden), können aber ebenso mit einem „graduellen" Anstieg und Abfall der Herzfrequenz einhergehen. In seltenen Fällen liegen „unaufhörliche" („incessant") Dauer-Tachykardien (→ ektop atriale Tachykardien, „PJRT", ventrikuläre Tachykardien) vor, die durch keine Maßnahmen (vagale Manöver, Antiarrhythmika p.o./i.v., programmierte Stimulation, Kardioversion) dauerhaft terminiert werden können. Die klinische Symptomatik tachykarder Rhythmusstörungen hängt vor allem von der zugrunde liegenden kardialen Erkrankung und dem Ausmaß einer linksventrikulären Funktionseinschränkung ab. Dementsprechend variieren die Leitsymptome vom asymp-

Herzrhythmusstörungen

tomatischen Patienten bis hin zum Patienten im Herz-Kreislauf-Stillstand. Typische Symptome bei tachykarden Rhythmusstörungen:
- Palpitationen.
- Herzrasen:
  - Spontaner, schlagartiger Beginn und abruptes Ende einer Tachykardie bei sonst Herzgesunden: Typisch für AV-Knoten-Reentry Tachykardie oder „circus movement"-Tachykardie bei akzessorischer Leitungsbahn.
  - Tachykardie nach Infarkt oder kardialer Grunderkrankung: Eher typisch für ventrikuläre Tachykardie.
  - Dauertachykardie („unaufhörlich", „incessant").
  - Paroxysmale junktionale Reentry-Tachykardie („PJRT"): Typisch bei jungen Erwachsenen (20–40 Jahre).
  - Ventrikuläre Tachykardie: Hinweis der kardialen Grunderkrankung.
- Schwindel.
- Synkopen.
- Herz-Kreislauf-Stillstand.

▶ **Akutdiagnostik:**
- ▶ *Hinweis:* Jeder Patient mit tachykarden Rhythmusstörungen muss unverzüglich untersucht werden, um Typ und Mechanismus der Arrhythmien festzulegen und eine adäquate Behandlung rechtzeitig einzuleiten. Während tachykarde supraventrikuläre Herzrhythmusstörungen meistens prognostisch günstig einzuschätzen sind, gehen ventrikuläre Tachyarrhythmien i.d.R. mit einer relativ schlechten Prognose einher.
- *Anamnese:* Vorerkrankungen, erstes Auftreten der Arrhythmie, Medikamente (Tab. 103), Häufigkeit der Arrhythmien, Dauer der Arrhythmien, Herzfrequenz vor, während und nach tachykarden Anfällen, bisherige Symptomatik, Hämodynamik, Defibrillator (ICD)-Patient (wenn ja: Indikation zum Defibrillator, ICD-Typ, Datum der ICD-Implantation, ICD-Entladungen wann/wie/wie häufig/Umstände der Entladungen?)?
- *Klinik* (Tab. 99):
  - Inspektion: Sichtbare Pulsationen im Bereich der Halsvenen, „Froschzeichen".
  - Palpation: Pulsfrequenz, Beurteilung der Schlagfolge (regelmäßig, unregelmäßig).
  - Auskultation (Herztöne, Geräusche).
  - Beurteilung der hämodynamischen Situation (z. B. Blutdruck).
  - Analyse der Vitalfunktionen (Bewusstsein, Atmung, Kreislauf).
- *Labor:* Elektrolyte, GOT, GPT, CK, CK-MB, LDH, HBDH, BB, BZ, Quick, PTT, Kreatinin, TSH basal.
- *Röntgen-Thorax:* Veränderungen durch die kardiale Grunderkrankung.
- *EKG:* Wenn immer möglich 12-Kanal-EKG, 1-/3-/6-Kanal-EKGs sind zur exakten Arrhythmie-Diagnose tachykarder Rhythmusstörungen nur bedingt geeignet und führen mitunter zu falschen Diagnosen. Differenzialdiagnostisch wichtig ist die Einteilung tachykarder Rhythmusstörungen in Tachykardien mit schmalen (QRS-Breite < 0,12sek) und Tachykardien mit breiten QRS-Komplexen (QRS-Breite ≥ 0,12sek) (Abb. 142 und Abb. 143).

Herzrhythmusstörungen

Tabelle 99 · Klinische Zeichen zur Differenzialdiagnose supraventrikulärer und ventrikulärer Tachyarrhythmien

Tachykardie-Typ	Puls	Halsvenen	RR-Amplitude	1. HT
Sinustachykardie	regelmäßig	unauffällig	konstant	konstant
atriale Tachykardie	regelmäßig	unauffällig	konstant	konstant
VH-Flattern (2:1ÜL)	regelmäßig	Flatterwellen	konstant	konstant
VH-Flattern (unreg. ÜL)	unregelmäßig	unreg. Pulsationen	wechselnd	wechselnd
Vorhofflimmern	unregelmäßig	unreg. Pulsationen	wechselnd	wechselnd
AVNRT	regelmäßig	„Froschzeichen"	konstant	wechselnd
CMT bei ALB	regelmäßig	„Froschzeichen"	konstant	wechselnd
ventrikuläre Tachykardie	regelmäßig	unreg. Pulsationen	wechselnd	wechselnd

ALB = akzessorische Leitungsbahn, AVNRT = AV-Knoten-Reentry-Tachykardie, CMT = „circus movement"-Tachykardie, HT = Herzton, RR-Ampl = Blutdruck-Amplitude, VH = Vorhof, ÜL = Überleitung

Tabelle 100 · Auswirkungen einer Karotissinus-Massage bei Patienten mit tachykarden Herzrhythmusstörungen

Tachykardie-Typ	Effekte der CSM
Sinustachykardie	graduelle und temporäre Verlangsamung der HF
atriale Tachykardie	
– paroxysmale Form	– Terminierung der Tachykardie – kein Effekt
– „unaufhörliche" Form	– Verlangsamung der Tachykardie-Frequenz – kein Effekt
Vorhofflattern	– Verlangsamung der Tachykardie-Frequenz (Blockierung der AV-Überleitung → Demaskierung von VHFlat) – Degeneration in Vorhofflimmern – kein Effekt
Vorhofflimmern	– Verlangsamung der Tachykardie-Frequenz (Blockierung der AV-Überleitung) – kein Effekt
AVNRT	– Terminierung der Tachykardie – kein Effekt
CMT bei ALB	– Terminierung der Tachykardie – kein Effekt
VT	– kein Effekt

ALB = akzessorische Leitungsbahn, AV = atrioventrikulär, AVNRT = AV-Knoten-Reentry-Tachykardie, CMT = „circus movement"-Tachykardie, CSM = Karotissinus-Massage, HF = Herzfrequenz, VHFlat = Vorhofflattern, VT = ventrikuläre Tachykardie

Herzrhythmusstörungen

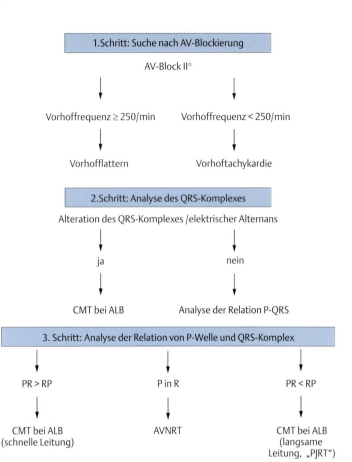

Abb. 142 Differenzialdiagnose von Tachykardien mit schmalem QRS-Komplex (QRS-Breite < 0,12sek) – Schritte zur richtigen Diagnose (ALB = akzessorische Leitungsbahn, AVNRT = AV-Knoten-Reentry-Tachykardie, CMT = „circus movement"-Tachykardie, PJRT = paroxysmale junktionale Reentry-Tachykardie)

▶ **Weiterführende Diagnostik:**
  ▷ *Hinweis:* Welche der hier aufgelisteten Maßnahmen bei der jeweiligen Verdachts- bzw. Differenzialdiagnose indiziert und zielführend ist, s. Tab. 101, Tab. 102.
  - *Langzeit-EKG.*
  - *Belastungs-EKG.*
  - *Echokardiographie* (transthorakal, transösophageal).
  - *Nicht invasive Verfahren zur Risikostratifikation:* Spätpotenzial-EKG, Baroreflexsensitivität, Herzfrequenzvariabilität.
  - *Herzkatheter-Untersuchung:* Nachweis/Ausschluss einer kardialen Grunderkrankung, Beurteilung der Koronaranatomie; Druckmessungen, rechts- u./o. linksventrikuläre Angiographie, Koronarangiographie.

Herzrhythmusstörungen

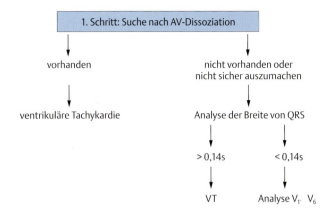

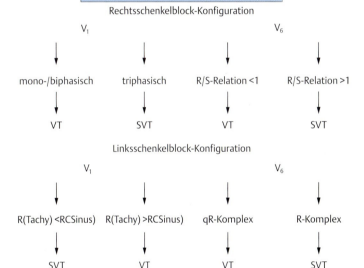

Abb. 143 Differenzialdiagnose von Tachykardien mit breitem QRS-Komplex (QRS-Breite ≥ 0,12sek) – Schritte zur richtigen Diagnose (R = R-Zacke, S = S-Zacke, SVT = supraventrikuläre Tachykardie, VT = ventrikuläre Tachykardie; *Intervall R-S = Beginn R-Zacke bis zur Spitze der S-Zacke)

- *Elektrophysiologische Untersuchung:*
  - Programmierte atriale Stimulation.
  - Hochfrequente atriale Stimulation.
  - Programmierte ventrikuläre Stimulation.
  - Kathetermapping (Lokalisation des arrhythmogenen Areals, Nachweis akzessorischer Leitungsbahnen usw.).

Herzrhythmusstörungen

▶ **Differenzialdiagnose:**
▷ *Hinweis:* S. Vorbemerkung auf S. 259.
- *Kardiale Ursachen:*
  - Tachykardien mit schmalem QRS-Komplex (QRS-Breite < 0,12sek): Tab. 101.
  - Tachykardien mit breitem QRS-Komplex (QRS-Breite ≥ 0,12 sek): Tab. 102.
- *Extrakardiale Ursachen:* Tab. 103.

Tabelle 101 · **Differenzialdiagnose von Tachykardien mit schmalem QRS-Komplex (QRS-Breite < 0,12sek)**

Diagnose	EKG-Befunde	Sicherung der Diagnose
Sinustachykardie	Sinusrhythmus, HF > 100/min, reguläre AV-Überleitung	Ausschluss extrakardialer Ursachen (Hyperthyreose, Hypotonie, Schock), typischer EKG-Befund
AV-Knoten-Reentry-Tachykardie	typischer EKG-Befund (Abb. 142)	Anamnese: anfallsweises Herzrasen, abruptes Ende, Terminierung durch Valsalva; „Froschzeichen", EKG-Befund
Tachykardien bei ALB	bei SR oft Nachweis einer Δ-Welle, bei CMT typische Intervalle (Abb. 142)	Anamnese: anfallsweises Herzrasen, abruptes Ende, „Froschzeichen", EKG-Befund, EPU mit Lokalisation der Bahn(en)
PJRT	SR: meist unauffällig, Tachy-EKG: RP > PR (Abb. 142)	Anamnese: Oft Dauertachykardie (mitunter Jahre ! [Entwicklung DCM]), oft junge Patienten. Typisches EKG, EPU
ektop atriale Tachykardien	abnorme P-Wellen-Morphologie (vor QRS-Komplex)	EKG, EPU
Vorhofflimmern	unregelmäßige AV-Überleitung (absolute Arrhythmie)	klinischer Befund (Palpation), EKG
Vorhofflattern	meist regelmäßige AV-Überleitung (2:1, 3:1 etc.)	EKG („Sägezahn"-Muster der Flatterwellen in II, III, aVF, selten EPU, Karotis-Druck-Versuch

ALB = akzessorische Leitungsbahn, AV = atrioventrikulär, CMT = „circus-movement" Tachykardie, DCM = dilatative Kardiomyopathie, EPU = elektrophysiologische Untersuchung, HF = Herzfrequenz, PJRT = paroxysmale junktionale Reentry-Tachykardie, SR = Sinusrhythmus

Herzrhythmusstörungen

Tabelle 102 · Differenzialdiagnose von Tachykardien mit breitem QRS-Komplex (QRS-Breite ≥ 0,12 sek)

Diagnose	EKG-Befunde	Sicherung der Diagnose
SVT mit aberranter Leitung	oft RSB-Konfiguration, oft Vorhofflimmern	Anamnese, EKG-Befund
SVT mit präexistentem/funktionellen SB	Abb. 143	Anamnese, Vor-Befunde, EKG-Befund
Antidrome CMT	Abb. 143	Anamnese, Inspektion („Froschzeichen"), EKG-Befund, EPU
ventrikuläre Tachykardie	breite QRS-Tachykardie, typische EKG-Befunde in V_1 und V_6 (Abb. 143)	Anamnese, Klinik, EKG-Befund
Kammerflattern	haarnadelförmig deformierte QRS-Komplexe, HF > 250/min	Inspektion (Herz-Kreislauf-Stillstand), EKG-Befund
Kammerflimmern	unregelmäßige Flimmerwellen	Inspektion (Herz-Kreislauf-Stillstand), EKG-Befund
Torsade-de-pointes-Tachykardie (TdP)	polymorphe VT („Spitzen-Umkehr-Tachykardie"), oft QT-Zeit-Verlängerung (> 0,55sek)	klassischer EKG-Befund, Verlängerung der QT-Zeit, Anamnese: Angeborenes QT-Syndrom (Romano-Ward-Syndrom, Jervell-Lange-Nielsen-Syndrom)

CMT = „circus movement"-Tachykardie, HF = Herzfrequenz, RSB = Rechtsschenkelblock, SB = Schenkelblock, SVT = supraventrikuläre Tachykardie, TdP = Torsade de pointes-Tachykardie, VT = ventrikuläre Tachykardie

---

Tabelle 103 · Extrakardiale Ursachen für tachykarde Herzrhythmusstörungen

Ursache	zur Diagnose führt
1. Sinustachykardie/supraventrikuläre Tachykardie und Extrasystolie/ AV-Knoten-Tachykardie	
Fieber unterschiedlicher Genese	S. 145
Anämie	S. 13
Hypovolämie	S. 521
Lungenembolie(n)	S. 565
Hyperthyreose	S. 200
Phäochromozytom	S. 287
Emotionen	
Elektrolytstörungen:	
Hypokaliämie	S. 429
Hyperkaliämie	S. 599
Hypokalzämie	S. 559
Hypomagnesiämie	
Hiatushernie	S. 45
Leberausfallkoma	S. 337
Noxen: Nikotin, Alkohol, hoher Koffeingenuss	

Herzrhythmusstörungen

Tabelle 103 · Forts., Extrakardiale Ursachen

Ursache	zur Diagnose führt
Guillain-Barré-Syndrom	S. 461
Medikamente: Vagolytika, Vasodilatatoren, Katecholaminderivate, Theophyllinderivate, trizyklische Antidepressiva	
Stoffwechselerkrankungen:	
Diabetes mellitus	S. 201
Glykogenspeicherkrankheit	S. 31
Morbus Addison	S. 202
Eiweißmangel	
2. Vorhofflimmern	
Schädel-Hirn-Trauma	
progressive Muskeldystrophie	
Hyperthyreose	S. 200
Lungenembolie(n)	S. 565
obstruktive/restriktive Lungenerkrankungen	S. 101
Alkoholmissbrauch	
Holiday-heart-Syndrom	
„idiopathisch"	
schwere Hypoxämie	
Erbrechen	S. 119
3. ventrikuläre Tachykardie	
Lungenembolie(n)	S. 565
Schädel-Hirn-Trauma	
Subarachnoidalblutung	S. 404
Medikamente, v.a. Chinidin, Digitalis, trizyklische Antidepressiva, Narkotika, Lithium, Koffein, Nikotin, Alkohol	
Zwerchfellhochstand	
Phäochromozytom	S. 287

Normofrequente Rhythmusstörungen

- ▶ **Definition:** Normofrequente Arrhythmien sind dadurch charakterisiert, dass Herzfrequenzen zwischen 60–100/min vorliegen, der Rhythmus aber nicht regulär ist.
- ▶ **Einteilung:** Es handelt sich vor allem um supraventrikuläre u./o. ventrikuläre Extrasystolen (vorzeitig einfallende Kammeraktionen) bzw. um Vorhofflimmern mit normofrequenter atrioventrikulärer Überleitung (Tab. 104). Andere Arrhythmieformen, die normofrequent verlaufen, sind eher selten. Für ventrikuläre Extrasystolen wurde bei Koronarpatienten eine Klassifikation nach Lown eingeführt, die heute aber keine Bedeutung mehr hat.
- ▶ **Klinik des Leitsymptoms:** Herzstolpern/Aussetzer (Palpitationen), Schwindel.
- ▶ **Akutdiagnostik:**
  - *Anamnese:* Vorerkrankungen, jetzige Beschwerden, Medikamente (früher, aktuell), erstes Auftreten der Arrhythmie, Dauer der Arrhythmie?

Herzrhythmusstörungen

- *Körperliche Untersuchung:*
  - Inspektion: Sichtbare Pulsationen, regelmäßige oder unregelmäßige Pulsationen?
  - Palpation: Pulsdefizit, Pulsqualität, Blutdruck.
  - Auskultation (Herz, Lunge).
- *12-Kanal-EKG:* Frequenz, Lagetyp, P-Welle, QRS-Komplex, ST-Strecke, U-Welle, QT-Zeit.
- *Labor:* Elektrolyte, GOT, CK, LDH, HBDH, BB, BZ, Quick, PTT, Kreatinin, evtl. Digitalisspiegel, fT_3, fT_4, TSH basal.

▶ **Weiterführende Diagnostik:**
- *Langzeit-EKG:* Erfassung und Quantifizierung von Herzrhythmusstörungen.
- *Belastungs-EKG:* Belastungsinduzierbare Arrhythmien → organische Ursache (z.B. arrhythmogene rechtsventrikuläre Erkrankung).
- *Echokardiographie* (transthorakal, transösophageal [multiplan], Stress-Echo): Morphologische und funktionelle Beurteilung des Herzens (linksventrikuläre Auswurffraktion), Nachweis myokardialer Ischämie (transthorakale/transösophageale Stressechokardiographie), Nachweis intrakardialer Thromben.
- *Ausschluss extrakardialer Erkrankungen* als Ursache von normofrequenten Arrhythmien: Elektrolytstörungen, Hyperthyreose, toxisch (Alkoholismus), infektiöse/postinfektiöse Erkrankungen, neuromuskuläre Erkrankungen, neoplastische Erkrankungen, Autoimmunerkrankungen, medikamentös bedingt.

▶ **Differenzialdiagnose normofrequenter Arrhythmien (Frequenzen 60–100/min):** Tab. 104.

Tabelle 104 · **Differenzialdiagnose normofrequenter Arrhythmien (Frequenzen 60–100/min)**

Diagnose	EKG-Befunde	Sicherung der Diagnose
Sinusarrhythmie	Inspirium: Zunahme der PP-Intervalle; Exspirium: Abnahme der PP-Intervalle	Atemmanöver, EKG-Befund, Langzeit-EKG
SVES	QRS-Komplex schmal (< 0,12sek), sichtbare P-Wellen, nicht kompensatorische Pause	EKG-Befund, Langzeit-EKG
Vorhofflimmern	unregelmäßige AV-Überleitung (absolute Arrhythmie)	klinischer Befund (Palpation), EKG-Befund
Vorhofflattern	meist regelmäßige AV-Überleitung (2:1, 3:1 usw.)	EKG ("Sägezahn"-Muster der Flatterwellen in II, III, aVF), selten EPU, Karotis-Druck-Versuch
VES (monomorph/polymorph)	deformierter QRS-Komplex (Breite ≥ 0,12sek), kompensatorische Pause	EKG-Befund, Langzeit-EKG
Paare	2 konsekutive VES	EKG-Befund, Langzeit-EKG
Salven	> 2 konsekutive VES	EKG-Befund, Langzeit-EKG

AV = atrioventrikulär, SVES = supraventrikuläre Extrasystole, VES = ventrikuläre Extrasystole

Verwandtes Leitsymptom

▶ Herzinsuffizienz

Herzvergrößerung (H.-J. Trappe)

Grundlagen

- **Definition:** Unter einer Dilatation des Herzens versteht man die Erweiterung (Vergrößerung) seiner Herzhöhlen. Neben einer Dilatation der Vorhöfe (rechter u./o. linker Vorhof) wird die Herzvergrößerung vor allem durch eine Erweiterung von linkem u./o. rechtem Ventrikel definiert. Bei einigen Erkrankungen kommt es zu einer globalen Dilatation von linkem und rechtem Vorhof sowie von linkem und rechtem Ventrikel. Die Herzmuskelhypertrophie ist die regelhafte kompensatorische Antwort auf chronische Druck- oder Volumenbelastung.
- **Klinik des Leitsymptoms:** Für den Befund „Herzvergrößerung" gibt es keine spezifischen Leitsymptome. Die klinische Symptomatik ergibt sich vielmehr aus der zugrunde liegenden Erkrankung; häufig ist die Diagnose „Dilatation des Herzens" ein Zufallsbefund, der bei Abklärung anderer Erkrankungen meistens radiologisch u./o. echokardiographisch erhoben wird. *Leitsymptome als Hinweis für eine Herzvergrößerung:* Dyspnoe (bei Belastung u./o. in Ruhe), Müdigkeit, Abgeschlagenheit, Verminderung der körperlichen u./o. geistigen Leistungsfähigkeit („Leistungsknick"), Palpitationen (meistens bedingt durch Extrasystolen u./o. Vorhofflimmern), rötlich gefärbtes Sputum, Nykturie, Hypotonie, kalte Extremitäten, Schlaf- u./o. Atemstörungen, gestaute Halsvenen, Zyanose (zentral), periphere Ödeme (Knöchel, Unterschenkel, Anasarka), Aszites, Appetitlosigkeit (Stauungsgastritis), Gewichtsverlust (Malabsorption [kardiale Kachexie]).
- **Mechanismen:** Chronische Druck- u./o. Volumenbelastungen. Primären Vergrößerungen von Vorhöfen oder Ventrikeln folgen oft sekundäre Dilatationen auch anderer Herzhöhlen.

Basisdiagnostik

- **Hinweis:** Der Befund „Herzvergrößerung" erfordert i.d.R. keine Akutmaßnahmen. Wichtig ist die subtile Abklärung der zugrunde liegenden kardialen Erkrankung und der Differenzialdiagnose von Vergrößerungen der Vorhöfe u./o. Ventrikel.
- **Anamnese:** Vorerkrankungen (kardial, extrakardial), bekannte Herzklappenerkrankung, Beginn erster Symptome, Dauer der Herzvergrößerung, vorausgegangene Infekte, Risikofaktoren, Alkoholanamnese, vorausgegangene Schwangerschaft, Ausdauersport?
- **Körperliche Untersuchung:** Allgemein internistisch (S. 1) unter besonderer Beachtung der folgenden Punkte:
  - *Inspektion:* Pulsationen, Halsvenenstauung (halb sitzende Position, 45°), Halsvenenpulsationen, Zyanose (zentral, peripher).
  - *Palpation:*
    - Herzspitzenstoß (Verlagerung nach links/rechts?).
    - Puls: Rhythmus (regulär, irregulär), Qualität (Pulsus parvus et tardus, Pulsus celer et altus), Bradykardie (Frequenz < 60/min), Tachykardie (Frequenz < 100/min)?
    - Pulmonale Dämpfungen?
  - *Auskultation:*
    - Herztöne: 1./2. Herzton, 3. u./o. 4. Herzton, Galopp?
    - Herzgeräusche: Systolisch, diastolisch, systolisch-diastolisch, „Klicks"?
    - Auskultation Lunge: Atemgeräusche, Nebengeräusche?
- **12-Kanal-EKG:** Systematische Analyse von Frequenz, Lagetyp, P-Wellen, QRS-Komplex, ST-Strecke, U-Welle, QT-Zeit, Ischämiezeichen (ST-Hebung, ST-Senkung, T-Inversionen), Rechtsbelastungszeichen (pathologischer Lagetyp [Rechtstyp, überdrehter Rechtstyp, $S_I Q_{III}$-Typ, $S_I S_{II} S_{III}$-Typ], P-dextroatriale,

Herzvergrößerung

inkompletter/kompletter Rechtsschenkelblock), Linksbelastungszeichen (pathologischer Lagetyp [überdrehter Linkstyp], inkompletter/kompletter Linksschenkelblock, P-sinistroatriale), Hypertrophiezeichen, Leitungsstörungen?
- **Belastungs-EKG** zum Nachweis von koronaren Durchblutungsstörungen und Rhythmusstörungen.
- **^{201}Thalliumszintigraphie** zum Nachweis von Kontraktilitätsstörungen.
- **24-h-Langzeit-EKG** zum Nachweis von Herzrhythmus- und koronaren Durchblutungsstörungen.
- **Echokardiographie** (transthorakal, transösophageal [multiplan]): Morphologische und funktionelle Beurteilung des Herzens (linksventrikuläre Auswurffraktion), Nachweis myokardialer Ischämie (transthorakale/transösophageale Stressechokardiographie), Nachweis intrakardialer Thromben, Beurteilung von Klappenmorphologie und Funktion, Nachweis von Shunt-Vitien (Quantifizierung von Shunts).
- **Röntgen-Thorax** (in 2 Ebenen):
  - Beurteilung von Herzgröße und Herzsilhouette (grobes Maß „normal": Quotient maximaler Herzdurchmesser – Thoraxdurchmesser in gleicher Höhe < 0,5):
    - Rechter Herzrand (a.p.-Aufnahme): V. cava sup., rechter Vorhof, V. cava inf.
    - Linker Herzrand (a.p.-Aufnahme): Aortenbogen, Pulmonalisbogen (linke Arteria pulmonalis bzw. Pulmonalishauptstamm), linker Vorhof (linkes Herzohr), linker Ventrikel.
    - Vergrößerung rechter Vorhof: Verbreiterung Herzschatten nach rechts, meist mit Verbreiterung der V. cava sup. (a.p.-Aufnahme).
    - Vergrößerung linker Vorhof: Verstreichen der Herztaille, Verlagerung linker Hauptbronchus nach kranial, Spreizung Bifurkationswinkel der Trachea (a.p.-Aufnahme); gute Darstellung durch Ösophagogramm („Breischluck").
    - Vergrößerung rechter Ventrikel: Verbreiterung Herzschatten nach links oben mit Abrundung der Herzspitze am Diaphragma (a.p.-Aufnahme); Einengung des Retrosternalraumes.
    - Vergrößerung linker Ventrikel: Verbreiterung des Herzschattens nach links, Herzspitze nach unten und lateral verlagert (a.p.-Aufnahme), Verlagerung des linken Ventrikels nach posterior und kaudal, Einengung des Retrokardialraumes (Holtzknecht-Raum; seitliche Aufnahme).
  - *Beurteilung der Lunge:* Stauungszeichen (Kerley-B-Linien), Ergüsse, Morphologie Lungenparenchym, Gefäße?
- **Herzkatheter-Untersuchung:** Druckmessungen, rechts- u./o. linksventrikuläre Angiographie, Aortographie, selektive Koronarangiographie, Shuntdiagnostik.
- **Laboruntersuchungen:** Elektrolyte, GOT, CK, LDH, HBDH, BB, BZ, Quick, PTT, Kreatinin, evtl. Digitalisspiegel, TSH basal (bei Auffälligkeiten fT$_3$, fT$_4$), Entzündungszeichen, BSG, CRP, Blutkulturen, Virusdiagnostik.

Differenzialdiagnose bei Vergrößerung des rechten oder linken Vorhofs

- **Definitionen:** Hypertrophie oder Dilatation des rechten u./o. linken Vorhofs (Vergrößerungen von rechtem u./o. linkem Vorhof können einer Dilatation der Ventrikel vorausgehen oder per se mit einer Vergrößerung der Herzkammer[n] einhergehen).
- **Erkrankungen mit primärer Vergrößerung des linken und rechten Vorhofs:** Tab. 105.

Herzvergrößerung

Tabelle 105 · Differenzialdiagnose bei primärer Vergrößerung der Vorhöfe

Diagnose	wesentliche diagnostisch richtungweisende Anamnese, Untersuchung u./o. Befunde	Sicherung der Diagnose
1. Vergrößerung des linken Vorhofs		
Mitralinsuffizienz	bandförmiges syst. Geräusch, p.m. 4./5. ICR links parasternal/ Herzspitze, Fortleitung Axilla, häufig tieferfrequenter 3. HT, P-sinistroatriale, evtl. VHF, LVH	Anamnese, klinischer Befund, EKG, Echokardiographie, Herzkatheter-Untersuchung
Mitralstenose (s. Abb. 126, S. 234)	paukender 1. HT, MÖT, diast. Decrescendogeräusch, p.m. 4./5. ICR links parasternal, oft VHF, Facies mitralis, RT, RVH	Anamnese, Echokardiographie, Röntgen-Thorax, Herzkatheter-Untersuchung
HOCM	lautes spindelförmiges spät-syst. Geräusch, p.m. 2./3. ICR links parasternal; Zunahme des Geräusches unter Belastung	EKG, Echokardiographie, Herzkatheter-Untersuchung. DD der Kardiomyopathien S. 256
koronare Herzerkrankung (chronisches Stadium)	Dyspnoe, 3./4. HT, oft MI-Geräusch, alte Infarktzeichen im EKG, eingeschränkte LV-Auswurffraktion	Anamnese, klinischer Befund (S. 274), EKG, Echokardiographie, Herzkatheter-Untersuchung
Ventrikelseptumdefekt (s. Abb. 132, S. 240)	holosystolisches „Pressstrahl"-Geräusch, p.m. Erb bei großem VSD, diast. Geräusch 2. ICR links parasternal („Graham-Steel"-Geräusch)	Echokardiographie, Röntgen-Thorax, Herzkatheter-Untersuchung, Shuntdiagnostik (Sondierung mit Herzkatheter sowie Druck- und Widerstandsmessung und Oxymetrie [O_2-Sättigungssprung])
Ductus Botalli	durchgehendes syst.-diast. Crescendo-Decrescendo-Geräusch (Maschinengeräusch), p.m. 2. ICR links infraklavikulär	Echokardiographie, Herzkatheter-Untersuchung
Mitralklappenprolaps (s. Abb. 130, S. 238)	mittelsyst. Klick, spät-syst. Geräusch, p.m. Erb und Apex	Echokardiographie
2. Vergrößerung des rechten Vorhofs		
Trikuspidalinsuffizienz (s. Abb. 131, S. 240)	leiser 1. HT, hochfrequentes, bandförmiges syst. Geräusch, p.m. 4. ICR rechts parasternal	Echokardiographie, Herzkatheter-Untersuchung
Trikuspidalstenose	leises rollendes diast. Geräusch, p.m. 4. ICR rechts parasternal, TÖT	Echokardiographie, Herzkatheter-Untersuchung
Trikuspidalatresie	zentrale Zyanose, Polyglobulie, Uhrglasnägel, Trommelschlegelfinger; bei Erwachsenen extrem selten; verminderter Lungendurchfluss	klinischer Befund, Röntgen-Thorax, Echokardiographie, Herzkatheter-Untersuchung

Herzvergrößerung

Tabelle 105 · Forts., Differenzialdiagnose/primärer Vergrößerung der Vorhöfe

Diagnose	wesentliche diagnostisch richtungweisende Anamnese, Untersuchung u./o. Befunde	Sicherung der Diagnose
Ebstein-Anomalie	beidseitige kugelige Herzvergrößerung, schmale Aorta, verminderter Lungendurchfluss, häufiger Tachykardien (WPW), Dyspnoe	klinischer Befund, Röntgen-Thorax, Echokardiographie, Herzkatheter-Untersuchung
Pericarditis constrictiva (s. Abb. 57, S. 114)	gestaute Halsvenen, periphere Ödeme, „pericardial knock", oft VHF, druckschmerzhafte Leber, Kalksichel um Herzkontur, Kussmaul-Zeichen, Pulsus paradoxus, doppelter Venenkollaps	Anamnese, klinischer Befund, Echokardiographie, Herzkatheter-Untersuchung, Röntgen-Thorax, Niedervoltage-EKG, abgeschwächter Herzspitzenstoß, characterist. Druckkurve bei Rechtsherz-Katheter: Erhöhter Druck im re. Vorhof mit Angleichung der erhöhten Druckwerte im re. Vorhof und Ventrikel und diast. A. pulmonalis-Druck

AP = Angina pectoris, HOCM = hypertroph-obstruktive Kardiomyopathie, HT = Herzton, ICR = Interkostalraum, LV = linker Ventrikel, LVH = linksventrikuläre Hypertrophie, MÖT = Mitralöffnungston, p.m. = punctum maximum, RR = Blutdruck, RT = Rechtstyp, RVH = rechtsventrikuläre Hypertrophie, TÖT = Trikuspidalöffnungston, VHF = Vorhofflimmern, WPW = Wolff-Parkinson-White-Syndrom

Differenzialdiagnose bei Vergrößerung des linken oder rechten Ventrikels

▶ **Definitionen:** Dilatationen des linken u./o. rechten Ventrikels werden durch Druck- u./o. Volumenbelastungen hervorgerufen. Nach einer primären Vergrößerung einer Herzkammer wird oft die sekundäre Dilatation auch des anderen Ventrikels beobachtet.
▶ **Erkrankungen mit primärer Vergrößerung des rechten u./o. linken Ventrikels:** Tab. 106.

Tabelle 106 · Differenzialdiagnose bei primärer Vergrößerung des rechten u./o. linken Ventrikels

Diagnose	wesentliche diagnostisch richtungweisende Anamnese, Untersuchung u./o. Befunde	Sicherung der Diagnose
1. primäre Vergrößerung des linken Ventrikels		
hypertensive Herzerkrankung (D)	erhöhte syst. und diast. RR-Werte in Ruhe u./o.bei Belastung, LVH, Ermüdbarkeit, Leistungsschwäche, AP	klinischer Befund S. 274, EKG, Belastungs-EKG, 24-h-RR-Messung, Echokardiographie

Herzvergrößerung

Tabelle 106 · Forts., Differenzialdiagnose/prim. Vergr. rechtes u./o. linkes Ventr.

Diagnose	wesentliche diagnostisch richtungweisende Anamnese, Untersuchung u./o. Befunde	Sicherung der Diagnose
Ventrikelseptumdefekt (s. Abb. 132, S. 240) (links-rechts-Shunt), ca. 50–60 % (V)	holosystolisches „Pressstrahl"-Geräusch, p.m. Erb; Prominenz Pulmonalisbogen, vermehrte Lungengefäßzeichnung	Echokardiographie, Herzkatheter-Untersuchung, Shuntdiagnostik (Sondierung mit Herzkatheter sowie Druck- und Widerstandsmessung und Oxymetrie)
Mitralinsuffizienz (V)	bandförmiges syst. Geräusch, p.m. 4./5. ICR links parasternal/Herzspitze, Fortleitung Axilla, häufig tieferfrequenter 3. HT, P-sinistroatriale, evtl. VHF, LVH	Anamnese, EKG, Echokardiographie, Herzkatheter-Untersuchung
Aortenstenose (s. Abb. 128, S. 236) (D)	spindelförmiges raues syst. Geräusch, p.m. 2. ICR rechts parasternal, Fortleitung in Karotiden, Schwindel, Synkopen, LVH-Zeichen, Stauungs-RGs	Anamnese, Echokardiographie, EKG, Herzkatheter-Untersuchung, Röntgen-Thorax (Klappenkalk)
Aortenisthmusstenose (D)	meso- bis spätsystolisches Geräusch, p.m. 2.–4. ICR links parasternal und im Rücken, Rippenusuren, RR-Differenz obere/untere Extremität	klinischer Befund S. 274, Röntgen-Thorax, RR-Messung
Aorteninsuffizienz (s. Abb. 129, S. 236) (V)	diast. Geräusch, p.m. Erb, Homo pulsans, P. celer et altus, Musset-Zeichen, LVH	Anamnese, EKG, Echokardiographie, Herzkatheter-Untersuchung, Röntgen-Thorax
Ductus Botalli (V)	durchgehendes syst.-diast. Crescendo-Decrescendo-Geräusch (Maschinengeräusch), p.m. 2. ICR links infraklavikulär	Echokardiographie, Herzkatheter-Untersuchung
AV-Fisteln (Morbus Osler der Lunge) (V)	syst.-diast. Geräusch über Lungenareal	klinisches Bild (zentrale Zyanose), Pulmonalisangiographie
Aortopulmonales Fenster (V)	bei großen Shunt (Ao-AP) syst.-diast. Geräusch, häufiger syst. Geräusch	Echokardiographie, Herzkatheter-Untersuchung
DCM (primär oder sekundär) bei Beginn der Erkrankung (V)	Müdigkeit, Abgeschlagenheit, Dyspnoe, 3./4. HT, Palpitationen (VA), oft relative MI, VHF	Anamnese (Alkohol!), klinischer Befund, Echokardiographie, Herzkatheter-Untersuchung, Röntgen-Thorax. DD der Kardiomyopathien S. 256
Truncus arteriosus communis (D)	zentrale Zyanose, Herzinsuffizienzzeichen, VSD-Geräusch	klinischer Befund, Echokardiographie, Röntgen-Thorax, Herzkatheter-Untersuchung

Herzvergrößerung

Tabelle 106 · Forts., Differenzialdiagnose/prim.Vergr.rechtes u./o.linkesVentr.

Diagnose	wesentliche diagnostisch richtungweisende Anamnese, Untersuchung u./o. Befunde	Sicherung der Diagnose
2. primäre Vergrößerung des rechten Ventrikels		
chronisches Cor pulmonale (D)	Belastungsdyspnoe, Pleuraergüsse, Aszites, positiver hepato-jugulärer Reflux, oft fixierte Spaltung 2. HT, relative PI- u./o. TI-Insuffizienz, Rechtsbelastungszeichen	Anamnese, EKG, Echokardiographie, Röntgen-Thorax (Kalibersprung Lungenarterien), Rechts-HK, Lungen-Perfusions-/Ventilations-Szintigraphie
großer ASD (V)	häufig bronchopulmonale Infekte, Leistungsminderung, syst. Geräusch, p.m. 2. ICR links parasternal, fixierte Spaltung 2. HT, inkompletter RSB; üLT bei Septum-primum-Defekt	Echokardiographie, Röntgen-Thorax, Herzkatheter-Untersuchung, Shuntdiagnostik (Sondierung mit Herzkatheter sowie Druck- und Widerstandsmessung und Oxymetrie)
Trikuspidalstenose (D)	leises rollendes diast. Geräusch, p.m. 4. ICR rechts parasternal, TÖT	Echokardiographie, Herzkatheter-Untersuchung
Trikuspidalinsuffizienz (s. Abb. 131, S. 240) (V)	hochfrequentes syst. Geräusch, p.m. 4./5. ICR rechts parasternal, periphere Ödeme, Leberstauung, positiver hepato-jugulärer Reflux	Echokardiographie, Röntgen-Thorax, Herzkatheter-Untersuchung
Pulmonalstenose (D)	spindelförmiges, raues syst. Geräusch, p.m. 2. ICR links parasternal, Spaltung 2. HT ($A_{II}P_{II}$)	Echokardiographie, Röntgen-Thorax, Herzkatheter-Untersuchung
Pulmonalinsuffizienz (V)	häufig als relative PI; diast. Geräusch, p.m. 2. ICR links parasternal, RVH	EKG, Echokardiogramm, Herzkatheter-Untersuchung
Fallot-Tetralogie (V) (s. Abb. 144)	zentrale Zyanose; Uhrglasnägel, Trommelschlegelfinger, syst. Geräusch, p.m. 2. ICR links parasternal, RVH	Anamnese, klinischer Befund, Echokardiographie, Herzkatheter-Untersuchung
fehlmündende Lungenvenen (V)	Dyspnoe, periphere Ödeme, Hepatomegalie, fixiert gespaltener 2. HT, oft 3./4. HT, mitt-diastolisches Geräusch, p.m. 4./5. ICR links parasternal, „Achterkonfiguration" des oberen Mediastinums	Herzkatheter-Untersuchung
Pickwick-Syndrom (s. Abb. 191a, S. 377)	Hypoventilation bei Adipositas, intermittierende Somnolenz	Blutgasanalyse, Lungenfunktionsanalyse, Polysomnographie
3. Vergrößerung von rechtem und linkem Ventrikel		
Ventrikelseptum defekt (großer links-rechts-Shunt) (V)	holosystolisches „Pressstrahl"-Geräusch, p.m. Erb; diast. Geräusch 2. ICR links parasternal („Graham-Steel"-Geräusch)	Echokardiographie, Röntgen-Thorax, Herzkatheter-Untersuchung, Shuntdiagnostik
DCM (primär oder sekundär) (V)	Müdigkeit, Abgeschlagenheit, Dyspnoe, 3./4. HT, Palpitationen (VA), oft relative MI, VHF; vgl.	Anamnese (Alkohol!), klinischer Befund, Echokardiographie, Herzkatheter-Untersuchung, Röntgen-Thorax

Herzvergrößerung

Tabelle 106 · Forts., Differenzialdiagnose/prim. Vergr. rechtes u./o. linkes Ventr.

Diagnose	wesentliche diagnostisch richtungsweisende Anamnese, Untersuchung u./o. Befunde	Sicherung der Diagnose
Myokarditis	S. 247	
Endokarditis	S. 247	
Mitralvitium (kombiniert) (D/V)	paukender 1. HT, MÖT, diast. Decrescendogeräusch, p.m. 4./5. ICR links parasternal, bandförmiges syst. Geräusch, p.m. Herzspitze, Rechtsbelastungszeichen, VHF	Anamnese, klinischer Befund, EKG, Echokardiographie, Herzkatheter-Untersuchung, Röntgen-Thorax
Perikarderguss (große intraperikardiale Flüssigkeit) (D)	Halsvenenstauung, ST-Hebungen im EKG (konkavbogig), Niedervoltage-EKG	Anamnese, EKG, Echokardiogramm (s. Abb. 278, S. 512), Röntgen-Thorax („Bocksbeutel"-Form des Herzens)
Ebstein-Anomalie (V)	beidseitige kugelige Herzvergrößerung, schmale Aorta, verminderter Lungendurchfluss, häufiger Tachykardien (WPW), Dyspnoe	klinischer Befund, Röntgen-Thorax, Echokardiographie, Herzkatheter-Untersuchung
Transposition der großen Gefäße (V)	Dyspnoe, zentrale Zyanose, Geräusch durch Shunt (ASD, VSD, PDA)	klinischer Befund, Echokardiographie, Röntgen-Thorax („Eiform" des Herzens, Hyperämie der Lunge), Herzkatheter-Untersuchung
Endstadium der KHK	Müdigkeit, Abgeschlagenheit, Dyspnoe, 3./4. HT, oft relative MI	Anamnese, EKG, Echokardiographie, Herzkatheter-Untersuchung

Ao = Aorta, AP = Arteria pulmonalis, ASD = Vorhofseptumdefekt, D = Dilatation primär durch Druckbelastung, DCM = dilatative Kardiomyopathie, HT = Herzton, ICR = Interkostalraum, LVH = linksventrikuläre Hypertrophie, MI = Mitralinsuffizienz, MÖT = Mitralöffnungston, PI = Pulmonalinsuffizienz, P = Pulsus, p.m. = punctum maximum, PDA = persistierender Ductus Botalli, RGs = Rasselgeräusche, RR = Blutdruck, Rö = Röntgen, RSB = Rechtsschenkelblock, RVH = rechtsventrikuläre Hypertrophie, TI = Trikuspidalinsuffizienz, TÖT = Trikuspidalöffnungston, V = Dilatation primär durch Volumenbelastung, VA = ventrikuläre Arrhythmien, VHF = Vorhofflimmern, VSD = Ventrikelseptumdefekt, WPW = Wolff-Parkinson-White-Syndrom, üLT = überdrehter Linkstyp

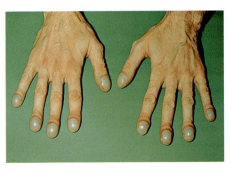

Abb. 144 Fallot-Tetralogie mit Trommelschlegelfingern mit Uhrglasnägeln und Zyanose

Verwandtes Leitsymptom

▶ Herzinsuffizienz

Husten (C. Vogelmeier)

Grundlagen

- **Definition:** Reflektorische oder willkürliche maximale Exspiration bei geschlossener Stimmritze.
- **Einteilung:**
  - *Nach der Dauer:* Akut (≤ 3 Wochen) bzw. chronisch (> 3 Wochen).
  - *Nach Vorhandensein von Auswurf:* Unproduktiv (ohne Auswurf) bzw. produktiv (mit Auswurf; S. 46).

Basisdiagnostik

- ▶ *Hinweis:* Der akute Husten ist meist infektbedingt, kann aber auch Symptom einer evtl. lebensbedrohlichen Erkrankung sein. Deshalb sollte bei akutem Husten immer an Lungenembolie, Aspiration und Herzinsuffizienz gedacht werden. Ein chronischer Husten, der sich nicht mit einfachen Mitteln artdiagnostisch einordnen lässt, sollte bis zur Bronchoskopie abgeklärt werden.
- **Anamnese:** Dauer, Begleitsymptome (Fieber, Dyspnoe), Auswurf, inhalative Noxen (Zigarettenrauch, Inhalationstrauma, Allergenexposition), Medikamentenanamnese (ACE-Hemmer, β-Blocker), tageszeitabhängig, abhängig von Körperlage, bekannte Allergien, Vorerkrankungen, postprandial verstärkt, bei körperlicher Anstrengung, Hustenqualität (tief, trocken, bellend, röhrend, heiser), Begleitsymptome Schmerzen, Schweißneigung, Gewichtsverlust?
- **Körperliche Untersuchung:**
  - *Inspektion:* Zeichen der Rechtsherzinsuffizienz (S. 248), Hautemphysem, Trommelschlegelfinger, Uhrglasnägel, Einsatz der Atemhilfsmuskulatur, Thoraxform (z.B. Fassthorax), symmetrische Atembeweglichkeit? HNO-ärztlicher Spiegelbefund.
  - *Palpation:* Dämpfung, hypersonorer Klopfschall, Lymphknoten?
  - *Auskultation:* Rasselgeräusche, verändertes Atemgeräusch, Stridor? „Anhusteversuch" zur „Geräuschprovokation" durchführen.
- **Röntgen-Thorax** (in 2 Ebenen): s. Tab. 107.
- **Labor:** BSG, CRP, kleines Blutbild.
- **EKG:** Cor pulmonale, Rhythmusstörungen?

Weiterführende Diagnostik

- ▶ *Hinweis:* Welche der hier aufgelisteten Maßnahmen bei der jeweiligen Verdachts- bzw. Differenzialdiagnose indiziert und zielführend ist, s. Tab. 107.
- Lungenfunktionsprüfung, bei Normalbefund zusätzlich Prüfung ob eine bronchiale Überempfindlichkeit vorliegt.
- Nasennebenhöhlen (NNH)-Diagnostik: Röntgen, Sonographie, CT.
- Ösophago-Gastroskopie, evtl. 24h-pH-Metrie.
  - ▶ *Hinweis:* Bei der Abklärung eines chronischen Hustens von Nichtrauchern mit unauffälligem Röntgen-Thoraxbild finden sich in über 90% der Fälle ein überempfindliches Bronchialsystem, eine Entzündung im Bereich der oberen Atemwege oder ein gastroösophagealer Reflux.
- Kardiologische Untersuchung.
- Echokardiographie.
- HR-CT-Thorax.
- Bronchoskopie.
- Sputumuntersuchung.
- Allergiediagnostik.
- Blutgasanalyse.
- Lungenszintigraphie.
- Tine-Test zur Tbc-Diagnostik.

Husten

Differenzialdiagnose (Tab. 107)

Tabelle 107 · Erkrankungen mit Husten

Diagnose	wesentliche diagnostisch richtungweisende Anamnese, Untersuchung u./o. Befunde	Sicherung der Diagnose
1. akuter Husten (≤ 3 Wochen Dauer)		
Infekt der Atemwege	Anamnese, klinisches Bild	Verlauf
Erkrankungen im HNO-Bereich, v.a. Rhinitis, Sinusitis (s. Abb. 69, S. 148), Larynx-Erkrankungen (s. Abb. 120, S. 227)	Schnupfen, Kopfschmerzen, Heiserkeit, inspiratorischer Stridor (Laryngitis), Quincke-Ödem	Röntgen bzw. Sonographie oder CT der Nasennebenhöhlen (Sinusitis), Laryngoskopie (Larynxerkrankungen)
Pneumonie	S. 49	
Asthma bronchiale	S. 48	
Herzinsuffizienz (s. Abb. 145, S. 284)	kardiale Grunderkrankung, Rasseln, Röntgen-Thorax mit Stauungszeichen, Echokardiographie mit eingeschränkter Pumpfunktion und vergrößerten Herzhöhlen	S. 248, Tab. 88
Pleuritis	Husten mit Thoraxschmerzen, Fieber, Entzündungszeichen, zusätzlich häufig Pneumonie, Pleurareiben, wenn aus der „trockenen" eine „feuchte" (mit Erguss) Pleuritis wird, sistieren die Schmerzen!	Röntgen-Thorax (vor Ergussbildung oft blande), Sonographie (Ergussnachweis)
Lungenembolie (s. Abb. 299, S. 579)	akute Dyspnoe, atemabhängiger Thoraxschmerz, vorausgegangene OP, bekannte Thrombophilie, tiefe Beinvenenthrombose	Perfusionsszintigraphie, CT des Thorax (Ausmaß und Lokalisation der Embolie, Rechtsherzbelastung)
Aspiration (s. Abb. 146, S. 285)	Anamnese, neurologische Grunderkrankung mit Schluckstörung, Abhusten von Speiseresten	Bronchoskopie (nur bei unklaren Fällen und bei Atelektasebildung sowie bei Fremdkörpern indiziert)
Pneumothorax (s. Abb. 147, S. 285)	meist ohne Vorerkrankung = Spontanpneumothorax; bei bekannten pulmonalen Erkrankungen (z. B. Emphysem, Lungenfibrose); nach Trauma (Verletzung, iatrogen, Barotrauma bei Beatmung, nach Reanimation); Dyspnoe, auf der betroffenen Seite plötzlich einsetzender Thoraxschmerz, hypersonorer Klopfschall, abgeschwächtes/aufgehobenes Atemgeräusch, aufgehobener Stimmfremitus, Nachschleppen der betroffenen Seite; bei Spannungspneumothorax obere Einflussstauung, Schock	Röntgen-Thorax: Darstellung einer zarten konvexbogigen Linie, distal davon Fehlen von Lungenstruktur

Tabelle 107 · Forts., Erkrankungen mit Husten

Diagnose	wesentliche diagnostisch richtungweisende Anamnese, Untersuchung u./o. Befunde	Sicherung der Diagnose
Inhalation von Noxen	Anamnestische Erhebung einer Inhalation von Rauch, Stäuben oder toxischen Gasen	

2. chronischer Husten (> 3 Wochen Dauer)

Diagnose	wesentliche diagnostisch richtungweisende Anamnese, Untersuchung u./o. Befunde	Sicherung der Diagnose
Pneumonie (s. Abb. 74, S. 152)	neu aufgetretener Husten, reduz. AZ, Röntgen-Thorax: Infiltrat, evtl. mit Spiegel, evtl. mit Pleuraerguss, Infiltrat, Entzündungszeichen	Klinik + Röntgen-Thorax + Erregernachweis
Herzinsuffizienz mit Stauungslunge (s. Abb. 145, S. 280)	kardiale Grunderkrankung, Rasseln, Röntgen-Thorax mit Stauungszeichen, Herzecho mit eingeschränkter Pumpfunktion und vergrößerten Herzhöhlen	Herzkatheter-Untersuchung
chronische Bronchitis (obstruktiv und nicht obstruktiv)	S. 48	
Bronchialkarzinom (s. Abb. 196, S. 384)	inhalative Noxen	Röntgen-Thorax, CT, MRT, Biopsie
Mediastinaltumor	kaum Charakteristika	Röntgen-Thorax, CT, MRT, Biopsie
Asthma bronchiale	S. 48	
sinubronchiales Syndrom	S. 49	
gastroösophagealer Reflux	S. 49	
medikamentös verursachter Husten	Therapie mit ACE-Hemmern und β-Blockern	Auslassversuch
Instabilität der Atemwege	Grunderkrankung COPD bzw. Emphysem, große Struma mit Kompression der Trachea; auch ohne Grunderkrankung möglich, Lungenfunktion (Hinweis auf extrathorakale Trachealstenose [$FiV_1 \downarrow$], abgeflachte inspiratorische Fluss-Volumen-Kurve, exspiratorische Fluss-Volumen-Kurve mit reduziertem FEF 25–75%)	Bronchoskopie (Tumor, Kompressionsherd, Trachealstenose?)
Raumforderung im Oropharynx/Larynx	Husten mit inspiratorischem Stridor, Heiserkeit, Hämoptysen	Inspektion, Histologie

Husten

Tabelle 107 · Forts., Erkrankungen mit Husten

Diagnose	wesentliche diagnostisch richtungsweisende Anamnese, Untersuchung u./o. Befunde	Sicherung der Diagnose
pulmonale Hypertonie	Belastungsdyspnoe, Zeichen der Rechtsherzinsuffizienz, wesentliche Ursachen: Kardiale Grunderkrankungen, pulmonale Erkrankungen, rezidivierende Lungenembolien, Appetitzüglereinnahme, unbekannt (= primär), Röntgen-Thorax (Rechtsherzvergrößerung, verbreiterte zentrale Pulmonalgefäße und rarefizierte Peripherie, Echokardiographie)	Herzkatheter mit Messung des pulmonalkapillären Verschlussdrucks zur Unterscheidung von prä- und postkapillären Formen der pulmonalen Hypertonie
psychogener Husten	Ausschlussdiagnose	
Lungenfibrosen	S. 49	
Tuberkulose	S. 49	

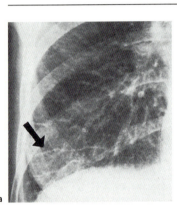

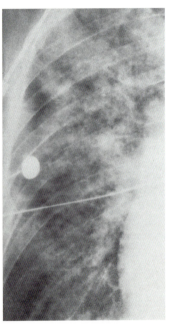

Abb. 145 Herzinsuffizienz
a) Kerley-B-Linien bei pulmonaler Stauung;
b) alveoläres Lungenödem mit kleinfleckigen konfluierenden Verschattungen

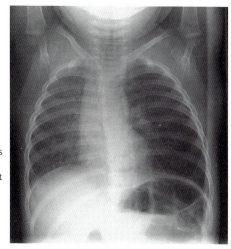

Abb. 146 Aspiration eines Fremdkörpers (Erdnuss im linken Hauptbronchus) mit Überblähung der linken Lunge (Hypertransparenz links) und Verschiebung des Mediastinums nach rechts

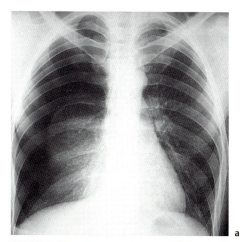

a

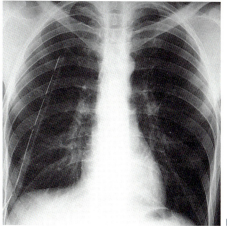

b

Abb. 147 Ausgeprägter Pneumothorax rechts mit kleiner Pleurawinkelverschattung

Hyperhidrosis

Verwandte Leitsymptome
- Auswurf: S. 46.
- Dyspnoe: S. 99.
- Bluthusten (Hämoptoe): S. 70.

Hyperhidrosis (W. Zidek)

Grundlagen
- **Definition:** Schwitzen inadäquat zur Außentemperatur oder körperlicher/psychischer Belastung.
- **Einteilung (nach Ätiologie):**
  - B-Symptomatik bei konsumierenden Erkrankungen (Nachtschweiß, Fieber, Gewichtsverlust).
  - Vegetative Fehlsteuerungen.
  - Toxisch/medikamentös.
- **Lokalisation:** Die Schweißdrüsen der Handinnenflächen sind vom Sympathikus versorgt und werden daher bei Sympathikusstimulation aktiviert. Die axillären und sonstigen Schweißdrüsen sind hingegen cholinerg innerviert und werden im Rahmen der Thermoregulation aktiviert.
- **Pathophysiologie:** Eine vermehrte Schweißbildung tritt immer dann auf, wenn die Körperkerntemperatur gegenüber der Umgebung als zu warm empfunden wird. Bei Fieber kommt es zu vermehrtem Schwitzen, wenn das Fieber abfällt. Analog ist ein Fieberanstieg mit Frösteln bzw. Schüttelfrost verbunden. In einem Großteil der Fälle ist nächtliches Schwitzen ein Hinweis auf subfebrile Temperaturen.

Basisdiagnostik
- **Anamnese:**
  - Nachtschweiß, Fieber > 38°C, Gewichtsverlust von > 10% des Körpergewichts in 6 Monaten als Hinweise auf konsumierende entzündliche oder maligne Prozesse (= B-Symptomatik), Nervosität, Schlafstörungen (Hyperthyreose).
  - Medikamentenanamnese.
- **Körperliche Untersuchung:**
  - Exophthalmus, Tremor, Struma (Hyperthyreose).
  - Lymphknotenschwellungen (maligne Erkrankungen, systemische entzündliche Erkrankungen).
  - Adipositas?

Weiterführende Diagnostik
- *Hinweis:* Welche der hier aufgelisteten Maßnahmen bei der jeweiligen Verdachts- bzw. Differenzialdiagnose indiziert und zielführend ist, s. Tab. 108.
- **Labor:** Blutbild, BSG, CRP, TSH basal.
- **Sonographie:** Lymphome, Hinweise auf metastasierendes Karzinom.
- **Schlafapnoe-Screening:** Bei Nachtschweiß ohne Hinweise auf konsumierende Erkrankung.

Hyperhidrosis

Differenzialdiagnose (Tab. 108)

Tabelle 108 · **Differenzialdiagnose bei Hyperhidrosis**

Diagnose	wesentliche diagnostisch richtungweisende Anamnese, Untersuchung u./o. Befunde	Sicherung der Diagnose
1. Nachtschweiß		
bei entzündlichen oder malignen Erkrankungen	s. Fieber S. 145	
bei obstruktivem Schlafapnoe-Syndrom	keine Zeichen einer konsumierenden Erkrankung, normale BSG, s. Schnarchen S. 516	
Klimakterium	Ausbleiben der Regelblutungen, typische „Hitzewallungen"	Anamnese, Besserung durch Östrogensubstitution
Hyperthyreose	s. Gewichtsverlust S. 200	
2. medikamentös		
Sympathiko-mimetika	Drogenabusus: Amphetaminderivate; Asthmamedikamente; begleitend auch Tachykardie und Tremor	Bei/ kurz nach Einnahme, Verschwinden der Symptome mit Absetzen
Parasympathiko-mimetika	Hypersalivation und Muskelfibrillationen bei Cholinesterase-Inhibitoren	Besserung nach Absetzen der Medikamente; bei Intoxikationen Cholinesterase i.S., ggf. direkter Toxinnachweis aus Asservaten (= Proben)
Salizylsäurederivate	Anamnese; zeitlicher Zusammenhang mit Einnahme, Verschwinden der Symptome durch Absetzen	
3. sonstige Ursachen		
Stimulation vegetativer Nerven im Rahmen zerebraler Prozesse (Enzephalitis, Traumen, Morbus Parkinson)	häufig Teilaspekt im Rahmen multipler neurologischer Symptome bei verschiedenen zerebralen Prozessen	
Hypoglykämie	weitere sympathoadrenerg vermittelte Symptome wie Zittern, Tachykardie, Verwirrtheit bis zum Koma	weitere Differenzierung s. Hypoglykämie S. 337
Phäochromozytom (s. Abb. 148, S. 290)	anfallsweise Blutdruckanstieg, Blässe, Zittern, Tachykardie, ggf. diabetogene Stoffwechsellage und moderate Gewichtsabnahme	Katecholamine/Metanephrine im 24-h-Urin (ggf. i.P.) während einer hypertonen Phase, Lokalisation durch CT/MIBG-Szintigraphie (extraadrenale Lokalisation; spezifisch, aber nicht ausreichend sensitiv)

Tabelle 108 · Forts., Differenzialdiagnose bei Hyperhidrosis

Diagnose	wesentliche diagnostisch richtungsweisende Anamnese, Untersuchung u./o. Befunde	Sicherung der Diagnose
sympathikotone Reaktion bei Hypotonie/Schock	Blutdruckabfall, kalte Extremitäten („kalter Schweiß")	weitere Differenzierung s. Hypotonie S. 304
gustatorisches Schwitzen	halbseitiges Schwitzen im Kopfbereich als vagale Reaktion nach Nahrungsaufnahme; Diabetes mellitus; Traumen des N. vagus	typische klinische Konstellation
Thyroxin, Östrogen, Nikotin	zeitlicher Zuammenhang zur Einnahme, Verschwinden der Symptome durch Absetzen	
Adipositas	weitere Differenzierung s. Adipositas S. 5	
Akromegalie (s. Abb. 97, S. 191)	Hyperhidrose als Teilaspekt der Erkrankung, vergröberte Gesichtszüge, prominente Akren, verdickte Finger und Zehen sowie ggf. Hypertonie, Diabetes mellitus, Sehstörungen	STH ↑ und durch Glukosebelastung nicht supprimierbar, Hypophysen-Adenom (MRT)

Verwandtes Leitsymptom
▶ Gewichtsverlust: S. 199.

Hypertensive Krise (A. Sturm)

Grundlagen

▶ **Definition:**
- Anfallsweise plötzlich auftretende *(lebens-) bedrohende* Steigerungen des systolischen und diastolischen Blutdruckes, die mit *zerebralen, kardiovaskulären oder renalen Komplikationen* einhergehen.
- Definition und Diagnose einer hypertensiven Krise sind nicht allein von der absoluten Höhe des Blutdruckes abhängig, sondern auch von der Geschwindigkeit des Blutdruckanstiegs, der Anpassungsfähigkeit des Gefäßsystems sowie den vorhandenen kardialen und vaskulären Komplikationen.
- Blutdruckwerte in der hypertensiven Krise: Diastolisch meist > 120–130 mmHg, häufig Blutdruckwerte um 250/130 mmHg oder höher. Im Einzelfall besteht eine Hochdruckkrise auch bei niedrigeren Blutdruckwerten, wenn der Blutdruckanstieg von den typischen (s. o.) oder anderen Komplikationen begleitet wird.

▶ **Klinik des Leitsymptoms:** Die klinischen Leitsymptome der hypertensiven Krise sind vielfältig:
- *Allgemeinsymptome:* Angstgefühl, Schweißausbrüche, Schwindel, Ohrensausen.
- *Neurologische Symptome:* Heftige Kopfschmerzen, Sehstörungen und Erbrechen, Bewusstseinsstörungen, wechselnde zerebrale Ausfallserscheinungen, Krämpfe, irreparables zerebrales Koma.
- *Kardiale Symptome:* Angina pectoris, Infarkt, Zeichen der akuten Linksherzinsuffizienz bis zum Lungenödem, Rhythmusstörungen.
- *Vaskuläre Symptome:* Aneurysma dissecans aortae.
- *Renale Symptome:* Akutes Nierenversagen.

Hypertensive Krise

Basisdiagnostik

▶ **Anamnese:**
- Unter besonderer Berücksichtigung der in Tab. 109 angegebenen wesentlichen Ursachen für eine akute Blutdrucksteigerung: Koliken, Absetzen von Antihypertensiva oder Einnahme hypertensiv wirkender Medikamente, starkes Schnarchen nach Alkoholgenuss, Anurie, Vergiftung, Allergie, Stress.
- Unter Berücksichtigung der Akutkomplikationen s. Klinik der Leitsymptome (oben).

▶ **Körperliche Untersuchung:**
- *Bewusstseinszustand:* Somnolenz? Koma?
- *Kreislauf:* Puls, Blutdruck an beiden Armen, Herz- und Lungenauskultation (Rhythmusstörungen? Akute Mitralinsuffizienz? Lungenstauung?).
- *Atmung:* Oberflächlich? Hochfrequent?
- *Hautveränderungen:* Anaphylaxie? Allergie? Endokrines Grundleiden?
- *Pupillengröße und Pupillenreflexe:* Blutdruck? Raumforderung?
- *Neurologischer Status* (S. 2), insbesondere Lähmungserscheinungen, Fehlen/Seitendifferenzen der Reflexe?
- *Zeichen einer Infektion, Exsikkose, Intoxikation?*
- *Augenhintergrund:* Blutung, Glaukomzeichen?

Weiterführende Diagnostik

▶ **Achtung:** Bei hypertensivem Notfall hat die **sofortige Blutdrucksenkung** absoluten Vorrang vor allen weiteren diagnostischen Maßnahmen! Es gibt nur wenige Krankheitszustände, die eine so rasche Therapie erfordern, um irreparable Schädigungen bzw. den letalen Ausgang zu verhindern.
▶ **Labor:** BSG, CRP, Blutzucker, kleines Blutbild, Transaminasen, CK und CKMB, Troponin I/T, Hämatokrit, Elektrolyte, TSH basal, Katecholamine.
▶ **EKG:** Infarktzeichen? Rhythmusstörungen?
▶ **CT:** Bei Bewusstseinsstörung oder Hirndruckzeichen, V.a. Schlaganfall, Hirnembolie, Blutung.
▶ **Doppleruntersuchung der Karotiden:** Stenose? Ulzeration? Evtl. transkraniell (TCD) bei V.a. Hirnembolie.
▶ Die weitere Diagnostik wird durch die vorhandenen Befunde bestimmt.

Differenzialdiagnose (Tab. 109)

▶ Die wesentlichen diagnostisch richtungsweisenden Befunde u./o. Untersuchungsgänge zur Sicherung der Diagnose werden in den einzelnen Kapiteln besprochen oder ergeben sich aus der Anamnese und dem „Daran Denken".

Tabelle 109 · Differenzialdiagnose der hypertensiven Krise

1. hypertensive Krisen unterschiedlicher Genese

- „essenziell" (besonders bei essenzieller Hypertonie, S. 294)
- nach Koliken
- Nikotinabusus
- abruptes Absetzen von Antihypertensiva
- nach Manipulationen an Mastdarm/Blase
- im Rahmen eines obstruktiven Schlafapnoe-Syndroms
- bei Einnahme hypertensiv wirkender Medikamente (Tab. 112, S. 292)
- bei übermäßiger körperlicher Belastung

Hypertonie

Tabelle 109 · Forts., Differenzialdiagnose der hypertensiven Krise

2. hypertensive Krisen renaler Genese

- Glomerulonephritiden
- Überwässerung bei terminaler Niereninsuffizienz
- akutes Nierenversagen
- Transplantatabstoßung

3. hypertensive Krisen vaskulärer Genese

- Angiitiden
- maligne Hypertonie
- Nierenarterienembolie

4. hypertensive Krisen hormoneller Genese (s. Abb. 148)

- Phäochromozytom und Phäochromoblastom, Geschwülste des sympathischen Nervensystems
- Hyperthyreose
- Präeklampsie/Eklampsie

5. hypertensive Krisen durch Intoxikation

- Vergiftungen
- Allergien
- Cheese-Disease und verwandte Krankheitsbilder

6. hypertensive Krisen neurogener Genese

- ausgeprägter erhöhter Sympathikotonus
- operativer/traumatischer Stress
- Hirntumor, Hirntrauma
- Enzephalitis

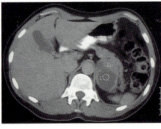 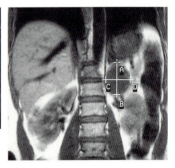

Abb. 148 Phäochromozytom (groß, inhomogen) im CT und MRT; histologisch nicht maligne

Hypertonie (A. Sturm)

Grundlagen

▶ **Definition:**
- Laut WHO, zusammen mit der International Society of Hypertension (1999) s. Tab. 110.
- *Nach der Deutschen Liga zur Bekämpfung des hohen Blutdrucks:*
  - Normaler systolischer Blutdruck: ≤ 140 mmHg.
  - Normaler diastolischer Blutdruck: ≤ 90 mmHg.

Hypertonie

Tabelle 110 · Definition und Klassifikation des Bluthochdrucks gültig für alle Erwachsenen-Altersgruppen (WHO 1999)

	Blutdruck (mmHg)	
	systolisch	diastolisch
optimal	< 120	< 80
normal	< 130	< 85
hochnormal	< 140	< 90
Hypertonie Grad 1	140–159	90–99
– Subgruppe: grenzwertig	140–149	90–94
Hypertonie Grad 2	160–179	100–109
Hypertonie Grad 3	≥ 180	≥ 110
isolierte systolische Hypertonie	≥ 140	< 90
– Subgruppe: grenzwertig	140–149	< 90

▶ **Klinik des Leitsymptoms:**
- Häufig von Seiten des Hochdrucks jahrelang Beschwerdefreiheit!
- ▶ *Cave:* Fehlende subjektive Beschwerden sind kein Anzeichen für eine evtl. Benignität des Hochdrucks.
- *Allgemeinsymptome bei arterieller Hypertonie, nach der Häufigkeit ihres Auftretens geordnet:* Präkordiales Beklemmungsgefühl, Belastungsdyspnoe, Kopfschmerzen (v.a. beim Aufwachen), vasomotorische Störungen, Nervosität und Reizbarkeit, Schlafstörungen, Schwindelerscheinungen ohne Lageabhängigkeit, Konzentrationsschwäche, Leistungsabfall, Ohrensausen, Nasenbluten, Störungen der Potenz und Libido, Sehstörungen.
- Die weiteren Symptome der Hypertonie werden durch die Hochdruckfolgeerkrankungen bestimmt.
- Bei sekundärer Hypertonie sind die weiteren Symptome durch die jeweilige Grunderkrankung bestimmt (Tab. 111).

▶ **Epidemiologie/Häufigkeit:** In der BRD bei Männern 12,7–24,7 %, bei Frauen 9,1–20 % (Monica-Projekt der WHO).

Tabelle 111 · Differenzialdiagnostische Übersicht

Form	Anteil in %
essenzielle, primäre Hypertonie	ca. 85 %
sekundäre, symptomatische Hypertonien	
– Hypertonie durch obstruktive Schlafapnoe	ca. 10 %
– renoparenchymatöse Hypertonie	3–5 %
– renovaskuläre Hypertonie	1–3 %
– endokrine Hypertonie	ca. 1 %
– kardiovaskuläre Hypertonie	< 1 %
– neurogene Hypertonie	< 1 %
– medikamentös induzierte Hypertonie	ca. 1 %

Hypertonie

Tabelle 111 · Forts., Differenzialdiagnostische Übersicht

Form	Anteil in %

Symptomatische Blutdruckerhöhungen, die nicht zu den chronisch-arteriellen Hypertonien im engeren Sinne zählen:
- Isolierte systolische Blutdrucksteigerungen durch erhöhtes Schlagvolumen, z. B. AV-Fistel.
- Isolierte systolische Blutdrucksteigerungen durch Elastizitätsverlust, z. B. Atherosklerose der Aorta.
- Blutdrucksteigerungen in der Schwangerschaft (S. 296)

Akut- und Basisdiagnostik

▶ **Akutdiagnostik:** I.d.R. nur indiziert bei hypertensiven Krisen (S. 288), deren Differenzialdiagnosen in Tab. 109 wiedergegeben sind.

▶ **Basisuntersuchungen bei Hypertonie:**
- *Familienanamnese:* Sie kann hinweisend sein auf eine essenzielle, renale oder endokrine Hypertonie sowie typische Hochdruckkomplikationen.
- *Eigenanamnese:* Sie ermöglicht Hinweise auf:
  - Renale Hypertonie: Erkrankungen der Niere oder ableitenden Harnwege, Schwangerschaft, Infektionskrankheiten, Medikamentenabusus.
  - Hypertonie bei obstruktivem Schlafapnoe-Syndrom: Schnarchen, nächtliche Apnoen, Tagesschläfrigkeit.
  - Neurogene Hypertonie: Infektionskrankheiten, Unfälle mit Contusio cerebri, neurologische Symptome, psychische Belastungen.
  - Medikamentös induzierte Hypertonie: Tab. 112.
  - Alkoholinduzierte Hypertonie, Nikotinabusus.
  - Symptome infolge kardialer, renaler, zerebraler oder peripher arteriosklerotischer Folgeerkrankungen des Hochdrucks.

Tabelle 112 · Medikamente, die zur Blutdruckerhöhung führen können

- Sexualhormone: Orale Kontrazeptiva, Androgene, Östrogene
- Immunsuppresiva: Kortikosteroide, Ciclosporin A
- Antiasthmatika
- nichtsteroidale Antiphlogistika (inklusive ASS)
- Schilddrüsenhormone
- Mineralokortikoide
- Antidepressiva
- Erythropoetin
- Monoaminooxydasehemmer
- Isoniazid (INH)
- adrenerge Substanzen (auch als Zusatz bei Nasen- und Augentropfen)
- Bromocriptin
- Ergotamin

- *Klinische internistische Untersuchungen:* Blutdruckmessung beidseits. In 5 % der Fälle Differenzen zwischen dem rechten und linken Arm; bei über 10–15 % bis zu 5 mmHg. An mögliche Ursachen der Blutdruckdifferenzen denken, die in Tab. 113 zusammengefasst sind. Außerdem Auskultation von Herz, Lunge, Abdomen, Hals (Strömungsgeräusche?), Palpation der Pulse, 24-h-Blutdruckmessung.
- *Eingehende neurologische Untersuchung* (S. 2).
- *Fundoskopie.*

Hypertonie

Tabelle 113 · **Ursachen von Blutdruckdifferenzen zwischen dem rechten und linken Arm**

- methodische Messfehler
- Aorten- und Arterienaneurysma
- Weichteilunterschiede
- Arteriitiden/Vaskulitiden
- Arrhythmien
- Mediastinalerkrankungen
- Aortenisthmusstenose
- retrosternale Struma
- Aortenbogensyndrom
- Lungentumoren unterschiedlicher Genese
- Marfan-Syndrom
- einseitige Erkrankungen (Lähmung/Reizung) des N. sympathicus
- supravalvuläre Aortenstenose
- einseitiges neurovaskuläres Syndrom (Raynaud-Phänomen)
- chronische arterielle Verschlusskrankheit
- Hemiplegie
- Subclavian-Steal-Syndrom
- Syringomyelie

Weiterführende Diagnostik

- **Laboruntersuchungen:** Serum, BSG, BB, TSH basal, Kreatinin, Blutzucker, Elektrolyte (Kalium, Kalzium); Nachweis assoziierter Risikofaktoren: Cholesterin, Triglyzeride, HDL, LDL, Homocysteinsäure, Harnsäure, Schilddrüsenwerte.
- **Urinstatus/-sediment.**
- *Hinweis:* Weitere Untersuchungen sowie Angaben, welche der hier aufgelisteten Maßnahmen bei der jeweiligen Verdachts- bzw. Differenzialdiagnose indiziert und zielführend ist, s. Tab. 113.
- **EKG:**
  - *Ruhe-EKG:* Linksherzhypertrophie und Linksherzschädigungszeichen?
  - *Belastungs-EKG:* Beurteilung der Hypertonie, Erfassung der Zeichen einer hypertensiven Herzerkrankung oder assoziierten Koronarinsuffizienz.
- **Echokardiographie:** Zur Evaluierung und Graduierung der hypertensiven Herzerkrankung.
- **Farbkodierte Duplexsonographie (FKDS)** der Nierengefäße.
- **Radiologische Untersuchungen:**
  - Röntgen-Thorax zur Beurteilung evtl. Formveränderungen als Folge der Hypertonie.
  - Die weiteren radiologischen Untersuchungen, i.v.-Urogramm, arterielle DSA der Nierenarterien, CT ergeben sich aus den Verdachtsdiagnosen, Tab. 114.
- **Weitere Untersuchungen:** Auch die weiteren ergänzenden Untersuchungen wie Sonographieuntersuchung der Gefäße, ambulantes Schlafapnoe-Screening, nuklearmedizinische Untersuchungen, endokrinologische Untersuchungen, etc. ergeben sich aus den Verdachtsdiagnosen und sind im einzelnen in Tab. 114 angeführt.

Hypertonie

Differenzialdiagnose (Tab. 114)

Tabelle 114 · Differenzialdiagnose der Hypertonie

Diagnose (Häufigkeit)	wesentliche, diagnostisch richtungweisende Anamnese, Untersuchung u./o. Befunde	Sicherung der Diagnose
essenzielle (primäre) Hypertonie (ca. 85 %)	Familienanamnese, Manifestation i.d.R. zwischen dem 40. bis 60. Lebensjahr; pathogenetische Begleitfaktoren wie z. B.: Metabolisches Syndrom, Hyperurikämie; erhöhte Alkohol-/NaCl-Zufuhr	keine speziellen pathognomonischen Befunde; Ausschluss einer sekundären/symptomatischen Hypertonie
Hypertonie bei/durch Schlafapnoe-Syndrom (ca. 10 %)	typische Anamnese: Schnarchen, häufig von Atempausen unterbrochen, vermehrte Tagesmüdigkeit, S. 516	Mesam-Untersuchung: Nachweis eines nächtlichen O_2-Abfalls und CO_2-Partialdruckanstiegs; Schnarchgeräusche; laborgebundene Polysomnographie
renoparenchymatöse Hypertonie (3–5 %):		
– alle Nierenerkrankungen mit primärer/sekundärer Parenchymschädigung (s. Abb. 117, S. 222 u. Abb. 118, S. 223); in unterschiedlicher Häufigkeit und Ausprägung	nephrologische Untersuchung, Dopplersonographie, Nierenserumwerte und Urinstatus	
– Renin produzierende Tumoren	Sonographie, Reninnachweis i.S., MRT	
– Zystennieren	Nieren-Sonographie, S. 27	
Hypertonie nach Nierentransplantation	Transplantationsanamnese, wieder auftretende Zeichen einer Niereninsuffizienz, Harnwegsinfektion, Schmerzen im Transplantat, Fieber	
renovaskuläre Hypertonie (1–3 %) (s. Abb. 149, S. 296)	kurze Hochdruckanamnese oder rasche Verschlechterung einer präexistenten benignen Hypertonie, Niereninfarktsymptome, absolute Arrhythmie bei Vorhofflimmern, Kreatininanstieg unter ACE-Hemmer-Behandlung	
endokrine Hypertonie (ca. 1 %)		
– Phäochromozytom	S. 287	
– primärer Hyperaldosteronismus (Conn-Syndrom)/sekundärer Hyperaldosteronismus	Farbduplex-Sonographie zum Nachweis und Graduierung einer Nierenarterienstenose; intraarterielle DSA zur Differenzierung: – Stenose der Aorta abdominalis – Stenose der Arteria renalis – AV-Fistel der A. renalis	
– Cushing-Syndrom	S. 6	

Tabelle 114 · Forts., Differenzialdiagnose der Hypertonie

Diagnose (Häufigkeit)	wesentliche, diagnostisch richtungweisende Anamnese, Untersuchung u./o. Befunde	Sicherung der Diagnose
– Hyperthyreose	S. 200	
– Hyperparathyreoidismus	S. 327	
– Akromegalie	S. 288	
– Einnahme von Lakritze, Ovulationshemmern, Carbenoxolon	Anamnese	
kardiovaskuläre Hypertonie (< 1 %):		
– Aortenisthmusstenose	S. 252	
symptomatische Blutdrucksteigerung bei:		
– Hyperthyreose	S. 200	
– Bradykardie	Blutdrucknormalisierung bei Frequenzanpassung, S. 259	
– AV-Fistel	röntgenologische Fisteldarstellung, S. 241	
– Aorteninsuffizienz (s. Abb. 129, S. 236)	Auskultation, Echokardiographie, S. 278	MRT mit Lokalisation und Umfang der Stenose und poststenotischer Dilatation, Herzkatheter-Untersuchung
– Elastizitätsverlust der großen Gefäße	Vergrößerung der Blutdruckamplitude durch erhöhten systolischen oder ↓ diastolischen Blutdruck	Zeichen einer allgemeinen Arteriosklerose
neurogene Hypertonie (<1 %); Dauerhypertonus selten:		
– Hirn- und Hirnstammtumoren	S. 359	
– Polyneuritiden, Enzephalitiden	S. 310 u. 359	
– Intoxikation mit sekundärer Polyneuritis (Blei, Thallium, CO, Quecksilber)	S. 460	
– gesteigerter Hirndruck	S. 339 f	
– neurogene Hypertonie durch Angst und Stress	Umgebungsanamnese, meist Normalisierung nach „Stress-Ende"	
– Schädigung der Barorezeptoren: Akute Porphyrie, Poliomyelitis, Guillain-Barré-Syndrom, Degeneration/Entzündung	fachneurologische Untersuchung, Aufhebung des Karotissinusreflexes. Nachweis der Porphyrine im Urin	
symptomatische Blutdrucksteigerung durch Medikamente (1 %)	– vorübergehende Erhöhung/Verschlechterung einer schon bestehenden Hypertonie insbesondere bei Einnahme der in Tab. 112 aufgeführten Medikamente	

Hypertonie

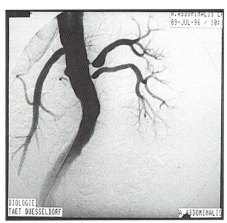

Abb. 149 Renovaskuläre Hypertonie: i. a. DSA mit Darstellung der linken Nierenarterie und eines unteren Polarterienastes mit jeweils höchstgradiger Einengung des Gefäßlumens und poststenotischer Erweiterung. Die rechte Nierenarterie ist verschlossen

Hypertonie in der Schwangerschaft

- **Kriterien zur Diagnose einer Schwangerschaftshypertonie (ACoMW):**
  - Anstieg des systolischen Blutdruckes um 30 mmHg über die Werte zu Beginn der Schwangerschaft.
  - Anstieg des diastolischen Blutdruckes um 15 mmHg über die Werte zu Beginn der Schwangerschaft.
  - Anstieg des systolischen Blutdruckes absolut über 140 mmHg.
  - Anstieg des diastolischen Blutdruckes absolut über 90 mmHg.
- **Häufigkeit/Epidemiologie:**
  - *Häufigkeit:* 10–20 % aller Schwangeren. Erstgebärende und Schwangere in relativ hohem Lebensalter sind häufiger betroffen.
  - *Verteilung der unterschiedlichen Formen*:
    - Primär idiopathische Gestose 60 %.
    - Pfropfgestose 10 %.
    - Essenzielle Hypertonie 30 %.
- **Basisdiagnostik:** S. 292
- **Weiterführende Diagnostik:**
  - *Vorliegen von Risikofaktoren*: Insbesondere Erstgebärende und Schwangere im hohen Lebensalter, Adipositas, Erhöhung des Blutzuckers, Hypertonie in der Anamnese, Nierenerkrankungen.
  - *Hinweise auf Ödeme, Aszites, Gewichtszunahme?*
  - *Urinuntersuchung:* Proteinurie?
  - *Labor:* Serumkreatinin, Leberenzyme, Hämatokrit, Harnsäure, Abfall von Thrombozyten, Antithrombin III, Serumkalzium als Hinweis auf HELLP-Syndrom.
  - *Neurologische Untersuchung:* Hinweis auf die Entwicklung neurologischer Symptome?
  - *Ophthalmologische Untersuchung:* Hinweis auf Sehstörungen, Retinablutungen, Papillenödem?
- **Differenzialdiagnose der Hypertonie in der Schwangerschaft:** Tab. 115.

Tabelle 115 · Differenzialdiagnose der Hypertonie in der Schwangerschaft

Diagnose	zur Diagnose führt
primäre/genuine Gestose (Synonyme: EPH-Gestose, Präeklampsie, schwangerschaftsbedingte Hypertonie)	besonders häufig bei Erstgebärenden mit Manifestation nach der 20. Schwangerschaftswoche; – *Risikofaktoren:* Sehr jugendlich oder relativ hohes Alter über 35 Jahren, familiäre Disposition, Blasenmole, Mehrlingsschwangerschaft, Untergewicht, Migräne-Anamnese – *Leittrias:* Ödeme, Proteinurie, Hypertonie – *Präeklampsie-Symptome:* Kopfschmerzen, Sehstörungen, Schwindel, Erbrechen – *Eklampsie:* Tonisch-klonische Krämpfe, Bewusstlosigkeit, Koma, Lungenödem, Larynxschwellung – *Selten Entwicklung zum HELLP-Syndrom:* Hämolyse, Leberzellschädigung, Thrombopenie, Verbrauchskoagulopathie
Pfropfgestose: Schwangerschaftsspezifische Verschlechterung von Proteinurie und Hypertonie bei bereits vorbestehender Nieren- oder Hochdruckerkrankung	Manifestation gehäuft bei Mehrgebärenden, die schon vor der Schwangerschaft eine Hypertonie, Nierenerkrankung oder Diabetes mellitus aufwiesen; Auftreten der Symptomatik vor der 20. Schwangerschaftswoche
schwangerschaftsunabhängige Hypertonie essenzieller oder sekundärer Genese	Klinik der essenziellen Hypertonie bzw. sekundären Hypertonie (S.o.) ist führend
transitorische Schwangerschaftshypertonie	Blutdruckerhöhung ohne Proteinurie, die im 3. Trimenon auftritt und sich bis zum 10. postpartalen Tag wieder zurückbildet

Hypertrichose, Hirsutismus und Virilisierung
(R. G. Bretzel)

Grundlagen

▶ **Definition:**
- *Hypertrichose* ist ein androgenunabhängiger vermehrter Haarwuchs des ganzen Körpers.
- *Hirsutismus* entspricht einer vermehrten Behaarung vom männlichen Verteilungsmuster bei der Frau. Der Hirsutismus ist androgenabhängig und Leitsymptom einer vermehrten Androgenbildung (ovariell, adrenal) oder gesteigerten Androgenwirkung (erhöhte Androgensensitivität) am Zielorgan Haut.
- *Virilisierung:* Zu den genannten Symptomen kommen weitere Merkmale der Maskulinisierung hinzu: Androgener Haarausfall, Akne, Seborrhoe, tiefe Stimmlage, Vermännlichung des Habitus, vermehrte Libido, Zyklusstörung und Klitorishypertrophie.

▶ **Einteilung (nach Ätiologie):**
- Androgenunabhängig (z.B. medikamentös).
- Androgenabhängig.

▶ **Prävalenz:** In unseren Regionen haben etwa 5% der prämenopausalen Frauen eine Hypertrichose oder einen Hirsutismus.

Hypertrichose, Hirsutismus und Virilisierung

Basisdiagnostik

- **Anamnese:** Menarche? Primäre/sekundäre Amenorrhoe? Symptome der Virilisierung? Medikamente (Steroide)?
- **Inspektion:** Verteilung der Behaarung, Virilisierung: Muskulatur, Genitalien (s. o.), Pigmentierung, Körpergröße (adrenogenitales Syndrom).
- **Quantifizierung** des Hirsutismus nach Ferriman und Gallway (1961): Skala von 0–4 der Ausprägung des Hirsutismus in 9 androgenabhängigen Hautarealen (Oberlippe, Kinn, Brust, Rücken, Lenden, Oberbauch, Unterbauch, Oberarm, Oberschenkel) und Bildung des Summations-Scores. Maximale Punktzahl 36; Hirsutismus bei Punktzahl > 7.
- **Sonographie** der Nebennieren und Ovarien.

Weiterführende Diagnostik

- **Hinweis:** Welche der hier aufgelisteten Maßnahmen bei der jeweiligen Verdachts- bzw. Differenzialdiagnose indiziert und zielführend ist, s. Tab. 116.
- **Bildgebende Diagnostik** (s. Abb. 150): CT und ggf. MRT von Nebennieren, Ovarien und ggf. MRT der Sella. Gegebenenfalls selektive Venenblutentnahme zur Labordiagnostik.
- **Labordiagnostik** (s. auch Abb. 150).
  - Dexamethason-Hemmtest: Bei V.a. adrenalen Hirsutismus. Durchführung: Dexamethason (4 × 2 mg für 4 Tage).
  - ACTH-Stimulationstest: Bei V.a. AGS.
  - LHRH-Stimulationstest: Bei V.a. PCO-Syndrom.
  - LHRH-Agonisten-Test (Nafarelin-Test): Bei V.a. PCO-Syndrom.

Differenzialdiagnose

- **Häufigste Ursachen:** Syndrom der polyzystischen Ovarien (PCO, 40%), idiopathischer Hirsutismus (30%). Weniger häufig sind adrenaler (20%) bzw. gemischt ovariell-adrenaler (5–10%) Hirsutismus, ein 21-Hydroxylasemangel (5%) mit sog. late-onset-AGS oder Nebennieren- und Ovartumoren (<1%).

Hypertrichose, Hirsutismus und Virilisierung

▶ **Differenzialdiagnostisches Vorgehen** s. Abb. 150.

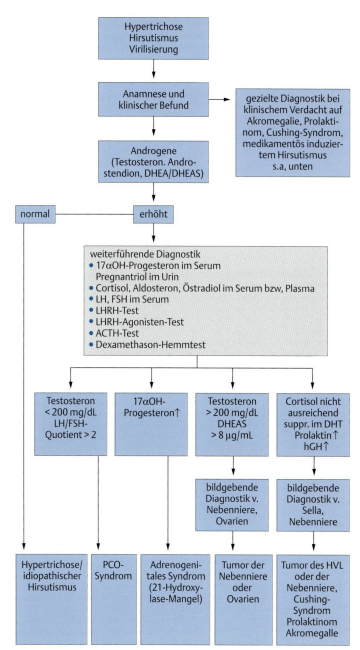

Abb. 150 Differenzialdiagnostisches Vorgehen bei Hirsutismus/Hypertrichose

Hypertrichose, Hirsutismus und Virilisierung

Tabelle 116 · Differenzialdiagnose von Hypertrichose/ Hirsutismus

Diagnose	wesentliche diagnostisch richtungweisende Anamnese, Untersuchung u./o. Befunde	Sicherung der Diagnose
1. Androgen-unabhängig (Hypertrichose)		
idiopathisch	typischer Habitus	Ausschlussdiagnose
medikamentös	Einnahme von Minoxidil, Glukokortikoiden, Diazoxid, Cyclosporin A, Phenytoin oder Penicillamin in zeitlichem Zusammenhang	
2. Androgen-vermittelt (Hirsutismus): ovarieller Hyperandrogenismus		
PCO-Syndrom (Stein-Leventhal-Syndrom)	wegen erhöhter Androgenspiegel auch Haarausfall, sonographisch polyzystische Ovarien, LH hoch, niedrig bis normale FSH-Spiegel	
Ovarialtumoren	mäßige Erhöhung von DHEAS i.P. bzw. der 17-Ketosteroide im 24-h-Urin, Testosteron-Erhöhung (→ gynäkologische Untersuchung/bildgebende Verfahren), selektive Katheterisierung der Venen im kleinen Becken (falls kein ovarieller Tumor lokalisierbar)	
Schwangerschaftsvirilisierung	Anamnese, Schwangerschaftstest und gynäkologische Untersuchung	
3. adrenaler Hyperandrogenismus		
adrenogenitales Syndrom (AGS) (s. Abb. 151)	alle Typen des AGS: Hypokortisolismus, 17-Ketosteroidausscheidung im 24-h-Urin ↑↑ bzw. DHEAS-Spiegel i.P. ↑ und ACTH-Spiegel ↑ – salzverlierender Typ: zusätzlich Hypotonie – salzretinierender Typ: Hypertonie/Hypokaliämie Zeichen des Addison-Syndroms (Pigmentierung), Hypokortisolismus, Beginn der Symptome in der Kindheit/Pubertät, gelegentlich auch später (late-onset AGS)	Dexamethasonsuppressionstest: Vollständige Suppression der erhöhten DHEAS- bzw. 17-Ketosteroidsekretion; spezifischer Nachweis des Enzymdefektes bzw. Differenzierung des AGS. Salzverlierender Typ (21-Hydoxylasemangel): 17-Hydroxy-Progesteronausscheidung im 24h-Urin ↑
androgenbildende Tumoren	17-Ketosteroidausscheidung ↑ bzw. DHEAS-Spiegel i.P. mit adrenaler Raumforderung; adrenale LH-sensitive Tumoren, die Testosteron produzieren sind sehr selten	CT, MRT; falls negativ (selten) und bei untypischem Hormonsekretionsmuster: selektive Venenblutentnahme zur Differenzierung ovarieller Tumoren
ACTH-abhängiges Cushing-Syndrom (s. Abb. 152, S. 302)	s. Gewichtszunahme S. 6	
familiäre Glukokortikoid-Resistenz	autosomal dominant, Hypertonie, Hypokaliämie, Hirsutismus, mäßige Virilisierung und Menstruationsunregelmäßigkeiten, Kortisolspiegel ↑ ohne Zeichen eines Cushing-Syndroms	Nachweis verminderter Zahl/Affinität der Glukokortikoidrezeptoren an Fibroblasten

Hypertrichose, Hirsutismus und Virilisierung

Tabelle 116 · Forts., Differenzialdiagnose von Hypertrichose/ Hirsutismus

Diagnose	wesentliche diagnostisch richtungweisende Anamnese, Untersuchung u./o. Befunde	Sicherung der Diagnose
4. gemischt		
ovariell-adrenaler Hyperandrogenismus	Differenzierung der ovariellen und adrenalen Anteile durch Dexamethason-Suppressionstest und Messung der adrenalen Androgene (17-Ketosteroide i.U., DHEAS i.P.)	
idiopathischer Hirsutismus (s. Abb. 153)	Ausschlussdiagnose	
5. bei anderen Endokrinopathien		
Akromegalie	s. Gelenkschmerzen/Gelenkschwellungen S. 188, Hyperhidrosis S. 288	
Hyperprolaktinämie	s. Gynäkomastie S. 210	
Prolaktinom	s. Gynäkomastie S. 210	
6. medikamentös induziert		
Androgene, anabole Steroide, Ovulationshemmer (Pille), Progesteronderivate, Danazol	Bei/kurz nach Einnahme	

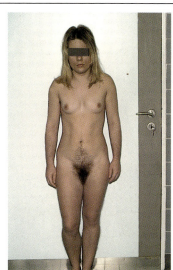
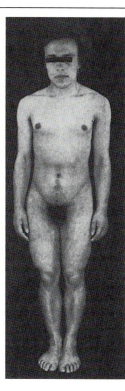

Abb. 151 Adrenogenitales Syndrom (AGS)
a) Virilismus bei einer Patientin mit angeborenem AGS (primäre Amenorrhö); b) Hirsutismus bei sonst weiblichem Habitus bei einer 25-jährigen Patientin mit postpuberal erworbenem AGS und Nebennierenrindenhypertrophie

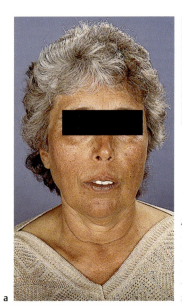
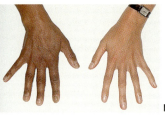

Abb. 152 ACTH-abhängiges Cushing-Syndrom mit Hyperpigmentierung der Haut a) 56-jährige Patientin mit progressiv wachsendem ACTH-bildenden Hypophysenadenom; b) hyperpigmentierte Hand der Patientin im Vergleich zu der Hand eines Gesunden

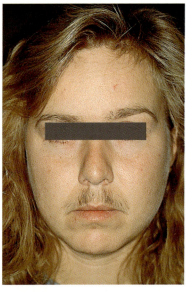

Abb. 153 Hirsutismus bei 23-jähriger Patientin

Hypotonie (A. Sturm)

Grundlagen

▶ **Definition:**
  ▷ *Hinweis:* Eine strenge Trennungslinie zwischen Normotonie und Hypotonie ist klinisch schwer, eher nur statistisch zu ziehen.
  • Für Mitteleuropa spricht man von einer arteriellen Hypotonie, wenn in Ruhe und im Liegen
    – bei unter 40-Jährigen ein systolischer Blutdruck < 100 mmHg vorliegt,

Hypotonie

- bei über 40-Jährigen der systolische Blutdruck < 105 mmHg liegt
- und/oder der diastolische Blutdruck < 60 mmHg liegt.

▶ **Einteilung:**
- *Akute Hypotonie.*
- *Chronische bzw. chronisch-intermittierende Hypotonie.*
- Über diese klinischen Formen hinaus wird meist noch als eigene pathophysiologische Entität die *autonome neurogene Hypotonie* unterschieden, siehe folgende Seiten.

Akute Hypotonie

▶ **Grundlagen:**
- *Definition:*
  - Plötzlich auftretender Blutdruckabfall. Dieser kann auch Symptom verschiedener schwerwiegender Erkrankungen unter den Leitsymptomen Schock (S. 516), Koma (S. 333), Synkope (S. 551) sein.
  - Die dazugehörigen Krankheitsbilder werden unter dem führenden Leitsymptom abgehandelt.
- *Klinik des Leitsymptoms:*
  - Abfall des arteriellen systolischen und diastolischen Blutdruckes mit Anstieg der Herzfrequenz und fadenförmigem, nicht tastbarem Puls.
  - Anstieg der Atemfrequenz mit Hyperventilation, Störung des Bewusstseins unterschiedlicher Ausprägung.
  - I.d.R. kalte, blasse und schweißige Haut.
  - Entwicklung einer Oligurie und Anurie (s. a. Tab. „Schock-Schweregrade" auf S. 517.).
- *Differenzialdiagnostische Übersicht* über Krankheitsbilder mit dem Symptom der akuten Hypotonie: Tab. 117.

▶ **Basisdiagnostik:**
- *Eigenanamnese:* Die Erhebung der Eigenanamnese ist bei Patienten im Schock, Synkope oder Koma meist nicht möglich.
- *Fremdanamnese:* Bei Befragung von Angehörigen/Verwandten/Begleitpersonen kurz fragen nach ursächlichen Möglichkeiten für einen:
  - Kardiogenen Schock/Synkope: S. 518.
  - Hypovolämischen Schock/Synkope: S. 521.
  - Zerebrovaskulären Schock/Synkope: S. 555.
  - Neurogenen Schock/Synkope: S. 523.
  - Septischen Schock: S. 520.
  - Anaphylaktischen Schock/Kollaps: S. 520.
  - Endokrinen Schock/Synkope: S. 523.
  - Stoffwechsel-Komata: S. 337 ff.
- *Umgebungsanamnese* besonders wichtig:
  - Intoxikation (z. B. durch Pilze) möglich?
  - Infektion möglich? Vorangegangenes Fieber? Umgebung?
  - Hitze als Ursache von Sonnenstich oder Kollaps?
  - Situationsbedingte Synkope? (Tab. 117)
  - Drehbewegung des Halses (z. B. beim Fahren aus der Garage): Hinweis auf Karotis-Sinus-Syndrom?
- *Körperliche Untersuchung:*
  - Orientierende Untersuchung des Bewusstseinszustandes: Erweckbar, Tiefe des Komas?
  - Beurteilung der Vitalfunktionen: Atmung, Herzauskultation, Puls, Blutdruck.
  - Orientierende neurologische Untersuchung: Lähmungserscheinungen, Fehlen oder Seitendifferenz der Reflexe.
  - Hautveränderungen: Anaphylaxie? Allergie? Endokrines Grundleiden?

Hypotonie

- Zeichen einer schweren Exsikkose als Ursache eines hypovolämischen Schocks?
- Temperaturen, Pupillendifferenzen?
- *Weitere Einzelheiten zur Akutdiagnostik* bzw. Ausschluss vital bedrohlicher Krankheitsbilder s. Schock S. 517.

▶ **Weiterführende Diagnostik:**
- ▷ *Hinweis:* Welche der hier aufgelisteten Maßnahmen bei der jeweiligen Verdachts- bzw. Differenzialdiagnose indiziert und zielführend ist, s. Tab. 117.
- *Labor:* Blutzucker, kleines Blutbild, Transaminasen, CK und CKMB, Troponin I/T, Hämatokrit, Elektrolyte, Natrium, Chlor, Kalzium, TSH basal, Kalium.
- *EKG:* Infarktzeichen? Rhythmusstörungen?
- *Echokardiographie:* Perikarderguss, Klappenabriss, Endokardauflagerungen?
- *Doppler-Untersuchung:* A. Carotis (Stenose?), evtl. transkraniell bei V.a. Hirnembolie.
- *CCT:* Bei V.a. Schlaganfall, Hirnblutung, Hirndruckzeichen, Gehirntumor.
- *Endoskopie:* Notfall-Endoskopie bei V.a. hämorrhagischen Schock durch Blutungen im Bereich des Magen-Darm-Kanals.
- *Weitere akutdiagnostische Maßnahmen* sind abhängig von den Ergebnissen der körperlichen Untersuchung, der Anamneseerhebung und der bisher durchgeführten technischen Untersuchungen. Hierzu s. die in Tab. 117 angeführten Differenzialdiagnosen, deren Einzelheiten bei den jeweiligen Kapiteln besprochen/angeführt werden.

▶ **Differenzialdiagnose der akuten Hypotonie:** Tab. 117.

Tabelle 117 · **Differenzialdiagnose der akuten Hypotonie**

Diagnose (Häufigkeit)	wesentliche, diagnostisch richtungsweisende Anamnese, Untersuchung u./o. Befunde	Sicherung der Diagnose
vasovagale Synkope	Initialstadium mit Blässe, Hyperhidrosis, Übelkeit epigastrischen Beschwerden	rasche Besserung im Liegen
kardiogene (r) Synkope/Schock	S. 518	
hypovolämische (r) Synkope/Schock	S. 521	
zerebrovaskuläre (r) Synkope/Schock	S. 555	
neurogene (r) Synkope/Schock	S. 523	
septischer Schock	S. 520	
anaphylaktischer Kollaps/Schock	S. 520	
endokrine Synkope/Schock	S. 523	
Stoffwechsel/Komata	S. 337 ff	
Intoxikationen	aktuelle Umgebungsanamnese; *Cave:* u.U. bewusste Täuschung	Untersuchung von Mageninhalt, Blut, Urin
Infektionen	personelle und räumliche Umgebungsanamnese, klinische Zeichen d. Infektion	Nachweis der differenzialdiagnostisch vermuteten Infektion

Tabelle 117 · Forts., Differenzialdiagnose der akuten Hypotonie

Diagnose (Häufigkeit)	wesentliche, diagnostisch richtungweisende Anamnese, Untersuchung u./o. Befunde	Sicherung der Diagnose
Kinetosen	Umgebungsanamnese	rasche Besserung nach Beseitigung der auslösenden Ursache, evtl. HNO-Untersuchung
Sonnenstich	akute Bewusstseinsstörung, epileptische Anfälle, evtl. Meningismus	Umgebungsanamnese, Liquor mit erhöhtem Druck sowie Zell- u. Eiweißvermehrung
Hitzekollaps	Umgebungsanamnese	keine neurologische Symptomatik, rasche Besserung in kühler Umgebung
situationsbedingte Synkope	nach Husten, Miktion, Defäkation, medizinischen Eingriffen und ähnliches	Umgebungsanamnese, rasche Besserung nach Beseitigung/Beendigung der auslösenden Ursachen
Karotissinussyndrom	Umgebungsanamnese; nach starker Drehbewegung des Kopfes, Manipulation am Hals, Box-„Treffer" am Hals	positiver Karotisdruckversuch (wenn keine Thromben im Dopplernachweisbar)

Chronische bzw. chronisch-intermittierende Hypotonie

▶ **Grundlagen:**
- *Definition:* S. 302.
- *Klinik des Leitsymptoms:* Die allgemeinen Leitsymptome der Hypotonie sind in Tab. 118 wiedergegeben. Sie können in unterschiedlicher und wechselnder Häufigkeit mono- oder polysymptomatisch auftreten.

Tabelle 118 · Symptome und Befunde bei Hypotonie

Organ	Beschwerden
Herz	Palpitation, Extrasystolie, uncharakteristische Angina pectoris, kardiales Druckgefühl
Kreislauf	Kältegefühl an Armen und Füßen (fehlt bei asympathikotoner Hypotonie!), uncharakteristische Schwindelerscheinungen, Akrozyanose
Lunge	Hypoventilation, Einatemschwierigkeiten, anfallsweise Atemnot, Gähnzwang, Globusgefühl
Magen/Darm	Magendruck, Übelkeit, Appetitlosigkeit, Stuhlunregelmäßigkeit, Aufstoßen, Meteorismus
zentrales und peripheres vegetatives Nervensystem	Müdigkeit, Erschöpfungsgefühl, allgemeine Leistungsschwäche, Störung der Konzentration, Ohrensausen, Flimmern und Schwarzwerden vor den Augen, Reizbarkeit, depressiver Verstimmungszustand, Unruhe, Zittern, Unlust, Einschränkung der Libido

Hypotonie

- ▶ **Basisdiagnostik:**
  - *Anamnese:* Unter besonderer Beachtung der Klinik des Leitsymptoms (Tab. 118) und der Erkrankungen, die in Tab. 153 aufgeführt werden.
  - *Körperliche Untersuchung:*
    - Zeichen der Herzmuskelinsuffizienz, Herzauskultation, Cor pulmonale, Herzrhythmusstörungen.
    - Zeichen einer allgemeinen vegetativen Fehlregulation (z.B. Unruhe, Hyperhidrosis, Leistungsschwäche, Händezittern, Kältegefühl, Palpitationen).
    - Lungenauskultation: Emphysem?
    - Hinweise auf eine allgemeine schwere Arteriosklerose, Zerebralsklerose oder Morbus Parkinson.
    - Venenstatus: Varizen, postthrombotisches Syndrom?
    - Hinweise auf endokrine Störungen: Pigmentanomalien, Struma, Hautbeschaffenheit, Entwicklungsstörungen, Zeichen einer hormonellen Insuffizienz?
    - Exsikkose, die auf einen akuten und chronischen Volumenmangel hinweist?
    - Sorgfältige neurologische Untersuchung unter besonderer Berücksichtigung der in Tab. 120 angeführten Formen der neurogen-autonomen Hypotonie.
- ▶ **Weiterführende Diagostik:**
- ▶ *Hinweis:* Welche der hier aufgelisteten Maßnahmen bei der jeweiligen Verdachts- bzw. Differenzialdiagnose indiziert und zielführend ist, s. Tab. 119 und Tab. 120.
  - Puls und Blutdruckmessung zur Beurteilung orthostatischer Kreislaufregulationsstörungen nach Schellong-Thulesius.
  - *Labor:* Blutzucker, Elektrolyte (Natrium, Kalium, Chlorid, Kalzium), kleines Blutbild. Weitere Untersuchungen abhängig vom Ergebnis der klinischen Untersuchung und gestellten Verdachtsdiagnose.
  - *EKG:* Koronare Durchblutungsstörungen, Herzrhythmusstörungen?
  - *Röntgen-Thorax:* Herzkonfiguration? Lungenveränderungen?
  - *Echokardiographie:* Bei V.a. kardiovaskulär bedingte Hypotonie.
  - *Weiterführende Untersuchungen und spezielle Diagnostik* abhängig vom Ergebnis der durch die Basisdiagnostik eingeengten Differenzialdiagnose, s.o.
- ▶ **Differenzialdiagnose der chronischen/chronisch intermittierenden Hypotonie – primäre und sekundäre Formen:** Tab. 119 und Tab. 120.
  - ▶ *Hinweis:* Das differenzialdiagnostische Spektrum ist außerordentlich breit. Die Krankheitsbilder im einzelnen mit den Charakteristika der Anamnese, Klinik, der Befunde und Diagnostik werden in den Tab. 119 und Tab. 120 angeführt.
  - Wesentliche differenzialdiagnostische Kriterien und Untersuchungsbefunde der einzelnen Formen der Hypotonie: Tab. 119.

Tabelle 119 · Differenzialdiagnostik der chronischen/chronisch intermittierenden Hypotonie – primäre und sekundäre Formen

Diagnose (Häufigkeit)	wesentliche, diagnostisch richtungsweisende Anamnese, Untersuchung u./o. Befunde	Sicherung der Diagnose
essenzielle (primäre) Hypotonie	gehäuftes Auftreten während persönlicher Krisenzeiten; typische Befunde s. Tab. 118; oft leptosomer Typ	Ausschlussdiagnose

Hypotonie

Tabelle 119 · Forts., Differenzialdiagnostik

Diagnose (Häufigkeit)	wesentliche, diagnostisch richtungsweisende Anamnese, Untersuchung u./o. Befunde	Sicherung der Diagnose
Hypotonie durch vegetative Fehlregulationen	Befunde Tab. 118, vegetative Stigmata: Dermographismus ↑, seitengleiche Steigerung d. Eigenreflexe, Lidflattern bei Augenschluss	Nachweis einer Hypotonie in den Untersuchungs- und Funktionstesten/Zeichen der ausgeprägten vegetativen Fehlregulation
kardiovaskuläre Hypotonie	– Herzmuskelinsuffizienz (S. 553) – Herzrhythmusstörungen (S. 278 u. 553) – Aorten- und Mitralstenosen (S. 276) – Perikarditis (S. 152) – Myokarditis unklarer Genese (S. 247) – Herztumoren (S. 170) – Adams-Stokes-Anfall (S. 257) – Aortenbogensyndrom – Subclavian-steal-Syndrom (S. 555) – AV-Fisteln (S. 241)	
vasovagale Synkope bei hypersensitivem ventrikulärem Barorezeptor*	Präsynkopen oder Synkopen, vorwiegend in aufrechter Körperhaltung bei ↑ Sympathikotonus	im Schellong-Test: Typ IIa, bei asympathikotoner Form Noradrenalinspiegel in Urin und Serum ↓
zerebrovaskuläre Hypotonie	zerebrovaskuläre Durchblutungsstörungen, Morbus Parkinson, multiple Sklerose	Nachweis einer zerebrovaskulären Insuffizienz, typisches neurologisches Bild
Hypotonie bei venöser Insuffizienz (s. Abb. 154, S. 309)	Varikosis, postthrombotisches Syndrom, schlaffer Muskeltonus	Klinik; Venendiagnostik, Dopplersonographie
endokrine Hypotonie	– primäre und sekundäre Nebennierenrinden-Insuffizienz (S. 202) – Hypothyreose (S. 6) – Hypoglykämie (S. 556) – Hypophysenvorderlappen-Insuffizienz (S. 201) – Hyperparathyreoidismus (S. 327) – Bartter-Syndrom – Phäochromozytom (S. 287) – Adrenogenitales Syndrom (S. 300)	
neurogene Hypotonie	Tab. 120	Tab. 120
Hypotonie durch akuten und chronischen Volumenmangel	Diarrhö, Erbrechen, Durstgefühl ↓, Hämodialyse, Diabetes mellitus, Dumpingsyndrom; hormonelle Ursachen: Nebennierenrindeninsuffizienz, Hypophysenvorderlappen insuffizienz, Diabetes insipidus, Hypothyreose	klinisches Bild; s. entsprechende Kapitel
pulmonale Hypotonie (s. Abb. 192, S. 378)	Lungenemphysem, pulmonale Hypertonie, Lungenfibrosen	Röntgen-Thorax, Lungenfunktionsprüfung

Hypotonie

Tabelle 119 · Forts., Differenzialdiagnostik

Diagnose (Häufigkeit)	wesentliche, diagnostisch richtungweisende Anamnese, Untersuchung u./o. Befunde	Sicherung der Diagnose
Hypotonie bei Elektrolytstörungen	Hypokaliämie, Hyponatriämie, Hypokalzämie	Elektrolytbestimmungen
medikamentös induzierte Hypotonie	Anamnese, insbesondere bei: Antihypertonika, Saluretika, Vasodilatantien, Kalziumantagonisten, Antiarrhythmika, Bronchodilatatoren, Antikonvulsiva, Antidepressiva, Antiparkinsonmittel, Sedativa/Psychopharmaka, Nitropräparate, Analgetika	Anamnese, Auslass-Versuch
Kachexie (s. Abb. 156)	Grunderkrankung	klinisches Bild
Dumpingsyndrom	Anamnese: OP, nahrungsmittelabhängig	Blutzucker postprandial
Glaukom	Stirnkopfschmerz, Sehstörungen	Messung des Augeninnendrucks
chronische Dehydration (s. Abb. 44, S. 90)	Anamnese, Gesamteindruck, stehende Hautfalten	Hämatokrit
depressiver Verstimmungszustand	Anamnese; Klinik: Gesamtverhalten	Neurologisch-psychiatrische Untersuchung
Morbus Ménière	Anamnese: anfallsartige Schwindelattacken, Tinitus über Minuten bis Stunden, häufig gefolgt von Übelkeit und Erbrechen oft Schwerhörigkeit	HNO-Untersuchung
chronischer Nikotinabusus	mehr als 20 Zigaretten täglich	Anamnese
Schwangerschaftshypotonie		
a) des 2. Trimenons	Anamnese; klinische Untersuchung, aus geprägte vegetative Stigmata	ausgeprägte hypotone Regulationsstörung im Schellong-Thulesius-Test
b) des 3. Trimenons (durch Druck des Uterus auf die V. cava inferior)	beim Liegen auf dem Rücken Auftreten von Übelkeit, Tachykardie, epigastrischen Beschwerden, gelegentlich Bewusstseinsstörungen mit Krämpfen *Cave:* Häufige Fehldiagnose einer abdominellen Erkrankung oder einer inneren Blutung	Klinik, gynäkologische Untersuchung, Sonographie

* *Definition:* Reaktive parasympathische Gegenregulation mit Aufhebung von Hypotension und Bradykardie als Folge eines plötzlich aufgetretenen Erregungszustandes mit einer Phase des erhöhten Sympathikotonus

Hypotonie

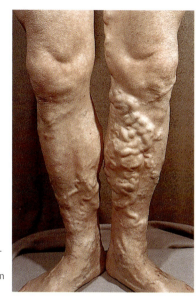

Abb. 154 Venöse Insuffizienz: primäre Varikosen mit großen Varizenkonvoluten besonders am linken Unterschenkel

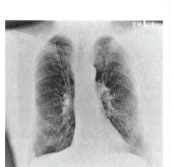
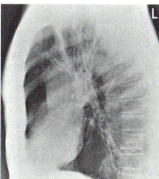

Abb. 155 Lungenemphysem bei schwerem α_1-Antitrypsinmangel bei 54-jährigem Mann

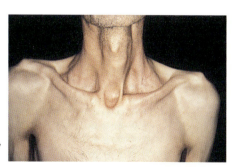

Abb. 156 Kachexie (tumorbedingt) bei Rezidiv eines Morbus Hodgkin

Hypotonie

Neurogene autonome Hypotonie

▶ **Definition:**
- Hypotonie bei einer Erkrankung des peripheren u./o. zentralen autonomen Nervensystems. Das zentrale oder periphere sensomotorische Nervensystem kann ebenfalls beteiligt sein.
- Alle Formen der neurogenen autonomen Hypotonie haben im Schellong-Thulesius-Test den Reaktionstyp einer asympathikotonen orthostatischen Hypotonie, d. h. Typ IIa.

▶ **Differenzialdiagnose:** Tab. 120.

Tabelle 120 · **Differenzialdiagnose der primären und sekundären Formen der neurogenen autonomen Hypotonie**

Diagnose (Häufigkeit)	wesentliche, diagnostisch richtungsweisende Anamnese, Untersuchung u./o. Befunde	Sicherung der Diagnose
primäre Form		
Shy-Drager-Syndrom	schweres Orthostase-Syndrom; Impotenz; Miktions- und Defäkationsbeschwerden; akinetisches Parkinson-Syndrom; Anhydrose	Männer über 50 Jahre mit typischem neurologischem Befund; Ausscheidung der Katecholamine häufig ↓, fehlender Katecholaminanstieg nach orthostatischer Belastung
familiäre Dysautonomie (Riley-Day-Syndrom)	schweres Orthostase-Syndrom; Störung der Tränenfunktion; Schluckstörungen, Hyperhidrosis, Ataxie	vorwiegend bei jüdischen Kindern typischer neurologischer Befund; Noradrenalin i.S. und Urin ↓
sekundäre Form		
Diabetes mellitus	klinisches Bild des schlecht eingestellten Diabetes mellitus	Blutzucker-Tagesprofil, HbA_{1c}
Alkoholismus	typische Anamnese	Zeichen eines chronischen Alkoholismus; pathologische γ-GT, MCV und CDT
Polyneuritis/ Polyneuropathie	Parästhesien, Sensibilitätsstörungen, motorische Ausfälle, Abschwächung der Reflexe	neurologische u. elektrophysiologische Untersuchungen
Tabes dorsalis	Klinik: anfallsartige lanzierende Schmerzen, tabische Krisen, Ataxie, verminderte Eigenreflexe, Pupillenstörung	neurologische Untersuchung
Multiple Sklerose (s. Abb. 186, S. 360)	wiederholte Schübe, neurologische Symptome aus topisch unterschiedlichen Anteilen des zentralen Nervensystems, imperativer Harndrang, Retrobulbär-Neuritis, Doppelbilder, spastisch ataktischer Gang	neurologische Untersuchung, MRT
urämisches Syndrom	klinisches Bild einer chronischen Nierenerkrankung	Azotämie, Kreatinin↑

Hypotonie

Tabelle 120 · Forts., Differenzialdiagnose

Diagnose (Häufigkeit)	wesentliche, diagnostisch richtungsweisende Anamnese, Untersuchung u./o. Befunde	Sicherung der Diagnose
Amyloidose	Grunderkrankung der primären oder sekundären Amyloidose (S. 26)	Biopsie
Morbus Parkinson	Beeinträchtigung der primären Bewegungsautomatismen, Erhöhung des extrapyramidalen Tonus, Tremor	neurologische Untersuchung (S. 2)
paraneoplastisches Syndrom	Klinik: Abhängig von zugrunde liegender Tumorerkrankung sehr unterschiedlich	Labor: Unter anderem Nachweis von Paraproteinen i.U.
Querschnittlähmung	typisches klinisches Bild	neurologische Untersuchung
Syringomyelie	Klinik: Paraspastik, Muskelatrophien, disloziierte Sensibilitätsstörungen, Störung von Trophik und Autonomie	neurologische Untersuchung
Guillain-Barré-Syndrom	Klinik der akuten Polyneuropathie (S. 461)	Liquor: Zytoalbuminäre Dissoziation
Medikamente	Tab. 119	
Postsympathektomie	typische postoperative Anamnese	typische postoperative Anamnese

Verwandte Leitsymptome

- Koma: S. 333.
- Schwindel: S. 524.
- Schock: S. 516.
- Synkope: S. 551.

Ikterus (R. Secknus, J. Mössner)

Grundlagen

- **Definition:** Gelbfärbung der sichtbaren Haut und Schleimhäute infolge von Bilirubineinlagerung bei einem Missverhältnis zwischen Bilirubinanfall (z. B. Hämolyse) und -ausscheidung über die Leber. Die normale tägliche Produktion beträgt 250–400 mg Bilirubin. Ikterus tritt bei Gesamtbilirubinspiegeln über 35 µmol/l (2 mg/dl) auf und manifestiert sich i.d.R. zuerst an den Skleren, bei höherem Bilirubinspiegel (> 51 µmol/l = 3 mg/dl) an der Haut.
- **Einteilung (nach Form):** Tab. 121.
  - *Prähepatischer Ikterus:* Vermehrter Bilirubinanfall.
  - *Hepatischer (hepatozellulärer) Ikterus:* Verminderte hepatische Aufnahme, Glukuronierung oder Sekretion. Die kanalikuläre Bilirubinsekretion stellt den begrenzenden Schritt der Bilirubinausscheidung dar.
  - *Posthepatischer Ikterus:* Verschluss der Gallenwege.

Tabelle 121 · Ikterusformen

	prähepatisch	hepatisch = hepatozellulär	posthepatisch
Serum:			
– direktes Bilirubin		+	+
– indirektes Bilirubin	+	+	
Urin:			
– Bilirubin		+	+
– Urobilinogen	+	+	
Stuhlfarbe	dunkel	hell	hell

Basisdiagnostik

- **Anamnese:** Galle-Erkrankungen/-Operationen, Malignome, Herzinsuffizienz, Medikamente, Stuhlfarbe?
- **Körperliche Untersuchung:** Leber tastbar, Gallenblase tastbar (Courvoisier-Zeichen), Milz tastbar, Blässe (Anämie), Leberhautzeichen?
- **Labor:** Direktes/indirektes Bilirubin, Blutbild inkl. Retikulozyten, Haptoglobin, LDH, GOT, GPT, alk. Phosphatase, γ-GT.
- **Abdomen-Sonographie.**

Weiterführende Diagnostik

- **Hinweis:** Welche Maßnahme bei der hier aufgelisteten weiterführenden Diagnostik bei der jeweiligen Verdachts- bzw. Differenzialdiagnose zielführend ist, s. Tab. 122.
- **Labor:** Coombs-Test, Wärme-/Kälteantikörper, Differenzial-BB (Ery-Morphologie), Glukose-6P-Dehydrogenase-Aktivität, Hepatitis-Serologie, Coeruloplasmin, Ferritin, Eisen, Vitamin B_{12}.
- **CT, MRT.**

Differenzialdiagnose (Tab. 122)

Ikterus

Tabelle 122 · Differenzialdiagnose des Ikterus

Diagnose	wesentliche diagnostisch richtungsweisende Anamnese, Untersuchung u./o. Befunde	Sicherung der Diagnose
1. prähepatischer Ikterus (vermehrter Bilirubinanfall)		
1.1 Hämolyse (S. 66)	LDH ↑, Bilirubin indirekt > direkt, Haptoglobin ↓, Retikulozyten ↑	s. Anämie S. 18
1.2 gestörte Erythropoese (z. B. sideroachrestische, megaloblastäre Anämie, Leukämien, Intoxikation)	fehlende Hämolysezeichen (Retikulozyten nicht erhöht, Haptoglobin normal)	s. auch S. 16
2. hepatischer (hepatozellulärer) Ikterus		
2.1 verminderte Bilirubinaufnahme		
– Medikamenteninteraktion	Anamnese (Sulfonamide, Ampicillin, Indometacin, Furosemid, Chinidin, Ajmalin, Rifampicin?)	Besserung nach Beendigung der Exposition
– Rechtsherzinsuffizienz („Stauungsleber")	Klinik, echokardiographische Zeichen der rechtsventrikulären Belastung/Insuffizienz	s. Herzinsuffizienz S. 248
2.2 gestörte Glukuronierung		
– Morbus Gilbert-Meulengracht (häufigste Ursache bei [jungen] Erwachsenen)	Bilirubin gering ↑, wechselnde Spiegel, überwiegend Männer	Fastentest mit Bilirubinanstieg, Ausschluss hepatischer/hämatologischer Erkankungen
– Crigler-Najjar-Syndrom	Bilirubin ↑↑, autosomal-rezessiver Erbgang, Manifestation postpartal (Typ 1) oder im Jugendalter (Typ 2)	Nachweis des Glukuronyl-Transferase-Mangels
– Hyperthyreose	TSH basal, fT_3, fT_4	s. Gewichtsverlust S. 200
– östrogenhaltige Kontrazeptiva, Gentamycin	Anamnese	Besserung nach Beendigung der Exposition
2.3 gestörte Bilirubinsekretion		
– akute Hepatitis B (DNA-Virus)	parenterale Infektion, häufig klinisch inapparent, in 1/3 d.F. akute Hepatitis, davon 15 % Chronifizierung, 1 % fulminant	Nachweis von HBsAg und anti-HBc-IgM; Histologie: umschriebene Leberzellnekrosen, entzündliche Infiltrate
– akute Hepatitis C (RNA-Virus)	initial meist milde akute Hepatitis, aber Chronifizierung in 2/3 der Fälle, parenterale Übertragung aber seltener durch Geschlechtsverkehr als HBV	Nachweis von anti-HCV; Histologie ähnlich Hepatitis B (s. o.)

Ikterus

Tabelle 122 · Forts., Differenzialdiagnose des Ikterus

Diagnose	wesentliche diagnostisch richtungweisende Anamnese, Untersuchung u./o. Befunde	Sicherung der Diagnose
– akutes Leberversagen	Klinik mit rasch progredientem Ikterus, Foetor hepaticus, hepatische Enzephalopathie, Koagulopathie. Definition als Leberversagen ohne vorbestehende Lebererkrankung, als Folge toxischer Leberschädigung (Halothan, INH, Paracetamol, Knollenblätterpilz-Vergiftung u. a.), fulminante Virushepatitis, Schwangerschaftshepatitis, Schockleber, Autoimmunhepatitis	Histologie: unterschiedlich, häufig massive Leberzellnekrosen
– alkoholische Hepatitis (s. Abb. 157, S. 317)	Anamnese: Chronischer Alkoholkonsum, Inappetenz, Übelkeit, Erbrechen, Gewichtsverlust, Oberbauchschmerzen. Fieber und Letalität. Körperliche Untersuchung: Hepato-Splenomegalie, Aszites, Ikterus, Fieber, Enzephalopathie. Labor: ASAT und ALAT ↑↑ (ASAT > ALAT!), γ-GT ↑↑, Bilirubin und PTT ↑, Lebersynthese ↓↓	Histologie: Leberzellnekrosen und Nachweis polymorphkerniger Granulozyteninfiltrate, Leberzellverfettung, Mallory Bodies
– Amöbenhepatitis	Hepatomegalie/Ikterus in Zusammenhang mit Durchfallerkrankung	Nachweis pathogener Amöbenformen aus dem Stuhl, Amöben-Serologie
– Amyloidose der Leber	s. Anurie/Oligurie S. 26	
– chronische Virushepatitis (ca. 50% aller chronischen Hepatitisformen)	fortdauernde Entzündung über 6 Monate. Chronifizierung: Hepatitis B 10%, Hepatitis C 50–70%. Häufig (ca. 20% Hepatitis C) Entwicklung einer Leberzirrhose, Risiko eines hepatozellulären Karzinoms. Autoimmunphänomene, Kryoglobuline	Histologie (Beurteilung nach Ätiologie, Entzündungsaktivität und Fibrosegrad); Serologie: Hepatitis B: HBsAg, HBeAg, HBV-DNA; Hepatitis C: Anti-HCV, HCV-RNA; Hepatitis D: Hepatitis-B-Serologie + Anti-HDV, HDV-RNA
– granulomatöse Hepatitis	Konstellation: primäre biliäre Zirrhose (PBC), Medikamente, Sarkoidose, Tbc, Bruzellose, Lues	histologische Diagnose/Ätiologie, durch Anamnese klinische Konstellation + Keimdiagnostik (s. Fieber)

Ikterus

Tabelle 122 · **Forts., Differenzialdiagnose des Ikterus**

Diagnose	wesentliche diagnostisch richtungsweisende Anamnese, Untersuchung u./o. Befunde	Sicherung der Diagnose
– Hämochromatose, Hämosiderose (s. Abb. 158, S. 317)	primäre Form (= Hämochromatose): Mutation im HLA-H-Gen (C282Y, evtl. in Kombination mit H63D), 10 % Heterozygotie, 0,25 % Homozygotie. Sekundäre Form (= Hämosiderose): Eisenzufuhr ↑, chronischer Alkoholmissbrauch. enterale Eisenresorption ↑, v.a. Männer ab 5. Dekade. Klinik: Hautpigmentierung, ggf. in Kombination mit Diabetes mellitus („Bronzediabetes"), Hepatomegalie, verringerte Behaarung, Hodenatrophie, Arthropathie, kardiale Symptome. Labor: S-Fe > 30 µmol/l, Ferritin i.S. > 700 µg/l, Transferrinsättigung > 55 %	Eisengehalt der Leber > 100 µmol/g, molekularbiologische Diagnostik wertvoll zum Screening von Familienmitgliedern
– Hepatitis A (RNA-Virus)	akute Hepatitis, keine Chronifizierung	Nachweis von anti-HAV-IgM; Histologie: (Peri-)portale entzündliche Lymphozyteninfiltrate
– Hepatitis D	Koinfektion bei Hepatitis B, parenterale Übertragung, in 2 % fulminanter Verlauf	Nachweis von Anti-HDV-IgM; Histologie ähnlich Hepatitis B
– Hepatitis E	fäkal-orale Infektion wie Hepatitis A, keine Chronifizierung	Nachweis von anti-HEV. Während der Schwangerschaft letale Komplikationen bis 20 %; Histologie: Cholestase
– Infiltration durch Lymphome/Leukosen	Splenomegalie, Lymphknotenschwellungen, Anämie, Thrombopenie; Differenzialblutbild	Knochenmarkhistologie/-zytologie, nur gelegentlich Leberhistologie zur Diagnosesicherung notwendig
– Leberabszesse	s. Bauchschmerz S. 57	
– Lebermetastasen	Ikterus entweder durch Kompression des D. choledochus oder durch diffuse Infiltration des Parenchyms	Histologie durch Leber-PE und in Abhängigkeit davon Nachweis des Primärtumors
– Lebervenenthrombose (Budd-Chiari-Syndrom)	s. Bauchschmerzen S. 55	
– Leptospirose	s. Anurie/Oligurie S. 28, häufig Kontakt mit Abwasser	

Ikterus

Tabelle 122 · Forts., Differenzialdiagnose des Ikterus

Diagnose	wesentliche diagnostisch richtungweisende Anamnese, Untersuchung u./o. Befunde	Sicherung der Diagnose
– Morbus Wilson Abb. 159, S. 318	autosomal rezessiver Defekt, Chromosom 13. Kayser-Fleischer-Kornealring, Hepatomegalie, ZNS-Symptome, Osteomalazie, Blutbildveränderungen	Cu^{2+} i.S. $< 60\,\mu g/dl$, Coeruloplasmin i.S. $< 150\,mg/ml$, Cu i.U. $> 115\,\mu g/d$, Cu i. Lebergewebe $> 1,4\,\mu mol/g$. Familienuntersuchung! In Zweifelsfällen molekularbiologische Diagnostik (ATP7B-Mutationen)
– nichtalkoholische Fettleberhepatitis (NASH)	wie Alkoholhepatitis bei fehlendem Alkoholabusus. Risikofaktoren: Adipositas, Z.n. intestinaler Bypass-OP, Diabetes mellitus Typ II, Therapie mit Amiodaron, Nifedipin, Glukokortikoiden	Histologie wie Alkoholhepatitis (auch mit Mallory Bodies)
– perniziöse Anämie	s. Anämie S. 18	
– portokavaler Shunt	Shunt-OP in der Anamnese	
– primär biliäre Lebererkrankungen	s. u.	
– Sarkoidose der Leber	s. Lymphknotenschwellungen S. 388	
– Autoimmunhepatitis (bis 10 %)	Frauen ab der 3. Dekade	Histologie; Typ I (ANA), Typ II (LKM-Antikörper-Nachweis; diese sind aber auch bei Hepatitis C möglich)
– toxische Hepatitis (40 %)	Alkoholabusus (s. o.), Medikamente	Besserung nach Beendigung der Exposition
– sonstige Ursachen (10 %)	z. B. nicht hepatotrope Viren (CMV, EBV) bei immunsupprimierten Patienten	IgM-AK, Histologie
– Medikamente	Anamnese	Besserung nach Absetzen
– Dubin-Johnson- und Rotor-Syndrom	leicht ↑ Bilirubin, autosomal-rezessiv, Beginn im Kindes- und Jugendalter, Familienanamnese	Dubin-Johnson-Syndrom: Histologie (Pigment in Hepatozyten); Rotor-Syndrom: Normale Histologie
3. posthepatischer Ikterus (Verschluss der Gallenwege)		
primär biliäre Zirrhose (PBC) (Befall der intrahepatischen Gallenwege)	Juckreiz, Xanthome, γGT ↑, aP ↑	AMA (Anti-M_2-AK), IgM, Histologie

Tabelle 122 · Forts., Differenzialdiagnose des Ikterus

Diagnose	wesentliche diagnostisch richtungweisende Anamnese, Untersuchung u./o. Befunde	Sicherung der Diagnose
primär sklerosierende Cholangitis (PSC) (extrahepatische Gallenwege) (s. Abb. 160)	Assoziation mit Colitis ulcerosa (6 % der Fälle), Nachweis von p-ANCA (70 %), Histologie; γGT und aP ↑	typischer ERCP-Befund (rarefizierte, stenosierte und dilatierte Gallenwege)
Cholelithiasis	häufig vorausgehende/rezidivierende Koliken, Cholezystolithiasis, Gallenblasenhydrops, Cholangitis, evtl. Pankreatitis	sonographischer Steinnachweis, ERCP mit EPT und Steinextraktion

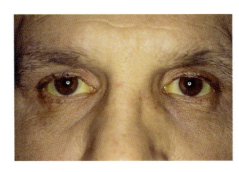

Abb. 157 Alkoholische Hepatitis mit ikterischen Konjunktiven

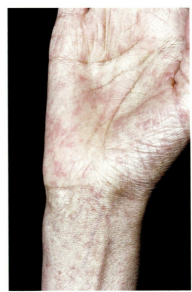

Abb. 158 Hämochromatose mit hyperpigmentierten Handlinien

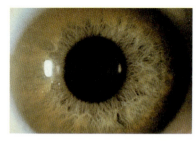

Abb. 159 Morbus Wilson mit Kayser-Fleischer-Ring

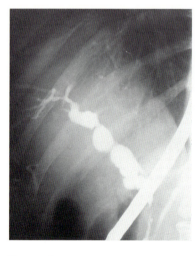

Abb. 160 Primär sklerosierende Cholangitis (PSC) in der ERCP: Multiple extrahepatische Gallengangsstrikturen (sog. Perlschnurphänomen)

Impotenz (R. G. Bretzel)

Grundlagen

- **Definition:** Die Impotenz umfasst nach der Symptomatologie Störungen der Libido, der Ejakulation (Ejaculatio praecox, retardata, retrograda), des Orgasmus und der Erektion (erektile Dysfunktion).
- **Einteilung (nach Ätiopathogenese):**
  - Organisch (10%).
  - Psychogen (90%).
- **Einteilung (nach Zeitpunkt des Auftretens):**
  - Primäre Form.
  - Sekundäre Form.
- **Hinweis:** Es gibt psychogene und organische Formen (z. B. Hypogonadismus, schwere allgemeine Erkrankungen, neurologische Ursachen).
- **Prävalenz:**
  - Etwa jeder zehnte Mann in der Normalbevölkerung leidet an einer erektilen Dysfunktion, wobei dieser Prozentsatz in der Altersgruppe der 40–70-Jährigen auf über 50% ansteigt.
  - Diabetiker: Die Prävalenz ist dreimal so hoch, die Symptomatik tritt 10–15 Jahre früher auf. Eine direkte Korrelation zu Diabetesdauer und zu schlechter Stoffwechseleinstellung besteht. Aufgrund der Prävalenzdaten leiden in Deutschland wohl 1,5 Mio Diabetiker unter Potenzproblemen.

Impotenz

Diagnostik

- ▶ **1. Stufe: Nicht-invasive Basisdiagnostik:**
  - Sorgfältige Anamnese. Eine plötzlich eintretende erektile Dysfunktion bei erhaltenen morgendlichen Erektionen und nächtlichen Zunahmen der Tumeszenz macht eine psychogene Ursache wahrscheinlich. Insbesondere wenn sich anamnestisch Anhaltspunkte für eine Situations- und Partnerabhängigkeit der Symptome ergeben. Auch sollte eine sekundäre psychische Überlagerung bei organisch bedingten Sexualstörungen ausgeschlossen werden.
  - Sexualanamnese.
  - Körperliche Untersuchung.
  - Laborchemische Untersuchungen.
  - Psychologische Erstdiagnostik.
  - Standardisierter Patientenfragebogen.
- ▶ **2. Stufe: Semi-invasive Diagnostik:**
  - Schwellkörper-Injektionstestung (SKIT).
  - Doppler- und FKDS.
  - Neurophysiologische Untersuchungen, Corpus-Cavernosum-Elektromyographie, penile sympathische Hautantwort, Beckenboden-Elektromyographie, Nervus-pudendus-Latenzzeit, Bulbus-cavernosus-Reflex.
  - Ggf. Messung nächtlicher peniler Tumeszenz.
  - Ggf. fachpsychologische Diagnostik.
- ▶ **3. Stufe: Invasive Diagnostik:**
  - Pharmakokavernosometrie und -graphie.
  - Penisangiographie.
  - Kavernöse Biopsie.

Differenzialdiagnose (Tab. 123)

Tabelle 123 · Differenzialdiagnose der erektilen Dysfunktion beim Mann

Diagnose	zur Diagnose führt
psychogen (90 %)	
äußere Störfaktoren (Wohnverhältnisse), *Partnerpersönlichkeit* (Neurosen, Alkoholismus), *soziologische Faktoren* (sexuelle Erziehung, übersteigerte sexuelle Normen), *Versagensängste* (vor Koitus, vor Schwangerschaft) etc.	typische Anamnese und Besserung der Symptomatik bei Ausschalten bzw. therapeutischer Beeinflussung der identifizierten äußeren Faktoren
organisch (10 %)	
Diabetes mellitus	s. Gewichtsverlust S. 201; weitere Zeichen der autonomen Neuropathie wie Dyspepsie (Gastroparese), Durchfälle, orthostat. Hypotonie ohne reaktiven Herzfrequenzanstieg, geminderte Schweißsekretion häufig vorhanden
chronische Niereninsuffizienz	s. Oligurie/Anurie S. 26 ff
schwere Allgemeinerkrankungen (z. B. Lebererkrankungen)	s. Gewichtsverlust S. 200, Ikterus S. 312

Impotenz

Tabelle 123 · Forts., Differenzialdiagnose der erektilen Dysfunktion

Diagnose	zur Diagnose führt
Drogenabusus	bei Einnahme von Marihuana, Heroin, Alkohol sowie Besserung nach Weglassen
vaskulär	Zeichen der peripheren arteriellen Verschlusskrankheit wie Claudicatio intermittens oder Nekrosen, Strömungsgeräusche peripher oder über den Beckenarterien; Arteriosklerose-Risikofaktoren wie Hyperlipidämie, arterielle Hypertonie und Nikotinabusus
hypogonadotroper und hypergonadotroper Hypogonadismus	s. Gynäkomastie S. 209 u. 210
Hypothyreose	s. Gewichtszunahme S. 6
Hyperthyreose	s. Gewichtsverlust S. 200
Morbus Addison	s. Gewichtsverlust S. 202
Cushing-Syndrom	s. Gewichtszunahme S. 6
östrogenproduzierende Tumoren	s. Gynäkomastie S. 210
Medikamente	bei Einnahme von Betarezeptorenblockern, Sympatholytika wie Methyldopa, Clonidin, Reserpin u. a. sowie Diuretika (Thiazide und Spironolacton) sowie Besserung nach Absetzen
spinale und zerebrale Verletzungen und Erkrankungen	s. Lähmungen S. 358 u. 361, Sensibilitätsstörungen S. 539
nach Radikaloperationen im Beckenbereich	typische Anamnese und zeitlicher Zusammenhang

Juckreiz (W. Zidek)

Grundlagen

- **Leitsymptom:** Lokaler oder generalisierter Juckreiz ohne (sine materia) oder mit primären und sekundären Effloreszenzen (cum materia).
- **Definition:** Juckreiz ist eine der häufigsten, von Haut und Schleimhaut ausgehende Missempfindung, die teilweise mit schmerzartigem Charakter, eine eigene sensorische Qualität darstellt. Er wird über das gleiche afferente Nervensystem wie der Schmerz vermittelt.
- **Einteilung (nach Ätiologie):** Der Juckreiz ist ein weit verbreitetes, ätiologisch in vielen Fachgebieten auftretendes Symptom: Innere Medizin, Neurologie, Psychiatrie, Gynäkologie, Umweltmedizin und Hygiene. Auf ein der üblichen Gliederung entsprechendes differenzialdiagnostisches Prozedere wird daher verzichtet, eine Übersicht gibt die Tab. 124 wieder.

Differenzialdiagnose (Tab. 124)

Tabelle 124 · Ursachen des Juckreizes

Ursachen	Krankheitsbilder
Stoffwechselerkrankungen/ Endokrinopathien (s. Abb. 161)	Hyper- und Hypothyreose, Diabetes mellitus, Ikterus unterschiedlicher Genese, chronische Niereninsuffizienz, Urämie, Hypo- und Hyperparathyreoidismus, Diabetes insipidus, Allergien, Hyperurikämie, Vitaminmangelzustände, erhöhter Östrogenspiegel
Hämatologie/Onkologie	Eisenmangel, Porphyrien, Morbus Hodgkin-Lymphome, Plasmozytom, Leukämien, Polyzythämia vera, Mastozytose, monoklonale Gammopathien, solide Tumoren (insbesondere Magen-Ca, Mamma-Ca, Prostata-Ca, ZNS-Tumor, Sarkome)
andere exogene Noxen (s. Abb. 162, 163)	Kosmetika, Seifen, Konservierungsmittel, allergische Reaktionen auf Medikamente, Kleidungskontaktallergene, Metalle, Farbstoffe, Kontrazeptiva, gummihaltige Materialien, Getreidestaub, Pollen, Berufsstoffe
Parasiten	Trichinose, Askariden, Oxyuriasis, Echinokokken, Schistosomiasis, Onchozerkose, Trichiuriasis, Ankylostomiasis
Arthropoden (s. Abb. 164, S. 323, Abb. 165, S. 323)	Flöhe unterschiedlicher Art, Wanzen, Scabies, Milben unterschiedlicher Art
Insekten (s. Abb. 166, S. 323)	Moskitos, Wespen, Bienen, Ameisen, Motten, Raupen, Spinnen, Zecken, Läuse
Neurologie/Psychiatrie	Tabes dorsalis, Gehirntumoren, Psychosen unterschiedlicher Art, Wahnleiden, paranoides Syndrom, multiple Sklerose, psychogen
andere Ursachen	seniler Pruritus, Xerodermie unterschiedlicher Genese, Genussgifte (Nikotin, Alkohol, Kaffee), Herpes zoster, idiopathisch
dermatologische Krankheitsbilder	z. B. Neurodermitis, serborrhoische Dermatitis, Urtikaria, Entzündungen, Mykosen, Ekzeme, Exantheme (z. B. Masern, Windpocken) sowie Erythrodermie

Juckreiz

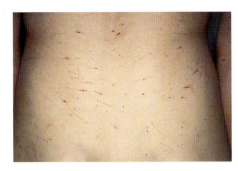

Abb. 161 Kratzspuren der Fingernägel bei Juckreiz durch Cholestase

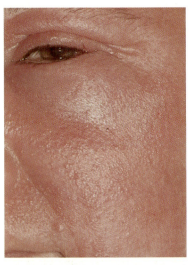

Abb. 162 Kosmetika als Auslöser eines akuten allergischen Kontaktekzems zwei Tage nach Anwendung einer Gesichtspackung

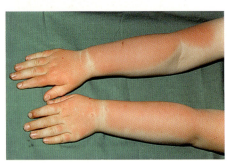

Abb. 163 Kontaktallergie durch Kleidung (akute toxische Kontaktdermatitis)

Juckreiz

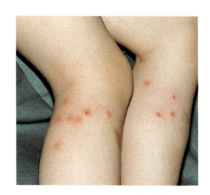

Abb. 164 Flohbisse

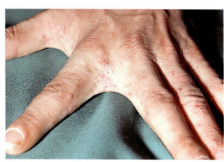

Abb. 165 Skabies mit gangartigen Papeln in den Interdigitalfalten

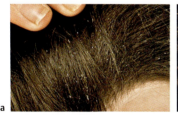
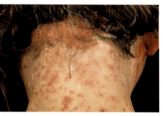

Abb. 166 Läusebefall (Pediculosis capitis) a) Nissen an den Haaren b) ekzematöse Reaktion am Hinterkopf

Verwandte Leitsymptome

▶ „Unbestimmte" Schmerzen: S. 513.

Kachexie s. Gewichtsverlust S. 199

Knochenschmerzen (W. Zidek)

Grundlagen

- **Einteilung:**
  - Isoliert.
  - Mit zusätzlichen Symptomen.
- **Klinik des Leitsymptoms:** Die internistischen Ursachen für Knochenschmerzen sind überwiegend systemischer Natur und verursachen diffuse Knochenschmerzen. Diese sind eher dumpf und im Achsenskelett häufig stärker. Spontanfrakturen verursachen naturgemäß gut lokalierbare Schmerzen.

Basisdiagnostik

- **Anamnese:**
  - Gastroenterologische Erkrankungen mit Diarrhöen?
  - Nierenerkrankungen?
  - Lokalisierte/generalisierte Knochenschmerzen?
  - Traumen?
- **Körperliche Untersuchung:**
  - Auftreibungen der Röhrenknochen?
  - Wirbelsäulendeformitäten („Witwenbuckel", tannenbaumartige Hautfalten sowie äußerlich sichtbare Sinterung der Wirbelsäule bei Osteoporose)?
  - Verbiegungen der langen Röhrenknochen (bei Osteomalazie/Rachitis)?
- **Hinweis:** Übersichtskapitel zu Schmerzen s. S. 513.

Weiterführende Diagnostik

- **Hinweis:** Welche Maßnahme bei der hier aufgelisteten weiterführenden Diagnostik bei der jeweiligen Verdachts- bzw. Differenzialdiagnose zielführend ist, s. Tab. 125.
- **Labor:** Serum-Ca^{2+}, Phosphat, alkalische Phosphatase, PTH, Calcitriol, Säure-Basen-Status. Urin: Ca^{2+}-Ausscheidung, Phosphat, Hydroxyprolin, Pyridinium-Crosslinks.
- **Bildgebende Verfahren:**
  - Konventionelles Röntgen.
  - CT (QCT zur Quantifizierung des Kalksalzgehaltes).
  - Photonenabsorption oder quantitative Sonographie zur Osteoporosediagnostik.
  - Skelettszintigraphie.
  - MRT.

Differenzialdiagnose

Tabelle 125 · Differenzialdiagnose bei Knochenschmerzen

Diagnose	wesentliche diagnostisch richtungsweisende Anamnese, Untersuchung u./o. Befunde	Sicherung der Diagnose
1. Knochenschmerzen ohne weitere klinische Symptome		
Osteoporose (idiopathisch)	S. 441, s. Tab. 156	

Tabelle 125 · Forts., Differenzialdiagnose bei Knochenschmerzen

Diagnose	wesentliche diagnostisch richtungweisende Anamnese, Untersuchung u./o. Befunde	Sicherung der Diagnose
Osteomalazie (s. Abb. 167, S. 330)	Gangstörungen, Muskelschwäche, Knochendeformationen. Ca^{2+} i.S. und Phosphat i.S. meist vermindert, alkalische Phosphatase und PTH erhöht, Milchglasstruktur der Knochen und Looser-Milkman-Umbauzonen. Häufige begleitende Konstellationen bei Osteomalazie: a) Malabsorptions-/Malassimilationssyndrome (s. Diarrhö S. 95) b) Laktoseintoleranz c) Fehl- und Mangelernährung d) kongenitale Störungen des Vitamin-D-Stoffwechsels (Vitamin-D-resistente Rachitis Typ I: Defekt der renalen 1α-Hydroxylase, autosomal-rezessiv; Vitamin-D-resistente Rachitis Typ II: Defekt des Vitamin D-Rezeptors, autosomal-rezessiv) e) Tumor-Hypophosphatämie f) Fluor-Überdosierung, Diphosphatüberdosierung, g) Aluminium-Intoxikation, h) cholestatische Erkrankungen und Lebererkrankungen und Nierenerkrankungen i) Einnahme von Antikonvulsiva j) Hypophosphatämie (mangelnde Resorption, Phosphatbinder-Überdosierung, hereditäre tubuläre Transportstörungen – X-chromosomal rezessive Hypophosphatämie [Mutation des PHEX-Gens], autosomal-dominante hypophosphatämische Rachitis, hypophosphatämische Rachitis mit Hyperkalziurie [Mutation des Na-Phosphat-Transporters Typ II?], multiple Transportdefekte [Aminoazidurie, proximal-tubuläre Azidose, Glukosurie] zusammen mit der Phosphaturie beim Fanconi-Syndrom) k) chronische Azidose (renal-tubuläre Azidose vom distalen Typ, Ureterosigmoidostomie)	Knochenhistologie mit Nachweis von unverkalktem Osteoid; Sicherung von a) und b) s. Diarrhö S. 96; e) Aluminiumgehalt in der Knochenstanze (nur bei terminaler Niereninsuffizienz) Skelettszintigraphie, Röntgen, Symptome der Grunderkrankung

Knochenschmerzen

Tabelle 125 · Forts., Differenzialdiagnose bei Knochenschmerzen

Diagnose	wesentliche diagnostisch richtungweisende Anamnese, Untersuchung u./o. Befunde	Sicherung der Diagnose
Knochentumoren (s. Abb. 168, 169, S. 331)	benigne: Hämangiom, Euchondrom, Chordom, Ostoidosteom maligne: Ewing-Sarkom, Chondro-, Fibro-, Osteosarkom Klinik: Pathologische Frakturen, Schmerzen, Auftreibung, gelegentlich Fieber	Röntgen, CT, MRT (Knochendefekte, Spiculae, periostale Reaktion, sklerotische Randbezirke) hinreichend spezifisch für Verdachtsdiagnose und eventuelle OP-Indikation, histologische Sicherung bei OP
Morbus Paget (s. Abb. 170, S. 332)	Zunahme des Schädelumfangs, lokalisierte Knochenschmerzen, pathologische Frakturen, Nervenkompressionssyndrome inkl. Schwerhörigkeit, im späteren Verlauf ggf. sarkomatöse Entartung mit Bildung von Knochentumoren; deutlich erhöhte AP sowie Hydroxyprolin- und Pyridinium-Crosslinks-Ausscheidung i.U.; starke Anreicherung im Knochenszintigramm	typischer Röntgenbefund mit verdickter Kortikalis, vermehrter Knochendichte, pathologische Knochenstruktur und Deformierungen; bei unklarem Röntgenbefund Knochenhistologie erforderlich
hereditäre Hyperphosphatasie	Verdickung des Schädelknochens und der Schädelbasis sowie Knochenumbau der Röhrenknochen, Rö ähnlich wie Morbus Paget (s. o.). Alkalische Phosphatase erhöht	autosomal-rezessive Vererbung und ggf. Histologie zur Unterscheidung vom Morbus Paget
hereditäre Hypophosphatasie	autosomal-rezessiv vererbter Defekt im Gen der AP mit Osteomalazie und frühem Zahnverlust. Beginn im frühen Kindesalter oder im Erwachsenenalter; AP ↓	Nachweis des Gendefekts, vermehrte Urinausscheidung von Phosphoräthanolamin und erhöhte Plasmaspiegel von Pyridoxal-5-phosphat
Osteogenesis imperfecta	Typ I Beginn im Kindesalter, pathologische Frakturen, zunehmende Schwerhörigkeit und blaue Skleren. Typ II ist letal in der perinatalen Phase, Typ III zeigt erhebliche Knochenbrüchigkeit bei weißen Skleren; Rö-Bild der Osteoporose. Genetik und Klinik heterogen	Mutationen der Typ-I-Kollagen-kodierenden Gene
Enchondromatose (Morbus Ollier)	multiple Enchondrome, klinische Auftreibungen, ggf. lokale Drucksymptome	typisches röntgenologisches Bild mit multiplen, scharf begrenzten Aufhellungen
Strahlen-Osteomyelitis	typische Anamnese und Rö-Befunde	

Tabelle 125 · Forts., Differenzialdiagnose bei Knochenschmerzen

Diagnose	wesentliche diagnostisch richtungweisende Anamnese, Untersuchung u./o. Befunde	Sicherung der Diagnose
Osteomyelitis (bakteriell)	Rötung, Überwärmung, Schmerzen in lokalisiertem Bereich; Rö: Lytische und sklerosierte Bezirke; vorangegangenes Trauma oder bakterielle Sepsis (Knochenherde im Spätverlauf, v.a. bei Salmonellosen und Brucellose)	bei typischem Rö-Befund und Klinik meist keine histologische/bakteriologische Sicherung durch PE notwendig
aseptische Knochennekrosen (s. Abb. 171, S. 332)	typische Lokalisationen: Os humatum (Morbus Kienböck), Os naviculare (Morbus Köhler), Hüftkopf (Morbus Perthes), Tuberculum tibiae (Morbus Osgood-Schlatter)	typische Lokalisation und Rö-Befund; Auftreten während der Wachstumsphase

2. Knochenschmerzen, i.d.R. mit zusätzlichen Symptomen verknüpft

renale Osteopathie	fortgeschrittene Niereninsuffizienz, Knochenschmerzen und Spontanfrakturen; Bild ähnlich der Ostitis fibrosa oder Osteomalazie, evtl. adynamer Typ (iatrogene PTH-Suppression); PTH erhöht, Hyperphosphatämie und Hypokalzämie, i.d.R. begleitet von weiteren Symptomen der terminalen Niereninsuffizienz: Blässe/Anämie, Juckreiz, Adynamie, ggf. Ödeme	Knochenhistologie
primärer Hyperparathyreoidismus	Hyperkalzämie, Nephrolithiasis, Hypophosphatämie, pathologische Frakturen, hyperkalzämisch ausgelöste Magen- und Duodenalulzera. Rö: Aufsplitterung der Kortikalis und Verminderung des Kalksalzgehaltes	Bildgebung und Sonographie; Sestamibi-Szintigraphie am sensitivsten, aber zur Diagnosestellung nicht zwingend erforderlich. DD s. Hyperkalzämie S. 348
sekundärer Hyperparathyreodismus	Reaktion des Skeletts auf reaktiv erhöhte PTH-Sekretion (PTH ↑, S-Ca^{2+} ↓, S-Phosphat bei Niereninsuffizienz ↑, bei Malabsorption/Maldigestion ↓); Rö: Ähnlich primärer Hyperparathyreoidismus, ggf. pathologische Frakturen. Bei fortgeschrittener Niereninsuffizienz/Malabsorption/Maldigestion oder renalen Ca^{2+}-Verlusten (distale, renal tubuläre Azidose)	typische Laborkonstellation (PTH ↑, S-Ca^{2+} ↓) bei zugrunde liegender Erkrankung mit negativer Ca^{2+}-Bilanz
Knochenmetastasen (s. Abb. 172, S. 333)	osteolytische oder (v.a. bei Prostata-Ca, Mamma-Ca) osteoplastische Herde	Primärtumor (Prostata, Schilddrüse, Mamma-/Bronchial-Ca) oder histologischer Nachweis durch Knochen-PE

Knochenschmerzen

Tabelle 125 · Forts., Differenzialdiagnose bei Knochenschmerzen

Diagnose	wesentliche diagnostisch richtungweisende Anamnese, Untersuchung u./o. Befunde	Sicherung der Diagnose
Infiltrate bei akuten und chronischen Leukosen sowie malignen Lymphomen (vgl. Plasmozytom S. 328)	osteolytische Knochenherde; bei akuter lymphatischer Leukose auch subperiostale Infiltrationen, mit „rheumatischen Beschwerden", Anämie, Blutbildveränderungen, Lymphknotenschwellungen, ggf. weitere Organmanifestationen (vgl. Anämie S. 13, Lymphknotenschwellungen S. 387	histologisch/zytologische Sicherung durch Knochenmarkbiopsie oder Lymphknotenbiopsie
Marmorknochenkrankheit Albers-Schönberg	asymptomatisch oder mit geringgradigen Knochenschmerzen einhergehend; generalisierte Zunahme der Knochendichte, Frakturhäufigkeit erhöht; autosomal dominant	typischer Röntgenbefund (und ggf. Familienanamnese)
Osteopetrose mit renal-tubulärer Azidose (Defekt der Carboanhydrase 2)	Osteopetrose, Nephrolithiasis, Minderwuchs, Frakturen, autosomal-rezessiv	typische klinische Konstellation, ggf. Nachweis des Gendefekts
Plasmozytom (s. Abb. 173, S. 333)	Knochenbefall besonders häufig; pathologische Frakturen und Knochenschmerzen, ggf. Hyperkalzämie und M-Gradient in der Elektrophorese, Niereninsuffizienz, Rö: Osteolysen oder generalisierte Verminderung des Kalksalzgehaltes; Skelettszintigraphie häufig negativ	zur Diagnosestellung Nachweis von 2 oder 3 Kriterien: Osteolysen, Paraprotein in Serum oder Urin; Plasmazellvermehrung im Knochenmark
eosinophiles Granulom/ Histiozytosis X	lokalisierte osteolytische Knochenherde; Lungenparenchymbefall mit Dyspnoe und retikulonodulärer Zeichnungsvermehrung sowie „honeycombing" infolge kompensatorischer Emphysembildung bei Schädelbefall, Diabetes insipidus; Lymphknotenschwellungen	Histologie aus Knochenherd oder Lunge
Ostitis cystoides Jüngling bei Sarkoidose	weitere extraossäre Symptome s. Dyspnoe S. 106, Lymphknotenschwellungen S. 388; Knochenbefall als zystische Herde vor allen in den Carpalia/Metacarpalia sowie Verdickung/Auftreibung einzelner Finger	s. Lymphknotenschwellungen S. 388, s. Dyspnoe S. 106

Tabelle 125 · Forts., Differenzialdiagnose bei Knochenschmerzen

Diagnose	wesentliche diagnostisch richtungweisende Anamnese, Untersuchung u./o. Befunde	Sicherung der Diagnose
tuberkulöse Osteomyelitis	chronische Schmerzen und Auftreibung meist gelenknahe, ohne wesentliche Entzündungszeichen, häufig als Spondylodiszitis mit chronischen Rückenschmerzen, ferner allgemeine Entzündungszeichen wie BSG-Erhöhung, Anämie, Nachtschweiß sowie weitere Manifestationen einer Tbc (s. Fieber S. 160, Bluthusten S. 73), tuberkulöse Spondylodiszitis mit typischem Rö-Befund einer vom Discus intervertebralis ausgehenden Arrosion der Wirbelkörper	meist Diagnose über weitere Manifestationen der Tb möglich; wenn klinisch nur Knochen-/Gelenksbefall manifest ist, erfolgt Sicherung der Diagnose über PE und Histologie
chronische Granulomatose	angeborener Defekt der Leukozyten-Oxidase mit Beginn der Symptome im Kindesalter; Zeichen des Immundefekts mit schweren bakteriellen Infektionen auch der Haut, Lunge, Leber und histologischen Granulomen; X-chromosomal-rezessiv oder autosomal rezessiv	NBT-Test (NBT = Nitroblue tetrazolium) zum Nachweis der fehlenden Leukozyten-Oxidase
luetische Gummen	Neurosyphilis und Aortitis (tertiäre Syphilis). Neben Muskeln und Skelett sind Haut und Schleimhäute befallen; chronische granulomatöse, destruierende Läsionen	serologischer Nachweis (FTA-Absorptionstest) der Lues und Nachweis einer granulomatösen Histologie
ischämische Knochenläsionen bei Sichelzellanämie	im Rahmen von Sichelzellkrisen Mikroinfarkte des Knochens mit schweren, generalisierten Schmerzzuständen, bei homozygoten Trägern der Mutation. Rö: u. a. Fischwirbelkörper, vermehrte Sklerosierung und Trabekulierung des Knochens als Folge der Mikroinfarkte, aseptische Hüftkopfnekrosen; sekundäre Osteomyelitis (u. a. mit Salmonellen)	Nachweis der Sichelzellreaktion unter O_2-Abschluss bzw. des HbS, wichtig zur Differenzierung der homozygoten Träger von gemischt Heterozygoten, z. B. mit Thalassämie. Hämoglobin-Elektrophorese) s. Anämie S. 16
Homocysteinurie	autosomal-rezessiv, Defekt der Cytathionin-β-Synthase, mit Linsenektopie, Thromboembolien, mentaler Retardierung, verminderter Pigmentierung sowie Osteoporose	Homocysteinnachweis i.U.

Knochenschmerzen

Tabelle 125 · Forts., Differenzialdiagnose bei Knochenschmerzen

Diagnose	wesentliche diagnostisch richtungweisende Anamnese, Untersuchung u./o. Befunde	Sicherung der Diagnose
Marfan-Syndrom	autosomal-dominant mit Hochwuchs, Arachnodaktylie, Pectus carinatum oder excavatum, Kyphoskoliose, Linsenektopie, Aortenaneurysmen (thorakal) sowie Aorteninsuffizienz	typische klinische Konstellation bei Ausschluss einer Homocysteinurie (s. o.). Alternativ Nachweis des Gendefekts in Fibrillin-Genen
tertiärer Hyperparathyreodismus	analoge Symptomatik wie bei primärem Hyperparathyreoidismus, jedoch nach vorangehendem sekundärem Hyperparathyreoidismus durch überschießende Hyperplasie der Epithelkörperchen entstanden	Laborkonstellation und Bildgebung wie bei primärem Hyperparathyreoidismus, jedoch vorangehender sekundärer Hyperparathyreoidismus (s. o.)
Morbus Jaffé-Lichtenstein (fibröse Dysplasie)	typische klinische Konstellation und radiologischer Befund; histologische Sicherung dann nicht zwingend erforderlich	
McCune-Albright-Syndrom	prinzipiell wie Morbus Jaffé-Lichtenstein (s. o.), Trias aus Knochenläsionen, Café-au-lait-Flecken und Pubertas praecox ist obligat (im Ggs. zur fibrösen Dysplasie)	
Barotrauma des Skeletts	typische Anamnese und Zusammenhang mit Barotrauma	
Morbus Gaucher	Augenhintergrund sowie Nachweis der Gaucher-Zellen im Knochenmark; verminderte Glucocerebrosidase-Aktivität in Hautfibroblasten	

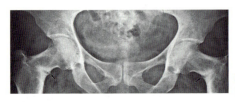

Abb. 167 Osteomalazie (Pfeile)

Knochenschmerzen

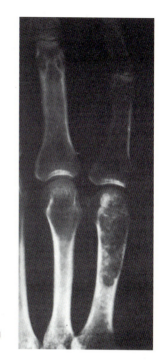

Abb. 168 Enchondrom: blasige Auftreibung des fünften Mittelhandknochens

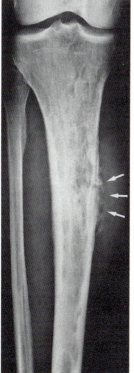
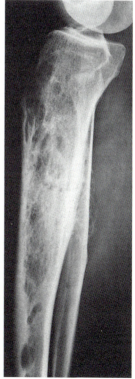

Abb. 169
Ewing-Sarkom in der Tibiadiaphyse mit mottenfraßähnlichen Strukturauflösungen. Pfeile = Codman-Sporn

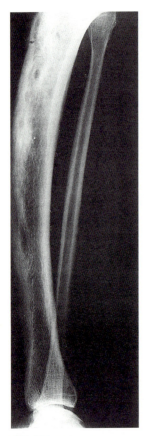

Abb. 170 Morbus Paget: Tibiabefall mit typischer Erweiterung der Außenkontur und Auflösung der normalen Struktur sowie osteolytischen und osteosklerotischen Bezirke

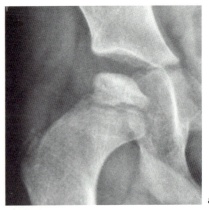

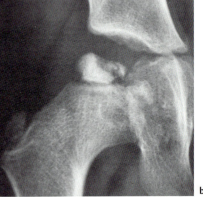

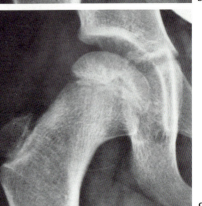

Abb. 171 Aseptische Knochennekrose (Morbus perthes) a) Kondensationsstadium; b) Fragmentationsstadium; c) Ausheilung

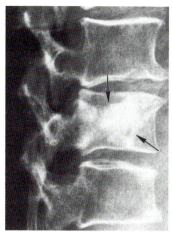 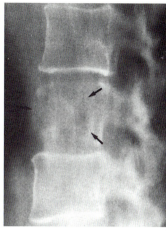

Abb. 172 Knochenmetastasen a) osteoblastische Metastase; b) osteoklastische Metastase

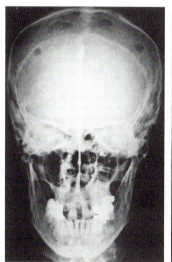 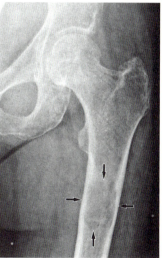

Abb. 173 Plasmozytom a) „Lochschädel"; b) Osteolyse der Femurdiaphyse

Koma (W. Zidek)

Grundlagen

- **Definition:** Länger anhaltende Bewusstlosigkeit (Stunden oder Tage), wobei der Patient nicht auf Ansprache reagiert und nicht erweckbar ist, die Augen nicht öffnet und auf Schmerzreize keine oder nur ungezielte Reaktionen zeigt. Die Ursache des veränderten Bewusstseins liegt in einer funktionellen oder organischen Störung des Zentralnervensystems.
- **Einteilung von Bewusstseinsstörungen (nach Schweregrad):**
  - *Grade der Bewusstseinsstörung:*
    - *Benommenheit/Desorientiertheit:* Verlangsamte, unpräzise Reaktion.

Koma

- *Somnolenz:* Weckbar, auf Anruf gezielte Reaktion.
- *Sopor:* Schlafähnlicher Zustand, durch starke äußere Reize kurzfristig zu unterbrechen.
- *Koma:* Bewusstlos, keine spontane Aktivität.
• *Komastadien nach der World Federation of Neurosurgical Societies:* Tab. 126.

Tabelle 126 · Komastadien nach der World Federation of Neurosurgical Societies (WFNS)

Stadium	motorische Reaktion auf Reiz	Pupillen (Form, Weite, Reaktion)	Augenbewegung	Synonyme (nicht völlig identisch)	entspricht GCS (Tab. 127)
I	gezielte Beugereaktion	normal	intakt	MHS I („light coma")	6–8
II	Verlangsamung, abnorme Flexion, Parese, Anfälle	normal/ (leichte) Anisokorie	intakt	MHS II; („decorticate rigidity"; bei abnormer Flexion der Arme)	5–6
III	Strecksynergismen mindestens einer Extremität (spontan/Reize)	normal oder Anisokorie	Störung möglich (Divergenz)	MHS III („decerebrate rigidity")	4
IV	fehlend, schlaff, hypoton	beidseits reaktionslose Dilatation	fehlend	Bulbärhirnsyndrom	3

MHS = Mittelhirnsyndrom i.e.S.

- *Glasgow Coma Scale (GCS):* Tab. 127.

Tabelle 127 · Glasgow Coma Scale (GCS)

beste motorische Äußerung	beste verbale Äußerung	beste Augen-Reaktion	Punkte
befolgt Aufforderungen	–	–	6
gezielt auf Schmerzreiz	orientiert	–	5
ungezielt auf Schmerzreiz	desorientiert	spontan	4
abnormes Beugen der Extremitäten auf Schmerzreiz	inadäquate Äußerungen	auf Ansprechen	3
abnormes Strecken der Extremitäten auf Schmerzreiz	unverständliche Laute	auf Schmerzreiz	2
keine Reaktion	keine Äußerung	keine Reaktion	1

Beurteilung (Score) = Summe der 3 Punktzahlen → zwischen 15 (kein neurologisches Defizit) und 3 Punkten (schwerstes Koma)

▶ **Einteilung (nach Ätiologie):**
• Neurologisch.
• Metabolisch: Hepatisch, renal, endokrin, Wasser-/Elektrolythaushalt.
• Hämodynamisch.
• Traumatisch.

Koma

- Medikamentös, Drogen, Intoxikationen.
- Psychiatrisch.
- Physikalisch.

Basisdiagnostik

▶ **Anamnese/Fremdanamnese:**
- *Bekannte Stoffwechselkrankheiten:* Diabetes mellitus, Schilddrüsenerkrankungen, schwere Lebererkrankungen?
- *Bekannte neurologische Erkrankungen:* Zerebrovaskuläre Insuffizienz, Enzephalitis?
- *Psychiatrische Vorerkrankungen mit Suizidtendenz?*

▶ **Körperliche Untersuchung:**
- Hinweise für Schädeltrauma?
- Foetor: Azeton (bei Diabetes mellitus), Urämie (bei Niereninsuffizienz), erdig (Leberkoma), alkoholisch?
- Flüssigkeitsstatus: Exsikkose, Ödeme?
- Hautfarbe: Ikterus, Braunpigmentierung (Morbus Addison), Blässe?
- Blutdruck: Hypotonie, Hypertonie?
- Injektionsstellen (z. B. i.v.-Drogenabusus, insulinpflichtiger Diabetes mellitus)?
- Schwitzen: Hinweis auf Hypoglykämie, thyreotoxische Krise.
- Trockene Haut: Hinweis auf Coma diabeticum, Hypothyreose.
- Nackensteifigkeit: Hinweis auf Meningitis, Subarachnoidalblutung.
- Schaum vor dem Mund/Zungenbiss: Hinweis auf zerebralen Krampfanfall.
- Urin-/Stuhlabgang: Hinweis auf zerebralen Krampfanfall.
- *Neurologische Untersuchung:*
  - Herdsymptome?
  - Reaktion auf Schmerzreize?
  - Pupillenreaktion? *Miosis*: Hinweis auf Opiate, Nikotin, Cholinesterase-Inhibitoren; *Mydriasis*: Hinweis auf Parasympathikolytika, Sympathomimetika (auch Kokain), Amanitatoxin; *Anisokorie* als Herdsymptom.
  - Hirnstammreflexe?
  - Muskeleigenreflexe? Muskeltonus?
  - Spontane Augenstellung und Bulbusbewegungen?
- *Atmung:* Hyperventilation, Atemstillstand, Bronchospastik, Kussmaul-Atmung (langsame, tiefe Atemzüge)?
- *Augenhintergrund:* Stauungspapille, Fundus hypertonicus, Fundus diabeticus, septische Herde, Miliar-Tbc?

▶ **Labor:**
- Harnstoff, Kreatinin, Natrium, Kalium, Kalzium, Glukose, Blutgasanalyse (pH, pCO_2, pO_2).
- Liquorpunktion mit Zellzahl, Eiweiß, Mikrobiologie, Gramfärbung (Meningokokken) bei V.a. infektiöse Genese.

▶ **Bildgebende Untersuchungen:** CCT, ggf. MRT Schädel (bei V.a. Hirnstammgeschehen, V.a. Sinus-/Hirnvenenthrombose).

Weiterführende Diagnostik

▶ Zum spezifischen Vorgehen bei konkreten Verdachtsdiagnosen s. Tab. 128

Koma

Differenzialdiagnose (Tab. 128).

Tabelle 128 · Differenzialdiagnose bei Koma

Diagnose	wesentliche diagnostisch richtungweisende Anamnese, Untersuchung u./o. Befunde	Sicherung der Diagnose
Commotio cerebri	normaler neurologischer Status, vorangegangenes Trauma	Spontanremission ohne neurologische Ausfälle o. Folgeerscheinungen
isotone Dehydratation (Exsikkose = Flüssigkeitszufuhr ↓/extrarenale Verluste ↑)	meist bei älteren Patienten mit eingeschränkter Durstempfindung; verminderte Schweißsekretion, herabgesetzter Hautturgor, gelegentlich Hypotonie, trockene Schleimhäute,	häufig Ausschlussdiagnose nach entsprechender Bildgebung (z. B. CCT); Besserung nach Flüssigkeitszufuhr
Hypoxie	schwere Hypoxien können (meist bei arteriellem $pO_2 < 30$ mmHg) auch ein Koma auslösen; anamnestisch schwere Herz- oder Lungenerkrankungen; Ausschluss weiterer Ursachen im Einzelfall wichtig; klinisch häufig Zyanose (Hb-abhängig) sowie Trommelschlegelfinger	Differenzierung der Ursachen s. Dyspnoe S. 101
hämodynamische Ursachen (Hypotonie)	häufig in Form kurz dauernder Bewusstseinstrübungen oder Bewusstseinsverluste (s. Synkopen S. 551); länger dauernde Bewusstlosigkeit v.a. bei Schockzuständen in Folge akuter Volumenverluste; Ursachen eines akuten Volumenmangels s. Oligo-/Anurie S. 22	Schockzeichen mit Hypotonie und systemischer Minderperfusion; häufig Ausschluss gleichzeitiger weiterer Ursachen einer Bewusstlosigkeit notwendig
Intoxikationen/Überdosierungen	fremdanamnestisch Suizidversuch; Tablettenreste bei Magenspülung	Nachweis des Toxins aus den Asservaten (entnommenen Proben) Blut, Erbrochenes, Mageninhalt, Urin, Stuhl
ischämischer Insult (s. Abb. 174, S. 342)	supratentorielle Infarkte meist ohne Ausbildung eines Komas, außer bei komplettem Verschluss eines Media-Hauptstammes/der A. carotis interna; bei Hirnödem kann im Verlauf ein Koma eintreten; bekannte Risikofaktoren für ischämischen Insult: Hypertonie, Arteriosklerose anderer Stromgebiete	CCT (ggf. MRT), im akuten Stadium häufig negative Befunde, Angiographie, z. B. bei Lyseindikation

Tabelle 128 · Forts., Differenzialdiagnose bei Koma

Diagnose	wesentliche diagnostisch richtungsweisende Anamnese, Untersuchung u./o. Befunde	Sicherung der Diagnose
Hypoglykämie iatrogen	meist rasch einsetzende Bewusstseinstrübung bei Diabetes mellitus, Spontanhypoglykämie (Insulinom, paraneoplastisches Syndrom, Alkoholgenuss, Morbus Addison) und rezidivierende Hypoglykämiezustände mit jeweils kurz dauernden Episoden einer Bewusstseinstrübung. Klinik: Meistens (nicht immer!, z. B. autonome Neuropathie bei Diabetes mellitus) Sympathikusstimulation mit Zittern, Tachykardie, Schwitzen; bis zur Entwicklung eines Komas exzitatorische Symptome	Labor (Glukose bei Frauen < 45 mg/dl, bei Männern < 55 mg/dl). Weitere Differenzierung: C-Peptid, Bildgebung wg. Insulinom (Endosonographie, Angiographie) oder anderer mesenchymaler abdomineller Tumoren; ACTH-Test (Morbus Addison), chronische Lebererkrankungen (verminderte Glykogenreserven), Leberbiopsie bei Glykogenose; Fruktoseintoleranz, Galaktosämie
urämisches Koma	anamnestisch chronische/akute fortgeschrittene Niereninsuffizienz; chronischer Verlauf: Länger vorangehende Leistungsschwäche, Ermüdbarkeit und Blässe, gelegentlich Foetor urämicus; akuter Verlauf: Anamnese (akutes ursächliches Geschehen); bei fortgeschrittener Niereninsuffizienz können auch Störungen des Elektrolyt- und Wasserhaushalts (Hyper-/Hyponatriämie, Azidose) zu einer ähnlichen Symptomatik führen, was therapeutische Konsequenzen hat	Labor (Harnstoff ↑↑, Kreatinin ↑↑), Kreatininclearence i.d.R. < 10 ml/min; ggf. Ausschluss weiterer zerebraler Ursachen eines Komas durch entsprechende Bildgebung erforderlich → Beweis durch Besserung bei Dialyse
Lebererkrankungen	*chronisches Leberversagen:* i.d.R. länger dauerndes Krankheitsbild, Zeichen der portalen Hypertension, zunächst Konzentrationsschwäche, leichte Erschöpfbarkeit, Depression oder Euphorie, dann vermehrte Schläfrigkeit, Desorientiertheit. Zu Beginn nicht selten Flapping tremor; *akutes Leberversagen:* Bei Hepatitiden, akuten Intoxikationen inkl. Medikamententoxizität, akuter Schwangerschaftsfettleber, Reye-Syndrom	Zeichen des Leberversagens mit ↓ Syntheseparametern; Ammoniakerhöhung korreliert nicht streng mit Symptomatik; zusätzliche Gründe einer Bewusstseinseintrübung, z. B. subdurale Hämatome/andere intrazerebrale Ursachen gelegentlich auszuschließen (CT)

Koma

Tabelle 128 · Forts., Differenzialdiagnose bei Koma

Diagnose	wesentliche diagnostisch richtungweisende Anamnese, Untersuchung u./o. Befunde	Sicherung der Diagnose
Coma diabeticum	beim hyperglykämischen Koma i.d.R. allmähliche Entwicklung mit zunehmender Bewusstseinstrübung; meist warme trockene Haut, Exsikkose, bei Ketoazidose Kussmaul-Atmung	Hyperglykämie mit Ketoazidose (ketoazidotisches Koma), exzessive Blutzuckererhöhungen meist > 800 mg/dl ohne Azidose (hyperosmolares Koma oder mit zusätzlicher Laktaterhöhung, Laktatazidose)
Drogenabusus	Einstichstellen, Auffindungssituation, Miosis (bei Opiaten), Mydriasis (bei Kokain, Amphetaminen)	Drogenscreening (Opiate, Kokain, Amphetamine, Barbiturate, Cannabis, Halluzinogene wie LSD, Benzodiazepine u. a.); Besserung durch Antagonisten (Naloxon bei Opiaten, Flumazenil bei Benzodiazepinen)
Hypernatriämie	Vorangegangenes Erbrechen, Diarrhö, vermindertes Durstempfinden bei älteren Patienten, Polyurie als Hinweis auf Diabetes insipidus; häufig schwer kranke Patienten auf Intensivstationen (Regulationsmechanismen zur Konstanterhaltung des osmotischen Drucks gestört)	Labor (Na^+ ↑ – meist > 160 mmol/l), Besserung nach Senkung der Na^+-Konzentration; weitere Differenzierung s. Abb. 181, S. 346
Hyponatriämie	Koma durch Entwicklung eines Hirnödems	Labor (Na^+ ↓ – meist <110 mmol/l), Besserung nach Substitution (vorsichtig, da Gefahr einer pontinen Myelinolyse); weitere Ursachenabklärung der Hyponatriämie s. Abb. 180, S. 345
Hyperkalzämie	Bei Hyperparathyreoidismus Magenulzera und Nierensteine, bei paraneoplastischer Genese gelegentlich (nicht immer!) Tumoranamnese (evtl. Hinweis auf Plasmozytom); Medikamente (Vitamin D, Kalzium, Lithium?)	Labor (Ca^{2+} ↑), Besserung der Symptome nach Ca^{2+}-Senkung (DD Hirnmetastasen bei maligner Ursache); Abklärung s. Abb. 183, S. 348
Azidose	*respiratorisch:* Meist chronische Lungenerkrankung (s. Dyspnoe S. 101) oder neurologische Erkrankung mit ausgeprägter Schwäche der Atemmuskulatur (z. B. ALS, Muskeldystrophie, Myasthenia gravis) *metabolische Azidose:* Hinweise auf Diabetes mellitus, fortgeschrittene Niereninsuffizienz, Intoxikationen (Salizylate, Formaldehyd, Äthylenglykole)	Labor (BGA): pH meist < 7,2, bei metabolischer Azidose Base excess ↓; bei respiratorischer Ursache Hyperkapnie; Besserung nach Alkalisierung; Abklärung Abb. 182, S. 347

Tabelle 128 · Forts., Differenzialdiagnose bei Koma

Diagnose	wesentliche diagnostisch richtungweisende Anamnese, Untersuchung u./o. Befunde	Sicherung der Diagnose
Contusio cerebri	neurologische Herdsymptome, herdförmige EEG-Veränderungen, Dauer der Bewusstlosigkeit variabel	CCT (Kontusionsherde) + gleichzeitig neurologische Symptomatik
subdurales Hämatom (s. Abb. 175, S. 343)	*akut:* Nach schwerem Schädelhirntrauma, Bewusstlosigkeit, meist neurologische Herdsymptome *chronisch:* In variablem Abstand vom Trauma Zeichen der zunehmenden Raumforderung, progrediente Herdsymptome, Kopfschmerzen, spät Störungen des Wachheitszustands	CCT (meist konkav-konvexe Zone unterhalb der Kalotte)
epidurales Hämatom (s. Abb. 176, S. 343)	symptomfreies Intervall von 12–24 h nach Trauma, herdseitige Mydriasis, Störungen der Bewusstseinslage, weitere neurologische Symptome kündigen Einklemmung an	CCT (meist bikonvexe Raumforderung seitlich)
intrazerebrale Blutung (ICB); Hirnmassenblutung	häufig schweres Krankheitsbild, Erbrechen, starke Kopfschmerzen, Krampfanfälle, rasche Entwicklung einer Bewusstlosigkeit; durch Symptomatik keine exakte Differenzierung vom ischämischen Insult möglich; häufig bekannte Hypertonie	CCT
Subarachnoidalblutung (SAB) (s. Abb. 177, S. 343)	Bewusstlosigkeit durch zunehmenden Hirndruck sowie Gefäßspasmen, okklusiver Hydrozephalus; selten anamnestische Hinweise auf zugrunde liegende Hirnbasisaneurysmen, z. B. bei familiären Zystennieren	CCT, ggf. Liquorpunktion
Sinus-/ Hirnvenenthrombose	*septisch:* Entzündliche Prozesse im Innenohr- oder Nasen-Rachenbereich *aseptisch:* Thrombophile Diathese, v.a. in der Schwangerschaft und postpartal; Kopfschmerzen, Krampfanfälle, Herdsymptome	MRT, MR-Angiographie
Tumoren, Metastasen, Abszesse (s. Abb. 178, S. 344)	Koma ist i.d.R. ein Spätsymptom, längere Vorgeschichte mit Herdsymptomen oder auch plötzliches Koma bei Einblutung; bei Abszessen: Immunsuppression (Toxoplasmose, Pilze), Endocarditis lenta, lokale Eiterherde, speziell im Schädelbereich	CCT, ggf. MRT

Koma

Tabelle 128 · Forts., Differenzialdiagnose bei Koma

Diagnose	wesentliche diagnostisch richtungweisende Anamnese, Untersuchung u./o. Befunde	Sicherung der Diagnose
Meningitis	Fieber, Nackensteifigkeit, Kopfschmerzen; Koma möglich bei entzündlichem Befall des Gehirns (→ Meningoenzephalitis), bei Hirnödem oder durch toxische Metaboliten der Bakterien	Liquorpunktion (Leukozyten, ggf. Erregernachweis, ggf. PCR)
Enzephalitis (viral, parasitär, immunologisch bei Autoimmunerkrankungen, Prionen)	Vorgeschichte einer Autoimmunerkrankung mit schubweisem Verlauf und Multiorganbefall (vgl. Gelenkschmerzen S. 135), Fieber; viral entweder isoliert ZNS-Befall oder bei Masern, Röteln, Windpocken, Mononukleose mit typischen klinischen Krankheitsbildern (s. Fieber S. 156); bei schweren systemischen Infektionen (Typhus, Toxoplasmose, Rickettsiosen, Malaria tropica, Borreliose) Klinik: Psychische Veränderungen, Herdbefunde, epileptiforme Krampfanfälle, gelegentlich leichte Pleozytose des Liquors	CCT/MRT, Klinik; selten durch Erregernachweis/Antikörpernachweis im Liquor; Prionen: Charakteristisches EEG und Proteinnachweis im Liquor; Parasiten: Nachweis im Blut (Malaria, Trypanosomiasis)
Pseudotumor cerebri	Hirndrucksymptome, aber nur selten Koma; Stauungspapille	fehlender Tumornachweis im CCT/MRT bei Hirndruckzeichen
akuter Hydrozephalus	Verklebung der Hirnhäute nach Meningitis, Tumoren die den Liquorabfluss hemmen; allmähliche Symptomatik mit zerebralem Abbau, Gangataxie und Blasenstörungen	CCT, ggf. MRT
Status epilepticus	postiktual keine spezifischen Symptome – Zeichen eines abgelaufenen Krampfanfalls wie z. B. Zungenbiss, Urin-/Stuhlabgang, Petit-mal-Status	Fremdanamnese (kurz zuvor abgelaufener Krampfanfall), EEG
Dialyse-Dysequilibrium-Syndrom (DDS)	heute sehr selten, kommt bei rascher Absenkung der harnpflichtigen Substanzen im Rahmen der ersten Dialysebehandlungen vor	keine spezifische Laborkonstellation/Bildgebung → Beweis durch Beginn der Symptomatik bei/kurz nach erster Dialysebehandlung, spontane Besserung
Hartwassersyndrom	akute Hyperkalzämie unter der Dialysebehandlung durch Erschöpfung des zur Wasseraufbereitung verwendeten Ionenaustauscherharzes (heute sehr selten!)	akut unter der Dialyse aufgetretene Hyperkalzämie mit Bewusstseinstrübung

Tabelle 128 · Forts., Differenzialdiagnose bei Koma

Diagnose	wesentliche diagnostisch richtungweisende Anamnese, Untersuchung u./o. Befunde	Sicherung der Diagnose
Aluminium-Enzephalopathie	allmählicher Beginn mit nachlassender geistiger Leistungsfähigkeit, Sprach-/Koordinationsstörungen, Krampfanfälle, Myoklonie, hirnorganisches Psychosyndrom, mikrozytäre Anämie, Osteopathie (ähnlich Osteomalazie). Heute sehr selten, bei fortgeschrittener Niereninsuffizienz, auch bei exzessivem Gebrauch von aluminiumhaltigen Phosphatbindern möglich	Aluminium erhöht i.S. ($> 100\,\mu g/l$) und im Knochen; keine enge Korrelation mit der Symptomatik → erhöhtes Aluminium allein ist nicht beweisend → Zusammenhang mit neurologischer Symptomatik und EEG-Befunden
Addison-Krise	bei peripherem Morbus Addison i.d.R. Hyperpigmentierung, Hypotonie, Übelkeit, Erbrechen, Bauchschmerzen, gelegentlich Fieber/Petechien bei akuter Nebennierenreninsuffizienz bei Waterhouse-Friedrichsen-Syndrom (Zeichen der chronischen Nebenniereninsuffizienz fehlen); bei hypophysärer Insuffizienz fehlt sekundäre Behaarung/typische Pigmentierung	vermindertes Kortison im 24-h-Urin, verminderter Kortisol-Anstieg im ACTH-Test. Weitere Differenzierung des Morbus Addison s. Gewichtsverlust S. 202
thyreotoxische Krise (s. Abb. 179, S. 344)	häufig länger bestehende Hyperthyreose (s. Gewichtsverlust S. 200), ggf. nach Jodexposition. Mögliche Auslöser: Traumen, Infektionen, chirurgische Eingriffe; Klinik: Feucht-warme Haut, Hyperthermie, Tachykardie, hohe Blutdruckamplitude, bei Morbus Basedow Strömungsgeräusch über der Schilddrüse, gelegentlich Hepatosplenomegalie; nach hyperdynamen Symptomen Phase der Adynamie, ausgeprägte Erschöpfung, Sprach- und Schluckstörungen, Augenmuskellähmungen (DD: Bulbärparalyse)	Nachweis einer Hyperthyreose (fT_3 bzw. fT_4 ↑, TSH basal ↓). *Cave:* keine sehr enge Korrelation zwischen Höhe der Schilddrüsenhormone und der Symptomatik → ggf. weitere Gründe einer Bewusstseinstrübung ausschließen, auch bei Hyperthyreosenachweis
hypothyreotes Koma	langsame Entwicklung, typische Symptome der Hypothyreose in der Vorgeschichte, beim älteren Patienten häufig oligosymptomatisch; trockene, kühle Haut, Untertemperatur meist unter 35°C, Bradykardie, Struma, bei angeborener Hypothyreose Minderwuchs, Zeichen geistiger Retardierung. Pleura- und Perikardergüsse, CK ↑	Nachweis einer Hypothyreose mit typischer Symptomatik; bei autoimmunologischer Ursache gelegentlich gleichzeitig Morbus Addison (Symptome durch Therapie der Hypothyreose verstärkt)

Koma

Tabelle 128 · Forts., Differenzialdiagnose bei Koma

Diagnose	wesentliche diagnostisch richtungweisende Anamnese, Untersuchung u./o. Befunde	Sicherung der Diagnose
Hypermagnesiämie	nur ausgeprägte Hypermagnesiämie, bei fortgeschrittener Niereninsuffizienz als Komaauslöser wahrscheinlich; meist iatrogene Zufuhr; ausgeprägte muskuläre Schwäche	Labor (Mg^{2+} ↑), Besserung nach Senkung des Magnesiumspiegels
Hyperviskosität	bei Morbus Waldenström/Plasmozytom → anamnestisch Knochenschmerzen, Gewichtsverlust oder Lymphknotenschwellungen	Eiweißerhöhung > 10 g/dl bei IgM-Paraprotein, > 15 g/dl bei anderen Immunglobulinklassen
hypertensive Enzephalopathie	RR_{diast} meist > 120 mmHg, Papillenödem bei der Augenspiegelung	Besserung durch Blutdrucksenkung, in der Akutsituation ggf. CCT (Ausschluss weiterer Ursachen)
Porphyrie	häufig Hyponatriämie, Tachykardie, schlaffe Lähmungen und Sensibilitätsstörungen, Bauchschmerzen, multiple Bauchoperationen in der Vorgeschichte, rötlicher/brauner Urin, Krampfanfälle	Nachweis des Porphobilinogens zunächst im Hoesch-Test, dann spezifisch im 24-h-Urin
akute Pankreatitis	Bewusstseinseintrübung kann gelegentlich frühzeitig die Symptomatik mitbestimmen	typischer Abdominalbefund, Labor (Lipase ↑, Amylase ↑), Sono/ggf. CT (Zeichen der Pankreatitis)
Unterkühlung	Auffindungssituation und Körpertemperatur wegweisend	Besserung nach allmählicher Erwärmung
Hitzschlag	längere Hitzeexposition, erhöhte Körpertemperatur, trockene, warme Haut	Besserung nach Abkühlung
psychogen	komplett unauffällige körperliche Untersuchung und Laborchemie	normale Bewusstseinslage, nachdem Gesprächszugang zum Patienten geschaffen wurde

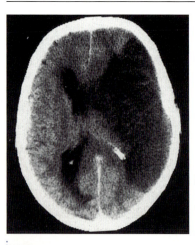

Abb. 174 Ischämischer Insult (CCT) des gesamten Versorgungsgebietes der Arteria cerebri media links mit Verlagerung der Mittellinie durch lokales Hirnödem

Koma

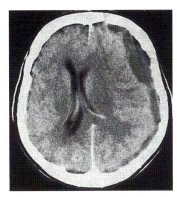

Abb. 175 Chronisches subdurales Hämatom (CCT) mit unregelmäßig begrenztem hypodensem Saum über der linken Hemisphäre mit fronto-parietaler Betonung. Verstrichene Sulci, massiv verlagerte Mittellinie

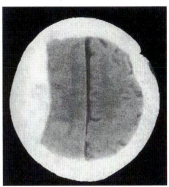

Abb. 176 Epidurales Hämatom (CCT) mit ausgedehntem hyperdensem, konvexem Bezirk rechts fronto-parietal und rechtsseitig verstrichenen Hirnfurchen durch Hirnödem

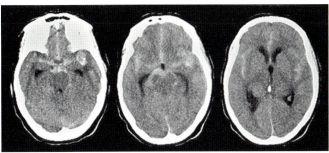

Abb. 177 Subarachnoidalblutung (CCT)
a) mit hyperdensen basalen Zisternen und Sulci;
b) multiple Aneurysmen im Karotisstromgebiet (DSA)

Koma

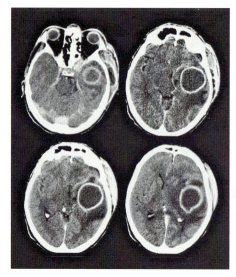

Abb. 178 Hirnabszess temporal mit ringförmiger, weitgehend homogener KM-Aufnahme der Kapsel und deutlichem perifokalem Ödem (CCT nach Kontrastmittelgabe)

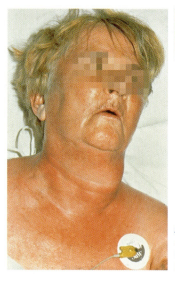
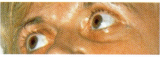

Abb. 179 Thyreotoxische Krise
a) gerötete Halsregion bei Thyreotoxikose bei großer Struma nodosa;
b) Exophthalmus bei Hyperthyreose

Koma

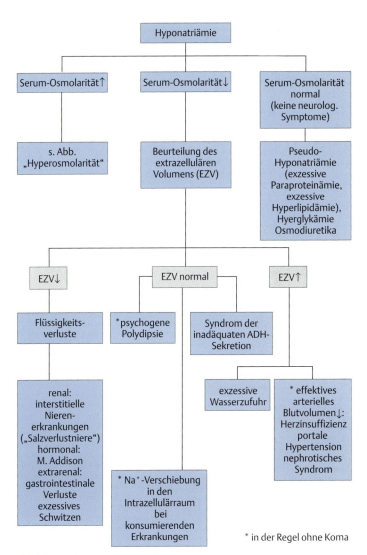

Abb. 180 Differenzialdiagnostisches Vorgehen bei Hyponatriämie

Koma

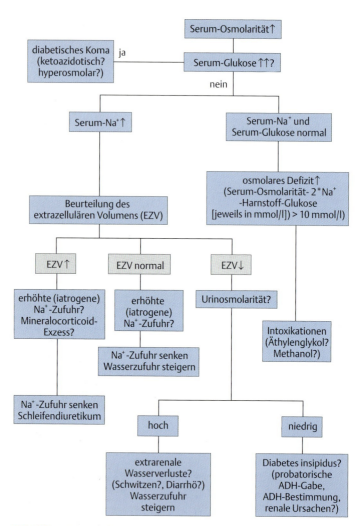

Abb. 181 Differenzialdiagnostisches Vorgehen bei Hyperosmolarität

Koma

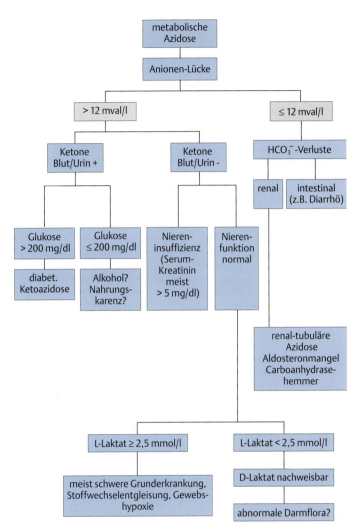

Abb. 182 Differenzialdiagnostisches Vorgehen bei metabolischer Azidose

Kopfschmerzen

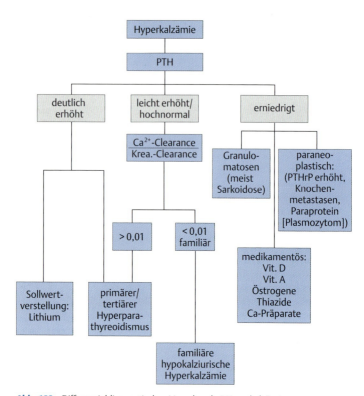

Abb. 183 Differenzialdiagnostisches Vorgehen bei Hyperkalzämie

Kopfschmerzen (Ch. Kessler)

Grundlagen

▶ **Definition:** Kopf- und Gesichtsschmerzen entstehen durch Reizung schmerzempfindlicher Strukturen im Bereich des Schädels. Dazu gehören die großen Gefäße der Schädelbasis, Teile der basalen Dura und Pia mater, der Sinus und die Hirnvenen. Das Gehirn selbst ist nicht schmerzempfindlich.

▣ **Hinweis:** Übersichtskapitel zu Schmerzen s. S. 513.

▶ **Einteilung:** Die International Headache Society (IHS) unterscheidet über 60 verschiedene Kopfschmerzformen und Gesichtsneuralgien. Im Folgenden ist die Grundklassifikation wiedergegeben (Einzelheiten siehe *www.i-h-s.org*):
 1. Migräne.
 2. Spannungstyp-Kopfschmerz.
 3. Cluster-Kopfschmerz und chronische paroxysmale Hemikranie.
 4. verschiedene Kopfschmerzformen ohne strukturelle Läsionen.
 5. Kopfschmerz nach Kopfverletzung.
 6. Kopfschmerz bei Gefäßstörungen.
 7. Kopfschmerz bei nichtvaskulären intrakraniellen Erkrankungen.
 8. Kopfschmerz im Zusammenhang mit Substanzen oder deren Entzug.
 9. Kopfschmerzen bei Infektionen außerhalb des Kopfes.
 10. Kopfschmerzen bei metabolischen Störungen.
 11. Kopf- oder Gesichtsschmerz bei Störungen von Schädel, Nacken, Augen, Ohren, Nase, Nebenhöhlen, Zähnen, Mund oder anderen Strukturen des Gesichts oder des Kopfes.

Kopfschmerzen

12. Kopfneuralgien, Nervenstammschmerzen und Deafferenzierungsschmerzen.
13. Nicht klassifizierbare Kopfschmerzen.

▶ **Epidemiologie:** Kopfschmerzen gehören zu den häufigsten Befindlichkeitsstörungen in der Bevölkerung.

Basisdiagnostik

▶ *Hinweis:* Wichtig ist es, akute Kopfschmerzen zu differenzieren, die ein Alarmsignal für lebensbedrohliche Zustände sein können!

▶ **Anamnese** (Kopfschmerzanamnese):
- Art und Lokalisation des Kopfschmerzes:
  - Ringförmiger Kopfschmerz (Hinweis auf Spannungskopfschmerz).
  - Halbseitigkeit (Hinweis auf Migräne).
  - Nacken (Hinweis auf Blutung, Meningitis).
  - Frontal (Hinweis auf NNH-Infekt, Tumor).
- Auslöser, Zeitpunkt.
- Dauer.
- Alter, Geschlecht.
- Begleitsymptome.
- Familienanamnese.

▶ *Kopfschmerztagebuch:* Frequenz, Dauer des Kopfschmerzes, Stärke, Zusammenhang mit äußeren Ereignissen (Schlafentzug, Menstruation).

▶ **Körperliche Untersuchung:**
- Fokale neurologische Symptome?
- Hirnnervenausfälle (z. B. Horner-Syndrom bei Karotisdissektion und Bing-Horton-Kopfschmerz)?
- Druckschmerzhafte Nervenaustrittspunkte?
- Nackensteifigkeit?

Weiterführende Diagnostik

▶ **Bildgebung:** Bei jedem akut einsetzenden starken Kopfschmerz, nicht spontan sistierenden Kopfschmerz bzw. pathologischen neurologischen Befund ist ein CT indiziert (Blutung?, Raumforderung?).

▶ **Labor:**
- Bei V.a. Arteriitis temporalis: BSG und Entzündungsparameter.
- Bei Nackensteifigkeit: Liquordiagnostik.

▶ **Doppler-/Duplexsonographie:** Ausschluss Dissektion der A. carotis interna oder A. vertebralis.

▶ **EEG:** Herdbefund (Tumor, Ischämie, im Migräne-Anfall), Allgemeinveränderung (Meningoenzephalitis)?

▶ **Temporalisbiopsie:** Bei V.a. Arteriitis temporalis.

▶ **Angiographie:** Falls im CCT bzw. MRT Hinweise auf eine av-Malformation, zum Nachweis einer Dissektion.

▶ *Tipps zum praktischen Vorgehen:*
- *Patienten mit einmaligem, plötzlichem und heftigem Kopfschmerzbeginn:*
  - Trauma ausschließen.
  - *Bei Meningismus:* Krankenhauseinweisung wegen möglicher Subarachnoidalblutung oder Meningitis → hier CCT oder MRT; nach Ausschluss Tumor/Blutung Lumbalpunktion.
  - *Bei fehlendem Meningismus:* CCT oder MRT zum Ausschluss einer Raumforderung.
- *Patienten mit kurzer Anamnese und zunehmendem Kopfschmerz:*
  - Lokale kranielle Veränderungen wie Sinusitis, Glaukom, Zahnerkrankung ausschließen (entsprechende Konsiliaruntersuchung veranlassen).

Kopfschmerzen

- Suche nach Hirndruckzeichen: CCT, MRT (Hirnödem?), Lumbalpunktion nach CCT (Einklemmungsgefahr).
- *Patienten mit chronischen oder intermittierenden Kopfschmerzen:*
  - Lokale Veränderungen wie Sinusitis, Glaukom, Zahnerkrankung ausschließen (entsprechende Konsiliaruntersuchung veranlassen).
  - Bei Dauerschmerz Kopfschmerz vom Spannungstyp, bei intermittierendem Schmerz: Migräne. Nach Zeichen für Clusterkopfschmerz, Neuralgien oder nach anderen Kopfschmerzsyndromen suchen.

Differenzialdiagnose (Tab. 129).

Tabelle 129 · Differenzialdiagnose von Kopf- und Gesichtschmerzen (häufige Ursachen)

Diagnose	wesentliche diagnostisch richtungweisende Anamnese, Untersuchung u./o. Befunde	Sicherung der Diagnose
1. Kopfschmerzen		
Spannungskopfschmerz	bilaterale Lokalisation, drückend, Intensität leicht – mittel, keine Zunahme bei körperlicher Aktivität, keine Übelkeit oder Erbrechen, keine Licht- oder Lärmüberempfindlichkeit, neurologischer Befund normal	CCT/MRT normal; neurologischer Befund normal; häufig Konfliktsituation, Stress
Migräne ohne Aura	periodisch auftretender Kopfschmerz, pulsierend, wenige Minuten bis 72 h, Übelkeit, Erbrechen, Licht-/Geräuschüberempfindlichkeit	MRT normal, Ausschluss Gefäßmissbildung
Migräne mit Aura (komplizierte Migräne) bei persistierender Symptomatik	Flimmerskotom, homonyme Hemianopsie, aphasische Sprachstörungen, vorübergehende Halbseitenlähmungen oder Sensibilitätsstörungen, bei Basilarismigräne Schwindel, dysarthrische Sprachstörungen	MRT normal, Ausschluss Gefäßmissbildung
Cluster-Kopfschmerz (Bing-Horton-Kopfschmerz)	einseitiger, seitenkonstanter Kopfschmerz, clusterförmig (Häufung von Attacken, dazwischen freie Intervalle) Attackendauer 30–180 min, dabei Miosis, Ptosis, Tränenfluss, konjunktivale Injektion, Nasensekret	Sauerstoffgabe kupiert die Attacke
zervikogener Kopfschmerz	bei HWS-Syndrom und Muskelverspannungen vom Nacken ausgehender Kopfschmerz	HWS-Röntgen, HWS-MRT
chronisch medikamenteninduzierte Dauerkopfschmerzen	täglich dumpf drückend in Stirn, Schläfe und Hinterkopf, keine Attacken	Medikamentenanamnese, jahrelange Einnahme von Analgetika einschließlich ASS

Tabelle 129 · Forts., Differenzialdiagnose von Kopf- und Gesichtsschmerzen

Diagnose	wesentliche diagnostisch richtungweisende Anamnese, Untersuchung u./o. Befunde	Sicherung der Diagnose
Kopfschmerzen vom Spannungstyp bei temporomandibulärer Dysfunktion	Schmerzen bei Kieferbewegung, Zusammenbeißen der Zähne; temporomandibuläres Gelenkgeräusch bei Kieferbewegung, Schläfenkopfschmerz, zum Teil in das Gesicht ausstrahlend	Kiefergelenksuntersuchung durch Spezialisten
chronisch paroxysmale Hemikranie	obligat einseitige periorbitale Gesichtsschmerzattacken von 5–20 min Dauer, vorwiegend Frauen	Anamnese, Therapieversuch mit Indometacin
posttraumatische Kopfschmerzen (akut oder chronisch)	adäquates Trauma, nehmen normalerweise ab, bei substantieller Schädigung chronisch	Anamnese, CCT, MRT
akuter Kopfschmerz bei chronischem subduralem Hämatom (s. Abb. 175, S. 343)	Trauma, Kopfschmerzen, psychische Alteration, langsam progrediente Halbseitenlähmung	CCT u./o. MRT
akuter Kopfschmerz bei epiduralem Hämatom (s. Abb. 176, S. 343)	arterielle Blutung der A. meningea media nach Schädel-Hirn-Trauma, meist Kalottenfraktur, progrediente Halbseitenlähmung, Bewusstseinsstörung	CCT u./o. MRT, nativ
akuter Kopfschmerz bei weiteren intrakraniellen Hämatomen	fokale zerebrale Symptomatik, die sich rasch entwickelt, intensiver Kopfschmerz, häufig Erbrechen	CCT, MRT
Subarachnoidalblutung (s. Abb. 177, S. 343) (SAB)	plötzlicher Kopfschmerz, bilateral oder im Nacken lokalisiert, fokale Symptome, Bewusstseinsstörung (S. 339)	CCT, MRT, Angiographie
nicht rupturierte Gefäßmissbildungen (arteriovenöse Angiome oder Aneurysmata)	häufig attackenartiger ungewöhnlich starker Schmerz, strenge Unilateralität, je nach Lage fokale neurologische Symptome oder Hirnnervenausfälle	MRT, MR-Angiographie
Riesenzellarteriitis	schläfenbetonte starke Kopfschmerzen, allgemeine Hinfälligkeit	BSG ↑↑, CRP ↑, Farbduplexsonographie, Histologie der A. temporalis superficialis, auch im Verdachtsfall Beginn mit Kortison
Karotis- oder Vertebralisschmerz bei Karotis- oder Vertebralisdissektion	spontan oder nach Trauma, plötzlicher Schmerz in Halsseite/ bei Vertebralisdissekat im Nacken, mit zeitlicher Latenz Entwicklung von neurologischen Herdsymptomen (vom Dissekat ausgehende Embolien)	Doppler, Duplex, CCT, Angiographie

Kopfschmerzen

Tabelle 129 · Forts., Differenzialdiagnose von Kopf- und Gesichtschmerzen

Diagnose	wesentliche diagnostisch richtungweisende Anamnese, Untersuchung u./o. Befunde	Sicherung der Diagnose
Kopfschmerzen bei Sinusvenenthrombose	erhöhter intrakranieller Druck; fokale neurologische Ausfälle; häufig epileptische Anfälle; Kopfschmerz diffus, häufig fluktuierend	MRT, CCT, MR-Angiographie zum Nachweis einer Sinusvenenthrombose
Kopfschmerzen bei Bluthochdruck (maligner Bluthochdruck)	$RR_{diast} > 120$ mmHg; zeitliche Korrelation von Blutdruckerhöhung und Kopfschmerz, hypertensive Retinopathie	Blutdruckmessung, normales CT, normaler Liquor, Ausschluss einer Sinusvenenthrombose
Kopfschmerzen bei Liquordrucksteigerung (Pseudotumor cerebri)	intrakranielle Drucksteigerung > 200 mm H_2O, normaler neurologischer Untersuchungsbefund, Stauungspapillen	CCT/MRT
Kopfschmerzen bei Enzephalitis, Meningitis	s. Meningitis S. 147 s. Enzephalitis S. 147	
Kopfschmerzen bei intrakraniellen Tumoren	sich langsam entwickelnder Kopfschmerz, nimmt bei Bewegung oder Anstrengung zu	Stauungspapille, neurologische Herdsymptome; CCT/MRT
Kopfschmerzen bei akuter Substanzeinwirkung	tritt innerhalb einer bestimmten Zeit nach Einnahme einer bestimmten Substanz auf (Pharmaka, Speisen, Medikamente)	Anamnese, Exposition vermeiden
Glaukom (s. Abb. 184)	ältere Patienten, heftige Augenschmerzen, Kopfschmerz diffus, Sehverschlechterung, Übelkeit wg. Vagusreiz	Messung des Augeninnendrucks
postpunktioneller Kopfschmerz	nach Lumbalpunktion durch Liquorunterdruck verursachter diffuser Kopfschmerz	durch Verwendung dünner Punktionsnadeln vermeidbar
Kopf- und Gesichtsschmerzen bei Erkrankung des Schädelbereichs, der Nasenhöhlen	je nach Grundkrankheit	Schädel-Röntgen, HNO-Konsil
2. Gesichtsschmerzen		
Costen-Syndrom	Gesichtsschmerz bei Kiefergelenksveränderungen durch Biss- und Kauanomalie	Kieferorthopäde
idiopathische Trigeminusneuralgie	blitzartig einschießender Schmerz; Schmerzausbreitung in einen oder mehrere Trigeminusäste, häufig ältere Menschen	Liquorpunktion, Ausschluss symptomatischer Trigeminusneuralgie durch MRT, bei jungen Patienten Ausschluss multiple Sklerose
Okzipitalisneuralgie	Schmerz im Versorgungsbereich des N. occipitalis major; Druckdolenz des entsprechenden Nerven	Röntgen des atlantookzipitalen Überganges und der oberen Halswirbelsäule, Ausschluss Zosterinfektion

Kopfschmerzen

Tabelle 129 · Forts., Differenzialdiagnose von Kopf- und Gesichtsschmerzen

Diagnose	wesentliche diagnostisch richtungweisende Anamnese, Untersuchung u./o. Befunde	Sicherung der Diagnose
atypischer Gesichtsschmerz	dumpf umschriebener Schmerz einer Gesichtsseite, keine sensiblen Defizite	häufig im Zusammenhang mit Depression und Angsterkrankung

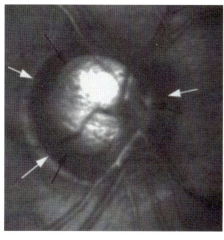

Abb. 184 Glaukompapille. Papillenrand = weiße Zeile, Exkavationsrand = schwarze Pfeile

Verwandtes Leitsymptom

▶ Meningismus: S. 400.

Lähmungen (Ch. Kessler)

Grundlagen

- **Definition:** Herabgesetzte Fähigkeit, die Muskulatur willentlich zu aktivieren.
- **Einteilung (nach Schweregrad):**
  - *Plegie (= Paralyse):* Völlige Unfähigkeit, einen Muskel anzuspannen (Kraftgrad 0 in Tab. 130).
  - *Parese:* Kraftgrad 1–4 bzw. Paresegrad 1–6 (Tab. 130).

Tabelle 130 · Schweregrade von Paresen

KG	PG	Beschreibung
0	0	keinerlei Bewegung (Plegie oder Paralyse)
1	1	minimale Bewegung möglich
2	2	Bewegung nach Ausschaltung der Schwerkraft möglich
3	3	Bewegung oder Halten gegen Schwerkraft ohne Unterstützung möglich
4	4	aktive Bewegung gegen Schwerkraft und leichten Widerstand möglich
4–5	5	aktive Bewegung gegen Schwerkraft und deutlichen Widerstand möglich
5	6	normale volle Kraft

KG = Kraftgrad = MRCS (medical research council scale); PG = Paresegrad

- **Einteilung (nach Läsionsort) und typische Klinik/Befunde:** zentral, peripher, muskulär (Tab. 131).

Tabelle 131 · Einteilung der Paresen und typische Klinik/Befunde

Schädigungsort	typische Kennzeichen
1. zentrale Parese *(spastische Parese)*	
1. motorisches Neuron des Gyrus praecentralis u./o. im Verlauf der Pyramidenbahn und Rückenmark	– Muskeleigenreflexe: Gesteigert – sog. Pyramidenbahnzeichen (Babinski-Zeichen): Positiv – Muskeltonus: Gesteigert – kutane Reflexe (z. B. Bauchhautreflex, Kremasterreflex): Abgeschwächt/fehlend – Sensibilität: gibt wichtige lokalisatorische Hinweise (s. Kapitel 539) ▶ *Hinweis:* Initial kann eine zentrale Parese schlaff sein (zentraler oder spinaler Schock)
2. periphere Parese	
peripheres Nervensystem einschließlich des 2. motorischen Neurons (Vorderhornzelle), der Nervenwurzel, des Plexus und der peripheren Nerven	– Muskeleigenreflexe: Abgeschwächt oder erloschen (Areflexie) – Pyramidenbahnzeichen: Negativ – Muskeltonus: Herabgesetzt (schlaff; im Verlauf Muskelatrophien) – kutane Reflexe: Erhalten – Sensibilität: Abhängig von Läsionsort und betroffenen peripheren Nerven. Gibt wichtige Hinweise auf Lokalisation (vgl. S. 539)

Lähmungen

Tabelle 131 · Forts., Einteilung der Paresen und typische Klinik/Befunde

Schädigungsort	typische Kennzeichen
3. muskelbedingte Parese	
Muskulatur	– Parese folgt nicht dem Versorgungsgebiet der peripheren Nerven – bei Störung der neuromuskulären Übertragung Tagesschwankungen und pathologische Ermüdbarkeit – Muskeleigenreflexe: Erhalten (sofern noch ausreichend Muskelmasse vorhanden ist) – Muskeltonus: Herabgesetzt (schlaff) – Sensibilität: Nicht gestört

- ▶ **Häufigkeit:** Lähmungen sind Begleitsymptom zahlreicher neurologischer Erkrankungen.
- ▶ **Lokalisation:** Eine Lähmung kann eine Extremität betreffen (Monoparese bzw. Monoplegie), eine Körperhälfte (Hemiparese bzw. Hemiplegie), nur die unteren Extremitäten (Paraparese bzw. Paraplegie) oder alle vier Extremitäten (Tetraparese bzw. Tetraplegie).
- ▶ *Hinweis:* Bei der neurologischen Untersuchung ist es wichtig, Lähmung und Sensibilitätsstörung (S. 539) zu einem Syndrom zusammenzufassen. Dies hat lokalisatorisch eine große Bedeutung – *Beispiele:*
  - a. Rechtsseitige Gesichtslähmung und Armlähmung mit Halbseitensensibilitätsstörung sowie gesteigerten Muskeleigenreflexen: Läsion ist in kontralateraler Hirnhälfte lokalisiert.
  - b. Paraparese mit gesteigerten Reflexen, Pyramidenbahnzeichen, sensiblem Niveau und evtl. Blasenstörung: Rückenmarkläsion (Querschnittlähmung).
  - c. Distal betonte Paraparese mit erloschenen Reflexen und strumpfförmigen Sensibilitätsstörungen: Bilaterale periphere Lähmung, z. B. bei Polyneuropathie (S. 456).

Basisdiagnostik

- ▶ **Anamnese:** Wichtig ist der zeitliche Verlauf der Lähmung:
  - *Akuter Beginn:*
    - Zentral: Ischämie, Blutung.
    - Peripher: Kompression, z. B. Bandscheibenvorfall.
  - *Rezidivierend:* Bei zentralen Lähmungen transitorisch ischämische Attacke, epileptischer Anfall, Lähmungen bei multipler Sklerose, metabolische Störungen.
  - *Weitere anamnestische Hinweise:* Kopfschmerzen, zerebrale Krampfanfälle (bei Raumforderung, bei Sinusvenenthrombose), Vorerkrankungen (allgemein internistisch, kardial, Malignome, Gerinnungsstörungen).
- ▶ **Sorgfältige neurologische Untersuchung:** Topische Zuordnung der Parese unter Berücksichtigung von Muskeltonus, Reflexstatus, Verteilungstyp der Lähmung und Verteilung der Sensibilitätsstörung (vgl. Tab. 131).
  - ▶ *Hinweis:* Von Paresen zu differenzieren sind allgemeine unspezifische Schwächezustände, wie sie z. B. bei internistischen Krankheitsbildern oder Kachexien auftreten!
  - *Typische Befunde bei Rückenmarkläsion:*
    - Häufig bilateral! Läsionen im Zervikalmark führen zu einer Tetraparese (hoher Querschnitt), Läsionen im Thorakalmark zu einer zentralen Paraparese. Häufig bestehen Blasen-Mastdarm-Störungen.

Lähmungen

> **Hinweis:** Nach einem Trauma sind die Paresen zunächst schlaff mit abgeschwächten Muskeleigenreflexen (spinaler Schock); DD: Guillain-Barré-Syndrom.

- Die Läsionshöhe wird festgelegt nach dem Verteilungsmuster der betroffenen Muskulatur, dem Reflexstatus und der Höhenlokalisation der sensiblen Störung (sensibles Niveau).
- *Typische Befunde bei peripheren Paresen:* s. Tab. 131. Wichtig ist das Verteilungsmuster der Lähmung – zusammen mit der Sensibilitätsstörung kann klinisch z. B. eine Plexusläsion von einer Läsion eines peripheren Nerven unterschieden werden. Zu Polyneuropathien mit bilateral symmetrischen Paresen und Reflexverlust S. 456.
- *Typische Befunde bei Läsionen einzelner peripherer Nerven:* Bei gemischten Nerven bestehen sensible und motorische Ausfälle, bei rein motorischen Nerven nur motorische (Parese). Vgl. Tab. 131. Bei der Untersuchung ist der Nerv am Läsionsort häufig druckschmerzhaft. Im Vordergrund steht die klinische Untersuchung. Tab. 132 zeigt Kennmuskeln, Sensibilitätsstörungen und Reflexe bei häufigen peripheren Nervenlähmungen.
- *Typische Befunde bei muskulären Paresen:* Vgl. Tab. 131.

Tabelle 132 · **Befunde bei häufigen Läsionen peripherer Nerven (nach Berlit)**

Nerv	Läsionsort	Motorik	Sensibilität	Reflex
N. thoracicus longus	Axilla, Schulter (Lasten tragen)	M. serratus (Scapula alata)	–	–
N. axillaris	Schulterluxation oder -fraktur	M. deltoideus	proximale Oberarmaußenseite	Deltoideusreflex
N. musculocutaneus	Oberarmverletzungen	Mm. biceps und brachialis	radiale Unterarmbeugeseite	Bizepssehnenreflex
N. radialis	Axilla	M. triceps	radiale Unterarmstreckseite, Hand, Oberarm	Trizepssehnenreflex
	Oberarm	M. brachioradialis	radialer Unterarm	
	Supinatorloge	Handextensoren, M. abductor pollicis longus		Radiusperiostreflex
	Handgelenk		radialer Handrücken	
N. medianus	Oberarm	M. pronator teres	Beugeseite Finger 1–3	Trömner-, Knipsreflex
	M. pronator teres	M. flexor carpi radialis, Fingerflexoren I–III, Daumenopposition	Beugeseite Finger 1–3	
	Karpaltunnel	Parese und Atrophie der Mm. abductor pollicis brevis und opponens pollicis (Daumenballenatrophie)	v.a. nächtlicher Schmerz und Parästhesien, Beugeseite Finger 1–3	

Lähmungen

Tabelle 132 · Forts., Befunde bei häufigen Läsionen peripherer Nerven

Nerv	Läsionsort	Motorik	Sensibilität	Reflex
N. ulnaris	Sulcus ulnaris	M. flexor carpi ulnaris	Finger 4 und 5	–
	Loge de Guyon	Hypothenar	Finger 4 und 5	–
	Palmar	Mm. interossei, M. adductor pollicis	Finger 4 und 5	–
N. cutaneus femoris lateralis	Leistenband	–	Oberschenkel-außenseite	–
N. femoralis	retroperitoneal, Psoashämatom	M. iliopsoas, M. quadriceps femoris	Ober- und Unterschenkelinnenseite	Patellarsehnenreflex
N. obturatorius	kleines Becken	Adduktorengruppe	distale Oberschenkelinnenseite	Adduktorenreflex
N. ischiadicus	Gesäß (Spritzen)	M. biceps femoris, Mm. semitendinosus und semimembranosus, Peronäal-/Tibialmuskulatur	Unterschenkel und Fuß	Achillessehnenreflex
N. tibialis	Kniekehle	Fußplantarflexion	Unterschenkelrückseite, Planta	Achillessehnenreflex, Tibialis-posterior-Reflex
	Tarsaltunnel plantar	Zehenplantarflexion		
N. peroneaus	Fibulaköpfchen	Fußrandhebung	Unterschenkelaußenseite, Zwischenraum zwischen 1. und 2. Zehe	–
	Lig. cruciatum	Zehenhebung		

Weiterführende Diagnostik

▶ **Hinweis:** Welche der hier aufgelisteten Maßnahmen bei der jeweiligen Verdachts- bzw. Differenzialdiagnose indiziert und zielführend ist, s. Tab. 133.
▶ **Bei klinisch zentraler Parese:**
- *Bei V.a. zerebrale Ursache:*
  - *CCT:* Infarkt, Blutung, Tumor?
  - *Doppler-/Duplexsonographie* der hirnversorgenden Gefäße.
  - *Kardiale Diagnostik:* Ausschluss kardiale Emboliequelle (am häufigsten absolute Arrhythmie).
  - *MRT:* Infarkt, Blutung, Tumor?
  - *MR-Angiographie:* intrazerebraler Gefäßverschluss? Stenose?
  - *DSA:* Bei Hirnblutungen als Lähmungsursache zum Ausschluss einer AV-Malformation.
  - *Stereotaktische Biopsie:* Option zur histologischen Sicherung bei intrazerebralen Raumforderungen.

Lähmungen

- Bei klinisch spinalem Prozess:
  - *Nativ-Röntgen* des entsprechenden Wirbelsäulenabschnitts: Knochendestruktionen, Frakturen?
  - *MRT des Rückenmarks:* Tumor, Bandscheibenvorfall?
  - *Lumbalpunktion:* Entzündung, Tumorzellen?
  - *Somatosensibel evozierte Potentiale (SEP):* Höhenlokalisation.
  - *transkranielle Magnetstimulation:* früher Nachweis einer Pyramidenbahnschädigung.
  - *Kontrastmittel-CT:* genaue Lokalisation und Lagebeziehung von spinalen Raumforderungen.
- **Bei klinisch peripherer Parese:** Liquorpunktion, EMG, NLG, gezielte Röntgen-/MRT-Untersuchung nach klinischer Festlegung des Läsionsortes.
- **Bei klinisch myogenen Ursachen der Parese:** EMG (charakteristisches Muster kleiner polyphasischer Potenziale), Muskel-Nerv-Biopsie, genetische Untersuchungen, Labor.

Differenzialdiagnose

- **Differenzialdiagnose bei zentraler Lähmung bei Läsion des Gehirns (Halbseitenlähmung):** Tab. 133.

Tabelle 133 · Differenzialdiagnose bei Halbseitenlähmung

Diagnose	wesentliche diagnostisch richtungweisende Anamnese, Untersuchung u./o. Befunde	Sicherung der Diagnose
ischämischer Hirninfarkt (s. Abb. 185, S. 360)	akuter Beginn, seltener rasch progredient (progressiv stroke); brachio-fazial betont → Media-Infarkt, beinbetont → Anteriorinfarkt; Neglect, Aphasie bzw. andere neuropsychologische Auffälligkeiten (Apraxie) bei kortikaler Beteiligung, häufig auch Halbseitensensibilitätsstörung; rein motorische Störung → lakunärer Infarkt oder Stammganglieninfarkt	CCT u./o. MRT, Sonographie der hirnversorgenden Gefäße, Ausschluss kardiale Emboliequelle, DSA
Subarachnoidalblutung (s. Abb. 177, S. 343) *(SAB)*	akuter Kopfschmerz, Nackensteifigkeit, mit Latenz Entwicklung einer Hemiparese (Gefäßspasmus), häufig Bewusstseinsstörung	CCT (Blut in basalen Zisternen), Lumbalpunktion (blutiger Liquor), TCD (Flussbeschleunigung bei Spasmus), EKG (QT-Veränderungen), s. auch S. 404
Hirnstamminsult	gekreuzte Symptomatik → Hirnnervenausfall kontralateral zur Hemiparese, häufig Schwindel, Doppelbilder	s. o.
intrazerebrale Blutung (am häufigsten hypertensive Massenblutungen im Stammganglienbereich)	schwerwiegende Hemiparese mit Blickparese (Patient schaut den Herd an), Bewusstseinsstörung	CCT u./o. MRT, MRT-Angio, Angiographie zum Ausschluss AV-Malformation

Lähmungen

Tabelle 133 · Forts., Differenzialdiagnose bei Halbseitenlähmung

Diagnose	wesentliche diagnostisch richtungweisende Anamnese, Untersuchung u./o. Befunde	Sicherung der Diagnose
Basilaristhrombose	akut auftretende, häufig asymmetrische Tetraparese, zum Teil auch Hemiparese. Reflexsteigerung, bilaterale Pyramidenbahnzeichen, Gaumensegelparese und bilaterale Fazialisparese	CCT u./o. MRT, CT-Angio, MR-Angio der Aa. vertebrales und A. basilaris (bilaterales Widerstandsprofil, im transkraniellen Doppler fehlender Nachweis der A. basilaris)
chronisches subdurales Hämatom (s. Abb. 175, S. 343)	Trauma, Kopfschmerzen, psychische Alteration, langsam progrediente Halbseitenlähmung	CCT u./o. MRT, s. auch S. 339
epidurales Hämatom (s. Abb. 176, S. 343)	arterielle Blutung der A. meningea media nach Schädel-Hirn-Trauma, meist Kalottenfraktur, progrediente Halbseitenlähmung, Bewusstseinsstörung	CCT u./o. MRT, nativ, s. auch S. 339
Hirntumor	Symptomatik schleichend, unterschiedlich je nach Lokalisation: organisches Psychosyndrom, Epilepsie, bei Tumoreinblutung akute Verschlechterung	CCT u./o. MRT, EEG (Herdbefund), Angiographie
Migräne mit Aura	Anmese: Typischer Migräneanfall mit Halbseitenkopfschmerz, vorausgehend als Aura (meist passager), Entwicklung einer Halbseitenlähmung	MRT bei Erstmanifestation, TCD (Flussbeschleunigung)
Hirnabszess (s. Abb. 178, S. 344)	Infektionsquelle, sehr rasche Progredienz, schwere Allgemeinerkrankung	Labor (Blut und Liquor), Entzündungszeichen, CCT mit KM oder MRT (Ringstruktur); Differenzierung von Gliom oder Metastase kann schwirig sein
Multiple Sklerose (s. Abb. 186)	Beginn mit Halbseitenlähmung möglich (auch akut), weitere disseminierte Symptome (Optikusbeteiligung, Kleinhirnbeteiligung)	MRT mit Gadolinum (multiple Herde), Liquor (Pleozytose, intrathekale IgG-Produktion, oligoklonale Banden), Veränderungen, visuell evozierte Potenziale
Enzephalitis (am häufigsten Herpes-simplex-Enzephalitis)	schweres klinisches Krankheitsbild, Krampfanfälle, Bewusstseinsstörung, fokale neurologische Ausfälle, Aphasie	MRT mit typischen beidseitigen Nekroseherden temporal bei Herpes-simplex-Enzephalitis, erregerspezifische PCR, im Liquor hohe Zellzahl, im EEG gruppierte Theta-Wellen, Allgemeinveränderung

Lähmungen

Tabelle 133 · Forts., Differenzialdiagnose bei Halbseitenlähmung

Diagnose	wesentliche diagnostisch richtungsweisende Anamnese, Untersuchung u./o. Befunde	Sicherung der Diagnose
septische Herdenzephalitis	Komplikation einer bakteriellen Endokarditis, Allgemeinerkrankung, auch Embolien in anderen Organen, Fieber	Labor (Entzündungszeichen), Blutkultur, Liquor (Pleozytose, Eiweißerhöhung, Erregernachweis), CCT u./o. MRT (multiple ischämische Herde), kardiale Diagnostik
Hirnvenenthrombose	häufig jüngere Frauen mit Kontrazeptiva-Einnahme; Kopfschmerzen, Erbrechen, Halbseitenlähmungen, epileptische Anfälle	CCT (häufig bilaterale Blutungen), MRT mit Darstellung der Sinus, DSA
Mantelkantensyndrom bei frontalen Tumoren	langsam progrediente, spastische zentrale Paraparese mit Reflexsteigerung, positiven Pyramidenbahnzeichen ohne Sensibilitätsstörung	CCT u./o. MRT, digitale Substraktionsangiographie

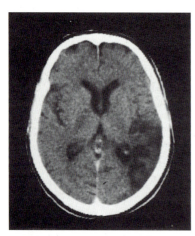

Abb. 185 Hirninfarkt (hinterer Media-Teilinfarkt links im CCT)

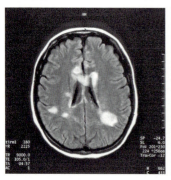 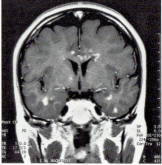

Abb. 186 Encephalomyelitis disseminata a) Marklagerläsionen vorwiegend periventrikulär und im Balken (MRT); b) Kontrastmittelanreicherung der Herde (MRT nach Kontrastmittelgabe)

Lähmungen

▶ **Zentrale Lähmungen durch Rückenmarkläsionen:** Tab. 134.

Tabelle 134 · Differenzialdiagnose bei zentralen Lähmungen durch Rückenmarkläsionen

Diagnose	wesentliche diagnostisch richtungweisende Anamnese, Untersuchung u./o. Befunde	Sicherung der Diagnose
traumatischer Querschnitt	nach schwerem Wirbelsäulentrauma. Mechanismus: Wirbelfraktur, traumatischer Bandscheibenvorfall, intramedulläre Blutung. Sorgfältige Untersuchung polytraumatisierter Patienten notwendig, Pyramidenbahnzeichen, Blasenstörung, Höhe des sensiblen Niveaus sehr wichtig!	Röntgen-Nativaufnahmen der Wirbelsäule (Frakturen, Rückenmarkskompression?), CT, MRT des Rückenmarks in der klinisch betroffenen Höhe
zervikaler- bzw. thorakaler Bandscheibenvorfall (s. Abb. 187)	spastische Paraparese unterschiedlichen Ausmaßes, Wirbelsäulensymptomatik (Schmerz, Bewegungseinschränkung)	Röntgen HWS/LWS nativ, CT, MRT Hals-/Brustmark
Tumoren des Rückenmarks (s. Abb. 188, S. 363)	Neurinom, Meningeom, Gefäßmissbildung, Ependymom, Astrozytom (Stiftgliom)	MRT, CT, bei V.a. Gefäßmissbildung: spinale Angiographie, Liquordiagnostik (Stoppliquor = Eiweiß ↑ bei normaler Zellzahl)
Wirbelmetastasen	akuter Schmerz im Wirbelsäulenbereich, rasch progrediente Querschnittsymptomatik	bildgebende Verfahren: Diagnostik wie bei anderen spinalen Tumoren, Primärtumorsuche
Plasmozytom	s. Wirbelmetastasen	BSG in der 1. h > 100, Elektrophorese, Immunelektrophorese, Nachweis von Plasmazellen in der Beckenstanze
Sarkome, leukämische Durainfiltrate und Lymphome	rasche Entwicklung der Querschnittsymptomatik	MRT, Liquor, Biopsie
Arachnopathie	nach wiederholten Myelographien oder spinalen Operationen, langsam progrediente Entwicklung bis zur Querschnittslähmung	MRT, Liquor (Eiweiß ↑)
spinale Entzündungen (Spondylitis, Discitis, spinale Abszesse) (s. Abb. 189, S. 363)	stärkste Schmerzen, Fieber, Nackensteifigkeit	Nativ-Röntgen der Wirbelsäule, CT, Liquorpunktion
Myelitis	rasche Entwicklung eines Querschnittsyndroms (Myelitis transversa) häufig im Rahmen akuter viraler Infekte	Virustiter (häufig VZV, EBV); MRT (entzündliche Auftreibung des Rückenmarks), Liquor (Pleozytose)
zervikale Myelopathie	je nach Höhenlokalisation, bilaterale segmentale periphere Ausfälle und Paraspastik	MRT (Verengung des Spinalkanals durch degenerative Veränderungen des Wirbelkörpers)

Lähmungen

Tabelle 134 · Forts., Differenzialdiagnose bei zentralen Lähmungen

Diagnose	wesentliche diagnostisch richtungweisende Anamnese, Untersuchung u./o. Befunde	Sicherung der Diagnose
spinale Durchblutungsstörungen (A. spinalis-anterior-Syndrom)	akut aufgetretene Paraplegie, Blasen-, Mastdarmlähmung, dissoziierte Empfindungsstörung	MRT, spinale Angiographie, Liquor normal
Leriche-Syndrom	akuter Verschluss der Aortenbifurkation und spinale und bilaterale Beinarterienverschlüsse; Durchblutungsstörungen der Beine und Querschnitt	CT, Angiographie, Farbdoppler
Claudicatio spinalis	durch engen Spinalkanal bedingte Durchblutungsstörungen der Cauda equina, bei längerem Gehen oder Stehen zunehmende Sensibilitätsstörungen und Paresen	spinales CT, MRT
spinale Blutung	wie beim A. spinalis-anterior-Syndrom akut einsetzende Para- bzw. Tetraparese mit dissoziierter Sensibilitätsstörung und Blasenstörung	MRT, spinale Angiographie (häufig Angiome)
spinale Gefäßmissbildungen (spinales Angiom, spinales Kavernom, spinale Durafistel)	akute spinale Blutung oder chronische Myelopathie durch Steal-Phänomen bei arteriovenösem Shunt	MRT mit KM, spinale Angiographie, Liquor (oft Eiweiß ↑)
psychogene Querschnittlähmung	normaler Reflexstatus, unwillkürliche Bewegung erhalten, normale Elektrophysiologie, im Liquor Normalbefund	

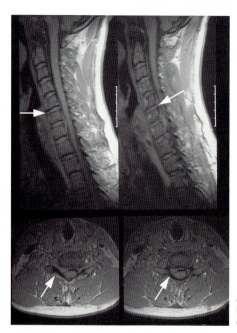

Abb. 187 Zervikaler Bandscheibenvorfall HWK 6/7 rechts (Pfeil)

Lähmungen

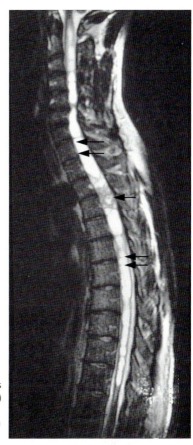

Abb. 188 Tumor des Rückenmarks (MRT): intramedullärer Tumor (Pfeil) mit an den Tumor angrenzende Syrinx kranial bis BWK 1 und kauda bis BWK 6/7 (Doppelpfeile)

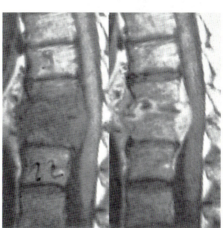

Abb. 189 Spinale Entzündung: Spondylodiszitis im Bereich der mittleren BWS mit Zerstörung der Grund- und Deckplatten der angrenzenden Wirbelkörper und epiduralem Abszess mit Myelonkompresssion (MRT nativ und nach Kontrastmittelgabe)

Lähmungen

▶ **Differenzialdiagnose bei peripherer Lähmung:** Tab. 135.

Tabelle 135 · Differenzialdiagnose bei peripherer Lähmung

Diagnose	wesentliche diagnostisch richtungweisende Anamnese, Untersuchung u./o. Befunde	Sicherung der Diagnose
1. Wurzelläsionen bei lateralem Bandscheibenvorfall		
C 5	Paresen und Atrophien in den Mm. deltoides, biceps brachii und brachioradialis; Bizepssehnenreflex (BSR) evtl. abgeschwächt; Sensibilitätsstörung Vorderseite des Oberarmes	bei allen Bandscheibenvorfällen mit Wurzel-/Myelonkompression sind CT und MRT Methoden der Wahl; zervikale/lumbale Myelographien nur bei speziellen Fragestellungen
C 6	Paresen des M. biceps brachii und M. brachioradialis, BSR abgeschwächt oder erloschen; Sensibilitätsstörung an Radialseite Unterarm und Hand	s. o.
C 7	Paresen und Atrophien des M. triceps, fakultativ Handextensorenparesen, Trizepssehnenreflex (TSR) abgeschwächt; Sensibilitätsstörung dorsale Fläche Unterarms	s. o.
C 8	Parese und Atrophie der kleinen Handmuskeln, Sensibilitätsstörung ulnare Seite Unterarm und Hand	s. o.
L 3	Parese des M. quadriceps und der Adduktoren, PSR abgeschwächt, Sensibilitätsstörung Vorderseite Oberschenkel	s. o.
L 4	Parese des M. tibialis anterior und M. quadriceps, PSR fehlt; Sensibilitätsstörung medial Vorderfläche Unterschenkel	s. o.
L 5	Parese der Zehenstrecker, insbesondere des M. extensor hallucis longus, Ausfall des Tibialis-posterior-Reflexes; Sensibilitätsstörung lateral der Schienbeinkante mit Ausstrahlung zur Großzehe	s. o.
S 1	Parese des M. peroneus brevis (Pronationsschwäche des Fußes) und des M. triceps surae, ASR ausgefallen; Sensibilitätsstörung lateraler Fuß und Unterschenkelrand	s. o.
2. andere Ursachen für Wurzelläsionen		
Meningiosis neoplastica	Kopfschmerzen, Hirnnervenausfälle, radikuläre Symptome	MRT mit Kontrastmittel: meningeale Anreicherung; Liquorpathologie
Neuroborreliose (s. Abb. 190)	Erythema chronicum migrans, meningitische Symptome, Hirnnervenausfälle	Liquor: lymphozytäre Pleozytose, intrathekale IgG-Synthese, spez. Borrelien-AK
Neurinom	hartnäckiger, radikulärer Spontan- und Bewegungsschmerz; motorische und sensible Symptomatik, später spinale Kompression	LWS-Röntgen nativ, MRT mit Kontrastmittel, Liquor: Eiweißerhöhung

Lähmungen

Tabelle 135 · Forts., Differenzialdiagnose bei peripherer Lähmung

Diagnose	wesentliche diagnostisch richtungweisende Anamnese, Untersuchung u./o. Befunde	Sicherung der Diagnose
3. Plexusparesen		
Läsionen des Plexus cervicobrachialis	wie radikuläre Läsionen, jedoch Kombination mehrerer Wurzeln	MRT/CT (kein Bandscheibenvorfall nachweisbar), EMG
obere Plexusparese (Erb-Lähmung) C 5–C 6 (–C 7)	Paresen in wechselnder Kombination der Mm. deltoides, supra- und infraspinatus, dectoralis, biceps, supinator, BSR und RPR sind ausgefallen, TSR oft erhalten; sensibel, meist geringe Auswahl an Außenseite des Oberarmes; häufigste Ursachen: Trauma, Entzündung, Skalenuslückensyndrom, Bestrahlung	CT/MRT obere Thoraxaperatur, Liquor, EMG
untere Plexusparese (Klumpke) C 7–C 8	Parese der kleinen Handmuskeln, des M. triceps barachii, M. extensor carpi radialis (oft Horner-Syndrom)	wie obere Plexusparese
Läsion des Plexus lumbosacralis	wechselnde Kombination von Lähmungen der Wurzeln L 1–L 3; Ursachen: Raumforderung retroperitoneal (Malignome, Metastasen, Lymphome, Abszesse), Bestrahlungsfolge, entzündliche Plexusläsionen, Beckenfrakturen, traumatische retroperitoneale Hämatome, diabetische Amyotrophie	CT oder MRT des kleinen Beckens und des Peritonealraums; EMG; Schweißtest (DD proximale wurzelnahe Läsion – Plexusläsion, da bei lumbaler Wurzelläsion vegetative Phase nicht betroffen ist)

4. Läsionen einzelner peripherer Nerven

Mögliche Ursachen sind Druck, Trauma oder Neurinome; *Beispiele:* Unfall, Schnittverletzung, Rissverletzung, Kompartmentsyndrome, Engpasssyndrome, toxisch, Hämatom, Spritzenverletzung?

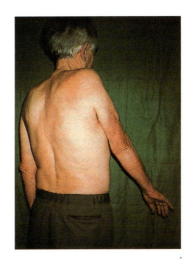

Abb. 190 Borreliose mit Erythema chronicum migrans

Lähmungen

▶ **Differenzialdiagnose bei muskulärer Parese:** Tab. 136.

Tabelle 136 · Differenzialdiagnose muskulärer Lähmungen (Myopathien mit häufigster Lokalisation und diagnostischen Kriterien)

Diagnose	wesentliche diagnostisch richtungsweisende Anamnese, Untersuchung u./o. Befunde	Sicherung der Diagnose
1. wichtige vererbte Myopathien		
progressive Muskeldystrophien („bösartiger" Typ Duchenne, x-chromosomal rezessiv-gutartiger Typ Becker-Kiener)	vorwiegende Lokalisation Beckengürtel, aufsteigend zum Schultergürtel, keine sensible Störung, nur Knaben, Typ Duchenne: Erkrankung in den ersten drei Lj.; Typ Becker-Kiener: Erkrankung 6.–20. Lj	EMG, CPK i.S. ↑, Gendefekt im Dystrohien-Gen auf dem kurzen Arm des X-Chromosoms 21, Muskelbiopsie
Myotonia congenita, dystrophische Myotonie (Morbus Curschmann-Steinert)	Myotonie der kleinen Handmuskeln und Unterarme, zusätzliche Symptome: Innenohrschwerhörigkeit, Katarakt, Hodenatrophie, Ovarialinsuffizienz, Kardiomyopathie	EMG (typische myotone Entladungen), Genetik (Mutation des Chromosoms 19Q13.3-Gen für das Enzym Myotonien-Protein-Kinase)
periodische (dyskaliämische) Lähmung	subakute, schlaffe Lähmungen, die sich nach Stunden bzw. Tagen wieder zurückbilden, Lähmungsattacken nach Fasten oder körperlicher Anstrengung, Provokation durch Kalium oder Kälte	Gendefekt im Chromosom 17Q23-25; Störung des Natriumkanals
hypokaliämische Lähmung (autosomal dominant)	Krankheitsbeginn 20. Lebensjahr, Lähmungen treten aus dem Schlaf heraus auf, können durch Anstrengung oder reichliche Mahlzeiten provoziert werden	EMG (stumme Bezirke), Mutation des Genes 1Q31 (Kalziumkanal defekt)
2. wichtige erworbene Myopathien		
endokrine Myopathien (häufige Komplikation endokriner Krankheiten)	Muskeleigenreflexe fallen aus, Muskelschwäche, häufig Beteiligung der Augenmuskeln	EMG häufig normal, Muskelbiopsie normal, Schilddrüsenhormone, Hypophysenhormone, Parathormon
toxische Myopathien	generalisierte Schwäche; durch Alkohol oder Medikamente (Chloroquin, Besafibrat, Glukokortikoide)	Medikamentenanamnese, Labor (Leberwerte)
Myasthenia gravis (s. Abb. 274, S. 510)	Doppelbilder, generalisierte Muskelschwäche, die bei Belastung und im Verlauf des Tages zunimmt	EMG (Dekrement = Abnahme der Amplitude bei repetitiver Reizung), Antikörper gegen Acetylcholinrezeptoren. Tensilontest (nach Injektion von 1 ml Etophoniumchlorid) Besserung der Symptomatik; CT/MRT des Thorax (Thymom?)

Tabelle 136 · Forts., Differenzialdiagnose muskulärer Lähmungen

Diagnose	wesentliche diagnostisch richtungweisende Anamnese, Untersuchung u./o. Befunde	Sicherung der Diagnose
Lambert-Eaton-Syndrom (vorwiegend bei kleinzelligem Bronchial-Ca)	klinisch Trias: Proximale Muskelschwäche + vorübergehende Besserung bei Belastung + vegetative Störungen; trockener Mund, Potenz- und Miktionsschwäche, Hypo- und Areflexie	EMG (Zunahme der Amplitude bei tetanischer Reizung = Inkrement), Nachweis von Antikörpern gegen den spannungsgesteuerten Kalziumkanal, Tumorsuche
Polymyositis und Dermatomyositis (s. Abb. 223, S. 423)	Autoimmunerkrankung, proximale in Becken und Schultergürtel einsetzende Muskelschwäche, Druckschmerzhaftigkeit der Muskulatur, Hautveränderungen (bläulich wie violette Erytheme) bei der akuten Polymyositis Schmerzen, Fieber und andere Entzündungszeichen	Labor: BSG-Beschleunigung, CRP und Aldolase erhöht, Biopsie sichert die Diagnose (perivenöse Infiltrate)

Verwandte Leitsymptome

▶ Polyneuropathien: S. 456

Leibesschmerzen s. Bauchschmerz (akutes Abdomen) S. 52

Leibesumfangszunahme (inkl. Meteorismus)
(R. Secknus, J. Mössner)

Grundlagen

▶ **Klinik des Leitsymptoms:** Die Leibesumfangszunahme ist ein äußerlich erkennbares Resultat einer sehr heterogenen Gruppe von Veränderungen. Diese können vom Gastrointestinaltrakt ausgehen, aber auch endokrinologische, hereditäre, kardiale, renale, infektiöse, urologische oder gynäkologische Ursachen haben.

▶ **Pathogenese:** Die zugrunde liegenden Veränderungen können in vermehrter Ansammlung von Luft im Intestinum (Meteorismus), Flüssigkeit in der Bauchhöhle (Aszites), Fettgewebshyperplasie (Adipositas), Organomegalien (v.a. Leber, Milz), neoplastischen und entzündlichen Tumoren oder einer Gravidität bestehen. Die verursachende Störung kann organisch oder funktionell bedingt sein.

Basisdiagnostik

▶ **Anamnese:** Zeitraum der Symptomentwicklung erfragen.
▶ **Körperliche Untersuchung:**
  - Meteorismus?
  - Adipositas: Body Mass Index (BMI = Körpergewicht [kg]/Körpergröße $[m])^2$. Normbereich 20–25. Adipositas Grad 1 > 25, Grad 2 > 30, Grad 3 > 40. Assoziiert mit Diabetes mellitus, arterieller Hypertonie, Hypercholesterinämie, Hyperurikämie (sog. Metabolisches Syndrom). Höheres kardiovasku-

Leibesumfangszunahme (inkl. Meteorismus)

läres Risiko bei vermehrtem viszeralem Fett und androidem Fettverteilungstyp (waist-hip-ratio > 0,85 bei Frauen und 1,0 bei Männern).
- Aszites?
- Andere: Organomegalie, Habitus, Hernien, Ödeme, tastbare Blase bei Harnverhalt etc.?

▶ **Labor:** Gesamteiweiß, Lipide, Glukose.
▶ **Bildgebende Verfahren:**
- *Röntgen-Abdomen:* Bevorzugt im Stehen; Linksseitenlage bei nicht stehfähigem Patienten.
- *Sonographie,* ggf. ergänzt durch Endosonographie, CT oder MRT (vgl. Tab. 137).

Weiterführende Diagnostik

▣ **Hinweis:** Welche der hier aufgelisteten Maßnahmen bei der jeweiligen Verdachts- bzw. Differenzialdiagnose indiziert und zielführend ist, s. Tab. 137.

▶ **Bei V.a. Adipositas:**
- Bildgestützte Punktionen bei abgrenzbaren Raumforderungen oder Flüssigkeitsansammlungen.
- Endoskopie.
- Klinischer Aspekt, BMI (s. o.), waist/hip-ratio (s. o.).
- Bei V.a. endokrinologische Ursache Bestimmung von TSH basal, Kortisol, DHEAS und andere 17-Ketosteroide, Insulin und C-Peptid.
- Bei Pickwick-Syndrom bei Adipositas permagna: Schlaflabor.

▶ **Bei V.a. Aszites:**
- Körpergewichtszunahme (täglich kontrollieren), Perkussion (Dämpfung, die bei Seitenlagerung ansteigt).
- Sonographie: Nachweis des Aszites, Hinweis auf mögliche Ursachen, z. B. Pfortaderthrombose, Leberzirrhose, Raumforderung.
- Fahnden nach maligner Grunderkrankung, Hypoproteinämie, portaler Hypertension und Leberzirrhose, intraabdomineller Entzündung, z. B. akute Pankreatitis, Hinweis auf intestinale Ischämie.
- *Aszitespunktion und -diagnostik:*
  - Mikrobiologische (Keimnachweis z. B. bei spontan bakterieller Peritonitis), zytologische (z. B. Tumorzellen bei malignem Aszites) und laborchemische Analyse des Aszites in Relation zu Serumwerten (Albumin, LDH, pH, Cholesterin, Glukose, Laktat, Tumormarker). *Gefahr:* Infektion des Aszites (z. B. spontan bakterielle Peritonitis).
  - Aspekt des Aszites: Trüb (infektiös), hämorrhagisch (traumatisch), serös (portal, entzündlich). Maligner und pankreatogener Aszites kann alle Aspekte annehmen.
  - ▣ **Cave:** Bei Na^+-Ausscheidung i.U. < 10 mmol/d und Hyponatriämie Gefahr des hepatorenalen Syndroms!

▶ **Bei Meteorismus:**
- Körperliche Untersuchung: Trophische Störungen (Hinweis auf Malassimilation), Leberhautzeichen, sonstige Zeichen der Leberzirrhose?
- Labor: CRP, Blutbild, Bilirubin, γ GT, ALAT.
- Sonographie.
- Stuhluntersuchung: Diarrhö, Fettstühle?
- H_2-Atemtests (Laktose, Glukose), z. B. bei V.a. Laktoseintoleranz.
- Endoskopie mit Biopsien (Dünndarm, Kolon), z. B. bei V.a. Sprue.
- Elastase, Chymotrypsinbestimmung im Stuhl: Vermindert bei Pankreasinsuffizienz.

▶ **Abdominelle Raumforderung:** s. Tab. 137.

Leibesumfangszunahme (inkl. Meteorismus)

Differenzialdiagnose (Tab. 137).

Tabelle 137 · Differenzialdiagnose der Leibesumfangszunahme

Diagnose	wesentliche diagnostisch richtungweisende Anamnese, Untersuchung u./o. Befunde	Sicherung der Diagnose
1. Aszites		
Leberzirrhose	S. 80	
Neoplasien und Entzündungen des Peritonealraums und seiner Organe	Tumorzellnachweis im Aszites	
Hypoproteinämie	s. Ödeme S. 432	
nephrotisches Syndrom	s. Ödeme S. 433	
chylöser Aszites	anamnestische/klinische Hinweise auf Trauma, retroperitoneale Tumoren, Metastasen, Filarieninfektion bei Tropenaufenthalt (Lymphödeme der Extremitäten), selten kongenitale Hyperplasie der Lymphgefäße	CT, ggf. PE retroperitonealer oder mesenterialer Raumforderungen
akutes Leberversagen	Toxineinwirkung (Medikamente, halogenierte Kohlenwasserstoffe, Knollenblätterpilzvergiftung); akute Hepatitis; ausgeprägte Transaminasenerhöhung und Abnahme der Lebersyntheseparameter	Nachweis der Toxinaufnahme bzw. einer Hepatitis (meist A oder B), serologischer Nachweis
Hypalbuminämie	s. Ödeme S. 432	
schwere Rechtsherzinsuffizienz	hochgradiges Cor pulmonale bei entsprechend schwerer pulmonaler Grunderkrankung; Trikuspidalinsuffizienz; Zyanose und periphere Ödeme	Echokardiographie; pulmonale Diagnostik s. Dyspnoe S. 99
rupturierte Ovarialzyste	rasche Umfangszunahme, Schmerzen	Sonographie, Laparoskopie
spontane bakterielle Peritonitis	> 500 Leukozyten/µl bei bekanntem Aszites	Erregernachweis
Pfortaderthrombose	thrombophile Diathese (meist myeloproliferatives Syndrom oder Antiphospholipid-Antikörper-Syndrom); Ösophagusvarizen, Splenomegalie	FKDS oder CT (Nachweis einer Thrombose oder Tumorinfiltration)
hepatozelluläres Karzinom	bei Herden an der Oberfläche kommt auch Aszitesbildung vor, AFP erhöht, meist auf dem Boden einer Leberzirrhose	sonographisch/laparoskopisch gesteuerte Punktion
Endometriose	s. Bauchschmerzen S. 65	

Leibesumfangszunahme (inkl. Meteorismus)

Tabelle 137 · Forts., Differenzialdiagnose der Leibesumfangszunahme

Diagnose	wesentliche diagnostisch richtungweisende Anamnese, Untersuchung u./o. Befunde	Sicherung der Diagnose
Gallefistel	z. B. postoperativ bei Lecks im Choledochus-/Zystikusstumpf	Bilirubingehalt des Aszites, Nachweis eines Lecks durch ERCP
Hypothyreose (s. Abb. 3, S. 8)	neben Ödemen, Pleura- und Perikardergüssen auch gelegentlich Aszites	s. Gewichtszunahme S. 6
Lebervenenthrombose (Budd-Chiari-Syndrom)	s. Bauchschmerzen S. 55	
Morbus Whipple (s. Abb. 98, S. 191)	Arthritis, Fieber, Lymphknotenschwellungen, Diarrhöen	s. Diarrhö S. 96
Meigs-Syndrom	Aszites, benigner Ovarialtumor und (meist rechtsseitiger) Pleuraerguss	laparoskopische Diagnose
Pericarditis constrictiva	s. Herzinsuffizienz S. 253	
Pseudomyxoma peritonei	tastbarer Tumor	Laparoskopie und Histologie bei unklarem Aszites
Vena-cava-inferior-Thrombose	zugrunde liegende thrombophile Diathese, Vaskulitis (V.a. Morbus Behçet) oder Kompression durch Tumoren, Zustand nach Implantation eines V.-cava-Schirmes	Duplex-Sonographie oder CT

2. Adipositas

alimentär, allgemein Ausschluss endokrin-metabolischer Ursachen

endokrinologisch-metabolisch:

– Cushing-Syndrom	typischer Aspekt: Vollmondgesicht, Büffelnacken, Stammfettsucht, Striae rubrae	Dexamethason-Suppressionstest (s. Gewichtszunahme S. 6)
– Hyperinsulinismus	rezidivierende Hypoglykämien	Hungerversuch mit Nachweis einer Hypoglykämie ohne adäquate Insulinsuppression
– Stein-Leventhal-Syndrom (polyzystische Ovarien)	unregelmäßige Periode oder Amenorrhö, milder Hirsutismus, leicht erhöhte Androgenspiegel	Ausschluss anderer Ursachen erhöhter Androgene
– Hypothyreose	s. Gewichtszunahme S. 6	
– hypothalamische Fettsucht	s. Gewichtszunahme S. 6	

Leibesumfangszunahme (inkl. Meteorismus)

Tabelle 137 · Forts., Differenzialdiagnose der Leibesumfangszunahme

Diagnose	wesentliche diagnostisch richtungweisende Anamnese, Untersuchung u./o. Befunde	Sicherung der Diagnose
andere		
– Pickwick-Syndrom (s. Abb. 191a S. 365)	s. Herzinsuffizienz S. 254	
– Prader-Willi-Syndrom	s. Gewichtszunahme S. 6	
– (symmetrische) Lipomatose	typischer Aspekt	

3. Meteorismus

funktionelle Störungen	s. Diarrhö S. 93	
Malabsorptionssyndrome (Disaccharidasemangel, glutensensitive Enteropathie)	s. Diarrhö S. 95	
bakterielle Fehlbesiedelung	Diarrhöen, Temperaturen	Bakterien-Nachweis
Pankreatitis (chronisch/akut)	s. Bauchschmerzen S. 55	
Subileus, Ileus (mechanisch, paralytisch).	s. Bauchschmerzen S. 56	
toxisches Megakolon	s. Diarrhö S. 94	
Morbus Hirschsprung	s. Obstipation S. 428	

4. abdominelle Raumforderungen

Peritoneal-Karzinose	Zeichen eines disseminierten Malignoms (vorwiegend gastrointestinal oder gynäkologisch)	Nachweis von Tumorzellen im Aszitespunktat & Nachweis des Primärtumors
Hepato-/Splenomegalie	s. Ikterus S. 312, Splenomegalie S. 544	
Neoplasien des Peritonealraumes und seiner Organe	s. Bauchschmerzen S. 55 u. 56	
Gravidität	Anamnese	Schwangerschaftstest, Sonographie
Lymphom	Sonographie; vgl. S. 387	Blutbild, Histologie, vgl. S. 387
Pankreaspseudozysten	s. Bauchschmerzen S. 55	
Retentionsblase	s. Bauchschmerzen S. 64	

Lungengeräusche

Tabelle 137 · Forts., Differenzialdiagnose der Leibesumfangszunahme

Diagnose	wesentliche diagnostisch richtungweisende Anamnese, Untersuchung u./o. Befunde	Sicherung der Diagnose
5. sonstige Ursachen		
Peritonitis	Vorgeschichte: Perforation eines Hohlorgans; Aszites bei Leber-Ca (spontan bakterielle Peritonitis), CAPD-Behandlung; tuberkulöse Peritonitis (weitere Organherde)	Keimnachweis bei Aszitespunktion
familiäres Mittelmeerfieber	familiär gehäuftes Auftreten rezidivierender Bauchschmerzen, Arthritiden und von Fieberschüben, in späten Stadien Amyloidose	Nachweis einer Mutation im FMF-Gen bei typischer Klinik
Hernien	s. Bauchschmerzen S. 57	
Kollagenosen/Vaskulitiden inkl. rheumatoider Arthritis	im Rahmen einer Polyserositis gelegentlich auch Aszitesbildung	s. Vaskulitiden S. 135

Verwandte Leitsymptome:

- Adipositas
- Fettsucht

Luftnot s. Dyspnoe S. 99

Lumbago s. Rückenschmerzen S. 471

Lungengeräusche (C. Vogelmeier)

Grundlagen

- **Definition:** Spontan vorhandene oder durch Stimm-Manöver erzeugte Atemgeräusche und Atemnebengeräusche.
- **Formen:**
  - *Vesikuläratmen:* Physiologisches Lungengeräusch, schlecht hörbar, da es hauptsächlich tiefe Frequenzen (bis 200 Hz) enthält. Entsteht durch geringgradige Turbulenzen im Bereich der Lappen- und Segmentbronchien. Inspiration: Spindelförmig, relativ hochfrequent, Exspiration: Hauchend, wesentlich leiser.
  - *Trachealatmen:* Physiologisches Lungengeräusch, hörbar über dem extrathorakalen Anteil der Trachea. Entsteht über anatomischen Engen (Carina, Stimmlippen), sehr laut, über In- und Exspiration.
  - *Bronchialatmen:* Lauter und höherfrequent als Vesikuläratmen (bei pathologischem Bronchialatmen Verbesserung der Schallleitung, weil Luft durch Flüssigkeit oder Gewebe ersetzt wird).
  - *Gesteigerte Bronchophonie* („sechsundsechzig"): Ebenfalls auf eine verbesserte Schallleitung über verdichtetem Gewebe zurückzuführen.
  - *Kompressionsatmen:* Bronchialatmen, das über komprimierter Lunge am Oberrand größerer Pleuraergüsse auskultiert werden kann.
  - *Amphorisches Atemgeräusch:* Lautes in- u./o. exspiratorisches Geräusch, das durch Turbulenzen in gut ventilierten Hohlräumen verursacht wird.

- *Stridor:* Monophones Pfeifen oder Giemen, das in der Inspiration oder in der Exspiration vorkommen kann.
- *Rasseln:*
  - ▶ *Hinweis:* Die früher gebräuchliche Einteilung in „feuchte" und „trockene" Rasselgeräusche sollte im Hinblick auf die aktuelle international gültige Nomenklatur nicht mehr verwendet werden!
  - *Fein:* Entstehung durch plötzliches Öffnen schlecht ventilierter Lungenanteile während der Inspiration.
  - *Grob:* Wird auf die Bewegung von Luft in flüssigkeitsgefüllten Atemwegen während In- und Exspiration zurückgeführt.
▶ **Dauer der Nebengeräusche:**
  - *Kurz* = *diskontinuierlich* (z. B. Rasseln).
  - *Länger* = *kontinuierlich* (z. B. Giemen, Brummen, Pfeifen): Sie entstehen durch Schwingungen der Bronchialwände bei Obstruktion u./o. Kollaps und können *a)* über der ganzen Lunge (→ V.a. Erkrankung mit generalisierter Obstruktion der Atemwege [Asthma – übrigens identisch bei Asthma bronchiale und Asthma cardiale!, COPD] oder *b)* lokalisiert (→ V.a. lokale Obstruktion [Tumor]) hörbar sein.

Basisdiagnostik

▶ **Anamnese:** Raucher-/Medikamenten-/Berufsanamnese, Vorerkrankungen, Dauer, Intensität und Auslöser der Dyspnoe, weitere Symptome wie Fieber, Schüttelfrost, Inappetenz, Gewichtsverlust, Auswurf, Rhinokonjunktivitis.
▶ **Körperliche Untersuchung:** Allgemein-/Ernährungs-/Bewusstseinszustand, Atemfrequenz, Atemmuster, Orthopnoe, Anwendung der Lippenbremse, Zyanose, Trommelschlegelfinger, Thoraxform, Dämpfung, Herzgeräusch, Ödeme, Einflussstauung, hepatojugulärer Reflux.
▶ **EKG:** Infarktzeichen, ST-Senkungen, Rechtsherzbelastungszeichen, linksventrikuläre Hypertrophie, Rhythmusstörungen.
▶ **Röntgen-Thorax:** Infiltrat, Stauung, Pleuraerguss, Pleuraverkalkung, Zeichnungsvermehrung, Emphysemzeichen, Perikardverkalkung, Herzschattenvergrößerung, Stauungszeichen, Zeichen der pulmonalen Hypertonie, Raumforderung.
▶ **Echokardiographie:** Größe der Herzhöhlen, regionale oder globale Einschränkung der Pumpfunktion, Klappenfunktion, Perikarderguss, Hypertrophie des Myokards, Zeichen der pulmonalen Hypertonie.
▶ **Labor:** Entzündungszeichen (CRP ↑, BSG ↑, Leukozytose), Anämie, Polyglobulie, Myokardischämiemarker (CK, CK-MB, CK-Masse, Troponin I oder T, Myoglobin), Kreatinin, Harnstoff, Leberenzyme.
▶ **Blutgasanalyse:** Respiratorische Partial- oder Globalinsuffizienz, Hyperventilation, Azidose, Alkalose.
▶ **Lungenfunktionsprüfung:** Restriktive oder obstruktive Ventilationsstörung, Diffusionsstörung, Belastungshypoxie, Prüfung der unspezifischen bronchialen Überempfindlichkeit.
▶ **Lungensonographie:** Ermöglicht den Nachweis von Flüssigkeit im Pleuraraum, Pleuraverdickungen, evtl. pleuraständigen Raumforderungen, subpleuralen Infiltrationen.

Weiterführende Diagnostik

▶ *Hinweis:* Welche der hier aufgelisteten Maßnahmen bei der jeweiligen Verdachts- bzw. Differenzialdiagnose indiziert und zielführend ist, s. Tab. 138.
▶ **Sputumdiagnostik:**
  - Bakteriologie bei V.a. infektiös bedingte Exazerbation einer COPD.
  - Zytologie bei Hinweisen auf ein Bronchialkarzinom.
▶ **Langzeit-EKG:** Brady- oder Tachyarrhythmien.

Lungengeräusche

- **Belastungs-EKG:** Hinweise auf belastungsinduzierte Koronarinsuffizienz.
- **CT-Thorax** (CT/HR-CT): Raumforderung, Lymphknotenstatus, Zeichnungsvermehrung, Pleura- und Perikardprozesse, Hinweise auf pulmonale Hypertonie.
- **MRT:** Wichtig für Beurteilung der genauen Anatomie bei komplexen Shuntvitien.
- **Serologische Untersuchungen:** Bei V.a. Lungenfibrose Nachweis antigenspezifischer IgG-Antikörper für Antigene der exogen-allergischen Alveolitis.
- **Herzkatheter-Untersuchung:** S. 232.
- **Myokardbiopsie:** Bei V.a. Myokarditis zum Nachweis entzündlicher Zellinfiltrate und der Erfassung viraler Infekte mittels molekularbiologischer Methoden (in situ-Hybridisierung).
- **Bronchoskopie:** Zentrale Raumforderung, Infektdiagnostik über bronchoalveoläre Lavage und Bürstenabstriche, Nachweis einer Alveolitis über bronchoalveoläre Lavage mit Analyse des Zelldifferenzials inklusive CD4/CD8-Quotienten (erhöht bei Sarkoidose, erniedrigt bei exogen-allergischer Alveolitis), transbronchiale Biopsien bei V.a. fibrosierende Lungenerkrankung (hinreichende Treffsicherheit nur bei Sarkoidose und Lymphangiosis carcinomatosa).
- **Pleurapunktion:** Transsudat (Eiweißgehalt Erguss : Serum ≤ 0,5, LDH Erguss : Serum ≤ 0,6) oder Exsudat (Eiweißgehalt Erguss : Serum > 0,5, LDH Erguss : Serum > 0,6), Bakteriologie, Zytologie, Hämatokrit.
- **Videoassistierte Thorakoskopie/Thorakotomie:** Bei mit den o. g. Methoden nicht hinreichend geklärten pulmonalen oder pleuralen Prozessen zur definitiven Stellung der Diagnose.

Differenzialdiagnose (Tab. 138).

Tabelle 138 · Differenzialdiagnose bei pathologischen Lungengeräuschen und -nebengeräuschen

Diagnose	wesentliche diagnostisch richtungsweisende Anamnese, Untersuchung u./o. Befunde	Sicherung der Diagnose
1. abgeschwächtes bzw. fehlendes Atemgeräusch		
chronisch obstruktive Lungenerkrankung (COPD)/Emphysem (s. Abb. 191, S. 377, Abb. 192, S. 378)	Raucheranamnese, Belastungsdyspnoe, Exazerbationen bei Infekten, chronisch progredienter Verlauf, Emphysemzeichen klinisch (hypersonorer Klopfschall, Atemgrenzen tiefstehend, leises Atemgeräusch, Giemen/Pfeifen/Brummen) und radiologisch (Hypertransparenz, tiefstehende abgeflachte Zwerchfelle, peribronchiale Zeichnungsvermehrung)	Lungenfunktion mit erhöhtem Residualvolumen, vermindertem Tiffeneau-Index, reduziertem FEF 25-75, erhöhtem Atemwegswiderstand, auf Broncholyse kaum reversibel
Pleuraerguss	S. 447	s. o.
Atelektase (s. Abb. 193, S. 378)	lokalisierte Abschwächung des Atemgeräuschs + Dämpfung im gleichen Areal, hauptsächlich zentrale Lungentumoren als Grunderkrankung	Bildgebung (Röntgen- oder CT-Thorax): Homogene Verdichtung, kein Bronchopneumogramm, Schrumpfung der betroffenen Seite, evtl. Nachweis einer zentralen Raumforderung

Lungengeräusche

Tabelle 138 · Forts., Differenzialdiagnose

Diagnose	wesentliche diagnostisch richtungweisende Anamnese, Untersuchung u./o. Befunde	Sicherung der Diagnose
ausgeprägter Zwerchfellhochstand	abgeschwächtes Atemgeräusch + Dämpfung über dem rechten u./o. linken basalen Lungenabschnitt, abdominelle Grunderkrankung, Phrenicusparese, Adipositas oder Gravidität	Bildgebung
Pneumothorax (s. Abb. 147, S. 285)	S. 282	

2. Bronchialatmen

Diagnose	wesentliche diagnostisch richtungweisende Anamnese, Untersuchung u./o. Befunde	Sicherung der Diagnose
Pneumonie (s. Abb. 74, S. 152)	S. 151 neu aufgetretener Husten, reduzierter Allgemeinzustand, Infiltrat, Entzündungszeichen, kein bis purulent bis blutiger Auswurf	Klinik + Röntgen-Thorax + Erregernachweis
Lungentumoren (s. Abb. 54, S. 112)	Raucheranamnese, Allgemeinsymptome: Gewichtsverlust, Inappetenz, Dyspnoe, Husten; Röntgen- und CT-Thorax: zentrale oder periphere Raumforderung, Hilus- u./o. Mediastinallymphknoten vergrößert, Atelektase, kein bis putrider (poststenotische Pneumonie) bis blutiger Auswurf	Bronchoskopie, Histologie
Atelektase	s. o.	s. o.
Lungenstauung (s. Abb. 145, S. 284)	kardiale Grunderkrankung, meist KHK, evtl. Herzgeräusch, häufig auch Pleuraerguss	Bildgebung: Vergrößerter Herzschatten, Zeichen der zentralvenösen Stauung, evtl. Pleuraerguss (ein- oder beidseitig)
Lungenfibrose	S. 49 ; Dyspnoe, feines Rasseln (= Sklerosiphonie) Röntgen-Thorax mit diffuser Zeichnungsvermehrung, Lungenfunktion: restriktive Ventilationsstörung, Diffusionsstörung	Bronchoskopie bzw. videoassistierte Thorakoskopie mit Histologie

3. gesteigerte Bronchophonie

Diagnose	wesentliche diagnostisch richtungweisende Anamnese, Untersuchung u./o. Befunde	Sicherung der Diagnose
Pneumonie	S. 151	
Lungenfibrosen	s. o.	

4. Kompressionsatmen

Diagnose	wesentliche diagnostisch richtungweisende Anamnese, Untersuchung u./o. Befunde	Sicherung der Diagnose
Pleuraerguss	S. 447	

Lungengeräusche

Tabelle 138 · **Forts., Differenzialdiagnose**

Diagnose	wesentliche diagnostisch richtungweisende Anamnese, Untersuchung u./o. Befunde	Sicherung der Diagnose
5. amphorisches Atemgeräusch		
Lungenkaverne (s. Abb. 194, S. 379)	Herkunftsland mit hoher Tbc-Prävalenz; endogene/exogene Immunsuppression, Alkoholabusus, bekannte Silikose, frühere Tbc, offene Tbc im Umfeld; Mendel-Mantoux-Hauttest zum Nachweis der Tuberkulinreaktivität; kein bis purulenter bis blutiger Auswurf	Röntgen- und CT-Thorax: geschlossene Ringfigur, evtl. mit Drainagebronchus
6. Giemen/Brummen/Pfeifen (kontinuierliches Nebengeräusch)		
Asthma bronchiale	S. 48	
Asthma cardiale	kardiale Grunderkrankung, meist KHK, Rasseln, evtl. Herzgeräusch	Echokardiographie, Herzkatheter-Untersuchung
COPD/Emphysem	S. 102	
Bronchialkarzinom	S. 381	
7. Stridor (kontinuierliches Nebengeräusch)		
inspiratorisch (Trachealstenose, Tracheomalazie, Fremdkörperaspiration Struma, Laryngitis, Larynx-Ca, Quincke-Ödem, Phlegmone)	Vor-OP (v.a. Strumaresektion), Z.n. Langzeitintubation, Lungenfunktion: Verminderung des FiV_1, Abflachung der inspiratorischen Fluss-Volumen-Kurve, Tracheazielaufnahme mit Saug- und Pressversuch: Nachweis einer Stenose bzw. einer Lumenschwankung > 50 %; verschluckter Fremdkörper, bekanntes neurologisches Grundleiden mit Schluckstörungen	Bronchoskopie
exspiratorisch (Stenose/Verengung intrathorakaler Atemwege z. B. bei Bronchialkarzinom im Bereich der Carina; Asthma bronchiale/COPD; Fremdkörperaspiration, spastische Bronchitis, Emphysem)	s. inspiratorischer Stridor	

Lungengeräusche

Tabelle 138 · Forts., Differenzialdiagnose

Diagnose	wesentliche diagnostisch richtungweisende Anamnese, Untersuchung u./o. Befunde	Sicherung der Diagnose
8. grobes Rasseln *(diskontinuierliches Nebengeräusch)*		
Lungenödem (s. Abb. 195, S. 379)	Grunderkrankung mit Überwässerung, meist KHK, evtl. Herzgeräusch; massive Dyspnoe mit evtl. Expektoration von schaumig/blutigem Sekret; Röntgen-Thorax: Bilaterale zentrale, oft schmetterlingsförmige Verdichtungen, evtl. Pleuraerguss, evtl. Herzvergrößerung; sonstige Befunde je nach Grunderkrankung	Synopsis der Befunde
Bronchitis	S. 151	
Bronchiektasen	S. 72	
9. feines Rasseln		
frühinspiratorisch – Bronchitis	S. 151	
spätinspiratorisch – Pneumonie	S. 151	
Lungenfibrose	S. 49	
Linksherzinsuffizienz	S. 243	

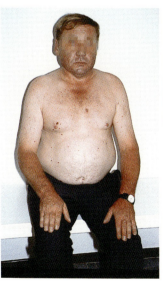
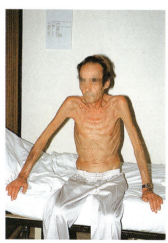

Abb. 191 Chronisch obstruktive Lungenerkrankung
a) blue bloater; b) pink puffer

Lungengeräusche

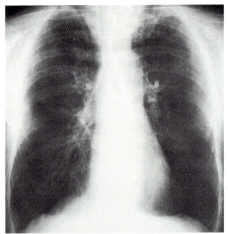

Abb. 192 Lungenemphysem

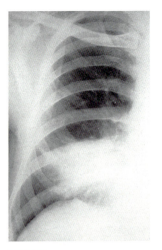
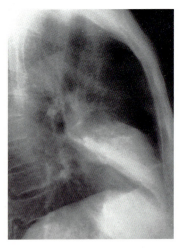

Abb. 193 Atelektase des Mittellappens rechts bei Bronchialkarzinom

Lungenrundherd

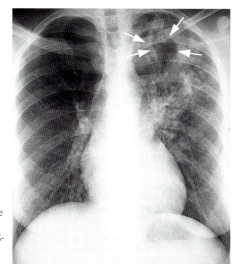

Abb. 194 Lungenkaverne bei Tbc. Schwere offene beidseitige infiltrativ-großkavernöse Lungentuberkulose.

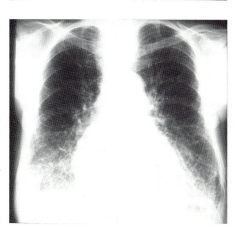

Abb. 195 Lungenödem: Interstitielles Lungenödem mit akuter Linksherzdekompensation bei dilatativer Kardiomyopathie und chronischer obstruktiver Bronchitis. Beidseits Pleurawinkelergüsse, rechts ausgeprägter als links (74-jährige Patientin)

Verwandte Leitsymptome

- Husten: S. 281.
- Dyspnoe: S. 99.
- Auswurf: S. 46.
- Hämoptoe: S. 70.

Lungenrundherd (C. Vogelmeier)

Grundlagen

- **Definition:** Solitär oder multipel vorkommende, umschriebene Formation im Röntgen-Thorax oder Thorax-CT mit rundlicher oder ovaler Konfiguration und einem Durchmesser von bis zu 6 cm.

Lungenrundherd

Basisdiagnostik

▶ *Hinweis:* Jeder neu aufgetretene Rundherd sollte intensiv abgeklärt werden bis zur histologischen Sicherung, falls auf anderem Weg keine klare Diagnose gestellt werden kann!

- **Anamnese:** Rundherde werden meist zufällig entdeckt. Bei malignen Rundherden finden sich oft unspezifische Allgemeinsymptome. Infektiöse und nichtinfektiöse Granulome können mit Symptomen der zugrunde liegenden Erkrankung einhergehen. Berufsanamnese mit Exposition gegenüber anorganischen Stäuben? Pulmonale Symptome (Hämoptoe, Husten, Atemnot, Schmerzen, Fieber), frühere Tbc, bekannte maligne Grunderkrankung; weitere Anamnese abhängig von Verdachtsdiagnose.
- **Körperliche Untersuchung:** Meist unauffällig. Evtl. Rasselgeräusche bei Bronchiektasen, allergischer bronchopulmonaler Aspergillose oder Silikose, Strömungsgeräusche bei a.v.-Fisteln, Zyanose. Sehr sorgfältige internistische Untersuchung (S. 1), v.a. auch Palpation aller erreichbaren Lymphknoten.
- **Röntgen-Thorax** (immer p.a. und seitlich; *cave* Mammillenschatten): Nach Möglichkeit Voraufnahmen zum Vergleich heranziehen!
  - *Auf Malignität hinweisende Zeichen:*
    - Durchmesser ≥ 3,5 cm.
    - Unregelmäßige Begrenzung mit Ausläufern (= Spiculae).
    - Schnelle Vergrößerung.
  - Deutliche Verkalkungen sprechen eher gegen Malignität.

▶ *Hinweis:* Auch mit aufwendigster Bildgebung kann die Dignität eines Rundherds nur vermutet, nicht aber bewiesen werden!

Weiterführende Diagnostik

- **CT-Thorax:** Indiziert bei jedem neu diagnostizierten Rundherd. Am besten geeignet ist die Spiraltechnik, da damit sämtliche Rundherde erfasst und auch Mediastinum und Hili zuverlässig abgebildet werden.
- **Bronchoskopie:** Geeignet zum Nachweis/Ausschluss eines zentral sitzenden Bronchialkarzinoms, zur Erregerdiagnostik (bronchoalveoläre Lavage, Bürstenabstriche) und zur transbronchialen Biopsie des Rundherds unter Durchleuchtungskontrolle. Die Trefferquote hängt dabei von der Größe des biopsierten Herdes ab (4–6 Biopsien bieten meist eine optimale Ausbeute).
- **Suche nach evtl. Primärtumor oder Filiae:** Röntgendiagnostik, Sonographie, Endoskopie, Skelettszintigraphie.
- **Labor:** Autoantikörper, spezifische Antikörper bei V.a. allergische bronchopulmonale Aspergillose, Angiotensin Converting Enzyme (ACE) bei V.a. Sarkoidose, Tumormarker bei begründetem Verdacht.
- **Tuberkulintest:** Mendel-Mantoux-Test s.c. beginnend mit 10 TE, bei negativem Ergebnis evtl. noch mit 100 TE.
- **Videoassistierte Thorakoskopie/Thorakotomie:** Wenn mit den genannten Methoden keine eindeutige Klärung möglich ist, sollte in diagnostischer und evtl. kurativer Absicht eine operative Entnahme des Rundherds erfolgen.
- **Transthorakale Punktion** (evtl. CT-gesteuert): Bietet sich insbesondere an bei inoperablen Patienten aufgrund von Komorbidität oder Metastasierung. In den übrigen Fällen ist ein direktes operatives Vorgehen vorzuziehen.

Differenzialdiagnose (Tab. 139)

Lungenrundherd

Tabelle 139 · **Differenzialdiagnosen von Lungenrundherden**

Diagnose	wesentliche diagnostisch richtungweisende Anamnese, Untersuchung u./o. Befunde	Sicherung der Diagnose
1. solitäre Rundherde		
Bronchialkarzinom (s. Abb. 196, S. 384)	Raucheranamnese, Allgemeinsymptome: Gewichtsverlust, Inappetenz, Bildgebung: oft unregelmäßig begrenzt/Ausläufer in die Umgebung, evtl. Pleurareaktion, evtl. vergrößerte Lymphknoten, Dyspnoe, Husten; Röntgen- und CT-Thorax (zentrale oder periphere Raumforderung, Hilus- u./o. Mediastinallymphknoten vergrößert, Atelektase); kein bis putrider (poststenotische Pneumonie) oder blutiger Auswurf	Bronchoskopie oder videoassistierte Thorakoskopie/Thorakotomie oder CT gesteuerte Punktion, Histologie
Lungenmetastase	Primärtumor anderer Lokalisation, am häufigsten Bronchialkarzinom, Plattenepithelkarzinom der oberen Atemwege, Nierenzell-, kolorektales Karzinom, Melanom, Sarkom, Bildgebung: rund bis irregulär begrenzt, Charakteristika der Grunderkrankung	s. o. Bronchialkarzinom
Lungeninfarkt (s. Abb. 197, S. 384)	akute Dyspnoe, Phlebothrombose, Bildgebung: typischerweise dreiecksförmig, subpleural gelegen	Perfusionsszintigraphie, CT des Thorax
Infektgranulom (Tbc, Abszess, Parasiten [z. B. Echinokokkus, Aspergillom, Myzetome durch z. B. Kokzidien/Histoplasmen])	Infektzeichen, Bildgebung (z. B. Kaverne mit „fungus ball" bei Aspergillom, Rundherd mit multiplen Zysten bei Echinokokkus)	Keimnachweis aus Sputum, BAL, Bürstenabstrich, OP-Präparat, Blutkultur, Pleuraerguss, serologische Untersuchungen
Brochusadenom	evtl. Husten, evtl. Hämoptysen, Bildgebung: Tumor im Bereich der Trachea oder der großen Bronchien, intraluminal gelegen	s. o. Bronchialkarzinom
anderes entzündliches Granulom	keine	s. o. Bronchialkarzinom
benigner Tumor (v.a. Hamartome, Chondrome)	keine	s. o. Bronchialkarzinom
Hämatom	Thoraxtrauma, iatrogen, Gerinnungsstörung	Anamnese
Rundatelektase	meist sekundär bei asbestinduzierter Pleuraerkrankung, Bildgebung: Zeichen der Pleuraasbestose mit Verdickung und Plaques	charakteristischer Röntgenbefund

Lungenrundherd

Tabelle 139 · Differenzialdiagnosen von Lungenrundherden

Diagnose	wesentliche diagnostisch richtungweisende Anamnese, Untersuchung u./o. Befunde	Sicherung der Diagnose
lokalisierter Pleuraerguss	meist bei pulmonalen Grunderkrankungen mit Pleuraadhäsionen	CT-Thorax
Lymphom (s. Abb. 208, S. 398)	Bildgebung: Lymphknotenschwellungen, Mediastinalverbreiterung	s. Bronchialkarzinom S. 381
Rheumaknoten	typische Gelenkmanifestation, Nachweis von Rheumafaktor, in 20 % der Fälle Pleuraerguss	s. Bronchialkarzinom S. 381
Morbus Wegener (s. Abb. 39, S. 75)	Trias: pulmonale Rundherd(e) + Affektion im Nasopharyx + eingeschränkte Nierenfunktion, Nachweis antineutrophiler zytoplasmatischer Antikörper (CancAs) und Antikörper gegen Proteinase 3	Histologie aus Lunge, Niere oder Nasopharynx
bronchogene Zyste	Bildgebung: Flüssigkeitsspiegel nahe der Carina	CT-Thorax
Sequester	Bildgebung: Verdichtung im Lungenunterfeld, mediobasal, oft retrokardial, meist asymptomatisch	CT-Thorax, Aortographie
Interlobärerguss	Bildgebung: manchmal wie Rundherd, in anatomischer Beziehung zu Lappengrenzen	CT-Thorax
2. multiple Rundherde		
Lungenmetastasen (s. Abb. 198, S. 385)	Primärtumor v.a. Bronchial-, Schilddrüsen-, Mamma-, Kolorektal-, Nierenzell-, Prostata-, Blasen-, Uterus- und Zervixkarzinom	s.o. Bronchialkarzinom
bronchoalveoläres Karzinom	Hämoptysen, schaumiger Auswurf	s.o. Bronchialkarzinom
Tuberkulose	Herkunftsländer hoher Prävalenz; endogene oder exogene Immunsuppression, Alkoholabusus, bekannte Silikose, frühere Tbc, offene Tbc im Umfeld; Röntgen- und CT-Thorax: miliares Bild; Mendel-Mantoux-Test; kein bis purulenter bis blutiger Auswurf (V. a. Kaverne!)	Erregernachweis mikroskopisch u./o. kulturell
Lymphom	Bildgebung: Lymphknotenschwellungen, Mediastinalverbreiterung	s.o. Bronchialkarzinom
Pneumokoniosen, v.a. Silikose	Berufsanamnese, charakteristischer Röntgen-Thorax-Befund mit nodulären Verdichtungen und Betonung der Oberfelder, Konglomerattumoren in Mittel- und Oberfeldern, retikuläre Zeichnungsvermehrung, Vergrößerung hilärer und mediastinaler Lymphknoten, Verkalkungen	s.o. Bronchialkarzinom

Lungenrundherd

Tabelle 139 · **Differenzialdiagnosen von Lungenrundherden**

Diagnose	wesentliche diagnostisch richtungweisende Anamnese, Untersuchung u./o. Befunde	Sicherung der Diagnose
benigner Tumor (v.a. Hamartome, Chondrome)	keine	s. o. Bronchialkarzinom
Infektgranulome (Abszesse, Parasiten z. B. Echinokokkus, Aspergillome, Myzetome durch außereuropäische Pilze wie Kokzidien und Histoplasmen)	Infektzeichen, Röntgenzeichen (z. B. Kavernen mit „fungus ball" bei Aspergillomen, Rundherde mit multiplen Zysten bei Echinokokkus)	Keimnachweis aus Sputum, BAL, Bürstenabstrich, OP-Präparat, Blutkultur, Pleuraerguss, serologische Untersuchungen
Sarkoidose (s. Abb. 199, S. 385)	Hiluslymphknotenschwellung, extrapulmonale Manifestationen (z. B. Iridozyklitis, Herzbeteiligung mit Rhythmusstörungen)	s. o. Bronchialkarzinom; bronchoalveoläre Lavage mit Nachweis einer Lymphozytose und einer Erhöhung des CD4/CD8-Quotienten
Morbus Wegener	S. 382	
Polyarteriitis nodosa	Multiorganmanifestation, Nachweis von antineutrophilen perinukleären Antikörpern (pANCA)	Histologie aus betroffenem Organ
Lymphomatoide Granulomatose	Manifestation an Nervensystem (zentral und peripher), Haut, Augen, obere Atemwege und Muskulatur möglich	Histologie aus Haut oder Lunge
arteriovenöse Fisteln	in 50% der Fälle Morbus Rendu-Osler-Weber mit Fisteln in Lunge, Haut, Schleimhäuten (typischer Inspektionsbefund mit Teleangiektasien), viszeralen Organen und Gehirn, Dyspnoe (Zunahme bei Belastung und aufrechter Körperhaltung/Besserung im Liegen = Platypnoe); Ursache: Fisteln hauptsächlich in Unterfeldern, Hämoptysen, Zyanose, Trommelschlegelfinger, Strömungsgeräusch über Fisteln	CT-Thorax, Angiographie
allergische bronchopulmonale Aspergillose (s. Abb. 86, S. 172)	Asthmasymptome, Bronchialobstruktion, hohes Gesamt-IgE, Nachweis von spezifischen IgE- und IgG-Antikörpern gegen Aspergillus fumigatus, Aspergillen im Sputum, zentrale Bronchiektasen	Synopsis der Befunde
Varizellenpneumonie	feinnoduläres und interstitielles Infiltrat, wenige Tage nach Beginn der Hautmanifestation, häufig bakterielle Superinfektion	klinisches Bild
Rheumaknoten	S. 382	

Lungenrundherd

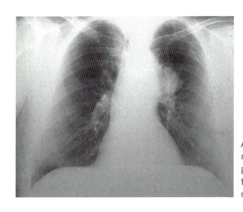

Abb. 196 Bronchialkarzinom des linken Oberlappens mit Mediastinalinfiltration (zusätzlich Rekurrensparese links)

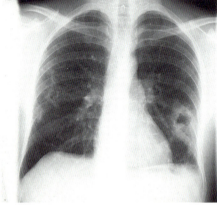

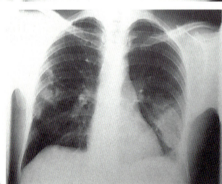

Abb. 197 Lungeninfarkt
a) mit mehreren bis zu 3,5 cm großen Herdschatten im rechten Mittelfeld und einem großen Herd im linken Unterfeld mit einschmelzungsverdächtiger Aufhellung im oberen Anteil sowie Pleurawinkelverschattung links;
b) nach zwei Wochen große Einschmelzung im Herd im linken Unterfeld und Teilrückbildung der Infiltrate im rechten Mittelfeld

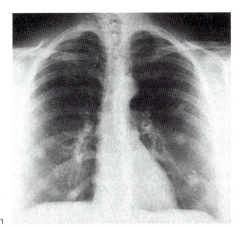

Abb. 198 Lungenmetastasen eines Leiomyosarkoms, 51-jährige Patientin

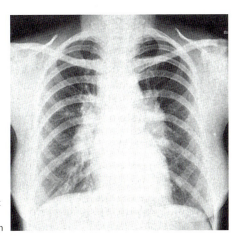

Abb. 199 Sarkoidose mit bihilärer Lymphadenopathie, 52-jährige Patientin

Verwandte Leitsymptome

- Husten: S. 281.
- Dyspnoe: S. 99.
- Bluthusten (Hämoptoe): S. 70.
- Auswurf: S. 46.

Lymphknotenschwellungen (K. Kliche, K. Höffken)

Grundlagen

- **Einteilung (nach Ursache):**
  - Infektiös (viral, bakteriell, Pilze).
  - Maligne (Lymphome, Leukosen, epitheliale oder mesenchymale Tumoren).
  - Immunologische Prozesse (rheumatische Systemerkrankungen, benigne Hyperplasien).
- **Klinik des Leitsymptoms:** Zahlreiche fieberhafte Erkrankungen sind mit einer Lymphknotenbeteiligung verbunden. Die meisten von ihnen haben jedoch einen kurzen Verlauf oder werden aufgrund ihrer charakteristischen klinischen Symptome mehr oder weniger rasch erkannt.

Lymphknotenschwellungen

▶ Vergrößerte Lymphknoten sind mit wenigen Ausnahmen Sekundärerscheinungen eines an anderer Stelle lokalisierten Primärprozesses oder Manifestationen einer generalisierten Lymphknotenerkrankung.

▶ *Hinweis:* Normal große Lymphknoten sind sonographisch nicht darstellbar und im Allgemeinen nur in den Leisten tastbar. Abgeklärt werden sollten vor allem neu entstandene Lymphknoten von einer Größe > 1–2 cm, die sonographisch darstellbar sind sowie tastbare Lymphknoten an anderen palpatorisch zugänglichen Stationen.

Basisdiagnostik

▶ **Anamnese:**
- *Allgemein:* Grunderkrankungen, besondere Infektgefährdung, Auslandsaufenthalte, Tierkontakte, Fieber, Nachtschweiß, Gewichtsverlust? Berufs-, Sexual-, Drogen-, Medikamentenanamnese.
- *Speziell:*
  – Zeitliche Entwicklung der Lymphknotenschwellungen: Akut oder schleichend?
  – Ausbreitung der vergrößerten Lymphknoten: Regional oder generalisiert?
  – Lokalisation und Charakter der Lymphome: Größe, Konsistenz, Schmerzhaftigkeit?

▶ **Körperliche Untersuchung:**
- *Sorgfältige Suche nach peripheren Lymphomen* (v.a. im Halsbereich, supraklavikulär und axillär).
  – Weich, druckempfindlich und verschieblich → spricht eher für entzündliche Genese.
  – Derb, indolent → spricht eher für maligne Genese.
- *Beteiligung weiterer Organe oder Organsysteme:* Hepato-, Splenomegalie, organbezogene Raumforderungen palpabel?
- *Immunkompetenz der betroffenen Patienten* (Infektionsanamnese).

▶ *Hinweis:* Die rein klinische Differenzierung zwischen einer benignen und malignen Ursache einer Lymphadenopathie ist zunächst oft schwierig, da schwere und chronisch verlaufende entzündliche Erkrankungen mit gleichen Allgemeinsymptomen einer konsumierenden Erkrankung (z. B. Gewichtsverlust, Nachtschweiß, zunehmende Schwäche) verlaufen können wie z. B. maligne Lymphome oder Tumore!

▶ **Labor:** Blutbild mit Differenzialblutbild, BSG, LDH, Elektrophorese, Immunglobuline, Differenzialblutbild.

▶ **Bildgebung:** Röntgen-Thorax, Abdomen- und Lymphknotensonographie (s. Anmerkungen unter „Grundlagen").

Weiterführende Diagnostik

▶ Die weiterführende Diagnostik besteht aus der Lymphknotenbiopsie und ggf. auch Knochenmark (zu konkreten Indikationen s. Tab. 140).

▶ Infektionsserologische Untersuchungen sind primär selten wegweisend und sollten i.d.R. zur Ergänzung und unter Berücksichtigung eines histologischen Befundes vorgenommen werden.

Differenzialdiagnose

▶ **Differenzialdiagnose vorwiegend regionärer Lymphknotenschwellungen:** Tab. 140.

Lymphknotenschwellungen

Tabelle 140 · Differenzialdiagnose vorwiegend regionärer Lymphknotenschwellungen

Diagnose	wesentliche diagnostisch richtungsweisende Anamnese, Untersuchung u./o. Befunde	Sicherung der Diagnose
1. zervikal		
lokale Infektionen (Mundhöhle, Schilddrüse, obere Luftwege)	typischerweise druckdolent, eher weich und verschieblich; evtl. Hautveränderungen und Fistelbildungen in der Umgebung	Klinik, Labor
EBV-Infektion (s. Abb. 200, S. 390)	Fieber, Halsschmerzen und zervikale LK-Schwellungen; in über 50 % der Fälle Splenomegalie, Vermehrung atypischer lymphozytärer Zellen (sog. Virozyten) im Blut	positiver EBV-Titer (IgM)
Lymphadenitis tuberculosa	derber und schmerzloser LK-Palpationsbefund	Biopsie mit Keimnachweis, ggf. auch Nachweis aus weiteren Organherden (Lunge, Harnwege)
Toxoplasmose	s. Tab. 141, S. 393	
CMV-Infektion	Vermehrung atypischer lymphozytärer Zellen (sog. Virozyten) im Blut; gastroenteritische Symptome, Lymphknotenschwellungen, Ulzerationen im Pharynxbereich, Fieber, klinisch apparente Infektionen meist bei Immunsupprimierten	erhöhter IgM-Titer, histologischer Nachweis, ggf. mit in-situ-Hybridisierung
Aktinomykose	meist primär chronischer Verlauf	Erregerisolation aus Gewebe oder Sekret
nekrotisierende Lymphadenitis Kikuchi	s. Fieber S. 160	
maligne Lymphome (allgemein: Derbe, indolente LK-Schwellung; mit der Unterlage verbacken, nicht verschieblich; keine andere Ursache für LK-Schwellung; oft von B-Symptomatik begleitet)		
– Morbus Hodgkin (s. Abb. 201, S. 390)	in ca. 50 % zervikale LK initial beteiligt; in 80 % Fieber (nicht infektiös; Pel-Ebstein-Charakter); typische Laborbefunde: BSG ↑↑, Akut-Phase-Enzyme ↑, Serumkupfer ↑, Eosinophile, Monozytose	LK-Biopsie und histologische Begutachtung (nach Möglichkeit in Referenzzentrum); REAL-Klassifikation
– Non-Hodgkin-Lymphom (NHL) (s. Abb. 202, S. 390, Abb. 203, S. 391)	sehr heterogen; indolente (früher niedrig maligne) vs. aggressive (früher hochmaligne Lymphome); in 70 % der Fälle bei Diagnosestellung generalisiert; kein expliziter Altersgipfel, Männer und Frauen etwa gleich häufig betroffen	LK-Biopsie und histologische Begutachtung (nach Möglichkeit in Referenzzentrum); REAL-Klassifikation
akute Leukämien (s. Abb. 204, S. 391)	häufig im Rahmen einer Mitbeteiligung bei ALL, deutlich seltener bei AML	Blutausstrich, KM-Zytologie und Histologie

Lymphknotenschwellungen

Tabelle 140 · Forts., Differenzialdiagnose

Diagnose	wesentliche diagnostisch richtungweisende Anamnese, Untersuchung u./o. Befunde	Sicherung der Diagnose
Metastasen solider Tumoren (z. B. Schilddrüsen-Ca) (s. Abb. 205, S. 391)	derbe, indolente LK-Schwellung, klinisch keine Lymphomdifferenzierung möglich; häufig regionale lymphogene Metastasierung („sentinel lymph node"); körperliche Untersuchung inkl. aller hinweisgebenden LK-Stationen	histologische Bestätigung, oft Hinweise auf Ursprungsgewebe möglich
2. axillär		
maligne Lymphome	s. o.	
Metastasen solider Tumoren	s. o. (z. B. Mamma-Ca)	
Brucellose (oft unilateral)	s. Tab. 141, S. 392	
Katzenkratzkrankheit (unilateral)	kutane Primärläsion, starke Schmerzen, Pruritus	infektiologische Diagnostik
3. supraklavikulär		
maligne Lymphome	s. o.	
Metastasen solider Tumoren	s. o. (z. B. linksseitig bei Magen-Ca)	
4. hilär, mediastinal		
maligne Lymphome	s. o.	
Metastasen solider Tumoren	s. o. (z. B. Bronchial-Ca)	
Lymphadenitis tuberculosa	s. o.	
Histoplasmose	Infektion durch Inhalation, sekundär generalisierte Erkrankung	Nachweis der Pilze in Sputum oder Magensaft
Blastomykose	Infektion ebenfalls durch Inhalation, in Nord- und Südamerika endemisch; Krankheitsbild kann der Tbc ähneln	Nachweis der Pilze in der Bronchiallavage oder durch Biopsie
Sarkoidose (s. Abb. 199, S. 385 u. Abb. 234, S. 440)	meist mit pulmonalen Veränderungen (doppelseitige, polyzyklische Hilusvergrößerung); im akuten Stadium Erythema nodosum, Polyarthritis, Iridozyklitis	Histologisch: Nachweis nichtverkäsender epitheloidzelliger Granulome aus peripheren LK, transbronchiale Lungenbiopsie, Mediastinoskopie, Leberbiopsie
Castleman-Syndrom	s. Fieber S. 161	
Aktinomykose	s. o.	s. o.
5. abdominal, retroperitoneal		
maligne Lymphome	s. o.	
Metastasen	s. o.	

Lymphknotenschwellungen

Tabelle 140 · Forts., Differenzialdiagnose

Diagnose	wesentliche diagnostisch richtungsweisende Anamnese, Untersuchung u./o. Befunde	Sicherung der Diagnose
Lymphadenitis tuberculosa	s. o.	
Yersiniose (chronische Verlaufsform)	abdominelle Lymphknotenschwellung, zuvor Diarrhöen, u.U. reaktive Arthritis, erhöhte IgA-Titer	Keimisolierung aus dem Stuhl im chron. Stadium meist nicht erfolgreich, in seltenen Fällen malignitätsverdächtiger Lymphknoten; histologische Sicherung notwendig
Morbus Whipple (s. Abb. 98, S. 191)	S. 189	
Morbus Still (systemisch)	s. Gelenkschmerzen S. 181, s. Lymphknotenschwellung S. 393	
Sarkoidose	s. o.	
andere granulomatöse Erkrankungen	meist Zufallsdiagnose bei histolog. Sicherung nach Exstirpation (z. B. Tbc)	
Aktinomykose	s. o.	s. o.
inguinal		
Lues	indolente inguinale Lymphknotenschwellung nach Primäraffekt	direkter Nachweis im Dunkelfeld aus Primäraffekt, Luesserologie
Lymphogranuloma inguinale	Chlamydieninfektion, venerische Erkrankung inguinal	Erregeranzucht, KBR
andere Lokalisationen		
Tularämie	von infizierten Tieren (z. B. Hasen) transkutan auf den Mensch übertragen, auch durch Inhalation oder über den Verdauungstrakt; Je nach Pforte ulzeröse Effloreszenzen, Lungenentzündung oder gastrointestinale Beschwerden (ubiquitär entsprechend der kutanen Eintrittspforte)	Nachweis von Francisella tularensis (gramnegativ); bereits in der 1. Woche positive Hauttests, ab der 2. Woche serologisch durch spezifische Antikörper, zudem LK-Histologie
Lues	meist, aber nicht zwangsläufig inguinal	s. o.
Lepra	chronische, oft mit Mutilationen einhergehende Erkrankung, unterschiedliche kutane Manifestationen, periphere Neuropathie aber wichtiger Hinweis (prinzipiell ubiquitär)	Erregernachweis im histologischen Präparat
Borreliose (Frühstadium)	s. Muskelschmerzen S. 418	
entzündlicher Pseudotumor der Lymphknoten	vgl. Castleman-Syndrom (S. 161) bzw. Kikuchi (S. 160)	

Lymphknotenschwellungen

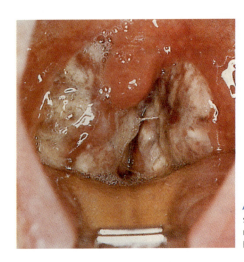

Abb. 200 EBV-Infektion: stark vergrößerte Gaumenmandeln mit grauen Belägen

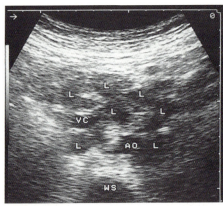

Abb. 201 Morbus Hodgkin: multiple kleinere paraortale und mesenteriale Lymphknoten (L). (VC = Vena cava, AO = Aorta, WS = Wirbelsäule)

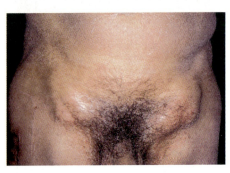

Abb. 202 Non-Hodgkin-Lymphom mit großen polyzyklischen begrenzten Lymphknotenpaketen in beiden Leisten

Lymphknotenschwellungen

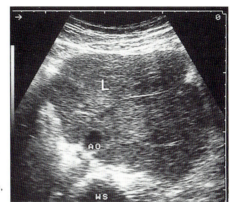

Abb. 203 Non-Hodgkin-Lymphom mit großem solitärem paraortalem Lymphom (L). (AO = Aorta, WS = Wirbelsäule)

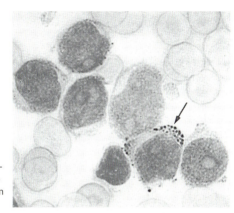

Abb. 204 Akute lymphatische Leukämie mit PAS-positiven Granula (Pfeil) in den Blasten

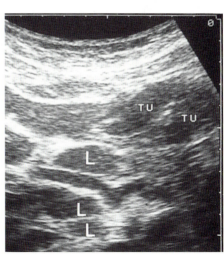

Abb. 205 Metastasen solider Tumoren, hier Magenkarzinom (TU) mit multiplen Lymphknoten (L) um den Truncus coeliacus gruppiert

▶ **Differenzialdiagnose vorwiegend generalisierter Lymphknotenschwellungen:** Tab. 141.

Lymphknotenschwellungen

Tabelle 141 · Differenzialdiagnose vorwiegend generalisierter Lymphknotenschwellungen

Diagnose	wesentliche diagnostisch richtungweisende Anamnese, Untersuchung u./o. Befunde	Sicherung der Diagnose
maligne Lymphome	s. Tab. 140, S. 387	
EBV-Infektion	s. Tab. 140, S. 387	
Adenovirus-Infektion	präaurikuläre LK bei Keratoconjunctivitis epidemica	infektiologische Diagnostik
chronisches Ekzem	entsprechende Hautveränderungen	allergische Austestung, Auslassversuch
Sarkoidose	s. Tab. 140, S. 388	
Tuberkulose (Miliartuberkulose)	s. Bluthusten S. 73 u. 382	
Arzneimittelhypersensitivität (Antikonvulsiva)	indolente Lymphknotenschwellung	charakteristische Histologie (lymphatische Hyperplasie), Rückbildung mit Absetzen
Brucellose	häufig Infektion über infizierte Nahrungsmittel, z. B. Schafskäse	S. 164
Borreliose (disseminierte Infektion)	s. Muskelschmerzen S. 418	
viszerale Leishmaniose (Kala-Azar)	Trias: Splenomegalie + polyklonale γ-Globulinvermehrung + Thrombopenie	S. 164
Histoplasmose	S. 169	
Yersiniose (seltene chronische Verlaufsformen)	s. Diarrhö, s. o. unter „abdominell"	
Morbus Whipple	S. 189	
Morbus Still (systemisch)	s. Arthritis S. 181, s. Gelenkschmerzen S. 181	
Castleman-Syndrom (multizentrische Form)	s. S. 161	
Hyper-IgD-Syndrom	autosomal rezessiv, seit Kindheit rezidivierende Fieberschübe und Lymphknotenschwellungen sowie Kopfschmerzen, deutliche IgD-Erhöhung	klinische Konstellation
Röteln (s. Abb. 79, S. 158)	typischerweise retroaurikuläre LK, Exanthem	infektiologische Diagnostik (S. 156)
Masern	hohes Fieber, typisches Exanthem (Koplik-Flecken) zuerst zervikal	infektiologische Diagnostik (S. 156)
Mumps (s. Abb. 206, S. 394)	schmerzhafte Parotisschwellung, typische Kindererkrankung	infektiologische Diagnostik (S. 215)
Varizellen (s. Abb. 78, S. 158)	meist harmlos verlaufende Herpes Zoster-Infektion	infektiologische Diagnostik (S. 156)

Tabelle 141 · Forts., Differenzialdiagnose

Diagnose	wesentliche diagnostisch richtungweisende Anamnese, Untersuchung u./o. Befunde	Sicherung der Diagnose
Influenza	Gliederschmerzen, Fieber, Pharyngitis	infektiologische Diagnostik
Hepatitis (s. Abb. 207)	Ikterus und Transaminasenanstieg, klinisch Inappetenz, Arthralgien	S. 313 ff
Zytomegalie	s. Fieber S. 160	infektiologische Diagnostik (S. 160)
HIV-Infektion/AIDS	unklarer Gewichtsverlust, persistierende LK-Schwellungen, rezidivierende Infektionen des Respirations- und GI-Trakts	infektiologische Diagnostik (S. 160)
Tuberkulose	s. S. 382	
Lues	fortgeschrittenere Stadien	S. 160
Salmonellose	harmlosere Variante mit S. enteritidis, Möglichkeit des echten Typhus bedenken (S. 164)	S. 164
Diphtherie	immer wieder sporadische Epidemien	S. 149
Rickettsiosen	verschiedene, z. T. sehr schwer verlaufende febrile Erkrankungen (u. a. Fleckfieber, Q-Fieber, Wolhyni-Fieber)	S. 157
Schistosomiasis	nach Auslandsaufenthalt (v.a. Ägypten) Wurmerkrankung durch Schistosoma haematobium; deutliche Eosinophilie	Nachweis der Wurmeier in Stuhl und Urin
Malaria	S. 163 „Tropenerkrankungen"	
Toxoplasmose	häufig Infektion über infizierte Nahrungsmittel, z. B. Gehacktes	S. 160
Trypanosomiasis (Trypanosoma gambiense)	nach Primäraffekt Fieber, zervikale und supraklavikuläre Lymphknotenschwellungen, später enzephalitische Erscheinungen	mikroskop. Nachweis der Trypanosomen in Blut, Knochenmark, Lymphknotenaspirat oder Abstrich vom Primäraffekt
Lupus erythematodes disseminatus	s. Bluthusten S. 74	
Morbus Still	Sonderform der juvenilen primärchronischen Polyarthritis; hohes Fieber, LK-Schwellungen	v.a. durch klinisches Bild; Rheumafaktoren und ANA nicht nachweisbar
Morbus Felty	charakteristische Trias aus Splenomegalie, Arthralgie und Leukopenie; bevorzugt Männer mit einer lange bestehenden rheumatoiden Arthritis	praktisch immer hochtitrige Rheumafaktoren; ANA in 20–60 % der Fälle, keine Anti-DNS-AK
PAS, Hydantoin	LK-Schwellungen nach langjähriger Therapie beschrieben	allergische Austestung

Lymphknotenschwellungen

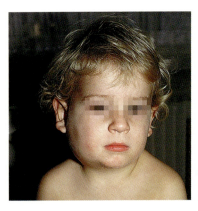

Abb. 206 Mumps mit einseitig unscharf abgegrenzter teigiger Schwellung vor und unter dem Ohr

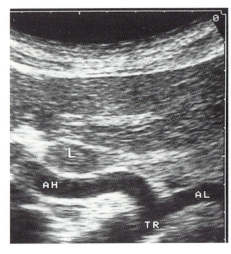

Abb. 207 Hepatitis: Solitärer echoarmer Leberhiluslymphknoten (L) bei infektiöser Hepatitis (AH = Arteria hepatica, Al = Arteria lienalis, TR = Truncus coeliacus)

Mediastinalverschattungen (C. Vogelmeier)

Grundlagen

- **Definition:** Im Röntgenbild erkennbare Verdichtungen im Bereich des Mediastinums (hier inkl. Mediastinalemphysem).
- **Klinik des Leitsymptoms:** Siehe Anamnese.

Basisdiagnostik

- **Anamnese:**
  - Dyspnoe, Husten, Heiserkeit, Dysphagie, Thoraxschmerzen, Fieber, neurogen radikulärer Schmerz (von der Wirbelsäule ausgehend), B-Symptome, rezidivierendes Sodbrennen?
  - Bekannte Grunderkrankung wie Ösophaguskarzinom, granulomatöse Erkrankungen (z. B. Tbc, Sarkoidose), Z.n. OP im Bereich des Mediastinums, Z.n. Endoskopie?
- **Körperliche Untersuchung:** Sorgfältige internistische Untersuchung mit besonderer Beachtung von Stridor, oberer Einflussstauung, Umgehungskreisläufen am Stamm, Hautemphysem, kranialer Zyanose, arterieller Hypertonie, Lymphomen an anderen Lokalisationen.
- **Labor:** CRP, BSG, Blutbild, Tumormarker (Tab. 142).
- **Röntgen-Thorax** (p.a. und seitlich):
  - *Raumforderung* (Lokalisation und mögliche Ursachen):
    - *Vorderes Mediastinum:* Thymom, Lymphom, Dermoidzyste, Teratom, Seminom, nicht seminomatöse Keimzelltumoren, Schilddrüsengewebe, Epithelkörperchen, Struma retrosternalis, Lipom, Fibrom, Hämangiom, Morgagni-Hernie.
    - *Mittleres Mediastinum:* Bronchogene Zysten, Perikardzysten, Lymphom, Aortenaneurysma, Sarkoidose (Stadium I), Dilatation der V. cava sup., Dilatation der Pulmonalarterie.
    - *Hinteres Mediastinum:* Lymphom, neurogene Tumoren, Aneurysma der Aorta descendens, hyperplastische Hämopoese, Megaösophagus, Ösophagusneoplasma, paraösophageale Hernie, Bochdalek-Hernie.
    - *Diffuse Mediastinalverbreiterung:* Mediastinale Blutung, Mediastinitis, Pneumomediastinum, mediastinale Lipomatose, hiläre Lymphadenopathie (pulmonale Manifestation), Bronchial-Ca (Hilusmetastase), Silikose, Tbc (Primärkomplex), Lymphangiosis carcinomatosa, Sarkoidose (Stadium I–II), Morbus Hodgkin/Non-Hodgkin-Lymphom.
  - *Pneumomediastinum/Pneumoperikard:* Evtl. Mediastinitis.

Weiterführende Diagnostik

- **CT-Thorax:** Genaue Lokalisationsdiagnostik, Ursachensuche bei unklarer Mediastinitis.
- **Endoskopie:** Bei V.a. Leck im Ösophagus bzw. im Tracheobronchialsystem.
- **Mediastinoskopie bzw. Thorakotomie:** Zur Histologiegewinnung bei unklaren Mediastinaltumoren.
- **Sonographie:** Beurteilung von Lage, Größe, Konsistenz, Morphologie und Perfusion von Prozessen insbesondere im vorderen Medistinum, mittels Endosonographie mit Punktionsschallkopf vom Ösophagus aus können auch Lymphknoten punktiert werden als Alternative zur Mediastinoskopie.
- **MRT:** Indiziert zur Abklärung von möglichen Infiltrationen von Perikard und großen Gefäßen durch mediastinal gelegene Raumforderungen.

Differenzialdiagnose (Tab. 142)

Mediastinalverschattungen

Tabelle 142 · Differenzialdiagnose von mediastinalen Verschattungen

Diagnose	wesentliche diagnostisch richtungweisende Anamnese, Untersuchung u./o. Befunde	Sicherung der Diagnose
Lymphom (2/3 Non Hodgkin, 1/3 Hodgkin, LK Metastasen) (s. Abb. 208, S. 398)	B-Symptomatik: Fieber, Nachtschweiß, Gewichtsverlust, Lymphome in weiteren Lokalisationen, Raumforderung v.a. im vorderen Mediastinum, einseitige Lymphadenopathie bis „Kaminmediastinum" (LK-Paketen im gesamten Mediastinum)	Histologie
endokrine Tumoren (Schilddrüsengewebe, Epithelkörperchen, Karzinoid) (s. Abb. 209, S. 399)	Husten, Heiserkeit, Stridor, Dysphagie, Dyspnoe, Symptome der Hyperthyreose oder des Hyperparathyreoidismus; Raumforderung im vorderen Mediastinum, restrosternale Struma: Dreiecksförmig von Schilddrüse ausgehend, evtl. rundlich im kaudalen Bereich; TSH basal, fT$_3$, fT$_4$, Ca^{2+}, Phosphat, Tumormarker, Kalzitonin, Parathormon	Histologie, Klinik der Grunderkrankung, Szintigraphie
Herzvergrößerung (v.a. linker Vorhof)	im Röntgenbild: Aufspreizung des Winkels zwischen beiden Hauptbronchien, Seitaufnahme: Verbreiterung des Herzschattens nach retrokardial, kardiale Grunderkrankung	Echokardiographie S. 275
paraösophageale Hernie (s. Abb. 210, S. 399)	Sodbrennen; Röntgen-Thorax: Teil der Magenblase in Projektion auf das Mediastinum	Bildgebung
Mediastinitis	Z.n. Thoraxtrauma, iatrogen (Endoskopie, Mediastinoskopie, mediane Sternotomie), Ösophaguskarzinom, Spontanruptur nach schwerem Erbrechen = Boerhaave-Syndrom), fortgeleitete Infektion aus Mund-Rachenbereich, Wirbelsäule, Lunge oder Pleura, Hautemphysem im Bereich des Jugulums (oft initiales Perforationszeichen), septische Temperaturen, Schock, Multiorganversagen; Rö- und CT-Thorax: Pneumoperikard, Pneumomediastinum, Mediastinalverbreiterung, linksseitiger Pleuraerguss (bei Ruptur unterer Ösophagus), Nachweis der Ursache wie Empyem, Pneumonie etc.; Ösophagus-Breischluck (wässriges Kontrastmittel!): Evtl. Lecknachweis, Endoskopie: Evtl. Nachweis des Defekts im Ösophagus oder tracheobronchial; Kulturen (v.a. Blutkulturen)	Synopsis von Anamnese und Auftreten von Hautemphysem, hohem Fieber, septischem Schock

Tabelle 142 · Forts., Differenzialdiagnose von mediastinalen Verschattungen

Diagnose	wesentliche diagnostisch richtungweisende Anamnese, Untersuchung u./o. Befunde	Sicherung der Diagnose
Mediastinalemphysem (s. Abb. 211, S. 400)	am häufigsten bei maschineller Beatmung, nach Thoraxtrauma, Ösophagusperforation, tracheobronchiale Ruptur; meist symptomloser Nebenbefund bei Pneumothorax, Knistern bei Palpation im Jugulum, evtl. Thoraxschmerz, atemsynchrones Perikardreiben; Röntgen-Thorax: Doppelkontur am Perikard	Luftansammlung im Mediastinum (CT u./o. Röntgenbild), Hautemphysem
Aortendissektion (s. Abb. 212, S. 400)	akut einsetzender thorakaler Zerreißungsschmerz, evtl. Schock, art. Hypertonie als Grunderkrankung, im Röntgenbild: Verbreiterung der Aortenkontur, evtl. periphere Durchblutungsstörungen, evtl. Aorteninsuffizienz, evtl. Perikarderguss	CT, MRT, Echokardiographie (idealerweise transösophageales Echo)
Thymom	Myasthenia gravis (40 %), Raumforderung im vorderen Mediastinum (zwischen Herz und großen Gefäßen)	Histologie
Dermoidzyste/Teratom	Hämoptysen (evtl. Abhusten von Haaren), evtl. Hypoglykämie; Raumforderung im vorderen Mediastinum, evtl. Zähne sichtbar (Dermoidzyste); Tumormarker: CEA, α_1-Fetoprotein, β-HCG	Histologie
Seminom	zervikale und supraklavikuläre LK-Vergrößerungen; Raumforderung im vorderen Mediastinum, unregelmäßig begrenzt; Tumormarker: α_1-Fetoprotein, β-HCG	Histologie
nicht seminomatöse Keimzelltumoren	Gynäkomastie, Raumforderung im vorderen Mediastinum, unregelmäßig begrenzt; Tumormarker: Bei Embryonalzelltumor CEA, α_1-Fetoprotein, bei Choriokarzinom β-HCG	Histologie
Zysten	Fieber (bei Superinfektion), Raumforderung mittleres Mediastinum; bronchogene Zyste: Flüssigkeitsspiegel nahe der Carina; perikardiale Zyste: Raumforderung im Bereich des rechten kostophrenischen Winkels	Histologie

Mediastinalverschattungen

Tabelle 142 · Forts., Differenzialdiagnose von mediastinalen Verschattungen

Diagnose	wesentliche diagnostisch richtungweisende Anamnese, Untersuchung u./o. Befunde	Sicherung der Diagnose
neurogene Tumoren (Neurofibrom, Schwannom, Sarkom, Ganglioneurom, Phäochromozytom, Paragangliom)	neurogener Schmerz, segmentale Anästhesie, evtl. generalisierte Neurofibrome (Morbus Recklinghausen), evtl. Hypertonie (Phäochromozytom), Raumforderung hinteres Mediastinum, paravertebral, evtl. Osteodestruktion; Tumormarker (Phäochromozytom): Katecholamine	Histologie, Klinik der Grunderkrankung
Mediastinalfibrose	Komplikation chronisch granulomatöser Entzündungsprozesse wie Tbc, Sarkoidose, Aktinomykose, Nokardiose, Histoplasmose, evtl. maligne Infiltration. Medikamentenreaktion (z. B. Methysergid), selten idiopathisch; zunächst symptomlos, später obere Einflussstauung, Umgehungskreisläufe am Stamm, kraniale Zyanose, Dysphagie, Regurgitation; Rö- und CT-Thorax: Mediastinalverbreiterung, evtl. Atelektasen, Stenosierung von Ösophagus und V. cava	Histologie
Perikardzysten	Raumforderung im rechten kardiophrenischen Winkel	CT, Echokardiographie

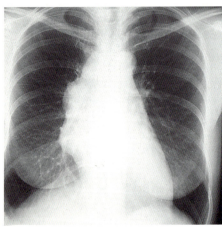

Abb. 208 Lymphom
a) polyzyklisch begrenzte Verbreitung des Mediastinums nach rechts im Röntgenthorax;

Fortsetzung nächste Seite →

Mediastinalverschattungen

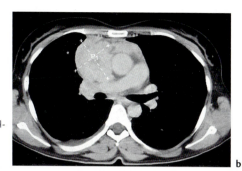

Abb. 208 Fortsetzung

b) im CT-Thorax Weichteildichte 5 cm große grobknotige Raumforderung paraaortal

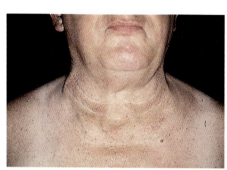

Abb. 209 Retrosternale Struma mit oberer Einflussstauung

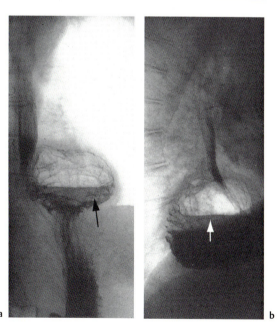

Abb. 210 Paraösophageale Hernie a) a.-p. ; b) seitlich

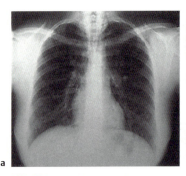
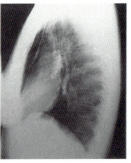

Abb. 211 Medialstinalemphysem

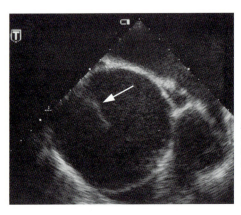

Abb. 212 Disseziierendes Aneurysma im transösophagealen Echokardiogramm (TEE) mit Nachweis der intraluminalen flottierenden Intima (Pfeil)

Verwandte Leitsymptome

- Husten: S. 281.
- Dyspnoe: S. 99.
- Bluthusten (Hämoptoe): S. 70.
- Lymphknotenschwellungen.

Meningismus (Ch. Kessler)

Grundlagen

- **Definition:** Nackensteifigkeit durch schmerzreflektorische Muskelanspannung bei Reizung der Hirnhäute oder Tumoren der hinteren Schädelgrube. Die Schonhaltung führt zur Entlastung der gedehnten Nervenwurzeln und Hirnhäute und kann nicht überwunden werden.
- **Klinik des Leitsymptoms:** Siehe Definition.
- **Einteilung (nach Ätiologie):**
  - Infektiös-entzündliche Ursachen.
  - Nicht infektiös-entzündliche Ursachen.

Basisdiagnostik

- **Anamnese** (besonders achten auf):
  - *Zeitlicher Verlauf:*
    - Akut einsetzend → Hinweis auf Subarachnoidalblutung, Meningitis.

Meningismus

- Langsame Entwicklung über Tage und Wochen → Hinweis auf Tumoren der hinteren Schädelgrube, Meningitis.
- Chronische Nackenkopfschmerzen → Hinweis auf chronische Meningitis z. B. durch Pilze, HWS-Syndrom.
- *Zusätzliche Symptome/Befunde/Vorerkrankungen:* Kopfschmerzen, Fieber, Allgemeinerkrankung (Begleitmeningitis), Malignom in der Anamnese (Meningeosis neoplastica).

▶ **Neurologische Untersuchung:**
- Bewusstseinslage: Wach, somnolent, soporös, komatös (in tiefen Komastadien kann Nackensteifigkeit verschwinden)?
- Hirnnervenausfälle: Doppelbilder, Nystagmus?
- Halbseitensymptomatik?
- Pyramidenbahnzeichen?
- Neuropsychologische Ausfälle (z. B. Aphasie)?

Weiterführende Diagnostik

▶ *Hinweis:* Welche der hier aufgelisteten Maßnahmen bei der jeweiligen Verdachts- bzw. Differenzialdiagnose indiziert und zielführend ist, s. Tab. 143.
▶ **Liquor** (muss mindestens dreimal untersucht werden): Aussehen, Zellzahl, Zelltyp, Gesamteiweiß, Zuckergehalt (mit Liquor-Serum-Quotient), Laktat, Erregernachweis.
▶ **Labor:** Routinelabor.
▶ **Bildgebung:** Röntgen-Thorax, Abdomen-Sonographie, CCT.
▶ **EEG.**

Differenzialdiagnose

▶ **Differenzialdiagnose infektiös-entzündlicher Ursachen:** Tab. 143.

Tabelle 143 · Entzündliche Ursachen der Nackensteifigkeit

Diagnose	wesentliche diagnostisch richtungsweisende Anamnese, Untersuchung u./o. Befunde	Sicherung der Diagnose
virale Meningitis	häufig Begleitmeningitis bei viralem Allgemeininfekt, breites Spektrum an Erregern (Tab. 144); evtl. Prodromi: Kopfschmerzen, Nackensteifigkeit, Nervendehnungszeichen, Temperaturerhöhung; Verwirrtheit/Bewusstseinsstörungen (bei enzephalitischer Beteiligung), akute Psychosen, Lichtscheu; Meningomyelitis (bei Rückenmarkbeteiligung)	Liquor klar, Pleozytose bis ca. 3000 Zellen/µl, Liquor-Glukose nicht erniedrigt; Virusdifferenzierung durch ELISA-Technik oder PCR, bei enzephalitischer Beteiligung EEG-Veränderungen

Meningismus

Tabelle 143 · Forts., Entzündliche Ursachen der Nackensteifigkeit

Diagnose	wesentliche diagnostisch richtungweisende Anamnese, Untersuchung u./o. Befunde	Sicherung der Diagnose
bakterielle Meningitis (s. Abb. 213)	schweres Krankheitsbild, Nackensteifigkeit, Kopfschmerzen, Fieber, häufig Bewusstseinsstörung (bei enzephalitischer Beteiligung), bei Abszessen fokale neurologische Ausfälle; Erreger s. Tab. 145; Ätiologie: *hämatogen:* Generalisierung einer bakt. Infektion/Streuung aus chron. Eiterherd, fortgeleitet (per continuitatem) im Verlauf einer Mastoiditis, Otitis media, Nasennebenhöhlenentzündung	Liquor (Druck ↑, trübe/eitrig, massenhaft Leukozyten [3000–20000/μl]); Bakteriologie einschließlich Blutkulturen, BSG ↑, Leukozytose mit Linksverschiebung, CCT mit KM (Ausschluss Abszess); MRT mit KM-Aufnahme der Hirnhäute, HNO-Konsil
tuberkulöse Meningitis	betrifft Meningen der Hirnbasis und des Rückenmarks; schleichende Entwicklung der Erkrankung, Hirnnervenlähmung, spinale Wurzelsymptomatik, Stauungspapillen, Hydrozephalus	Liquornachweis der Tuberkelbakterien (Ziel-Nielsen-Färbung), Pleozytose, ↑ Eiweiß, niedrige Glukose, PCR, CT meist normal
chronische Meningitis	Persistenz, klinische Symptome einer Meningitis und entzündliche Liquorveränderungen mindestens über 4 Wochen; zu häufigen Ursachen s. Tab. 146	Liquor, zerebrales/spinales MRT mit KM, Serologie, Sputum, Magensaft und Urinuntersuchungen auf Mykobakterien, ACE (Sarkoidose), Tuberkulintest, Röntgen-Thorax

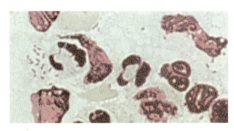

Abb. 213 Bakterielle Meningitis mit Diplokokken in neurophilen Granulozyten (Zellsediment des Liquors)

- *Übersicht über neurotrope Viren:* Tab. 144.

Tabelle 144 · Übersicht über neurotrope Viren

Virus	allgemein-internistische Manifestation	neurologische Manifestation
Adeno-Virus	Bronchopneumonie	Meningoenzephalitis
Coxsackie-Viren	Herpangina, Pleurodynie, Polyneuritis, Myokarditis	Meningitis/Enzephalitis
ECHO-Viren	Grippe, Gastroenteritis, Exanthem	Enzephalomyelitis

Meningismus

Tabelle 144 · Forts., Übersicht über neurotrope Viren

Virus	allgemein-internistische Manifestation	neurologische Manifestation
Influenza-Viren	Grippe, Pneumonie,	Meningitis, Enzephalitis
Mumpsviren	Parotitis	Myelitis
Masernviren	Exanthem	Masernenzephalitis, SSPE
LCM-Viren	Grippe	Meningitis
FSME-Viren	unspezifisches Vorstadium	Meningoenzephalitis
Ebstein-Barr-Virus	infektiöse Mononukleose	Meningitis, Enzephalitis, Myelitis
Zytomegalie-Virus	Pneumonie, Exanthem, Grippe	Meningoenzephalitis, Polyneuropathie
SSPE= subakut sklerosierende Panenzephalitis		

- *Häufige Erreger bei bakterieller Meningitis:* Tab. 145.

Tabelle 145 · Häufige Erreger bei bakterieller Meningitis

Lebensalter	Erreger
Säuglinge	Gram-negative Enterobakterien, B-Streptokokken, Listeria monocytogenes
Kinder	Haemophilus influenzae, Meningokokken, Pneumokokken, Streptokokken
Jugendliche	Meningokokken, Pneumokokken, Streptokokken, Haemophilus influenzae
Erwachsene	Pneumokokken, Meningokokken, Streptokokken, Haemophilus influenzae
reduzierte Abwehr (Alkohol, Medikamente, Splenektomie, AIDS)	Pneumokokken, Gram-negative Enterokokken, Listeria monocytogenes
Schädel-Hirn-Trauma, neurochirurgische Patienten	Gram-negative Enterobakterien, Staphylokokken, Pneumokokken

- *Häufigste Ursachen der chronischen Meningitis:* Tab. 146.

Tabelle 146 · Häufigste Ursachen der chronischen Meningitis

Erreger	Nachweis
Bakterien: Brucellose Lues Borreliose	Serologie, Luesdiagnostik, Liquor, spezifische Antikörper in Liquor + Serum
Pilze: Kryptokokkose, Candidiasis, Histoplasma	CCT/MRT (Abszess), Serologie, Liquoruntersuchung
Parasiten: Protozoen, Cystizerken, Echinokokkus	Serologie, Liquoruntersuchung, CCT, MRT
Viren: HIV	Serologie, Liquor, MRT mit KM

Meningismus

▶ **Differenzialdiagnose nicht-entzündlicher Ursachen:** Tab. 147.

Tabelle 147 · Nackensteifigkeit nicht entzündlicher Ursache

Diagnose	wesentliche diagnostisch richtungweisende Anamnese, Untersuchung u./o. Befunde	Sicherung der Diagnose
Subarachnoidalblutung (s. Abb. 177, S. 343) *(SAB)*	akut einsetzende Kopfschmerzen mit Nackensteifigkeit, – Koma, neurologische Herdsymptome, mit Latenz Entwicklung einer Hemiparese (Gefäßspasmus), häufig Bewusstseinsstörung (S. 339)	CCT (Blutnachweis in basalen Zysternen), Lumbalpunktion (blutiger Liquor, später Siderophagen), TCD (Flussbeschleunigung bei Spasmus), EKG (QT-Veränderungen)
Parenchymblutungen mit Ventrikeleinbruch	klinische Symptome wie SAB (s. o.), jedoch zusätzliche neurologische Herdsymptome	CCT
Meningeosis neoplastica	Kopfschmerzen, Hirnnervenausfälle; Primärtumor meistens Mamma, Haut, Lunge	MRT (meningeale KM-Anreicherung), Liquor (Tumorzellen – häufig mehrfache Punktion notwendig)
Raumforderungen der hinteren Schädelgrube (Tumoren, Blutungen, s. Abb. 20, S. 42)	zusätzliche Hirnstammsymptome	CCT u./o. MRT
Morbus Parkinson	Rigor der Nackenmuskulatur, Parkinson-Symptomatik (Tremor und Akinese)	klinische und neurologische Untersuchung
ossäre Ursachen	Osteochondrose bei älteren Patienten	Röntgen-HWS, CT u./o. MRT
zervikaler Bandscheibenvorfall (s. Abb. 187, S. 362)	eingeschränkte Beweglichkeit der HWS; radikuläre Symptomatik (in den Arm ausstrahlender Schmerz)	Röntgen-HWS, CT u./o. MRT
HWS-Schleudertrauma ohne Frakturen	Muskelhartspann mit zeitlicher Latenz Nackenschmerzen	Röntgen-HWS, CT u./o. MRT
Z.n. HWS-Schleudertrauma mit Frakturen oder Wirbeldyslokationen	HWS-Blockierung, häufig radikuläre Symptomatik	Röntgen-HWS, CT u./o. MRT
HWS-Syndrom	schmerzhafte Verspannung der HWS-Muskulatur, Bewegungseinschränkung	Röntgen-HWS u./o. MRT
psychogene Nackensteifigkeit	demonstratives Verhalten, Arc de cercle	psychiatrische Untersuchung, Ausschluss organische Ursache

Verwandtes Leitsymptom:

▶ **Kopfschmerzen**

Meteorismus s. Leibesumfangszunahme S. 367

Müdigkeit, Antriebsarmut (A. Sturm)

Grundlagen

- **Definition:** Das Symptom Müdigkeit ist nicht exakt zu definieren. Es beschreibt einen subjektiv empfundenen oder objektiv vorhandenen Zustand, in dem der Patient sich nicht in der Lage fühlt oder in der Lage ist, gewohnte körperliche u./o. geistige Tätigkeiten fortzusetzen und diese daher abbricht.
- **Hinweis:** Die Symptome Abgeschlagenheit, Antriebslosigkeit und Leistungsschwäche sind im Prinzip nicht mit dem Symptom/Begriff Müdigkeit identisch, werden aber oft vom Patienten als Müdigkeit angegeben/identifiziert. Gelegentlich sind sie aber auch Teilsymptome der Müdigkeit.
- **Klinik des Leitsymptoms:** Siehe Definition.

Basisdiagnostik

- **Anamnese:**
  - **Hinweis:** Müdigkeit ist ein sehr allgemeines und unspezifisches Symptom, das im Grunde bei den meisten Erkrankungen vorgetragen wird. Es ist daher grundsätzlich wichtig, zunächst den Begriff Müdigkeit patientenbezogen weiter einzugrenzen und genauer zu erfassen: Antriebsschwäche? Objektiver Leistungsknick? Reduzierte bzw. bisherige körperliche/geistige Leistungsfähigkeit? Stimmungsabhängigkeit?
  - Allgemeine Schwäche oder Schwäche einer oder mehrerer Körperregionen, muskuläre, neurogene Schwäche?
  - Akute/ chronische/ intermittierende/ progrediente Müdigkeit?
  - Die Abklärung der Fragen, ob eine wertige Müdigkeit vorliegt oder eine „Pseudomüdigkeit", ist vor Einleitung differenzialdiagnostischer Untersuchungen eminent wichtig, erfordert aber große Erfahrung und kann nicht nach einem „Punktsystem" festgemacht werden.
  - Internistische, neurologische und psychiatrische Begleitsymptome?
  - Medikamenteneinnahme (s. Tab. 148)?
  - Soziale und Familienanamnese.
- **Klinische Untersuchung:** Je nach erster differenzialdiagnostischer Zuordnung/Verdacht:
  - Internistische Untersuchung (S. 1).
  - Neurologische Untersuchung (S. 2).
  - Psychiatrische Untersuchung.

Weiterführende Diagnostik

- Ermöglicht die bisherige Untersuchung keine Zuordnung in bestimmte Krankheitsgruppen/Krankheitsbilder, so beinhaltet die weiterführende Diagnostik zunächst folgende Maßnahmen:
  - *Labor:* BSG, Blutbild mit Differenzialblutbild, CRP, BZ, Kreatinin, γ-GT, LDH, Kalium, Urinstatus, Haemoccult.
  - *Röntgen-Thorax, Abdomen-Sonographie.*
- **Hinweise:**
  - Eine Indikation zur breiten Bestimmung von Tumormarkern liegt nicht vor, bevor ein richtungweisender Befund besteht!
  - Im Übrigen wird die weiterführende Diagnostik von der in Erwägung gezogenen Differenzialdiagnose bestimmt und ist in der rechten Spalte der Tab. 148 wiedergegeben.

Differenzialdiagnose (Tab. 148)

Müdigkeit, Antriebsarmut

Tabelle 148 · Differenzialdiagnose der Müdigkeit

Diagnose	zur Diagnose führt
chronic fatigue syndrome (CFS)	persistierende Müdigkeit über mindestens 6 Monate, neu aufgetreten: – nicht infolge einer chronischen Belastungssituation – durch Bettruhe nicht deutlich zu beheben – Ausschluss anderer klinischer Erkrankungen mit ähnlichen Symptomen – leichtes Fieber, Halsschmerzen, LK-Schmerzen – unerklärte generalisierte Muskelschwäche – neuropsychologische Symptome, Schlafstörungen – kein pathognomonischer Laborbefund
Schlafstörungen – insbesondere	
Hypersomnien	S. 496 und Tab. 176
In-/Hyposomnien	S. 499 und Tab. 177
kardiovaskuläre/respiratorische Erkrankungen – insbesondere mit/bei	
Hypotonie unterschiedlicher Genese	S. 302 und Tab. 119
Herzinsuffizienz (s. Abb. 214, S. 409)	klinisches Bild und kardiologischer Befund
respiratorische Insuffizienz (s. Abb. 49, S. 107)	klinisches Bild und pulmonaler Befund
allgemeine Arteriosklerose	S. 128
endokrine oder Elektrolytstörung	
Hypoglykämie	BZ, Grunderkrankung; Medikamenteneinnahme?
Diabetes mellitus	BZ, klinisches Bild Diabetes mellitus
Morbus Addison (s. Abb. 215, S. 409)	Hyperpigmentierung der Haut und Schleimhäute, Gewichtsverlust, Hypotonie, Hyponatriämie, Hypoglykämie, Hyperkaliämie, s. Gewichtsverlust S. 202
Myxödem	TSH basal erhöht, niedriges T4
Morbus Cushing	S. 6
Adipositas unterschiedlicher Genese	klinisches Bild S. 5
Akromegalie	S. 188 und Tab. 108
Hypopituitarismus unterschiedlicher Genese	S. 201
Hypokaliämie	Kalium i.S. ↓, s. auch S. 429 und Abb. 598
Hyperkalzämie	Hyperkalzämie S. 202 und Abb. 183
Exsikkose unterschiedlicher Genese (s. Abb. 44, S. 90)	Anamnese, Fieber, Hypotonie, Tachykardie, evtl. Schock, herabgesetzter Hautturgor, verminderter Turgor der Muskulatur, eingefallene Augen, trockene Zunge/Mundschleimhaut, Oligurie bei konzentriertem Urin, Durstgefühl (beim alten Menschen vermindert), zerebrale Erscheinungen von Verwirrtheit bis zu Koma; *cave:* Diagnose durch laborchemische Serumparameter nicht möglich!

Müdigkeit, Antriebsarmut

Tabelle 148 · Forts., Differenzialdiagnose der Müdigkeit

Diagnose	zur Diagnose führt
Tumorerkrankungen unterschiedlicher Genese und Lokalisation	Symptom- oder Verdachtsdiagnose-orientiertes Untersuchungsprogramm
paraneoplastisches Syndrom	Symptom- oder Verdachtsdiagnose-orientiertes Untersuchungsprogramm; s. auch S. 311
schwere chronische und akute Infekte (s. Abb. 98, S. 191)	akutes klinisches Bild
chronische Nierenerkrankung insbesondere mit begleitender Anämie, Retention harnpflichtiger Substanzen	klinisches Bild, Kreatinin i.S., Urinbefund, Nierenuntersuchung
Malassimilation	
Malabsorption	S. 95
Maldigestion	S. 96
chronische und akute Lebererkrankungen	S. 313 ff
rheumatische Erkrankungen/Kollagenosen – insbesondere	
Fibromyalgiesyndrom	S. 420
primäre chronische Polyarthritis	S. 180
Kollagenosen unterschiedlicher Genese	S. 132
Myopathien	S. 366
Bluterkrankungen	
insbesondere Anämie unterschiedlicher Genese	Blutbild S. 15
Leukämien unterschiedlicher Genese (s. Abb. 217, S. 410)	Blutbild
bei Vitamin B_{12}-Mangel	klinisches Bild der perniziösen Anämie, Z.n. Gastrektomie, Operationen, Ileitis, Amyloidose
bei Eisenmangel	Eisenbestimmung i.S.
Plasmozytom (s. Abb. 173, S. 333)	klinisches Bild, BSG, Serum- u. Urin-Eiweißuntersuchung, S. 328
Vergiftung/Medikamente – insbesondere	
chronische CO-Vergiftung	Umgebungsanamnese
Bleivergiftung	Umgebungsanamnese, Bauchkrämpfe, periphere Neuropathie, Anämie, häufig Hämolysezeichen, erhöhter Bleigehalt im Stuhl u. Urin
Laxanzienabusus	Medikamentenanamnese, Hypokaliämie
Antihypertensiva	Medikamentenanamnese
Sedativa, Tranquilizer, Antidepressiva	Medikamentenanamnese

Müdigkeit, Antriebsarmut

Tabelle 148 · Forts., Differenzialdiagnose der Müdigkeit

Diagnose	zur Diagnose führt
Schlafmittel mit Langzeitwirkung	Medikamentenanamnese
Opiate	Medikamentenanamnese

weitere Ursachen – insbesondere

Trainingsmangel	Anamnese, Behebung der Müdigkeit nach Wiederaufnahme des Trainings
vegetative Fehlregulation	vielfältige vegetative Symptome, unauffällige sonstige Untersuchungsbefunde

psychiatrische/psychosomatische Erkrankungen – insbesondere

Psychosen unterschiedlicher Genese	psychiatrische Untersuchung
Entzugsyndrome	Medikamentenanamnese, fachpsychiatrische Untersuchungen
Schizophrenie	fachpsychiatrische Untersuchungen
Narkolepsie	S. 496
schwere Persönlichkeitsstörungen/organische Wesensveränderungen	typisches klinisches Bild, fachpsychiatrische Untersuchungen
Demenzen	typisches klinisches Bild, s. auch S. 84

neurologische Erkrankungen – insbesondere

Enzephalomyelitis disseminata	S. 310
funikuläre Myelose (s. Abb. 218, S. 411)	Kombination neurologischer Ausfälle, wie z. B. Parästhesien, Tiefensibilitätsstörungen, Muskelhypotonie, Erlöschen der Eigenreflexe, Ataxie, evtl. mit depressiver Verstimmung, oft Komplikation der perniziösen Anämie, B_{12}-Avitaminose, Folsäuremangel und Pellagra
ZNS-Infektion unterschiedlicher Genese	abhängig von Ursache (Serologie!) und Lokalisation der Infektion
Polyneuropathien unterschiedlicher Genese	S. 456 und Tab. 162
Hirntumoren	klinisches Bild, CT, MRT, evtl. Liquoruntersuchung
Epilepsien	S. 115 und Tab. 34

Müdigkeit, Antriebsarmut

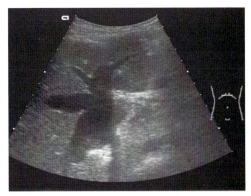

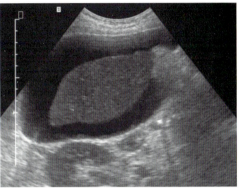

Abb. 214 Herzmuskelinsuffizienz.
a) Rechtsherzinsuffizienz mit weitlumiger, starrer V. cava inferior und weiten Lebervenen;
b) Aszites bei dekompensierter Rechtsherzinsuffizienz, der rechte Leberlappen ist von echofreiem Aszites umflossen (Transsudat)

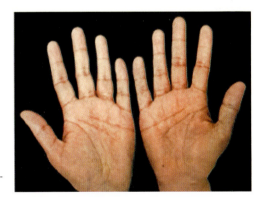

Abb. 215 Morbus Addison mit Pigmentierung der Hand

Müdigkeit, Antriebsarmut

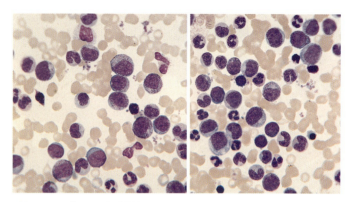

Abb. 216 Leukämie. Blutbild bei chronisch myeloischer Leukämie (CML): buntes Bild mit Überwiegen von Myelozyten und Metamyelozyten

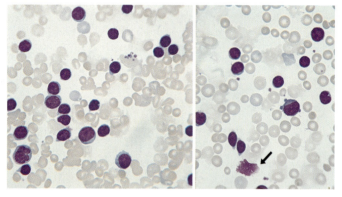

Abb. 217 Blutbild bei chronisch lymphatischer Leukämie (CLL): zahlreiche kleinzellige zum Teil polymorphzellige Lymphozyten und vereinzelt Lymphoblasten, Gumprecht-Kernschatten (Pfeil)

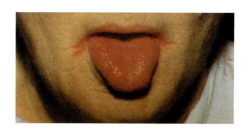

Abb. 218 Funikuläre Myelose mit Hunter-Glossitis

Verwandte Leitsymptome
- Schlafstörungen: S. 491.
- Hypotonie: S. 302.

Muskelkrämpfe (A. Sturm)

Grundlagen
- **Definition:** Schmerzhafte, (meistens) unwillkürliche Kontraktionen der Skelettmuskulatur (Crampi) von Sekunden bis mehrere Minuten Dauer, die einmalig oder in zeitlich nicht festgelegten Abständen wiederholt auftreten können.
- **Klinik des Leitsymptoms:** Anfallsweise sehr schmerzhafte Kontraktion einzelner Muskelgruppen mit tastbaren Verhärtungen, die i.d.R. durch passive oder aktive Dehnung u./o. Bewegung wieder lösbar sind.
- **Einteilung (nach Ätiologie):**
  - Muskulär.
  - Neurologisch.
  - Internistisch.
  - Sonstige Ursachen.

Basisdiagnostik
- **Anamnese:**
  - Die Anamnese ist fast immer schon richtungweisend, wobei zunächst zu unterscheiden ist, ob Muskelkrämpfe (Leitsymptom s. o.) oder Muskelbeschwerden/Schmerzen/Steifigkeit (S. 416) vorliegen.
  - Bei neurogen induzierten Crampi sind weitere neurologische Symptome und zentrale u./o. periphere Ausfallserscheinungen, allgemeine Krämpfe, Paresen, Sensibilitätsstörungen i.d.R. nachweisbar.
  - Unter den internistischen Ursachen sind die nächtlichen Wadenkrämpfe, die Hyperventilationstetanie, psychogene Fehlregulationsstörungen und Elektrolytstörungen am häufigsten und vordergründig anamnestisch zu eruieren.
  - *Medikamente, die zu Muskelkrämpfen führen können:* Tab. 149.

Muskelkrämpfe

Tabelle 149 · Medikamente, die zu Muskelkrämpfen führen können

Wirkstoffgruppen	einzelne Wirkstoffe
– β-Blocker – Diuretika – orale Kontrazeptiva – Laxanzien – Neuroleptika – Veratrum-Alkaloide	– Allopurinol – Chinidin – Cimetidin – Danazol – Isoniazid – Lithium – Methysergid – Morphin – D-Penicillamin – Terbutalin – Salbutamol – Scopolamin – Succinylcholin – Halothan – Vincristin

▶ **Klinische Untersuchung:**
- Allgemeine internistische Untersuchung (S. 1), insbesondere achten auf mögliche Begleitsymptome mit Nachweis oder Ausschluss einer erhöhten neuromuskulären Erregbarkeit: Chvostek-, Lust-, Trousseau-Zeichen, Hyperventilationsversuch.
- Allgemeine neurologische Untersuchung (S. 2), insbesondere zum Ausschluss oder Nachweis einer Erkrankung des zerebralen/peripheren Nervensystems.

Weiterführende Diagnostik

▶ Labordiagnostik und weiterführende Diagnostik orientieren sich an der Verdachtsdiagnose, die aufgrund der Anamnese, der klinischen Untersuchung sowie evtl. vorhandener Begleitsymptome gestellt wird (Tab. 150).

▶ In der rechten Spalte von Tab. 150 finden sich Seitenverweise oder Tabellenverweise, in denen das Krankheitsbild ausführlicher besprochen wird.

Differenzialdiagnose (Tab. 150)

Tabelle 150 · Differenzialdiagnose von Muskelkrämpfen

Diagnose	wesentliche diagnostisch richtungweisende Anamnese, Untersuchung u./o. Befunde	Sicherung der Diagnose
1. internistische Ursachen		
Tetanie		
– Hypoparathyreoidismus		S. 559
– Pseudohypoparathyreoidismus		S. 560
– normokalzämische Tetanie		S. 560

Muskelkrämpfe

Tabelle 150 · Forts., Differenzialdiagnose von Muskelkrämpfen

Diagnose	wesentliche diagnostisch richtungweisende Anamnese, Untersuchung u./o. Befunde	Sicherung der Diagnose
Hyperventilationstetanie	Hyperventilation mit distal und perioral betonten Crampi sowie Karpfenmaul, Karpopedalspasmen	respiratotrische Alkalose, Rückbildung der Symptome bei Wiedereinatmung der Exspirationsluft durch Plastikbeutel
Hypothyreose	S. 6	
Steroidmyopathie	S. 424	
Dehydratation unterschiedlicher Genese (s. Abb. 44, S. 90)	richtungweisende Anamnese und Befunde sind abhängig von der Art/Ursache der Dehydratation: Wasser, Blut, Sekret	S. 406
Elektrolytverschiebungen	Mangel an Kalzium, Natrium, Kalium, Magnesium. Muskelkater? Starkes Schwitzen?	Bestimmung der Elektrolyte
chronische Niereninsuffizienz	S. 26 ff	
Hitzekrämpfe	Umgebungsanamnese	
Satoyoshi-Syndrom	schmerzhaft intermittierende Muskelspasmen, die sich in der Kindheit manifestieren. Zusätzlich multiple Skelettanomalien, Malabsorption	fachneurologische Untersuchung, EMG, Skelettaufnahmen, Muskelenzyme, Neurographie
nächtliche Wadenkrämpfe bei Schlaf-Wach-Übergangsstörung	S. 502; Schlafanamnese S. 491	
fragmentarischer Myoklonus	S. 497; Schlafanamnese S. 491	

2. primär muskuläre Ursachen

metabolische Myopathien

– Glykogenosen – Carnitin-Mangel – Carnitin-Palmityl-Transferase-Mangel	Muskelschwäche, Atrophien, Pseudohypertrophie, Myalgien, Attacken von Rhabdomyolyse, schmerzhafte Muskelkrämpfe	Bestimmung der muskulären Enzyme, Histologie und Biochemie einer Muskelbiopsie, EMG, fachneurologische Untersuchung

Myotonien

– myotone Dystrophie – Myotonia congenita – autosomal rezessive Myotonie ▶ *Hinweis:* Es gibt eine Vielzahl von sehr seltenen, daher hier nicht aufgeführten, Myotonien, deren Differenzialdiagnose s. neurologische Fachliteratur	in unterschiedlichem Alter beginnende atrophische, distal betonte Paresen, myotone Zeichen, häufig Facies myopathica mit Ptosis, gel. verzögerte motorische/geistige Entwicklung, Muskelschmerzen	Bestimmung der Muskelenzyme, CK sowie γ-GT, EMG, Neurographie, Muskelbiopsie, genetische Diagnostik

Muskelkrämpfe

Tabelle 150 · Forts., Differenzialdiagnose von Muskelkrämpfen

Diagnose	wesentliche diagnostisch richtungweisende Anamnese, Untersuchung u./o. Befunde	Sicherung der Diagnose
progressive Muskeldystrophie ▶ *Hinweis:* Es gibt eine Reihe von seltenen Unterformen der Muskeldystrophie, die hier nicht aufgeführt werden können. Differenzialdiagnose s. neurologische Fachliteratur	charakteristisches Bild mit frühkindlich beginnender, rasch progredienter Muskeldystrophie, zunächst am Becken- und dann am Schultergürtel, „Watschelgang", gel. Herzrhythmusstörungen	CK ↑, oft auch Erhöhung der weiteren Muskelenzyme sowie GOT, GPT und LDH, insb. nach leichten körperlichen Anstrengungen. EMG, Muskelbiopsie. Später: häufig Kardiomyopathie und EKG-Veränderungen
rigid-spine-Syndrom	Krankheitsbeginn in der Kindheit; Schwäche der proximalen Muskelgruppen sowie Dauersteifigkeit des Stammes und schmerzhafte Muskelkrämpfe	Bestimmung der Muskelenzyme, Muskelbiopsie, fachneurologische Untersuchung
Fibromyalgie-Syndrom	S. 420	
Polymyalgia rheumatica	S. 420	
Myalgien unterschiedlicher Genese	S. 416 und Tab. 151	
3. neurologische Ursachen		
Poly-/Mono-Neuropathien	S. 456	
Radikulopathien	S. 540	
Extremitäten-Dystonie	spontan oder aktivitätsabhängige Störungen der Bewegungsabläufe, die an einzelnen Muskelgruppen zu unterschiedlich lang anhaltenden, unwillkürlichen Kontraktionen führen. Kokontraktionen von Flexoren und Extensoren	fachneurologische Untersuchung, da meist neurodegenerative Erkrankung zugrunde liegt (Ursache meist zentrale Hirnschädigung). Seltene Urs.: Vaskulitiden (S. 135) oder Intoxikationen mit Mn, Co, Methan
amyotrophe Lateralsklerose (ALS) (s. Abb. 219, S. 416)	schmerzlose, langsam progrediente Lähmungen unterschiedlicher Lokalisation, Schluck- und Sprechstörungen, Muskelatrophien, ausgeprägte Muskelkrämpfe, Faszikulationen, gel. extrapyramidalmotorische Symptome. Klin. Bild abhängig von Lokalisation: 1. Motoneuron, 2. Motoneuron, Beginn bulbär oder spinal	Elektroneurographie, MEP, EMG, zerebrales und spinales MRT, großer Laborstatus. Immer auch Tumorsuche, da ALS als Paraneoplasie auftreten kann

Muskelkrämpfe

Tabelle 150 · Forts., Differenzialdiagnose von Muskelkrämpfen

Diagnose	wesentliche diagnostisch richtungweisende Anamnese, Untersuchung u./o. Befunde	Sicherung der Diagnose
spinale Muskelatrophie (SMA), Hirnstammprozesse, Myelopathien, extrapyramidal motorische Erkrankungen	schmerzhafte Muskelkrämpfe von wechselnder Dauer im Rahmen klinisch im Vordergrund stehender neurologischer Krankheitsbilder	fachneurologische Untersuchung bestimmt das weitere Prozedere, z. B. EMG, ENG, Muskelbiopsie, Labordiagnostik, MRT
stiff-man-Syndrom	anfallsartige Muskelschmerzen mit erhöhtem Muskeltonus und schmerzhaften Muskelspasmen, insbesondere im Bereich des Rumpfes und der proximalen Extremitäten. Fixierte Deformität der Wirbelsäule mit Hyperlordosierung im LWS-Bereich. Auslösung der schmerzhaften Crampi durch plötzliche Bewegungen, Stress oder Lärm möglich	neurologische Untersuchung, EMG. Im Liquor in 70 % der Fälle Nachweis von AK gegen Glutamat-Decarboxylase
Neuromyotonie	typisches klinisches Bild mit Muskelwogen (Myokymien) sowie fast dauernden Verkrampfungen der Skelettmuskeln mit Fehlstellungen; Spätstadium: Kontrakturen	neurologische Untersuchung, im EMG typisches Bild
4. sonstige Ursachen		
Überbelastung/ Fehlbelastung	typische Anamnese	z. B. Schreibkrampf
psychogene Fehlregulation	Zeichen der vegetativen Fehlregulation S. 307	allgemeines klinisches Bild; weitere Zeichen der vegetativen Fehlregulation, objektiv: Normalbefunde
Kohlenmonoxydintoxikation	Anamnese	Umgebungsanamnese, CO-Bestimmung im Blut
Medikamenten-Nebenwirkungen	Medikamentenanamnese! Tab. 149	
thoracic-outlet-Syndrom	S. 137 und Tab. 43	
Tetanus-Infektion	Umgebungsanamnese, S. 507	

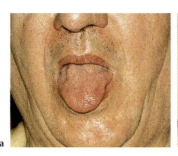 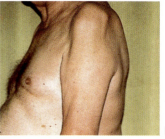

Abb. 219 Amyothrophische Lateralskerose (ALS). a) Zungenatrophie; b) Atrophie der Schultergürtelmuskulatur

Verwandte Leitsymptome

- Muskelschmerzen (Myalgien): S. 416
- Extremitätenbeschwerden bei Erkrankungen der Arterien: S. 126
- Extremitätenbeschwerden bei Venenerkrankungen: S. 137
- Gelenkschmerzen/Gelenkschwellungen: S. 178

Muskelschmerzen (Myalgien) (A. Sturm)

Grundlagen

- **Definition:** Im Bereich der Muskulatur lokalisierte örtliche oder diffuse Schmerzen/Beschwerden (= Myalgien).
- **Klinik des Leitsymptoms:** Leitsymptome der primären Myalgien sind in der Tiefe der Muskulatur lokalisierte muskelkaterähnliche Schmerzen, insbesondere im Bereich des Muskelbauches mit deutlicher Druckdolenz. Die Symptomskala der Myalgien ist ungewöhnlich breit: Sie kann vom heftigsten Akutschmerz (Muskelriss) bis zu unbestimmtem ziehendem „Muskelgefühl" (bei Myopathien) reichen.
  - **Beachte**: Schmerzempfindungen der Muskulatur treten nicht nur bei Erkrankungen der Muskeln, sondern auch als Symptom bei Erkrankungen der Knochen, Gelenke, Nerven sowie bei internistischen, neurologischen und psychosomatischen Erkrankungen (psychogener Rheumatismus!) auf.

Basisdiagnostik

- **Anamnese:**
  - Die Anamnese beinhaltet zunächst Fragen nach Allgemeinerkrankungen, die zu Muskelschmerzen führen können, insbesondere:
    - Angiologische Erkrankungen? Belastungsschmerz, andere Zeichen einer klinisch wirksamen arteriellen und venösen Durchblutungsstörung (S. 124)?
    - Neurologische Begleitsymptome, z. B. Parästhesien und Taubheitsgefühl als Hinweise auf eine Nervenkompression/Paresen?
    - Psychosomatische Erkrankungen?
    - Rheumatische Erkrankungen wie z. B. Arthralgien, Arthritiden?
    - Begleitende vegetative Symptome oder Schlafstörungen: z. B. bei Fibromyalgie (S. 420) und nächtlichen Wadenkrämpfen (S. 502)?
    - Infektionen mit Temperaturen u./o. Hautveränderungen?
  - *Lokalisation* der Muskelbeschwerden?

Muskelschmerzen (Myalgien)

- *Qualitative Wertigkeit des führenden Symptoms:* Starke Schmerzen, Muskelkrämpfe, Muskelschwäche, Müdigkeit, Muskelkater, Muskelsteifigkeit, Lähmung?
- *Auslösemechanismus* wie Belastungsabhängigkeit, Kälte, Wärme, Stress?
- *Max. Schmerzzeitpunkt:* In Ruhe, tagsüber, nachts?
- *Medikamenteneinnahme* (S. 424 und Tab. 152)?
- *Ortsveränderungen:* Infektionen, Zeckenbiss?

▶ **Körperliche Untersuchung:**
- *Lokale Untersuchung:* Druckdolente Muskelbäuche, tastbare Myogelosen (umschriebene schmerzhafte Muskelverhärtung), Muskelschwellungen, Muskeltonus, Myotonie (vermehrte Spannung willkürlich enervierter Skelettmuskeln infolge eines veränderten Kontraktionsablaufs), Druckdolenz der Nervenansätze?
- Klinische Prüfung der Kraft verschiedener Muskeln/Muskelgruppen mit Belastungstests unterschiedlicher Aktivitäten.
- Gelenkbeweglichkeit, Hautveränderungen, Schmerzen an „trigger-points" (vgl. Tab. 151, S. 418)?
- *Internistische Untersuchung* (S. 1) mit besonderer Beachtung der Gelenkbeweglichkeit.
- *Neurologische Untersuchung* (S. 2): Insbesondere Reflexstatus, Ausschluss/Nachweis von zentralen und/oder peripheren Paresen, extrapyramidalmotorischen Störungen.
- *Dermatologische Untersuchung:* Hautefforeszenzen (Dermatomyositis), Zeichen für einen Morbus Raynaud (S. 129), Erythema chronicum (Borreliose), Erythema nodosum (Sarkoidose), Teleangiektasien?

▶ **Labordiagnostik:**
- *Obligat:* BSG, CRP, CK, Rheumaserologie, Elektrolyte, Natrium, Kalium, Kalzium.
- *Weitere Labordiagnostik:* Insbesondere auch gezielte Antikörperbestimmung, Schilddrüsenparameter, Porphyrine, Infektionsserologie, abhängig von der Verdachtsdiagnose, s. auch Tab. 151.

Weiterführende Diagnostik

▶ **EMG und NLG:** Bei Muskelschwäche zur Differenzierung zwischen muskulärer und neurogener Erkrankung.
▶ **Muskelbiopsie mit Immunhistochemie:** Insbesondere bei entzündlichen Myositiden oder dystrophischen bzw. metabolischen Myopathien.
▶ **Antisynthetase-Antikörper:** Bei V.a. Myositis.
▶ **MRT der befallenen Muskelanteile:** Bei pathologischen EMG.
▶ **Weitere bildgebende Verfahren:** Wie Röntgen, CT, Szintigramm befundabhängig, bei V.a. begleitende Knochenerkrankungen oder Tumoren, in Einzelfällen Sonographie.
▶ **Angiologische Diagnostik:** Bei V.a. arterielle Durchblutungsstörungen oder venöse Phlebothrombose, S. 126 u. 138.
▶ Die weitere Diagnostik, zum Teil mit umfangreichen Laboruntersuchungen, ergibt sich aus der jeweiligen Verdachtsdiagnose, s. Tab. 151.

Muskelschmerzen (Myalgien)

Differenzialdiagnose (Tab. 151)

Tabelle 151 · Differenzialdiagnose der Muskelschmerzen/Myalgien

Diagnose	wesentliche diagnostisch richtungweisende Anamnese, Untersuchung u./o. Befunde	Sicherung der Diagnose
1. Erkrankungen der Muskulatur		
Myositis (s. Abb. 220, S. 422)	muskelkaterähnliche Schmerzen in der Tiefe der Muskulatur, insbesondere unter Belastung, deutlich druckempfindliche Muskulatur, vorwiegend im Bereich des Muskelbauchs, bei Untergang von Muskelgewebe Muskelschwäche bis zur Parese	deutliche BSG- und CK-Erhöhung Basisdiagnostik (s. o.). Weitere Differenzialdiagnostik s. u.
– Staphylokokken- und Streptokokkenmyositis (septische Myositis)	andersortig lokalisierte Staphylokokken- und Streptokokkenentzündungen	Erregernachweis, septisches Bild
– Lyme-Borreliose (s. Abb. 221, S. 422 und Abb. 222, S. 422)	nach einem (oft nicht bemerkten) Zeckenstich (Anamnese: Endemiegebiete?): – Stadium I: Tage bis wenige Wochen: Erythema chronicum migrans, Allgemeinsymptome (Fieber, Muskel- und Kopfschmerzen), gelegentlicher Meningismus – Stadium II: Wochen bis Monate nach Zeckenstich, starke radikuläre Schmerzen, vorwiegend nachts; häufig Hirnnervenparesen, Manifestation in Form einer Karditis. – Stadium III (Spätmanifestation): Acrodermatitis chronica atrophicans und typischer Lyme-Arthritis, vorwiegend als Mono- oder Oligoarthritis der Kniegelenke	im Frühstadium kultureller Nachweis (Borrelien) in Hautbiopsien, Liquor, Gelenkpunktat (nur in Spezialabors möglich); serologischer Nachweis einschließlich IgM-AK und IgG-AK (fehlen oft im Frühstadium) – in 20 % der Fälle negativ (Testsysteme: indirekte Immunfluoreszenzen, Western-Blot und Elisa); häufig entscheiden erst serologische Verlaufskontrollen in Abständen von 2–3 Wochen
– Myositis epidemica (Morbus Bornholm)	vorwiegend Schmerzen im Bereich der Thorax- und Diaphragmamuskulatur	Virusisolierung. KBR wenig aussagefähig.
– Toxoplasmose	S. 160	S. 160
Myositis bei entzündlich rheumatischen Erkrankungen:	Meist schleichender Beginn bis über 6 Monate; initial proximal latente Muskelbeschwerden und -schwäche, symmetrisch an Schulter- und Beckengürtel; meist erst später distale Beschwerden	

Muskelschmerzen (Myalgien)

Tabelle 151 · Forts., Differenzialdiagnose der Muskelschmerzen/Myalgien

Diagnose	wesentliche diagnostisch richtungweisende Anamnese, Untersuchung u./o. Befunde	Sicherung der Diagnose
– Polymyositis – Dermatomyositis (s. Abb. 223, S. 423)	bei typischem Bild der Polymyositis akuter/subakuter Beginn und Beteiligung der Nacken- und Pharynxmuskulatur, rasch zunehmende Muskelschwäche/-paresen (Schluckstörungen, Treppensteigen und Armheben erschwert), in 20 % begleitende Malignome (Mamma, Bronchien, Ovarien, Magen), in 5–10 % der Fälle Begleiterkrankungen: Periphere Arthritiden, Myokarditis, Lungenfibrose/Alveolitis, Raynaud-Symptomatik, bei Dermatomyositis polymorphe Hautbeteiligung	antinukleäre Antikörper, Rheumafaktoren, Myositis-spezifische Antisynthetase-Antikörper, Anti-Jo-I-Antikörper in 20–30 % der Fälle positiv, Entzündungsparameter, akute Phaseproteine erhöht, charakteristisch: Erhöhung der Kreatininkinase und anderer Muskelenzyme wie LDH, GOT und Aldolase, EMG: Polyphasie, Myopathiebild, Fibrolation. Muskelbiopsie: typisches Bild einer Myositis, in Einzelfällen MRT indiziert, gutes Ansprechen auf Kortikosteroide
– SLE (s. Abb. 40, S. 76), Sklerodermie (s. Abb. 63, S. 134)	S. 74	
– PCP (s. Abb. 91, S. 183), seronegative Spondylarthritiden	S. 180	
Antisynthetase-Myositis	klinisches Bild der Myositis (s.o), begleitend Fieber, Synovitiden; Raynaud-Symptomatik (S. 129)	häufig Nachweis der verschiedenen Antisynthetase-Antikörper
sekundäre Myositis bei Vaskulitis	klinisches Bild der Vaskulitis und klinisches Bild der Myositis	S. 135
Eosinophilie-Myalgie-Syndrom	ausgeprägte Myositis, Polyneuropathie, Fieber, Athralgien, Husten, Pruritus, Dyspnoe, in 25 % der Fälle Sklerodermie begleitend	Eosinophilie über 1000/µl ohne Hinweis auf Infektionen oder Tumoren, Antiphospholipid-Antikörper in 25 % positiv, Muskelbiopsie
Einschlusskörper-Myositis	meist nach dem 50. Lebensjahr, Männer:Frauen = 3:1, schleichend auftretend, an den Beinen beginnend, proximal betonte Myalgien und Muskelschwäche, häufig asymmetrisch, teilweise die proximale Armmuskulatur betreffend, nahezu immer Befall einer bestimmten Muskelpartie, z. B. M. quadriceps, M. triceps, Fingerflexoren	Frühbefund: Fehlen des PSR durch Quadrizeps-Schwäche, CPK normal oder gering erhöht, EMG: Polyphasische myopathische Areale, charakteristischer Muskelbiopsie-Befund, kein Ansprechen auf Glukokortikoide

Muskelschmerzen (Myalgien)

Tabelle 151 · Forts., Differenzialdiagnose der Muskelschmerzen/Myalgien

Diagnose	wesentliche diagnostisch richtungweisende Anamnese, Untersuchung u./o. Befunde	Sicherung der Diagnose
Fibromyalgie (generalisierte Tendomyopathien, Fibrositis-Syndrom:	besonders Frauen des mittleren Lebensalters, Beschwerden vorwiegend morgens und abends, Zunahme bei körperlicher Belastung, Kälte und Stresssituationen, Schmerzmaximum im Bereich der Sehnenansätze, erhöhte Schmerzempfindlichkeit der typischen Schmerzpunkte („tender points"), s. Abb. 224, häufig begleitend diffuse funktionelle und vegetative Symptome, insbesondere: Schlafstörungen, Kopfschmerzen, Migräne, Mundtrockenheit, Globusgefühl, diffuse gastrointestinale Beschwerden, vegetative Herz- und Kreislaufbeschwerden, Müdigkeit, depressiver Stimmungszustand, Tremor	ausschließlich klinische Diagnose nach Ausschluss symptomatischer Myalgien/Myositiden; Klassifikationskriterien der ACR: – deutliche Schmerzen an 11 von 18 Trigger-Druckpunkten bei digitaler Palpation (s. Abb. 224, S. 423) – über 3 Monate anhaltende Schmerzen in mindestens 3 Regionen des Bewegungsapparates, z. B. Schmerzen in beiden Körperhälften, ober- und unterhalb der Taille, im Bereich der Wirbelsäulenregion oder vorderen Brustwand – assoziierte funktionelle/vegetative Beschwerden
Polymyalgia rheumatica (s. Abb. 285, S. 536)	meist ältere Patienten, meist symmetrisch auftretende lokale Beschwerden, besonders im Bereich des Schulter- und Beckengürtels, Oberarm- und Oberschenkelmuskulatur, deutliche Druckempfindlichkeit, schmerzbedingte Muskelschwäche; Schmerzen besonders nachts und gegen Morgen, häufig begleitende Kopfschmerzen mit Arteriitis temporalis sowie Sehstörungen mit Flimmer-/Doppelbildern, deutliche Einschränkung des Allgemeinzustandes, Gewichtsverlust S. 199, gelegentlich Depression	charakteristisches klinisches Bild mit beidseitigem Muskulaturbefall, BSG deutlich erhöht, Anämie und Eisenmangel, α-2-Globulinerhöhung, evtl. Temporalisbiopsie, promptes Ansprechen auf Glukokortikoide
2. weitere Ursachen für Muskelschmerzen/Myalgien		
Überbelastung und Traumen der Muskulatur	typische „Muskelkater"-Beschwerden oder traumatische Begleitsymptome	Überbelastungs- oder Trauma-Anamnese, Ausschluss eines typischen Muskelkrampf-Leidens (S. 413)
medikamentös oder toxisch induzierte Myalgien	insbesondere proximale Muskulatur des Schulter- und Beckengürtels, in Einzelfällen akute und schwere Myopathie mit Rhabdomyolyse, Übersicht s. Tab. 152	Medikamenten- bzw. Alkoholanamnese, Erhöhung der Muskelenzyme, EMG: Typisches Myopathiemuster, evtl. Muskelbiopsie, Verlaufskontrolle nach Absetzen der Medikamente

Muskelschmerzen (Myalgien)

Tabelle 151 · Forts., Differenzialdiagnose der Muskelschmerzen/Myalgien

Diagnose	wesentliche diagnostisch richtungweisende Anamnese, Untersuchung u./o. Befunde	Sicherung der Diagnose
„psychogener Rheumatismus"	klinisch fließende Übergänge zur Fibromyalgie und Polymyalgia rheumatica, Panalgien, besondere Betonung/Empfindung im Bereich der peripheren Muskulatur, vorwiegend im Rahmen depressiver/ schwerer vegetativer Symptome oder einer hysterischen Fehlreaktion	Ausschluss einer Organerkrankung, funktionelle Syndrome, Diskrepanz zwischen Beschwerdeschilderung und objektivem Befund, generalisierter Druckschmerz im Bereich „Tender points", normale Laborbefunde

3. weitere internistische Erkrankungen

Skeletterkrankungen	s. Osteoporose S. 441, Osteomalazie S. 325, Knochentumoren S. 326	
akute arterielle Kompressionssyndrome	akute arterielle Hypoxiezeichen S. 127	Klinik, FKDS, DSA
Myalgien durch Schmerzprojektion von inneren Organen (McKenzie-Zonen), insb. auch paraneoplastische Myalgien	bei Thorax- und Andominalerkrankungen, kleinzelligem Bronchial-Ca. und Kolon-Ca.	sorgfältige internistische schmerzprojektionsorientierte Untersuchung, evtl. Tumordiagnostik
Endokrinopathien	bei Hypo- und Hyperthyreose S. 6 u. 200, bei Hypo- und Hyperparathyreoidismus S. 327 u. 559	
Elektrolytstörungen	Hypokaliämie S. 429, Hypokalzämie S. 590, Hypernatriämie S. 338, Urämie und Leberinsuffizienz S. 337	Laboruntersuchungen Urämie S. 337, Leberinsuffizienz S. 337

4. Erkrankungen aus dem neurologischen Formenkreis

Polyneuropathien	S. 456	
Nervenwurzel- und Plexusschädigungen, periphere Nervenkompressionssyndrome	insbesondere bei Erkrankungen der Wirbelsäule S. 540, Tumoren unterschiedlicher Lokalisation	s. Sensibilitätsstörungen S. 540, davon abhängig gezielte Tumordiagnostik
Myotoniesyndrome	s. Neuromyopathie S. 424	
chronic-fatigue-Syndrom	S. 406	
amyotrophe Lateralsklerose	S. 414	
stiff-man-Syndrom	S. 415	

▶ *Beachte:* Metabolische und ernährungsbedingte Myopathien, endokrine Myopathien, heriditäre Myopathien bzw. Muskeldystrophien, kongenitale Myopathien mit Strukturbesonderheiten, neurogene Myopathien sowie myasthenische Syndrome führen i.d.R. primär nicht zu Muskelschmerzen und werden deshalb in diesem Kapitel nicht besprochen

Muskelschmerzen (Myalgien)

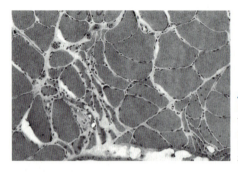

Abb. 220 Myositis. Im Biopsat entzündliche Infiltrate zwischen den atrophischen Muskelfasern (Lymphozyten und Histiozyten)

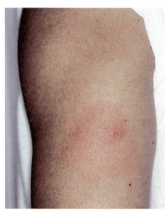

Abb. 221 Borreliose mit Erythema migrans

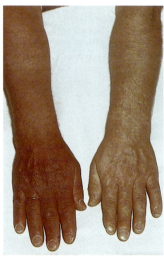

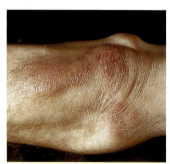

Abb. 222 Borreliose mit Acrodermatitis chronica atrophicans.
a) livide bis bläuliche Verfärbung der Hautatrophie des rechten Arms, besonders der rechten Hand;
b) Ulnarstreifen am Ellenbogen

Muskelschmerzen (Myalgien)

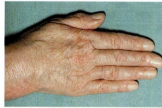
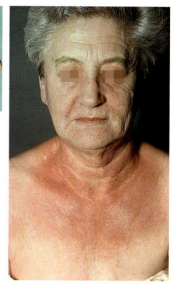

Abb. 223 Dermatomyositis.
a) akuter Schub mit Rötung und Schwellung im Hals-Brust-Bereich;
b) Handrücken mit lividen, leicht keratotischen Infiltraten über den Streckseiten der Fingergelenke und der Fingergrundgelenke

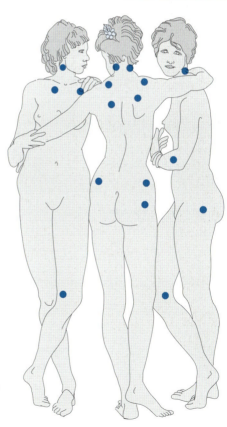

Abb. 224 „Tender points" nach den ACR-Kriterien (nach Wolfe et al.)

Muskelschmerzen (Myalgien)

▶ Übersicht über medikamentös induzierte schmerzhafte Myopathien und auslösende Medikamente s. Tab. 152.

Tabelle 152 · Medikamentös induzierte schmerzhafte Myopathien (modifiziert und ergänzt nach Le Quintrc)

Erkrankung	mögliche verursachende Medikamente
1. Myopathie ohne Neuropathie	
Polymyositis	– D-Penicillamin, Tiopronin, – Cimetidin – Penizillin, Sulphonamide – Phenylbutazon – Propylthiouracil – Zidovudin – Kokain
andere schmerzhafte Myopathien	– langjährige Steroidtherapie (Steroidmyopathie) – einzelne Lipidsenker – Zytostatika, z. B. Azathioprin, Vincristin, u. a. – Quinolon – Clofibrate – Cyclosporin – Enalapril – Emetin, Carbimazole – Ipecacuanha – Minoxidil – Aminocapronsäure – Metaprolol – Nalidixinsäure – Sekale-Alkaloide
2. Myopathie mit Neuropathie	
Eosinophilie-Myalgie-Syndrom	L-Tryptophan
weitere Auslöser	Vincristine, Amiodarone, Medikamente, die Hypokaliämie und Phosphatmangel bedingen
3. akute schwere Myopathien	
Rhabdomyolyse	– Alkohol – Heroin – Amphetamin – Phencyclidin – Aspirin – Koffein
maligne Hyperpyrexia	– Anästhetika (Isofluran, Succinylcholin) – trizyklische Antidepressiva – Monoaminooxidasehemmer – Muskelrelaxanzien
myotone Syndrome	– Suxamethonium (Succinylcholin USP) – Propranolol – 20,25-Diazacholesterol

Verwandte Leitsymptome

- Gelenkschmerzen/Gelenkschwellungen: S. 178.
- Knochenschmerzen: S. 324.
- Muskelkrämpfe: S. 411.
- Extremitäten-Schmerzen: S. 124.

Muskelschwäche s. Muskelschmerzen (Myalgien) S. 416, Lähmung S. 354

Nackensteifigkeit s. Meningismus S. 400

Nierenversagen s. Anurie, Oligurie S. 20

Obstipation (R. Secknus, J. Mössner)

Grundlagen

- **Definition:** Stuhlentleerung < (1–)3 mal wöchentlich, i.d.R. von zu festem Stuhl.
- **Klinik des Leitsymptoms:** s. Definition.
- *Hinweis:* Häufig beklagen sich Patienten über „Verstopfung", ohne dass diese Kriterien erfüllt sind.

Basisdiagnostik

- **Anamnese** (meist bereits richtungweisend):
  - Stuhlfrequenz, Stuhlbeschaffenheit, Ernährungsgewohnheiten, Schmerzen beim Stuhlgang, Verlauf akut/chronisch/vorübergehend, Genussmittel, Medikamente?
  - Bei akuter Obstipation zusätzlich: Übelkeit, Erbrechen, Abgang von Winden (mechanischer Ileus)?
- **Körperliche Untersuchung:** v.a. rektale Untersuchung einschließen.

Weiterführende Diagnostik

- **Gegebenenfalls** (wenn habituelle Obstipation nicht als zweifelsfrei angesehen werden kann): Sonographie, Endoskopie, Röntgen und Labordiagnostik. Zu konkreten Indikationen s. einzelne Differenzialdiagnosen in Tab. 153.
- **Differenzierung zwischen verlängerter Transitzeit und gestörter Defäkation:** Defäkographie und orale Applikation röntgendichter Marker in Kombination mit wiederholten Übersichtsaufnahmen des Abdomens. Indiziert, wenn aufgrund fehlender objektiver Befunde nicht zwischen Darmtransportstörung und gestörter Defäkation differenziert werden kann.

Differenzialdiagnose (Tab. 153)

Tabelle 153 · **Differenzialdiagnose der Obstipation**

Diagnose	wesentliche diagnostisch richtungweisende Anamnese, Untersuchung u./o. Befunde	Sicherung der Diagnose
1. mechanisch		
postoperative Symptome (z. B. Adhäsionen, Briden)	Anamnese und Ausschluss anderer Ursachen einer Obstruktion (z. B. intraluminale); häufig jahrelanger Symptomverlauf. Bei Ileus gelegentlich intraoperative Diagnosesicherung	
Strikturen	narbige Veränderungen im Rahmen einer Kolitis unterschiedlicher Ätiologie (Colitis ulcerosa, Strahlen, Morbus Crohn, postoperative Narbenbildung)	s. Kolitis S. 429 und Bauchschmerzen S. 59
Tumoren (s. Abb. 225, S. 430)	rektale Untersuchung, Sonographie, Abdomenübersicht, CT, Tumormarker, Endoskopie	histologische Sicherung
Hernien	klinische Untersuchung, Sonographie	
Laxanzien-Abusus	Besserung nach Absetzen. Ausschluss weiterer Ursachen einer Obstipation	

Obstipation

Tabelle 153 · Forts., Differenzialdiagnose der Obstipation

Diagnose	wesentliche diagnostisch richtungweisende Anamnese, Untersuchung u./o. Befunde	Sicherung der Diagnose
Kollagenosen, z. B. Dermatomyositis/ Polymyositis	S. 132	
Darmtuberkulose	weitere extraintestinale Manifestationen (s. Fieber S. 160)	Isolierung von Mycobacterium tuberculosis aus dem Stuhl
Divertikulitis (rezidivierend) (s. Abb. 226, S. 430)	rezidivierende Obstipation, Fieber, Leukozytose, Schmerzen meist im linken Unterbauch	Sonographie/CT: gelegentlich entzündlicher Konglomerattumor, sigmoidoskopisch u.U. entzündliche Schleimhautveränderungen
Endometriose	nach längerem Verlauf mögliche Komprimierung von Darmabschnitten/Strikturenbildung durch Herde	laparoskopischer Nachweis (mit Histologie)
intestinale Pseudoobstruktion (Ogilvie-Syndrom)	s. Diarrhö S. 95	
Lymphogranuloma venereum	Primäraffekt und Lymphknotenschwellungen im Spätstadium bei Lymphangitis u. Proktitis; erhebliche Narbenstrikturen im Bereich des Rektums	s. Ödeme (lokalisiert) S. 438
Intussuszeption (Invagination) (s. Abb. 227, S. 431)	Krampfartige Schmerzen bei akutem mechanischem Ileus, durch Störungen der Darminnervation (z. B. Plexusläsionen)	Gastrografin-Kontrastmittelfüllung, intraoperative Sicherung
Sklerodermie	durch Darmwandfibrosierung u.U. ausgeprägte Hypomotilität	s. Kollagenosen/Vaskulitiden S. 132
Lues	seltene Manifestation luetischer Gummen im Rahmen einer Lues III; spezifische Serologie wie z. B. FTA-ABS-Test	
Fremdkörper	Anamnese, Röntgen, Endoskopie	
Morbus Hirschsprung	Beginn der Symptomatik im Kindesalter mit ausgeprägter Obstipation oder Ileus	maximal kontrahiertes Dickdarmsegment mit ausgeprägter prästenotischer Dilatation. Histologisch: kein intramuraler Nervenplexus
neuromuskuläre Erkrankungen (Morbus Parkinson, multiple Sklerose)	typische neurologische Symptomenkonstellation	
Myotonia dystrophica Curschmann-Steinert	Muskelschwäche, mentale Retardierung, Katarakt, Stirnglatze, Kardiomyopathie, gelegentlich auch ausgeprägte Obstipation	s. Muskelkrämpfe S. 413
Porphyrie	S. 63	

Obstipation

Tabelle 153 · Forts., Differenzialdiagnose der Obstipation

Diagnose	wesentliche diagnostisch richtungweisende Anamnese, Untersuchung u./o. Befunde	Sicherung der Diagnose
toxisch, z. B. chronische Bleiintoxikation	s. Bauchschmerzen S. 66	
ischämische Kolitis/Enteritis (s. Abb. 228, S. 432)	Durchfall und krampfartige Schmerzen, Blutabgang; im Verlauf paralytischer Ileus; bei Embolie Hinweise auf Grundkrankheit (absolute Arrhythmie, Klappenvitium, dilatative Kardiomyopathie, Herzwandaneurysma, z. B. nach Infarkt)	CT, Angiographie
Amyloidose	durch Amyloidablagerung in der Darmwand ausgeprägte Hypomotilität und ggf. bakterielle Fehlbesiedlung	s. Anurie/Polyurie S. 26
2. funktionell		
medikamentös	bei Einnahme/ Besserung nach Absetzen aller Pharmaka mit parasympathikolytischen Begleitwirkungen (Spasmolytika, Antidepressiva, Parkinsonmittel) sowie Opiaten und aluminiumhaltigen Antazida/Phosphatbindern	
Immobilisierung	Anamnese	
endokrinologisch/metabolisch:		
– Hypothyreose	neben Adynamie, Ödemen, Anämie, Gewichtszunahme auch Obstipation, gelegentlich im Vordergrund	s. Gewichtszunahme S. 6
– Hyperkalzämie	neben Durst, Polyurie, Verwirrtheit, Somnolenz auch ausgeprägte Hypomotilität des Gastrointestinaltraktes	weitere Differenzierung s. S. 348
– Hyperparathyreoidismus	Ca^{2+} i.S.	
– Hypokaliämie	Hauptsymptom: ausgeprägte Hypomotilität des Gastrointestinaltraktes; Arrhythmien, T-Negativierung/U-Welle, Polyurie	weitere Differenzierung s. S. 598
– multiple endokrine Neoplasie Typ II b	medulläres Schilddrüsenkarzinom, primärer Hyperparathyreoidismus, Phäochromozytom, marfanoider Habitus, Neurome der Schleimhäute (Auge, Mund, Lippen), Störungen der Darminnervation möglich	klinische Konstellation und familiäre Häufung (autosomal dominant); möglicher Nachweis der Genmutation, u. a. zum Screening der Familienmitglieder

Obstipation

Tabelle 153 · Forts., Differenzialdiagnose der Obstipation

Diagnose	wesentliche diagnostisch richtungweisende Anamnese, Untersuchung u./o. Befunde	Sicherung der Diagnose
3. schmerzbedingt oder reflektorisch		
Koliken	Gallen-/Nierensteine bekannt?	s. Bauchschmerzen S. 55 u. 64
Analfissur	S. 10	
Anismus	S. 10	
Pankreatitis	S. 55	

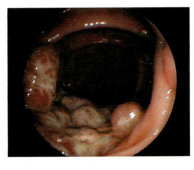

Abb. 225 Kolonkarzinom in der Endoskopie

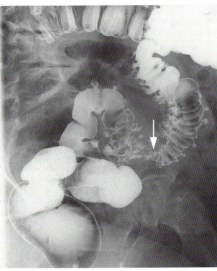

Abb. 226 Akute Divertikulitis mit divertikulitischer Stenose (Pfeil) im Kolonkontrasteinlauf

Obstipation

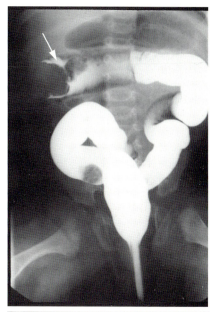

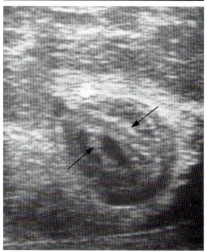

Abb. 227 Invagination.
a) Drei Monate alter Säugling mit ileokolischer Invagination (Pfeil) im Repostions-Kontrasteinlauf;
b) Sonogramm einer Doppelkokarde (Pfeil)

Ödeme: generalisierte

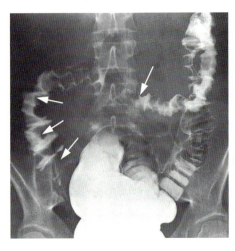

Abb. 228 Ischämische Enterokolitis im Kolonkontrasteinlauf mit ausgedehnten sog. thumbprints (Pfeile) des Colon ascendens und transversum

Ödeme: generalisierte (W. Zidek)

Grundlagen

- **Definition:** Generalisierte Ödeme liegen vor, wenn das extrazelluläre Volumen vermehrt ist, meist von einer Gewichtszunahme begleitet.
- **Einteilung (nach Ätiologie):**
  - *Kardiale Ödeme* (s. Abb. 229 u. Abb. 230).
  - *Hypoonkotische Ödeme* (Eiweißmangelödeme): Nephrotisches Syndrom, Malnutrition, Malabsorption/-assimilation, Leberinsuffizienz.
  - *Renale Ödeme:* Bei eingeschränkter glomerulärer Filtration (akute Nephritis).
  - *Hormonell bedingte Ödeme:* Hypothyreose, Mineralokortikoidexzess, Glukokortikoidexzess, ADH-Exzess, Östrogenexzess.
  - *Allergische Ödeme.*
- **Klinik des Leitsymptoms:** Abhängig von der überwiegenden Körperposition – entweder in den abhängigen Partien (Knöchel, Unterschenkel) oder beim überwiegend bettlägerigen Patienten präsakral oder im Gesicht auftretende Ödeme unterschiedlicher Konsistenz (S. 435). Gelegentlich findet gleichzeitig eine Gewichtsabnahme aufgrund eines ausgeprägten Katabolismus statt, z. B. bei nephrotischem Syndrom (kompensiert die Gewichtszunahme aufgrund der Flüssigkeitsretention ganz oder teilweise).

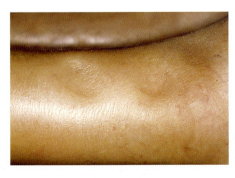

Abb. 229 Ödem bei dekompensierter Herzinsuffizienz

Ödeme: generalisierte

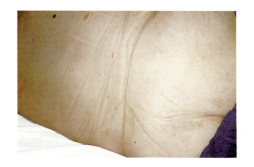

Abb. 230 Anasarka bei dekompensierter Herzinsuffizienz

Basisdiagnostik

- **Anamnese:** Bekannte Herz-/Nieren-/Lebererkrankungen, Medikamenteneinnahme, Malabsorption/chronische Diarrhö?
- **Körperliche Untersuchung:** Kardiomegalie? Hinweise auf Vitien? Leberzirrhose?
- **Labor:** Blutbild, harnpflichtige Substanzen, Gesamt-Eiweiß, Urinstatus.
- **Bildgebung:** Röntgen-Thorax.

Weiterführende Diagnostik

- Labordiagnostik und sonstige weiterführende Diagnostik orientieren sich an der Verdachtsdiagnose, die aufgrund der Anamnese, der klinischen Untersuchung sowie evtl. vorhandener Begleitsymptome gestellt wird (Tab. 154).

Differenzialdiagnose generalisierter Ödeme (Tab. 154)

Tabelle 154 · Differenzialdiagnose generalisierter Ödeme

Diagnose	wesentliche diagnostisch richtungweisende Anamnese, Untersuchung u./o. Befunde	Sicherung der Diagnose
Herzinsuffizienz myokardialer/valvulärer Genese	S. 243, s. Abb. 229 u. Abb. 230	
akute/chronische Niereninsuffizienz	Kreatinin ↑, Harnstoff ↑, ggf. Kreatininclearance	weitere Differenzierung s. Anurie/Oligurie S. 23
Leberinsuffizienz (s. Abb. 231, S. 435)	S. 337	
nephrotisches Syndrom (s. Abb. 232, S. 435)	Hypoproteinämie, Proteinurie > 3,5 g/d, fakultativ Hypercholesterinämie/-triglyzeridämie	zur Differenzierung s. Oligo-/Anurie S. 26
Schwangerschaft	generalisierte, beinbetonte Flüssigkeitsretention	Anamnese, Rückbildung nach Entbindung
idiopathisches/ zyklisches Ödem	bei Frauen, starke zyklusabhängige Schwankungen (Gewicht) innerhalb weniger Tage, laborchemisch sekundärer Hyperaldosteronismus; häufig assoziiert mit Diuretikaabusus	Ausschluss kardialer, renaler oder onkotischer Ursachen
Malabsorption/ Malassimilation	s. Diarrhö S. 95	

Ödeme: generalisierte

Tabelle 154 · Forts., Differenzialdiagnose generalisierter Ödeme

Diagnose	wesentliche diagnostisch richtungsweisende Anamnese, Untersuchung u./o. Befunde	Sicherung der Diagnose
Malnutrition	Ernährungsanamnese	Anamnese, Besserung durch erhöhte Kalorienzufuhr
akute Nephritis	ca. 3 Wo vorangehender Streptokokkeninfekt, im Urinsediment Erythrozyten, gemischte/Erythrozytenzylinder, meist nicht-nephrotische Proteinurie, AST-Anstieg	klinische/Laborkonstellation; wenn nicht eindeutig Nierenpunktion
chronische Therapie mit Vasodilatatoren und zentral wirksamen Antihypertensiva	reaktive Flüssigkeitsretention durch sekundären Hyperaldosteronismus, keine Zeichen der renalen/kardialen Insuffizienz; Anamnese (Vasodilatatoren: Dihydralazin, Minoxidil, Diazoxid; Antihypertensiva: Clonidin, α-Methyldopa)	Beseitigung der Ödeme nach Absetzen
chronische Kortikoidtherapie	Flüssigkeitsretention durch Mineralokortikoidwirkung, ohne Zeichen der renalen-/kardialen Insuffizienz	Absetzen bewirkt Verschwinden der Ödeme
Cushing-Syndrom	typischer Habitus, Hypertonie, Hypokaliämie, Osteoporose (s. Gewichtszunahme S. 6)	s. Gewichtszunahme S. 6
Syndrom der inadäquaten ADH-Sekretion (SIADH)	Hyponatriämie, ggf. mit zerebralen Symptomen bei malignen Tumoren (v.a. Bronchial-Ca), zerebralen Prozessen, Lungenerkrankungen	ADH-Exzess und Nachweis einer auslösenden Grunderkrankung
Überdosierung von Vasopression-Derivaten	Anamnese	bei Therapie, z. B. im Rahmen eines Diabetes insipidus
weitere medikamentös induzierte Ödeme	Anamnese: Carbenoxolon, Mineralokortikoide, nicht-steroidale Antirheumatika, Östrogene, Gestagene	Besserung nach Absetzen/Dosisreduktion
Ödeme bei erhöhter Kalorienzufuhr nach Malnutrition	vorübergehend (mineralokortikoidartige Wirkung des Insulins?)	Anamnese mit erhöhter Kalorienzufuhr nach längerer Unterernährung
(Prä-)Eklampsie	typischerweise im letzten Trimenon der Schwangerschaft (meist nicht-nephrotische) Proteinurie, Flüssigkeitsretention mit Anstieg der harnpflichtigen Substanzen i.S., Hypertonie und ggf. epileptiforme Anfälle	Proteinurie/Mikrohämaturie + Verschlechterung der Nierenfunktion, spontane Rückbildung nach Entbindung; bei ausbleibender/unvollständiger Rückbildung Nierenpunktion (selten)
Myxödem (Hypothyreose)	S. 6	
generalisierte allergische Reaktion	akutes Auftreten nach Allergenexposition	Ansprechen auf Kortikoide und Allergenkarenz

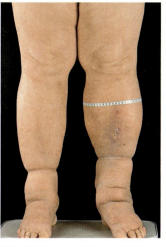
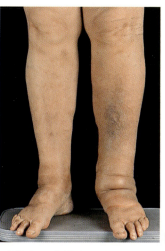

Abb. 231 Leberinsuffizienz. a) Patient vor Lebertransplantation mit ausgeprägten chronischen Beinödemen bei Leberzirrhose und Eiweißmangel; b) selber Patient drei Monate nach Lebertransplantation

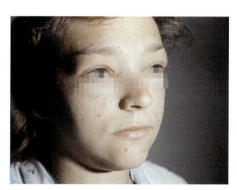

Abb. 232 Nephrotisches Syndrom: Lidödeme bei Glomerulonephritis

Ödeme: lokalisierte (W. Zidek)

Grundlagen

- **Definition:** Ödeme sind durch eine eindrückbare Schwellung der Haut und Unterhaut gekennzeichnet.
- **Einteilung (nach Ätiologie):**
  - Entzündlich/allergisch.
  - Vaskulär (v.a. venös, lymphatisch): Hinweise auf eine chronisch-venöse Abflussbehinderung sind eine lokale Zyanose und die als Stauungsdermatitis bezeichneten Hautveränderungen.
  - Systemische Erkrankungen.
- **Klinik des Leitsymptoms:** S. Definition.
- **Konsistenz** (*cave:* Rückschlüsse auf die Genese der Ödeme können daraus nur mit Vorsicht gezogen werden!):
  - *Leicht eindrückbare Ödeme* → bestehen häufig erst kürzere Zeit und haben einen geringen Eiweißgehalt (→ nur geringe bindegewebige Organisation).

Ödeme: lokalisierte

- *Weniger leicht eindrückbar, eher pralle Konsistenz* (z. B. Lymphödem) → häufig länger bestehend, hoher Eiweißgehalt (→ stärkere bindegewebige Organisation).

Basisdiagnostik

▶ **Anamnese:** Allergien, Traumen, Medikamente, abgelaufene Thrombosen?
▶ **Körperliche Untersuchung:** Varikosis/postthrombotisches Syndrom, Konsistenz d. Ödems?

Weiterführende Diagnostik

▶ Labordiagnostik und sonstige weiterführende Diagnostik orientieren sich an der Verdachtsdiagnose, die aufgrund der Anamnese, der klinischen Untersuchung sowie evtl. vorhandener Begleitsymptome gestellt wird (Tab. 155).

Differenzialdiagnose lokalisierter Ödeme (Tab. 155)

Tabelle 155 · Differenzialdiagnose lokalisierter Ödeme

Diagnose	wesentliche diagnostisch richtungweisende Anamnese, Untersuchung u./o. Befunde	Sicherung der Diagnose
chronisch-venöse Insuffizienz (s. Abb. 68, S. 143)	Varikosis, Stauungsdermatitis, Hyperpigmentierung, Ulzera/Narben. Meist derbes, wenig eindrückbares Ödem	klinischer Befund meist beweisend; FKDS/Phlebographie diagnostisch selten erforderlich, häufiger zur Therapieplanung
tiefe Venenthrombose (s. Abb. 65, S. 142)	lokale Zyanose, vermehrte Venenzeichnung, Druckschmerz, Kompressionsschmerz	Duplex-Sonographie, ggf. Phlebographie; D-Dimere
statische Ödeme	Beinödeme bei längerem Stehen, v.a. in warmer Umgebung, ständig herabhängende (z. B. gelähmte) Extremitäten	klinische Konstellation, Besserung durch entsprechende Lagerung
Kalziumantagonisten	beidseitige Knöchel- und Unterschenkelödeme durch erhöhte Kapillarpermeabilität ohne Zeichen der Herz-/Niereninsuffizienz	Beseitigung durch Absetzen der Ca-Antagonisten
allergische Ödeme	lokalisierte Schwellung nach lokaler oder systemischer Applikation eines Allergens, atopische Diathese	Expositionsversuch bzw. Allergenkarenz
Erysipel (s. Abb. 75, S. 154)/Phlegmone	Rötung, Überwärmung, Schmerzen, akuter Beginn, ggf. Eintrittspforte zu eruieren, AST-/ASL-Anstieg	klinischer Befund meist ausreichend. Keimdiagnostik selten erforderlich (meist Strepto-/Staphylokokken)

Ödeme: lokalisierte

Tabelle 155 · Forts., Differenzialdiagnose lokalisierter Ödeme

Diagnose	wesentliche diagnostisch richtungweisende Anamnese, Untersuchung u./o. Befunde	Sicherung der Diagnose
Quincke-Ödem (s. Abb. 233, S. 439)	– *angeboren* (autosomal-dominant): Meist längere Anamnese, rezidivierende Schwellungen unterschiedlicher Körperregionen (im Gesichts-/Halsbereich u.U. mit Dyspnoe und Stridor verbunden) ohne Juckreiz/Urtikaria; bei gastrointestinaler Beteiligung rez. Bauchschmerzen, Erbrechen, Koliken – *erworben:* ↑ Verbrauch von C_1-Esterase-Inhibitor durch Bildung von Immunkomplexen, z. B. im Rahmen von Tumorerkrankungen oder Autoantikörperbildung gegen den C_1-Esterase-Inhibitor; C4 i.S. ↓	Weitere Differenzierung: *Typ I:* C_1-Esterase-Inhibitor-Konzentration normal, Funktion herabgesetzt (funktioneller Assay bei typischer Klinik, normaler C_1-Esterase-Inhibitor Konzentration und ↓ C_4), *Typ II:* Konzentration des C_1-Esterase-Inhibitors und Funktion herabgesetzt
Lymphödem durch Infiltration von Lymphgefäßen	klinische Hinweise für malignes Lymphom oder Sarkoidose oder (sehr selten) eines sonstigen malignen Tumors (s. Lymphknotenschwellung)	Histologie (Lymphknoten- oder Organ-PE entsprechend klinischem Hinweis)
Lymphödem nach rezidivierendem Erysipel	Anamnese rezidivierender Erysipele in derselben Körperregion	typisches klinisches Bild + Anamnese
Melkersson-Rosenthal-Syndrom	Schwellungen der Lippen, Fazialisparese, Zungenfissuren	histologischer Nachweis von Granulomen, Abgrenzung von Sarkoidose schwierig bzw. umstritten
Erythema nodosum (s. Abb. 234, S. 440)	symmetrische Schwellung der Knöchel/Unterschenkel, livide Verfärbung, ggf. Druckschmerz. Die typischen lividen Knoten können in einzelnen Fällen so gering ausgeprägt sein, dass sich primär eher die Differenzialdiagnose „Ödem" stellt	in Zusammenhang mit Grunderkrankung (Sarkoidose, entzündliche Darmerkrankung, Darminfektion, Mykose, Medikamentenallergie, z. B. Sulfonamide); Histologie (kutane Vaskulitis) selten erforderlich
Gasbrand	vorangehende Gewebehypoxie (z. B. bei Trauma, pAVK, Diabetes mellitus, Gipsverband u./o. Schwellung der Extremität), ggf. hämolytischer Ikterus, Zeichen einer Sepsis, Knistern durch Gasbildung im Gewebe nicht obligatorisch	typischer Lokalbefund mit Nachweis von Clostridien (diese können aber auch ohne Gasbrand in Wunden nachgewiesen werden!)

Ödeme: lokalisierte

Tabelle 155 · Forts., Differenzialdiagnose lokalisierter Ödeme

Diagnose	wesentliche diagnostisch richtungweisende Anamnese, Untersuchung u./o. Befunde	Sicherung der Diagnose
nekrotisierende Fasziitis (s. Abb. 235, S. 440)	Prädisposition bei Diabetikern/immunsupprimierten Patienten; Fieber, schwere Beeinträchtigung des Allgemeinbefindens, Schmerzen, Überwärmung, Rötung, ggf. mit Gasbildung, livider Verfärbung und Gangrän, meist ohne signifikante Muskelbeteiligung	gramnegative aerobe/anaerobe Mischflora bei Faszienbiopsie nachweisbar
Baker-Zyste	führt durch Venenkompression in der Kniekehle zu Unterschenkelödem, Palpation der Baker-Zyste	Sonographie
AV-Aneurysma (kongenital, selten erworben)	einseitige Varikosis, ggf. zusätzlich Riesenwuchs einer Extremität (Parkes-Weber-Syndrom), Strömungsgeräusch auskultierbar	Duplex-Sonographie, ggf. Arteriographie
lokalisierte Rhabdomyolysen/Kompartmentsyndrom	Verschluss einer Extremitätenarterie durch Embolie/lokale Ursachen mit Schwellung und Schmerzen, Lähmung der ischämischen Muskulatur, fehlende Pulse in nachgeschalteten Gefäßen	Farbdoppler/ggf. Angiographie (arterieller Gefäßverschluss), CK ↑, ggf. Nachweis einer Emboliequelle (TEE, thrombosiertes Aortenaneurysma: Sonographie, CT)
kongenitales Lymphödem (s. Abb. 236, S. 440) (Nonne-Meige-Milroy-Syndrom), intestinale Lymphangiektasie	Beginn meist einseitiger Extremitätenschwellung in der Jugend/Kindheit, eher blasse Extremität mit prallem, wenig eindrückbaren Ödem, wurstförmig geschwollene Zehen	Farbstofftest/Lymphszintigraphie; eine Lymphographie ist zur Diagnose i.d.R. nicht erforderlich; Bestrahlungsanamnese; evtl. MRT
erworbenes Lymphödem	rezidivierende, akute, bzw. chronische Lymphangitiden; Erysipel; chronische Filariasis; rezidivierende Herpes simplex; Leishmaniose; Echinokokkose; Bilharziose; Tbc; Lues; chronische, unspezifische Infektionen (Osteomyelitis, Mykose, Streptokokkeninfekt)	Anamnese, klinisches Bild, Begleitsymptome, Serologie, bakterielle Untersuchungen, Blutausstriche
Lymphogranuloma inguinale	Primäraffekt, Lymphknotenschwellung, Sexualanamnese	Lymphogranuloma-inguinale-KBR: ≥ 4facher Anstieg; erhöhter Mikroimmunofluoreszenz-Titer
posttraumatisches Lymphödem; post radiationem	sehr selten durch traumatische Zerreißung der Lymphgefäße, bei Trauma, Bestrahlungsanamnese	Anamnese, Farbstofftest/Lymphszintigraphie

Ödeme: lokalisierte

Tabelle 155 · Forts., Differenzialdiagnose lokalisierter Ödeme

Diagnose	wesentliche diagnostisch richtungsweisende Anamnese, Untersuchung u./o. Befunde	Sicherung der Diagnose
Turner-Syndrom	Lymphödem der Extremitäten (v.a. Füße), Pterygium colli, selten mentale Retardierung, niedriger nuchaler Haaransatz, primäre Amenorrhö, Herzanomalien (v.a. Aortenisthmusstenose)	Nachweis des chromosomalen XO-Typs (Leukozyten, Mundschleimhautabstrich)
Noonan-Syndrom	autosomal dominant (häufig sporadisch!); Pterygium colli, Minderwuchs, Hühner-/Trichterbrust, Herzanomalien (v.a. Pulmonalstenose), Hypertelorismus, Ptose der Augenlider, Ohrmuscheltiefstand, bei Jungen Hypogonadismus/Hypoorchismus/Kryptorchismus, z. T. Lymphödem der Extremitäten	typisches klinisches Bild bei Ausschluss eines Turner-Syndroms bei weiblichen Patienten
obere/untere Einflussstauung (s. Abb. 209, S. 399)	Kompression durch Lymphknoten (Lymphome, Bronchial-Ca) oder Fibrose (Morbus Ormond bei unterer Einflussstauung), Thrombose (z. B. ZVK); obere Einflussstauung: Stoke-Kragen, Chemosis der Konjunktiven, Zyanose; untere Einflussstauung: Ödeme/Zyanose ohne Halsvenenstauung	Nachweis der venösen Obstruktion durch Sonographie bzw. FKDS; weitere Differenzierung durch Bildgebung ([Angio-]CT, MRT) und Histologie
Sudeck-Syndrom (= komplexes regionales Schmerzsyndrom Typ I [CRPS Typ I], s. Abb. 238, S. 444)	posttraumatisch trophische Störungen mit blasser, glänzender Haut und Schmerzen, mitunter auch lokalem Ödem	typischerweise Schmerzen mit trophischen und vegetativen Störungen bei Trauma, Skelettszintigraphie und Rö-Befund charakteristisch (nicht beweisend)
Sklerodermie	S. 132	
prätibiales Myxödem bei Morbus Basedow	Zeichen der Hyperthyreose, ggf. endokrine Ophthalmopathie, lokalisierte derbe Schwellung der Unterschenkelvorderseiten	s. Gewichtsverlust S. 200

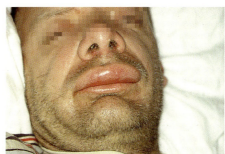

Abb. 233 Quincke-Ödem

Ödeme: lokalisierte

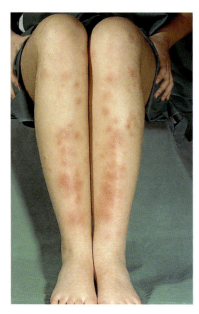

Abb. 234 Erythema nodosum mit druckschmerzhaften infiltrierten Knoten am Unterschenkel

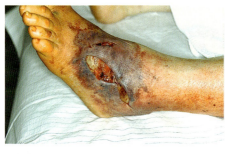

Abb. 235 Nekrotisierende Fasziitis (nach Lymphographie)

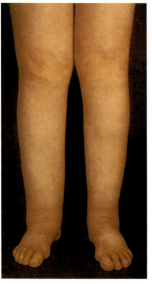

Abb. 236 Kongenitales Lymphödem

Verwandte Leitsymptome

▶ Generalisierte Ödeme: S. 432

Oligurie s. Anurie S. 20

Osteoporose (A. Sturm)

Grundlagen

▶ **Definition:** Die Osteoporose wird definiert als eine Verminderung der Knochenmasse bei gleichzeitiger Abnahme der Qualität des Knochengewebes mit der Folge einer erhöhten Frakturgefahr. Eine Verminderung der Knochendichte um > 2,5 Standardabweichung unterhalb der Mittellinie gesunder Erwachsener gilt nach WHO-Kriterien als pathologisch.

▶ **Klinik des Leitsymptoms:**
- Rückenbeschwerden, periodisch, besonders auch nachts; häufig Schmerzen infolge leichter Stauchung.
- Statisch-dynamische Rückeninsuffizienz mit Belastungsschmerz.
- Im Bereich der Extremitäten häufig uncharakteristischer Schmerz bei Belastung, aber auch oft Beschwerdefreiheit.
- Zerviko-Brachialsyndrom.
- Bei frischen Wirbelkörperkompressionen akuter Ruheschmerz und „Hexenschuss".
- In manchen Fällen schmerzarme Symptomatik bei Frakturen.
- Abnahme der Körpergröße, Brustkyphose, Lendenlordose, „tannenbaumartige" Hautfaltung am Rücken, Haltungsinsuffizienz.

▶ **Häufigkeit/Epidemiologie:**
- Die Osteoporose gehört zu den häufigsten metabolischen Osteopathien; in Deutschland leiden ca. 3 Mio. Menschen an einer manifesten Osteoporose mit eingetretenen Frakturen.
- Erkrankung des höheren Lebensalters mit Bevorzugung des weiblichen Geschlechts: 2/3 Frauen, 1/3 Männer. Die Prävalenz vertebraler Kompressionsfrakturen bei postmenopausalen Frauen liegt bei 20%.
- Die Zahl von Schenkelhalsfrakturen steigt bei Frauen ab dem 40. Lebensjahr, bei Männern ab dem 60. Lebensjahr exponentiell an.

Akut- und Basisdiagnostik

▶ **Akutdiagnostik:** i.d.R. nur bei Frakturverdacht notwendig; nativ-Röntgenaufnahmen in 2 oder 3 Ebenen.

▶ **Basisdiagnostik:**
- *Als Erstuntersuchung i.d.R. Röntgen BWS und LWS in 2 Ebenen:* Erhöhte Strahlentransparenz des Knochens mit scharfer Randkonturierung (Silberstift-Phänomen), Hervortreten der senkrechten Spongiosabälkchen, Keil- und Fischkörperbildung, Osteolysen.
- *Röntgen Achsenskelett:* Vermehrte Transparenz und scharfe Konturierung der Spongiosa, Knochenaufhellung.
- *Röntgen Thorax:* Knochenförmige Deformierung, dünne Kortikalis an der Klavikula und den Rippen.
- ▷ *Hinweis:* Erst bei einem Knochenschwund von über 30% sind röntgenologische Zeichen der Osteoporose sicher zu erkennen.
- *Labor:*
  - Blut: BSG, Serum-Kalzium/Phosphat, alkalische Phosphatase, PTH, Kreatinin i.S., Eiweißelektrophorese, Immunelektrophorese, Knochenphosphatase.

Osteoporose

– Urin: Kalzium, Hydroxyprolin, Pyridinolin-Derivate.

Weiterführende Diagnostik

▶ Osteodensitometrie, in Einzelfällen quantitative Computertomographie, duale Absorptionsmessung, Sonographieuntersuchung mit Messung der Schallgeschwindigkeit und Schalldämpfung, Knochendichte-Messung durch Photonenabsorption.

▶ Die konkrete weiterführende Diagnostik ergibt sich aus der Verdachtsdiagnose (Tab. 156).

Differenzialdiagnose

▶ Allgemeine Einteilung und Übersicht: Tab. 156.

Tabelle 156 · Übersicht

Diagnose	wesentliche diagnostisch richtungweisende Anamnese, Untersuchung u./o. Befunde	Sicherung der Diagnose
1. generalisierte primäre Osteoporose		
Typ I: postmenopausal (s. Abb. 237)	Alter, (frühzeitige) Menopause, Ovarektomie	röntgenologisch verminderte Knochendichte – vorwiegend zuerst im Bereich des Stammskeletts und der Röhrenknochen – Ausschluss einer sekundären Osteoporose
Typ II: senil	Alter	
prämenopausal	Frauen, Alter in allen Fällen s. Grundlagen	
Osteogenesis imperfecta	Frakturneigung in der Pubertät bei Bagatelltraumen, Luxationen und Subluxationen, blaue Zähne und Skleren, Innenohrschwerhörigkeit	typisches klinisches Bild
2. sekundäre Osteoporose	Anamnese, Untersuchung und Befunde abhängig von der Grunderkrankung, (Tab. 157); Beschwerden s. Leitsymptom	s. Tab. 157
3. lokale Osteoporose	Anamnese, Untersuchung und Befunde abhängig von der Grunderkrankung, (Tab. 157); Beschwerden s. Leitsymptom	s. Seitenverweise in Tab. 157

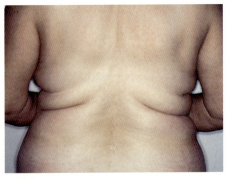

Abb. 237 Postmenopausale Osteoporose

Osteoporose

- **Differenzialdiagnosen der Osteoporose:** Tab. 157.
- **Hinweis:** Bei der Mehrzahl der Krankheitsbilder wurden die zur Sicherung der Diagnose wertigen Befunde an anderer Stelle ausführlicher besprochen, daher Verweis mit Seiten- bzw. Tabellenangabe).

Tabelle 157 · Differenzialdiagnose der Osteoporose – Übersicht

Diagnose	zur Diagnose führt
1. generalisierte primäre Osteoporose	
Typ I: postmenopausale Osteoporose	Tab. 156
Typ II: senile Osteoporose	
kindlich-juvenile Osteoporose	
prämenopausale Osteoporose	
Osteogenesis imperfecta	
2. sekundäre Osteoporose	
hormonell bedingt:	
– Hyperthyreose	S. 200
– Hyperparathyreoidismus	S. 327
– primärer/sekundärer Hypogonadismus	S. 209
– Diabetes mellitus	S. 201
– Cushing-Syndrom	S. 6
– Akromegalie	S. 288
Immobilisation	typische Anamnese
Niereninsuffizienz	charakteristisches klinisches Bild, Erhöhung der harnpflichtigen Substanzen
neoplastisch bedingt:	
– Plasmozytom	S. 328
– diffuse Knochenmetastasierung	charakteristisches Röntgenbild, Einzelheiten S. 327
Malabsorption/Maldigestion:	
– Resektion im Bereich des Magen-/Darmtraktes, insbesondere terminales Ileum	S. 95
– chronische Pankreatitis	S. 96
– Langzeit-Diarrhö, insbesondere:	
* Morbus Crohn	S. 94
* Sprue	S. 95
* Colitis ulcerosa	S. 94
* Laktoseintoleranz	S. 96
Exogen-medikamentös induziert:	
Glukokortikoide	Medikamentenanamnese, Genussmittelanamnese
– Furosemid	
– Laxanzien-Abusus	
– Nikotin- u./o. Alkoholabusus	
chronische Gelenkentzündungen	klinisches Bild und Befunde der chronischen Mono- oder Polyarthritis, S. 180

Osteoporose

Tabelle 157 · Forts., Differenzialdiagnose der Osteoporose – Übersicht

Diagnose	zur Diagnose führt
Mangelernährung	charakteristische Anamnese einer langjährigen Mangel- u./o. Unterernährung

3. lokale Osteoporose

Diagnose	zur Diagnose führt
Morbus Sudeck (drei Stadien) (s. Abb. 238)	in der Anamnese Verletzung, Fraktur, länger anhaltende Entzündungen, Nervenschädigungen
– I: Weichteilödem, örtliche Temperaturerhöhung und Schwellung sowie Bewegungseinschränkung und -schmerzen	charakteristische Klinik, kein pathologischer Röntgenbefund
– II: lokale Dystrophie, kalte Zyanose, Glanzhaut, Muskelschwund, starke Schmerzen	Röntgen: Bandförmige Aufhellung der subchondralen Spongiosa, fleckige Musterung und Auffaserung der metaphysären Spongiosa
– III: Stadium der Atrophie	Röntgen: gleichmäßige diffuse Aufhellung mit bleistiftfeiner Zeichnung der Kompakta
Morbus Paget	S. 326
Osteoarthropathia psoriatica	S. 185
Extremitätenlähmungen	charakteristische Anamnese einer langjährigen Extremitätenlähmung
Angioorganopathien	schwere arterielle Durchblutungsstörungen, S. 128
Knochen-Tbc	Tine-Test, Erregernachweis, evtl. Knochenbiopsie

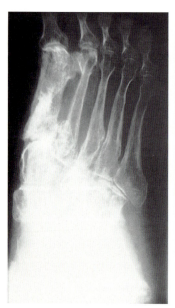 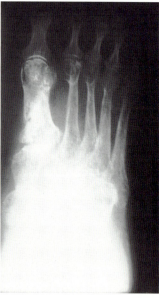

Abb. 238 Morbus Sudeck; rechter Fuß (a.p. und seitlich) mit Entkalkung der Phalangen

Osteoporose

Verwandte Leitsymptome

- Extremitätenbeschwerden: S. 124.
- Rückenschmerzen: S. 471.
- Knochenschmerzen: S. 324.

Pleuraverschattungen (C. Vogelmeier)

Grundlagen

- **Definition:** Pleuraständige Verdichtungen (hier inkl. Pneumothorax), die im Röntgenbild nachweisbar sind.
- **Klinik des Leitsymptoms:** Bei der Mehrzahl der Krankheitsbilder atemabhängige Schmerzen/Beschwerden im Bereich der Pleura. Häufig, insbesondere im Anfangsstadium der Krankheit besteht Beschwerdefreiheit. Gelegentlich unbestimmte Thoraxschmerzen und Myalgien. Luftnot z. B. bei größeren Pleuraergüssen.

Basisdiagnostik

- **Anamnese:**
    - Asbestexposition, Zigarettenkonsum?
    - Grunderkrankungen wie Herzinsuffizienz, Kollagenosen, Pneumonie, Tbc, Bronchialkarzinom, Pankreatitis?
    - Allgemeinsymptome, Husten, Dyspnoe, Thoraxschmerz?
- **Körperliche Untersuchung:** Dämpfung, abgeschwächtes Atemgeräusch, Bronchialatmen, tastbare Tumormassen im Thoraxbereich, Einflussstauung, Ödeme, Zyanose?
- **Labor:** CRP, BSG, Blutbild.
- **Röntgen-Thorax** (p.a. und seitlich): Hinweise auf Pleuraerguss (Tab. 158), Pleuraverdickung homogen oder inhomogen, Atelektase, mediastinale Raumforderung, Kalkeinlagerungen.
- **Thorax-Sonographie:** Ergüsse ab 80–120 ml nachweisbar.
- **Pleurapunktion:** Indiziert bei einem Pleuraerguss, für den keine klare Ursache erkennbar ist (z. B. Überwässerung bei Herzinsuffizienz, Erguss bei Pneumonie, Z.n. Thoraxtrauma mit der Gefahr eines Hämatothorax). Ergussanalyse: Eiweiß (auch i.S.), LDH (auch i.S.), Glukose (< 60 mg/dl bei parapneumonischem Erguss/malignem Erguss, Tbc, chronischer Polyarthritis und Churg-Strauss-Syndrom), Differenzierung Exsudat/Transsudat (Tab. 158); *eventuell zusätzlich:* Zellzahl und Ausstrich (Zytologie), Kulturen, ANAs (bei Titer $\geq$ 1:160 V.a. SLE), Rheumafaktor (bei Titer $\geq$ 1:320 V.a. chronische Polyarthritis), Chylomikronen und Triglyzeride bei V.a. Chylothorax, Hämatokrit bei blutigem Erguss, Amylase (pankreatitischer Erguss bei Spiegel $>$ Grenzwert Serumspiegel).
    - **Hinweis:** Die Bestimmung von Tumormarkern im Pleuraerguss ist nicht sinnvoll!

Weiterführende Diagnostik

- **Hinweis:** Welche der hier aufgelisteten Maßnahmen bei der jeweiligen Verdachts- bzw. Differenzialdiagnose indiziert und zielführend ist, s. Tab. 158.
- CT-Thorax: Nachweis von pleuralen, intrapulmonalen oder mediastinalen Raumforderungen.
- Pleurabiopsie (evtl. CT-gesteuert): Bei unklaren pleuralen Prozessen.
- Videoassistierte Thorakoskopie.

Pleuraverschattungen

Differenzialdiagnose (Tab. 158)

Tabelle 158 · Differenzialdiagnose von Pleuraverschattungen

Diagnose	wesentliche diagnostisch richtungsweisende Anamnese, Untersuchung u./o. Befunde	Sicherung der Diagnose
Pleuraerguss (zu Ursachen s. Tab. 159) (s. Abb. 239 und Abb. 240, S. 449)	über Erguss aufgehobener Stimmfremitus, gedämpfter Klopfschall, vermindertes Atemgeräusch, kranial größerer Flüssigkeitsmengen Bronchialatmen = Kompressionsatmen; Röntgen-Thorax: Abstumpfung des hinteren Recessus costodiaphragmaticus (seitlicher Strahlengang); größere Ergüsse: Ellis-Demoisseau-Linie (lateral nach oben verlaufende Grenzlinie); subpulmonaler Erguss rechts: scheinbarer Zwerchfellhochstand, links: tiefliegende Magenblase; *cave:* Bei Liegendaufnahme nur diffuse Trübung sichtbar; Sonographie: Lokalisation/Umfang sowie Fibrinfäden, Fibrosierung, Pleuraverdickung, Kammern	Ergussanalyse: *Transsudat:* Eiweiß-Quotient Erguss : Serum $\leq 0{,}5$, LDH-Quotient Erguss : Serum $\leq 0{,}6$, absolut $\leq 2/3$ des oberen Serum-Normwerts *Exsudat:* Eiweiß-Quotient Erguss : Serum $> 0{,}5$, LDH-Quotient Erguss : Serum $> 0{,}6$, absolut $> 2/3$ des oberen Serum-Normwerts; *cave:* Bei Transsudat unter diuretischer Therapie Anstieg der Eiweißkonzentration möglich, LDH steigt aber nicht an! *Chylothorax:* Lymphflüssigkeit = milchig trüber Erguss, Triglyzeride $> 110\,mg/dl$, Nachweis von Chylomikronen *Hämatothorax:* Hämatokrit $\geq 50\,\%$ *Pleuraempyem:* Eitriger Erguss, ↑ Zellzahl (Leukozyten $> 10\,000/\mu l$) vorwiegend neutrophile Granulozyten, Bakterien mikroskopisch und kulturell *maligner Erguss:* In etwa 50 % Nachweis von malignen Zellen
Pneumothorax	s. Dyspnoe S. 282	
Pleurametastasen (s. Abb. 241, S. 450)	meist Pleuraerguss (s. o.), Atelektase bei zentralem Bronchialkarzinom, verbreitertes Mediastinum bei Lymphknotenbefall, Lymphangiosis carcinomatosa mit interstitiellen Verdichtungen, Raumforderung im Bereich der Pleura, meist inhomogen, Nachweis mittels Sonographie oder CT	Histologie/Zytologie aus Pleuraerguss, transkutane Pleurabiopsie (evtl. CT-gesteuert), Thorakoskopie; *Merke:* in 50–60 % der Fälle Diagnose über Ergusszytologie und Biopsie, in $> 90\,\%$ über Thorakoskopie

Pleuraverschattungen

Tabelle 158 · Forts., Differenzialdiagnose von Pleuraverschattungen

Diagnose	wesentliche diagnostisch richtungweisende Anamnese, Untersuchung u./o. Befunde	Sicherung der Diagnose
Pleuraschwarte	Grunderkrankung: Hauptsächlich entzündliche Lungenerkrankung, infektiös/immunologisch, insbesondere nach Pleuraempyem/Tbc, Symptome: zunehmende Belastungsdyspnoe, evtl. auch in Ruhe, Dämpfung, vermindertes Atemgeräusch, aufgehobener Stimmfremitus, Nachhängen einer Thoraxseite. Befunde: restriktive Ventilationsstörung, evtl. respiratorische Insuffizienz, evtl. pulmonale Hypertonie, Röntgen-Thorax mit Pleuraverdickung und Narbenzügen	Synopsis der Befunde, evtl. CT
malignes Pleuramesotheliom (s. Abb. 242, 243, S. 450)	50–70% Asbestkontakt zu erfragen = Berg-/Schiffs-/Kraftwerksbau, Isolationsindustrie, Bremsbeläge, Filteranlagen; *Cave:* mittlere Latenz zwischen Exposition und Diagnose 30–45 Jahre, keine strenge Dosis-Wirkungs-Beziehung! Langsam zunehmender Thoraxschmerz, Reizhusten, schleichende Belastungsdyspnoe, Allgemeinsymptome, nur selten Bild der Asbestose! In 80% einseitiger Pleuraerguss (s. o.); Rö- und CT-Thorax, Songraphie: Erguss, inhomogene Pleuraverdickung, evtl. Infiltration der Thoraxwand und umgebenden Strukturen, z. B. Perikard (Erguss), Zwerchfell, Aszites	Histologie (am besten mittels videoassistierter Thorakoskopie gewonnen); Ergussdiagnostik meist nicht hilfreich, da eine Differenzierung zwischen aktivierten Mesothelzellen und Mesotheliomzellen nicht möglich ist
Pleurosis calcarea	nach Tbc, insbesondere bei Z.n. Pleuritis exsudativa tuberculosa u./o. Z.n. Pneumothoraxtherapie. Röntgen-Thorax: Verschwartung mit Kalkeinlagerung	Synopsis der Befunde
Dysproteinämie (Leberzirrhose, exsudative Enteropathie, Eiweißmangel unterschiedlicher Genese)	entsprechende Grunderkrankung, Pleuraerguss, Transsudat	Synopsis der Befunde, Elektrophoresediagramm
hämorrhagische Diathese bei unterschiedlichen Systemerkrankungen	Zeichen der Blutungsneigung, evtl. Blutung ins Lungenparenchym, evtl. blutiger Pleuraerguss	Synopsis der Befunde, Gerinnungsstatus

Pleuraverschattungen

Tabelle 158 · Forts., Differenzialdiagnose von Pleuraverschattungen

Diagnose	wesentliche diagnostisch richtungsweisende Anamnese, Untersuchung u./o. Befunde	Sicherung der Diagnose
Siliko-Tuberkulose	Silikose als Grunderkrankung, Röntgen- und CT-Thorax: meist Kavernen oder exsudativ-kavernös, d. h. mit Pleuraerguss (Exsudat); Mendel-Mantoux-Test; kein bis purulenter bis blutiger Auswurf (V. a. Kaverne!)	Erregernachweis – mikroskopisch u./o. kulturell
subphrenischer Abszess (s. Abb. 244, S. 451)	Pleuraerguss (Exsudat), Zwerchfellhochstand	Ultraschall oder CT, Temperaturanstieg
Chylothorax unterschiedlicher Genese	Pleuraerguss, Ursachen: Trauma, Operation, Erkrankungen des Lymphystems wie maligne Lymphome, idiopathisch	Ergusspunktion: Trüb-milchig bis rahmig-weißlich, Nachweis von Chylomikronen, Triglyzeride > 110 mg/dl

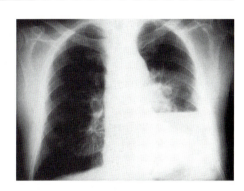

Abb. 239 Pleuraerguss links im Röntgen-Thorax

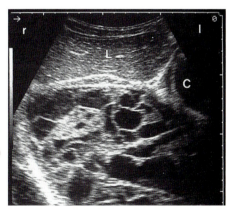

Abb. 240 Pleuraerguss in der Sonographie: gekammerte Ergussbildung durch Fibrinfäden. Der Pleuraerguss stellt sich honigwabenartig dar.
C = Herz, L = Leber

Pleuraverschattungen

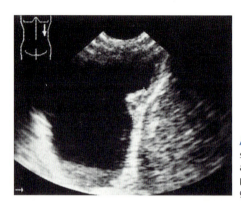

Abb. 241 Pleurametastasen eines Kollumkarzinoms auf der rechten Pleura diaphragmatica mit Pleuraerguss in der Sonographie

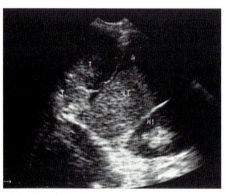

Abb. 242 Pleuramesotheliom im rechten kostodiaphragmalen Sinus in der Sonographie. A = Aszites; Le = Leber; Ni = rechte Niere; T = Tumor

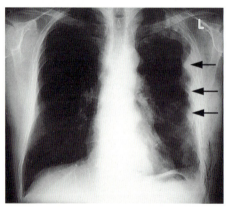

Abb. 243 Pleuramesotheliom im Röntgenthorax mit deutlicher linksseitiger pleuraler Wandverdickung (Pfeile)

Pleuraverschattungen

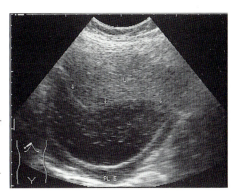

Abb. 244 Subphrenischer Abszess dorsal der Leber (L) und unterhalb des Zwerchfells (Pfeile). Zusätzlich liegt ein Pleuraerguss (PLE) vor

▶ **Zu Ursachen eines Pleuraergusses**: Tab. 159.

Tabelle 159 · Differenzialdiagnose des Pleuraergusses (aus Lorenz J. Checkliste Pneumologie. Stuttgart: Georg Thieme; 1998)

Diagnose	zur Diagnose führt
1. Transsudat	
dekompensierte Herzinsuffizienz	Stauungszeichen im Röntgen-Thorax, Herzecho
portal dekompensierte Leberzirrhose	Lebersyntheseparameter, Aszites
Peritonealdialyse	Glukosekonzentration ↑↑ im Erguss
nephrotisches Syndrom	S. 433
obere Einflussstauung	S. 439
Myxödem	S. 406
Urinothorax	Erguss-Kreatinin höher als Serum-Kreatinin
Hypalbuminämie	Albumin i.S. ↓↓
Lungenembolie (selten)	S. 565
Atelektase	S. 374
2. Exsudat	
Tumoren:	
– Metastasen	Tumorleiden, Punktion
– malignes Pleuramesotheliom	S. 448
– malignes Lymphom	S. 387
Infektionen:	
– Pneumonie	S. 151
– Tuberkulose	S. 73
– Parasitosen	S. 201
Lungenembolie	S. 565
Oberbaucherkrankungen:	
– akute/chronische Pankreatitis	S. 55
– intraabdominale Abszesse	S. 56
– Zustand nach Oberbaucheingriffen	Anamnese

Pleuraverschattungen

Tabelle 159 · Forts., Differenzialdiagnose des Pleuraergusses (aus Lorenz)

Diagnose	zur Diagnose führt
– maligner Aszites	S. 369
– Ösophagusperforation (nach Ösophagusvarizensklerosierung)	stärkste Thoraxschmerzen, Haut- und Mediastinalemphysem
Zwerchfellhernie	Röntgenbild
Chylothorax	S. 449
Endometriose	gynäkologische Befunde
Systemerkrankungen:	
– chronische Polyarthritis	S. 180
– systemischer Lupus erythematodes	S. 74
– Wegener-Granulomatose	S. 73
– Mischkollagenose	antinukleäre Antikörper pos., bei Differenzierung Nachweis von Antikörpern gegen Ribonukleinprotein (anti-U1RNP)
– Churg-Strauss-Syndrom	allergisches Asthma (IgE hoch), Eosinophilie, pulmonale Infiltrate, histologisch granulomatöse Vaskulitis
– Morbus Behçet	S. 149
– familiäres Mittelmeerfieber	rezidivierende Fieberschübe, am häufigsten bei Mittelmeeranwohnern (sephardische Juden, Armenier)
Herzerkrankungen:	
– Dressler-Syndrom/ Postkardiotomiesyndrom	1–6 Wochen nach Herzinfarkt bzw. herzchir. Eingriffen, Fieber, Entzündungszeichen, Perikarditis
– Perikarditis	S. 113
Sarkoidose	S. 388
Urämie	S. 337
Yellow-nail-Syndrom	Lokalbefund (Nageldystrophie mit Gelbfärbung), angeborene Hypoplasie des Lymphgefäßsystems, Bronchiektasen
Meigs-Syndrom	S. 370
ovarielles Hyperstimulationssyndrom	Infertilitätsbehandlung
nach Thoraxtrauma	Verletzungen des Thorax, evtl. Hämatothorax
medikamentös induziert	Medikamentenanamnese, z. B. Amiodaron, Methotrexat, Penicillamin
benigner Asbestserguss	Asbestananamnese, Ausschlussdiagnose
strahleninduziert	Vorausgegangene Strahlentherapie

Verwandte Leitsymptome

- Husten: S. 281.
- Auswurf: S. 46.
- Dyspnoe: S. 99.
- Bluthusten (Hämoptoe): S. 70.
- Thoraxschmerzen: S. 561.

Polyglobulie (K. Kliche, K. Höffken)

Grundlagen

- **Definition:** Polyglobulien sind durch eine Vermehrung der Erythrozytenzahl bzw. des Hämatokrits sowie des Hämoglobins gekennzeichnet.
- **Einteilung** (nach Ätiologie; zu konkreten Beispielen s. Tab. 160):
  - *Primäre Polyglobulie.*
  - *Sekundäre Polyglobulie*: Hormonell/ hypoxisch bedingt.
  - *Relative Polyglobulie oder Pseudopolyglobulie:* Sonderform mit Verminderung des Plasmavolumens bei normaler Erythrozytenzahl.

Basisdiagnostik

- **Labor (Blutbild):** Bei wiederholter Erhöhung eines der drei Parameter Hämatokrit, Hämoglobin oder Erythrozytenzahl über den jeweiligen alters- und geschlechtsbezogenen oberen Referenzwert ist die Diagnose einer Polyglobulie eindeutig gestellt.
- Blutgasanalyse.
- Röntgen-Thorax.
- Lungenfunktion.

Weiterführende Diagnostik

- Klärung der zugrunde liegenden Ursache im Sinne einer primären, sekundären oder relativen Polyglobulie. Welche der hier aufgelisteten Maßnahmen bei der jeweiligen Verdachts- bzw. Differenzialdiagnose indiziert und zielführend ist, s. Tab. 160.
- Knochenmarkpunktion.
- Sonographie (Zystennieren).
- Nachweis von Tumoren mit paraneoplastischer Erythropoetinbildung durch entsprechende Bildgebung (zerebelläre Hämangioblastome: bei von-Hippel-Lindau-Syndrom, Hypernephrom, Nebennieren-, Lebertumoren, Ovarialkarzinom).
- Erythropoetin i.S.

Differenzialdiagnose (Tab. 160)

Tabelle 160 · Differenzialdiagnose bei Polyglobulie

Diagnose	wesentliche diagnostisch richtungweisende Anamnese, Untersuchung u./o. Befunde	Sicherung der Diagnose
1. primäre Polyglobulien		
Polycythaemia vera (PCV; Vaquez-Osler-Krankheit) (s. Abb. 245 und Abb. 246, S. 455)	Plethora von Haut und Schleimhäuten, Splenomegalie (in ca. 70 %), Hepatomegalie (in ca. 50 %), Leukozytose (in ca. 75 %) u./o. Thrombozytose (in ca. 80 %); typischerweise ALP-Index > 200, BSG pathologisch ↓; häufig Eosinophilie u. Basophilie, Speichereisen ↓, Erythropoetin i.S. deutlich ↓, gelegentlich RR ↑, selten thromboembolische Komplikationen	Inspektion von Haut und Bindehautsack; Erythropoetin i.S.; Beckenkammpunktion in Jamshidi-Technik

Polyglobulie

Tabelle 160 · Forts., Differenzialdiagnose bei Polyglobulie

Diagnose	wesentliche diagnostisch richtungweisende Anamnese, Untersuchung u./o. Befunde	Sicherung der Diagnose
Osteomyelofibrose (OMF)	s. Splenomegalie S. 548	

2. sekundäre Polyglobulien (Plethora von Haut und Schleimhäuten; klinische Symptomatik ähnlich PCV [s. o.])

Diagnose	wesentliche diagnostisch richtungweisende Anamnese, Untersuchung u./o. Befunde	Sicherung der Diagnose
chronische Ateminsuffizienz (z. B. bei COPD [s. Abb. 49, S. 107], Lungenresektionen, Adipositas, Pickwick-Syndrom [s. Abb. 191a, S. 377], Lungenfibrose)	Anamnese; chronische Hypoxämie, ggf. Eintrübung, CO_2-Narkose	arterielle BGA, Lungenfunktionsprüfung (Spirometrie, Bodyplethysmographie), Messung der Diffusionskapazität
Intoxikationen	Nikotin (Raucher), Kobalt	toxikologische Diagnostik
Morbus Cushing (s. Abb. 2, S. 7)	typische Fazies, Eosinopenie im Differenzial-BB, lang dauernde Kortikoidtherapie	Hormonanalyse, bildgebende Diagnostik (S. 6)
Nierenerkrankungen (z. B. Zystennieren, Nierenzysten, Nierentumoren [s. Abb. 117, S. 222], Nierenarterienstenosen [s. Abb. 149, S. 296])	Erythropoetin ↑ → Erythrozyten ↑; sekundäre arterielle Hypertonie	Sonographie, CT-Abdomen, Angiographie, DSA, Erythropoetin i.S.
neurologische Erkrankungen (z. B. Enzephalitiden, Meningitiden, Chorea Huntington)	neurologische Basisdiagnostik	ggf. Liquorpunktion, bildgebende Diagnostik, ggf. molekulargenetische Diagnostik
Phäochromozytom (s. Abb. 148, S. 290)	krisenhafte RR-Anstiege, Schweißausbrüche, Tremor, innere Unruhe, häufig assoziiert mit MEN Typ II a und b oder Neurofibromatose von Recklinghausen	freie Katecholamine oder Vanillinmandelsäure im 24-h-Sammelurin; bei hypertensiver Krise Katecholamine i.P.
Erythroleukämien, akute Leukosen	typische Blutbildveränderungen, Infektionen, Blutungen	hämatologische Diagnostik, zunächst Differenzial-BB
chronisches Magenulkus	s. Bauchschmerz S. 55	Gastroskopie
Leber-, Lungen- und Ovarialtumor	s. Aszites S. 369, s. Hämoptoe S. 72, s. Bauchumfangsvermehrung S. 371	bildgebende Diagnostik (v.a. CT) und biopt. Sicherung

Polyglobulie

Tabelle 160 · Forts., Differenzialdiagnose bei Polyglobulie

Diagnose	wesentliche diagnostisch richtungweisende Anamnese, Untersuchung u./o. Befunde	Sicherung der Diagnose
Thymustumor	asymptomatisch oder mit Myasthenia gravis, selten auch Einflussstauung/Stridor	bildgebende Diagnostik (v.a. CT)

3. relative Polyglobulie oder Pseudopolyglobulie

Verminderung des Plasmavolumens durch Flüssigkeitsverluste bzw. -verschiebungen vom Intra- in den Extravasalraum		Objektivierung des Volumenmangels durch ZVD, körperliche Untersuchung s. Müdigkeit/Antrieb sarmut (Exsikkose) S. 406, Serumeiweiß ↑, Hämatokrit ↑

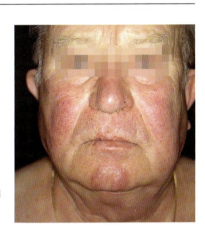

Abb. 245 Polycythaemia vera bei 71-jährigem Patienten mit akraler Zyanose

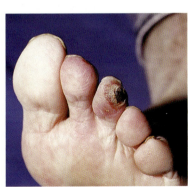

Abb. 246 Polycythaemia vera mit akraler Ischämie des linken Fußes

Polyneuropathie (PNP) (Ch. Kessler)

Grundlagen

- **Definition:** Bei einer Polyneuropathie (PNP) ist die Funktion mehrerer peripherer Nerven beeinträchtigt.
- **Einteilung (nach klinischem Verteilungsmuster):**
  - Distal symmetrische Form.
  - Proximale Muskelgruppen oder Plexus: Schwerpunkt-PNP.
  - Multifokaler Befall verschiedener Nerven: Mononeuritis multiplex.
- **Einteilung (nach Ätiologie):**
  - Metabolische PNP bei Stoffwechselstörungen.
  - PNP bei Mangel- und Fehlernährung (Vitaminmangel und Malabsorption).
  - PNP bei exogen-toxischer Schädigung.
  - PNP bei Kollagenosen (entzündliche PNP).
  - Genetisch bedingte PNP.
  - Immunologisch bedingte PNP.
  - PNP bei direktem Erregerbefall.
  - Sonstige: PNP bei Dys- und Paraproteinämien, paraneoplastische PNP.
- **Klinik des Leitsymptoms:** Häufig Parästhesien der Extremitäten, Areflexie (häufig fehlende Achillessehnenreflexe bevor klinische Symptome auftreten), distal betonte Sensibilitätsstörungen mit Störungen des Vibrationsempfindens, motorische Schwäche (v.a. distal), Muskelatrophien.

Basisdiagnostik

- **Anamnese:**
  - Wie lange bestehen die Symptome? Zeitlicher Verlauf, Verteilung der Sensibilitätsstörungen, Angabe von Brennschmerzen, unruhigen Beinen, Entwicklung von Paresen (Treppensteigen, aus der Hocke hochkommen), Blasen-Mastdarm-Störungen, familiäre Belastung, exogen toxische Einflüsse (Alkohol, Medikamente, Lösungsmittel), Stoffwechselstörungen, Hinweise für Porphyrie, Mangel- und Fehlernährung.
  - Vitamin B_{12}-Resorptionsstörung (Magenerkrankung, Magenkarzinom, Zustand nach Magenoperation).
  - Karzinome in der Anamnese.
  - Kollagenosen (Hautveränderungen).
  - Infektionskrankheiten.
- **Neurologische Untersuchung** (vgl. Tab. 161):
  - *Hirnnervenbeteiligung?*
  - *Motorik:* Verteilungsmuster von Paresen (distal, proximal, Arme, Beine, symmetrisch-asymmetrisch?).
  - *Reflexe:*
    - ASR auch unter Bahnung nicht zu erhalten?
    - Pyramidenbahnzeichen?
  - *Sensibilität:* Verteilungsmuster, Vibrationsempfindung mit Stimmgabel, Lagesinn, sensible Ataxie?
  - *Blindgang, Knie-Hacken-Versuch.*

Polyneuropathie (PNP)

Tabelle 161 · Allgemeine klinische Besonderheiten einer Polyneuropathie: Symptome und Charakteristika (nach Mumenthaler)

initiale Symptome	meist Parästhesien, Brennen und Einschlafgefühl bzw. Gefühlsstörungen der Zehen
Sensibilitätsstörungen	distal zuerst an unteren Extremitäten, später an oberen Extremitäten socken- bzw. handschuhförmige Ausfälle bilateral, Vibration distal an unteren Extremitäten immer herabgesetzt
motorische Ausfälle	meist später als sensible Störungen an unteren Extremitäten beginnend, Dorsalextension der Füße zuerst betroffen
Reflexe	sehr schwach, häufig fehlend, vor allem ASR
Trophik	Muskelatrophien distal
Druckdolenz	periphere Nerven druckempfindlich, Wadendruckschmerzen

Weiterführende Untersuchungen

- **EMG** (Elektromyographie), **ENG** (Elektroneurographie): Zur Unterscheidung einer PNP mit primärer axonaler Beteiligung von demyelinisierender PNP.
- **Labor:** Zweistufiges Vorgehen (zunächst Ausschluss häufiger PNP-Ursachen, dann Fahndung nach seltenen Ursachen):
  - *Stufe 1:*
    - BSG, Blutbild, Immunelektrophorese, CRP.
    - Leberenzyme inkl. γ-GT (Hinweis auf alkoholtoxische Ursache).
    - Blutzuckertagesprofil, Glukose-Belastung, HbA_{1c} (Diabetes mellitus).
    - Elektrolyte, Harnstoff, Kreatinin (Clearance).
    - Vit.-B_{12} und Folsäure i.S.
    - Rheumafaktoren, antinukleäre Faktoren (ANA, p-ANCA, c-ANCA, Komplementfaktoren).
  - *Stufe 2:*
    - fT_3, fT_4, TSH basal.
    - Schilling-Test.
    - Xylosetest.
    - ACE.
    - Bence-Jones-Proteine (Urin).
    - GM_1-Antikörper.
    - Carbodefizientes Transferrin (CDT, als Hinweis auf chronischen Alkoholabusus).
    - Molekulargenetische Untersuchungen (bei V.a. familiäre PNP).
    - Mikrobiologie.
    - Urin- bzw. Blutproben auf toxische Substanzen.
    - Tumormarker.
    - Vaskulitisparameter.
- **Liquoruntersuchung.**
- **Tumorsuche**: Rö-/CT-Thorax, Abdomen-Sonographie, fachärztliche Untersuchung nach Verdachtsdiagnose, z. B. Urologe, Gynäkologe, Endokrinologe.
- **Biopsie** aus Muskel u./o. Nerv.
- Diagnostisches Vorgehen bei Polyneuropathien s. Abb. 247.

Polyneuropathie (PNP)

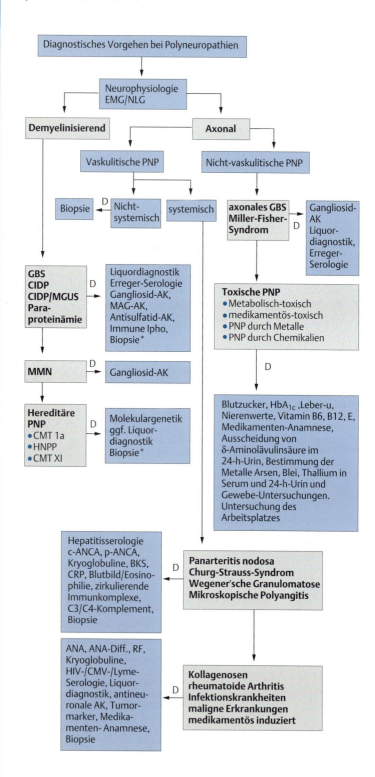

Polyneuropathie (PNP)

◀ **Abb. 247** Diagnostisches Vorgehen bei Polyneuropathie (PNP = Polyneuropathie; GBS = Guillain-Barré-Syndrom; CIDP = chronisch-inflammatorisch demyelinisierende PNP; MGUS = CIDP mit monoklonaler Gammopathie; MMN = multifokale motorische Neuropathie; D = Diagnostik* = Biopsie fakultativ) (aus DMW 2002; 127: 2074. Schlotter-Weigel B et al.)

Differenzialdiagnose (Tab. 162)

Tabelle 162 · Zusammenstellung der wichtigsten Polyneuropathien

Diagnose	wesentliche diagnostisch richtungweisende Anamnese, Untersuchung u./o. Befunde	Sicherung der Diagnose
1. metabolische Polyneuropathien		
diabetische Polyneuropathie (s. Abb. 248, S. 462)	distal symmetrische, sensomotorische, vereinzelt auch asymmetrisch proximal (Mononeuritis multiplex)	Anamnese, klinischer Befund, Blutzucker-Tagesprofil, HbA_{1c}, Liquor (mäßige Proteinerhöhung), NLG ↓, EMG
Polyneuropathie bei Urämie	sehr häufig bei dialysepflichtigen Patienten, distal symmetrische sensomotorische PNP	NLG, EMG, klinische Befunde, Nierenwerte
hepatische PNP	meist symmetrische, demyelinisierende sensible PNP bei biliärer Zirrhose, Virushepatitis und chronischer Hepatopathie	Leberdiagnostik (S. 312)
PNP bei Schilddrüsenkrankheiten	bei Hypo- oder Hyperthyreose sensomotorische PNP mit distal symmetrischer Verteilung	Schilddrüsendiagnostik (S. 6 u. 200)
critical-Illness-PNP (Koma-PNP)	Patienten mit langfristiger intensivmedizinischer Behandlung (> 2 Wochen Intensivtherapie), Atemstörungen; schwere Paresen/Atrophien, erloschene Reflexe	Anamnese, neurophysiologisch Zeichen einer akuten axonalen PNP
2. PNP bei Vitaminmangel und Malabsorption		
Vitamin-B_1-Mangel (Beriberi)	klinisches Bild wie alkoholtoxische PNP, brennende Missempfindungen, Herzinsuffizienz, psychische Auffälligkeiten (Korsakow-Syndrom)	axonale PNP, Ernährungsanamnese, Vitamin B_1 i.S.
Vitamin-B_6-Mangel	diätetische Fehler, Einnahme von Vit.-B_6-Antagonisten (Tuberkulostatikum Isoniazid)	Medikamentenanamnese, EMG
Vitamin-B_{12}-Mangel (s. Abb. 218, S. 411)	bei perniziöser Anämie, Magenanamnese, Befall mit Fischbandwurm; klinisch symmetrische Polyneuropathie; häufig auch Rückenmarkbeteiligung (funikuläre Myelose); vegetarische Diät; unzureichende Substitution nach Gastrektomie	Gastroskopie, Schilling-Test, Vit. B_{12} i.S., Blutbild

Polyneuropathie (PNP)

Tabelle 162 · Forts., Zusammenstellung der wichtigsten Polyneuropathien

Diagnose	wesentliche diagnostisch richtungweisende Anamnese, Untersuchung u./o. Befunde	Sicherung der Diagnose
Vitamin-E-Mangel	bei schweren Resorptionsstörungen, Pankreatopathien (Mukoviszidose); auch familiär, vorwiegend Verlust des Lage- und Vibrationsempfindens; Gangataxie	Vit. E i.S., orale Belastung, Messung der Resorptionskapazität
3. toxisch ausgelöste PNP		
alkoholtoxische PNP	breites Spektrum von Schweregraden, leichte Fälle: ASR-Verlust, Parästhesien, Wadenkrämpfe, schwerwiegende Fälle: Paresen, Lagewahrnehmungsstörung (sensible Ataxie)	Anamnese, klinische Untersuchung (Leber, Facies alcoholica), Menge (> 100 mg Äthanol/d), Fremdanamnese, Labormarker, γ-GT, GOT, Liquor normal, NLG (axonale Schädigung)
medikamenten-induzierte PNP	Symptomatik je nach Medikament unterschiedlich, sensible Reizerscheinungen	häufig nach Absetzen des verdächtigen Medikamentes Besserung
PNP durch Chemikalien (Lösungsmittel, Organophosphate, Acrylamit)	Anamnese, Chemikalienexposition; primär überwiegend sensibel, später sensomotorische PNP, häufig Muskelschmerzen/zentralnervöse Symptome (Ataxie, Enzephalopathie, Hirnnervenbeteiligung)	Nachweis der Substanz im Blut, EMG, NLG (axonale Schädigung)
4. PNP bei Kollagenosen		
Panarteriitis nodosa (s. Abb. 249, S. 463)	zwei Formen: 1. Mononeuritis multiplex (Lähmung mehrerer einzelner Nerven der Extremitäten); 2. symmetrische PNP	internistischer Befund, Labor (CRP, Rheumafaktoren, antinukleäre zytoplasmatische Antikörper), Muskel-Nerv-Biopsie
PNP bei rheumatoider Arthritis	Mononeuritis, multiplex, sensible Neuropathie, schwere trophische Störung der Haut	Biopsie, serologische Diagnostik
5. genetische PNP *(hereditäre motorische und sensible Neuropathien = HMSN Typ I–VII; klinisch relevant sind Typ I, II und III)*		
HMSN Typ I (Charcot-Marie-Tooth-Krankheit)	autosomal dominant, Beginn im Erwachsenenalter; atrophische Paresen der Unterschenkel, Hohlfüße, erst später Sensibilitätsstörung	NLG ↓↓, Molekulargenetik: Mutation auf Chromosom 17p, in Zweifelsfällen: Nervenbiopsie (segmentale Demyelinisierung, zwiebelschalenartig angeordnete Schwann-Zellen); Liquor normal
HMSN Typ II	klinisch wie HMSN Typ I (s. o.)	vorwiegend axonale Degeneration, Verzögerung der NLG, histologische Unterscheidung (keine Zwiebelschalenbildung), genetisch heterogen

Polyneuropathie (PNP)

Tabelle 162 · Forts., Zusammenstellung der wichtigsten Polyneuropathien

Diagnose	wesentliche diagnostisch richtungsweisende Anamnese, Untersuchung u./o. Befunde	Sicherung der Diagnose
HMSN Typ III (Dejerine-Sottas)	Erkrankungsbeginn früher als HMSN Typ I; klinisch verdickte Nervenstränge im Sulcus ulnaris und am Fibularköpfchen palpabel, Beginn in der Kindheit	motorische NLG ↓↓ (stärker als Typ I), Liquor: Eiweißerhöhung
hereditäre PNP mit Neigung zu Druckparesen (tomakulöse Neuropathie)	rezidivierende Drucklähmung, vorwiegend junge Patienten	Chromosom 17–Deletion am PMP 22 Gen in 80–90% nachweisbar. Nervenbiopsie (tomakulöse = wurstartige Verdickungen der Myelinscheiden)
PNP bei akuter, intermittierender Porphyrie	zum Teil chronisch progredient oder akute PNP, abdominelle Krisen, zentralnervöse Symptome (epileptische Anfälle, intrazerebrale Blutungen)	vermehrtes Ausscheiden von Aminolävulinsäure und Porphobilinogen
PNP bei familiärer Amyloidose	distal symmetrische sensomotorische PNP; zusätzlich Kardiomyopathie und Nephropathie	Biopsie aus Rektum, Haut und Nerven
Morbus Fabry (rezessiv vererbte Störung des Lipidstoffwechsels)	Schmerzen und Steifigkeit in Händen und Füßen, makulopapillöses Erythem	Liquor (Zellzahl normal, Eiweiß ↑↑); NLG motorisch + sensibel ↓
6. immunologisch bedingte Polyneuropathien bzw. Polyradikulitiden		
Guillain-Barré-Syndrom (GBS)	Entwicklung akut oder subakut innerhalb einer Woche, Lähmungen symmetrisch in Armen und Beinen aufsteigend (*cave:* Atemlähmung möglich!), häufig Hirnnervenlähmungen; sensibel vor allem Reizerscheinungen; autonome Störungen (Blutdruckentgleisungen, Tachykardie)	Liquor typisch: normale Zellzahl bei starker Eiweißerhöhung (zytoalbuminäre Dissoziation); Neurographie: Verlangsamung der motorischen und sensiblen NLG; im EMG floride Denervierung, verzögerte T-Wellen
chronisch inflammatorische demyelinisierende PNP (CIDP)	Symptome wie GBS (s. o.), jedoch chronischer Verlauf; seltener vegetative Begleitsymptome	wie GBS
Miller-Fisher-Syndrom	*Areflexie*, keine Paresen, jedoch *Augenmuskellähmungen*, Schluckstörungen und *Ataxie*	Liquor wie GBS, sensible NLG ↓
Polyneuritis cranialis	symmetrische Ausfälle der kaudalen motorischen Hirnnerven, keine Extremitätenlähmung	wie GBS
serogenetische PNP	allergische PNP nach Impfung mit Latenz; Serumkrankheit; Entwicklung einer Polyneuritis vorwiegend motorisch	Anamnese entscheidend, NLG ↓

Polyneuropathie (PNP)

Tabelle 162 · Forts., Zusammenstellung der wichtigsten Polyneuropathien

Diagnose	wesentliche diagnostisch richtungsweisende Anamnese, Untersuchung u./o. Befunde	Sicherung der Diagnose
7. Polyneuropathien bei direktem Erregerbefall		
Lepra-Neuropathie	sehr häufige Krankheit, weltweit sind ca. 8 Mio. Menschen betroffen, sensorische Neuropathie symmetrisch verteilt	Liquor, Ausschluss Neuroborreliose, Schädel-Basis-Tumoren; Nervenfasern mit Mycobacterium leprae übersät
HIV-assoziierte PNP	GBS (s. o.), multifokale subakute Neuropathie, distal symmetrische Neuropathie	HIV-Serologie
Botulismus	charakteristische Symptome: Proximale PNP, Dysarthrie, Doppelbilder, schlaffe Lähmungen an Armen und Beinen, trockener Mund, Obstipation	Toxinnachweis in Stuhl und Serum, Elektrophysiologie
8. sonstige Polyneuropathien		
paraneoplastische PNP	rein sensible PNP (meist bei kleinzelligem Bronchial-Ca); Aufhebung von Lagesinn und Vibration	aufgrund der Verdachtsdiagnose zu entscheiden
paraproteinämische PNP	symmetrische distal betonte sensomotorische PNP	Tumorsuche (kleinzelliges Bronchialkarzinom, Gastrointestinaltrakt, Uterus, Ovar, Mamma, Niere, Hoden, Prostata); Tumormarker, Suralisbiopsie, Eiweißelektrophorese, Nachweis von Paraproteinen der IgG-, IgA- oder IgM-Klasse

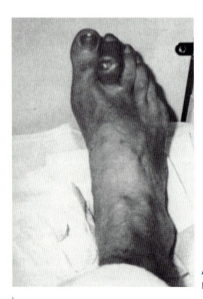

Abb. 248 Diabetische Polyneuropathie: trophisches Ulkus

Polyurie, Polydipsie, Durstgefühl

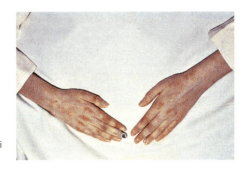

Abb. 249 Panateriitis nodosa beider Hände bei einer 28-jährigen Frau

Verwandte Leitsymptome

▶ Extremitätenbeschwerden: S. 124.
▶ Muskelkrämpfe: S. 411.

Polyurie, Polydipsie, Durstgefühl (W. Zidek)

Grundlagen

▶ **Definitionen:**
- *Polyurie:* Urinproduktion > 4 Liter/24 h (willkürliche Übereinkunft).
  - ▶ *Hinweis:* Sofern sich der polyurische Patient im metabolischen Gleichgewicht befindet, führt eine Polyurie auch zu einer vermehrten Flüssigkeitsaufnahme → vermehrtes *Durstgefühl bzw. Polydipsie*.
- *DD Pollakisurie:* Häufiges Wasserlassen bei *normalem 24-h-Urinvolumen*.

▶ **Einteilung (nach Ätiologie):**
- *Renal:* Störung des renalen Konzentrationsmechanismus (Haarnadel-Gegenstrom-Prinzip) durch renale Erkrankungen.
- *Metabolisch:* Vermehrter Anfall osmotisch aktiver Substanzen, die im Urin ausgeschieden werden. Es handelt sich dabei entweder um tubulär nicht resorbierbare Substanzen oder um Substanzen, deren tubuläres Transportmaximum überschritten wurde (z. B. Glukose beim Diabetes mellitus).
- *Endokrinologisch:* Folge ist eine vermehrte ADH- oder Kortisolproduktion. Aber auch die hypothalämische Steuerung kann aufgrund zerebraler Erkrankungen gestört sein.
- *Zerebral/psychisch.*

Basisdiagnostik

▶ **Anamnese:** Flüssigkeitszufuhr, Schädeltraumen, Hypophysentumoren, Nierenerkrankungen, Diabetes mellitus, osmotisch wirksame Medikamente (Osmodiuretika, Antibiotika)?
▶ **Körperliche Untersuchung:** Flüssigkeitsstatus.

Weiterführende Diagnostik

▶ *Hinweis:* Welche der hier aufgelisteten Maßnahmen bei der jeweiligen Verdachts- bzw. Differenzialdiagnose indiziert und zielführend ist, s. Tab. 163.
▶ **Durstversuch** (Prinzip): Mehrstündiges Dursten schafft den osmotischen Stimulus der ADH-Sekretion. Urin-Osmolarität/spez. Gewicht ist indirekter Parameter der ADH-Sekretion u./o. ihrer renalen Effekte. Zur Differenzierung eines ADH-Mangels von vermindertem renalen Ansprechen dient die ADH-Injek-

Polyurie, Polydipsie, Durstgefühl

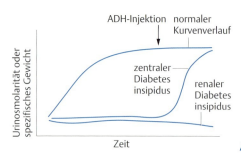

Abb. 250 Durstversuch

tion am Ende des Versuches sowie die ADH-Messung vor und am Ende des Durstversuches (Abb. 250).
- **Labor:** ADH-Konzentration i.S., Serumosmolarität bzw. Serum-Na$^+$-Konzentration.

Differenzialdiagnose (Tab. 163)

Tabelle 163 · Differenzialdiagnose bei Polyurie

Diagnose	wesentliche diagnostisch richtungweisende Anamnese, Untersuchung u./o. Befunde	Sicherung der Diagnose
1. keine Harnkonzentration beim Durstversuch, kein Ansprechen auf ADH, ADH erhöht, Serum-Na$^+$ obere Norm/erhöht		
akutes, non-oligurisches Nierenversagen	auslösende toxische, entzündliche, ischämische oder infektiöse Ursache	Nieren-PE bei akutem Nierenversagen ohne offensichtliche Ursache
postobstruktive Diurese	Behebung eines postrenalen Hindernisses	bei Therapie einer Harnwegsobstruktion
medikamentös ausgelöster renaler oder zentraler Diabetes insipidus	– zentral: Einnahme von Alkohol, Phenytoin, Clonidin, Colchicin, Vinblastin, Neuroleptika, Morphinantagonisten – renal: Lithium, Demeclocyclin, Amphotericin B, Diuretika	bei Einnahme und Verschwinden der Symptome meist mit Absetzen
polyurische Phase eines akuten Nierenversagens	s. Akutes Nierenversagen bei Anurie/Oligurie S. 23	
interstitielle Nierenerkrankungen mit tubulärer Schädigung und tubulärer ADH-Refraktärität	mögliche Ursachen: primäre/sekundäre Amyloidose, primäres/sekundäres Sjögren-Syndrom, Sichelzellanämie, tubuläre Proteinurie	weitere Differenzierung, s. Anurie/Polyurie S. 26, bei fehlendem Ansprechen auf ADH im Durstversuch
Osmodiuretika (Mannit, Sorbit)	bei Therapie, Sistieren der Polyurie mit Absetzen	
alimentäre Zufuhr osmotisch wirksamer Substanzen in großer Menge	Sondenernährung, hyperkalorische Ernährung	enger zeitlicher Zusammenhang und Sistieren der Polyurie bei Absetzen

Polyurie, Polydipsie, Durstgefühl

Tabelle 163 · Differenzialdiagnose bei Polyurie

Diagnose	wesentliche diagnostisch richtungweisende Anamnese, Untersuchung u./o. Befunde	Sicherung der Diagnose
2. keine Konzentration bei Durstversuch, Ansprechen auf ADH, ADH inadäquat niedrig, Serum-Na^+ obere Norm/erhöht		
zentraler Diabetes insipidus (s. Abb. 99, S. 195) (ADH-Mangel)	im Gegensatz zu psychogener Polydipsie auch nächtliche Polyurie und Polydipsie; mögliche Begleitsymptome: – Sehstörungen, bitemporale Hemianopsie → Kraniopharyngeom – Sarkoidose → granulomatöse Hypophysitis – Prolaktinerhöhung → Prolaktinom – Schädel-Hirn-Trauma → traumatische Durchtrennung des Hypophysenstiels – chronisch-entzündliche Erkrankung, Paraproteinämie → primäre oder sekundäre Amyloidose – Dunkelpigmentierung, Diabetes mellitus, Kardiomyopathie, Leberzirrhose → Hämochromatose – Sehstörungen → chromophobe Adenome – Tbc-Nachweis → tuberkulöse Hypophysitis	Differenzierung durch MRT und Diagnostik extrahypophysärer Befallsherde
3. partielle Harnkonzentration im Durstversuch, (u.U. abgeschwächtes) Ansprechen auf ADH, ADH supprimiert, Na^+ untere Norm/erniedrigt		
psychogene Polydipsie (compulsive water drinking)	weitere psychiatrische Auffälligkeiten, meist keine gestörte Nachtruhe durch imperatives Durstgefühl	Serumosmolarität/Na^+ ↓ oder im unteren Normbereich, Konzentrationsfähigkeit der Nieren (partiell) erhalten, ADH supprimiert
4. Harnkonzentration im Durstversuch und Ansprechen auf ADH partiell erhalten, ADH erhöht, Na^+ obere Norm/erhöht		
Diabetes mellitus	Gewichtsverlust, Infektneigung	s. Hyperglykämie S. 589, Verschwinden der Polyurie durch Beseitigung der Glukosurie
Infusionstherapie mit hoher osmotischer Belastung durch Kohlenhydrate (Glukose, Xylit, Sorbit) oder Aminosäuren	Glukose erhöht, Beseitigung der Polyurie durch Änderung der Infusionstherapie, keine Polydipsie	Sistieren der Polyurie nach Beseitigung der Zufuhr von Osmolyten
exzessive Diuretikamedikation	Na^+ häufig ↓, K^+ i.U. abhängig vom verwendeten Diuretikum verändert, Harnsäure erhöht	selten (bei heimlichem Diuretikaabusus) Nachweis von Diuretika i.U. erforderlich

Pupillenveränderungen (A. Sturm)

Grundlagen

▶ **Definition** der wichtigsten Pupillenveränderungen:
- *Anisokorie:* Ungleich große Pupillen mit einer Abweichung > 1 mm.
- *Mydriasis:* Erweiterung auf mehr als 5 mm.
- *Miosis:* Verengung auf weniger als 2 mm.
- *Leukokorie:* Weiße Pupille (amaurotisches Katzenauge).
- *Störungen der Pupillenreaktion.*

Akutdiagnostik, Basisdiagnostik

▶ Allgemein internistische Untersuchung (S. 1).
▶ Neurologische Untersuchung (S. 2).
▶ Ophthalmologische Untersuchung:
- Untersuchungen im Tages- und Dunkellicht.
- Spaltlampen-Untersuchung.
- Prüfung der Licht- und der Konvergenzreaktion (s. Abb. 254, Abb. 256).
- Swinging-flashlight-Test: Test zur Feststellung eines afferenten Defizits der Pupillenreaktion, z. B. bei Retrobulbär-Neuritis.
- Labordiagnostik: I.d.R. nur angezeigt, wenn Pupillenveränderungen Ausdruck einer allgemeinen Grunderkrankung sein kann, z. B. Lues.

Weiterführende Diagnostik

▶ Abhängig von den Ergebnissen und Verdachtsdiagnosen CT, MRT, differenziertere Untersuchungen, z. B. Dopplersonographie, Echographie, PET.

Differenzialdiagnose bei Mydriasis (Tab. 164)

Tabelle 164 · Differenzialdiagnose der Mydriasis

Diagnose	wesentliche diagnostisch richtungsweisende Anamnese, Untersuchung u./o. Befunde	Sicherung der Diagnose
Ophthalmoplegia interna (s. Abb. 251)	fehlende Nahreaktion und Akkommodation	CT oder MRT, Pilokarpin-Test
Adie-Syndrom	Pupillotonie, Hypo-Areflexie der Beinreflexe	ophthalmologische Untersuchung, Pilokarpin-Test
Ganglionitis ciliaris	akut auftretende Pupillotonie, häufig Virusinfektion	ophthalmologische Untersuchung
Glaukom-Anfall (s. Abb. 252)	akutes „rotes" Auge; starke Schmerzen	ophthalmologische Untersuchung, Tonometrie
Botulismus	akut auftretender Brechdurchfall, z. T. mit neurologischen Symptomen	ophthalmologische Untersuchung, Nahrungsmittelanamnese, Erregertoxinnachweis in Speisen
myasthenische Krise	S. 507	S. 507
Aortenaneurysma		MRT, Karotisdarstellung
Migräneanfall	unilateral, typisches klinisches Bild (S. 350)	

Pupillenveränderungen

Tabelle 164 · **Differenzialdiagnose der Mydriasis**

Diagnose	wesentliche diagnostisch richtungweisende Anamnese, Untersuchung u./o. Befunde	Sicherung der Diagnose
Okulomotorius-Parese (s. Abb. 253)	komplette Ptosis mit nach unten und außen gerichtetem Auge	ophthalmologische und neurologische Untersuchung, davon abhängig CT, MRT, Serologie
ausgeprägtes Angstverhalten	ausgeprägte vegetative Symptomatik	normale Reaktion/Befund bei Beruhigung
traumatisch	Anamnese	
medikamentös-toxisch (Tollkirsche, Bilsenkraut, Alraune, Mydriaka, Zykoplegika)	Anamnese	
hochgradige Sehstörung bei Kleinkindern	ophthalmologische Untersuchungen	

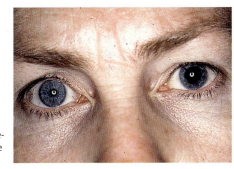

Abb. 251 Ophthalmoplegia interna mit Anisokorie bei Hypophysenadenom

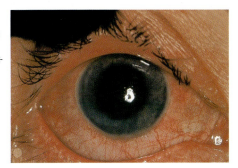

Abb. 252 Glaukomanfall: akutes Winkelblockglaukom mit matter Hornhautoberfläche (unscharfes Spiegelbild des Blitzlichtes), Stauung der episkleralen und konjunktivalen Venen, verwaschene Iris sowie weiter, leicht entrundeter lichtstarrer Pupille

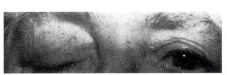

Abb. 253 Okulomotoriusparese mit Ptosis rechts durch Lähmung des Musculus levator palpebrae

Pupillenveränderungen

Differenzialdiagnose bei Anisokorie

- Untersuchungsgang bei Anisokorie: Abb. 254.
- Differenzialdiagnostische Konsequenzen: Abb. 254.

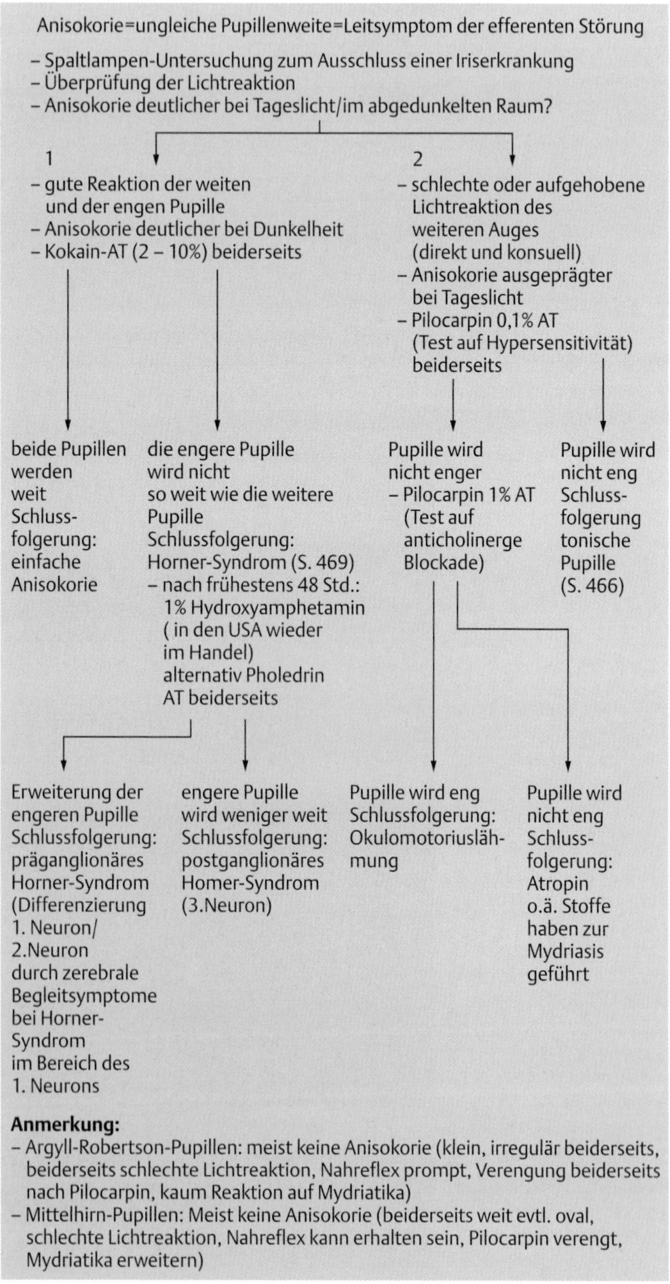

Anisokorie=ungleiche Pupillenweite=Leitsymptom der efferenten Störung

- Spaltlampen-Untersuchung zum Ausschluss einer Iriserkrankung
- Überprüfung der Lichtreaktion
- Anisokorie deutlicher bei Tageslicht/im abgedunkelten Raum?

1
- gute Reaktion der weiten und der engen Pupille
- Anisokorie deutlicher bei Dunkelheit
- Kokain-AT (2 – 10%) beiderseits

2
- schlechte oder aufgehobene Lichtreaktion des weiteren Auges (direkt und konsuell)
- Anisokorie ausgeprägter bei Tageslicht
- Pilocarpin 0,1% AT (Test auf Hypersensitivität) beiderseits

---

beide Pupillen werden weit
Schlussfolgerung: einfache Anisokorie

die engere Pupille wird nicht so weit wie die weitere Pupille
Schlussfolgerung: Horner-Syndrom (S. 469)
– nach frühestens 48 Std.: 1% Hydroxyamphetamin (in den USA wieder im Handel) alternativ Pholedrin AT beiderseits

Pupille wird nicht enger
– Pilocarpin 1% AT (Test auf anticholinerge Blockade)

Pupille wird nicht eng
Schlussfolgerung: tonische Pupille (S. 466)

Erweiterung der engeren Pupille
Schlussfolgerung: präganglionäres Horner-Syndrom (Differenzierung 1. Neuron/ 2.Neuron durch zerebrale Begleitsymptome bei Horner-Syndrom im Bereich des 1. Neurons

engere Pupille wird weniger weit
Schlussfolgerung: postganglionäres Horner-Syndrom (3.Neuron)

Pupille wird eng
Schlussfolgerung: Okulomotoriuslähmung

Pupille wird nicht eng
Schlussfolgerung: Atropin o.ä. Stoffe haben zur Mydriasis geführt

---

Anmerkung:
- Argyll-Robertson-Pupillen: meist keine Anisokorie (klein, irregulär beiderseits, beiderseits schlechte Lichtreaktion, Nahreflex prompt, Verengung beiderseits nach Pilocarpin, kaum Reaktion auf Mydriatika)
- Mittelhirn-Pupillen: Meist keine Anisokorie (beiderseits weit evtl. oval, schlechte Lichtreaktion, Nahreflex kann erhalten sein, Pilocarpin verengt, Mydriatika erweitern)

Abb. 254 Untersuchungsgang und Differenzialdiagnose bei Anisokorie

Differenzialdiagnose bei Miosis (Tab. 165)

Tabelle 165 · Differenzialdiagnose bei Miosis

Diagnose	wesentliche diagnostisch richtungweisende Anamnese, Untersuchung u./o. Befunde	Sicherung der Diagnose
Horner-Syndrom (s. Abb. 255)	begleitend: Ptosis, Enophthalmus; bei zentraler Läsion zerebrovaskuläre oder neurologische Symptomatik; bei peripherem Horner-Syndrom Zeichen von zerebrovaskulären Erkrankungen, Raumforderungen, Entzündungen, Karotisveränderungen im Bereich der peripheren Sympathikusbahn	ophthalmologische und neurologische Untersuchung, Kokain-Test; weitere Diagnostik abhängig von Lokalisation der Schädigung
Argyll-Robertson-Syndrom	klinische Zeichen der Neurolues (S. 63)	ophthalmologische Untersuchung, Luesreaktion
cholinerge Krise bei Myasthenie	S. 507	S. 507
primäre Ponsläsion (Brückenläsion)	häufig begleitend: Anisokorie, horizontale Blickparese, Abduzensparese, Bewusstseinstrübung, neurologische Ausfälle	ophthalmologische und neurologische Untersuchung, CT/MRT
Iritis, Iridozyklitis	Zeichen einer Reizmiosis, Lichtscheu	ophthalmologische Untersuchung bestimmt das weitere Prozedere
medikamentös toxisch (Morphium, Opiate, Cholinesterasehemmer, Miotika, E 605)	Anamnese	ophthalmologische Untersuchung, Anamnese

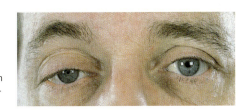

Abb. 255 Horner-Syndrom rechts mit Miosis, Ptosis und Enophtalmus (durch Grenzstrangläsion nach Lungenoberlappen-Resektion)

Differenzialdiagnose weiterer Pupillenveränderungen

- **Leukokorie:** Auftreten von weißen Reflexen in der Pupille, vorwiegend bei intraokulären Tumoren und fortgeschrittener Linsentrübung (Katarakt).
- **Störung der Pupillenreaktion:** Die wesentlichen Ursachen einer Störung der Pupillenreaktion und ihrer Basisdiagnostik gibt Abb. 256 wieder.

Pupillenveränderungen

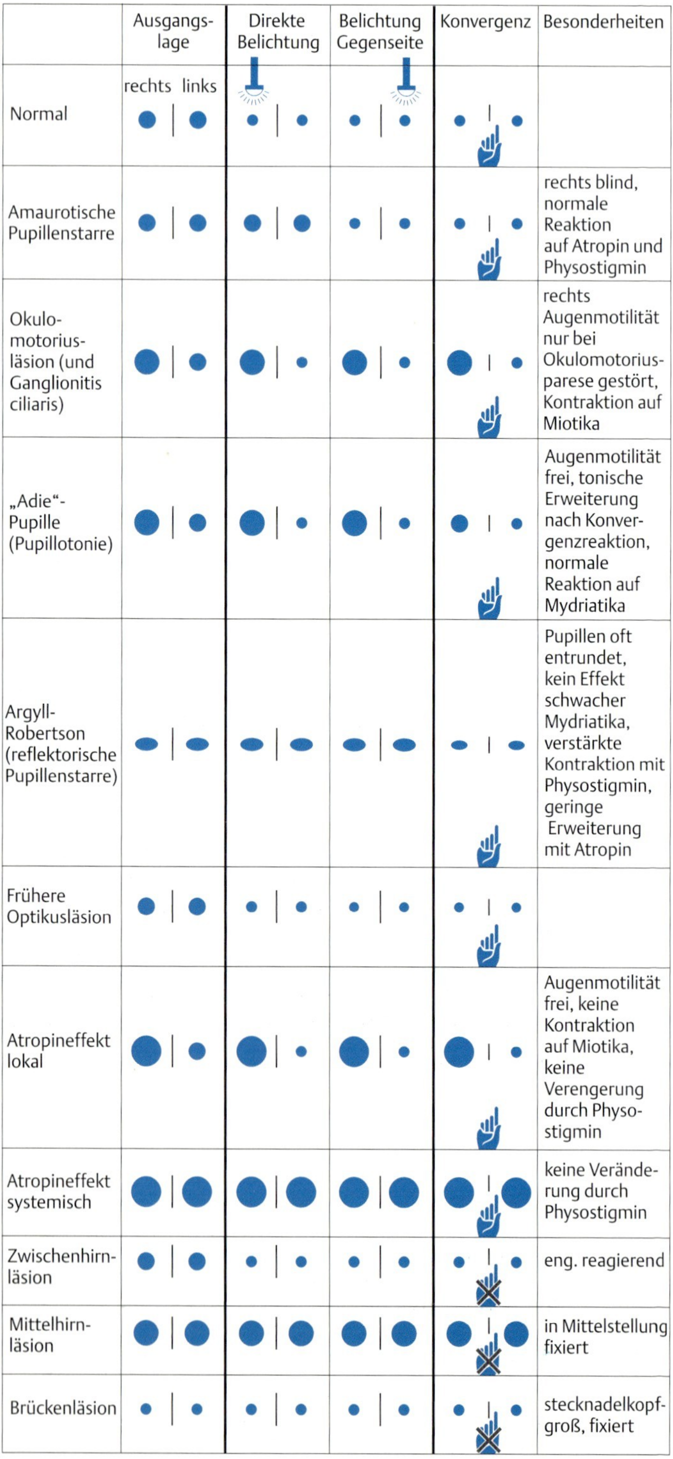

	Ausgangslage (rechts | links)	Direkte Belichtung	Belichtung Gegenseite	Konvergenz	Besonderheiten
Normal	● | ●	· | ·	· | ·	· | ·	
Amaurotische Pupillenstarre	● | ●	● | ●	· | ·	· | ·	rechts blind, normale Reaktion auf Atropin und Physostigmin
Okulomotoriusläsion (und Ganglionitis ciliaris)	⬤ | ●	⬤ | ·	⬤ | ·	⬤ | ·	rechts Augenmotilität nur bei Okulomotoriusparese gestört, Kontraktion auf Miotika
„Adie"-Pupille (Pupillotonie)	⬤ | ●	⬤ | ·	⬤ | ·	⬤ | ·	Augenmotilität frei, tonische Erweiterung nach Konvergenzreaktion, normale Reaktion auf Mydriatika
Argyll-Robertson (reflektorische Pupillenstarre)	● | ●	● | ●	● | ●	· | ·	Pupillen oft entrundet, kein Effekt schwacher Mydriatika, verstärkte Kontraktion mit Physostigmin, geringe Erweiterung mit Atropin
Frühere Optikusläsion	● | ●	· | ·	· | ·	· | ·	
Atropineffekt lokal	⬤ | ●	⬤ | ·	⬤ | ·	⬤ | ·	Augenmotilität frei, keine Kontraktion auf Miotika, keine Verengung durch Physostigmin
Atropineffekt systemisch	⬤ | ⬤	⬤ | ⬤	⬤ | ⬤	⬤ | ⬤	keine Veränderung durch Physostigmin
Zwischenhirnläsion	· | ·	· | ·	· | ·	· | ·	eng. reagierend
Mittelhirnläsion	⬤ | ⬤	⬤ | ⬤	⬤ | ⬤	⬤ | ⬤	in Mittelstellung fixiert
Brückenläsion	· | ·	· | ·	· | ·	· | ·	stecknadelkopfgroß, fixiert

Abb. 256 Störung der Pupillenreaktion (rechts pathologisch)

Rückenschmerzen (A. Sturm)

Grundlagen

- **Definition:** Schmerzen/Beschwerden entlang und im Bereich der gesamten Wirbelsäule sowie paravertebral; die Schmerzen/Beschwerden können von der Wirbelsäule selbst, ihren bindegewebigen Strukturen, der umgebenden paravertebralen Muskulatur oder austretenden Nervenstrukturen sowie den thorakalen oder abdominellen/pelvinen Organen ausgehen.
- *Hinweis:* Übersichtskapitel zu Schmerzen s. S. 513.
- **Einteilung:**
  - *Nackenschmerzen,* die im Bereich der Halswirbelsäule auftreten.
  - *Rückenschmerzen,* im Bereich der BWS (und häufig der oberen LWS).
  - *Lendenschmerzen,* die den Bereich der Lendenwirbelsäule umfassen.
  - *Kreuzschmerzen,* die den Bereich der Lendenwirbelsäule und des Kreuzbeines/Steißbeines betreffen.
- **Klinik des Leitsymptoms:** In Intensität und Qualität wechselnde Schmerzen/Beschwerden im Bereich der Wirbelsäule sowie paravertebral, wobei aber der Schmerzcharakter und Auslösemechanismus für die Grunderkrankung relativ typisch sein können, s. Abschnitt Anamnese und Tab. 168.
- **Häufigkeit/Epidemiologie:**
  - Rückenschmerzen sind ein alle Schichten der Bevölkerung betreffendes Symptom, über das z. B. 70 % aller Deutschen im Verlauf ihres Lebens klagen. Damit gehören die Rückenschmerzen zu den häufigsten Ursachen eines Arztbesuches; 30–40 % der Bevölkerung sind wegen Rückenschmerzen in ärztlicher Überwachung/Behandlung.
  - Die häufigsten Ursachen der Rückenschmerzen sind pathologische Veränderungen der Wirbelsäule und ihrer bindegewebigen Strukturen; bei 5–10 % der Patienten sind die Rückenschmerzen Ausdruck einer an anderer Stelle lokalisierten Erkrankung oder Systemerkrankung.
- **Allgemeine differenzialdiagnostische Übersicht:** Das differenzialdiagnostische Spektrum von Rückenschmerzen/-beschwerden ist außerordentlich breit, weshalb die folgende Tabelle (Tab. 166) zunächst eine differenzialdiagnostische Übersicht gibt, deren wesentliche Krankheitsbilder in der darauffolgenden Tabelle im Einzelnen mit den Charakteristika der Anamnese, Klinik, Befund und Diagnose angeführt werden.

Tabelle 166 · Differenzialdiagnostische Übersicht über Ursachen von Rückenschmerzen/-beschwerden

1. degenerative Veränderungen der Wirbelsäule und angrenzenden Gelenke

- Chondrosis und Osteochondrosis
- Spondylosis deformans
- Spondylarthrose
- Osteoporose
- Baastrup-Syndrom

2. Morbus Scheuermann bei Kindern und Jugendlichen

3. Bandscheibenvorfall/akutes Lumbalmuskelsyndrom

4. entzündliche Erkrankungen der Wirbelsäule und angrenzenden Gelenke

- Spondylitis/Arthritis infektiöser Genese
- Spondylitis/Arthritis bei entzündlichen rheumatischen Erkrankungen
- seronegative Spondylitis/Arthritis

Rückenschmerzen

Tabelle 166 · Forts., Differenzialdiagnostische Übersicht

5. Fehlbildungen, Variationen und Fehlhaltung der Wirbelsäule

- Blockwirbelbildung, Keilwirbel-, Flachwirbelbildung
- Aplasien, Spaltbildungen, Assimilationsstörungen
- abnorme Stellung/Haltung durch extravertebrale Ursachen
- Längendifferenz, Paresen, Kyphose, Skoliose

6. Hyper-/Hypomobilität

- Spondylolisthesis vera
- Blockierung eines oder mehrerer Wirbelsäulensegmente
- Pseudo-Spondylolisthesis
- vertebrale Dislokationen

7. traumatische Wirbelsäulenveränderungen (cave: Auch „stille" Frakturen bei Osteoporose)

8. Wirbelsäulenveränderungen bei:

- metabolischen und endokrinen Erkrankungen
- Osteoporose, Chondrokalzinose
- Hyperparathyreoidismus

9. neoplastische Wirbelsäulenveränderungen

- primäre benigne/maligne Knochentumoren
- Metastasen bei vertebralen Neoplasien
- Plasmozytom; Morbus Paget

10. neurologische Erkrankungen

- Radikulitis bei Herpes zoster
- Radikulo-Neuritis unterschiedlicher Genese

11. extravertebrale Schmerzsyndrome s. Tab. 167

▶ **Differenzialdiagnostische Übersicht über die häufigsten extravertebralen Ursachen bei Rückenschmerzen/-beschwerden:** Tab. 167.

Tabelle 167 · Differenzialdiagnostische Übersicht über extravertebrale Ursachen bei Rückenschmerzen/ -beschwerden (nach K.L. Schmidt)

Diagnose	zur Diagnose führt
1. Nackenbereich	
Herzinfarkt	EKG, Herzenzyme
Polymyalgia rheumatica	S. 420
Torticollis spasticus	charakteristisches klinisches Bild mit Schiefhaltung/ Drehung der HWS (s. Abb. 257, S. 474)
Meningitis	S. 401 und Tab. 143
Subarachnoidalblutung	S. 351

Rückenschmerzen

Tabelle 167 · Forts., Differenzialdiagnostische Übersicht

Diagnose	zur Diagnose führt
2. Rücken (BWS)-Bereich	
Herzinfarkt	EKG, Herzenzyme
koronare Herzerkrankung	Angina pectoris-Anamnese, Belastungs-EKG, Koronarangiographie
Aneurysma dissecans	Sonographie, CT, Angiographie
Lungenembolie	S. 565
Pleuritis	Pleurareiben, Schmerzen beim Ein- und Ausatmen
Pneumothorax	Thoraxbild, s. Abb. 147, S. 285
Mediastinitis	schweres klinisches Bild S. 396
Ulcus duodeni/ventriculi	Gastroduodenoskopie, s. Abb. 87, S. 177
Pankreatitis	Pankreasenzyme, Sonographie (s. Abb. 258), CT
chronisch rezidivierende Cholezystitis	Sonographie, ERCP, Erhöhung der AP und γ-GT
Herpes zoster	klinisches Bild S. 566 (s. Abb. 297, S. 568)
Karzinom im Bereich der abdominellen Organe	Sonographie, Endoskopie, CT, MRT
Splenomegalie	Sonographie, S. 545
Hypernephrom	Sonographie, CT
Nephrolithiasis	Sonographie, Erythrozyturie
Psoas-Senkungsabszess	CT, evtl. MRT
Retroperitonealfibrose	CT, evtl. MRT, S. 34
retroperitoneale Blutungen	Nachweis einer hämorrhagischen Diathese S. 77; häufig bei Heparin- und Marcumareinnahme, CT, MRT
Hypernephrom	CT, evtl. MRT
vegetative funktionelle Fehlregulation	typisches klinisches Bild, s. S. 565
Hämolyse	Schüttelfrost s. S. 18
Fibromyalgiesyndrom	S. 420
Bauchaortenaneurysma	„pulsierende" Bauch- und Rückenbeschwerden; Sonographie (s. Abb. 33, S. 66), CT, S. 63
3. Beschwerden im Bereich der LWS, des Kreuzbeins und Steißbeins	
Prostata-Ca/-Adenom	Sonographie, lokaler Tastbefund, CT, PSA
Prostatitis	Urinstatus, Lokalbefund, Sonographie, Dreigläserprobe (?)
arterielle Durchblutungsstörungen im Bereich der Beckengefäße	Sonographie, Gefäß-DSA (s. Abb 59, S. 130), S. 128
Pyelitis/Pyelonephritis	Sonographie, Urinbefund, S. 64
gynäkologische Erkrankungen	gynäkologische Untersuchung, Sonographie
Tumoren im kleinen Becken	Sonographie, CT, evtl. MRT
retroperitoneale Tumoren	CT, Sonographie, evtl. MRT
retroperitoneale Blutung	s. o.

Rückenschmerzen

Tabelle 167 · Forts., Differenzialdiagnostische Übersicht

Diagnose	zur Diagnose führt
Herpes zoster	klinisches Bild mit typischen Hautefflöreszenzen, S. 566
Fibromyalgiesyndrom	S. 420
Ureterstenosen/-steine	Urinstatus, i.v.-Pyelogramm (s. Abb. 259), Sonographie
vegetative funktionelle Beschwerden	typisches klinisches Bild, s. S. 565

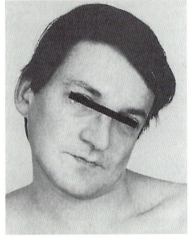

Abb. 257 Torticollis spasmodicus

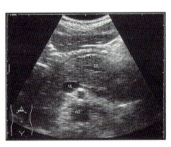 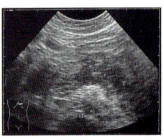

Abb. 258 Akute Pankreatitis. a) aktue ödematöse Pankreatitis mit echoarmer Struktur, Größenzunahme, geringer segmentaler Gangerweiterung (DP), Magenhinterwandimpression (Pfeil) und Kompression der Vena lienalis (VL). AO = Aorta; b) akute nekrotisierende Pankreatitis mit fleckig-echoarmem Pankreas (P) vergrößert und unscharf begrenzt. M = Magen, AO = Aorta, WS = Wirbelsäule

Rückenschmerzen

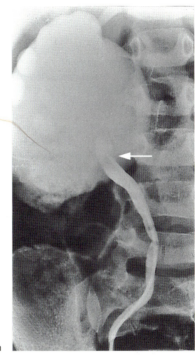

Abb. 259 Ureterabgangsstenose (Pfeil) im retrograden Pyelogramm

Akutdiagnostik

- **Bei V.a. extravertebrale Ursachen von Rückenschmerzen:**
  - *Herzinfarkt:* EKG, Herzenzyme (Einzelheiten S. 564).
  - *Lungenembolie:* S. 565.
  - *Pleuritis:* Auskultation, Thoraxbild in 2 Ebenen.
  - *Pneumothorax:* zunehmende Atemnot, hypersonorer Klopfschall; Thoraxbild in 2 Ebenen; Einzelheiten S. 565.
  - *Akute Pankreatitis:* Pankreasfermente, Sonographie, CT; Einzelheiten S. 55.
  - *Nephrolithiasis:* Harnstatus, Sonographie; Einzelheiten S. 219.
  - *Aortenaneurysma dissecans* (S. 24.)
- **Bei V.a. Frakturen im Bereich der Wirbelsäule bzw. des Beckens:** Röntgenaufnahmen, deren Ergebnis das weitere Prozedere bestimmt, Nachweis möglicher neurologischer Ausfälle, CT, MRT.
- **Akuter Bandscheibenvorfall:** klinisch-neurologische Untersuchung zum Nachweis möglicher neurologischer Ausfälle, CT, MRT.

Basisdiagnostik

- **Anamnese:** Bei der Vielzahl der differenzialdiagnostischen Möglichkeiten ist eine genaue Anamnese – evtl. wiederholt – außerordentlich wichtig:
  - *Lokalisation der Schmerzen:* HWS, BWS, LWS, Ileosakralgelenke, Steißbein, paravertebral.
  - *Schmerzqualität:*
    - *Stechend, quälend, schneidend* → radikulärer Schmerz bei Wurzelreizsyndromen, Radikulitis/Neuritis.
    - *Dumpf, unbestimmt, bohrend, uniform, langsam progredient* → Knochenerkrankungen, zunehmende degenerative Veränderungen, Tumoren, Spondylitis.

Rückenschmerzen

- *In Intensität und Charakter sowie teilweise in der Lokalisation wechselnd* → funktionelle Beschwerden.
- *Drückend, krampfartig, abhängig von mechanischen Faktoren, zunehmend bei Bewegungen* → bei Muskelerkrankungen, Frakturen, progredienten Knochenerkrankungen.
- *„Vernichtungs"-Schmerz* → Herzinfarkt oder Aortenaneurysma.
- *Kolikartig* → Nephro-/Cholezystolithiasis.

- **Dauer, Auftreten und Ausstrahlung des Schmerzes:**
  - *Anlauf- und Belastungsschmerz* → degenerative Wirbelsäulenerkrankungen und Muskelerkrankungen.
  - *Rezidivierend schubweise* → entzündliche Erkrankungen.
  - *Ausstrahlung:* In Hals oder Arme → z. B. bei Herzinfarkt; in Beine und segmental → z. B. bei Radikulitis, Wurzelkompressionssyndromen, Leiste, Uretersteinen; in Flanke → z. B. bei Nierenerkrankungen; in Oberbauchbereich → z. B. bei viszeralen Erkrankungen.
  - *Schlagartig, plötzlich beginnend und segmental ausstrahlend* → z. B. bei Diskusprolaps.
  - *Rezidivierend kolikartig* → z. B. bei Lithiasis.
  - *Nächtlicher Ruheschmerz* → z. B. bei Sakroiliitis.
  - *Unterschiedlich schwer, diffus, nicht segmental ausstrahlend* → z. B. bei radikulären und pseudoradikulären Syndromen.
  - *Schmerzausstrahlung in wechselnder Richtung, auch von und zur Wirbelsäule* → extravertebrale Erkrankungen (s. Tab. 167).
  - *Frühmorgens, häufig schon am Ende des Schlafes auftretend* → z. B. bei entzündlich aseptischen Wirbelsäulenerkrankungen.
  - *Tag- und Nachtschmerz* → Entzündliche Wirbelsäulen- und Muskelerkrankungen, primäre und sekundäre Neoplasien.
  - *Auslösung durch bestimmte Bewegungen oder Haltungen* → fortgeschrittene Erkrankung im Bereich der Wirbelsäule oder Erkrankungen der Muskulatur.

- **Zusätzliche allgemeine und begleitende Symptome:**
  - *An anderer Stelle lokalisierte Beschwerden und Symptome* → extravertebrale Erkrankungen (Tab. 167).
  - *Fieber* → bakteriell septische Erkrankungen im Bereich der Wirbelsäule oder extravertebral, rheumatische Erkrankungen, Hautveränderungen. Z.B. bei rheumatischen oder seronegativen Spondylitiden/Arthritiden, Zeckenstich bei Lyme-Borreliose.
  - *Entleerungsstörungen der Blase oder des Mastdarms, Sexualstörungen* → Kompressionssyndrome, Wirbelsäulenfrakturen, Neoplasien, ausgeprägte vegetative Symptome bei vegetativer Fehlregulation, Fibromyalgiesyndrom.
  - *Sensible oder motorische Ausfälle* → Diskusprolaps.

- **Bisherige Anamnese, insbesondere Medikamenten- und Therapieanamnese:** Viele Patienten mit Wirbelsäulenbeschwerden haben eine lange Anamnese mit mehreren Arztbesuchen hinter sich. Nicht nur zur Vermeidung von Doppeluntersuchungen sind die bisher erhobenen Befunde einzusehen und zu verwerten. *Welche Therapiemaßnahmen wurden bisher mit/ohne Erfolg, mit/ohne Nebenwirkungen durchgeführt?*

- **Soziale Anamnese:**
  - Insbesondere Formen der möglichen Belastung am Arbeitsplatz oder in der Freizeit (Sport, „Eigenhausbau").
  - Finanzielle, familiäre, berufliche Probleme als Ursache einer vegetativen Fehlregulation.

Tabelle 168 · Anamnestische Schmerzcharakteristika bei der Differenzialdiagnose der Wirbelsäulenerkrankungen (aus Müller W, Zeitler H. Differenzialdiagnose Rheumatische Erkrankungen. Berlin, Heidelberg, New York: Springer; 1999)

Erkrankung	degenerative Erkrankungen	Spondylitis ankylosans	infektiöse Spondylitiden	Tumoren, Metastasen	Osteoporose
Beginn	schleichend oder akut	schleichend, selten subakut	akut oder schleichend	schleichend, seltener akut	akut oder schleichend
Lokalisation	einzelne WS-Segmente oder größere WS-Abschnitte	Frühstadium: „tief sitzende" Kreuzschmerzen, Gesäßschmerzen, später Schmerzen in verschiedenen WS-Abschnitten, besonders thorakolumbal	befallene WS-Segmente	diffus oder befallene WS-Segmente	diffus „in der Tiefe"
Ausstrahlungen	spondylogene (pseudoradikuläre) oder radikuläre periphere Irritationssyndrome möglich	Gesäß, Rückseite, Oberschenkel beidseitig (Pseudoischialgie), Thorax	spondylogene, selten radikuläre Ausstrahlungen möglich	Gürtelschmerz, spondylogene oder radikuläre Schmerzphänomene möglich	oft Gürtelschmerzen und spondylogene Beschwerden
Schmerzart	dumpf, ziehend, evtl. stechend	dumpf, bohrend, wühlend	dumpf, selten pochend oder bohrend	dumpf, bohrend	dumpf
ausgelöst durch	mechanische Faktoren (z. B. Bücken), Fehl- oder Überbelastung, Witterung, Temperatur, Feuchtigkeit, akutes Trauma	unabhängig von äußeren Faktoren	Bewegung, Erschütterung	meist unabhängig von äußeren Faktoren, mechanische Auslösung möglich	Erschütterung, Bewegung, Belastung

Rückenschmerzen

Tabelle 168 · Forts., Anamnestische Schmerzcharakteristika bei der Differenzialdiagnose der Wirbelsäulenerkrankungen

Erkrankung	degenerative Erkrankungen	Spondylitis ankylosans	infektiöse Spondylitiden	Tumoren, Metastasen	Osteoporose
verschlimmert durch	Fehl- und Überbelastung; monotone, fehlerhafte Haltung (sitzend, stehend, gebückt); stereotype Bewegungen, Ermüdung; Erschütterung	Ruhe, Feuchtigkeit	Erschütterung, Bewegung, Belastung	Belastung, Erschütterung	Wärme, Über- und Fehlbelastung, Druck
gebessert durch	Ruhe, Entlastung, Lagerung, Haltungswechsel; lockernde Bewegung	Bewegung, Wärme	geringfügig durch Ruhigstellung und Entlastung	mechanisch nicht beeinflussbar	Entlastung, dosierte Bewegung
Nachtschmerz	zeitweilig, kurz dauernd, abhängig von der Lagerung	ausgeprägt frühmorgens	meist intensiv	sehr intensiv	sehr ausgeprägt
Steifigkeit	wechselnd, am Morgen meist kurz dauernd, in Übereinstimmung mit Schmerzen	am Morgen lang andauernd, in späten Stadien dauernd, schmerzunabhängig	dauernd im Bereich der befallenen Segmente	im Bereich der befallenen Segmente oder WS-Abschnitte	wechselnd, oft schmerzabhängig

▶ **Klinische Untersuchungen:**
- *Allgemeine internistische Untersuchung* S. 1.
- *Spezielle klinische Untersuchungen:*
  - Ganz entkleideter Patient, im Stehen und Liegen sowie einer durch die Verdachtsdiagnose vorgegebenen Körperhaltung.
  - Veränderung des Achsenskeletts, Beckenschiefstand, Verkürzung/Verkrümmung/Fehlhaltungen im Bereich der Extremitäten?
  - Muskelatrophien?
  - Schiefhals, Skoliose, Kyphose? Thoraxsteife?
  - Druck- oder Klopfschmerzhaftigkeit von Wirbelsäulensegmenten (Spondylitis)?
  - Bewegungsabhängige Schmerzen der Wirbelsäule und Extremitäten.
  - Menell-Handgriff (Blockierung/Entzündung bei ankylosierender Spondylitis).
  - Einschränkung der Wirbelsäulenbeweglichkeit (Schober- und Ott-Zeichen), Finger-Bodenabstand; Kinn-Sternumabstand; Funktionsprüfung der transversalen Ebene durch Rotation und der Frontalebene durch Lateralflexion.
  - Muskelverspannung/Myalgien (S. 417)?
  - Untersuchung der peripheren Gelenke bei rheumatischen oder seronegativen Gelenkerkrankungen.
- Zu klinischen Kriterien der Spondylitis ankylosans s. Tab. 170, S. 482.
- *Neurologische Untersuchungen* (S. 2), insbesondere bzgl. Sensibilität, Motorik, Reflexe, Muskelkraft (Seitenvergleich), Lasègue-Zeichen (Wurzelkompressionssyndrom).
▶ **Weitere mögliche Basisuntersuchungen,** z. B. gynäkologische Untersuchungen, Biopsien etc. ergeben sich aus der Verdachtsdiagnose.
▶ Zu extravertebralen Erkrankungen s. Tab. 167.

Weiterführende Diagnostik

▶ **Laboruntersuchungen:**
- *BSG, CRP* (erhöht bei entzündlichen und neoplastischen Erkrankungen).
- *Rotes und weißes Blutbild* zur Beurteilung einer akuten oder chronischen Entzündung, Begleitanämie, Neoplasie.
- *Serumelektrophorese:* Monoklonale Gammopathie bei Plasmozytom, erhöhte α-Globuline bei akutem, erhöhte γ-Globuline bei chronischem Entzündungsprozess.
- *HLA-B27* bei V.a. seronegative Spondyloarthritiden.
- *Alkalische* Phosphatase mit Differenzierung der Isoenzyme bei Knochen- oder Lebererkrankungen.
- *Urinstatus.*
- *Bei V.a. Osteomalazie und Hyperparathyreoidismus:* Kalzium i.S. und Urin, Serumphosphat, APH, Vitamin D und Derivate, iPTH.
- *Mikrobiologische und serologische Untersuchungen* bei V.a. entzündliche Erkrankungen, insbesondere seronegative bzw. reaktive Spondylo-Arthritiden, Tbc.
▶ **Sonographie** im Bereich des Thorax, Abdomens, Retroperitoneums, der Gefäße, bei V.a. extravertebrale Erkrankungen (s. Tab. 167), Tumoren oder Muskelverletzungen.
▶ **Röntgen** (konventionell): Je nach Lokalisation HWS in 2 oder 4 Ebenen, BWS und LWS in 2 Ebenen, Sakroileakalgelenke. Typische Veränderungen s. Tab. 169 und Tab. 170.

Rückenschmerzen

Tabelle 169 · Röntgenbefunde bei Wirbelsäulenveränderungen und Sakroiliitis

Chondrose:
- Verschmälerung des Zwischenwirbelraumes

Osteochondrose: (s. Abb. 260)
- zusätzlich subchondrale Deckplattensklerose
- Kalkeinlagerungen im degenerativ veränderten Nucleus pulposus

Spondylosis deformans: (s. Abb. 261)
- Randwulstbildungen mit Einengung des Spinalkanals u./o. der Nervenwurzel-Austrittsforamina
- subchondrale Wirbelkörpersklerose
- spondylotische „Spaltknochen" im vorderen Wirbelsäulen-Längsband

Spondylitis/Spondylarthritis/Spondylodiszitis: (s. Abb. 262)
- unruhige Knochenstruktur
- Erosionen im Bereich der Deck- und Bodenplatten der WK
- unscharfe Konturierung der WK mit Destruktionszeichen
- entzündliche Veränderungen im Bereich der kleinen WK-Gelenke
- subchondrale Sklerosierung der Spongiosa
- Verschmälerung des Zwischenwirbelraumes

Spondylarthrose: (s. Abb. 263)
- Verschmälerung der Wirbelbogengelenke
- Osteophytenbildung mit subchondraler Knochensklerosierung
- Usurierung der Gelenkflächen
- Knochendeformierung
- Pseudospondylolisthesis

Sakroiliitis – *schweregradabhängig:* (s. Abb. 264, S. 482)
- verwaschener und pseudoerweiterter Gelenkspalt mit mäßiger oder ausgeprägter Sklerosierung, Erosionen
- „Perlschnurbild"
- Gelenkspaltveränderung mit partieller oder totaler Ankylosierung

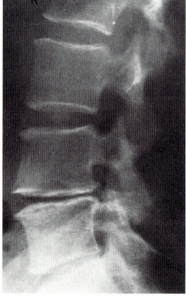

Abb. 260 Osteochondrosis in den Segmenten L 4/5 und L5/S1 mit Verschmälerung des Zwischenwirbelraums sowie Dorsalverschiebung des 5. LWK gegenüber dem 1. Sakralwirbel

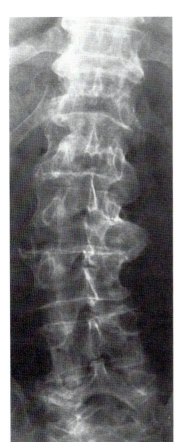

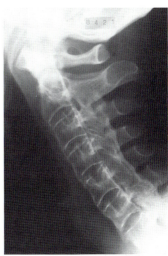

▲ **Abb. 262** Spondylitis der Halswirbelsäule mit multiplen Verknöcherungen des Anulus fibrosus und ankylosierender Spondylarthritis

◄ **Abb. 261** Spondylosis deformans mit ankylosierenden Spondylophyten an den unteren BWK und oberen LWK sowie Spondylophyten an den unteren LWK

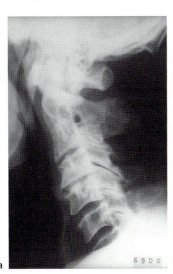

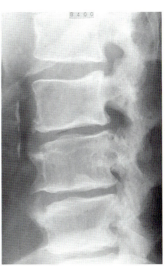

Abb. 263 Spondylarthrose, Osteochondrose und Spondylose. a) Halswirbelsäule; b) Lendenwirbelsäule

Rückenschmerzen

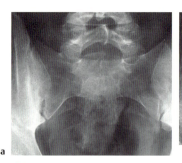 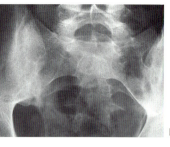

Abb. 264 Sakroiliitis bei einem 19-jährigen Patienten

Tabelle 170 · Modifizierte New-York-Kriterien der Spondylitis ankylosans

klinische Kriterien
- Kreuzschmerzen und Steifigkeit für länger als 3 Monate, die sich bei Bewegung bessern, aber in Ruhe nicht gebessert werden
- Bewegungsbehinderung der LWS in der frontalen und sagittalen Ebene
- eingeschränkte Atembreite (bezogen auf alters- und geschlechtskorrigierte Normalwerte)

radiologische Kriterien
- Sakroiliitis ≥ Grad II beidseitig oder Grad III–IV einseitig

Stufe 1	*verdächtig*	unscharfe Gelenkkontur
Stufe 2	*minimale Sakroiliitis*	zunehmende Gelenkunschärfe, osteolytische Herde, verstärkte poröse artikuläre Knochenverdichtung
Stufe 3	*mäßige Sakroiliitis*	Sklerose beiderseits des Gelenkspalts, beginnende partielle knöcherne Überbrückung
Stufe 4	*Ankylose*	kompletter Durchbau mit oder ohne Restsklerose

Beurteilung:
- *sichere Spondylitis ankylosans:* Radiologisches Kriterium positiv und mindestens 1 klinisches Kriterium
- *mögliche Spondylitis ankylosans:* 3 klinische Kriterien oder radiologisches Kriterium ohne eines der klinischen Kriterien

▶ **CT der Wirbelsäule** bei V.a. Spondylolisthesis, Spondylitis, Tumoren, Traumen, evtl. Diskusprolaps, Spinalkanalstenosen. Weitere Indikationen ergeben sich aus der evtl. Verdachtsdiagnose einer extravertebralen Lokalisation (s. Tab. 167).
▶ **MRT:** Insbesondere bei Bandscheibenvorfall, Sakroiliitis, primären und sekundären Neoplasien im Bereich der Wirbelsäule, Spondylitiden mit V.a. Begleitabszess, Wirbelsäulenerkrankungen mit begleitenden neurologischen Ausfallerscheinungen.
▶ **Nuklearmedizinische Untersuchungen:**
- *Skelettszintigraphie* zur Aktivitätsbeurteilung, gelegentlich zur Früherfassung sowie zur Lokalisation und Differenzialdiagnose entzündlicher und neoplastischer sowie destruierender Prozesse.
- *SPECT* (Single-Photon-Emissions-Computertomographie) sowie *PET* (Positronen-Emissions-Tomographie) in Einzelfällen zur genaueren Lokalisa-

Rückenschmerzen

tionsdiagnostik und Nachweis von Metastasen (noch keine verbindliche klinische Empfehlung).
- **Myelographie:** Nur in seltensten Einzelfällen bei intraduralen raumfordernden Prozessen (mit Liquordiagnostik), Bandscheibenprolaps und Spinalkanalstenosen.
- Weitere seltenere Notwendigkeiten/Möglichkeiten der weiterführenden Diagnostik sind, soweit klinisch empfehlenswert, in den Tabellen angeführt.

Differenzialdiagnose (Tab. 171)

▶ *Hinweis:* In der folgenden Tabelle sind nur *vertebrale* Ursachen von Rückenschmerzen aufgeführt. Zu *extravertebralen* Ursachen s. Tab. 167, S. 472.

Tabelle 171 · Differenzialdiagnose von Rückenschmerzen

Diagnose	wesentliche diagnostisch richtungsweisende Anamnese, Untersuchung u./o. Befunde	Sicherung der Diagnose
1. degenerative WS-Erkrankungen		
Osteochondrose (s. Abb. 260, S. 480)	Schmerzcharakteristika s. Tab. 168	Röntgen s. Tab. 169
Chondrose (intervertebralis)	häufig schmerzlose oder schmerzarme Höhenabnahme des Diskusraumes mit Körperlängenverkürzung	Röntgen des betreffenden WS-Abschnitts in 2 Ebenen; typische Befunde s. Tab. 169
Spondylose (s. Abb. 261, S. 481)	Schmerzcharakteristika der degenerativen WS-Veränderungen s. Tab. 168	Röntgenbefund s. Tab. 169
Spondylarthrose (s. Abb. 263, S. 481)	Schmerzcharakteristika der degenerativen Wirbelsäulenveränderungen s. Tab. 168; durch Blockierung der kleinen Wirbelgelenke häufig akute Schmerzen mit Ausstrahlung in Hüfte, Beine (= pseudoradikuläres Syndrom)	Röntgen des betreffenden WS-Abschnitts in 2 Ebenen; typische Befunde s. Tab. 169
	Sonderform: Spondylosis hyperostotica	Röntgen in 2 Ebenen (s. Tab. 169); zusätzlich: Überschießende generalisierte Verknöcherung des vertebralen Bindegewebes, hyperostotische Spondylophyten, Knochenapposition an der Wirbelvorderfläche
Syndrom des engen Wirbelkanals	belastungsabhängige lumbale Beschwerden, Ausstrahlung in die Beine mit Schwäche, Krämpfe und Parästhesien; Liegen o. Vorwärtsneigung der Wirbelsäule führt zur Besserung („Claudicatio spinalis")	CT mit Nachweis der Verengung (nur in seltensten Einzelfällen Myelographie notwendig)

Rückenschmerzen

Tabelle 171 · Forts., Differenzialdiagnose von Rückenschmerzen

Diagnose	wesentliche diagnostisch richtungsweisende Anamnese, Untersuchung u./o. Befunde	Sicherung der Diagnose
2. Bandscheibenvorfall (s. Abb. 265, S. 488)	meist akutes Schmerzbild mit radikulärer Verteilung, häufig lage- und bewegungsabhängig, Bewegungseinschränkung; Verschlimmerung durch Husten, Niesen und Pressen; Kompression nervaler Strukturen; Sensibilitätsstörungen im entsprechenden Dermatom; Periphere Paresen; Blasen- und Mastdarmstörungen bei Kompression der Cauda equina	Röntgen-WS ohne hinweisenden Befund; MRT u./o. CT; nur in sehr seltenen Einzelfällen Myelographie notwendig; neurologische Untersuchung mit Nachweis einer Dermatombezogenen Sensibilitätsstörung, Reflexabschwächung, Muskelparesen
3. Osteoporose (s. Abb. 266, S. 488)	Schmerzcharakteristika s. Tab. 168; mögliche Ursachen mit entsprechender klinischer Symptomatik: s. Tab. 156	Röntgen: Scharf gezeichnete Strukturen der Abschlussplatten und Spongiosa der Wirbelkörper im Anfangsstadium, später Keil- und Fischwirbelbildung. Gibbusbildung durch Hyperkyphose; Verdünnung/Rarifizierung der Spongiosa; Osteopenie durch Osteodensitometrie nachweisbar, S. 442; i.U. häufig ↑ Ausscheidung von Hydroxyprolin und Pyridinolin
4. Spondylitis/ Spondylarthritis (s. Abb. 262, S. 481)	Schmerzcharakteristika s. Tab. 168	Röntgenbefund s. Tab. 169
infektiöse Spondylitis bzw. Spondylodiszitis (s. Abb. 267, S. 489)	häufigster Erreger: Mykobakterien, Salmonellen, Brucellen, Staphylokokken, Streptokokken, Spirochäten, Shigellosen; deutliche Druck- und Klopfschmerzhaftigkeit der befallenen Wirbelsäulensegmente mit Bewegungseinschränkung; häufig begleitende Entzündung im Bereich der Genitalorgane, des Magen-/Darmtraktes oder von andersortig lokalisierten Abszessen	Röntgen-Befunde der Wirbelsäule s. Tab. 169, häufig CT oder MRT erforderlich, v.a. bei V.a. Einschmelzung; BSG und CRP ↑; Elektrophoreseveränderungen s. o.; Leukozytose, Eisenmangelanämie, Blutkulturen, serologische Untersuchungen, Tine-Test; evtl. mikrobiologisch-kulturelle Knochenbiopsie-Untersuchung; gelegentlich sonographischer Nachweis eines (retroperitonealen) Senkungsabszesses

Tabelle 171 · Forts., Differenzialdiagnose von Rückenschmerzen

Diagnose	wesentliche diagnostisch richtungweisende Anamnese, Untersuchung u./o. Befunde	Sicherung der Diagnose
seronegative Spondylarthritiden:	typischer Schmerzcharakter einer infektiösen Spondylarthritis (S. 477, Tab. 168); relativ häufig begleitend Sakroiliitis (s. u.); zusätzliche klinische Symptomatik wird bestimmt durch die Grunderkrankung	Röntgen-Befund der Wirbelsäule s. Tab. 169
– Psoriasis (s. Abb. 95, S. 190)	typische Hautveränderungen; Einzelheiten der Psoriasistypen s. dermatologische Lehrbücher	Haut- und Nagelveränderungen, selten evtl. Hautbiopsie, periphere Psoriasis-Arthritiden S. 185
– reaktive Spondylarthritiden	Infektionen mit Salmonellen, Shigellen, Chlamydien, Yersinien, Mykoplasmen, gelegentlich Viren	klinisches Begleitbild, z. B. Enteritis, Bronchopneumonie bzw. andere respiratorische Infektionen, Urogenitalinfektionen, Pharyngitis; in 30–50 %: HLA-B27 nachweisbar. Erregernachweis u./o. pos. Serologie. Molekularbiologische Amplifikationsverfahren sind keine gesicherte klinische Routine
– bei entzündlichen Darmerkrankungen	Colitis ulcerosa S. 94; Morbus Crohn S. 94	
– Morbus Bechterew (Spondylitis ankylosans, s. Abb. 94, S. 184 u. Abb. 93, S. 183)	klinisches und röntgenologisches Leitsymptom: Zeichen der Sakroiliitis (s. u.); im Krankheitsverlauf zunehmende WS-Bewegungseinschränkung und Reduktion der Inspirationstiefe; in 30 % begleitend: periphere Arthritiden, Enthesitiden; in 20 % Organbeteiligung: Iritis bzw. Iritozykleitis, Herzklappenveränderungen, Kardiomyopathie, Lungenfibrose, IgA-Nephropathie	HLA-B27 in 90 % der Fälle pos. Diagnosekriterien: s. Tab. 170
– Sakroiliitis (s. Abb. 264, S. 482)	typische, in frühen Morgenstunden bzw. in der 2. Nachthälfte auftretende Kreuzschmerzen, Ausstrahlung in beide Beine und Becken, ausgeprägte Morgensteifigkeit. Linderung durch Belastung. Ausgeprägte Druck- und Klopfschmerzhaftigkeit im Bereich des Ileosakralgelenkspaltes (pos. Mennell-Handgriff)	typische röntgenologische Veränderung der Sakroiliitis s. Tab. 169

Rückenschmerzen

Tabelle 171 · Forts., Differenzialdiagnose von Rückenschmerzen

Diagnose	wesentliche diagnostisch richtungsweisende Anamnese, Untersuchung u./o. Befunde	Sicherung der Diagnose
rheumatische Spondylarthritiden	Schmerzcharakter und klinisches Bild der Spondylarthritis: S. 484; zusätzlich klinisches Bild der rheumatischen Infektion s. Tab. 180	typisches röntgenologisches Bild an der Wirbelsäule: s. Tab. 169; Klinik und Serologie der rheumatischen Infektion s. Tab. 180
5. psychosomatische, funktionelle Rückenbeschwerden	wechselnde Beschwerdesymptomatik – durchaus dramatisch geschildert – bzgl. Intensität und Qualität der Schmerzen	kein pathologisch-klinisches Korrelat; Normalbefund bei der weiterführenden Diagnostik, insbesondere Röntgendiagnostik
6. Tumoren, Metastasen (s. Abb. 268, S. 489)	Schmerzcharakteristik a: s. Tab. 168; die weitere Symptomatik ist abhängig von primären Knochentumor- oder Wirbelsäulenmetastasen/Lokalisation des Tumors; häufige primäre Tumoren der Wirbelsäule sind: *gutartig:* Hämangiom, Osteoidosteom, Osteoidchondrom, Osteoblastom; *maligne:* Osteosarkom, Plasmozytom, Ewing-Sarkom, Chondrosarkom, Chordom	Tumordarstellung durch Röntgenaufnahmen, v.a. CT, evtl. MRT oder Knochenszintigraphie; in Einzelfällen Punktion notwendig; bei Tumornachweis im Bereich der Wirbelsäule bzw. des paravertebralen Bindegewebes, Ausschluss Primärtumor notwendig; bei osteolytischen Metastasen rundliche, unscharf konfigurierte Konturdefekte, glatt begrenzt; pathologische Frakturen; bei osteoplastischen Metastasen relativ begrenzte Verdichtung der Spongiosa
7. endokrine und metabolische Erkrankungen der Wirbelsäule:	die Rückenschmerzen können qualitativ und quantitativ sehr unterschiedlich ausgeprägt sein, abhängig vom Ausmaß und Lokalisation der Erkrankung; zusätzlich findet sich i.d.R. die Beschwerdesymptomatik von Seiten der Grunderkrankung	
– Osteomalazie S. 325 (s. Abb. 167, S. 330)	S. 325; Röntgen WS: Osteopenie, Fischwirbel-, Looser-Umbauzonen, Pseudofrakturen	
– Osteoporose unterschiedlicher Genese (s. Abb. 237, S. 442 u. Abb. 266, S. 488)	S. 441 und Tab. 156	
– primärer und sekundärer Hyperparathyreoidismus	S. 327. Röntgen: Zeichen der erhöhten osteoblastischen/ osteoklastischen Aktivität, subperiostale Resorptionszonen, Demineralisationszeichen	
– Cushing-Syndrom	S. 6	

Tabelle 171 · Forts., Differenzialdiagnose von Rückenschmerzen

Diagnose	wesentliche diagnostisch richtungweisende Anamnese, Untersuchung u./o. Befunde	Sicherung der Diagnose
– Ochronose		Röntgen: Polysegmentale kalzifizierende Diskopathie im Bereich der Wirbelsäule mit degenerativen Veränderungen; Nachweis von Homogentisinsäure i.U.
8. Osteomyelitis vertebrae	uncharakteristische Wirbelsäulenbeschwerden; im befallenen Bereich i.d.R. deutliche Klopfschmerzhaftigkeit; klinisches Bild der Osteomyelitis: S. 327	Röntgen: Osteolysezone im Wirbelkörper, teilweise von Verdichtungen umgeben; evtl. Sequesterbildung im CT nachweisbar; klinisches Bild S. 327
9. Morbus Scheuermann (Osteochondrosis juvenilis) (s. Abb. 269, S. 490)	jugendliches Alter; klinisch Unterscheidung in 3 Stadien: I: Alter 10–13 Jahre, wenig Beschwerden, geringe Bewegungseinschränkung der WS II: 13–18 Jahre, florides Stadium, Schmerzen beim Gehen/Sitzen, thorakale bzw. thorakolumbale Hyperkyphose, lumbale Streckhaltung. III: Nach dem 18. Lebensjahr meist Residualstadium, ungünstige Statik, Tendenz zur schnellen Entwicklung degenerativer Wirbelsäulenveränderungen	führend sind die Röntgenbefunde: I: Beginnende Keilwirbelbildung an drei Wirbeln. II: Keilwirbelbildung im Kyphosenscheitel, Tonnenform benachbarter Wirbelkörper. Intrakorporelle Diskushernien (Schmorl-Kötchen), Bandscheiben-Verschmälerung. III: Keilwirbel, verstärkte Brustkyphose, sklerosierte Deckplatten. Osteochondrose (s. Tab. 169), Spondylose, Keine path. Laborbefunde
10. SAPHO-Syndrom (s. Abb. 270, S. 490)	Symptomenkomplex: **S**ynovialitis, **A**kne, **P**ustulosis, **H**yperostosis, **O**stiitis	relativ typisch: Assoziation von entzündlichen und hyperostotischen Skelettveränderungen, besonders an der vorderen Thoraxwand, Wirbelsäule u./o. Ileosakralgelenken; Einzelheiten des seltenen Krankheitsbildes s. rheumatologische Lehrbücher
11. Haltungsstörungen/ Fehlbildungen/ Anomalien/ Traumata	je nach Ausmaß und Lokalisation unterschiedlich, Fehlbildung, z. B. Kyphose, Lordose, Flachrücken, Torsionsskoliose, Gibbus, etc.; wichtig: Jugend-/Langzeitanamnese, Beschäftigungs-/Tätigkeitsanamnese (Sport), Verletzungen, Unfälle	fachorthopädische Untersuchung und Beurteilung; röntgenologische Darstellung der Fehlbildung; Einzelheiten s. orthopädische Lehrbücher

Rückenschmerzen

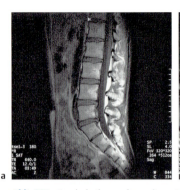
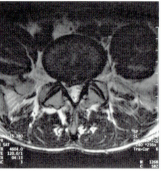

Abb. 265 Bandscheibenprolaps. a) zwei Bandscheibenvorfälle, deutlich zwischen LKW 5 und SWK 1, geringer zwischen LKW 4 und LKW 5; b) medio-bilateral, rechtsbetonter Bandscheibenvorfall mit mäßiger Impression des Duralsackes und Kompression der Wurzel S1 rechts (MRT)

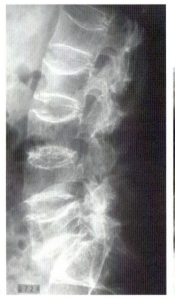
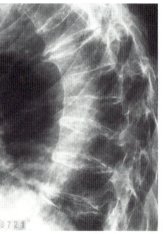

Abb. 266 Osteoporose (Glukokortikoid-induziert) bei einem 60-jährigen Patienten mit rheumatoider Arthritis. a) = Brustwirbelsäule; b) = Lendenwirbelsäule

Rückenschmerzen

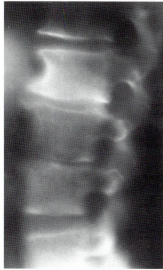 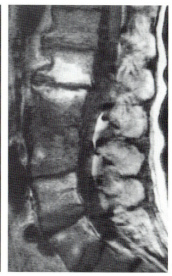

Abb. 267 Infektiöse Spondylodiszitis der LWS im Segment LWK 2/3. a) = konventionelle Tomographie im seitlichen Strahlengang; b) MRT

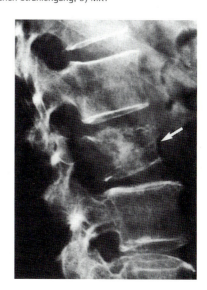

Abb. 268 Metastase eines Mammakarzinoms im 2. LWK (Pfeil)

Rückenschmerzen

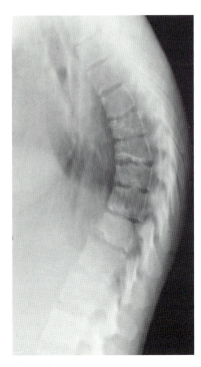

Abb. 269 Morbus Scheuermann mit thorakaler Kyphose mit Schmorl-Knötchen, unregelmäßiger Kontur der Deck- und Grundplatten sowie Keilwirbeln

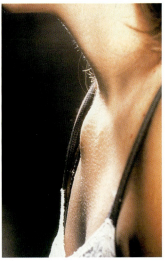
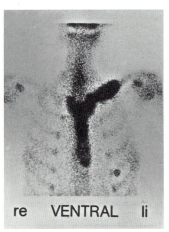

a b

Abb. 270 SAPHO-Syndrom. a) einseitig betonte schmerzhafte Schwellung im sternokostoklavikulären Bereich; b) Skelettszintigraphie

Verwandte Leitsymptome

- Muskelschmerzen: S. 416.
- Thoraxschmerzen: S. 561.
- Bauchschmerz (akutes Abdomen): S. 52.
- Extremitätenbeschwerden: S. 124.

Schlafstörungen: Übersicht (A. Sturm)

Grundlagen

▶ **Definition:**
- Gestörte(r) oder krankhafte(r) Schlaf/Schlafarchitektur durch eine Erkrankung des Schlafes selbst (z. B. Einschlaf-, Durchschlaf- und Aufwachstörungen).
- Erkrankungen durch einen gestörten Schlaf:
  – Als Teilursache internistischer, neurologischer, u./o. psychiatrischer Krankheitsbilder.
  – Infolge zahlreicher Krankheitsbilder (Tab. 174).
▶ **Klinik des Leitsymptoms:** Die Klinik wird bei den einzelnen Begriffen besprochen.
▶ **Häufigkeit/Epidemiologie:** In den westlichen Industrieländern Deutschland, Frankreich, Italien, England und Norwegen klagen 20–30 % der Bevölkerung über Schlafstörungen, wobei bei der Hälfte der Patienten eine schwere und behandlungsbedürftige Erkrankung des Schlafes oder Erkrankung durch den gestörten Schlaf vorliegt. In Deutschland sind ca. 10 Mio. Menschen betroffen.

Basisdiagnostik

▷ *Hinweis:* Eine Akutdiagnostik in der Differenzialdiagnose von Schlafstörungen ist in aller Regel nicht notwendig.
▶ **Anamnese:** Entscheidende Basisdiagnostik bei Schlafstörungen! Da für den Unerfahrenen oft schwierig und die klinische Skala der Ursachen von Schlafstörungen sehr breit ist, wurden standardisierte Explorations-Fragebögen entworfen, die durch strukturierte Interview-Fragebögen ergänzt werden können, insbesondere für Insomnien S. 499, Hypersomnien S. 496, schlafbezogene Atemregulationsstörungen S. 516 und Parasomnien S. 494.
- Die *Grundanamnese* beinhaltet als *Eigenanamnese* Fragen nach:
  – *Form der Schlafstörungen:* Einschlafdauer, Durchschlaffähigkeit, frühes Erwachen.
  – *Schlafverhalten:* Zeit im Bett im Verhältnis zur Schlafdauer, Regelmäßigkeit der Schlafstörungen, Aufstehzeit, Mittagsschlaf, Wochenendschlaf.
  – *Tagesbefindlichkeit:* Müdigkeit, Schläfrigkeit, Aktivität, Antrieb, Konzentrationsfähigkeit.
  – Verlauf und Dauer der Schlafstörungen.
  – *Schnarchen* – mit oder ohne Alkohol, in welcher Lage, wie häufig, Atempausen.
  – *Erklärungsmodell/Vorstellungen des Patienten* für die Ursachen der Schlafstörungen: Physikalisch, physiologisch, psychologisch, psychiatrisch, pharmakologisch.
  – *Einnahme* von Medikamenten, Drogen und Alkohol.
  – *Biographie* unter Berücksichtigung der lebensgeschichtlichen Ereignisse.
  – Sorgfältige Fragen nach durchgemachten internistischen, neurologischen und psychiatrischen Erkrankungen.
- *Fremdanamnese:* Immer zu ergänzen – Befragung des Bettpartners, insbesondere bzgl. Schnarchen, unruhiger Schlaf, Dissimulation, Pseudoinsomnie, etc.
▶ **Körperliche Untersuchung:** Sorgfältige internistische (S. 1) und neurologische Untersuchung (S. 2).

Weiterführende Diagnostik

▶ **Schlaftagebuch** zur Erfassung von Hinweisen auf Umfang und Art der Schlafstörungen, Änderung des Schlafes in Abhängigkeit von der Tagestätigkeit und

Schlafstörungen: Übersicht

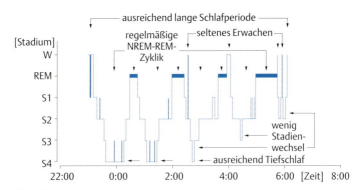

Abb. 271 Polysomnographie: Schlafprofil eines jungen Gesunden (W = Wachstadium, REM = Rapid eye movement-Stadium, S1 und S2 = Leichtschlafstadium 1 und 2; S3 und S 4 = Tiefschlafstadium 3 und 4) (nach Hajak und Rüthen)

Umwelt sowie zur Erkennung von Gewohnheiten, die den Schlaf beeinträchtigen können.

- **Nicht laborgebundene Monitor-Systeme** zum ambulanten Screening folgender Funktionen:
  - *Respiration:* Atemfluss, Atemanstrengung, Schnarchen, Sauerstoffsättigung, Apnoe-/Hypnoe-Index, Entsättigungsindex.
  - *Kardiovaskulär:* Herzfrequenz und arterieller Blutdruck.
  - *Schlaf-/Wachrhythmus:* Augenbewegungen, Muskelaktivität, Hirnströme.
  - *Bewegung:* Muskelaktivität, Körperlage und -bewegung.
- In vielen Fällen ist ergänzend eine **laborgebundene Polysomnographie** notwendig mit genauer Registrierung der Schlafzeit, Dauer der Schlafperiode, Schlafeffizienz, Aufwachereignisse, Schlafstadienwechsel, Schnarchen, Blutgase, Blutdruck, Pulsfrequenz, EKG, Temperaturen, Einschlaf- und REM-Latenz, Anzahl der Schlafzyklen, Beinbewegungen, Weckreaktion, Muskelaktivität, EEG, EOG, Phallographie (s. Abb. 271).
- **Weitere mögliche Ergänzungsuntersuchungen:**
  - *Mehrfach-Schlaflatenztest:* Besondere Indikationen sind Hypersomnien, Narkolepsie, schlafbezogene Atmungsstörungen.
  - *Mehrfachwecktest:* Bevorzugte Indikation zur Beurteilung der Vigilanz.
  - *Kardiologische Funktionsdiagnostik,* insbesondere Langzeit-EKG und Langzeitblutdruckmessung.
  - *Pneumologische Funktionsdiagnostik,* insbesondere zur Differenzierung primärer oder sekundärer alveolärer Hypoventilation, obstruktiver Schlafapnoe sowie Kombinationserkrankungen.
  - *Fachpsychiatrische Untersuchung.*
  - *HNO-ärztliche Untersuchung.*
  - *Zahn- oder kieferärztliche Untersuchung.*
  - *Aktographie (Registrierung der Bewegungen über Tage und Nächte).*

Differenzialdiagnostische Übersicht

- In den letzten Jahren wurden eine Vielzahl von Schlafstörungen als Krankheitseinheiten erkannt und definiert, die pathogenetisch und differenzialdiagnostisch in vier große Gruppen unterteilt werden können (I–IV).
- **I. Dyssomnien:** Primäre Störungen u./o. Beeinträchtigung des Schlafes hinsichtlich seiner Dauer, Qualität oder zeitlichen Organisation, die entweder Ein- oder Durchschlafschwierigkeiten oder übermäßige Schläfrigkeit verursachen. Es werden drei Gruppen unterschieden:

Schlafstörungen: Übersicht

A. **Intrinsische Schlafstörungen:** Sie haben ihren Ursprung u./o. entwickeln sich innerhalb des Körpers.
B. **Extrinsische Schlafstörungen:** Sie entstehen und entwickeln sich durch äußere Faktoren. Beseitigung dieser Faktoren kann zur Beendigung der Schlafstörungen führen, wenn nicht andere Schlafstörungen sich im Verlauf einer extrinsischen Störung entwickeln.
C. **Störungen des zirkadianen Schlafrhythmus:** Störungen, die sich auf die zeitliche Verteilung des Schlafes innerhalb eines 24-Stunden-Tages beziehen. Diese Erkrankungen können sowohl als intrinsische oder extrinsische Störungen vorliegen.

Tabelle 172 · Dyssomnien: Differenzialdiagnostische Übersicht

Soweit die einzelnen Krankheitsbilder dieser Übersicht im Rahmen einer internistischen Differenzialdiagnose besprochen werden, werden die zur Diagnose führenden Kriterien/Untersuchungen in den einzelnen differenzialdiagnostischen Tabellen angeführt.

A. Intrinsische Dyssomnien
1. Psychophysiologische Insomnie
2. Schlafwahrnehmungsstörung
3. Idiopathische Insomnie
4. Narkolepsie
5. Rezidivierende Hypersomnie
6. Idiopathische Hypersomnie
7. Posttraumatische Hypersomnie
8. Obstruktives Schlafapnoe-Syndrom
9. Zentrales Schlafapnoe-Syndrom
10. Zentrale alveoläre Hypoventilation (inkl. Pickwick-Syndrom)
11. Periodische Bewegungen im Schlaf
12. Restless-legs-Syndrom

B. Extrinsische Dyssomnien
1. Falsche Schlafhygiene
2. Umgebungsbedingte Schlafstörungen
3. Höheninsomnie
4. Psychoreaktive Schlafstörungen
5. Schlafmangelsyndrom
6. Schlafstörungen bei Kindern ohne feste Schlafzeiten (Grenzsetzungsschlafstörung)
7. Insomnie bei fehlendem Einschlafritual
8. Insomnie bei Nahrungsmittelallergie
9. Schlafstörung mit Zwang zu essen oder zu trinken
10. Insomnie oder Tagesschläfrigkeit bei Hypnotikagewöhnung oder -entzug
11. Schlafstörung bei Stimulanzieneinnahme
12. Schlafstörung bei abendlichem Alkoholkonsum
13. Toxininduzierte Schlafstörung

C. Störungen des zirkadianen Schlafrhythmus
1. Zeitzonenwechsel (Jet Lag)
2. Schlafstörung bei Schichtarbeit
3. Irreguläre Schlaf-Wach-Muster
4. Syndrom der verzögerten Schlafphase
5. Syndrom der verfrühten Schlafphase
6. Schlaf-Wach-Störungen bei Nicht-24-Stunden-Rhythmus

Schlafstörungen: Übersicht

II. Parasomnien: Störungen, die in den Schlafprozess einbrechen, nicht jedoch primär Störungen des Schlaf- und Wachzustandes. Sie werden differenzialdiagnostisch in vier Gruppen eingeteilt, die die Tab. 173 wiedergibt.

Tabelle 173 · **Parasomnien: Differenzialdiagnostische Übersicht**

Soweit die einzelnen Krankheitsbilder dieser Übersicht im Rahmen einer internistischen Differenzialdiagnose besprochen werden, werden die zur Diagnose führenden Kriterien/Untersuchungen in den einzelnen differenzialdiagnostischen Tabellen angeführt; bei einem Teil der angeführten Schlafstörungen ergibt sich die Diagnose aus dem „Daran Denken", z. B. Schlafwandeln, Alpträume, etc.

A. Aufwachstörungen
1. Schlaftrunkenheit
2. Schlafwandeln
3. Pavor nocturnus

B. Schlaf-Wach-Übergangsstörungen
1. Schlafstörungen mit rhythmischen Bewegungen
2. Einschlafmyoklonus
3. Sprechen im Schlaf
4. Nächtliche Wadenkrämpfe

C. REM-Schlaf-gebundene Parasomnien
1. Alpträume
2. Schlaflähmung
3. Geschwächte Erektionen im Schlaf
4. Schmerzhafte Erektionen im Schlaf
5. REM-Schlaf-gebundener Herzstillstand
6. Verhaltensstörung im REM-Schlaf

D. Andere Parasomnien
1. Bruxismus
2. Enuresis nocturna
3. Schlafgebundenes Verschlucken
4. Nächtliche paroxysmale Dystonie
5. Syndrom des plötzlichen und unerklärlichen nächtlichen Todes
6. Primäres Schnarchen
7. Säuglings-Schlafapnoe
8. Angeborenes zentrales Hypoventilationssyndrom (Undines Fluch)
9. Plötzlicher Kindstod (Krippentod)
10. Gutartiger Schlafmyoklonus Neugeborener

III. Schlafstörungen bei internistischen, neurologischen und psychiatrischen Erkrankungen: Eine Übersicht gibt Tab. 174 wieder. Diese Schlafstörungen können sein:
- Typische Symptome der Erkrankungen.
- Pathogenetischer Teilfaktor.
- Gelegentlich Folge der Erkrankungen.

Tabelle 174 · Übersicht über Schlafstörungen bei internistischen, neurologischen und psychiatrischen Erkrankungen

Soweit die einzelnen Krankheitsbilder dieser Übersicht im Rahmen einer internistischen Differenzialdiagnose besprochen werden, werden die zur Diagnose führenden Kriterien/Untersuchungen in den einzelnen differenzialdiagnostischen Tabellen angeführt.

A. Schlafstörungen bei internistischen Erkrankungen
1. Schlafkrankheiten
2. Nächtliche kardiale Ischämie
3. Chronische obstruktive Lungenerkrankungen
4. Schlafgebundenes Asthma
5. Schlafgebundener gastroösophagealer Reflux
6. Peptisches Ulkus
7. Fibromyalgie-Syndrom

B. Schlafstörungen bei psychiatrischen Erkrankungen
1. Psychosen
2. Affektive Erkrankungen
3. Angsterkrankungen
4. Alkoholismus

C. Schlafstörungen bei neurologischen Erkrankungen
1. Degenerative Hirnerkrankungen
2. Demenzen
3. Parkinsonismus
4. Letale familiäre Insomnie
5. Schlafepilepsie
6. Elektrischer Status epilepticus im Schlaf
7. Schlafgebundene Kopfschmerzen

IV. Vorgeschlagene Schlafstörungen: Eine Reihe von Schlafstörungen sind differenzialdiagnostisch und pathogenetisch noch nicht in die bisher üblichen Diagnose-/Klassifikationsschemata zuzuordnen oder definiert und werden daher unter dem Begriff „Vorgeschlagene Schlafstörungen" zusammengefasst, die in Tab. 175 aufgelistet sind.

Tabelle 175 · Differenzialdiagnose der nicht klassifizierten Schlafstörungen

Soweit die einzelnen Krankheitsbilder dieser Übersicht im Rahmen einer internistischen Differenzialdiagnose besprochen werden, werden die zur Diagnose führenden Kriterien/Untersuchungen in den einzelnen differenzialdiagnostischen Tabellen angeführt; bei einem Teil der angeführten Schlafstörungen ergibt sich die Diagnose aus dem „Daran Denken", z. B. Schlafstörungen bei Menses während und nach der Schwangerschaft.

1. Kurzschläfer
2. Langschläfer
3. Subvigilanz-Syndrom
4. Fragmentierter Myoklonus
5. Nachtschweiß
6. Schlafstörungen bei Menses oder Menopause
7. Schlafstörungen während und nach der Schwangerschaft
8. Einschlafalpträume
9. Schlafgebundene neurogene Tachypnoe
10. Schlafgebundener Laryngospasmus
11. Erstickungsanfälle im Schlaf

Schlafstörungen: Hypersomnie (A. Sturm)

Grundlagen

- **Definition:** Übermäßige Schlafdauer u./o. Tagesmüdigkeit.
- **Klinik des Leitsymptoms:** s. Definition.
- **Häufigkeit/Epidemiologie:** 15 % aller Patienten mit Schlafstörungen, im Alter prozentual abnehmend.

Basisdiagnostik

- **Anamnese:**
  - Fragen zum Schlaf-/Wachrhyhtmus, Mittagsschlaf, Schlafbedürfnis, Einschlafneigung mit Neigung zum Schlaf am Tag (NAP) entscheidend.
  - Fragen nach der Tagesbefindlichkeit: Vigilanz, Schläfrigkeit, Aktivität und Antrieb, Konzentrations- und Leistungsfähigkeit.
  - Fragen nach Einschlafneigung beim Fernsehen, mittags, im Konzert/Kino, nach körperlicher Belastung, Essen, beruflicher Beeinträchtigung, etc. zur Einschätzung der Schläfrigkeit.
- **Einzelheiten der Diagnostik:** S. 491.
- **Nicht laborgebundenes Monitoring:** S. 492.
- **Polysomnographie:** S. 492.

Differenzialdiagnose (Tab. 176)

- **Anmerkung:** In der Tab. 176 sind nur die Krankheitsbilder angeführt, bei denen die Hypersomnie
  - wesentliches und/oder führendes Krankheitssymptom ist
  - und nicht nur ein Begleitsymptom, z. B. bei verschiedenen Formen der Demenz, Parkinsonismus, Hypnotika-, Stimulantien- und Alkoholabusus, primär chronischer Polyarthritis, Klein-Levin-Syndrom (Hypersomnie-Bulimie-Syndrom).
- **Hinweis:** Da viele Krankheitsbilder sowohl die Symptome Hypersomnie als auch Insomnie aufweisen, wurde der Begriff „nicht erholsamer Schlaf" geprägt und definiert als „Beschwerde ungenügenden Schlafes oder sich nicht erholt zu fühlen nach der üblichen Schlafzeit". „Er beinhaltet die Begriffe Hypersomnie und Insomnie. Es wurde dafür ein diagnostischer und therapeutischer Algorithmus entworfen, der unter www.AWMF-online.de zu finden ist.

Tabelle 176 · Differenzialdiagnose der Hypersomnie

Diagnose	wesentliche diagnostisch richtungweisende Anamnese, Untersuchung u./o. Befunde	Sicherung der Diagnose
1. Hypersomnie bei Erkrankungen des ZNS		
Narkolepsie	erhöhte Tagesschläfrigkeit; Kataplexie, Schlaflähmung; hypnagoge Halluzination, fragmentierter Nachtschlaf, automatisches Verhalten (Fremdanamnese)	Polysomnographie: Schlaflatenzen über 5 min, frühe REM-Phasen, häufiger Stadienwechsel. H-LA DR2 (15) und DQW 1(6) positiv

Schlafstörungen: Hypersomnie

Tabelle 176 · Forts., Differenzialdiagnose der Hypersomnie

Diagnose	wesentliche diagnostisch richtungsweisende Anamnese, Untersuchung u./o. Befunde	Sicherung der Diagnose
idiopathische Hypersomnie	*Polysymptomatische Form:* Tagesschläfrigkeit mit seltenen, aber stundenlangen Schlafepisoden; verlängerter Nachtschlaf mit erschwertem Erwachen; Kopfschmerzen, Morbus-Raynaud-Symptomatik mit kalten Händen und Füßen	Polysomnographie: Nachtschlaf von normaler oder größerer Dauer; Schlaflatenz und Einschlaflatenz am Tag (MSLT) unter 10 min bei normaler REM-Latenz
posttraumatische Hypersomnie	tagsüber Schläfrigkeit mit häufigen Schlafphasen am Tag im zeitlichen Zusammenhang nach einem Schädelhirntrauma	Polysomnographie: Normale Zeitdauer/Qualität des Nachtschlafes; im MSLT: Weniger als 10 min Einschlaflatenz; kraniales Kernspin: Ausschluss/Nachweis von Hirnsubstanzschädigung in Nähe des 4. Ventrikels
rezidivierende Hypersomnie	Phasen von Tagesschläfrigkeit ein- bis zweimal im Jahr mit Dauer von 3 Tagen bis 3 Wochen und Schlafperioden von mindestens 18 Stunden täglich; vorwiegend bei Männern in der Adoleszenz; häufig begleitende Symptome: Bulimie, Reizbarkeit, Aggressivität, Halluzination	Polysomnographie: Hohe Schlafeffizienz, verminderte Stadien 3 und 4, verkürzte Einschlaf- und REM-Latenz
fragmentarischer Myoklonus	Beidseitige, aber asymmetrische und asynchrone Myoklonien von Gesicht und Extremitäten im Schlaf	Polysomnographie: Wiederholte 75–150 ms lange EMG-Potenziale; im EEG gelegentlich von K-Komplexen oder Arousals gefolgt
2. Hypersomnie bei psychiatrischen Erkrankungen		
Psychosen	S. 565	psychiatrische Untersuchung Polysomnographie: In aller Regel unterschiedliche Charakteristika (S. 492)
affektive Störungen (Depression u./o. Manie)	psychiatrisch-neurologische Untersuchung und Polysomnographie	
Demenzen		
degenerative Hirnerkrankung		
Hypnotika-/Stimulanzien-/Alkohol-Abhängigkeit	Anamnese (Bekanntenkreis, Familie)	charakteristische Anamnese

Schlafstörungen: Hypersomnie

Tabelle 176 · Forts., Differenzialdiagnose der Hypersomnie

Diagnose	wesentliche diagnostisch richtungweisende Anamnese, Untersuchung u./o. Befunde	Sicherung der Diagnose
3. Hypersomnie bei schlafgebundenen Atmungstörungen		
obstruktive Schlafapnoe	S. 516	
zentrales Schlafapnoe-Syndrom	S. 500	
alveoläres Hypoventilations-Syndrom	S. 501	
schlafgebundenes Asthma	S. 501	
Overlap-Syndrom	S. 501	
schlafgebundene neurogene Tachypnoe	Atemfrequenzanstieg während der gesamten Schlafphase, beginnend beim Einschlafen, Normalisierung erst beim Aufwachen	Polysomnographie: Atemfrequenz um 20 % gegenüber Wachzustand ↑; Fehlen nächtlicher Hypoxämie und Hyperkapnie
4. Hypersomnographie bei Störungen des Schlaf-/Wachrhythmus		
Schlafstörungen bei Schichtarbeit	Berufsanamnese	typische Anamnese und charakteristische Polysomnographie
Syndrom der verzögerten Schlafphasen	Unfähigkeit vor Mitternacht schlafen zu können und verspätetes Aufwachen	typische Anamnese und charakteristische Polysomnographie
Syndrom der vorverlagerten Schlafphasen	Einschlafen am späten Nachmittag und extrem frühes Aufwachen	typische Anamnese und charakteristische Polysomnographie
5. Hypersomnie bei Bewegungsstörungen		
Syndrom der periodischen Bewegungen im Schlaf	S. 502	
Restless-legs-Syndrom	S. 501	
Fibromyalgie-Syndrom	S. 420	

*Modifiziert nach der differenzialdiagnostischen Ordnungsliste der Amerikanischen Gesellschaft für Schlafmedizin in Zusammenarbeit mit den Europäischen Fachgesellschaften sowie nach A. Sturm und P. Clarenbach: Checkliste Schlafstörungen, Thieme, Stuttgart; 1998

Verwandte Leitsymptome

▶ Müdigkeit (Antriebsarmut): S. 405
▶ s. auch Schlafstörungen, Übersicht

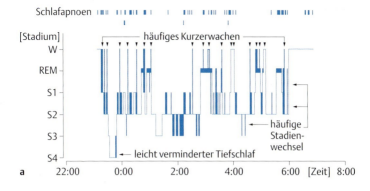

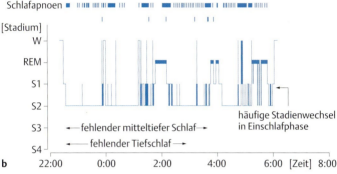

Abb. 272 Schlafapnoe-Syndrom: Schlafprofil eines Patienten mit Schlafapnoe-Syndrom a) häufige Stadienwechsel und Kurzerwachen; b) Tiefschlafverlust (W = Wachstadium, REM = Rapid eye movement-Stadium, S1 und S2 = Leichtschlafstadium 1 und 2; S3 und S 4 = Tiefschlafstadium 3 und 4) (nach Hajak und Rüthen)

Schlafstörungen: Insomnie (A. Sturm)

Grundlagen

- **Definition:**
  - *Allgemein:* Schlaflosigkeit, insbesondere in Form von Einschlafstörungen und/oder Durchschlafstörungen und/oder häufiges Erwachen und/oder zu frühes Erwachen.
- **Einteilung:** s. Tab. 177.
  - *Primär-psychophysiologische Insomnie (häufigste Form):* Meist chronische psychogene Störung mit erhöhter körperlicher Angespanntheit (Hyperarousal) und erlernter Fehlhaltung (Konditionierung), die das Schlafen verhindern und zur verminderten Leistungsfähigkeit während des Wachstadiums führen.
- **Klinik des Leitsymptoms:** s. Definition.
- **Häufigkeit/Epidemiologie:** 10–15 % der deutschen Bevölkerung; im Alter an Häufigkeit zunehmend.

Basisdiagnostik

- **Anamnese:**
  - Die Anamnese mit genauer Erfassung von Ein- und Durchschlafstörungen bzw. zu frühem Erwachen und verminderter Tagesleistungsfähigkeit ist von grundlegender Wichtigkeit.

Schlafstörungen: Insomnie

- Einzelheiten S. 491.
- **Körperliche Untersuchung:** Internistische und/oder fachneurologische und/oder fachpsychiatrische Untersuchungen.
- **Polysomnographie** (S. 492).
  - Häufig mit charakteristischem Schlafmuster/Schlafarchitektur.
  - Zum Ausschluss anderer Formen der Dyssomnie.
- **Weitere Diagnostische Maßnahmen:** S. 492.

Weiterführende Diagnostik

- Die weiteren Ergänzungsuntersuchungen ergeben sich aus der Rubrik „Sicherung der Diagnose" aus Tab. 177.

Differenzialdiagnose (Tab. 177)

- **Anmerkung:** In der folgenden Tabelle sind nur die Krankheitsbilder angeführt, bei denen die Insomnie
  - wesentliches und/oder führendes Krankheitssymptom ist.
  - und nicht nur Begleitsymptom, z. B. bei primär chronischer Polyarthritis, chronischer Niereninsuffizienz, Diabetes mellitus, Schwangerschaft, Menstruationsstörungen, Parkinsonismus, Hypnotika-, Stimulanzien- und Alkoholabhängigkeit.

*Tabelle 177 · Differenzialdiagnose der Insomnie**

Diagnose	wesentliche diagnostisch richtungweisende Anamnese, Untersuchung u./o. Befunde	Sicherung der Diagnose
I primäre Insomnie		
Synonym: Psychophysiologische Insomnie	Anamnese mit Ein-/Durchschlafstörungen/zu frühem Erwachen; tagsüber: Leistungsdefizit; ängstliches Erwarten einer wieder schlechten Nacht; vegetative Beschwerden; abendliche Anspannung und Kampf um Schlaf; beim zu-Bett-Gehen müde, im Bett hellwach	monate- oder jahrelange Insomnieanamnese S. 499 Polysomnographie: Erhöhte, d. h. verlängerte Schlaflatenz; verminderte Schlafeffizienz; erhöhte Zahl und Dauer von Wachphasen; psychosomatische Untersuchung
II sekundäre Insomnien ▶ *Beachte:* siehe Hinweis bei Tabelle 176)		
II.1 Insomnie bei schlafgebundenen Atmungsstörungen		
obstruktive Schlafapnoe	S. 516 und Tab. 176	S. 516 und Tab. 148
zentrales Schlafapnoe-Syndrom (s. Abb. 272)	Leitsymptome: Insomnie, Erstickungsanfälle im Schlaf mit Erwachen, Tagesschläfrigkeit, Gedächtnisstörungen, Libidoverlust; häufig kombiniert mit periodischen Bewegungen im Schlaf (S. 502), alveolärer Hypoventilation (S. 501), obstruktiver Schlafapnoe (S. 516)	Polysomnographie mit Nachweis eines typischen Atemmusters und fehlender Atemanstrengung

Schlafstörungen: Insomnie

Tabelle 177 · Forts., Differenzialdiagnose der Insomnie*

Diagnose	wesentliche diagnostisch richtungweisende Anamnese, Untersuchung u./o. Befunde	Sicherung der Diagnose
alveoläres Hypoventilations-Syndrom	Symptomatik bestimmt durch Grunderkrankung: Neuromuskuläre oder muskuloskelettale Erkrankungen sowie obstruktive und restriktive Ventilationsstörungen; Tagesschläfrigkeit durch Schlaffragmentierung, Gedächtnis- und Konzentrationsstörungen, morgens Kopfschmerzen, Libidoverlust. *Sonderformen:* Pickwick-Syndrom = massive Übergewichtigkeit sowie Adipositas-Hypoventilations-Syndrom (zentrale alveoläre Hypoventilation bei erheblicher Übergewichtigkeit)	Klinik der Grundkrankheit; Polysomnographie: Nachweis eines typischen Atemmusters bei reduzierter Atemanstrengung, neurologische Untersuchung
chronisch obstruktive Lungenerkrankung (s. Abb. 49, S. 107)	typischer Auskultations- und Röntgenbefund	Lungenfunktionsdiagnostik
schlafgebundenes Asthma bronchiale	im Schlaf auftretende Asthmaattacken, i.d.R. in den frühen Morgenstunden; häufig nächtlicher gastroösophagealer Reflux, produktiver Husten mit zähem Schleim	Lungenfunktionsdiagnostik mit peak-flow-Messung am Tag und in der Nacht; Polysomnographie: Schlaffragmentierung, geringe Schlafeffizienz
Overlap-Syndrom	Kombination chronisch obstruktiver Lungenerkrankungen und obstruktiver Schlafapnoe	Lungenfunktionsdiagnostik: obstruktive Lungenerkrankung; Monitoring und Polysomnographie: obstruktive Schlafapnoe (S. 516)
II.2 Insomnien bei Bewegungsstörungen		
Einschlafzuckungen	generalisierte myokloniforme Bewegungen im Wachzustand oder N-REM-I-Schlaf-Phase	Polysomnographie mit charakteristischem Muster; neurologische Untersuchung
Syndrom der unruhigen Beine (Restless-legs-Syndrom)	sehr unangenehme, z. T. aufsteigende Dysästhesien in den Beinen, intensiver Bewegungszwang, vorwiegend im Bereich der Unterschenkel; häufig bei Patienten mit Urämie, rheumatoider Arthritis, nach der 20. Schwangerschaftswoche	Polysomnographie mit charakteristischem Muster; neurologische Untersuchung inklusive Neurographie und EMG; gynäkologische Untersuchung

Schlafstörungen: Insomnie

Tabelle 177 · Forts., Differenzialdiagnose der Insomnie*

Diagnose	wesentliche diagnostisch richtungweisende Anamnese, Untersuchung u./o. Befunde	Sicherung der Diagnose
Syndrom der periodischen Bewegungen im Schlaf	periodisch auftretende Episoden wiederholter stereotyper Bewegungen an Hand, Arm, Bein, Fuß von 0,5–5 sek. Dauer mit Intervallen von 20–40 sek; häufig Cluster von Minuten bis Stunden; häufig bei Patienten mit Narkolepsie, OSA, Urämie sowie unter Einnahme von trizyklischen Antidepressiva	Polysomnographie: Wiederholte Phase einer Muskelkontraktion. Bewegungen sind mit Arousal oder Aufwachphasen verbunden; Anamnese; evtl. Nierenwerte
nächtliche Wadenkrämpfe	schmerzhafte muskuläre Verspannung und Versteifung in der Wade, gelegentlich auch Fuß, mit wiederholtem Aufwachen	Polysomnographie: Vermehrte Muskelaktivität im betroffenen Bein und damit verbundenem Aufwachen, Magnesiummangel
Fibromyalgie-Syndrom	S. 420	S. 420 und S. 423
II.3 Insomnien bei umweltbedingten Faktoren		
umgebungsbedingte Schlafstörungen	→	Umgebungs-, Medikations-, Nahrungsmittelanamnese; Allergiezeichen. Ausschaltung des Störfaktors führt zur Normalisierung des Schlafes
nahrungsmittelallergiebedingte Insomnie	→	
höhenbedingte Insomnie	→	
II.4 Insomnien bei Parasomnien		
Schlaftrunkenheit	räumliche und zeitliche Desorientierung, gestörte retro- und antegrade Merkfähigkeit, Sprach- und Denk-Verlangsamung; Minuten bis Stunden anhaltend	Verwirrtheit während und nach dem Erwachen aus dem Schlaf, meist aus dem Tiefschlaf des ersten Nachtteils; Verwirrtheitsphasen können durch erzwungenes Aufwecken induziert werden
Parvor nocturnus	plötzliches Erwachen aus dem Tiefschlaf mit gellendem Schrei; ausgeprägte Zeichen einer vegetativen Fehlregulation mit Tachykardie, Tachypnoe, Schwitzen, Mydriasis und Muskelverspannung	typische Klinik mit Auftreten üblicherweise im ersten Nachtdrittel; Polysomnographie weist den Beginn der Episode im 3. oder 4. Stadium auf, meist gleichzeitig Tachykardien; erinnerliche Episoden plötzlich nach Aufwachen verbunden mit Angst

Schlafstörungen: Insomnie

Tabelle 177 · Forts., Differenzialdiagnose der Insomnie*

Diagnose	wesentliche diagnostisch richtungweisende Anamnese, Untersuchung u./o. Befunde	Sicherung der Diagnose
Alpträume	nach traumatisierenden Erlebnissen Episoden plötzlichen Aufwachens mit Angst und Gefühl einer drohenden Gefahr	Polysomnographie: Abruptes Aufwachen aus dem REM-Schlaf von ≥ 10sek Dauer
nächtliches Schwitzen	exzessives nächtliches Schwitzen mit und ohne fieberhafte Erkrankung, das spontan remittieren kann	Polysomnographie mit Ausschluss oder Nachweis einer schlafbezogenen Atmungsstörung; Sudorometrie zur Objektivierung des Schwitzens

II.5 Insomnien bei Störungen des Schlaf/Wachrhythmus

Diagnose	wesentliche diagnostisch richtungweisende Anamnese, Untersuchung u./o. Befunde	Sicherung der Diagnose
Kurzschläfer	Anamnese	Aktograph zur Messung einer Bewegungsaktivität, Polysomnographie zum Ausschluss anderer Faktoren, Schlaf-/Wachprotokoll über 2 Wochen
Schlafstörungen bei Zeitzonenwechsel	Reiseanamnese	
Schlafstörungen bei Schichtarbeit	charakteristische Anamnese	
Syndrom der verzögerten Schlafphasen	charakteristische Anamnese	
Syndrom der vorverlagerten Schlafphasen	charakteristische Anamnese	

II.6 Insomnien bei „Drogen"-Abhängigkeit

Diagnose	wesentliche diagnostisch richtungweisende Anamnese, Untersuchung u./o. Befunde	Sicherung der Diagnose
Hypnotika, Stimulanzien, Alkohol, organotrope Medikamente	→ individuelle Anamnese; auch S. 491	

II.7 Insomnien bei Erkrankungen des ZNS

Diagnose	wesentliche diagnostisch richtungweisende Anamnese, Untersuchung u./o. Befunde	Sicherung der Diagnose
degenerative ZNS-Erkrankung	S. 85	komplette neurologische Untersuchung, ergänzend Polysomnographie
schlafgebundene Epilepsie	Epilepsien s. S. 115	
schlafgebundener Kopfschmerz	schlafgebundene Cluster-Kopfschmerzen/Migräne, die oft im Schlaf beginnen: Patienten wachen entweder nachts mit Schmerzen auf oder am Morgen mit einer Kopfschmerzattacke; häufig Flimmerskotome, Übelkeit, Lichtscheu, Erbrechen, Appetitlosigkeit	typische Anamnese; 80 % der Kopfschmerzepisoden ereignen sich im Schlaf; Polysomnographie: Erwachen im Zusammenhang mit Kopfschmerz, Einsetzen des Kopfschmerzes vor allem im REM-Schlaf

Schluckstörung (Dysphagie, Odynophagie)

Tabelle 177 · Forts., Differenzialdiagnose der Insomnie*

Diagnose	wesentliche diagnostisch richtungweisende Anamnese, Untersuchung u./o. Befunde	Sicherung der Diagnose
II.8 Insomnien bei psychiatrischen Erkrankungen		
Psychosen	S. 200	komplette psychiatrische und neurologische Untersuchung, Anamnese
Depressionen	S. 200	
Angsterkrankungen	charakteristische Anamnese	
II.9 weitere unterschiedliche Ursachen einer Insomnie		
schlafgebundener gastroösophagealer Reflux	Regurgitation vom Mageninhalt in die Speiseröhre während des Schlafes mit brennendem retrosternalem Schmerz; oft morgendliche epigastrische Beschwerden; wiederholtes Erwachen aus dem Schlaf mit Husten oder Würgen	Polysomnographie: Weckreaktion mit konsekutiver Schlaffragmentation; pH-Metrie: pathologischer gastroösophagealer Säurereflux im Schlaf; Endoskopie: Nachweis von Entzündungen des Ösophagus
Hyperthyreose	S. 200	

*Modifiziert nach der differenzialdiagnostischen Ordnungsliste der Amerikanischen Gesellschaft für Schlafmedizin in Zusammenarbeit mit den Europäischen Gesellschaften sowie nach A. Sturm und P. Clarenbach, Checkliste Schlafstörungen, Thieme, Stuttgart; 1998

Verwandte Leitsymptome

▶ Schlafstörungen – Übersicht: S. 491.

Schläfrigkeit s. Schlafstörungen S. 491, Müdigkeit (Antriebsarmut) S. 405

Schluckauf s. Singultus S. 543

Schluckstörung (Dysphagie, Odynophagie)

(A. Sturm)

Grundlagen

▶ **Definition:**
- *Schluckstörung:* Subjektives Gefühl einer Schluckstörung.
- *Dysphagie:* Passagebehinderung fester u./o. flüssiger Speisen beim Schluckakt.
- *Odynophagie:* Schmerzhafter Schluckakt ohne Passagehindernis.

▶ **Einteilung:**
- *Funktionelle Störungen:* Die Beschwerden wechseln von Mahlzeit zu Mahlzeit und betreffen meist feste und flüssige Nahrung gleichermaßen.
  - Sonderform Globus pharyngis (hystericus/nervosus): Ständiges oder in Stresssituationen auftretendes Gefühl eines Fremdkörpers im Hals, unbeeinflusst vom Schluckvorgang und ohne Nachweis funktioneller

Schluckstörung (Dysphagie, Odynophagie)

oder morphologischer Ursachen. Typischerweise Missempfindung beim Leerschlucken, bei Nahrungsaufnahme in der Regel keine Beschwerden.
- *Organische Störungen:* Gleichbleibendes bis progredientes Beschwerdebild, das zunächst nur feste Nahrung betrifft.

▶ **Einteilung (nach Lokalisation):**
- *Oropharyngeale Dysphagie:* Gestörter Schluckvorgang im Rachenbereich, „Verschlucken". Häufig kombiniert mit nasaler Regurgitation und evtl. Aspiration von Nahrungsbestandteilen und reflektorischen Hustenanfällen.
- *Ösophageale Dysphagie:* Passagebehinderungen für feste und flüssige Nahrung entlang dem Ösophagus, häufig verbunden mit Würgereiz und Regurgitation der Nahrung.

Basisdiagnostik

▶ **Anamnese:**
- *Abhängigkeit der Beschwerden von der Konsistenz der Nahrung?*
  - Feste Nahrung: Bei Einengung des Ösophaguslumens durch peptische Stenosen, Karzinome oder extraluminale Prozesse.
  - Feste und flüssige Nahrung: Bei Motilitätsstörungen oder Zenker-Divertikel.
- *Zeitlicher Verlauf der Schluckbeschwerden?*
  - Über Monate bis Jahre progredient? (z. B. bei Ösophaguskarzinom)
  - Über Jahre progredient? (z. B. bei peptischen Stenosen)
  - Intermittierend? (z. B. bei rezidivierenden Ösophagitiden oder diffusem Ösophagusspasmus)
- *Im Vordergrund stehende Beschwerden?*
  - Obstruktionsgefühl? (z. B. bei Einengung des Ösophaguslumens durch peptische Stenosen, Karzinome oder extraluminale Prozesse)
  - Odynophagie? (z. B. bei entzündlichen Prozessen oder intermittierend mit heftigen Schmerzen bei diffusem Ösophagusspasmus)
  - Regurgitation? (z. B. bei zentral bedingter Schluckstörung sofort, bei [sub-] totaler Einengung des Ösophaguslumens oder Achalasie meist nach 30–90 sek, noch längeres Zeitintervall oder nächtliche Regurgitation bei Divertikeln)
- *Wichtige Vorerkrankungen und Risikofaktoren?* (z. B. Alkohol und Rauchen beim Ösophaguskarzinom)
- *Gewichtsverlust?* (z. B. Ösophaguskarzinom)

▶ **Körperliche Untersuchung:** Lymphknoten, Inspektion von Mundhöhle, Pharynx, Kau- und Schluckvorgang, neurologische Untersuchung (v.a. Hirnnerven).

▶ **Radiologische Untersuchung des Schluckaktes:** Immer indiziert bei V.a. organische Störungen (s. o.), bei Aspirationsgefahr mit wasserlöslichem Kontrastmittel.

▶ **Ösophago-Gastroskopie:** Immer indiziert bei V.a. organische Störungen (s. o.).

Weiterführende Diagnostik

▶ **Ösophagusmanometrie:** Indiziert bei Motilitätsstörungen, z. B. Achalasie.

Differenzialdiagnose (Tab. 178)

Schluckstörung (Dysphagie, Odynophagie)

Tabelle 178 · Differenzialdiagnose der Schluckstörung

Diagnose	wesentliche diagnostisch richtungweisende Anamnese, Untersuchung u./o. Befunde	Sicherung der Diagnose
I Oropharyngeale Dysphagie		
I.1 mechanisch und /oder schmerzbedingt		
bakterielle Tonsillitis (s. Abb. 71, S. 150)	Klinik, BSG und CRP erhöht, Leukozytose mit Linksverschiebung (evtl. Eosinophilie)	Erregernachweis im Rachenabstrich (β-hämolysierende Streptokokken der Gruppe A), ASL- und ADB-Titeranstieg
virale Tonsillitis	allmählicher Beginn mit mäßigem Fieber, keine Seitenlokalisation der Schmerzen beim Schlucken möglich, Pharynx einschließlich der Tonsillen diffus gerötet	Nachweis durch signifikanten Titeranstieg bei Kontrolle nach 2–4 Wo. oder durch Virusisolierung aus Rachenspülwasser (meist nicht notwendig)
Tonsillarabszess	Fieber, reduzierter Allgemeinzustand, einseitige Tonsillenschwellung, homolaterale massive, schmerzhafte, verbackene Halslymphknotenschwellung, Fötor ex ore	Lokalbefund, ggf. Hals-Sono/CT u./o. MRT
Mundbodenphlegmone	stark reduziertes Allgemeinbefinden, hohes Fieber, Dysphagie, Odynophagie, heftige Schmerzen, Hypersalivation, Behinderung der Artikulation, Kieferklemme, geschwollene regionale LK	HNO-Status, Sono Mundboden, Abstrich (aus Punktat oder nach Inzision)
Hypopharynxkarzinom	Schmerzen bei Infiltration des Tumors in die Pharynxwand	HNO-Spiegelbefund, histologisch Sicherung durch PE
Tonsillen-Ca, (Plattenepithel-Ca, Schmincke-Tumor) (s. Abb. 273, S. 510)	einseitig vergrößerte, ulzerierte Tonsille, reduzierte Schluckverschieblichkeit bei Infiltration in die Umgebung	histologischer Nachweis im Rahmen der Tonsillektomie
I.2 neuromuskuläre Störung		
nach Schlaganfall (zentralnervös)	Anamnese, neurologische Untersuchung	CT
neurologische Erkrankungen mit Beteiligung der für den Schluckakt verantwortlichen Hirnnerven (zentralnervös)	weitere neurologische Ausfälle im Rahmen von z. B. Poliomyelitis, Syringomyelie, amyotropher Lateralsklerose, zerebralen Insulten, multipler Sklerose	neurologische Untersuchung, Endoskopie
postentzündlich (periphernervös)	Anamnese, neurologische Untersuchung	kein sicherer Organbefund bei Endoskopie
Posttraumatisch (periphernervös)	Anamnese, neurologische Untersuchung	Narben/Strikturen, sonst kein pathol. Organbefund bei Endoskopie

Schluckstörung (Dysphagie, Odynophagie)

Tabelle 178 · **Forts., Differenzialdiagnose der Schluckstörung**

Diagnose	wesentliche diagnostisch richtungsweisende Anamnese, Untersuchung u./o. Befunde	Sicherung der Diagnose
Tetanus (neuromuskulär)	Dysphagie durch Trismus der Kaumuskulatur, Trauma 7–21 d zurück liegend	klinische Diagnose; EMG zeigt Verkürzung der postreflektorischen Innervationsstille (Ableitung aus der Kaumuskulatur), Keimnachweis nicht zuverlässig
Botulismus (neuromuskulär)	Doppelbilder (Augenmuskellähmung), gestörtes Nahesehen, Mundtrockenheit, Dysphagie 18–36 h nach Lebensmittelintoxikation	Nachweis von Botulinustoxin in Serum, Stuhl oder Nahrungsmittel
Myositis im Rahmen von Kollagenosen/Vaskulitiden (muskulär)	meist auch Befall der Skelettmuskulatur	s. Muskelschmerzen (Myalgien) S. 418 u. 419
Myasthenia gravis (muskulär) (s. Abb. 274)	mit zunehmender Dauer der Muskeltätigkeit stärkere Muskelschwäche, vor allem der Gesichtsmuskulatur; Assoziation mit weiteren Autoimmunerkrankungen wie Perniziosa, Morbus Addison, Diabetes mellitus sowie mit Thymomen	Antikörper gegen Azetylcholinrezeptoren bei typischer Klinik, EMG-Ermüdungstest (Abnahme der Aktionspotenzialamplitude bei repetitiver Stimulation eines peripheren Nervs, wieder Zunahme der Aplitude nach Tensilon-Injektion)
Muskeldystrophien (muskulär)	s. Muskelkrämpfe S. 414	

II Ösophageale Dysphagien

II.1 luminal

peptische Stenosen, Membran- und Ringbildungen (Schatzki-Ring)	häufig mit chronischer Refluxkrankheit vergesellschaftet (Anamnese!), Häufung bei axialer Hiatushernie	Endoskopie mit Biopsie zum Malignomausschluss, Langzeit-pH-Metrie
Soor-Ösophagitis (s. Abb. 275, S. 511)	schmerzhafter Schluckakt (Odynophagie), oft immunkompromittierte Patienten.	typ. Befund der Ösophagoskopie: nicht abspülbare weiß-gelbe Beläge
Refluxösophagitis (s. Abb. 296, S. 567)	s. Aufstoßen S. 45; typische Beschwerden wie Sodbrennen	ÖGD, Manometrie, evtl. Polysomnographie, Endoskopie
Zenker-Divertikel (s. Abb. 22, S. 46)	s. u. (Traktionsdivertikel)	Nachweis des Divertikels an typischer Stelle oberhalb der pharyngealen Ösophagusenge durch Ösophagusbreischluck (oder Endoskopie)

Schluckstörung (Dysphagie, Odynophagie)

Tabelle 178 · Forts., Differenzialdiagnose der Schluckstörung

Diagnose	wesentliche diagnostisch richtungweisende Anamnese, Untersuchung u./o. Befunde	Sicherung der Diagnose
paraösophageale Hernie (s. Abb. 210, S. 399)	neben Dysphagie auch u. U. Zeichen der Refluxösophagitis mit Sodbrennen und Erbrechen	Endoskopie, Ösophagusbreischluck
Traktionsdivertikel	Dysphagie mit Hochwürgen des unverdauten Divertikelinhaltes; Kompression des Ösophagus variiert mit Füllung des Divertikels durch Speisereste	Nachweis des Divertikels an typischer Stelle etwa in Hilushöhe durch Ösophagusbreischluck oder Endoskopie
Strikturen nach Operationen, Verbrennungen, Bestrahlung, Verätzung	Anamnese	Kontrastmittelschluck, Endoskopie
ösophageotracheale Fistel (s. Abb. 276, S. 511)	Z.n. Verätzungen, Fremdkörperaspiration, Perforation, Ösophagus-Ca, zentrales Bronchial-Ca	Ösophagoskopie, Bronchoskopie, Breischluck (dünner Bariumbrei)
Ulzera	Verätzung (*cave:* wichtig ist eine Frühendoskopie, später droht Perforation!), Tablettenulzera	Endoskopie
Achalasie (s. Abb. 23, S. 46)	Endoskopie zum Ausschluss anderer Erkrankungen (v.a. von Karzinomen)	Röntgen; Manometrie: Fehlen des typischen Musters (normal wandert die Kontraktionsamplitude [bis 50 mm Hg] beim Schluckakt in ca. 5 sek vom Pharynx zum unteren Ösophagussphinkter [UÖS], wo eine Erschlaffung des UÖS vorausgeht)
Fremdkörper	typische Anamnese	Rö-Aufnahme bei Schatten gebenden Fremdkörpern; Ösophagoskopie
Morbus Crohn	s. Diarrhö S. 94	
Ösophagusspasmus	s. Achalasie	Röntgen; Manometrie: nicht-propulsive Simultan-Kontraktionen
hyperkontraktiler Ösophagus (Nussknackerösophagus)	s. Achalasie	Röntgen; Manometrie (propulsive Kontraktionen mit hoher Amplitude [200 mmHg])

Tabelle 178 · Forts., Differenzialdiagnose der Schluckstörung

Diagnose	wesentliche diagnostisch richtungweisende Anamnese, Untersuchung u./o. Befunde	Sicherung der Diagnose
Sklerodermie (s. Abb. 277, S. 512)	Mikrostomie, Raynaud-Syndrom, verkürztes Zungenbändchen, v. a. akraler Befall mit verdickter und verfestigter, gelegentlich ödematöser Haut; Organbefall v. a. von Herz, Darm, Nieren; durch Beteiligung von Pharynx- und Ösophagusmuskulatur (Fibrosierung), gelegentlich Schluckstörung im Rahmen der Symptomatik	typische Befunde eines atonen Ösophagus im Ösophagusbreischluck und der Manometrie, ÖGD S. 132
Neuromuskuläre Störungen	s. o.	
Amyloidose	primäre Amyloidose beginnt nicht selten im Bereich des Pharynx und der oberen Atemwege	weitere Differenzierung s. Anurie/Oligurie S. 26
Plummer-Vinson-Syndrom mit stenosierenden Membranen im oberen Ösophagus bei Eisenmangel	Kontrastmittelbreischluck	Endoskopie
Ösophaguskarzinom (s. Abb. 276, S. 511)	uncharakteristische Schluckbeschwerden	Ösophagus-Röntgen, Endoskopie und Biopsie, Endosonographie (lokales Staging)
Larynx-Karzinom	nach Heiserkeit bei zunehmender Ausdehnung auch Dysphagie	Laryngoskopie
Kardia-Karzinom	führt gelegentlich zu Dysphagie als Erstsymptom	Gastroskopie mit Biopsie
II.2 extraluminal		
Struma (maligna) (s. Abb. 209, S. 399)	Dysphagie meist nur bei größeren Strumen, meist zuerst inspiratorischer Stridor; schluckverschiebliche Schwellung	Sonographie, Szintigraphie, CT: retrosternale Ausdehnung; Differenzierung durch Szintigraphie; weitere Differenzierung s. Halsschwellungen S. 214
akute Thyreoiditis	infektiös oder autoimmun, lokale schmerzhafte Schwellung, Rötung, Überwärmung, Fieber, BSG erhöht, Leukozytose, Linksverschiebung	Serologie, basales TSH basal, fT_3, fT_4, Thyreoglobulin AK, antimikrosomale AK, TSI bei Morbus Basedow
subakute Thyreoiditis (de Quervain)	häufig 10–14 Tage nach Virusinfekt auftretend, initial Hyperthyreose im weiteren Verlauf Euthyreose, selten Hypothyreose	Riesenzellgranulome in der Feinnadelpunktion

Schluckstörung (Dysphagie, Odynophagie)

Tabelle 178 · Forts., Differenzialdiagnose der Schluckstörung

Diagnose	wesentliche diagnostisch richtungweisende Anamnese, Untersuchung u./o. Befunde	Sicherung der Diagnose
Mediastinaltumoren (z. B. Lymphome)	Dysphagie selten Primärsymptom	CT (s. auch Mediastinalverschattungen S. 396)
Aortenaneurysma	S. 63	Sonographie, Thorax CT
entzündliche/neoplastische mediastinale Lymphknotenschwellung	Schluckstörungen bei massiver Vergrößerung mediastinaler Lymphknoten nur selten, zuvor meist obere Einflussstauung	weitere Differenzierung s. Lymphknotenschwellungen S. 388
Perikarderguss (s. Abb. 278, S. 512)	neben Einflussstauung und Hypotonie (inkl. Pulsus paradoxus) als Zeichen der Perikardtamponade, gelegentlich bei massiven Perikardergüssen auch Dysphagie	weitere Differenzierung s. Herzvergrößerung S. 280
vergrößerter linker Vorhof	Dyspnoe, Zyanose, bei Klappenvitien Geräuschbefunde; Dysphagie i.d.R. kein isolierter Befund	s. Herzvergrößerung S. 276
Osteophyten	bei massiver Osteophytenbildung der BWS selten Dysphagie	Rö-BWS
Skoliose	nur selten bei massiver Skoliose auch Dysphagie	typischer Aspekt, Rö-BWS
A. lusoria	kein richtungweisender Befund; „Daran denken"!	die Gefäßanomalie kann durch Angio-MRT oder CT nachgewiesen werden
Dermatomyositis (s. Abb. 223, S. 423)	Beteiligung der quergestreiften Muskulatur im oberen Ösophagusdrittel; Muskelschmerzen/-schwäche, Hautefflorezenzen und Photosensibilität	Endoskopie, s. Muskelschmerzen S. 419
III funktionell		
Globus pharyngis (hystericus/nervosus)	psychische Auffälligkeiten, keine Gewichtsabnahme	Ausschluss organischer Erkrankungen des Ösophagus/Nervensystems

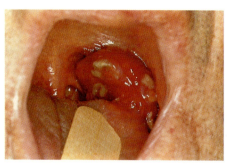

Abb. 273 Tonsillenkarzinom

Schluckstörung (Dysphagie, Odynophagie)

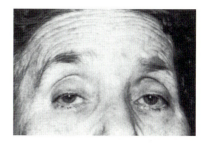

Abb. 274 Myasthenia gravis. Okuläre Myasthenie mit Ptosis beidseits

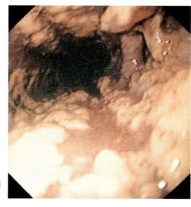

Abb. 275 Soor-Ösophagitis mit weißlichen Belägen in Längsrichtung (Endoskopie)

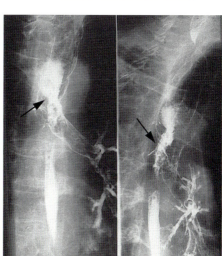

Abb. 276 Ösophagobronchiale Fistel bei Ösophaguskarzinom (Röntgen mit Kontrastmitteldarstellung) der Fistel (Pfeil)

Schluckstörung (Dysphagie, Odynophagie)

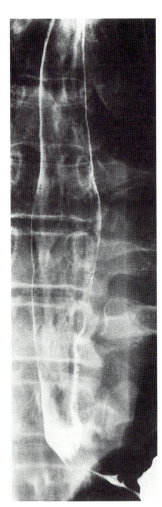

Abb. 277 Sklerodermie mit klaffendem starrem Ösophagus (Ösophagusbreischluck)

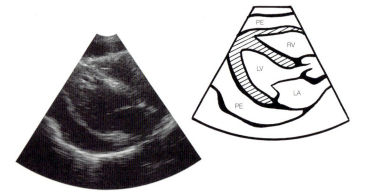

Abb. 278 Perikarderguss im Echokardiogramm. PE = Perikarderguss, LV = linker Ventrikel, RV = rechter Ventrikel, LA = linker Vorhof

Verwandte Leitsymptome

- Thoraxschmerzen: S. 561.
- Rückenschmerzen: S. 471.

Schmerzen – Übersicht (A. Sturm)

Grundlagen

- Schmerzen als primäres diagnostisches Symptom gehören zu den häufigsten Patientenklagen in Praxis und Klinik.
- Eine primäre differenzialdiagnostische Analyse der Schmerzangaben ist daher von wesentlicher Bedeutung und notwendige Basisdiagnostik.

Differenzialdiagnostische Kriterien des Schmerzes (nach R. Bader u. G. Gallacchia)

- **Schmerzanamnese:** Folgende Gesichtspunkte sind besonders zu berücksichtigen:
  - Lokalisation des Schmerzes.
  - Schmerzintensität.
  - Art und Charakter des Schmerzes.
  - Zeitliche Entwicklung und Verlauf des Schmerzes.
  - Äußere Bedingungen für die Schmerzauslösung.
  - Faktoren, die zur Schmerzverstärkung oder Schmerzreduktion führen.
  - Somatische und psychische Begleitsymptome (s. u.).
- **Entstehungsort:**
  - *Somatisch:* Oberflächenschmerz in der Haut oder Tiefenschmerz in Muskeln, Sehnen, Knochen, Gelenken oder im Bindegewebe.
  - *Viszeral* (Eingeweide): Dehnung, Ischämie oder Spasmen von Hohlorganen oder Kapseldehnung parenchymatöser Organe. Der viszerale Schmerz ist häufig begleitet von Reizerscheinungen des vegetativen Nervensystems wie Übelkeit, Erbrechen, Palpitationen, Schweißausbrüchen, Durchfälle und Hautblässe.
- **Zeitlicher Verlauf:**
  - *Akut:* Enge zeitliche Verknüpfung mit eingetretener oder drohender Gewebeschädigung.
  - *Chronisch* in Form persistierender oder intermittierender Schmerzen länger als 6 Monate: Folge einer dauerhaften Schädigung oder Entzündung bzw. Verselbständigung des Schmerzes, d. h. von der ursprünglichen Ursache losgelöst und eigene „Schmerzkrankheit".
- **Symptomatik** (vgl. unten „Besondere Schmerzformen"):
  - Dumpf, bohrend.
  - Ziehend oder punktförmig stechend.
  - Krampfartig.
  - Belastungsabhängig.
- **Besondere Schmerzformen** (neben den im Abschnitt „Symptomatik" angeführten Schmerzcharakteristika können folgende Schmerzformen definiert werden):
  - *Neuralgie:* Schmerzen/Beschwerden im Versorgungsgebiet eines/mehrerer Nerven, die dem Ausbreitungsgebiet des Nervs entsprechen.
  - *Kausalgie:* Brennender Schmerz mit oder ohne Allodynie (s. u.), häufig kombiniert mit vasomotorischen Störungen.
  - *Hyperalgesie:* Gesteigerte Schmerzempfindlichkeit auf einen schmerzhaften Reiz unterschiedlicher Genese.

Schmerzen – Übersicht

- *Allodynie:* Inadäquat heftige Schmerzreaktion durch Stimuli, die im allgemeinen keinen Schmerz verursachen, z. B. leichten Druck, Kälte oder Wärme.
- *Triggerpunktsyndrom:* Überempfindliche, häufig tastbar verhärtete Muskelveränderungen, die spontan oder auf Druck zu einer Schmerzausstrahlung und reflektorischem Muskelspasmus innerhalb eines definierten Areals führen (s. Abb. 224).
- *Hyperpathie:* Sensibilitätsstörung bei erhöhter Schmerzschwelle als Überempfindlichkeit gegenüber lokalen Reizen; die Schmerzen können nach Reizung verzögert einsetzen und verlängert bestehen.
- *Parästhesie:* Abnorme Gefühlssensation mit Kribbeln, Ameisenlaufen, taubem oder brennendem Gefühl, subjektiven Missempfindungen, z. B. „elektrisiert werden".
- *Dysästhesie:* Schmerzhafte Missempfindungen, die spontan oder durch Berührung auftreten können.
- *Phantomschmerzen:* Schmerzen unterschiedlicher Art nach Verlust einer Extremität bzw. Denervierung von Körperregionen.
- *Radikuläre Schmerzen:* Sensible oder motorische Beschwerden/Reizsymptome, die dem Innervationsgebiet einer/mehrerer Nervenwurzeln angehören.

Differenzialdiagnostische Unterteilung nach pathogenetischen Gesichtspunkten

▶ **Nozizeptiver Schmerz:**
- *Ätiologie:* Folge einer Stimulation der Schmerzbahn durch chemische, mechanische oder thermische Toxen. Freisetzung von allogenen Substanzen oder Freisetzung von Mediatoren durch entzündetes Gewebe.
- *Vorkommen:* Sehr häufiges Schmerzbild; typische Beispiele sind Arthropathien, Unfälle, extraartikuläre rheumatische Erkrankungen, Ischämieschmerzen, z. B. Myokardinfarkt, viszerale Schmerzen sowie Ulzerationen.

▶ **Neuropathischer Schmerz:**
- *Ätiologie:* Folge einer aberrierenden neuralen Funktion mit möglicher Entwicklung irreversibler peripher oder zentraler Veränderungen.
- *Vorkommen:* Charakteristisch hierfür sind Sensibilitätsstörungen wie Hypästhesie, Hyperästhesie, Dysästhesie, Hypalgesie, Hyperalgesie und Allodynie. Typische Beispiele sind die diabetische Polyneuropathie, Trigeminusneuralgie, Phantomschmerzen, Thalamusschmerzen, myelopathische und radikuläre Schmerzen wie der Post-Apoplexie-Schmerz als zentraler Schmerz sowie CRPS (**c**omplex **r**egional **p**ain **s**yndrom) Typ I und II:
  - Typ I = symptomatische Algodystrophie, z. B. nach Traumen an den Extremitäten ohne Nervenläsion mit trophischen Hautstörungen sowie sensiblen und motorischen Störungen (Sudeck-Typ).
  - Typ II = Kausalgie: nach Extremitätentraumen mit peripherer Nervenschädigung.

▶ **Schmerzen mit gemischter oder unspezifischer Ätiologie:** Nozizeptischer und neuropathischer Schmerz oder Schmerzen infolge eines nicht geklärten Mechanismus.

▶ **Somatoforme Schmerzstörung:** Diese Form der Schmerzstörung beinhaltet meist körperliche und psychische Komponenten, z. B. in Form eines allogenen Psychosyndroms, Schmerzen im Rahmen eines chronischen organisch bedingten Schmerzsyndroms, psychosomatische Schmerzen, z. B. als Folge von Depressionen unterschiedlicher Genese, Hypochondrie, Hysterie und Phobie sowie Schmerzverarbeitungsstörungen.

▶ **Psychogene Schmerzen im engeren Sinne:** Schmerzen entsprechen nicht den anatomischen Gegebenheiten, zeitlicher Zusammenhang zwischen psychogenem Konflikt und Schmerzentstehung, Nachweis psychischer Faktoren, die nicht einer anderen Störung entsprechen.

Schnarchen (A. Sturm)

Grundlagen

- **Definition:** Geräusche während des Schlafes, die bei Mundatmung durch stoßweise und flatterhafte Schwingungen des schlaff herunterhängenden Gaumensegels entstehen.
- **Einteilung:** s. Tab. 179.
- **Klinik des Leitsymptoms:** s. Anamnese.
- *Hinweis:* Schnarchen ist oft ein harmloses Symptom, aber genauso häufig pathologisches Symptom, das von den Patienten, Angehörigen und Ärzten fälschlicherweise als harmlos interpretiert und dementsprechend nicht differenzialdiagnostisch untersucht wird!

Basisdiagnostik

- **Anamnese:**
  - Entscheidend ist die Anamnese des Schnarchens durch den Bettpartner: Häufigkeit, Unregelmäßigkeit, Pausen, verbunden mit Aufwachen, Umherschlagen, Unruhe, Bettlage, etc.
  - Einschlafneigung am Tag, morgendliche Abgeschlagenheit und Kopfschmerzen können Hinweise auf ein Schlafapnoe-Syndrom (S. 516) sein.
- **Einzelheiten** S. 516.

Weiterführende Diagnostik

- Nicht laborgebundene Monitorsysteme: S. 492.
- Polysomnographie, S. 492. und Abb. 271.
- Bei berechtigtem V.a. ein Schlafapnoe-Syndrom (Tab. 179):
  - HNO-ärztliche und kieferorthopädische Untersuchung.
  - Kardiovaskuläre und pulmonale Funktionsdiagnostik (S. 492).

Differenzialdiagnose (s. Tab. 179)

Tabelle 179 · Differenzialdiagnose des Schnarchens

Diagnose	wesentliche diagnostisch richtungweisende Anamnese, Untersuchung u./o. Befunde	Sicherung der Diagnose
primäres oder habituelles Schnarchen	Schnarchen ohne Schlaflosigkeit und Tagesschläfrigkeit	im ambulanten Labormonitoring und polysomnographisch *keine* plötzlichen Wachphasen/Sauerstoffentsättigung/intrathorakalen Druckschwankungen; normales Schlafmuster

Tabelle 179 · Forts., Differenzialdiagnose des Schnarchens

Diagnose	wesentliche diagnostisch richtungsweisende Anamnese, Untersuchung u./o. Befunde	Sicherung der Diagnose
obstruktives Schlafapnoe-Syndrom	Leitsymptome: Schnarchen mit nächtlichen Atempausen, Tagesmüdigkeit mit erhöhter Einschlafneigung, unruhiger Schlaf mit häufig (vom Patienten nicht wahrgenommenem) Aufwachen; Konzentrationsschwäche; Neigung zu depressiver Verstimmung; reduzierte Leistungsfähigkeit; verstärktes Schnarchen nach Alkoholgenuss	Anamnese/Fremdanamnese (Partner); ambulantes Labormonitoring zur Registrierung von Häufigkeit + Dauer der Atemstillstände/des Schnarchens, O_2-Sättigung sowie Pulsfrequenz; Polysomnographie mit pathognomonischen Befunden, HNO-ärztlicher Nachweis/Ausschluss einer Atmungsbehinderung (vergrößerte Tonsillen, Uvula, Pharynx- und Sinuserkrankung)
Sonderform: Overlap-Syndrom	Kombination aus chronisch obstruktiver Lungenerkrankung und obstruktiver Schlafapnoe	Kombination der Symtome des OSA mit Symptomen einer chronisch obstruktiven Lungenerkrankung (S. 102)
Obstruktives Schnarchen (upper airway resistance-Syndrom)	nächtliches Schnarchen mit Tagesschläfrigkeit, mangelnde Leistungsfähigkeit und Konzentrationsvermögen, Persönlichkeitsveränderung, morgendlicher Kopfschmerz	Polysomnographie: Nachweis von Schnarchgeräuschen *ohne* Sauerstoffentsättigung, *keine* Apnoe/Hypnoe??, zahlreiche Arousals; Ösophagusmanometrie: Nachweis von intrathorakalen Druckschwankungen

Verwandte Leitsymptome

▶ Schlafstörungen: S. 491

Schock (A. Sturm)

Grundlagen

▶ **Definition:** Missverhältnis zwischen O_2-Angebot und O_2-Bedarf infolge Reduktion der effektiven Durchblutung und Störung der Mikrozirkulation mit nachfolgender Gewebshypoxie infolge eines Missverhältnisses von Herzleistung, zirkulierendem Blutvolumen und Gefäßwiderstand; nachfolgend: Auftreten eines generalisierten Kreislaufversagens mit sekundärem Multiorganversagen bzw. irreversiblen Organschäden.
▶ **Klinik des Leitsymptoms** (s.a. „Stadien des Schocks" in Tab. 180): Die Schocksymptomatik ist charakterisiert durch
  • Abfall des arteriellen Blutdrucks.
  • Anstieg der Herzfrequenz mit fadenförmigem oder nicht tastbarem Puls.
  • Anstieg der Atemfrequenz und Hyperventilation.
  • Störung des Bewusstseins, die von einer leichten Eintrübung, Verwirrtheit, ängstlichen Agitation, Somnolenz bis zum Koma reichen kann.

Schock

- Kalte, blasse, schweißige Haut (mit Ausnahme des septischen Schocks) mit peripherer, häufig marmorierter Zyanose.
- Entwicklung einer Oligurie bis Anurie.

Tabelle 180 · **Stadien des Schocks**

	Stadium I (kompensiert)	Stadium II (dekompensiert)	Stadium III (i. d. Regel irreversibel)
Blutdruck	↓	↓↓	↓↓↓
Herzfrequenz	↑	↑	↑ – ↓↓
Atemfrequenz	↑	↑↑	↑ – ↓↓
Bewusstseinslage	↔	↓	↓↓
Haut	blass (sept. Schock: gerötet)	blass, zyanotisch	zyanotisch
Urinausscheidung	↓	↓↓	∅

▶ **Differenzialdiagnostische Übersicht:** Das differenzialdiagnostische Spektrum eines Schocks umfasst zahlreiche Krankheitsbilder, die bestimmten Schock-Klassifikationen zugeordnet werden können. Eine differenzialdiagnostische Übersicht dieser Klassifikationen gibt der linke Teil der Tabelle wieder, die einzelnen Krankheitsbilder, die zu den Schockformen führen, sind in den Tab. 182–185 angeführt.

Tabelle 181 · **Differenzialdiagnose der Schock-Klassifikationen aufgrund der hämodynamischen Parameter**

Schock-Klassifikationen	HZV	ZVD	PCWP	SVR	a. v. O_2-Diff.
kardiogener Schock	↓	↔	↑	↑	↑
extrakardialer zirkulatorisch-obstruktiver Schock	↓	↑	↓	↑	↑
hypovolämischer Schock	↓	↓	↓	↑	↔
Verteilungs-Schock (distributiver Schock)	↑	↓	↓	↓	↓
neurogener Schock	↓	↓	↓	↓	(↑)

HZV = Herzzeitvolumen, ZVD = zentralvenöser Druck, PCWP = pulmonalkapillärer Verschlussdruck, SVR = systemvaskulärer Widerstand

Akutdiagnostik und weiterführende Diagnostik

▶ *Hinweis:* Schockzustände erfordern in jedem Stadium (Tab. 180) eine rasche Diagnostik. „Zögernde" Überlegungen über mögliche weiterführende diagnostische Maßnahmen können die Therapie dieses lebensbedrohlichen Zustandes prognostisch entscheidend verschlechtern. Häufig Diagnostik parallel zu den ersten Maßnahmen zur Behandlung des Schocks!

▶ **Anamnese:**
- In vielen Fällen bei dem bewusstseinsgetrübten Patienten nicht oder nur teilweise möglich. Deshalb Angehörige, Nachbarn, Arbeitskollegen, Umfeld-Bekannte (Verkehrsteilnehmer) etc. über die Umstände, die zur Akutsituation geführt haben, befragen.

Schock

- Frühere, insbesondere kardiopulmonale, renale, gastroenterologische, neurologische, hämatologische und endokrine Erkrankungen oder Symptome sowie Infektionsmöglichkeiten erfragen.
- Vorausgegangene Blutungen, bekannte Allergien, Medikamenteneinnahme, insbesondere gerinnungshemmende und das Nervensystem beeinflussende Substanzen einschließlich Drogenabusus, Alkoholabusus, Umgebungsmilieu?

▶ **Körperliche Untersuchung** (s. o. "Klinik der Leitsymptome" und Tab. 180):
- Gründliche körperliche Untersuchung des völlig entkleideten Patienten einschließlich sorgfältigem neurologischen Status (S. 2) unerlässlich. Sind Verletzungen nachweisbar?
- Besondere Beachtung von Bewusstseinszustand, Blutdruck, Herzfrequenz, Atmungsfrequenz, Hautbeschaffenheit (kalt, warm, schweißig, marmoriert?).

▶ **Notwendige, ergänzende und weiterführende Diagnostik:**
- *Hämodynamisches Monitoring* zur Beurteilung des Schock-Schweregrades und seiner Klassifikation unerlässlich: s. S. 517, Tab. 180 u. 181
- *Laboruntersuchungen:*
  - Blutbild: Hb, Leukozyten, Differenzial-Blutbild, Erythrozyten, Thrombozyten, Hämatokrit.
  - Gerinnungsstatus: TPZ (INR), APTT, TZ, ATIII, Fibrinogen.
  - Arterielle Blutgas-Analyse inkl. Säure-Basen-Status.
  - Elektrolyte (Na^+, K^+, Ca^{2+}), CK, CKMB, Transaminasen, Kreatinin, CRP, Gesamteiweiß.
  - Immunglobuline.
  - Urinstatus.
- *Apparative Untersuchungen:* EKG, Echokardiographie, Sonographieuntersuchung des Bauchraumes und evtl. Thorax, Thorax-Übersicht (wenn möglich); gezielte Röntgenuntersuchungen bei Traumata in der Anamnese.

▶ **Hinweis:** Die weitere notwendige und ergänzende Diagnostik wird bei den einzelnen Krankheitsbildern angeführt.

Differenzialdiagnose

▶ **Differenzialdiagnose des kardiogenen und intrakardialen obstruktiven Schocks:** Tab. 182.

Tabelle 182 · Differenzialdiagnose des kardiogenen und intrakardialen obstruktiven Schocks

Diagnose	wesentliche diagnostisch richtungweisende Anamnese, Untersuchung u./o. Befunde	Sicherung der Diagnose
1. kardiogener Schock (typische und differenzialdiagnostische Charakteristika der Hämodynamik s. Tab. 181)		
Myokardinfarkt	S. 564	EKG: 70% Infarktnachweis; Enzyme: CK, CKMB und Isoformen, Troponin T, Myoglobin
Pumpversagen bei Kardiomyopathie	ausgeprägte Zeichen der HMI (Herzmuskelinsuffizienz) S. 243	Echokardiographie, Röntgen-Thorax (w. m.), Klinik
Pumpversagen bei Herzklappenfehler	ausgeprägte Zeichen der HMI S. 243	Echokardiographie, Auskultationsbefund, Röntgen-Thorax (w. m.)

Schock

Tabelle 182 · **Forts., Differenzialdiagnose des Schocks**

Diagnose	wesentliche diagnostisch richtungweisende Anamnese, Untersuchung u./o. Befunde	Sicherung der Diagnose
Herzklappeneinriss/-abriss	dramatische Entwicklung einer globalen HMI	Echokardiographie, Auskultationsbefund
Myokarditis	Infektionsanamnese: akuter, fulminanter oder chronisch rezidivierender Verlauf; S. 251	EKG, im Vergleich zu den Vor-EKG; Echokardiographie, Myokardbiopsie, spez. Serologie; S. 255
hypertensive Krise bei hypertensiver Kardiomyopathie	sehr unterschiedliche Hochdruckanamnese: S. 289; S. 292	Echokardiographie, Blutdruckmessung, EKG, Röntgen-Thorax
maligne Herzrhythmusstörungen	s. Herzrhythmusstörungen S. 256	Vorbefunde, EKG, s. Herzrhythmusstörungen S. 258
2. intrakardiale Obstruktion		
Myxom, Thrombus, Tumor	S. 170	Echokardiographie, Koronarangiographie
kardiale Restriktion: – Perikardtamponade – konstriktive Perikarditis	zunehmende Zeichen der oberen und unteren Einflussstauung; s.a. S. 109	EKG, Echokardiographie, Thoraxaufnahme S. 113 und S. 113

w. m. = wenn möglich
viele der angeführten Krankheitsbilder werden bzgl. der „wesentlichen diagnostisch richtungweisenden Anamnese..." an anderer Stelle ausführlich besprochen, sodass ein entsprechender Seitenverweis erfolgt; klinische Symptomatik des Schocks: s. Klinik der Leitsymptome sowie Tab. 180

▶ **Differenzialdiagnose des extrakardialen zirkulatorisch-obstruktiven sowie des Verteilungsschocks:** Tab. 183.

Tabelle 183 · **Differenzialdiagnose des extrakardialen zirkulatorisch-obstruktiven sowie des Verteilungsschocks**

Diagnose	wesentliche diagnostisch richtungweisende Anamnese, Untersuchung u./o. Befunde	Sicherung der Diagnose
1. extrakardialer zirkulatorisch-obstruktiver Schock (typische und differenzialdiagnostische Charakteristika der Hämodynamik s. Tab. 181)		
Lungenembolie (s. Abb. 299, S. 579)	typische Klinik und Befunde, S. 565	BGA, Echokardiographie, EKG, Pulmonalis-Angiographie, Lungenperfusions-Szintigraphie S. 577
Spannungspneumothorax (s. Abb. 147, S. 285)	akute thorakale (oft scheinbar kardiale) Beschwerden, ständig zunehmende Luftnot	typischer Auskultations- und Perkussionsbefund, Thoraxaufnahme (w. m.)

Schock

Tabelle 183 · Forts., Differenzialdiagnose des Verteilungsschocks

Diagnose	wesentliche diagnostisch richtungweisende Anamnese, Untersuchung u./o. Befunde	Sicherung der Diagnose
ausgeprägte Pleuraergüsse	zunehmende Luftnot, kardiale pulmonale Anamnese, Einflussstauungen	typischer Auskultations- und Perkussionsbefund, Thoraxaufnahme
Verschluss/Kompression der Vena cava unterschiedlicher Genese	obere und untere Einflussstauung, Zyanose im Bereich der oberen oder unteren Körperhälfte	Dopplersonographie der Vena cava, Phlebographie, evtl. CT und MRT
dekompensiertes Cor pulmonale	klinische und differenzialdiagnostische Befunde S. 248	Klinik, BGA, EKG, pulmonale Druckmessung, Echokardiographie, evtl. Röntgen-Thorax, CT
Schwangerschaft	typische Anamnese	gynäkologische Untersuchung, Sonographie: häufig Kompression der Vena cava beim Liegen auf dem Rücken

2. Verteilungs- = Distributionsschock (typische und differenzialdiagnostische Charakteristika der Hämodynamik s. Tab. 181)

septischer Schock	abhängig von Pathophysiologie der Ursachen: Endotoxinfreisetzung, akute Infektionen, operative Eingriffe, offene Wunden, Katheterinfektionen, Suppression des Immunsystems, Therapie mit Zytostatika/Steroiden	typische Hämodynamik (s. o.), Leukozytose, CRP ↑, pos. Blutkultur, Erniedrigung von Gesamtprotein, Albumin und ATIII. BGA, Lactat ↑, häufig Zeichen einer Verbrauchskoagulopathie (S. 79), weitere diagnostische Parameter abhängig von Grunderkrankung
anaphylaktischer Schock	ursachenabhängig; die Wesentlichen sind Fremdeiweiß (Seruminjektion), Bluttransfusionen, Röntgenkontrastmittel, Medikamente, Insektenstiche	charakteristische hämodynamische Parameter s. o., Leukozytose, Eosinophilie, Hämatokrit ↑. Diagnose häufig nur aus Symptomatik zu stellen. Nachweis spezieller IgE-AK erst später möglich

viele der angeführten Krankheitsbilder werden bzgl. der „wesentlichen diagnostisch richtungweisenden Anamnese..." an anderer Stelle ausführlich besprochen, sodass ein entsprechender Seitenverweis erfolgt; klinische Symptomatik des Schocks: s. Klinik der Leitsymptome sowie Tab. 180

Schock

▶ **Differenzialdiagnose des hypovolämischen Schocks:** Tab. 184.

Tabelle 184 · Differenzialdiagnose des hypovolämischen Schocks

Diagnose	wesentliche diagnostisch richtungweisende Anamnese, Untersuchung u./o. Befunde	Sicherung der Diagnose
1. hypovolämischer Schock (typische und differenzialdiagnostische Charakteristika der Hämodynamik s. Tab. 181)		
2. Blutungen (hämorrhagischer Schock)		
obere und untere GI-Blutungen (s. Abb. 87, S. 177 u. Abb. 88, S. 178)	S. 173	Endoskopie, kleines BB, kl. Gerinnungsstatus
gynäkologische und geburtshilfliche Blutungen	typische gynäkologische/geburtshilfliche Beschwerden	vaginale Blutungen, Abdomen-Sonographie, gynäkologische Untersuchungen, kleines BB, kl. Gerinnungsstatus
Blutungen bei Störungen der Hämostasiologie	Anamnese und Befunde der vielfältigen Ursachen, S. 76 und Tab. 24	großes BB, großer Gerinnungsstatus
3. „innere Blutungen"		
– Hämatothorax	akute thorakale Beschwerden mit Atemnot	Thoraxaufnahme, Thorax-Sono
– Aortendissektion (s. Abb. 212, S. 400)	S. 397	Echokardiographie, Duplex-Sonographie, Angiographie
– Milzruptur	akutes Abdomen (S. 56), Trauma	Abdomen-Sono, evtl. Angiographie
– retroperitoneal	ausgeprägte Rückenbeschwerden, ins Becken ziehend	Sonographie, evtl. Nierendarstellung, CT oder MRT
4. Plasmaverluste		
Peritonitis	klinisches Bild, S. 56	klinisches Bild, BB, Hämatokrit, Infektionsnachweis, Gesamteiweiß
Aszites (s. Abb. 279)	klinisches Bild	Sonographie, Gesamteiweiß
Pankreatitis	unterschiedliches klinisches Bild, S. 55	Amylase, Lipase, γ-GT, AP, LAP, Transaminasen, kleines BB, Hämatokrit, Sonographie, CT, Gesamteiweiß
Verbrennungen	typisches klinisches Bild und Anamnese	klinisches Bild, Hämatokrit, Gesamteiweiß, kleines BB, kleiner Gerinnungsstatus
schwere Dermatitiden	typischer dermatologischer Befund	dermatologische und histologische Untersuchung, Hämatokrit, Gesamteiweiß, kleines BB

Schock

Tabelle 184 · Forts., Differenzialdiagnose des hypovolämischen Schocks

Diagnose	wesentliche diagnostisch richtungweisende Anamnese, Untersuchung u./o. Befunde	Sicherung der Diagnose
Sonden/Drainagen	aktuelles klinisches Bild	Gesamteiweiß, Hämatokrit, kleines BB, abhängig von Grunderkrankung, die zur Sondenlegung führte
5. Wasser- und Elektrolytverluste		
Erbrechen, Diarrhö	charakteristisches klinisches Bild	charakteristisches klinisches Bild, Hämatokrit, kleines BB, Elektrolytstatus
6. renaler Flüssigkeitsverlust		
Zwangspolyurie bei Niereninsuffizienz	typisches klinisches Bild, S. 337	Nachweis einer Nierenerkrankung, harnpflichtige Substanzen ↑, Harnstatus, Urinosmolalität
Diabetes insipidus	typisches klinisches Bild, S. 463	vielfältige Diagnosemöglichkeiten, S. 463; Urinosmolalität, Plasmaosmolalität
osmotische Diurese bei Diabetes mellitus	typisches klinisches Bild, S. 465	Diagnose des fortgeschrittenen Diabetes mellitus, Urinstatus, Urinosmolalität, harnpflichtige Substanz
Diuretika	Anamnese	Medikamentenanamnese; Ausschluss einer anderen Schockursache, typisches hämodynamisches Schockprofil
7. ausgeprägte Vasodilatation		
Medikamente	Medikamentenanamnese, insbesondere Nitrate, Narkotika, Sedativa, Antidepressiva	meist normales Blutbild und Hämatokrit, Anamnese, hämodynamisches Profil

viele der angeführten Krankheitsbilder werden bzgl. der „wesentlichen diagnostisch richtungweisende Anamnese..." an anderer Stelle ausführlich besprochen, sodass ein entsprechender Seitenverweis erfolgt; klinische Symptomatik des Schocks: s. Klinik der Leitsymptome sowie Tab. 180

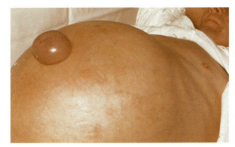

Abb. 279 Aszites mit vorgewölbtem Abdomen mit Nabelhernie sowie Umgehungskreislauf mit verstärkter Venenzeichnung bei portaler Hypertension in Folge einer Leberzirrhose

Schock

▶ **Differenzialdiagnose des neurogenen Schocks und weiterer Schockformen:** Tab. 185.

Tabelle 185 · Differenzialdiagnose des neurogenen Schocks und weiterer Schockformen

Diagnose	wesentliche diagnostisch richtungweisende Anamnese, Untersuchung, u./o. Befunde	Sicherung der Diagnose
1. neurogener Schock (typische und differenzialdiagnostische Charakteristika der Hämodynamik s. Tab. 181)		
ZNS-Trauma/-Tumoren, zerebrale Blutung (s. Abb. 20, S. 42), Querschnittlähmungen, dissoziierter Hirntod	zentrales Ereignis, häufig mit Koma, Areflexie u./o. Hyperreflexie, periphere und Hirnstammreflexe negativ/pathologisch.	neurologische Untersuchung und Anamnese, CT, EEG; evtl. MRT, neuronspezifische Enolase
Spinalanästhesie	charakteristische Anamnese	Anamnese und hämodynamische Parameter (s. o.)
Meningitis (s. Abb. 213, S. 402)	Meningismus, Nackensteife, typisches klinisches Bild, S. 401f	Liquorbefund, S. 401 f, typische Klinik
Medikamente	Einnahme von Pharmaka mit zentral-depressiver Wirkung	hämodynamische Parameter (s. o.), Anamnese
2. weitere Schockformen (hämodynamisches Schockprofil abhängig vom Ausmaß einer Blutung, Plasma- oder Elektrolytverlust [-verschiebung] sowie von der Organbeteiligung s. Tab. 181) – Kombinationsformen sind möglich und nicht selten.		
endokriner Schock:		
– Diabetes insipidus	s. o.	s. o.
– Addison-Krise (s. Abb. 215, S. 409)	Klinik und Anamnese S. 202, meist ausgeprägte gastroenterologische Beschwerden, Auslöser häufig durch Infektionen	Bestimmung der Mineralien Kalium und Natrium, Plasmakortisol, ACTH; ggf. nach Blutentnahme Therapie mit Hydrokortison aus diff. und vitalen Gründen
– akute HVL-Insuffizienz	Klinik und Anamnese S. 201	umfangreiche und schwierige Differenzialdiagnose, S. 201
medikamentös induzierter Schock	insbesondere bei Narkotika, Sedativa, Muskelrelaxanzien (vgl. oben)	Anamnese
Traumata (Unfälle, Operationen)	Anamnese, klinisches Bild	hämodynamische Schockparameter Tab. 181, Blutbild, Hämatokrit, Gerinnungsstatus, weitere Befunde abhängig von Organbefall

viele der angeführten Krankheitsbilder werden bzgl. der „wesentlichen diagnostisch richtungweisende Anamnese..." an anderer Stelle ausführlich besprochen, sodass ein entsprechender Seitenverweis erfolgt; klinische Symptomatik des Schocks: s. Klinik der Leitsymptome sowie Tab. 180

Schwindel

Verwandte Leitsymptome

- Hypotonie: S. 302.
- Koma: S. 333.
- Schwindel: S. 524.
- Synkope: S. 551.

Schwäche s. Anämie S. 13, Hypotonie S. 302

Schwindel (A. Sturm)

Grundlagen

- **Definition:** Der Begriff Schwindel ist im deutschen Sprachraum ein nicht exakt definiertes Symptom mit einem sehr unterschiedlichen Beschwerdebild. Das Hauptsymptom ist meist eine subjektiv empfundene Störung der Orientierung des Körpers im Raum. Häufig ist dies verbunden mit Scheinbewegungen von Körper und Umwelt. Pathophysiologisch ist der Schwindel Ausdruck/Folge einer Desintegration vestibulärer, visueller und propriozeptiver Informationen über die Kopf- u./o. Körperhaltung im Raum.
- **Einteilung:**
- *Beachte:* Diese Unterteilung entspricht der gebräuchlichen und i.d.R. bewährten differenzialdiagnostischen Unterteilung. Die den einzelnen Schwindelformen in den Tabellen zugeordneten Krankheitsbilder können gelegentlich auch differente Schwindelformen aufweisen.
  1. *Nach der subjektiven Wahrnehmung:*
     - Drehschwindel (Dauerdrehschwindel s. Tab. 190).
     - Schwankschwindel (s. Abb. 281).
     - Liftschwindel (mit dem subjektivem Gefühl gehoben zu werden).
     - Benommenheitsschwindel.
  2. *Nach dem Auslösemechanismus:*
     - Lagerungsschwindel (Tab. 189).
     - Orthostatischer Schwindel bei raschem Aufrichten oft mit Benommenheitsgefühl.
     - Reizschwindel durch physikalische Reize, z.B. Höhe oder im Rahmen von Kinetosen (z.B. Seekrankheit).
     - Phobischer u./o. psychogener Schwindel in bestimmten Auslösesituationen, z.B. im Fahrstuhl.
  3. *Nach der Dauer der Beschwerden:*
     - Attackenschwindel (Tab. 188).
     - Dauerschwindel (Tab. 190).
  4. *Nach dem Ort der Schädigung* (Tab. 186 und Tab. 187):
     - Zentral-vestibulär.
     - Peripher vestibulär.
     - Nicht vestibulär.
- **Häufigste Ursachen:**
  - Kardiovaskuläre Störungen mit unsystematischem Schwindel, Unsicherheits- und Benommenheitsgefühl und Schwarzwerden vor den Augen.
  - Schwindel durch Alkohol, Drogen und/oder medikamentöse Einflüsse (S. 525).
  - Vestibulärer Schwindel, v.a. benigner paroxysmaler Lagerungsschwindel (S. 529).
  - Phobischer Schwankschwindel.
  - Sensorischer Schwindel bei Sehstörungen oder Polyneuropathie.

Schwindel

▶ **Klinik des Leitsymptoms:** Schwindel ist ein oligo-/polysymptomatischer Komplex aus allgemeiner Unsicherheit im Raum, Schwindelempfinden, Übelkeit/Erbrechen, vegetativer Symptomatik, Nystagmus, Ataxie mit unterschiedlicher Wertigkeit/Empfindung der einzelnen Phänomene. Ein typisches oder pathognomonisches Leitsymptom gibt es nicht!

▶ *Hinweis:* Der Übergang vom Symptom Schwindel zum Symptom Synkope kann fließend sein.

Basisdiagnostik

▶ *Hinweis:* Für die Basisdiagnostik ist bei der Vielfältigkeit der Ursachen der Schwindelsymptomatik eine sorgfältige Anamnese *die* entscheidende Grundlage für die weitere Diagnostik!

▶ **Anamnese:**
- Umstände beim erstmaligen Auftreten?
- Qualität des Schwindels: Attackenschwindel, Dauerschwindel, einzelne oder wiederholte Attacken?
- Dauer der Schwindelattacke?
- Schwindel in welchen Körperpositionen?
- Plötzliche Stürze ohne Bewusstseinsverlust?
- Schwindel bei Herzbeschwerden, Armbewegungen, Luftnot, körperlicher Belastung?
- Lösen bestimmte Lageänderungen des Kopfes den Schwindel aus?
- Schwindel im Sitzen oder in Ruhe?
- Unsicherheit bei Bewegungen?
- Unsicherheit bei Bewegungen und beim Gehen?
- Schwindel nach reichlichen Mahlzeiten?
- Auditive Symptome wie Tinnitus, Hörminderung, Ohrdruck oder Ohrenschmerzen?
- Kurzfristige Amnesie?
- Sehstörungen (Verschwommensehen, Doppelbilder)?
- Oszillopsien (spontan oder kopfbewegungsabhängig)?
- Einfluss von Dunkelheit oder Augenschluss auf Schwindel?
- Vegetative Symptome (Schweißausbruch, Nausea, Erbrechen)?
- Situationsgebunden (Kaufhaus, Menschenmenge, auf Treppen)?
- Neurologische Symptome wie Schluckstörungen, Dysarthrie, Gefühlsstörungen im Gesicht oder am Körper sowie Gesichts-, Arm- oder Beinlähmungen?
- Migräne in früherer Vorgeschichte?
- Medikamente – Beispiele für Schwindel auslösende Medikamente:
  - Kardiaka, v.a. Nitrate, β-Blocker, Antiarrhythmika, Vasodilatatoren.
  - Antihypertensiva.
  - Diuretika.
  - Spasmolytika.
  - Bronchospasmolytika.
  - Muskelrelaxanzien.
  - Abführmittel.
  - Antiinfektiosa (Antibiotika, Tuberkulostatika, Antimykotika).
  - Antiallergika.
  - Glukokortikoide.
  - Prostaglandine.
  - Antidiabetika.
  - Antiemetika.
  - Psychopharmaka, v.a. Tranquilizer, Hypnotika, Antidepressiva, Neuroleptika.
  - Antiepileptika.
  - Analgetika.

Schwindel

▶ **Hinweis:** Das Spektrum der Pharmaka, die Schwindel auslösen können, ist außerordentlich breit und kann im einzelnen nicht angeführt werden. Entscheidend ist das „daran denken", dass auch Pharmaka bei chronischer Einnahme zu lang anhaltenden Schwindelerscheinungen führen können. Wesentliche Fragen zur Anamnese und ihre Interpretation zur Differenzialdiagnose peripherer-vestibulärer Schwindel, zentral-vestibulärer Schwindel und nichtvestibulärer Schwindel gibt Tab. 187 wieder.

▶ **Klinische Untersuchung:**
- Internistische Untersuchung (S. 1).
- Neurologische Untersuchung inkl. Lagerungsproben und Prüfung der Prüfung der vestibulospinalen Reflexe (Stehprobe nach Romberg, Unterberger-Tretversuch, Seiltänzergang, Gehen „auf dem Strich").
- Hals-Nasen-Ohren-ärztliche Untersuchung (vgl. Abb. 282).
- Evtl. augenärztliche und psychiatrische Untersuchung.

Weiterführende Diagnostik

▶ Die weiterführende Diagnostik ist abhängig vom Ergebnis der Basisdiagnostik, bei der i.d.R. eine Differenzierung in folgende Gruppen möglich ist:
- Nicht-vestibulärer, peripher-vestibulärer oder zentral-vestibulärer Schwindel.
- Akute Schwindelattacken, Dauerschwindel, Schwindel bei Lagewechsel und Schwankschwindel mit Gang-/Standunsicherheit.

▶ **Nystagmusanalyse:** Spontannystagmus, Blickrichtungsnystagmus, Fixations-/Provokationsnystagmus, rotatorischer Nystagmus.

▶ **Hals-Nasen-Ohren-ärztliche Untersuchung:** Vorgehen s. Abb. 282.

▶ **Elektronystagmographie (ENG)** bei evtl. Störungen der Nervenbahnen.

▶ **Akustisch evozierte Potenziale (AEP)** bei V.a. Schädigung des N. vestibulocochlearis sowie Kleinhirnbrückenwinkelprozesse.

▶ **Audiometrie** bei V.a. Morbus Menière.

▶ **Blutdruckmessung** unter Orthostasebedingungen und **Kipptischuntersuchung** bei V.a. Hypotonie.

▶ **Doppler-Sonographie** der extrakraniellen und intrakraniellen Gefäße.

▶ **EEG, Liquoruntersuchung.**

▶ **CT und MRT** bei V.a. tumoröse Veränderungen.

Differenzialdiagnose (Tab. 186 – Tab. 190)

▶ **Differenzialdiagnostische Übersicht über Ursachen des Schwindels nach Ort der Schädigung:** Tab. 186.

Tabelle 186 · Differenzialdiagnostische Übersicht über Ursachen des Schwindels nach Ort der Schädigung

Schwindelform	Krankheitsbilder

zentral-vestibulär	• Hirnstammerkrankungen
	  – vaskulär
	  – entzündlich
	  – toxisch
	  – traumatisch
	  – neoplastisch
	• Basilarismigräne
	• Kleinhirnerkrankungen
	• Erkrankungen der Vestibulariskerne
	• vestibuläre Epilepsie
	• toxische Stoffe

Schwindel

Tabelle 186 · Forts., Differenzialdiagnostische Übersicht

Schwindelform	Krankheitsbilder

peripher-vestibulär (labyrinthär)	• Neuritis vestibularis
	• Morbus Menière
	• Vestibularisnervenläsionen
	• akute Labyrinthläsionen
	  – vaskulär, entzündlich
	  – toxisch, traumatisch
	• Akustikusneurinom
	• benigner paroxysmaler Lageschwindel
	• toxische Stoffe

nicht-vestibulär	• kardiovaskuläre Erkrankungen – insbesondere:
	  – Mitral-/Aorten-/Pulmonalstenose
	  – Vitien mit Rechts-Links-Shunt
	  – HOCM
	  – dilatative Kardiomyopathien
	  – Vorhoftumoren
	  – Arrhythmien unterschiedlicher Genese
	• vaskuläre Erkrankungen – insbesondere:
	  – dekompensierte Hypertonie
	  – Subclavian-Steal-Syndrom
	  – Aortenbogensyndrom
	• Medikamente: s. Anamnese
	• alle Formen der Hypotonie
	• pulmonale Erkrankungen mit pulmonaler Hypertonie
	• okulärer Schwindel
	• neurologische Erkrankungen, z. B. visueller/epileptischer Schwindel
	• psychiatrische Erkrankungen
	  – Hysterie
	  – Panikattacken
	  – Angstneurosen
	  – demenzielle Syndrome
	• Zerebralsklerose, Morbus Parkinson
	• zervikogener Schwindel

▶ **Differenzierung von peripher-vestibulärem, zentral-vestibulärem und nicht-vestibulärem Schwindel:** Tab. 187.

Tabelle 187 · Differenzierung von peripher-vestibulärem, zentral-vestibulärem und nicht-vestibulärem Schwindel (nach M. Mumenthaler, H. Mattle)

Symptome/ Befunde	peripher-vestibulär (Labyrinth, Nerv)	zentral-vestibulär	nicht-vestibulär
Nausea, Erbrechen, Schweißausbrüche	ausgeprägt	mäßig	gering
Schwindelintensität	heftig	mäßig	gering
Schwindelqualität	richtungsbestimmt	etwas richtungsbestimmt	ungerichtet

Schwindel

Tabelle 187 · Forts., Differenzierung von Schwindel

Symptome/ Befunde	peripher-vestibulär (Labyrinth, Nerv)	zentral-vestibulär	nicht-vestibulär
Nystagmus	vestibulärer Spontannystagmus	vestibulärer Spontannystagmus	nicht vestibulärer Nystagmus/kein pathologischer Nystagmus
Hörstörung, Tinnitus	üblich	unüblich	fehlt
andere neurologische Ausfälle	unüblich	meist vorhanden	normaler/pathologischer neurologischer Befund möglich

▶ **Differenzialdiagnose des Attacken-Schwindels:** Tab. 188.

Tabelle 188 · Differenzialdiagnose des Attacken-Schwindels

Diagnose	wesentliche diagnostisch richtungweisende Anamnese, Untersuchung u./o. Befunde	Sicherung der Diagnose
Morbus Menière	heftiger Dreh- und Schwankschwindel, Tinnitus, Ohrensausen, Hypakusis, vegetative Begleitsymptomatik	Klinik, Audiographie, s. Untersuchungsgang s. Abb. 281 und Abb. 282
epileptischer Schwindel	anfallsartig, häufig begleitend mit Absence = vestibuläre Epilepsie u./o. tonisch/klonischen Krämpfen	EEG, neurologische Untersuchung
Basilarismigräne	begleitet von Kopfschmerzattacken u./o. typischer Migränesymptomatik; geleg. Bewusstlosigkeit	EEG (epilepsietypische Potenziale)
benigner rezidivierender Schwindel	in der Anamnese häufig Bagatell-Kopf-Traumen; Angstsymptome	Ausschluss organischer Ursachen: s. Tab. 186
arterielle Hypertonie	S. 291	
arterielle Hypotonie	S. 305	
Kleinhirnbrückenwinkeltumor (s. Abb. 280)	begleitend: Tinnitus, häufig Hypakusis; oft begleitend Hirnnervensymptome (N.V/ N.VII)	CCT, MRT, AEP, neurologische und HNO-Untersuchung (s. Abb. 282)
vertebrobasiläre Insuffizienz	klinisches Bild; arteriosklerostische Zeichen, wechselnde Schwindel-Charakteristik, häufig bei älteren Menschen, Arteriosklerose-Risikofaktoren	extra- und intrakranieller Sonographie der Gefäße, MRT/CCT
kardiovaskulärer Schwindel	S. 553	
Anämie	S. 14	
Schwindel bei respiratorischer Insuffizienz	Schwindel abhängig von körperlicher Belastung	Klinik, respiratorische Insuffizienz; LuFu, Röntgen-Thorax
Schwangerschaft	Anamnese; Schwindelfreiheit vor und nach der Schwangerschaft s.a. S. 308	
okulärer Schwindel	häufig Strabismus konvergens, Sehstörungen, auch begleitet von Kopfschmerzen	augenfachärztliche Untersuchung

Schwindel

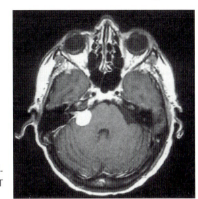

Abb. 280 Kleinhirnbrückenwinkeltumor: Akustikusneurinom im MRT nach Kontrastmittelgabe

▶ **Differenzialdiagnose des Lageschwindels:** Tab. 189.

Tabelle 189 · Differenzialdiagnose des Lageschwindels (nach K. Kunze)

Diagnose	zur Diagnose führt
1. peripher/labyrinthär	
benigner paroxysmaler Schwindel	reproduzierbarer Drehschwindel, ausgelöst durch Kopfdrehung, Lagewechsel. Gleichgewichtsuntersuchungen, Provokationstests, Vestibularisprüfung: o.B.
Perilymphfistel	Abb. 282, S. 532
Gefäß-Vestibularisnerv-Kompression	HNO-Untersuchungsgang: Abb. 282, evtl. Angiographie, transkranielle Doppler-Untersuchung
Alkohol-Lageschwindel	Anamnese
2. peripher/labyrinthär u./o. zentral-vestibulär	
toxisch (Pharmaka, Gifte)	HNO-Untersuchung: s. Abb. 282, Anamnese: S. 525. *cave:* auch an potenziell ototoxische Medikamente denken!
vaskulär	Untersuchungsgang s. Abb. 282, Doppler- bzw. Farbduplex-Sonographie der extra- und intrakraniellen Gefäße
3. zentral-vestibulär	
Vestibulariskerne	HNO-Status; Untersuchungsgang s. Abb. 282
Nodulus/Kleinhirnwurm: – Tumor – Blutung – vaskulär – Dysplasie – entzündlich	sehr unterschiedliche zusätzliche neurologische Symptomatik: Dyssynergie, Ataxie, Intentionstremor, Dysdiadochokinese, Nystagmus; sorgfältige neurologische und HNO-Untersuchung (Abb. 282), evtl. MRT, Serologie

Schwindel

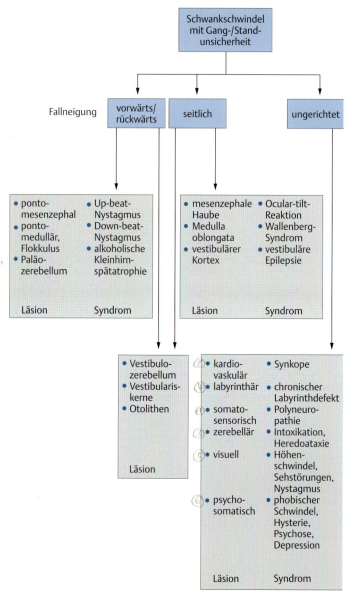

Abb. 281 Differenzialdiagnose des Schwankschwindels

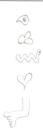

Schwindel

▶ **Differenzialdiagnose des Dauerdrehschwindels:** Tab. 190.

Tabelle 190 · **Differenzialdiagnose des Dauerdrehschwindels (nach K. Kunze)**

Diagnose	zur Diagnose führt
1. peripher/labyrinthär	
Morbus Ménière	Tab. 188
akute Labyrinthläsion: – vaskulär – entzündlich – toxisch – traumatisch – iatrogen	HNO-Untersuchung (Abb. 282); ergänzt durch charakteristische Anamnese oder Nachweis einer entzündlichen bzw. vaskulären Schädigung
Neuritis vestibularis	häufig Infektanamnese, initial Reiz-Stadium mit Nystagmus zur Herdseite; pathologisch veränderte AEP, Liquor (Pleozytose, Eiweißveränderungen); HNO-Untersuchungsgang s. Abb. 282
2. peripher/labyrinthär u./o. zentral-vestibulär	
Vestibularisnerv-/-Kernläsion	HNO-Untersuchungsgang s. Abb. 282; evtl. zusätzlich MRT
Kleinhirnbrückenwinkeltumor	HNO-Untersuchungsgang s. Abb. 282; Symptomatik: s. o.
3. zentral-vestibulär	
pontomedulläre Hirnstammläsion: – vaskulär – tumorös – entzündlich – Dysplasie	unterschiedliche neurologische Symptomatik; sorgfältige neurologische Untersuchung; HNO-Untersuchungsgang s. Abb. 282; zusätzlich häufig CT/MRT notwendig

Schwindel

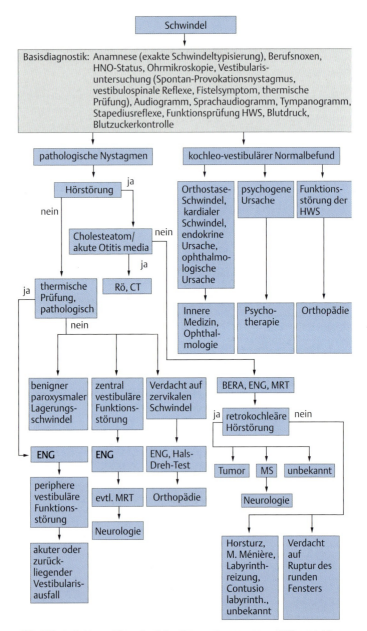

Abb. 282 Hals-Nasen-Ohren-ärztlicher Untersuchungsgang zur Differenzialdiagnose des Symptoms Schwindel (BERA = Brainstem Evoked Response Audiometry; ENG = Elektronystagmographie)

Sehstörungen (Ch. Kessler)

Grundlagen

- **Definition:** Verlust oder Herabsetzung des Sehvermögens eines oder beider Augen.
- **Einteilung:**
  - Prächiasmale Läsionen (Retina, Papille, Sehnerv).
  - Chiasmaläsionen.
  - Retrochiasmale Läsionen (zentrale bzw. zerebrale Sehstörungen).
- **Klinik des Leitsymptoms:**
  - *Prächiasmale Läsion:* Monokuläre und binokuläre Sehstörungen (Sehminderung bis Blindheit).
  - *Chiasmale Läsion:* Bitemporale Hemianopsie.
  - *Retrochiasmale Läsion:* Homonyme Hemianopsie, abhängig von der Lokalisation auch homonyme Quadrantenhemianopsie, eine beidseitige Läsion der Hirnrinde (Infarkte, Blutungen) führt zu kortikaler Blindheit.

Basisdiagnostik

- **Anamnese:**
  - *Vorerkrankungen:* Opthalmologisch: Erkrankungen/Störungen jeder Form, aber auch nach internistischen, neurologischen und psychiatrischen Vorerkrankungen, die häufig Ursachen von Sehstörungen sein können, fragen (s. Tab. 191).
  - Hinweise auf hormonelle Störungen (z. B. Virilismus, Hyperthyreose), Menstruationsstörungen?
  - Zeitliche Entwicklung der Sehstörung:
    - Akut, z. B. TIA, Glaukom, Arteriitis temporalis, Neuritis nervi optici, Ablatio retinae.
    - Sich langsam entwickelnd, z. B. intraokuläre Tumoren, Makuladegeneration, Katarakt.
    - wann erstmals, vorübergehend (z. B. TIA).
  - Einseitig/beidseitig, Gesichtsfeldausfälle als Hinweis auf z. B. Glaukom, Netzhautläsion, Arterienverschluss, intrakranielle Raumforderung, Tumoren.
  - Begleitsymptome: z. B. Doppelbilder, Kopfschmerzen (z. B. Hinweis auf Arteriitis, Glaukom), zusätzliche neurologische Symptome.
  - Medikamenteneinnahme, z. B. Chloroquin, Ethambutol, Chinin, Digitoxin, Kontrazeptiva, LSD, Marihuana, Barbiturate.
  - Charakter der Störung: z. B. Schleier (Katarakt, Glaskörperverdichtungen, Ablatio retinae), Skotom (Migräne, beginnender Netzhauteinriss).
  - Brillenträger.
  - Schadstoffexposition, z. B. Säuren/Laugen.
  - Familienanamnese für Augenerkrankungen, z. B. Retinopathia pigmentosa, juvenile Makuladegenration, Optikusatrophie.
- **Körperliche Untersuchung:** Internistische Untersuchung (S. 1), neurologische Untersuchung (S. 2) und evtl. psychiatrische Untersuchung bei Verdacht auf entsprechende Krankheitsbilder der Tab. 191.
- **Ophthalmologische Untersuchung:**
  - Visusbestimmung, Bestimmung der Akkomodationsbreite.
  - Beurteilung der Bulbuslage, Lidstellung und Tränenwege, Pupillenweite.
  - Untersuchung der Pupillen, insb. Vitalfärbung, Begrenzungsart, Stauungspupille, Atrophie.
  - Augenbeweglichkeit und Stellung.
  - Weitere Augendiagnostik, Funktionsdiagnostik, Gesichtsfeldbestimmung s. Lehrbücher der Augenheilkunde.

Sehstörungen

- **Labor:** Blutbild, BSG, Elektrolyte, Kreatinin, Gerinnung, Blutzucker, Cholesterin, Triglyzeride.

Weiterführende Diagnostik

- **MRT bzw. CCT:** Hirntumor, bei Retrobulbärneuritis weitere MS-verdächtige Herde, Hypophysentumor oder andere Prozesse der Chiasmaregion? Bei homonymer Hemianopsie Posteriorinfarkt, Tumor, Blutung?
- **Visuell evozierte Potenziale (VEP):** Hinweis auf Multiple Sklerose und Chiasma-Kompression durch Tumore.
- **Doppler-/Duplexsonographie der hirnversorgenden Gefäße:** Indiziert bei Posteriorinfarkt und vorübergehender monokulärer Sehstörung (Amaurosis fugax) und ischämischer Ophthalmopathie.
- **MRT- oder CT-Angiographie:** Indiziert bei Posteriorinfarkt, vorübergehender monokulärer Sehstörung (Amaurosis fugax) und ischämischer Ophthalmopathie.

Differenzialdiagnose

- **Sehstörungen bei prächiasmalen Läsionen:** Tab. 191.

Tabelle 191 · Differenzialdiagnose von Sehstörungen bei prächiasmalen Läsionen

Diagnose	wesentliche diagnostisch richtungweisende Anamnese, Untersuchung u./o. Befunde	Sicherung der Diagnose
intraokuläre Ursachen (Blutung, Tumor)	Protrusio bulbi	Orbita-CT, MRT
Engwinkelglaukom	schmerzhafte Verhärtung des Bulbus	Augendruckmessung
toxische Retinopathie	wichtigstes Symptom ist die Chromatopsie: Abnorme Färbung von Objekten	Medikamentenanamnese: Phenacetin, Barbiturate, Bromide, Sandronin (Anthelmintikum), Streptomycin, Furamide, Insektizide, Chloroquin
Retinopathia diabetica (s. Abb. 283, S. 536)	Diabetes mellitus Typ 1 und Typ 2	typischer Augenhintergrundbefund, Blutzucker
paraneoplastische retinale Degeneration	bei kleinzelligen Bronchialkarzinomen und bei Melanomen	Thorax-CT, dermatologisches Konsil
Amaurosis fugax	kurzzeitige monokuläre Blindheit, kardiale Embolie oder Embolie vom Abgang der A. carotis interna	Sonographie der hirnversorgenden Gefäße, kardiale Abklärung (TEE, Langzeit-EKG)
anteriore ischämische Optikusneuropathie (AION; Synonym: Apoplexia papillae) (s. Abb. 284, S. 536)	häufig: Akute einseitige Erblindung bei älteren Menschen; Ursachen: Arterio-arterielle Embolie, kardial-embolisch, vom Aortenbogen ausgehende Embolie, arteriosklerotisch, auch Arteriitis temporalis (s. u.)	Sonographie der hirnversorgenden Gefäße, kardiale Diagnostik, (TEE, Langzeit EKG)

Tabelle 191 · Forts., Differenzialdiagnose von Sehstörungen

Diagnose	wesentliche diagnostisch richtungweisende Anamnese, Untersuchung u./o. Befunde	Sicherung der Diagnose
Arteriitis temporalis (Riesenzellarteriitis) (s. Abb. 285, S. 536)	Kopfschmerz, Druckdolenz A. temporalis, Beteiligung anderer Organe, Gewichtsverlust, evtl. Muskelschmerzen	stark erhöhte Blutsenkung, Biopsie der A. temporalis auch im Verdachtsfall (s. auch S. 184)
Fundus hypertonicus (s. Abb. 286, S. 537)	Papillenödem	Hypertonus in der Anamnese, Blutdruckwerte, Augenhintergrund, Sonographie der hirnversorgenden Gefäße (Arteriosklerose?)
ischämische Ophthalmopathie	langsam progredienter monokulärer Sehverlust bei Karotisverschlüssen bzw. hochgradigen Stenosen	farbkodierte Duplex-Sonographie (FKDS) der hirnversorgenden Gefäße
Stauungspapille (s. Abb. 287, S. 537)	kurzzeitige Attacken von Nebelsehen und Verschwommensehen, weitere neurologische Symptome (Doppelbilder, Paresen) bei Hirntumoren und Hirndruckerhöhung	Funduskopie, MRT
chronisch atrophische Stauungspapille	konzentrische Einschränkung des Gesichtsfeldes bei chronischer Hirndruckerhöhung	Funduskopie, MRT
Pseudotumor cerebri	beidseitige Stauungspapillen, Kopfschmerzen, fluktuierende Sehstörungen, Frauen häufiger als Männer betroffen	CCT, Ausschluss intrakranielle Raumforderung, Lumbalpunktion und Liquordruckmessung
heredodegenerative Optikusatrophien	Verlauf schleichend, Beginn im Kindesalter, häufig mit anderen neurodegenerativen Erkrankungen vergesellschaftet	Funduskopie, genetische Analyse
Optikustumoren	Exophthalmus mit Strabismus, vorwiegend Gliome, auch Neurofibromatose Recklinghausen (bilateral), Optikusmeningeome	CCT bzw. MRT
traumatische Optikusläsionen	Anamnese: auch indirekte Mechanismen bei frontaler Gewalteinwirkung und geschlossenem Kopftrauma möglich	CCT, Nativ-Röntgen-Untersuchung
Optikusneuritis bei MS (Retrobulbärneuritis)	Sehschärfenabnahme, Druckempfindlichkeit des Bulbus, Gesichtsfelddefekte, zusätzliche neurologische Befunde	Funduskopie, visuell evozierte Potenziale, MRT
nicht MS-assoziierte Formen der Optikusneuritis	Anamnese: Postinfektiös, Guillain-Barré-Syndrom, Perineuritis bei Meningitis, Infektion Herpes Zoster, Herpes Simplex, Adenoviren, abgeleitete Entzündungen aus Orbita und Sinus	Funduskopie, MRT, Liquordiagnostik, Virusserologie
Optikusneurititis bei granulomatösen Entzündungen	Anamnese, serologische Diagnostik (Lues, Tuberkulose, Sarkoidose)	Funduskopie, Serologie, Liquordiagnostik, Röntgen-Thorax, MRT

Sehstörungen

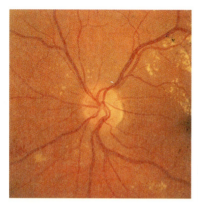

Abb. 283 Retinopathia diabetica mit Mikroaneurysmen und harten Exsudaten

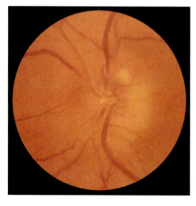

Abb. 284 Anteriore ischämische Optikusneuropathie

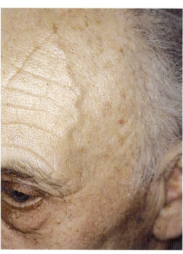

Abb. 285 Arteriitis temporalis

Sehstörungen

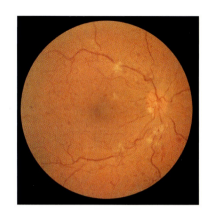

Abb. 286 Fundus hypertonicus

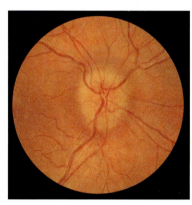

Abb. 287 Stauungspapille

▶ **Sehstörungen bei Chiasmaläsionen und retrochiasmalen Syndromen:** Tab. 192.

Tabelle 192 · **Chiasmaläsionen und retrochiasmale Läsionen als Ursache von Sehstörungen**

Diagnose	wesentliche diagnostisch richtungweisende Anamnese, Untersuchung u./o. Befunde	Sicherung der Diagnose (Molekulargenetik)
1. Chiasmaläsionen – Leitsymptom bitemporale Hemianopsie		
Raumforderungen der Chiasmaregion (Hypophysenadenom [s. Abb. 100, S. 196], Kraniopharyngeom [s. Abb. 99, S. 195], Meningeome des Tuberculum sellae, Olfaktoriusmeningeom, Gliome, infraklinoidales Aneurysma der A. carotis interna)	Symptomatik je nach Tumorausdehnung: bitemporale Hemianopsie, Hirnnervenausfälle, Kopfschmerzen, Wesensveränderung	Hormonstatus, CT, MRT, sorgfältige Perimetrie (Gesichtsfeldausfälle häufig asymmetrisch)

Sehstörungen

Tabelle 192 · Forts., Chiasmaläsionen und retrochiasmale Läsionen

Diagnose	wesentliche diagnostisch richtungweisende Anamnese, Untersuchung u./o. Befunde	Sicherung der Diagnose (Molekulargenetik)
Empty-Sella-Syndrom	Hypophyseninsuffizienz, Gesichtsfeldausfälle mit konzentrischen Gesichtsfeldeinschränkungen vergrößerter blinder Fleck, temporale Hemianopsie	CCT (vergrößerte Sella, mit Liquor gefüllt)
2. retrochiasmale Läsionen/zerebrale Sehstörungen – Leitsymptom homonyme Hemianopsie		
Migräne	monokuläres temporales Skotom mit Flimmerspektrum als Aura	Anamnese, MRT (Ausschluss av-Malformation)
zerebrale Ischämie (Posteriorinfarkt; meist embolisch bedingt) (s. Abb. 288)	plötzlich auftretende homonyme Hemianopsie, häufig vom Patienten nicht bemerkt	MRT, MR-Angiographie, Sonographie der hirnversorgenden Gefäße, kardiologische Abklärung (TTE, TEE, Langzeit-EKG)
intrazerebrale Blutung des Okzipitallappens (arteriovenöse Malformation oder traumatisch)	akut auftetende Hemianopsie, häufig zusätzliche Kopfschmerzen und zusätzliche neurologische Symptomatik, Bewusstseinsstörung	MRT, MR-Angiographie, bei Verdacht auf eine AV-Malformation: Digitale Subtraktions-Angiographie
intrazerebrale Raumforderung (Tumor des Okzipitallappens)	Anamnese: schleichende Entwicklung, Wesensänderung, Kopfschmerzen, zusätzlich neurologische Symptome, epileptische Anfälle	MRT
bilaterale Posteriorinfarkte (Basilarisspitzensyndrom oder zweizeitige Infarkte)	Patient ist kortikal blind, nimmt dies häufig nicht bewusst wahr (Agnosie)	MRT, MR-Angiographie, Dopplersonographie (TCD der A. basilaris)
intrazerebraler Abszess	Fieber, Infektfokus, zusätzlich Meningismus	MRT, Lumbalpunktion

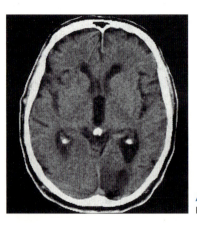

Abb. 288 Zerebrale Ischämie: Posterior-Infarkt links

Sensibilitätsstörungen (Ch. Kessler)

Grundlagen

- **Definitionen:**
  - *Allgemein:* Störung der Wahrnehmung von Empfindungen, die von Haut, Muskulatur, Knochen, Gelenken und inneren Organen in das Zentralnervensystem geleitet werden (Störungen der Oberflächen- und Tiefensensibilität).
  - *Parästhesie:* Spontane Gefühlssensation.
  - *Dysästhesie:* Missempfindung bei Berührung.
  - *Hypästhesie, Anästhesie:* Vermindertes Empfinden für sensible Qualitäten.
  - *Dissoziierte Sensibilitätsstörung:* Bestimmte sensible Qualitäten (Schmerz- und Temperaturempfindung) sind gestört, andere unverändert (z. B. Druck und Berührung).
- **Einteilung:** S. Definition, die verschiedenen Sensibilitätsstörungen kommen bei den in Tab. 193 aufgeführten Differenzialdiagnosen sowohl alleine als auch kombiniert, häufig auch mit weiteren neurologischen Ausfällen assoziiert, vor.
- **Klinik des Leitsymptoms:** s. Definition.

Basisdiagnostik

- Im Vordergrund steht die **klinische Untersuchung**.
- *Hinweis:* Eine exakte Untersuchung des Verteilungsmusters der Sensibilitätsstörung kann wichtige lokalisatorische Hinweise auf den Krankheitsprozess erbringen (Tab. 193).

Weiterführende Diagnostik

- Je nach Verteilung:
  - CT bzw. MRT des Kopfes.
  - MRT bzw. KM-CT spinal.
  - Somatosensibel evozierte Potenziale (SSEP) sind hilfreich zur Höhenlokalisation und Differenzierung organisch/psychogen.

Differenzialdiagnose nach Läsionsort (Tab. 193)

Tabelle 193 · Einteilung von Sensibilitätsstörungen (nach Kukowski 1999)

mögliche Ursachen	wesentliche diagnostisch richtungweisende Anamnese, Untersuchung u./o. Befunde	Sicherung der Diagnose
1. Unilaterale Sensibilitätsstörung mit konstanter Lokalisation		
1.1 Thalamusläsion		
– lakunärer Infarkt – Thalamusblutung – Tumoren	schwere Lagesinnstörung mit Latenz, brennender Thalamusschmerz (zentraler Schmerz) der kontralateralen Extremitäten	neurologische Untersuchung, CT/MRT

Sensibilitätsstörungen

Tabelle 193 · Forts., Einteilung von Sensibilitätsstörungen

mögliche Ursachen	wesentliche diagnostisch richtungweisende Anamnese, Untersuchung u./o. Befunde	Sicherung der Diagnose
1.2 Hemisphärenläsion		
– Hirninfarkt (s. Abb. 185, S. 360) – intrazerebrale Blutung – Tumoren	bei Affektionen von Gyrus postcentralis, innerer Kapsel, meist kontralaterale sensomotorische Halbseitensymptomatik, Einbeziehung des Gesichts	CT, MRT
1.3 Hirnstammläsion	S. 358	
1.4 psychogene Sensibilitätsstörung	folgt keinen anatomischen Grenzen, Schneidermuster, exakt mittig, begrenzte Halbseitensensibilitätsstörung ▶ **Hinweis:** Die Symptomatik der psychogenen Sensibilitätsstörung kann sehr variabel sein	objektiver Ausschluss durch SEP
2. fokale Sensibilitätsstörung mit konstanter Lokalisation		
2.1 Wurzelläsion (Radikulopathie) (s. Abb. 289, S. 543)	lateraler Bandscheibenvorfall, Tumoren, Neurinome, Metastasen, Wirbelsäulentrauma, Neuroborreliose; Segmentale Schmerzausstrahlung, Sensibilitätsausfall im Dermatom, Muskelatrophie, Reflexausfall	klinische Untersuchung, Liquor, MRT, Wirbelsäulen-Nativaufnahme, EMG
2.2 Plexusläsion (Armplexus, Plexus lumbosacralis)	Anamnese (OP-Lagerung, Trauma, Radiatio), Abklärung einer Borreliose, Tumoren (Metastasen, bei Beinplexusläsionen, raumfordernde retroperitoneale Prozesse), entzündlich, thoracic-outlet-Syndrom (bei Plexus brachialis); Sensibilität mehrerer Segmente betroffen, multisegmentale Paresen, auch Motorik betroffen, trophische Störungen; EMG, NLG, MEP, SSEP, Bildgebung	Klinische Untersuchung, Liquor, MRT, CT, WS-Nativaufnahme, EMG, NLG, MEP, SSEP
2.3 Läsion einzelner peripherer Nerven (s. Abb. 290 und Abb. 291, S. 543)	Trauma, Druck, Neuritis; Sensibilitätsstörung begrenzt auf das Versorgungsgebiet des einzelnen Nerven; häufig auch Paresen, Reflexausfälle, Parästhesien, Muskelatrophie, evtl. sympathische Reflexdystrophie, Störungen der Schweißsekretion	klinische Untersuchung, EMG, somato-sensorische Potenziale, Neurographie, evtl. MEP und Bildgebung, Minor- und Ninhydrin-Test (Schweißsekretion)
2.4 Mononeuritis mutiplex	s. u.	

Sensibilitätsstörungen

Tabelle 193 · Forts., Einteilung von Sensibilitätsstörungen

mögliche Ursachen	wesentliche diagnostisch richtungweisende Anamnese, Untersuchung u./o. Befunde	Sicherung der Diagnose
3. unilaterale/fokale Sensibilitätsstörung mit variabler Lokalisation		
3.1 TIA	S. 358	
3.2 Anfälle	S. 117	
3.3 Migräne mit sensibler Aura	Sensibilitätsstörungen im zeitlichen Zusammenhang mit typischen Kopfschmerzen (S. 350)	
3.4 Mononeuritis multiplex	s. Polyneuropathien (PNP) S. 459	
3.5 zentrale Ursachen		
– z. B. Vaskulitis (vaskulär)	S. 135	
– Enzephalitis (entzündlich)	Enzephalitis S. 359	
– Multiple Sklerose (entzündlich)	S. 310	
4. bilaterale/symmetrische Sensibilitätsstörung		
4.1 Polyneuropathie (PNP)	S. 456	
4.2 Polyradikulitis	sensible und motorische Ausfälle begleitet von Reflexverlust und Muskelatrophie. Infektzeichen. Subakut, progredient, meist symmetrisch an den unteren Extremitäten beginnend, nach kranial aufsteigend	s. Guillain-Barré-Syndrom S. 461
4.3 Konus-Syndrom	„Reithosen-Anästhesie", Analreflex (S3–S5) und Bulbocavernosusreflex (S3–S4) erloschen, schlaffer Analsphinkter	rasche Diagnostik notwendig! MRT, Liquor, Labor: Gerinnung! Vaskulitis-Diagnostik, evtl. CT/Sonographie (Aortenaneurysma)
4.4 zervikale Myelopathie	Nackenschmerzen, sensible Gangstörung/Ataxie und Paraparese/Paraspastik, positive Pyramidenbahnzeichen, Blasen- und Mastdarmstörungen, Sensibilitätsstörungen ([pluri-]radikulär)	spinales CT/MRT, Tibialis-SEP, MEP
4.5 Hinterstrangschädigung	funikuläre Myelose, Tumoren, sensible Ataxie, Lagesinnstörung der Beine	Vit.-B$_{12}$-Spiegel, Schilling-Test, Gastroskopie, MRT
4.6 Hirnstamm-TIA	S. 358	
4.7 Basilarismigräne	Photopsien, okzipitaler Kopfschmerz, visuelle Aura, Drehschwindel, Gangataxie, Dysarthrophonie, Tinnitus, Hypakusis, periorale und akrodistale Parästhesien	neurologische Untersuchung, CT/MRT, s. auch S. 528

Sensibilitätsstörungen

Tabelle 193 · Forts., Einteilung von Sensibilitätsstörungen

mögliche Ursachen	wesentliche diagnostisch richtungweisende Anamnese, Untersuchung u./o. Befunde	Sicherung der Diagnose
4.8 Hyperventilation	S. 105	
5. dissoziierte Sensibilitätsstörung		
5.1 Hirnstamm-Ischämie (z. B. Wallenberg-Syndrom)	dissoziierte Sensibilitätsstörung; häufig kardiale Embolien	Doppler der A. vertebralis, MRT, MRT-Angiographie
5.2 Syringomyelie/ Syringobulbie	Schmerzen v. a. im Schultergürtel, zentromedulläres Syndrom, Wirbelsäulenveränderungen; bei Syringobulbie Nystagmus, Hirnnervenausfälle N. VIII bis XII	Röntgen HWS, MRT, EMG, SSEP, MEP, F-Welle als fakultative Zusatzdiagnostik
5.3 A. spinalis-anterior-Syndrom	Paraspastik der Beine, dissoziierte Sensibilitätsstörung, Blasen- und Miktionsstörungen	MRT, Labor (Polyzythämie, Koagulopathie), Lues-Serologie, Sonographie, CT Abdomen, Liquor, evozierte Potenziale, Angiographie, Myelographie
5.4 zentromedulläre Prozesse (zentrale Rückenmarkschädigung)	Syringomyelie, intramedulläre Tumoren, Durchblutungsstörungen, querschnittförmige dissoziierte Sensibilitätsstörung, dazu Paraspastik	MRT, evtl. spinale Angiographie
5.5 Rückenmarkläsion – halbseitige Rückenmarkschädigung (Brown-Séquard-Syndrom)	Wirbelfrakturen, Raumforderungen, Abszesse, ipsilateral zentrale Parese und Tiefensensibilitätsstörung wg. Unterbrechung spinothalamischer Fasern, kontralaterale Störung von Schmerz und Temperatur	wie kompletter Querschnitt
5.6 Polyneuropathie	S. 456	
5.7 Rückenmarkläsion – kompletter Querschnitt	nach Trauma, Raumforderung, medialer Bandscheibenvorfall, schlaffe Paraplegie, Pyramidenbahnzeichen, Sensibilitätsstörung für alle Qualitäten, Blasen-Mastdarm-Störung	Rö-Nativ, CT, MRT, Liquorpunktion, evtl. Myelographie, sensibles Niveau bestimmt klinische Höhe der Schädigung

SEP = sensorisch evozierte Potenziale; MEP = motorisch evozierte Potenziale

Verwandtes Leitsymptom:

▶ **Polyneuropathie**

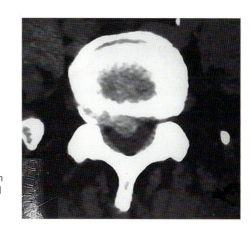

Abb. 289 Wurzelläsion bei Bandscheibenvorfall LWK 5/SWK 1 rechts (Pfeil); CT

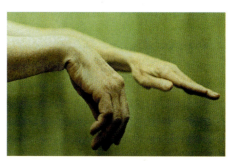

Abb. 290 Radialisparese mit Fallhand rechts

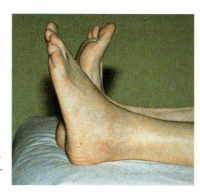

Abb. 291 Peronäusparese des linken N. peronaeus (Fuß- und Heberparese links)

Singultus (A. Sturm)

Grundlagen

- **Definition:** Unwillkürliche, anhaltende, repetitive Zwerchfellkontraktionen durch Vagus- und Phrenikusreizung unterschiedlicher Ursache.
- **Hinweis:** Bei anhaltendem Singultus (> 48 h Dauer) muss nach einer Grunderkrankung gefahndet werden (Tab. 194).
- **Klinik des Leitsymptoms:** Primär nicht unterdrückbarer Schluckauf in unterschiedlichen Abständen.

Splenomegalie

Differenzialdiagnosen (Tab. 194)

▶ Da das Symptom Singultus in aller Regel ein Nebensymptom ist, werden Hinweise zur Differenzialdiagnostik in den ensprechenden Krankheitskapiteln besprochen.

Tabelle 194 · Mögliche Ursachen für Singultus

Ursachen	Differenzialdiagnostisch mögliche Grunderkrankungen
funktionell	Übermäßige Dehnung des Magens durch Essen, Trinken, Gas, Aerophagie, plötzlicher Temperaturwechsel im Ösophagus (Eis, heiße Getränke), psychische und emotionale Belastung/Erregung
Intoxikationen	Medikamenten-Nebenwirkungen, insbesondere Diazepam, Barbiturate, Dexamethason; Alkoholabusus
metabolisch	Nieren und Leberversagen, Sepsis, Elektrolytverschiebungen
Störungen des ZNS	Meningitis, Enzephalitis, Schädelhirntrauma, Hirn-Stamm-Tumoren, Apoplexie, zerebro-vaskuläre Insuffizienz, allgemeine Hirndrucksteigerung
organspezifisch	Erkrankungen im Bereich des Halses: – Struma – Lymphdrüsenvergrößerungen Erkrankungen im Bereich des Thorax: – Tumoren und Entzündungen des Ösophagus/Mediastinums – Myokardinfarkt, Perikarditis – Pleuraempyem, Pleuritis – Aneurysmata der großen Gefäße – Pneumonie, Bronchitis Erkrankungen im Bereich des Abdomens: – subphrenischer Abszess – Hepatomegalie – Erkrankungen von Pankreas, Gallenblase und Leber (insbesondere Leberabszess) – Peritonealkarzinose
psychiatrisch	Anorexia nervosa

Verwandte Leitsymptome:

▶ Thoraxschmerzen: S. 561

Sodbrennen s. Aufstoßen S. 44

Splenomegalie (K. Kliche, K. Höffken)

Grundlagen

▶ **Definition:**
- *Tastbarkeit der Milz* unter dem linken Rippenbogen.
- *Sonographisch nach der „4711-Regel":* Obere Grenzwerte: Dicke 4 cm, Querdurchmesser 7 cm, Länge 11 cm. Eine Splenomegalie liegt vor, wenn zwei dieser Parameter oberhalb der Norm liegen.
- ▶ **Hinweis:** Jede palpable Milz beim Erwachsenen stellt bereits eine Vergrößerung des Organs dar und muss unbedingt abgeklärt werden!

Splenomegalie

- ▶ **Einteilung (nach Ätiologie):**
  - Infektiös (z. B. Endokarditis lenta, Typhus).
  - Neoplastisch (Lymphome, Leukosen).
  - Immunologisch (z. B. Still-Syndrom, Felty-Syndrom, Sarkoidose, immunhämolytische Anämie).
  - Vaskulär (Pfortaderthrombose, portale Hypertension).
  - Metabolisch/ Speichererkrankungen (z. B. Morbus Gaucher).
- ▶ **Pathogenese:** Primäre oder sekundäre Erkrankungen der Milz, evtl. kombiniert mit Hepatomegalie.

Basisdiagnostik

- ▶ **Anamnese:** Kontakt mit Infektionsquellen, Auslandsreisen, Vorerkrankungen (z. B. Leberzirrhose, maligne Erkrankungen, thrombophile Diathese), isolierte Splenomegalie oder Splenomegalie mit Begleitsymptomen?
- ▶ **Körperliche Untersuchung:** Palpation des Abdomens in Linksseitenlage (zusätzlich Hepatomegalie?), kompletter Lymphknoten-Status. Hinweise auf portale Hypertension?
- ▶ **Labor:** Blutbild mit Differenzialblutbild, BSG (sehr hohe diagnostische Spezifität; 1-h-Wert ausreichend), Transaminasen, LDH, Bilirubin, Virusserologie (HBV, HCV), direkter Coombs-Test (Hämolyse?), evtl. Malariadiagnostik.
- ▶ **Abdomen-Sonographie:** Entscheidende apparative Untersuchung (s. Definition).
- ▶ **Röntgen-Thorax:** Hilus- und Mediastinal-Lymphknoten, Sarkoidose? Herzvergrößerung?

Weiterführende Diagnostik

- ▶ **Abhängig von Klinik/Verdachtsdiagnose:**
  - Bei Fieber infektionsserologische Untersuchungen (s. Fieber S. 146) sowie ANA, anti-DNS-AK.
  - Bei Hinweisen für hämatologische Systemerkrankungen Knochenmarkpunktion, ggf. Lymphknotenbiopsie oder Leberbiopsie.
  - Bei V.a. Speichererkrankungen ggf. Untersuchungen an Hautfibroblasten.
  - Bei V.a. vaskuläre Ursachen: Farbkodierte Dopplersonographie, Angio-MRT.
- ▶ **Bildgebung: CT, MRT.**

Differenzialdiagnose (Tab. 195)

▷ **Hinweis:** Ebenso wie die Lymphknoten kann auch die Milz an vielen Erkrankungen beteiligt sein, die febril oder afebril verlaufen und eine breite differenzialdiagnostische Palette eröffnen. Hierbei ist die Milz nur ausnahmsweise primär oder allein betroffen, wie beispielsweise beim Milzabszess oder bei einem eher seltenen solitären Milzbefall durch ein Hodgkin-Lymphom. Am häufigsten findet sich eine Splenomegalie mit Fieber im Rahmen von infektiösen und nichtinfektiösen Systemerkrankungen. Neben infektiösen und malignen Erkrankungen sind vor allem auch gastroenterologische Krankheitsbilder (z. B. Pfortaderthrombose, Leberzirrhose) in die diagnostischen Überlegungen miteinzubeziehen.

Splenomegalie

Tabelle 195 · Differenzialdiagnose bei Splenomegalie

Diagnose	wesentliche diagnostisch richtungsweisende Anamnese, Untersuchung u./o. Befunde	Sicherung der Diagnose

▶ **Hinweis:** Sofern bei Splenomegalie gleichzeitig Fieber vorliegt, muss in erster Linie an eine akut entzündliche Infektionskrankheit gedacht werden!

1. bakterielle Infektionen (Anamnese entscheidend – Auslandsaufenthalte, Tierkontakte, hygienische Verhältnisse?)

bakterielle Septikämie	typische Allgemeinsymptomatik, weiche Milz, bei Endokarditis Herzgeräusche	Nachweis der Bakteriämie
Endocarditis lenta (s. Abb. 134, S. 242)	Fieber mit Leistungsknick, neu aufgetretene Herzgeräusche und Herzrhythmusstörungen	Herzauskultation, Echokardiographie (transthorakal, transösophageal), Blutkulturen
Typhus abdominalis	s. Fieber S. 164	
Tularämie	s. Fieber S. 161	
Leptospirose	s. Ikterus S. 315, s. Oligo-/Anurie S. 28	
Brucellose (Morbus Bang)	in Europa selten; schleichender Beginn, unspezifische Beschwerden; Reservoir sind Rinder, Schweine, Ziegen; Infektion durch Ingestion infizierter Milch o. Hautkontakt; Landwirte und Schlachter bevorzugt betroffen; Osteomyelitiden (ventrale Spondylitis) typische Komplikation	direkte Isolation des Erregers aus dem Blut schwierig; besser serologischer Nachweis mit Titeranstieg der KBR
Tuberkulose	s. Auswurf S. 49	
Milzabszess	s. Bauchschmerzen S. 56	

2. Viruserkrankungen

EBV-Infektion	s. Halsschwellung S. 214	
Virushepatitis	Ikterus und Transaminasenanstieg; klinisch Inappetenz, Arthralgien; S. 313 ff	virologische Diagnostik; S. 313 ff
CMV-Infektion	s. Fieber S. 160, Lymphknotenschwellung S. 387	
Mumps	s. Halsschwellung S. 215	
Masern	↑ Fieber, typisches Exanthem (Koplik-Flecken) zuerst zervikal	serologische Diagnostik
Röteln (s. Abb. 79, S. 158)	generalisierte LK-Schwellungen, Exanthem nicht konfluierend	serologische Diagnostik
HIV-Infektion	s. Lymphknotenschwellung S. 393	

3. Mykosen

Histoplasmose	Infektion durch Inhalation, sekundär generalisierte Erkrankung	Nachweis der Pilze in Sputum oder Magensaft

Splenomegalie

Tabelle 195 · Forts., Differenzialdiagnose bei Splenomegalie

Diagnose	wesentliche diagnostisch richtungweisende Anamnese, Untersuchung u./o. Befunde	Sicherung der Diagnose
Blastomykose	Infektion ebenfalls durch Inhalation, in Nord- und Südamerika endemisch; Krankheitsbild kann der Tbc ähneln	Nachweis der Pilze in der Bronchiallavage oder durch Biopsie
Kokzidioidomykose	auch sog. „Wüstenrheumatismus"; nur bei 0,5 % der Infizierten manifeste Erkrankung mit hämatogener Aussaat; meist harmlos	Hauttest, mikroskopischer Erregernachweis

4. Parasitosen

Malaria	s. Fieber S. 163	
Leishmaniose (Kala Azar)	s. Fieber S. 164	
Toxoplasmose	sehr häufig inapparenter Verlauf (90 %)	serologische Diagnostik
Bilharziose	nach Auslandsaufenthalt (besonders Ägypten) Wurmerkrankung durch Schistosoma haematobium; deutliche Eosinophilie	Nachweis der Wurmeier in Stuhl und Urin

5. granulomatöse Erkrankungen und Lymphome

Morbus Hodgkin	s. Lymphknotenschwellung S. 387	
Non-Hodgkin-Lymphom	s. Lymphknotenschwellung S. 387	
Sarkoidose	s. Dyspnoe S. 106, Lymphknotenschwellung S. 388	
Tuberkulose	Splenomegalie als Ausdruck der hämatogenen Aussaat; oft unspezifische Symptome	Nachweis säurefester Stäbchen in Sputum und Lavage; Leber-/LK-/Knochenbiopsie
Histiozytosis X	s. Fieber S. 161, Knochenschmerzen S. 328	

6. rheumatische Erkrankungen (gleichzeitiges Auftreten von Splenomegalie und Arthralgien ist typisch für einige rheumatische Erkrankungen)

Lupus erythematodes disseminatus	s. Bluthusten S. 74	
Morbus Still	s. Gelenkschmerzen S. 181, Lymphknotenschwellung S. 393	
Morbus Felty	s. Lymphknotenschwellung S. 393	

7. hämatologische Erkrankungen (häufigste Ursachen einer Splenomegalie ohne Fieber oder andere Begleitsymptome)

hämolytische Anämien	mäßiggradige Splenomegalie	s. Anämie S. 18
Polycythaemia vera (PCV)	s. Polyglobulie S. 453	
chronisch myeloische Leukämie (CML)	Splenomegalie obligat; Leukozytose; initial oft nur geringe klinische Symptomatik	Nachweis des Philadelphia-Chromosoms

Splenomegalie

Tabelle 195 · Forts., Differenzialdiagnose bei Splenomegalie

Diagnose	wesentliche diagnostisch richtungweisende Anamnese, Untersuchung u./o. Befunde	Sicherung der Diagnose
akute Leukämien	sowohl bei myeloischen wie auch lymphatischen Leukämien	KM-Zytologie
chronisch lymphatische Leukämie (CLL)	praktisch immer von zusätzlichen Lymphomen begleitet; deutlich erhöhte Gesamtleukozytenzahl	KM-Histologie, LK-Biopsie und -Histologie; Differenzial-BB (oft > 90 % Lymphozyten)
Osteomyelofibrose (OMF)	Gewichtsabnahme, Mattigkeit, Infektneigung, hämorrhagische Diathese, Splenomegalie, Blutbild, ALP-Index erhöht	Knochenmarkspunktion (punctio sicca), Histologie
Haarzell-Leukämie (HCL)	Männer deutlich bevorzugt betroffen (9 : 1), meist im 5. Lebensjahrzehnt; neben der OMF weist die HCL die größten Milzen auf	KM-Histologie; Nachweis von Haarzellen im peripheren Blut

8. Splenomegalie bei portaler Hypertension

Leberzirrhose	s. Blutungsneigung S. 80	
Pfortaderthrombose/ Milzvenenthrombose	vorausgegangene Mesenterialinfarkte, thrombophile Diathese, bekanntes myeloproliferatives Syndrom; akute linksseitige Oberbauchschmerzen und Splenomegalie, bei unbekanntem akutem Ereignis, Ösophagusvarizen unklarer Genese	Abdominalsonographie, CT-Abdomen; ggf. Angio-MR, FKDS
Pfortaderkompression durch Tumor	Raumforderung in der Leberpforte	Abdominalsonographie, CT-Abdomen, FKDS

9. Splenomegalie bei Speichererkrankung

Amyloidose	s. Anurie/ Oligurie S. 26	
Morbus Gaucher	hereditär, autosomal; rezessiv; häufig Frauen jüdischer Abstammung; Glukozerebrosidasemangel; ausgeprägte Hepatosplenomegalie sowie Knochenläsionen; oft auch Thrombozytopenie	Nachweis typischer Schaumzellen im Knochenmark; saure Phosphatase i.S. ↑
Morbus Niemann-Pick	seltene, hereditäre Erkrankung, 5 Subtypen; Ablagerung von Sphingomyelin im RES	Nachweis von Schaumzellen im Knochenmark

10. isolierte Splenomegalie

parasitäre Milzzysten	parasitäre Zysten, am häufigsten durch Echinokokken	KBR-Reaktion, Abdominalsonographie
nicht parasitäre Milzzysten	insgesamt selten	Abdominalsonographie
Hämatom	solider Milzprozess in der Bildgebung, Anamnese	Abdominalsonographie, CT

Tabelle 195 · Forts., Differenzialdiagnose bei Splenomegalie

Diagnose	wesentliche diagnostisch richtungweisende Anamnese, Untersuchung u./o. Befunde	Sicherung der Diagnose
kavernöses Hämangiom	i.d.R. asymptomatisch	typische Binnenstruktur im CT
Milzblutung nach Trauma (s. Abb. 292)	anamnestisch entsprechendes Trauma; plötzlich neu aufgetretene Splenomegalie, rasche Zunahme	Abdominalsonographie, CT

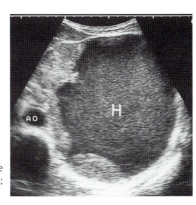

Abb. 292 Milzblutung nach Trauma: Große nahezu die gesamte Milz ausfüllende Milzeinblutung (H); AO = Aorta

Sprech- und Sprachstörungen (Ch. Kessler)

Grundlagen

▶ **Definition:**
- *Sprachstörung:* Aphasie = Störungen des kommunikativen Gebrauchs der Sprache (immer kortikalen Ursprungs, Tab. 196).
- *Sprechstörung:* Dysarthrophonie (Dysarthrie) mit Störung der Sprachbildung (Funktionsstörung auf der Ebene der Motorik, Tab. 197).

Tabelle 196 · Aphasie-Formen

Aphasie-Form	Differenzialdiagnostische Kriterien
Broca-Aphasie (motorische Aphasie)	• gestörte Spontansprache/Nachsprechen • erhaltenes Sprachverständnis
Wernicke-Aphasie (sensorische Aphasie)	• grob gestörtes Sprachverständnis • Spontansprache/Nachsprechen möglich
amnestische Aphasie	• Wortfindungsstörungen • erhaltenes Sprachverständnis • erhaltene Spontansprache/Nachsprechen
globale Aphasie	• gestörtes Sprachverständnis • gestörte Spontansprache/Nachsprechen
Leitungsaphasie	• gestörtes Nachsprechen und Benennen • Sprachverständnis und Spontansprache erhalten
transkortikale Aphasie	• erhaltenes Nachsprechen • Sprachproduktion und Sprachverständnis mangelhaft

Sprech- und Sprachstörungen

Tabelle 197 · Dysarthrie, Dysarthrophonie

Begriff	Definition	Diagnose/ Differenzialdiagnose
explosive Sprache	unharmonisch, unregelmäßig laut und stoßweise	Kleinhirnerkrankungen
skandierende Sprache	abgehackt, stoßweise, übertrieben stark voneinander abgesetzte Satzteile	Kleinhirnerkrankungen, multiple Sklerose
Näseln	Entweichung von Luft durch die Nase beim Sprechen	Gaumensegelparese, z. B. bei Myasthenia gravis oder Läsion der kaudalen Hirnnerven
Dysphonie	gestörte Lautgebung durch die lauterzeugenden Organe	Kehlkopf; Stimmbandlähmung
Dysphonia spastica	unwillkürliche Kontrakturen der Gesichtsmuskulatur	psychogen
Aphonie	ungenügende Lautgebung	Kehlkopferkrankungen oder psychogene Ursachen, Stimmbandlähmung
Artikulationsstörungen	Sigmatismus (Lispeln), Näseln (Rhinophonie), Balbuties (Stottern), Dysalie (Stammeln)	

Basisdiagnostik

▶ **Anamnese** (Fremdanamnese): Verlauf und Tempo der Entwicklung:
  • *Akut einsetzende Aphasie* → spricht für Durchblutungsstörung (können auch als transitorisch ischämische Attacke auftreten); isolierte Aphasien häufig bei kardialen Embolien.
  • *Langsam progrediente Entwicklung* → spricht für Tumor oder degenerative Erkrankung.
▶ **Prüfung der Sprache:**
  • *Parameter:* Sprachanstrengung, Flüssigkeit des Sprechens, Sprachmelodie, Entstellung von Wörtern, Wortwahl, Wortneubildungen (Paraphasien), Wortumschreibungen anstelle eines gesuchten Wortes, syntaktische Struktur der Sätze, Sprachverständnis?
  • *Konkret:*
    – Nachsprechen von Wörtern und kurzen Sätzen.
    – Benennen und Beschreiben von Objekten.
    – Verständnis für Namen und Objekte.
    – Schriftsprache.
    – Differenzierte Sprachprüfung, z. B. durch Aachener Aphasietest.
▶ **Internistische und neurologische Untersuchung.**
▶ **HNO-Untersuchung.**
▶ **CCT u./o. kranielles MRT.**

Differenzialdiagnose

▶ **Aphasie** (kortikale Läsionen der dominanten Hemisphäre): Tab. 198.

Tabelle 198 · **Differenzialdiagnose bei Aphasie**

Diagnose	zur Diagnose führt
Hirninfarkt	S. 358
intrazerebrale Blutung	S. 358
Tumoren	S. 359
Schädel-Hirn-Trauma	S. 88
Enzephalitis (v.a. Herpes-simplex-Enzeph alitis)	S. 359
hirnatrophische Prozesse (häufig bei Morbus Alzheimer)	S. 85

▶ **Dysarthrie und Dysarthrophonie:** Tab. 199.

Tabelle 199 · **Dysarthrie und Dysarthrophonie – Läsionsort, Vorkommen und häufige Ursachen**

Läsionsort	Diagnose/ Differenzialdiagnosen
Hemisphärendysarthrie (kortikale Dysarthrie)	Läsion des unteren Anteils des Gyrus praecentralis, Infarkt, Tumor, progressive Paralyse, Trauma
pseudobulbäre Dysarthrie (kortiko-bulbäre Dysarthrie)	beidseitige Läsionen supranukleärer Bahnen, z. B. bei bilateralem Hirninfarkt oder Mikroangiopathie
bulbäre Dysarthrie (Hirnnerven-Dysarthrie)	nukleäre oder periphere (Hirnnervenkerne und Hirnnerven im Verlauf) Schädigung, z. B. bei Bulbärparalyse, im Rahmen der ALS, Tumoren, Poliomyelitis, Hirnstamminfarkt, Syringobulbie, Trauma und Tbc
zerebelläre Dysarthrie	Kleinhirnerkrankungen (multiple Sklerose, Hirninfarkt, Hirntumor, Heredoataxie, toxische Kleinhirnatrophie bei Alkoholismus)
extrapyramidale Dysarthrie	Stammganglienerkrankungen (Parkinson-Syndrom, hyperkinetische Krankheitsbilder)

Verwandtes Leitsymptom

▶ Desorientiertheit: S. 87.

Sturz, plötzlicher s. Epileptische Anfälle und plötzliche Stürze S. 115

Synkope (A. Sturm)

Grundlagen

▶ **Definition:** Plötzlich auftretender, nach Sekunden bis Minuten i.d.R. spontan endender Anfall mit Bewusstseinsverlust und Tonusverlust.
▶ **Klinik des Leitsymptoms:**
- Rasch einsetzende Bewusstseinsstörung bis zur Bewusstlosigkeit.
- Je nach Körperlage Sturz auf den Boden mit vorübergehendem Tonusverlust der Muskulatur.
- Häufig Prodromi: Schwitzen, Übelkeit, Schwarzwerden vor den Augen, Schwäche in den Beinen, Schwindel, diffuse vegetative Symptome wie Käl-

Synkope

tegefühl, Angina pectoris, Einatmungsschwierigkeiten, gastroenterologische Symptomatik, Ohrensausen.
- Meist erniedrigter Blutdruck mit kleiner Amplitude.
- Nach Sekunden bis wenigen Minuten Beendigung des Bewusstseinsverlustes u./o. Verlust des Muskeltonus.

▶ **Häufigkeit:** Synkopen sind ein relativ häufiges Symptom, das in 5 bis 10 % der Fälle zur Klinikeinweisung führt. Nach der Framingham-Studie erleiden während einer 26-jährigen Beobachtungszeit 3–3,5 % der Männer und Frauen eine Synkope, wobei dieses Symptom mit zunehmendem Alter häufiger auftritt.

Akutdiagnostik

▷ *Hinweis:* Die Erhebung der Eigenanamnese ist bei Patienten im synkopalen Anfall verständlicherweise nicht möglich. Deshalb Angehörige, Anwesende, Umfeld (z.B. Verkehrsteilnehmer) über mögliche Umstände befragen, die zur Akutsituation geführt haben können.

▶ **Fremdanamnese:**
- „Situations"-Synkope (Tab. 200)?
- Hitze als Ursache von Sonnenstich oder Kollaps?
- Infektion möglich?
- Postprandial (Dumping-Syndrom)?
- Bei Drehung des Halses (Karotis-Sinus-Syndrom)?
- Intoxikationen möglich (Tablettenreste, Injektionskanülen, Pilzgerichte, etc.)?

▶ **Eigenanamnese** nach Wiedererlangung des Bewusstseins:
- Kardiale und pulmonale Erkrankungen, Hypertonie/Hypotonie, Medikamenteneinnahme?
- Neurologische Erkrankungen (mit oder ohne Anfälle)?
- Intoxikationsmöglichkeiten einschließlich Drogen und Alkoholabusus, Infektionsmöglichkeiten?
- Tätigkeit unmittelbar vor Auftreten der Synkope, wiederholte Synkopen in der Vorgeschichte?

▶ **Körperliche Untersuchung:**
- Gründliche körperliche Untersuchung des völlig entkleideten Patienten (Verletzungszeichen?) einschließlich sorgfältigem neurologischem Status (S. 2) unerlässlich.
- Besondere Beachtung von Bewusstseinszustand bzw. Bewusstseinsänderung, Blutdruck, Herzfrequenz, Atemfrequenz.
- Hautveränderungen: Anaphylaxie, Allergie, endokrine Grunderkrankung?
- Zeichen einer Hyperhydrosis (RR-Anstieg, gestaute Halsvenen, Dyspnoe, Lungenstauung, Ödeme, positiver hepatojugulärer Reflux) oder Exsikkose (verminderte Venenfüllung, verminderter Hautturgor, trockene Schleimhäute, Durst, Oligurie, RR-Abfall, Tachykardie)?
- Temperaturen?

Weiterführende Diagnostik

▶ **Kardiologische Diagnostik** bei V.a. eine kardiologische Erkrankung.
▶ **Pneumologische Diagnostik** bei V.a. eine pneumologische Erkrankung.
▶ **Laboruntersuchungen:** Kleines Blutbild, Differenzialblutbild, kleiner Gerinnungsstatus, Elektrolyte (Na^+, K^+, Ca^{2+}), Fermente, CK, CKMB, Transaminasen, Kreatinin, CRP, Gesamteiweiß, Urinstatus.
▶ **Apparative Untersuchungen** (je nach Verdachtsdiagnose): EKG, Echokardiographie, Sonographie des Bauchraumes, Dopplersonographie der Halsgefäße (evtl. transkraniell bei V.a. kleine Hirnembolie), CT u./o. MRT bei V.a. Schlaganfall, Subarachnoidalblutung, zerebralen Paresen.

Synkope

▶ Die weitere notwendige und ergänzende Diagnostik einschließlich Funktionsprüfung wird bei den einzelnen Krankheitsbildern angeführt.

Differenzialdiagnostische Übersicht

▶ Prinzipiell können Synkopen differenzialdiagnostisch in folgende Hauptgruppen unterteilt werden:
- Kardiovaskuläre Synkopen.
- Medikamentös-toxisch induzierte Synkopen.
- Zerebrovaskuläre Synkopen.
- Synkopen sonstiger bzw. unterschiedlicher Ursache.

▶ *Hinweis:* Häufig findet sich bei Synkopen keine nachweisbare Ursache, vaskuläre Synkopen (vasovagale Synkope S. 554, orthostatischer Kollaps und TIAs) gehören ebenso wie Herzrhythmusstörungen (S. 553) zu den häufigsten Ursachen von Synkopen.

▶ **Differenzialdiagnose:** Tab. 200. Die Mehrzahl der dort angeführten Krankheitsbilder wird bzgl. der „wesentlichen diagnostisch richtungsweisenden Anamnese ..." an anderer Stelle ausführlich besprochen, sodass ein entsprechender Seitenverweis erfolgt.

Tabelle 200 · Differenzialdiagnose der Synkopen

Diagnose	wesentliche diagnostisch richtungsweisende Anamnese, Untersuchung u./o. Befunde	Sicherung der Diagnose
1. kardiovaskuläre Ursachen		
1.1 verminderte kardiale Auswurfleistung:		
– Herzrhythmusstörungen	bradykarde Adams-Stokes-Anfälle	rasches Auftreten einer Synk., Auskultation, EKG und Langzeit-EKG, Einzelheiten S. 259
	tachykarde Adams-Stokes-Anfälle	EKG und Langzeit-EKG, Einzelheiten S. 266
– Herzklappenfehler	insbesondere Aortenstenose (s. Abb. 128, S. 236), Pulmonalstenose, Mitralstenose; belastungsinduzierte Synkope	Auskultationsbefund, Echokardiographie, Einzelheiten S. 231
– fortgeschrittene Herzmuskelinsuffizienz (s. Abb. 214, S. 409)	Charakteristika der globalen Herzmuskelinsuffizienz, Einzelheiten S. 248	Zeichen der myokardialen Dekompensation, Echokardiographie, Einzelheiten S. 250
– Kardiomyopathie	insbesondere hypertrophisch obstruktive Kardiomyopathie; belastungsinduzierte Synkope	Auskultationsbefund, Echokardiographie, Einzelheiten S. 251
– Herzbeuteltamponade	Zeichen der oberen und unteren Einflussstauung, Einzelheiten S. 109	Echokardiographie, Einzelheiten S. 113
1.2 mechanische Behinderung des venösen Rückstroms:		
– Valsalva-Manöver	typische pathologische Reaktion bei Durchführung	sofortige Erholung nach Beendigung des Valsalva-Versuchs

Synkope

Tabelle 200 · Forts., Differenzialdiagnose der Synkopen

Diagnose	wesentliche diagnostisch richtungweisende Anamnese, Untersuchung u./o. Befunde	Sicherung der Diagnose
– Lungenembolie (s. Abb. 295, S. 567 und Abb. 299, S. 579)	selten Ursache einer Synkope, meist Ursache eines Schocks, Einzelheiten S. 565	Einzelheiten S. 577
– Vorhof-Myxom/ -Thromben	Einzelheiten der oft symptomarmen Klinik und Anamnese S. 170	Echokardiographie, rasche Erholung des Patienten im Liegen
– Herzbeuteltamponade	s. o.	s. o.
1.3 vasodepressorisch:		
– vagovasale Synkope	Initialstadium mit Blässe, Hyperhydrosis, Übelkeit, epigastrischen Beschwerden. Häufig: Übernächtigung, langes Stehen, schlecht gelüftete Räume, Fasten, Rekonvaleszenzstadium	Umgebungsanamnese, rasche Besserung im Liegen
– situationsbedingte Synkope	nach Husten, Miktion, Defäkation, herzhaftem Lachen, Punktionen oder kleineren med. Eingriffen. Peritoneale Reizung durch Trauma, Koliken, Erbrechen	Umgebungsanamnese, rasche Besserung, insbesondere nach Beseitigung der ausgewiesenen Ursache
– „emotionale" Synkope	vegetativ reaktiv, z. B. durch Erbrechen, Angst; Hysterie	typische Anamnese, rasche Erholung im Liegen
– Orthostase-Reaktion	↓ Blutdruck	in der Anamnese Hypotonie, rasche Erholung im Liegen
	sympathiko-orthostatischer Kollaps	Typ-II-Reaktion im Orthostase-Test nach Thulesius
	asympathikotoner orthostatischer Kollaps	Typ-IIa-Reaktion im Orthostase-Test nach Thulesius
– arterielle Hypotonien unterschiedlicher Genese	Tab. 118, S. 305	Tab. 119, S. 306
– Karotis-Sinus-Syndrom	Umgebungsanamnese; nach starker Drehung des Kopfes oder Manipulation am Hals (aus der Garage fahren), Box-„Treffer" am Hals	positiver Karotisdruckversuch (wenn: Doppler-Sonographische Thrombosierung ausgeschlossen)
– autonome Neuropathien: primäre und sekundäre Formen	Tab. 120, S. 310	

Tabelle 200 · Forts., Differenzialdiagnose der Synkopen

Diagnose	wesentliche diagnostisch richtungweisende Anamnese, Untersuchung u./o. Befunde	Sicherung der Diagnose
2. medikamentös/toxisch induzierte Synkopen		
Medikamente, Alkohol, Drogen	insbesondere bei Antihypertensiva, Diuretika, Analgetika, Nitrate, Sedativa, Antiarrhythmika, Vasodilatatoren, Psychopharmaka, Antidepressiva	Medikamentenanamnese
	Alkohol, Drogen	Alkoholfötor, Anamnese, Nachweis von Kanüleneinstichen, Drogen-Screening
Intoxikationen	aktuelle Umgebungsanamnese; *cave:* bewusste Täuschung	Untersuchung von Mageninhalt, Blut und Urin
3. zerebrovaskuläre Synkopen		
extrakranielle Gefäßveränderungen:	neurologische Diagnostik S. 2	
– Hirnstamm-TIA (drop attacks)	Einzelheiten siehe S. 358	
– Strömungsbehinderung im Bereich der A. carotis interna bzw. A. carotis communis (s. Abb. 293)	Einzelheiten siehe S. 358	
– Takayasu-Syndrom		
– Subclavian-Steal-Syndrom (s. Abb. 294, S. 557)		
– basiläre Migräne	Einzelheiten siehe S. 350	
Subarachnoidalblutung (SAB)	Einzelheiten siehe S. 351	
4. sonstige Ursachen		
Hypoxie	chronische Lungenerkrankung, dekompensiertes Cor pulmonale, rascher Höhenanstieg	pulmonaler Befund, Umgebungsanamnese
Hypokapnie	Hyperventilation, „Lufthunger"	Hyperventilation infolge psychogener oder organischer Erkrankungen (neurologische Erkrankung, pulmonale oder kardiale Erkrankung)
Anämie	Differenzialdiagnostik der Anämie Tab. S. 16 ff	Blutbild
Hitzekollaps	Umgebungsanamnese	keine neurologische Symptomatik, rasche Besserung in kühler Umgebung

Synkope

Tabelle 200 · Forts., Differenzialdiagnose der Synkopen

Diagnose	wesentliche diagnostisch richtungweisende Anamnese, Untersuchung u./o. Befunde	Sicherung der Diagnose
Sonnenstich	akute Bewusstseinsstörung, epileptische Anfälle, evtl. Meningismus	Umgebungsanamnese, Liquor mit erhöhtem Druck sowie Zell- und Eiweißvermehrung
Kinetosen	Umgebungsanamnese	rasche Besserung nach Beseitigung der auslösenden Ursache, evtl. HNO-Untersuchung
Hypoglykämie	Diabetesanamnese, Hungern und Fasten	Blutzuckerbestimmung
Dumping-Syndrom	OP-Anamnese, nahrungsmittelabhängig	Blutzucker postprandial

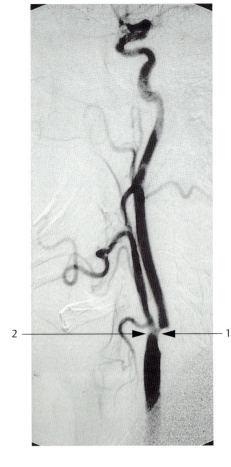

Abb. 293 Abgangsstenose der A. carotis interna und externa bei sonst unauffälliger Karotisstrombahn (DSA).
1 = Stenose der ACI links;
2 = Stenose der ACE links

Synkope

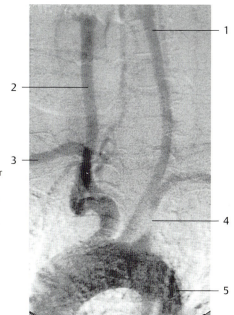

Abb. 294 Hochgradige abgangsnahe Stenose der linken A. subclavia.
1 = A. carotis communis links,
2 = A. carotis communis rechts,
3 = A. subclavia rechts,
4 = Stenose der A. subclavia links,
5 = Aortenbogen

Verwandte Symptome

- Desorientiertheit (Delir, reversible/irreversible hirnorganische Psychosyndrome): S. 87.
- Epileptische Anfälle: S. 115.
- Hypertonie: S. 290.
- Schock: S. 516.
- Schwindel: S. 524.

Tachykardie s. Herzrhythmusstörung S. 256

Tachypnoe s. Dyspnoe S. 99

Tetanie (R. G. Bretzel)

Grundlagen

- **Definition:** Tetanie ist ein durch gesteigerte neuromuskuläre Erregbarkeit verursachtes Syndrom bei Normo- oder Hypokalzämie. Die Einteilung erfolgt in hypokalzämische und in normokalzämische Tetanie.
- **Einteilung (nach Ätiologie):** (s. auch Tab. 201).
  - *Hypokalzämische Tetanie:*
    - Mangel an aktiven Vit D_3.
    - Mangel an PTH.
    - Ca^{2+}-Sequestration.
  - *Normokalzämische Tetanie:*
    - Alkalose, z. B. bei Hyperventilation.
    - Mg^{2+}-Mangel.
    - Zerebrale Ursachen.
- **Klinik des Leitsymptoms:**
  - Klassischer tetanischer Anfall mit Parästhesien der Hände, Füße und perioral, Steifigkeit und Krämpfe der Finger und Zehen, Geburtshelferstellung der Hände, Karpfenmund und Spasmen der Atemmuskulatur, Dyspnoe, krampfartige Bauchschmerzen mit Durchfällen, Harndrang, Nervosität und Angst.
  - Tetanische Äquivalente: Hauptsächlich Spasmen der Bronchien, Kardia, Blasensphinkter, Raynaud-Syndrom und Migräne.
  - Latente Tetanie: Anfallsbereitschaft, Tetanie provozierbar, Faszikulationen der Gesichtsmuskeln (Chvostek-Zeichen) und Fingerkrämpfe (Trousseau-Zeichen).
  - Auffallende psychische Veränderungen (als Folge des Grundleidens, also bei allen Differenzialdiagnosen möglich): Psychovegetative, ängstliche, häufig überkorrekte und ehrgeizige Persönlichkeit.
- **Prävalenz:** Etwa 100 pro 100.000 Einwohnern. Die bevorzugte Altersgruppe ist 15–30 Jahre alt, Frauen sind etwa dreimal so häufig betroffen wie Männer.

Basisdiagnostik

- **Anamnese:** Insbesondere die Frage nach Grund- und Vorerkrankungen.
- **Labor:** Ca^{2+}, Phosphat, alkalische Phosphatase i.S.; Säure-Basen-Status.

Weiterführende Diagnostik

- **Differenzialdiagnose:** Tab. 201.
- **Ggf. weiterführende Spezialuntersuchungen** (s. Gewichtsverlust S. 199, Diarrhö S. 91):
  - *Labor:*
    - Hypokalzurie ($< 50\,mg / 24\,h$).
    - Elsworth-Howard-Test bei V.a. Pseudohypoparathyreoidismus und Differenzierung in Typ I/II: 200 Einheiten PTH i.v. mit Bestimmung von cAMP i.U. und der Phosphatclearance (alle 30 Minuten über 2 Stunden).
    - Autoantikörpernachweis gegen Parathyreoidia.
    - 25-OH-Vitamin D_3.
  - *EKG:* Verlängerte ST-Strecke, sehr kurze T-Wellen, aTc verlängert.
  - *Röntgendiagnostik* Schädel (Verkalkung der Basalganglien) und des Skeletts, z. B. Hyperostosen, meist bei idiopathischem Hypoparathyreoidismus.

Tetanie

> **Hinweis:** Insbesondere die Hyperventilationstetanie (S. 560), aber auch die metabolische Alkalose (S. 560) sind die häufigsten Ursachen einer Tetanie.

Differenzialdiagnose (Tab. 201)

Tabelle 201 · Differenzialdiagnose und weiterführende Diagnostik bei Tetanie

Diagnose	wesentliche diagnostisch richtungweisende Anamnese, Untersuchung u./o. Befunde	Sicherung der Diagnose
1. hypokalzämische Tetanie		
Hypoparathyreoidismus durch Agenesie, operative Entfernung oder Autoimmunprozess der Parathyroidea	bis in die Kindheit reichende Anamnese, Z. n. OP. Weitere endokrine Autoimmunprozesse: Perniziosa, Diabetes mellitus, Hypothyreose, Morbus Addison. Candida-Infektionen	Ca ↓ P ↑, PTH ↓
intestinale Hypokalzämie	Kalziummalabsorption, -maldigestion	Ca ↓, P ↑, PTH ↑, (25-0H Vit. D3 ↓)
Rachitis, Osteomalazie	s. Knochenschmerzen S. 325	Ca ↓, P ↑, PTH ↑, (25-0H Vit. D3 ↓)
Pankreatitis	s. Bauchschmerzen S. 55	Amylase/Lipase ↑
Niereninsuffizienz (i.d.R. ohne Tetanie, relevant ab Serum-Kreatinin > 2 mg/dl), Hyperphosphatämie, Mangel an Vitamin D-Hormon	Ca ↓, P ↑, PTH ↑, Kreatinin ↑	
nutritive Hypokalzämie	Kalziummangelernährung	Ca ↓, P ↑, PTH ↑, (25-0H Vit. D3 ↓)
Medikamente: z. B. Chelatbildner, Cholestyramin, Laxanzien, aminoglykosidhaltige Präparate, Cis-Platin, Calcitonin, Mithramycin, Actinomycin, Glukagon, Colchicin, Imidazol	Zusammenhang mit der Zufuhr, Besserung der Hypokalzämie nach Absetzen	
pseudoidiopathischer Hypoparathyreoidismus (Produktion von biologisch unwirksamem PTH)	Tetanie	Ca ↓ P ↑, PTH ↑/normal,

Tetanie

Tabelle 201 · Forts., Differenzialdiagnose und weiterführende Diagnostik

Diagnose	wesentliche diagnostisch richtungweisende Anamnese, Untersuchung u./o. Befunde	Sicherung der Diagnose
Pseudohypoparathyreoidismus: Defekt des Adenylatzyklasesystems (Typ I) oder der cAMP-Signalübertragung (Typ II)	Tetanie	Ca ↓ P ↑, PTH ↑, cAMP ↓, Ellsworth-Howard-Test (quantitative Bestimmung der Phosphatausscheidung und cAMP i.U. vor und nach i.v.-Injektion von Parathormon)
Oxalatvergiftung	Gewebeverkalkungen	typische Anamnese, Serum-Oxalat und Anionenlücke ↑
Gabe von Komplexbildnern: Zitratbluttransfusion, Phosphat, Sulfat	Zusammenhang mit der Zufuhr von Komplexbildnern, Besserung der Hypokalzämie nach Absetzen	
Tumorlysesyndrom	spontan oder nach Chemotherapie, meist bei hämatologischen Neoplasien, durch akuten massiven Zellzerfall bedingt, mit akutem Nierenversagen einhergehend	K ↑, P ↑, Ca ↓, Harnsäure ↑, Kreatinin ↑
2. normokalzämische Tetanie		
Hyperventilationstetanie	anfallsweise Tetanie, u. a. in Stresssituationen	typische klinische Konstellation, nur selten Blutgasanalyse erforderlich (respiratorische Alkalose)
Magentetanie	Hyperemesis mit Salzsäureverlust	typische klinische Konstellation, metabolische Alkalose
metabolische Alkalose	gastrointestinaler HCl-Verlust (Erbrechen, Magensaftableitung), renale Bikarbonatretention (u. a. Diuretika, Bartter-Syndrom, Mineralokortikoid-Exzess, Lakritz-Abusus)	Säure-Basen-Status
Infektionskrämpfe	ohne Elektrolytentgleisung	typische klinische Konstellation, ggf. neurologische Untersuchung zum Ausschluss anderer spezifisch neurologischer Ursachen
Intoxikationen	u. a. Strychnin, Atropin, Blei	Nachweis aus Urin, Blut, Mageninhalt
Magnesiummangeltetanie	Alkoholabusus, Malabsorption (s. Diarrhö S. 95)	Mg^{2+} ↓
zerebrale Tetanie	hirnorganische Erkrankungen mit Störung des Atemzentrums	weiterführende fachneurologische Diagnostik inkl. Bildgebung

Verwandte Leitsymptome

▶ Muskelkrämpfe: S. 411.

Thoraxschmerzen (A. Sturm)

Grundlagen

- ▶ Thorakale Schmerzen/Beschwerden können durch eine Vielzahl sehr unterschiedlicher Krankheitsbilder bedingt werden.
- ▶ **Definition:** Schmerzen unterschiedlicher Intensität und unterschiedlichen Charakters, die im Bereich des Thorax empfunden werden.
- ▶ *Beachte:* Übersichtskapitel zu Schmerzen s. S. 513.
- ▶ **Wichtigste Ursachen für Thoraxschmerzen:** Tab. 202. Differenzialdiagnostisch können Thoraxschmerzen Ausdruck kardialer Erkrankungen oder Erkrankungen großer thorakaler Gefäße sein, aber auch durch extrakardiale Krankheitsbilder („non cardiac chest pain") bedingt sein. Von besonderer Bedeutung für Prognose und Verlauf ist vor allem die differenzialdiagnostische Abgrenzung von akutem Myokardinfarkt, Aortendissektion und akuter Lungenembolie im Vergleich zu anderen Erkrankungen, die mit Thoraxschmerzen einhergehen können. Relativ häufig, wenngleich weit weniger wichtig sind Thoraxschmerzen funktioneller und vertebragener Genese.

Tabelle 202 · **Wichtigste Ursachen für Thoraxschmerzen**

kardial	nicht kardial	funktionell
– koronare Herzkrankheit	– Pleuritis sicca	– hyperkinetisches Herzsyndrom
– akuter Myokardinfarkt	– Pneumothorax	
– Aortendissektion	– Mediastinalemphysem	– Extrasystolie
– Lungenembolie	– Tracheitis	– Angstneurose
– Perikarditis	– Refluxkrankheit	– Herzphobie
– HCM/HOCM	– Ösophagusruptur	– Depression
– Mitralsegelprolaps	– Ösophaguskarzinom	
	– Tietze-Syndrom	
	– vertebragene Ursachen	

- ▶ **Leitsymptom** ist der im Bereich des Thorax lokalisierte Schmerz. Entscheidend ist die genaue Charakterisierung des Thoraxschmerzes:
  - *Schmerzcharakter:* Bohrend, dumpf, brennend, stechend, ring- oder gürtelförmig, anfallsweiser Schmerz, Schmerz bei Belastung, Ruheschmerz, Dauerschmerz?
  - *Schmerzintensität:* Vernichtungsschmerz, stärkster Schmerz, Zu-/Abnahme der Schmerzintensität im Verlauf (instabile Angina pectoris, Myokardinfarkt)?
  - *Schmerzlokalisation:* Linksthorakal, retrosternal, epigastrisch, im Rücken, zwischen Schulterblättern?
  - *Ausstrahlung:* Ulnare Seite des linken Armes, Unterkiefer, Epigastrium, Rücken?
  - *Auslösbarkeit:* Körperliche u./o. psychische Belastung, Kälte, opulente Mahlzeiten, Bewegung von Kopf u./o. Nacken, Thorax-/Rumpfbewegungen, direkter Druck, tiefe Atemexkursionen, Ruhe, kalte Getränke, Atmung?
  - *Nitrosensibilität:* Beeinflussung des Thoraxschmerzes durch sublinguale Nitroapplikation (ja/nein), Eintritt der Nitrowirksamkeit (Sekunden, Minuten, Stunden)?

Akutdiagnostik

- ▶ *Hinweis:* Die Akutdiagnostik muss rasch zur definitiven Diagnose führen, da akute Thoraxschmerzen für Erkrankungen pathognomonisch sein können,

Thoraxschmerzen

die ohne schnelle und adäquate Therapie rasch zu irreversiblen Organschäden oder zum Tode eines Patienten führen können!

- **Anamnese:** Vorerkrankungen (kardial, extrakardial), Beginn der akuten Symptomatik, Schmerzanalyse (s. o.), Zeitintervall erste Symptome – Vorstellung in Klinik, Hinweise für stumpfes Thoraxtrauma, vorausgegangene diagnostische u./o. interventionelle Herzkathetereingriffe, vorausgegangene entzündliche Erkrankungen, kardiovaskuläre Risikofaktoren (arterielle Hypertonie, Diabetes mellitus, Hypercholesterinämie, Nikotinkonsum, familiäre Belastung), frühere Thrombosen, Speiseunverträglichkeit, Zunahme der Schmerzen im Liegen?
- **Inspektion:** Blässe, Zyanose (peripher, zentral), Halsvenenstauung, Varikosis, Xanthelasmen, Beinschwellung, sichtbare Lymphknotenschwellungen?
- **Palpation:** Puls rhythmisch oder arrhythmisch, Bradykardie, Tachykardie, Pulsqualität, provozierbarer Wadenschmerz, tastbare Frakturen/knöcherne Auffälligkeiten?
- **Auskultation:** 1. und 2. Herzton, Herzgeräusche (systolisch, diastolisch, systolisch-diastolisch), Perikardreiben, Atemgeräusche der Lunge im Seitenvergleich, Nebengeräusche, Abschwächung des Atemgeräusches, Auskultation der Gefäße (Karotiden, Leistenregion, periumbilikal)?
- **12-Kanal-Oberflächen-EKG:** Frische u./o. alte Infarktzeichen, Hypertrophiezeichen, Ischämiezeichen (ST-Hebung, ST-Senkung, T-Inversionen), Rechtsherzbelastungszeichen (pathologischer Lagetyp [Rechtstyp, überdrehter Rechtstyp, S_IQ_{III}-Typ, $S_IS_{II}S_{III}$-Typ], P-dextroatriale, inkompletter/kompletter Rechtsschenkelblock), Bradykardie, Tachykardie?
- **Röntgen-Thorax:** Herzgröße/Herzform, Herzinsuffizienzzeichen, Aortenektasie/Aortenaneurysma, Pleuraerguss, Pneumothorax, Hiatushernie, Rippenfrakturen, Veränderungen am knöchernen Thorax, tumoröse Veränderungen (Rippen, knöcherner Thorax)?
- **Thorax-CT:** Nachweis der Dissektionsmembran bei Aortendissektion.
- **Echokardiographie** (transthorakal, transösophageal): Morphologische und funktionelle Beurteilung des Herzens (linksventrikuläre Auswurffraktion), Nachweis myokardialer Ischämie (transthorakale/transösophageale Stressechokardiographie), Nachweis intrakardialer Thromben, Beurteilung von Anatomie, Physiologie und Pathophysiologie der Herzklappen.
- **Lungenperfusions-/Ventilationsszintigraphie:** Ausschluss frischer u./o. alter Lungenembolien.
- **Labor:** CK, CK-MB, Troponin-T, Myoglobin, Blutbild, Elektrolyte, BSG, CRP, Blutzucker, GOT, GPT, LDH, HBDH, Lipase, Amylase, Blutgasanalyse, Urinstatus.
- **Abdomen-Sonographie:** Ausschluss Pankreatitis, Cholelithiasis.
- **Herzkatheter-Untersuchung** (Druckmessungen, rechts- u./o. linksventrikuläre Angiographie, Koronarangiographie); diagnostische und katheterinterventionelle Therapie beim frischen Myokardinfarkt.

Weiterführende Diagnostik

- Belastungs-EKG.
- Stressechokardiographie.
- ^{201}-Thallium-Myokardszintigraphie.
- Ösophago-Gastro-Duodenoskopie: Refluxkrankheit, Ulkus, Hiatushernie.
- Ösophageale pH-Messung.
- Ösophagusmanometrie, Farbdoppler der großen Gefäße.
- Röntgen-Untersuchungen des knöchernen Thorax u./o. der Wirbelsäule (HWS, BWS, Rippen).
- Verdachtsdiagnose-orientierte Laboruntersuchungen.
- Weitere Untersuchungen abhängig von den Verdachtsdiagnosen s. Tab. 203 und Tab. 204.

Thoraxschmerzen

Übersicht (Tab. 203)

▶ Die Tab. 203 gibt eine Übersicht über die Krankheitsgruppen, die zu Schmerzen im Bereich des Thorax führen können. Die einzelnen Krankheitsbilder, ihre Definition, Leitsymptome und Diagnostik sowie die zur speziellen Diagnose führenden Untersuchungen/Charakteristika werden in den einzelnen Kapiteln besprochen bzw. in den folgenden Tabellen dargestellt.

Tabelle 203 · **Krankheitsgruppen, die zu Schmerzen im Bereich des Thorax führen können**

Krankheitsgruppen

kardiale Erkrankungen

Erkrankungen der großen Gefäße

pulmonale Erkrankungen

pleurale Erkrankungen

Erkrankungen des Mediastinums

Erkrankungen des knöchernen Thorax und der Schultergelenke

Schultergürtel-Arm-Syndrome

Erkrankungen der Wirbelsäule

Erkrankungen des Zwerchfells

Erkrankungen des Ösophagus

gastrointestinale Erkrankungen:

- Gallenblasenerkrankungen
- Pankreatitis
- Ulkuskrankheiten
- Erkrankungen/Funktionsstörungen im Bereich des Colon transversum
- Splenomegalie

muskuläre/neuromuskuläre Erkrankungen:

- Myalgien unterschiedlicher Genese
- Interkostalneuralgie
- vertebragen, ratikulär, entzündlich
- Traumata

psychiatrische/funktionelle Erkrankungen:

- Psychosen/Neurosen
- psychovegetative Fehlregulation
- Hyperventilationssyndrom

Sonstiges:

- Mammaerkrankungen/-tumoren
- Gynäkomastie
- Herpes zoster

Kardiale Erkrankungen

▶ **Definition:** Schmerzen im Bereich des Thorax, die durch Erkrankungen von Herz- u./o. großen thorakalen Gefäßen verursacht werden.
▶ *Beachte:* Übersichtskapitel zu Schmerzen s. S. 513

Thoraxschmerzen

▶ **Differenzialdiagnose:** Tab. 204,

Tabelle 204 · Differenzialdiagnose thorakaler Schmerzen bei kardialen Ursachen

Diagnose	wesentliche diagnostisch richtungweisende Anamnese, Untersuchung u./o. Befunde	Sicherung der Diagnose
koronare Herzkrankheit	meist eher dumpfer, anfallsartig auftretender retrosternaler u./o. linksthorakaler Schmerz, Nitrosensibilität, Ausstrahlung ulnare Seite linker Arm, Unterkiefer, belastungs- u./o. kälteabhängig	Anamnese, EKG (s. Abb. 135, S. 246), Belastungs-EKG, ^{201}-Thallium-Szintigraphie, Herzkatheter-Untersuchung
akuter Myokardinfarkt	akuter lang anhaltender retrosternaler u./o. linksthorakaler Vernichtungsschmerz, oft Übelkeit, Nitro ohne Effekt, ST-Hebungen, path. Befunde von Troponin T, CK, CK-MB	Anamnese, EKG, Laborchemie, klinischer Befund
Aortendissektion (s. Abb. 212, S. 400)	akuter thorakaler Vernichtungsschmerz, Lokalisation oft zwischen Schulterblättern, häufig: neu aufgetretenes AI-Geräusch (unmittelbar an den 2. HT folgendes diastolisches Geräusch über dem 2. ICR rechts oder über dem Erb-Punkt); bei kaudaler Ausbreitung der Dissektion: Schmerzen in der Nierengegend, in Abdomen und Beinen	Anamnese, Echokardiographie (TTE, TEE), Röntgen-Thorax, Thorax-CT, Angiographie (bei unklaren nicht invasiven Befunden), Abdomen-Sono (Ausdehnung der Dissektion nach kaudal)
Perikarditis	stechender retrosternaler Schmerz oder linksthorakale Schmerzen ohne typische Ausstrahlung, Perikardreiben, konkavbogige ST-Hebungen (meist in vielen Ableitungen)	Anamnese, EKG, Echokardiographie, Röntgen-Thorax, Laborchemie (Virustiter)
Myokarditis	S. 247	
Aortenstenose (s. Abb. 128, S. 236)	retrosternale/linksthorakale Schmerzen, LVEDP ↑, spindelförmiges raues syst. Geräusch, p.m. 2. ICR rechts parasternal, Ausstrahlung in Karotiden, LVH, evtl. 3./4. HT	Anamnese, klinischer Befund, EKG, Echokardiographie, Herzkatheter-Untersuchung
HCM/HOCM	Schwindel, Synkopen, Leistungsminderung, 4. HT, spätsyst. Geräusch, p.m. über Erb, Akzentuierung bei Belastung, oft Q-Zacken in V_2–V_4 („Pseudo-Infarktzeichen"), Thoraxschmerzen	Anamnese, EKG, Echokardiographie, Herzkatheter-Untersuchung. Differenzialdiagnose der Kardiomyopathien S. 256
Mitralsegelprolaps (s. Abb. 130, S. 238)	Angina-pectoris-artige Beschwerden, typischer mesosystolischer Klick, selten relevante MI, häufiger VA	klinischer Befund, Echokardiographie („Hängemattenform" der Mitralis), Herzkatheter-Untersuchung

AI = Aorteninsuffizienz, HCM = hypertroph nicht-obstruktive Kardiomyopathie, HOCM = hypertroph obstruktive Kardiomyopathie, HT = Herzton, ICR = Interkostalraum, LVED = linksventrikulärer enddiastolischer Druck, LVH = linksventrikuläre Hypertrophie, MI = Mitralinsuffizienz, path = pathologisch, p.m. = punctum maximum, TEE = transösophageal, TTE = transthorakal, VA = ventrikuläre Arrhythmien

Nicht-kardiale Erkrankungen

- **Definition:** Schmerzen im Bereich des Thorax, die durch nicht-kardiale Erkrankungen veursacht werden.
- **Differenzialdiagnose:** Tab. 205.

Tabelle 205 · Differenzialdiagnose thorakaler Schmerzen bei nicht-kardialen Ursachen (häufigste)

Diagnose	wesentliche diagnostisch richtungsweisende Anamnese, Untersuchung u./o. Befunde	Sicherung der Diagnose
Pleuritis sicca	atemabhängiger Schmerz, Pleurareiben	klinischer Befund, Röntgen-Thorax
Pneumothorax (s. Abb. 147, S. 285)	plötzlich einsetzende Schmerzen, Dyspnoe, oft kurzfristig Husten. Asymmetrische Atembewegungen, unterschiedliche Atemgeräusche, abgeschwächter Stimmfremitus	klinischer Befund, Röntgen-Thorax (immer in Exspiration)
Mediastinalemphysem (s. Abb. 211, S. 400)	Erkrankung im Kindes- und Jugendalter, Hautemphysem	klinischer Befund, Röntgen-Thorax
Lungenembolie (s. Abb. 295, S. 567)	plötzliche Dyspnoe/ Tachypnoe, atemabhängiger Thoraxschmerz, Husten, Hämoptysen, zentrale Zyanose, oft Pleurareiben, Rechtsherzbelastungszeichen, path. Blutgase ($paO_2 \downarrow$, $paCO_2 \downarrow$)	Anamnese, klinischer Befund, EKG, Rechts-HK, CT, Pulmonalis-Angiographie, gespaltener 2. HT, bei $> 50\%$
Tracheitis	retrosternale Schmerzen, tracheobronchialer Infekt (typisch: Knistern)	Anamnese, klinischer Befund, Mikrobiologie (Rachenabstrich)
Myalgien unterschiedlicher Genese	myalgische Beschwerden, v.a. bei Dermatomyositis (S. 419), Kollagenosen (S. 132), Fibromyalgie (S. 420), Polymyalgia rheumatica (S. 420)	
Interkostalneuralgie (vertebragen, radikulär, entzündlich)	meist lokaler Druckschmerz, oft persistierende Beschwerden unabhängig von körperlicher Belastung oder verstärkt/ausgelöst durch bestimmte Bewegungen	
Traumata	Anamnese, weitere Untersuchungen abhängig von der Art der Verletzung	
Psychosen, Neurosen	erkennbare Beeinträchtigung psychischer Funktionen mit gestörtem Realitätsbezug, fachpsychiatrische Untersuchung	
psychovegetative Fehlregulation, Hyperventilationssyndrom	Vielzahl vegetativer Beschwerden, Ausschluss einer organischen Herz- und Lungenerkrankung, gelegentlich invasive Diagnostik notwendig	
Mammaerkrankungen, -tumoren	Palpation, Inspektion, Sonographie, Mammographie	
Gynäkomastie	S. 208	

Thoraxschmerzen

Tabelle 205 · Forts., Differenzialdiagnose thorakaler Schmerzen

Diagnose	wesentliche diagnostisch richtungsweisende Anamnese, Untersuchung u./o. Befunde	Sicherung der Diagnose
Refluxkrankheit/ Ösophagitis (s. Abb. 296)	brennende retrosternale Schmerzen, keine typische Ausstrahlung, oft Dauerschmerz, Sodbrennen, Verstärkung postprandial und im Liegen, zusätzlich oft epigastrische Schmerzen	Anamnese, Endoskopie mit Biopsie, pH-Metrie
Ösophagusruptur	heftigster retrosternaler Schmerz, Ausstrahlung in Rücken, Brechreiz, Fieber, Dyspnoe, Tachykardie	Röntgen-Thorax, Thorax-CT
Ösophaguskarzinom (s. Abb. 276, S. 511)	retrosternale u./o. epigastrische Schmerzen, Dysphagie, Gewichtsverlust, Übelkeit, Appetitlosigkeit	Anamnese, klinischer Befund, Endoskopie mit Biopsie, Thorax-CT, Tumormarker: SCC Antigen
Tietze-Syndrom (Costo-Chondritis)	Schmerzen mit druckschmerzhafter Schwellung Knochen-Knorpel-Grenze, obere Rippen	klinischer Befund, Sonographie
Rippenfraktur	oft heftige Thoraxschmerzen, meistens nach Trauma	Anamnese, Röntgen-Thorax
vertebragene Ursachen	bewegungs- und atemabhängige Schmerzen	Anamnese, Rö-HWS, Rö-BWS, S. 483
Herpes zoster (s. Abb. 297, S. 568)	starke Schmerzen mit segmentalem Befall eines oder mehrerer Dermatome, oft typische Hauteffloreszenzen (makulopapulös, später vesikulär-pustulös), *cave*: Gelegentlich thorakale Schmerzen schon Tage vor Auftreten der Bläschen!	klinischer Befund, Nachweis spezifischer IgM-AK, Titeranstieg der KBR-AK
Interkostalneuralgie	meist lokaler Druckschmerz; oft persistierende Beschwerden unabhängig von körperlicher Belastung oder verstärkt/ausgelöst durch bestimmte Bewegungen	Anamnese, Röntgen-Thorax, Ausschlussdiagnose
funktionelle Thoraxschmerzen	Schmerzen in Ruhe, Besserung bei Belastung, oft umschriebener Schmerz (Herzspitze)	Ausschlussdiagnose, oft psychopathologischer Befund
Cholelithiasis	S. 317	
peptisches Ulkus	S. 174	
akute Pankreatitis	S. 55	
Bronchial-Karzinom, Pancoast-Tumor	S. 111	
Tuberkulose (Primär-TBC)	S. 73	
Morbus Bechterew	S. 485	
Osteoporose	S. 441	

Thoraxschmerzen

Tabelle 205 · Forts., Differenzialdiagnose thorakaler Schmerzen

Diagnose	wesentliche diagnostisch richtungweisende Anamnese, Untersuchung u./o. Befunde	Sicherung der Diagnose
Roemheld-Syndrom	retrosternale u./o. linksthorakale Schmerzen; Verstärkung der Schmerzen bei vollem Magen	Anamnese, Ausschlussdiagnose
Mondor-Syndrom	fibrosierende Thrombophlebitis der Vv. thoracoepigastricae	Palpation schmerzhafter, verhärteter Venenstränge, klinisches Bild

AK = Antikörper, ERCP = endoskopische retrograde Cholangio-Pankreatikographie, MRT = Magnetresonanztomographie, WS = Wirbelsäule

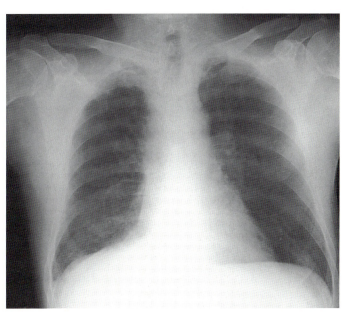

Abb. 295 Lungenembolie im Röntgenthorax: Abbruch der rechten Pulmonalarterie und deutlich prominente linke Pulmonalarterie (im CT = beidseitige Lungenembolie)

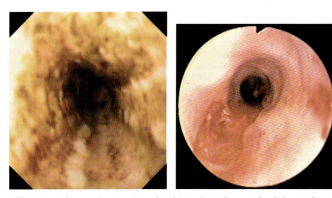

Abb. 296 Refluxösophagitis. a) Grad III; b) Grad IV, Ulkus mit fraglicher Perforation

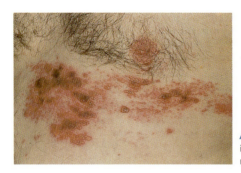

Abb. 297 Herpes zoster im fünften Thorakalsegment links

Tremor (Ch. Kessler)

Grundlagen

▶ **Definition:** Schnell aufeinander folgende, wiederkehrende, unwillkürliche (rhythmische) Zuckungen/Bewegungen einer u./o. mehrerer Extremitäten u./o. des Kopfes.
▶ **Einteilung:** Prinzipiell können folgende Formen unterschieden werden:
  - *Ruhetremor:* In Ruhe auftretend, Frequenz 4–6/sek, distal betont.
  - *Halte-Tremor:* Tritt beim aktiven Anspannen einzelner Muskelgruppen auf, Frequenz 8–13/sek.
  - *Intentions-/Aktionstremor:* Tritt bei Zielbewegungen auf, Frequenz wechselnd.
  - *Flapping Tremor:* Sonderform des Haltetremors; es handelt sich um grobe flatterhafte Bewegungen der Extremitäten; sie entstehen durch in unregelmäßigen Abständen erschlaffenden Muskeltonus (Tonusverlust) mit anschließender Anspannung der Muskulatur („Flügelschlagen").
▶ **Klinik des Leitsymptoms:** S. Einteilung.

Basisdiagnostik

▶ **Anamnese:**
  ▷ **Wichtig:** Beginn des Tremors, langsam oder plötzlich?
  - In welchen Situationen (Ruhe oder Belastung) tritt der Tremor auf, z. B. beim Halten von Gegenständen, beim Einschenken von Flüssigkeit?
  - Ist der Tremor einseitig oder doppelseitig betont?
  - Sind andere Symptome, die auf eine Grunderkrankung als Ursache des Tremors schließen lassen (s. Tab. 206) vorhanden?
  - Hinweise auf internistische Vorerkrankungen wie z. B. Hyperthyreose, Hypoglykämie, Hochdruck?
  - Neurologische oder psychiatrische Begleitsymptomatik?, Zerebrale Vorerkrankungen?
  - Familiäre Belastung?
  - Berufsbedingte Exposition?
  ▷ **Hinweis:** Häufig machen die Patienten (bewusst) falsche Angaben, wenn Drogen, Medikamente, Alkohol oder psychische Faktoren ursächlich in Frage kommen. Evtl. Angehörige oder Freunde befragen.
▶ **Klinische Untersuchung mit dem Versuch, den Tremor zu differenzieren:**
  - Tritt der Tremor in Ruhe auf, beim Stehen, beim Armvorhalten, bei Zielbewegungen, unter Orthostase?
  - An welchen Körperteilen tritt der Tremor auf?
▶ **Sorgfältige internistische und neurologische Untersuchung.**

Tremor

Weiterführende Diagnostik

- Die weiterführende Diagnostik orientiert sich ausschließlich an den Ergebnissen der Basisuntersuchung, die eine vorläufige Differenzialdiagnostik ermöglicht.
- Welche Untersuchungen/Befunde zur Diagnose führen s. Tab. 206.

Differenzialdiagnose (Tab. 206)

Tabelle 206 · Differenzialdiagnose des Tremors

Diagnose	zur Diagnose führt
1. Ruhetremor	
Morbus Parkinson	– „Pillendreher-Münzenzähler-Tremor" – begleitende Hypokinesie und Rigor, kleinschrittiger Gang mit Fallneigung, Mikrographie
postenzephalitischer Parkinson	– s. o. – Anamnese
zerebrale Tumoren	– Symptomatik abhängig von der Lokalisation – neurologische Untersuchung, CCT und/oder MRT
medikamentös induzierter Parkinson	– Parkinson-Symptomatik – exakte Medikamentenanamnese, wobei vorwiegend Neuroleptika, reserpinhaltige Antihypertensiva, α-Methyldopa, Valproinsäure, Flunarizil und Tetrabenazinin als Auslöser in Frage kommen, s. Tab. 207
Multisystemerkrankung	– sehr selten – vordergründig Parkinson-Symptomatik mit zusätzlichen neurologischen Ausfällen – sorgfältige neurologische Untersuchung, evtl. EEG, Liquoruntersuchung und CT
2. Haltetremor	
essenzieller familiärer Tremor	– in 50% der Fällen familiäre Belastung – charakteristisch: Distal beginnender Tremor, abnehmende Frequenz im Alter, Besserung durch Alkohol; normaler neurologischer Befund
Hyperthyreose (s. Abb. 179, S. 344)	– Klinik der Hyperthyreose S. 200, fT_3, fT_4, TSH basal
physiologischer Tremor bei Angst, Erregung, starker Erschöpfung	– Tremor unter bestimmten Bedingungen, vegetative Symptomatik
Alkoholismus	– Anamnese – Zeichen einer alkoholischen Neuropathie und Hepatopathie – Leberenzyme ↑, insbesondere γ-GT; MCV ↑

Tremor

Tabelle 206 · Forts., Differenzialdiagnose des Tremors

Diagnose	zur Diagnose führt
Medikamenten- und Drogeneinnahme sowie -entzug	– Anamnese; s. Tab. 571
Schwermetalle	– s. Tab. 571; Nachweis der Metalle in Blut, Urin, Nägeln oder Haaren
Morbus Wilson (s. Abb. 159, S. 318)	– Zeichen der Leberzellschädigung – Kupfereinlagerung in die Hornhaut – ↑ Kupferausscheidung i.U. – vermindertes Coeruloplasmin i.S. – evtl. Radiokupfertest
Neurolues	– typische Klinik – Luesserologie
Hypoglykämie	– Blutzuckerbestimmung
Phäochromozytom	– S. 287
seniler Tremor	– oft sehr unregelmäßiger Tremor – andersortige Zeichen der Demenz – orofaziale Manifestation – Ausschluss einer anderen internen/neurologischen Erkrankung

3. Intentionstremor:

Erkrankungen des Kleinhirns durch Ischämie, Tumor, degenerativ	– Symptomatik abhängig von der Lokalisation der Schädigung – Zunahme der Tremoramplitude bei Annäherung an das Ziel – weitere zerebelläre Zeichen wie Ataxie, Rebound-Phänomen, Nystagmus, Muskelhypotonie, gestörte Augenmotilität
Multiple Sklerose (s. Abb. 186, S. 360)	– sorgfältige neurologische Untersuchung – entzündlicher Liquor mit oligoklonaler Bandenbildung

4. Flapping-Tremor

fortgeschrittener Alkoholismus mit Leberausfall	– Klinik des chronischen Alkoholismus, ↑ Transaminasen und insbesondere ↑ γ-GT – ↑ MCV
urämische Intoxikation	– Klinik der Urämie – Kreatinin deutlich ↑
schwere metabolische Enzephalopathien	– Klinik und Serologie abhängig von der Grunderkrankung

Tabelle 207 · **Medikamente bzw. potenziell toxische Substanzen, die einen Tremor auslösen können**

Medikamente	potenziell toxische Substanzen
– α-Metyldopa	– Alkohol
– Cyclosporin A	– Blei
– Cinnarizin	– Koffein
– Koffein	– Drogen
– Flunarizin	– Kohlenmonoxid
– Kortikosteroide	– Kokain
– Methotrexat	– Kupfer
– Neuroleptika	– Lithium
– Phenacetin	– Mangan
– reserpinhaltige Antihypertensiva	– Morphin
– Sympathikomimetika	– Nikotin
– Tetrabenazin	– Phosphor
– Theophyllin	– Quecksilber
– Thyroleptika	
– Thyroxin	
– Valproinsäure	

Verwandte Leitsymptome

▶ Muskelkrämpfe: S. 411

Tumormarker s. Laborbefunde (Tumormarker) S. 600

Verwirrtheit

***Verstopfung* s. Obstipation S. 427**

***Vertigo* s. Schwindel S. 524**

***Verwirrtheit* s. Desorientiertheit S. 87**

Zittern s. Temor S. 568

Zwerchfellhochstand (A. Sturm)

Grundlagen

- **Definition:** Normaler Stand der Zwerchfellkuppel in Atemmittellage oberhalb des hinteren Bereichs der 10. Rippe. Abweichungen um eine Wirbelkörperhöhe durch Körperbau oder Adipositas im Normbereich. Zwerchfellhochstand: 2–4 cm gegenüber der Norm oder gegenüber dem Zwerchfell der anderen Seite.
  - *Hinweis:* Das rechte Zwerchfell steht physiologischerweise einen halben Interkostalraum höher als das linke (Leber).
- **Klinik des Leitsymptoms:** Meist ohne Beschwerden oder Symptome, gelegentlich leichte Luftnot unter Belastung.

Basisdiagnostik

- **Körperliche Untersuchung:** Auskultation, Perkussion der Lunge und der Lungenzwerchfellgrenzen in Inspiration und Exspiration (nur bei großer Erfahrung aussagefähig).
- **Röntgen-Thorax** in 2 Ebenen in In- und Exspiration.
- **Durchleuchtung:** I.d.R. verringerte oder keine Zwerchfellbeweglichkeit bei Hochstand bei Atembewegungen.
  - *DD Zwerchfellhochstand bei Phrenikusparese:* Hier paradoxe Beweglichkeit, d. h. Höhertreten des Zwerchfells bei Inspiration.

Weiterführende Diagnostik

- Siehe rechte Spalte der Tab. 208.

Differenzialdiagnose (Tab. 208)

Tabelle 208 · Differenzialdiagnose bei Zwerchfellhochstand

Diagnose	zur Diagnose führt
1. intrathorakale Ursachen	
operativ nach Lobektomie oder Pneumektomie	Röntgen-Thorax in 2 Ebenen, Durchleuchtung, postoperative Anamnese
Zwerchfellruptur, Thoraxtrauma	Röntgen-Thorax in 2 Ebenen, Durchleuchtung, posttraumatische Anamnese
Lungeninfarkt (s. Abb. 197, S. 384)	Röntgen-Thorax in 2 Ebenen, Durchleuchtung, akute Klinik, Streifenatelektasen, Lungenperfusionsszintigraphie, Pulmonalisangiographie S. 381
Atelektase (s. Abb. 193, S. 378)	Röntgen-Thorax in 2 Ebenen, Durchleuchtung (typische röntgenologische Verschattungsfiguren; S. 374)
Pleuritis/Pleuraerguss (s. Abb. 239, S. 449)	Röntgen-Thorax in 2 Ebenen, Durchleuchtung, Klinik (Pleurodynien), Sonographie, evtl. Aufnahme in Linksseitenlage, CT
subpulmonaler Erguss	Röntgen-Thorax in 2 Ebenen, Durchleuchtung, Sonographie, CT

Zwerchfellhochstand

Tabelle 208 · Forts., Differenzialdiagnose bei Zwerchfellhochstand

Diagnose	zur Diagnose führt
akutes Cor pulmonale	Röntgen-Thorax in 2 Ebenen, Durchleuchtung, Klinik der Lungenembolie oder des Asthma bronchiale, Dyspnoe, Perfusions-Ventilationsszintigraphie, evtl. Pulmonalisangiographie S. 246
Mediastinitis (selten)	Röntgen-Thorax in 2 Ebenen, Durchleuchtung, CT, hochakutes klinisches Bild mit heftigen permanenten retrosternalen Schmerzen und hohen Temperaturen
Lungenfibrose	Röntgen-Thorax in 2 Ebenen, evtl. in der Kopftieflage Durchleuchtung (typisches röntgenologisches Bild); Klinik abhängig von vielfältigen Ursachen der Lungenfibrosen (S. 49); LuFu
Zwerchfellhernien (s. Abb. 210, S. 399)	Röntgen-Thorax in 2 Ebenen, Durchleuchtung, Sonographie, CT, evtl. ÖGD
Zwerchfelltumoren	Röntgen-Thorax in 2 Ebenen, Durchleuchtung, Sonographie, CT
2. Phrenikuslähmung (in der Durchleuchtung paradoxe Zwerchfellbeweglichkeit)	
postoperativ/ posttraumatisch	Röntgen-Thorax in 2 Ebenen, Durchleuchtung; entsprechend der Anamnese
Folge einer Lokalanästhesie	Röntgen-Thorax in 2 Ebenen, Durchleuchtung, typische Anamnese
Mediastinaltumoren	Röntgen-Thorax in 2 Ebenen, Durchleuchtung, Thorax-CT, Bronchoskopie
Mediastinalabszess	Röntgen-Thorax in 2 Ebenen, Durchleuchtung, MRT, Klinik einer „diskreten" Mediastinitis, Temperaturen
Mediastinitis (selten)	s. o.
retrosternale Struma (s. Abb. 209, S. 399)	Röntgen-Thorax in 2 Ebenen, Durchleuchtung, Thorax-CT, Sonographie
Aortenaneurysma	Röntgen-Thorax in 2 Ebenen, Durchleuchtung, MRT, Duplex-Sonographie
Metastasen	Röntgen-Thorax in 2 Ebenen, Durchleuchtung, CT, evtl. MRT
Lymphome	Röntgen-Thorax in 2 Ebenen, Durchleuchtung, CT, evtl. Biopsie
Diphtherie	Röntgen-Thorax in 2 Ebenen, Durchleuchtung, Anamnese/aktuelles klinisches Bild mit Tonsillenbelägen
postoperative Pneumonie	Röntgen-Thorax in 2 Ebenen, Durchleuchtung, klinisches Bild schwerer Grippe/ Pneumonie; Auskultationsbefund
Neuritiden unterschiedlicher Genese	Röntgen-Thorax in 2 Ebenen, Durchleuchtung, klinisches Bild, das zur Neuritis führt
Poliomyelitis	Röntgen-Thorax in 2 Ebenen, Durchleuchtung, klinisches Bild; typischer neurologischer/internistischer Befund; Virusserologie
geburtstraumatische Plexusschädigung (s. Abb. 298)	Röntgen-Thorax in 2 Ebenen, Durchleuchtung, Anamnese
neuralgische Schulteramyotrophie	Röntgen-Thorax in 2 Ebenen, Durchleuchtung, neurologisches Bild mit Faszikulation, häufig bei Diabetes mellitus

Tabelle 208 · Forts., Differenzialdiagnose bei Zwerchfellhochstand

Diagnose	zur Diagnose führt
3. erhöhter intraabdomineller Druck	
Gravidität	Sonographie, gynäkologische Untersuchung
Adipositas	Röntgen-Thorax in 2 Ebenen, Durchleuchtung, Gewicht, Normalbefund im Thorax- u. Abdominalbereich
Aszites unterschiedlicher Genese	Röntgen-Thorax in 2 Ebenen, Durchleuchtung, Abdomen-Sonographie
geblähter Magen u./o. Darmschlingen	Röntgen-Thorax in 2 Ebenen, Durchleuchtung, röntgenologische Darmübersicht
Hepatomegalie	Röntgen-Thorax in 2 Ebenen, Durchleuchtung, Abdomen-Sonographie
Splenomegalie (selten)	Röntgen-Thorax in 2 Ebenen, Durchleuchtung, Abdomen-Sonographie
intraabdominelle Tumoren	Röntgen-Thorax in 2 Ebenen, Durchleuchtung, Abdomen-Sonographie, CT
intraabdominelle Hämatome	Röntgen-Thorax in 2 Ebenen, Durchleuchtung, Abdomen-Sonographie, MRT
subphrenischer Abszess	Röntgen-Thorax in 2 Ebenen, Durchleuchtung, begleitender Pleuraerguss, Sonographie, Plattenatelektase in benachbarten Lungenpartien
4. Fixation des Zwerchfells	
Pleuritis	s. o.
Hämatothorax	Röntgen-Thorax in 2 Ebenen, Durchleuchtung, CT oder MRT

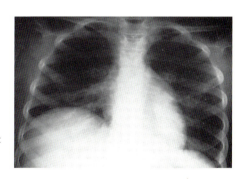

Abb. 298 Geburtstraumatische Plexusschädigung: Röntgenthorax mit deutlichem Zwerchfellhochstand rechts

Zyanose (H.-J. Trappe)

Grundlagen

- ▶ **Definition:** Von Zyanose spricht man bei einer Blauverfärbung von Haut u./o. Schleimhäuten. Es ist das klassische klinische Zeichen der Hypoxie.
- ▶ **Einteilung (nach Form):**
  - *Hämoglobinzyanose* (S. 582): Zyanose durch erhöhte Konzentration von reduziertem Hämoglobin ($> 5\,g/100\,ml$):

Zyanose

- Zentrale Zyanose: Primäre O_2-Untersättigung des arteriellen Blutes ($< 85\%$) – kardial oder pulmonal bedingt; klinisch Blaufärbung von Haut *und* Schleimhäuten, Wangen, Nagelbett und Konjunktiven.
- Periphere Zyanose: Vermehrte O_2-Ausschöpfung in der Peripherie primär normal O_2-gesättigten arteriellen Blutes; klinisch Verfärbung nur der Haut (Schleimhäute sind rosig-rot).
- *Hämiglobinzyanose* (S. 582): Blauverfärbung durch kongenitale oder erworbene toxische Hämoglobinveränderungen mit unzureichender O_2-Bindung – Methämoglobinämie, Sulfhämoglobinämie.
- *Pseudozyanose:* Blaue Pigmentierung der Haut, Ablagerungen körperfremder Substanzen.

▶ **Klinik des Leitsymptoms:**
- Klassisches Symptom der Zyanose ist die Blaufärbung von Haut u./o. Schleimhäuten (v.a. Lippen). Differenzialdiagnostisch entscheidend ist die Unterteilung des Symptoms „Zyanose" in zentrale und periphere Zyanose (s. o.).
- *Leitsymptome der echten Zyanose:* Belastungs- u./o. Ruhe-Dyspnoe, Abgeschlagenheit, Müdigkeit, trockener Reizhusten, körperliche Minderentwicklung, Polyglobulie, Trommelschlegelfinger, Uhrglasnägel.

Akutdiagnostik

▶ **Hinweis:** Zur Interpretation der Befunde s. Tab. 209 bis Tab. 212. Die häufigsten Ursachen einer generalisierten Zyanose beim Erwachsenen sind Herzinsuffizienz (periphere Zyanose) und respiratorische Insuffizienz (zentrale Zyanose).

▶ **Anamnese:** Bei akuter Zyanose ist oft nur wenig Zeit für ausführliche Diagnostik. Wenn immer möglich: Zeitlich genaue Festlegung des Auftretens der Zyanose. Auslösendes Ereignis (z. B. Kälte), Begleitsymptome (Schmerz, Auswurf usw.), kardiale u./o. pulmonale Vorerkrankungen, vorausgehende Operationen, andere Vorerkrankungen?

▶ **Klinik:**
- *Inspektion:*
  - Färbung von Haut und sichtbaren Schleimhäuten (Lippen, Zunge), lokale (periphere) Zyanose (bei Stase unterschiedlicher Ursache [Thrombose, Varikosis, postthrombotisches Syndrom]), Trommelschlegelfinger, Uhrglasnägel?
  - Halsvenenstauung (Hinweis auf Rechtsherzinsuffizienz, Lungenembolie, Perikardtamponade)?
  - Atmung: Tachypnoe, Orthopnoe, Stridor?
- *Palpation:*
  - Rhythmus, Herzfrequenz, Schwirren (Herz, Karotiden), Blutdruck, palpable Zeichen einer tiefen Beinvenenthrombose?
  - Differenzierung zentrale – periphere Zyanose: Massage des Ohrläppchens bis Auftreten des Kapillarpuls: Ohrläppchen bleibt blau → zentrale Zyanose; Ohrläppchen ändert Farbe → periphere Zyanose; Hauttemperatur (Fieber)?
- *Auskultation:* Feuchte RGs (Lungenödem), Giemen, verlängertes Exspirium, einseitig aufgehobenes Atemgeräusch, ohrnahe RGs, vitientypische Herzgeräusche?

▶ **12-Kanal-Oberflächen-EKG:** Systematische Analyse von Frequenz, Lagetyp, P-Welle, QRS-Komplex, ST-Strecke, U-Welle, QT-Zeit, Rechtsherz-/Linksherzbelastungszeichen, akute u./o. chronische Infarktzeichen, Rhythmusstörungen.

▶ **Röntgen-Thorax:** Lungenödem, überblähte Lungen, Pneumonie, Atelektase, Pneumothorax, Herzgröße, Lungenstauung, andere Herzinsuffizienzzeichen, Lungenperipherie.

▶ **Blutgasanalyse:** pO_2, PCO_2, pH-Wert.

Zyanose

- **Labor:** Blutbild, Quick/INR, PTT, Elektrolyte, Kreatinin, CK, CK-MB, GOT, GPT, LDH.

Weiterführende Diagnostik

- **Hinweis:** Indikation und Befunde der weiterführenden Diagnostik s. Tab. 209 bis Tab. 212.
- Echokardiographie (transthorakal, transösophageal, Doppler-Echokardiographie): Morphologische und funktionelle Beurteilung des Herzens (linksventrikuläre Auswurffraktion), Nachweis myokardialer Ischämie (transthorakale/transösophageale Stressechokardiographie), Nachweis intrakardialer Thromben.
- Farbdoppler-Sonographie der Gefäße (Arterien, Venen).
- Lungenfunktions-Untersuchung.
- Lungen-Ventilations-/Perfusionsszintigraphie.
- CT-Thorax.
- Herzkatheter-Untersuchung (Druckmessungen, rechts- u./o. linksventrikuläre Angiographie, Koronarangiographie, Shuntmessungen).
- Spezielle laborchemische Untersuchungen (Spektroskopie, Kälteagglutininiter, Kryoglobulinbestimmung, Hämoglobinelektrophorese).

Zentrale Zyanose

- **Definitionen:** Die zentrale Zyanose ist charakterisiert durch Untersättigung des arteriellen Blutes mit O_2; bereits bei 1,5 g/100 ml reduzierten Hämoglobins im arteriellen Blut entsteht der Eindruck einer Zyanose. Manifestation der zentralen Zyanose in allen Körperabschnitten.
- **Leitsymptome:** Charakteristisches Leitsymptom der zentralen Zyanose ist die Blaufärbung von Haut und sichtbaren Schleimhäuten. Neben dem Leitsymptom „Zyanose" werden andere Symptome beobachtet, die auf die zur Zyanose führende Grunderkrankung hinweisen, im Einzelfall aber nur bedingt hilfreich sind und auch bei anderen Erkrankungen auftreten können: Dyspnoe, Abgeschlagenheit, Müdigkeit, Reizhusten, Trommelschlegelfinger, Uhrglasnägel, körperliche Minderentwicklung.
- **Akutdiagnostik:** Rasche Durchführung diagnostischer Verfahren zur Klärung der Ursache einer zentralen Zyanose und zur Einleitung adäquater therapeutischer Verfahren: Zum Vorgehen S. 576.
- **Hinweis:** Die Differenzialdiagnose der zentralen Zyanose umfasst vor allem die Abgrenzung pulmonal oder kardial bedingter Krankheitsbilder. Die Differenzierung „pulmonal – kardial" ist für Prognose, Therapie und Verlauf entscheidend.
- **Differenzialdiagnose pulmonaler Ursachen bei zentraler Zyanose:** Tab. 209.

Tabelle 209 · Differenzialdiagnose pulmonaler Ursachen bei zentraler Zyanose

Diagnose	wesentliche diagnostisch richtungweisende Anamnese, Untersuchung u./o. Befunde	Sicherung der Diagnose
Lungenembolie (s. Abb. 299, S. 579)	akute Dyspnoe, Tachypnoe, akute Rechtsherzbelastung: HVS, EKG-Befund: RSB, Tachykardie, $S_I Q_{III}$-Typ	Anamnese (Risikofaktoren), BGA, Lungenperfusions-/Ventilationsszintigraphie, Pulmonalisangiographie, Echokardiographie

Zyanose

Tabelle 209 · Forts., Differenzialdiagnose pulmonaler Ursachen

Diagnose	wesentliche diagnostisch richtungweisende Anamnese, Untersuchung u./o. Befunde	Sicherung der Diagnose
Pneumothorax (s. Abb. 147, S. 285)	plötzliche Zyanose und Dyspnoe, einseitige Thoraxschmerzen	Anamnese, klinischer Befund, Röntgen-Thorax
Asthma bronchiale/ chronisch obstruktive Bronchitis	Hinweis S. 48	
Lungenemphysem (s. Abb. 192, S. 378)	Belastungsdyspnoe, Fassthorax, leise HT	klinischer Befund, Lungenfunktionsprüfung, Röntgen-Thorax, CT-Thorax
Pneumonie (s. Abb. 74, S. 152)	Fieber, Schüttelfrost, Husten, Auswurf, RGs	Anamnese, klinischer Befund, Röntgen-Thorax
interstitielle Lungenerkrankungen	Hinweis S. 100	
Lungengefäßmissbildungen (Morbus Osler); (Häufigkeit ca. 30%) (s. Abb. 300)	AV-Fisteln der Lunge, Hämoptoe	Pulmonalisangiographie, lokales Strömungsgeräusch
primär pulmonale Hypertonie	betonter P_{II}, Rechtsbelastungs-EKG	Röntgen-Thorax, EKG-Befund, Herzkatheter-Untersuchung (RV-Druckmessung)
Lungenödem	S. 377	
Lähmung der Atemmuskulatur	Neuromuskuläre Erkrankungen	Neurologische Untersuchung, Blutgasanalyse
Tumoren	S. 375	
Bronchiektasen	S. 49	
Atelektasen	S. 374	
Pleuraerguss	S. 447	
Lungenfibrose	S. 49	
chronische Tuberkulose	S. 73	

anorg = anorganische, AV = arteriovenös, BGA = Blutgasanalyse, HT = Herztöne, HVS = Halsvenenstauung, LuFu = Lungenfunktion, org = organische, P = Pulmonalton (II. Herzton), RGs = Rasselgeräusche, RSB = Rechtsschenkelblock, RV = rechtsventrikulär

Zyanose

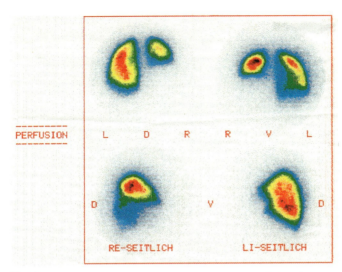

Abb. 299 Lungenembolie in der rechten Mittellappenarterie und Unterlappenarterie, sowie Perfusionsausfall des rechten Lungenmittel- und Lungenunterfeldes bei 30-jähriger Patientin (Perfusionsszintigraphie)

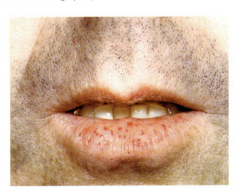

Abb. 300 Morbus Osler mit Teleangiektasien an der Unterlippe

▶ **Differenzialdiagnose kardialer Ursachen bei zentraler Zyanose:** Tab. 210. Differenzialdiagnostische Befunde bei Patienten mit kongenitalen Herzfehlern werden in solche mit primärer *obligater* zentraler Zyanose und solche mit *sekundärer* Entwicklung primär azyanotischer Vitien unterteilt. Ursachen kongenitaler Herzfehler mit zentraler Zyanose:
- Anatomische Missbildungen seit Geburt.
- Kurzschlussverbindung zwischen pulmonalem und systemischem Kreislauf (Beimischung von desoxygeniertem Blut zum oxygenierten Blut des großen Kreislaufs).
- Zyanose durch rechts-links-Shunt auf Vorhof u./o. Ventrikelebene.
- Schweregrad der Zyanose abhängig von hämodynamischen Faktoren und Ausmaß der Missbildungen (Defektgröße, Druckgradienten, Widerstände in Lungen- und Systemkreislauf).
- Eisenmenger-Reaktion: Pulmonale Widerstandserhöhung als Folge eines großen links-rechts-Shunts mit konsekutiver Shunt-Umkehr.

Zyanose

Tabelle 210 · Differenzialdiagnose kardialer Ursachen bei zentraler Zyanose

Diagnose	wesentliche diagnostisch richtungweisende Anamnese, Untersuchung u./o. Befunde	Sicherung der Diagnose
1. kongenitale Herzfehler mit obligater Zyanose		
Fallot-Tetralogie (s. Abb. 144, S. 280)	PS, VSD, Dextroposition der Ao, RV-Hypertrophie, oft Synkopen, Systolikum IV. ICR links parasternal, gespaltener II. HT	Trommelschlegelfinger, Uhrglasnägel, Echokardiographie, Herzkatheter-Untersuchung
Transposition der großen Arterien	Parallelschaltung beider Kreisläufe, schwere Zyanose	Echokardiographie, Röntgen-Thorax, Herzkatheter-Untersuchung
Truncus arteriosus communis	gemeinsamer Arterienstamm von LV und RV, VSD, lautes Systolikum 3.–5. ICR links parasternal, biventrikuläre Hypertrophie	EKG-Befund, Echokardiographie, Röntgen-Thorax, Herzkatheter-Untersuchung
double outlet des RV (Taussig-Bing-Syndrom)	Ursprung der A. pulmonalis und Ao aus RV; VSD	Echokardiographie, Herzkatheter-Untersuchung
singulärer Ventrikel	ein gemeinsamer Ventrikel (fehlender RV)	Echokardiographie, Herzkatheter-Untersuchung
Ebstein-Anomalie	Trikuspidalverlagerung in RV, bei ASD mit rechts-links-Shunt → Zyanose; oft Tachykardien bei ALB	Echokardiographie, Herzkatheter-Untersuchung
2. kongenitale Herzfehler mit sekundärer Zyanose		
VSD mit pulmonaler Hypertonie (s. Abb. 132, S. 240)	Trommelschlegelfinger, Uhrglasnägel, eng gespaltener P_{II}, frühsystolischer Klick über Art. pulm., IV. Herzton im 3.–4. ICR links, leises syst. Geräusch, frühdiast. Geräusch 2.–3. ICR links parasternal	Herzgeräusch, Echokardiographie, Röntgen-Thorax, Herzkatheter-Untersuchung (Oxymetrie), Trommelschlegelfinger, Uhrglasnägel
Ductus Botalli mit pulmonaler Hypertonie	Zyanose bei Belastung, später in Ruhe, besonders an unterer Extremität; syst.-diast. Geräusch 2. ICR links parasternal	einseitige Uhrglasnägel, Echokardiographie, Herzkatheter-Untersuchung, Herzgeräusch
ASD mit pulmonaler Hypertonie (s. Abb. 127, S. 235)	oft wenig Beschwerden, Zyanose, häufig erst spät (50.–60. Lebensjahr!)	klinischer Befund, Herzgeräusch, Echokardiographie, Herzkatheter-Untersuchung

ALB = akzessorische Leitungsbahn, Ao = Aorta, ASD = Vorhofseptumdefekt, HT = Herzton, ICR = Interkostalraum, LV = linker Ventrikel, PS = Pulmonalstenose, RV = Rechter Ventrikel, rechtsventrikulär, VSD = Ventrikelseptumdefekt

Periphere Zyanose

▶ **Definition:** Arterielle Sauerstoffsättigung und Gehalt an reduziertem Hämoglobin im arteriellen Blut normal. Starke Ausschöpfung von arteriellem Blut in der Peripherie bei lokaler und/oder genereller Verlangsamung der peripheren Zirkulation (Endstrombahn).

Zyanose

- **Klinik des Leitsymptoms:**
  - Periphere Zyanose von Akren.
  - Periphere Zyanose bei Kälteexposition.
  - Herzinsuffizienzzeichen (Rechts- und/oder Linksherzinsuffizienzzeichen).
- **Akutdiagnostik:** Differenzialdiagnostische Abgrenzung zur zentralen Zyanose!
  - *Anamnese:* S. 576.
  - *Klinik:*
    - Inspektion: Genaue Inspektion besonders der Akren, Beurteilung des Venenstatus.
    - Palpation: Methode nach Lewis: Ohrläppchenmassage zur Abgrenzung einer zentralen Zyanose (S. 577), klinische Zeichen der Beinvenenthrombose, Herzrhythmus, Herzinsuffizienzzeichen?
    - Auskultation: Herztöne (3. und/oder 4. Herzton?), Herzgeräusche, Auskultation von Lunge und peripheren Gefäßen.
  - *Apparativ:* 12-Kanal-EKG, Röntgen-Thorax, Farbdoppler-Sonographie der peripheren Arterien und Venen.
- **Weiterführende Diagnostik:** Echokardiographie, Herzkatheter-Untersuchung, Lungenfunktions-Untersuchung, Lungen-Ventilations-/Perfusionsszintigraphie, CT-Thorax, spezielle laborchemische Untersuchungen (Blutgasanalyse), angiologische Diagnostik (S. 577).
- **Differenzialdiagnose bei peripherer Zyanose (generalisiert, lokalisiert):** Tab. 211.

Tabelle 211 · Differenzialdiagnose bei peripherer Zyanose (generalisiert, lokalisiert)

Diagnose	wesentliche diagnostisch richtungweisende Anamnese, Untersuchung u./o. Befunde	Sicherung der Diagnose
Herzinsuffizienz (s. Abb. 145, S. 284)	Dyspnoe, Arrhythmien, Ödeme	Anamnese, klinischer Befund, Echokardiographie, Röntgen-Thorax
Akrozyanose (funktionelle Durchblutungsstörung) (s. Abb. 301)	herabgesetzte Hauttemperatur, Hyperhidrosis der Akren, Irisblendenphänomen positiv	Anamnese (Kälteauslösbarkeit!), Rheographie, akrale Oszillographie, Kapillarmikroskopie
Kälteagglutinin-Erkrankung	Akrozyanose bei Kälteexposition	klinisches Bild, Nachweis Kälteagglutinintiter i.S. ↑
Raynaud-Syndrom (s. Abb. 302)	vasospastische Verschlüsse der distalen Arterien; Auslösung durch Kälte; meist symmetrischer Befall	klinisches Bild, Farbdoppler mit Kälteapplikation, Kapillarmikroskopie, Angiographie selten indiziert
Phlebothrombose (s. Abb. 65, S. 142)	Ödembildung der betroffenen Extremität, Schmerzen	klinisches Bild, Farbdoppler-Sonographie, Phlebographie

Zyanose

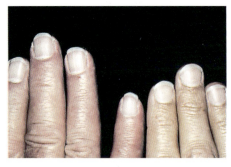

Abb. 301 Akrozyanose

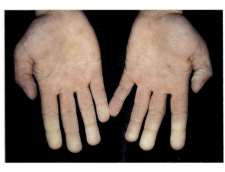

Abb. 302 Raynaud-Phänomen. Fleckige Handflächenzyanose mit Abblassung der Fingerspitzen

Hämiglobinzyanose

▶ **Definition:** Hämiglobinzyanosen sind definiert durch Erhöhung des Anteils von dreiwertigem Eisen (Fe^{3+}) im Blut. Hämiglobin (Methämoglobin) ist zur Übertragung von Sauerstoff nicht fähig und scheidet für die Atemfunktion aus. Bei einem Anteil von > 1,5 g/100 ml Methämoglobin (ca. 10 % des Gesamthämoglobins) kommt es zum Bild der Hämiglobinzyanose.

▶ **Leitsymptome:** Schwindel, Müdigkeit, Tachykardie, Lethargie, Bewusstlosigkeit, Tod (bei 70–80 % Methämoglobin-Anteil).

▶ **Akutdiagnostik:** Vgl. S. 581!
- *Anamnese* (auslösendes Ereignis?): Medikamentenanamnese (Sulfonamide, Chloroquin, Primaquin), Nahrungsmittel (Pökelsalz, Bittermandelprodukte), Industriegase (Nitrosegase).
- *Klinik:*
  - Inspektion: Hautkolorit, dunkelbraune Verfärbung des Blutes.
  - Palpation: Abgrenzung zur zentralen/peripheren Zyanose.
  - Auskultation: Herztöne, Herzgeräusche, Auskultation von Lunge und Gefäßen (Abgrenzung zentrale/periphere Zyanose).
- *Labor:* Besonders spektroskopische Methämoglobin-Bestimmung.
- *Apparativ:* 12-Kanal-EKG, Röntgen-Thorax, Farbdoppler-Sonographie der peripheren Arterien und Venen.

▶ **Weiterführende Diagnostik:** Echokardiographie, Lungenfunktions-Untersuchung, Lungen-Ventilations-/Perfusionsszintigraphie, spezielle Laborparameter (Spektroskopie, Kälteagglutinintiter, Kryoglobulinbestimmung, Hämoglobinelektrophorese).

▶ **Differenzialdiagnose bei Hämiglobinzyanose:** Tab. 212.

Zyanose

Tabelle 212 · Differenzialdiagnose bei Hämiglobinzyanose

Diagnose	zur Diagnose führt
Methämoglobinämie:	
angeboren:	
– Diaphorasemangel	Anamnese, Hämoglobin-Elektrophorese, Ausschluss einer kardialen Zyanose
– hereditäre Methämoglobinämie	
erworben:	
– Nitrite	Medikamentenanamnese, evtl. Auslassversuch, evtl. Hämoglobin-Elektrophorese
– Natriumnitroprussid	
– Natriumthiozyanat	
– Nitrate	
– Sulfonamide	
– Azulfidine	
– Phenacetin	
– Nitroverbindungen	
– Phenylhydrazin	
Sulfhämoglobinämie:	
– Sulfonamide	schmutzig-violette Hautfarbe, Spektroskopie (Sulfhämoglobin nachweisbar), grünliche Verfärbung des Blutes
– Phenacetin	

Pseudozyanose

▶ **Definition:** Abnorme Verfärbung der Haut durch Pigmentation/Ablagerung körperfremder Substanzen in Haut und Schleimhäuten.
▶ **Häufigkeit:** Sehr selten.
▶ **Mögliche Ursachen:** Nach langfristiger Einnahme/Applikation von Silber (Argyrosis), Gold (Chrysosis) sowie von Arsen (Arsenmelanose).
▶ **Diagnosestellung:** Auf Grund der Anamnese sowie evtl. histologischer Untersuchung mit entsprechender Färbung des Präparates.

Differenzialdiagnose von Laborwerten

J.-M. Hahn, Ch. Fischer

Tabelle 213 · Differenzialdiagnose pathologischer Laborwerte (Normwerte: S. 605, Spezialuntersuchungen s. Sachverzeichnis)

Parameter	pathologisch erhöht	pathologisch erniedrigt
Albumin	*Erniedrigt* bei Mangelernährung, Malassimilation, exsudativer Enteropathie, Verbrennungen, Blutverlust, akuten Infektionen, nephrotischem Syndrom, Leberzirrhose, Hepatitis, Malignomen *Erhöhung* klinisch nicht relevant (relative Erhöhung bei Exsikkose)	
Alkalische Phosphatase (aP)	Enzyminduzierende Medikamente (z. B. Phenytoin, Barbiturate), Cholestase, Lebererkrankungen, Osteomalazie, Rachitis, Hyperparathyreoidismus, Morbus Paget, Knochentumoren (Metastasen, Osteosarkom), andere Malignome (paraneoplastisch bei Bronchialkarzinom, Morbus Hodgkin, Nierenzellkarzinom), Gravidität (letztes Trimenon)	Hypothyreose, perniziöse Anämie, Vitamin D-Intoxikation, Malassimilation, Medikamente (Clofibrat, orale Kontrazeptiva) *artifiziell erniedrigt* bei Zusatz von Zitrat, EDTA oder Oxalat zur Blutprobe
α-Amylase	*Erhöht* bei akuter Pankreatitis, akutem Schub einer chronischen Pankreatitis, Pankreasmalignom, Ulkuspenetration, akutem Abdomen unterschiedlicher Genese, Mumps, diabetischer Ketoazidose, Morphingabe, Niereninsuffizienz, Paraproteinämie, Verbrennungen, Makroamylasämie (Enzymvariante ohne Krankheitswert), Gravidität, nach ERCP	
α$_1$-Fetoprotein (AFP)	*Erhöht* bei primärem Leberzellkarzinom (bei starker Erhöhung fast beweisend), anderen Karzinomen, Keimzelltumoren, fetalen Missbildungen, physiologische leichte Erhöhung bei Gravidität	
Ammoniak	*Erhöht* bei Leberkoma infolge Leberversagen unterschiedlicher Genese. Begünstigung durch reichliche Eiweißzufuhr oder portokavale Anastomosen	
Antithrombin (AT) III	*Erniedrigt* bei Leberzirrhose, schwerer Hepatitis, nephrotischem Syndrom, Sepsis, intravasaler Gerinnung, angeboren, Östrogentherapie	
BE (base excess)	Metabolische Alkalose, s. Tab. 217, respiratorische Azidose s. Tab. 216, s. auch Tab. 214 und Tab. 215	Metabolische Azidose, s. Tab. 216, respiratorische Alkalose, Tab. 217
Bilirubin	*Direktes Bilirubin* (konjugiertes Bilirubin) *erhöht* bei akuter Virus- und toxischer Hepatitis, Leberzirrhose, Rechtsherzinsuffizienz, Cholestase, Medikamenten (z. B. Indometacin, Tetrazykline, Östrogene) *indirektes Bilirubin* (unkonjugiertes Bilirubin) *erhöht* bei Hämolyse, Polycythämia vera, Morbus Gilbert-Meulengracht, portokavalem Shunt, Hyperthyreose, Medikamenten (Rifampicin, Kortikosteroide, Röntgen-Kontrastmittel), Cholestase (direktes Bilirubin jedoch stärker erhöht)	

Differenzialdiagnose von Laborwerten

Tabelle 213 · Forts., Differenzialdiagnose pathologischer Laborwerte

Parameter	pathologisch erhöht	pathologisch erniedrigt
Blutgase	Normwerte s.Tab. 214, Störungen s. Tab. 215	
BSG(BKS)	*Mäßig erhöht* (bis 50 mm in der 1. Stunde) bei Bestimmungsfehler, Anämie, Hypertriglyzeridämie, orale Kontrazeptiva, prämenstruell, Gravidität, postoperativ, Tbc, Brucellose, Tumoren *stark erhöht* (50-100 mm in der 1. Stunde) bei Infektionen (meist bakteriell), Metastasen, Leukämien, Hämolyse, chronischen Lebererkrankungen, nephrotischem Syndrom, chronischer Niereninsuffizienz, Nekrosen, rheumatoider Arthritis, Kollagenosen, Vaskulitiden *massiv erhöht* (> 100 mm in der 1. Stunde) bei Sepsis, Peritonitis, rheumatischem Fieber, Plasmozytom (außer Bence-Jones-Plasmozytom), Morbus Waldenström, Polymyalgia rheumatica, Riesenzellarteriitis u. a. Vaskulitiden	Bestimmungsfehler, Polyglobulie, Polycythämia vera, pathologische Erythrozytenformen (z. B. Sichelzellanämie), Exsikkose
Calcium	s. Kalzium	s. Kalzium
CEA	*Erhöht* bei kolorektalem, Magen-, Mamma-, Pankreas-, Uterus-, Ovarial-, Bronchial-, Nieren-, medullärem Schilddrüsenkarzinom. Unspezifische leichte Erhöhung bei Rauchern, Alkoholismus, Lungenemphysem, Leberzirrhose, Pankreatitis, Pneumonie, chronisch entzündlichen Darmerkrankungen	
Chlorid	Serumspiegel verhält sich meist parallel zur Na^+- und gegensinnig zur HCO_3^--Konzentration (s. unter Natrium bzw. Standartbikarbonat)	
Cholesterin	primäre u. sekundäre Hyperlipoproteinämien (s. Tab. 218 und Tab. 219), Hypothyreose, Diabetes mellitus, Alkoholismus, Cholestase, biliäre Zirrhose, nephrotisches Syndrom, Anorexia nervosa, Medikamente (Kortisol, Androgene, Retinoide), s. auch LDL, HDL,	Malnutrition, -absorption und -digestion, Kachexie, Steatorrhö, Gallensäureverlustsyndrom, Lebererkrankungen, Hyperthyreose, Hypoalphalipoproteinämie
Cholinesterase (CHE)	Fettleber, Adipositas, Hyperthyreose, nephrotisches Syndrom, exsudative Enteropathie	Lebererkrankungen, chronische Infektionen, Tumoren, Muskelerkrankungen, Medikamente (z. B. orale Kontrazeptiva, Streptokinase, Zytostatika), atypische CHE-Varianten, Gravidität
Coeruloplasmin	Akute Entzündungen, Neoplasien, Cholestase, Gravidität	Morbus Wilson, nephrotisches Syndrom, Leberzirrhose

Differenzialdiagnose von Laborwerten

Tabelle 213 · Forts., Differenzialdiagnose pathologischer Laborwerte

Parameter	pathologisch erhöht	pathologisch erniedrigt
C-Peptid	Insulinom, oft bei Diabetes mellitus Typ II	Diabetes mellitus Typ I, auch bei Diabetes mellitus Typ II
CRP	*Erhöht* bei bakteriellen Infektionen, Sepsis, akuter Pankreatitis, Autoimmun- und Erkrankungen des rheumatischen Formenkreises, postoperativ, Organinfarkten, Malignomen, evtl. bei Virusinfekt (Vorteil gegenüber BSG: schnellerer Anstieg, keine Beeinflussung durch erythrozytäre Faktoren)	
Creatinkinase (CK)-Aktivität	*Erhöht* bei i.m.-Injektion, vermehrter Beanspruchung der Muskulatur, Muskelerkrankungen und -trauma, Morbus Parkinson, Myokardinfarkt, Myokarditis, postoperativ, nach PTCA	
CK-MB-Aktivität	*Erhöht* (> 6 % der Gesamt-CK) bei frischem Myokardinfarkt, Myokarditis, nach PTCA, Kardiochirurgie > 30 % der Gesamt-CK bei Makro-CK (Enzymvariante ohne Krankheitswert)	
CK-MB-Masse (CK-MB-Konzentration)	s. CK-MB-Aktivität (Vorteil: höhere Sensitivität)	

Differenzialblutbild

Neutrophile Granulozyten	Bakterielle Infektionen, Systemmykosen, Stress, Trauma, Nekrosen (z. B. Verbrennungen, Myokardinfarkt), Hämolyse, Urämie, Coma diabeticum und hepaticum, Gichtanfall, Cortisontherapie, myeloproliferative Erkrankungen, maligne Neoplasien, chronisch entzündliche Erkrankungen, nach Splenektomie u. a.	Virusinfekte, bakterielle Sepsis, Typhus, Brucellose, zahlreiche Medikamente (z. B. Zytostatika, Thyreostatika, Analgetika, Antiphlogistika, Antibiotika), Benzol, ionisierende Strahlen, maligne Erkrankungen mit Knochenmarkinfiltration, Myelodysplasie, Hypersplenismus, Autoimmunerkrankungen, Vitamin B_{12}- und Folsäuremangel
Eosinophile Granulozyten	Parasitosen, Allergien, Hautkrankheiten, Morbus Hodgkin, Infektionen (Scharlach, Chlamydien), Infektionen in Rekonvaleszenz, myeloproliferative Erkrankungen, Karzinome, Sarkoidose, Colitis ulcerosa, Morbus Addison, SLE, systemische Sklerose, Vaskulitiden, eosinophile Gastroenteritis, Eosinophilenleukämie, Löffler-Endokarditis	Akuter Typhus abdominalis, Masern, Morbus Cushing und Glukokortikoidtherapie
Basophile Granulozyten	*Erhöht* bei nephrotischem Syndrom, Myxödem, chronischer Hämolyse, Basophilen-Leukämie, CML, Splenektomie, Gravidität	
Monozyten	*Erhöht* bei Mononukleose, Tbc, Brucellose, Lues, Malaria, bakterieller Endokarditis, Infektionen in Rekonvaleszenz, malignem NHL, Monozytenleukämie, Sarkoidose, Morbus Crohn, Colitis ulcerosa	

Differenzialdiagnose von Laborwerten

Tabelle 213 · Forts., Differenzialdiagnose pathologischer Laborwerte

Parameter	pathologisch erhöht	pathologisch erniedrigt
Lymphozyten	Virusinfektionen, Toxoplasmose, Pertussis, Typhus, Brucellose, Tbc, Lues, Infektionen in Rekonvaleszenz, maligne Erkrankungen (ALL, CLL, Lymphome)	Virusinfektionen, Miliar-Tbc, Sepsis, Glukokortikoidtherapie, Cushing-Syndrom, Zytostatika, ionisierende Strahlen, Morbus Hodgkin, SLE
Eisen	Hämochromatose, Leberzirrhose, Hepatitis, Anämie (perniziös, hämolytisch, aplastisch, bei Myelodysplasie, Bleivergiftung, Porphyrie, Thalassämie), Hyperthyreose, Medikamente (orale Kontrazeptiva, Cisplatin), nach Massentransfusion	Chronischer Blutverlust, akute und chronische Infektionen, vermehrter Bedarf (Gravidität, Wachstum), Autoimmunerkrankungen, Urämie, Tumoren, Malabsorption, Fehlernährung, Hypo- und Atransferrinämie

Serumeiweiß-Elektrophorese

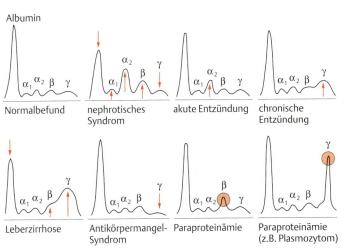

Abb. 303 Pathologische Veränderungen der Serumeiweiß-Elektrophorese

Präalbumin	Gravidität	Malnutrition, Lebererkrankungen, Paraproteinämien, Agammaglobulinämie
Albumin	s. o.	
α_1/α_2-Globuline	Akute Entzündung, posttraumatisch, postoperativ, Herzinfarkt, posthepatischer Ikterus, nephrotisches Syndrom, Malignom	Hypoproteinämien, α_1-Antitrypsinmangel, Analphalipoproteinämie, Ahaptoglobinämie, Morbus Wilson, Hepatitis, Leberzirrhose, Polyzythämie, nephrotisches Syndrom, orale Kontrazeptiva

Differenzialdiagnose von Laborwerten

Tabelle 213 · Forts., Differenzialdiagnose pathologischer Laborwerte

Parameter	pathologisch erhöht	pathologisch erniedrigt
β-Globulin	Paraproteinämien, Hypothyreose, nephrotisches Syndrom, Amyloidose, Hyperlipidämie	Leberzirrhose, chronische Hepatitis, Coma diabeticum, Abetalipoproteinämie
γ-Globulin	Akute und chronische Infektionen, Sarkoidose, primär biliäre Zirrhose, Autoimmunkrankheiten, AIDS, Tumoren, Plasmozytom, Morbus Waldenström, chronische Hepatitis, Leberzirrhose, Amyloidose	Antikörper-Mangelsyndrom, Eiweißmangel, Morbus Cushing, Diabetes mellitus, Hypothyreose, Urämie, Malignome, Sepsis, Immunsuppressiva, Zytostatika, Radiatio, nephrotisches Syndrom, exsudative Enteropathie, Verbrennungen
Ferritin	Mit *erhöhtem Serumeisen*: Hämochromatose, Hämosiderose, Lebererkrankungen, maligne Lymphome mit *erniedrigtem Serumeisen*: chronisch entzündliche oder maligne Erkrankungen	Latenter Eisenmangel, bei Werten < 12 ng/ml manifester Eisenmangel
Fibrinogen	Entzündungen, Malignome, Hypertonie, Herzinfarkt, diabetische Stoffwechselentgleisung, nephrotisches Syndrom, Urämie	Verbrauchskoagulopathie, primäre Hyperfibrinolyse, Streptokinase- und Asparaginasetherapie, schwere Leberschäden
Folsäure	*Erniedrigt* bei Alkoholismus, Malassimilationssyndrom, Bandwurmbefall, Folsäureantagonisten, Gravidität	
Gerinnungsstatus s. S. 597		
Gesamteiweiß	Plasmozytom, Morbus Waldenström, evtl. bei chronischen Entzündungen, chronische Infektionen, Sarkoidose, kompensierte Leberzirrhose, relativ bei Exsikkose	Malnutrition, Malassimilation, schwere Lebererkrankungen, exsudative Enteropathie, Pleuraerguss, Aszites, Verbrennungen, bullöse Dermatosen, chronische Hämodialyse, akute Blutung, Malignome, Hyperthyreose, Überwässerung, Gravidität
GLDH	*Erhöht* bei Verschlussikterus, Metastasenleber, Leberzirrhose, Virushepatitis *Stark erhöht* bei schwerer Rechtsherzinsuffizienz und akuter Leberzellnekrose wie z. B. durch Pilzvergiftung, Halothan	

Differenzialdiagnose von Laborwerten

Tabelle 213 · Forts., Differenzialdiagnose pathologischer Laborwerte

Parameter	pathologisch erhöht	pathologisch erniedrigt
Glukose	Diabetes mellitus, Erkrankungen des Pankreas, Endokrinopathien, Medikamente (z. B. Glukokortikoide, Thiazide), Infektionen	Beim *Diabetiker*: Überdosierung von Insulin oder oralen Antidiabetika, verminderte Kohlenhydratzufuhr, vermehrte körperliche Betätigung ohne Anpassung der Dosis von Insulin bzw. oralen Antidiabetika beim *Nichtdiabetiker*: nüchtern (Insulinom, Nebennierenrinden- und Hypophysenvorderlappeninsuffizienz, Hypothyreose, schwere Leberfunktionsstörung, Urämie, schwere Malnutrition, Gravidität) *postprandial* (latenter Diabetes mellitus, Dumping-Syndrom, Enzymdefekte) *exogen induziert* (Alkoholabusus, schwere Malnutrition, Medikamente wie Sulfonamide, β-Blocker)
γGT	*Erhöht* bei Alkoholabusus, Fettleber, Stauungsleber und anderen Leberschäden, intra- und extrahepatischer Cholestase (bei alkoholtoxischer Fettleber und Cholestase höher als GOT und GPT)	
GOT (AST)	*Erhöht* bei akuter Hepatitis, chronisch aktiver Hepatitis, anderen Leberschäden, Cholestase, Herzinfarkt, Myopathien, Muskelverletzung (Trauma) *GOT/GPT (de-Ritis-Quotient)*: < 0,7: unkomplizierte akute Virushepatitis > 0,7: nekrotisierende Hepatitis 1: Leberzirrhose >1: Trauma, Herzinfarkt	
GPT (ALT)	*Erhöht* bei akuter Hepatitis, chronisch aktiver Hepatitis, anderen Leberschäden, Cholestase *de-Ritis-Quotient* s. GOT	
HbA_{1C}	*Erhöht* bei Hyperglykämie (Maß für die Serumglukosekonzentration der letzten 2–3 Monate; Zielwert für Diabetiker: < 6,5 % des Hb) falsch hohe Werte bei Niereninsuffizienz und Hyperlipoproteinämie	
Hämatokrit (Hk), Hämoglobin	Exsikkose, Polyglobulie, Polycythämia vera	Anämien unterschiedlicher Genese, Überwässerung
Haptoglobin	Akut entzündliche oder neoplastische Prozesse, Nekrosen, Cholestase, nephrotisches Syndrom	Hämolyse, perniziöse Anämie, infektiöse Mononukleose, chronische Lebererkrankungen, Malabsorption, Ahaptoglobinämie

Differenzialdiagnose von Laborwerten

Tabelle 213 · Forts., Differenzialdiagnose pathologischer Laborwerte

Parameter	pathologisch erhöht	pathologisch erniedrigt
Harnsäure	primäre Hyperurikämie (meist Störung der tubulären Harnsäuresekretion), sekundäre Hyperurikämie (Niereninsuffizienz, Zytostatikatherapie, Leukämien, hämolytische Anämie, Überernährung, Alkoholismus, Diuretika, Gestose, Hyperlipoproteinämie, Laktatazidose)	SIADH, Verbrennungen, Malignome, Diabetes mellitus, Allopurinoltherapie, hypereosinophiles Syndrom, Fanconi-Syndrom, Xanthinurie
Harnstoff	Akute und chronische Niereninsuffizienz, Exsikkose, erhöhter Eiweißkatabolismus (z. B. Sepsis, Tumoren, Magen-Darm-Blutung)	Eiweißarme Ernährung, Malassimilation, schwere Leberinsuffizienz, Überwässerung
α-HBDH	*Erhöht* bei Herzinfarkt, Myokarditis, Lungenembolie, Leberparenchymschaden, Hämolyse *LDH/HBDH-Quotient* s. LDH	
HDL-Cholesterin	Bei *Erniedrigung* (≤ 40 mg/dl = ≤ 1 mmol/l) steigt das Risiko für kardiovaskuläre Erkrankungen	
Kalium	s. Abb. 305. Hyperkaliämie	s. Abb. 304 Hypokaliämie
Kalzium	Bronchial-, Prostata-, Mamma-, Nierenzellkarzinom, Plasmozytom, Leukämien u. a. Malignome, primärer Hyperparathyreoidismus, Morbus Addison, Hyperthyreose, Phäochromozytom, MEN, Niereninsuffizienz, granulomatöse Erkrankungen (insbesondere Sarkoidose), Medikamente (z. B. Thiazide, Lithium, Tamoxifen, Vitamin D- und A- und Theophyllin-Überdosierung), Immobilisation, Morbus Paget, familiäre hypokalziurische Hyperkalziämie	mit *normalem ionisiertem* Ca^{++}: Hypalbuminämie bei nephrotischem Syndrom und Leberzirrhose mit *vermindertem ionisiertem* Ca^{++}: Fehlernährung, Malabsorption, chronische Niereninsuffizienz, Hypoparathyreoidismus, vermehrter Bedarf (z. B. Gravidität), akute Pankreatitis, Medikamente (z. B. Schleifendiuretika, Aminoglykosidantibiotika), nach Massentransfusion, medulläres Schilddrüsenkarzinom, osteoplastische Tumormetastasen
Kohlendioxidpartialdruck (pCO_2)	Respiratorische Azidose, s. Tab. 216, kompensatorisch bei metabolischer Alkalose, Tab. 217	Respiratorische Alkalose, s. Tab. 217, kompensatorisch bei metabolischer Azidose, s. Tab. 216
Komplementfaktoren	Akute Entzündung	SLE, Glomerulonephritis, rheumatoide Arthritis, Plasmozytom, Sepsis, akute Pankreatitis, thrombotisch-thrombozytopenische Purpura, Leberversagen, Tumoren, Mangelsyndrom

Tabelle 213 · Forts., Differenzialdiagnose pathologischer Laborwerte

Parameter	pathologisch erhöht	pathologisch erniedrigt
Kreatinin	Akute und chronische Niereninsuffizienz, Rhabdomyolyse, vermehrte Muskelmasse (Bodybuilding, Akromegalie), Medikamente (Cimetidin, kaliumsparende Diuretika, Spironolacton, Salicylate, Trimethoprim)	Muskelatrophie
Kreatinin-Clearance	Glomeruläre Hyperperfusion falsch hoch bei Proteinurie > 3 g/24 h	Niereninsuffizienz falsch niedrig bei größerer Restharnmenge
Kupfer	Akute und schwere chronische Infektionen, Malignome, Anämien, Leberzirrhose, Cholestase, Schwangerschaft, Östrogentherapie	Morbus Wilson (im Urin erhöht), Malnutrition
LDH	*Erhöht* bei Herzinfarkt, Herzrhythmusstörungen, Myokarditis, nach PTCA, Elektrokardioversion, Kardiochirurgie, bei Lungenembolie (u. a. Organinfarkten), megaloblastärer Anämie, thrombotisch-thrombozytopenischer Purpura, essenzieller Thrombozythämie, Hämolyse, Leberparenchymschaden (LDH > GOT > GPT: Pilzvergiftung, GPT > GOT > LDH: Virushepatitis), starker körperlicher Aktivität, Grand-mal-Anfall, Myopathien, infektiöser Mononukleose, Pneumocystis-carinii-Pneumonie, Malignomen *LDH/HBDH-Quotient*: < 1,38 bei Herzinfarkt, Niereninfarkt, hämolytischer Anämie, perniziöser Anämie > 1,64 bei akutem Leberzellzerfall, Intoxikation	
LDL-Cholesterin	Bei *Erhöhung* steigt das Risiko für kardiovaskuläre Erkrankungen. Mäßiges Risiko bei 150–190 mg/dl (3,9–4,9 mmol/l), hohes Risiko bei > 190 mg/dl (> 4,9 mmol/l) s. auch Tab. 218 und Tab. 219 Hyperlipoproteinämien	
LAP	*Erhöht* bei chronischen Lebererkrankungen, akuter Hepatitis, intra- und extrahepatischer Cholestase, Cholangitis, Malignomen	
Leukozyten	Bakterielle Infektionen, Systemmykosen, Stress, Trauma, Nekrosen (z. B. Verbrennungen, Myokardinfarkt), Hämolyse, Urämie, Coma diabeticum und hepaticum, Gichtanfall, Cortisontherapie, myeloproliferative Erkrankungen, Leukämien und andere maligne Neoplasien, chronisch entzündliche Erkrankungen u. a.	Virusinfekte, bakterielle Sepsis, Typhus, Brucellose, zahlreiche Medikamente (z. B. Zytostatika, Thyreostatika, Analgetika, Antiphlogistika, Antibiotika), Benzol, ionisierende Strahlen, maligne Erkrankungen mit Knochenmarkinfiltration, Myelodysplasie, Hypersplenismus, Autoimmunerkrankungen, Vitamin B_{12}- und Folsäuremangel
Lipase	*Erhöht* bei akuter Pankreatitis, akutem Schub einer chronischen Pankreatitis, Obstruktionen des Ductus pancreaticus, nach ERCP, bei perforiertem oder penetrierendem Ulkus, Niereninsuffizienz	
Lipoprotein (a)	Wenn > 30 mg/dl: erhöhtes Arterioskleroserisiko	

Differenzialdiagnose von Laborwerten

Tabelle 213 · Forts., Differenzialdiagnose pathologischer Laborwerte

Parameter	pathologisch erhöht	pathologisch erniedrigt
Magnesium	Niereninsuffizienz, Hyperparathyreoidismus, Morbus Addison, Hypothyreose, diabetische Ketoazidose, Rhabdomyolyse, schweres Weichteiltrauma, Mg^{++}-haltige Antazida bei eingeschränkter Nierenfunktion, Mg^{++} i.v. (bei Präeklampsie), Lithiumintoxikation	Unzureichende Zufuhr (Fehlernährung, Malabsorption), vermehrter Bedarf (z. B. Gravidität), Verlust (Cushing- und Conn-Syndrom, Medikamente wie Diuretika und Kortikosteroide, Diarrhö, Laxantienabusus), Verteilungsstörung (Insulintherapie, respiratorische Alkalose, akute Pankreatitis)
MCH/MCV/ MCHC	*MCV und MCH vermindert* bei Eisenmangelanämie (Serumeisen und Ferritin erniedrigt), Entzündungs-, Infekt- und Tumoranämie (Serumeisen erniedrigt, Ferritin erhöht), Thalassämie (Serumeisen und Ferritin normal oder erhöht) *MCV und MCH normal* bei aplastischer und renaler Anämie (Retikulozyten erniedrigt), Blutungs- und hämolytischer Anämie (Retikulozyten erhöht) *MCV und MCH erhöht* bei Vitamin B_{12}- und/oder Folsäuremangel, Alkoholismus, Lebererkrankungen	
$β_2$-Mikroglobulin	*Im Serum erhöht* bei Plasmozytom, CLL, Morbus Hodgkin, NHL, AIDS, Abstoßungsreaktion bei Knochenmark- und Organtransplantationen, Niereninsuffizienz, Glomerulopathie, Cadmium- oder Quecksilberintoxikation, Dialyse-bezogener Amyloidose, Z.n. Nierentransplantation, Pyelonephritis in der Gravidität *Im Urin erhöht* bei tubulärer Proteinurie	
Natrium	Mit *negativer Wasserbilanz*: Diabetes insipidus (zentral, renal), entgleister Diabetes mellitus, Diarrhö, Erbrechen, Schwitzen, Hyperventilation, Sonden, Fisteln, Verbrennungen, unzureichende Wasserzufuhr mit *positiver Natriumbilanz*: primärer Hyperaldosteronismus, Kortikosteroidgabe, Infusionstherapie mit hypertonen Lösungen, NaCl oder $NaHCO_3$	Mit *vermindertem Extrazellulärvolumen*: Nierenerkrankungen (z.B. interstitielle Nephritis), osmotische Diurese, Diuretikatherapie, Morbus Addison, Erbrechen, Diarrhö, Verbrennungen, Schwitzen unter Zufuhr hypotoner Lösungen, Plasmaexpander, Dialyse, Peritonitis, Ileus mit *normalem Extrazellulärvolumen*: SIADH (Schwartz-Bartter-Syndrom), Malignome, ZNS- und chronische Lungenerkrankungen, Hypothyreose, Medikamente (Vincristin, Endoxan, Carbamazepin, Sulfonylharnstoffe, Vasopressinanaloga, Oxytocin, Clofibrat, Antidepressiva, Neuroleptika, NSAID), Pseudohyponatriämie (bei Hyperlipoproteinämie, Proteinämie, Hyperglykämie), psychogene Polydipsie *mit erhöhtem Extrazellulärvolumen*: pathologisches Trinkverhalten, hypotone Infusionstherapie oder Magenspülungen mit hypotonen Lösungen, Herzinsuffizienz, Leberzirrhose, nephrotisches Syndrom, Niereninsuffizienz

Differenzialdiagnose von Laborwerten

Tabelle 213 · Forts., Differenzialdiagnose pathologischer Laborwerte

Parameter	pathologisch erhöht	pathologisch erniedrigt
Osmolalität	mit *erhöhtem Serumnatrium*: s. Natrium mit *vermindertem Serumnatrium*: Anhäufung osmotisch aktiver Substanzen (z. B. Alkohol, Glukose, retentionspflichtige Substanzen), bei Flüssigkeitsdefizit (durch Fieber, Diarrhö)	mit *vermindertem Serumnatrium* (Verdünnungshyponatriämie): bei Herzinsuffizienz, Leberzirrhose psychogener Polydipsie
Parathormon	Hyperparathyreoidismus, Malabsorption	Hypoparathyreoidismus, Hyperkalziämie
PTT	*Erhöht* bei Heparintherapie, schweren Lebererkrankungen, Verbrauchskoagulopathie, Hämophilie A und B, von-Willebrand-Jürgens-Syndrom (bei letzterem verlängerte Blutungszeit), Hemmkörperhämophilie, Lupus erythematodes (Lupus-Antikoagulans)	
pCO_2	s. Kohlendioxidpartialdruck	
pH	Dekompensierte Alkalose (respiratorisch oder metabolisch, s. Tab. 217)	Dekompensierte Azidose (respiratorisch oder metabolisch, s. Tab. 216)
pO_2	s. Sauerstoffpartialdruck	
Phosphat	Akute oder chronische Niereninsuffizienz, Vitamin D-Überdosierung, Rhabdomyolyse, Malignome, Azidose, körperliche Anstrengung, Hypoparathyreoidismus	Alkoholismus, Therapie der diabetischen Ketoazidose, Sepsis, respiratorische Alkalose, Vitamin D-Mangel, Hyperparathyreoidismus, Leukämien, Lymphome, Malassimilation, renal tubuläre Erkrankungen
Phosphat-Clearance	Hyperparathyreoidismus, Phosphatdiabetes, renal tubuläre Azidose	Hypoparathyreoidismus, Akromegalie, Niereninsuffizienz
Procalcitonin	*Erhöht* bei schweren bakteriellen Infektionen und Sepsis (spezifischer Indikator), kardiogenem Schock, Peritonitis, Pankreatitis, Multiorganversagen	
PSA	*Erhöht* bei Prostatakarzinom, Prostatamassage und -biopsie	
Retikulozyten	Blutverlust, Hypoxie, hämolytische Anämien, Therapie der Eisen-, Vitamin B_{12}- und Folsäuremangelanämie	Aplastische Anämie, Knochenmarkinfiltration, myelodysplastisches Syndrom, megaloblastäre Anämie, Thalassämie, Zytostatika, Radiatio
Rheumafaktor (Latex)	*Erhöht* bei rheumatoider Arthritis (80%), oft auch bei Lupus erythematodes, Sjögren-Syndrom, systemischer Sklerose, subakuter bakterieller Endokarditis, Mononukleose, akuter Virushepatitis, Tbc, Lues, Sarkoidose, primär biliärer Zirrhose, Morbus Waldenström, Gesunden	
Sauerstoffpartialdruck (pO_2)	*Erniedrigt* bei Diffusions- oder Ventilations-Perfusions-Störungen (z. B. Lungenödem, Lungenembolie, Lungenfibrose, Lungenemphysem), Herzfehler mit Rechts-Links-Shunt, Myasthenia gravis, Behinderung der Atemexkursionen, Störung des Atemzentrums, (z. B. bei Apoplex, Schädel-Hirn-Trauma)	

Differenzialdiagnose von Laborwerten

Tabelle 213 · Forts., Differenzialdiagnose pathologischer Laborwerte

Parameter	pathologisch erhöht	pathologisch erniedrigt
Standard-Bikarbonat	Metabolische Alkalose (s. Tab. 217), kompensatorisch bei respiratorischer Azidose (s. Tab. 216), s. auch Tab. 214 und Tab. 215	Metabolische Azidose (s. Tab. 216), kompensatorisch bei respiratorischer Alkalose (s. Tab. 217)
Thrombinzeit	*Erhöht* bei Heparintherapie, Streptokinasetherapie, Dysfibrinogenämie, Afibrinogenämie (wenn Fibrinogen < 0,6–0,8 g/l), schweren Lebererkrankungen, Verbrauchskoagulopathie	
Thromboplastinzeit (Quick)	*Erniedrigt* bei Cumarintherapie, Vitamin K-Mangel, schweren Lebererkrankungen, Verbrauchskoagulopathie, Hyperfibrinolyse, Blutverlust, angeborenem Faktorenmangel, Lupus erythematodes (Lupus-Antikoagulans), Einnahme von Barbituraten *artifiziell erniedrigt* bei hämolytischen oder lipämischen Blutproben	
Thrombozyten	Akute und chronische Entzündungen, Malignome, nach Splenektomie, myeloproliferative Erkrankungen, essenzielle Thrombozythämie, akute Blutung, chronischer Eisenverlust, Hämolyse, Glukokortikoidtherapie, postoperativ	Bildungsstörung (Knochenmarkinfiltration, Zytostatika, Radiatio, Benzol, Kollagenosen, Fanconi-Anämie, Vitamin B_{12}- und/oder Folsäuremangel, myelodysplastisches Syndrom, paroxysmale nächtliche Hämoglobinurie), erhöhter Umsatz (Immunthrombozytopenie, DIC, Hypersplenie-syndrom, thrombotisch-thrombozytopenische Purpura, hämolytisch-urämisches Syndrom, künstliche Herzklappen, nach Massentransfusion), heparin-induzierte Thrombozytopenie Typ I oder Typ II
Transferrin	Eisenmangel, Schwangerschaft	Entzündungen, Malignome, nephrotisches Syndrom, Hämochromatose, Leberzirrhose
TSH, fT_4, fT_3	*TSH*: latente und manifeste Hypothyreose *fT_4*: Hyperthyreose (Morbus Basedow, autonomes Adenom, Anfangsstadium einer Thyreoiditis), Jodmedikation, Hypophysentumor; falsch hohe Werte durch TBG-Erhöhung (bspw. bei Gravidität oder Östrogentherapie) *fT_3*: s. fT_4 und bei Jodmangel	*TSH*: Hyperthyreose, Überdosierung von Thyroxin *fT_4*: Jodmangel, chronische (z. B. Hashimoto-) Thyreoiditis, nach Schilddrüsenresektion oder Radiojodtherapie, Medikamente (z. B. Thyreostatika, Lithium), Hypophyseninsuffizienz, Thyroxinsynthesedefekt; falsch niedrige Werte durch TBG-Mangel (Synthesestörung oder bei Hypoproteinämie) *fT_3*: s. fT_4 und bei Hemmung der T4–T3-Konversion, z. B. medikamentös (Glukokortikoide, Betablocker) oder bei schweren Erkrankungen mit kataboler Stoffwechsellage

Differenzialdiagnose von Laborwerten

Tabelle 213 · Forts., Differenzialdiagnose pathologischer Laborwerte

Parameter	pathologisch erhöht	pathologisch erniedrigt
Triglyzeride	Primäre Hyperlipoproteinämien, Herzinfarkt, Diabetes mellitus, Hypothyreose, Adipositas, Lebererkrankungen, Verschlussikterus, nephrotisches Syndrom, Kortisol, Östrogene, Gravidität	Kachexie, Malnutrition, schwere Anämie, exsudative Enteropathie, Verbrennungen, Hyperthyreose
Troponin, kardiales (T bzw. I)	*Erhöht bei Herzmuskelschädigung jeglicher Genese (hochspezifisch, zur Kontrolle einer Thrombolysetherapie geeignet); falsch hoch bei chronischer Niereninsuffizienz (falsch niedrig bei Antikörpern gegen kardiales Troponin T bzw. I)*	
Vitamin D	*25-Hydroxycholcalciferol*: Vitamin D-Überdosierung, exzessive UV-Licht-Exposition, High-dose-Heparintherapie *1,25 Dihydrocholcalciferol:* Sarkoidose, Tbc, Hypothyreose, primärer Hyperparathyreoidismus, Vitamin D-abhängige Rachitis Typ II, Z.n. Nierentransplantation, kompensatorisch bei mäßigem Vitamin D-Mangel und bei beginnender Vitamin D-Substitution	*25-Hydroxycholcalciferol*: Malabsorption, erhöhter Bedarf (z. B. Gravidität, Wachstum), Antiepileptika, Peritonealdialyse, nephrotisches Syndrom, primärer Hyperparathyreoidismus *1,25 Dihydrocholcalciferol:* schwerer Vitamin D-Mangel, Vitamin D-abhängige Rachitis, Niereninsuffizienz, nephrotisches Syndrom, Hyperthyreose, Cadmiumintoxikation

Tabelle 214 · Blutgasanalyse

Bestimmung	Einheit	arteriell	kapillär	venös
pH		7,36–7,44	7,36–7,44	7,36–7,4
pO_2	mmHg	90–100	> 80	35–45
pCO_2	mmHg	35–45	38–45	40–50
SO_2 (Sauerstoffsättigung)	%	92–96	92–96	55–70
HCO_3^- (Standard-Bikarbonat)	mmol/l	22–26	22–26	24–30
BE (Base excess)	mmol/l	–2 bis +2	–2 bis +2	–2 bis +2

Tabelle 215 · Blutgasanalyse bei Störungen im Säure-Basen-Haushalt

BE (-3 bis +3 mmol/l)	pH (7,35–7,45)	Bikarbonat (22–26 mmol/l)	pCO2 (35–45 mmHg)	Diagnose
< –3	↓ oder ↔	↓	↓ oder ↔	metabolische Azidose
> +3	↑ oder ↔	↑	↑ oder ↔	metabolische Alkalose
> +3	↓ oder ↔	↑ oder ↔	↑	respiratorische Azidose
< –3	↑ oder ↔	↓ oder ↔	↓	respiratorische Alkalose

Differenzialdiagnose von Laborwerten

Tabelle 216 · Differenzialdiagnose Azidose (pH < 7,35)

Mechanismus	mögliche Ursache
respiratorische Azidose	• chronisch obstruktive Lungenerkrankungen (Asthma bronchiale) • restriktive Lungenerkrankungen (Pneumonie) • akute Lungenerkrankung mit respiratorischer Insuffizienz (Lungenödem) • Myasthenia gravis • Störungen des Atemzentrums (Barbiturate, Opiate, Apoplex)
metabolische Azidose	• Ketoazidose: Diabetes mellitus, Alkoholismus, Fasten • Laktatazidose: Kardiozirkulatorische Insuffizienz • Malignom, Leberzerfall • renale Insuffizienz • distal tubuläre Azidose • Subtraktionsazidose: Enteraler Bikarbonatverlust • Vergiftung: Äthanol, Äthylenglykol, Salizylate

Tabelle 217 · Differenzialdiagnose Alkalose (pH > 7,45)

Mechanismus	mögliche Ursache
respiratorische Alkalose	• Hyperventilation (iatrogen, psychogen) • Reizung des Atemzentrums (zentral, reflektorisch) u. a. bei Thyreotoxikose, Schock, Sepsis, hepatischer Enzephalopathie
metabolische Alkalose	• vermehrte Bikarbonat-Zufuhr (Antazida, Milch-Alkali-Syndrom) • Zitratzufuhr • Säureverlust (Erbrechen, Magensaftdrainage) • Diuretika • Mineralokortikoidwirkung (Conn-Syndrom, Cushing-Syndrom) • Verschiebung von H^+-Ionen bei Hypokaliämie (s. Abb. 304)

Tabelle 218 · Differenzialdiagnose primärer Hyperlipoproteinämien

erhöhtes Lipoprotein	genetischer Defekt	Ursache
Gesamt-Cholesterin > 230 mg/dl (5,96 mmol/l)		
LDL	LDL-Rezeptor	familiäre Hypercholesterinämie
LDL	Apo B-100	defektes Apo B-100
LDL	?	polygene Hypercholesterinämie
HDL	?	familiäre Hyper-α-Lipoproteinämie
Triglyzeride > 200 mg/dl		
Chylomikronen	LPL-Mangel	LPL-Mangel (TG > 1000 mg/dl)
Chylomikronen	Apo C-II	Apo-C-II-Mangel
VLDL	?	familiäre Hypertriglyzidämie
Cholesterin und Triglyzeride erhöht		
β-VLDL	Apo-E2-Homozygotie	Typ-III-Dysbetalipoproteinämie
VLDL	?	familiäre kombinierte Hyperlipoproteinämie

Differenzialdiagnose von Laborwerten

Tabelle 219 · Differenzialdiagnose sekundärer Hyperlipoproteinämien

erhöhte Lipoproteine	Blutfette		mögliche Ursache
	Cholesterin	Triglyzeride	
LDL	↑	n	Anorexia nervosa
LDL	↑	n	Porphyrie
LDL, IDL	↑	↑	Hypothyreose
VLDL, LDL	↑	n/↑	Cushing-Syndrom
VLDL, LDL	↑	n/↑	Glukokortikoide
VLDL, LDL	↑	n/↑	β-Blocker
VLDL, LDL	n/↑	n/↑	Diuretika
VLDL, LDL	↑	n/↑	nephrotisches Syndrom
VLDL	n/↑	↑	Stress
VLDL	n/↑	↑	akute Hepatitis
VLDL	n/↑	↑	Urämie
VLDL	n/↑	↑	Akromegalie
VLDL	n/↑	↑	Lipodystrophien
VLDL	n/↑	↑	Gicht
IDL, VLDL	↑	↑	Dysglobulinämie
VLDL, Chylomikronen	n/↑	↑	Ovulationshemmer
VLDL, Chylomikronen	n/↑	↑	Alkohol
VLDL, Chylomikronen	n/↑	↑	Diabetes mellitus
VLDL, Chylomikronen	n/↑	↑	Glykogenose Typ I
Chylomikronen	n/↑	↑	systemischer Lupus Erythemato des (SLE)
Lipoprotein X	↑	↑	Cholestase

n = normal (im Referenzbereich); ↑ = erhöht

Gerinnungsstatus

► **Globaltests in der Gerinnungsdiagnostik:**
  - Extrinsisches Gerinnungssystem: Quick (Thromboplastinzeit, Prothrombinzeit, standardisiert: INR): bei Therapie mit Kumarin (derivaten; Marcumar), Vit. K-Mangel, verminderte Lebersyntheseleistung
  - Intrinsisches Gerinnungssystem: aPTT: zur Überwachung der Heparintherapie; V. a. Lupus-Antikoagulans
  - Aktivierungsmarker der Gerinnung und Fibrinolyse: D-Dimer, Thrombin-Antithrombin-Komplex (TAT)
► **Thrombophiliediagnostik:** Abklärung einer intravasalen Gerinnungsaktivierung spontan oder nach inadäquat geringfügigem auslösendem Ereignis
  - Verdacht bei:
    – Venösen oder arteriellen Thrombosen im Alter < 45 Jahre
    – Rez. Thromboembolien mit oder ohne erworbenen Risiken
    – Thrombose an ungewöhnlichen Stellen (hepatisch, mesenterial, Sinusvene, Arm)
    – Wiederholte Thrombosen in der Familienanamnese
    – Thrombose in der Schwangerschaft

(Forts. S. 599)

Differenzialdiagnose von Laborwerten

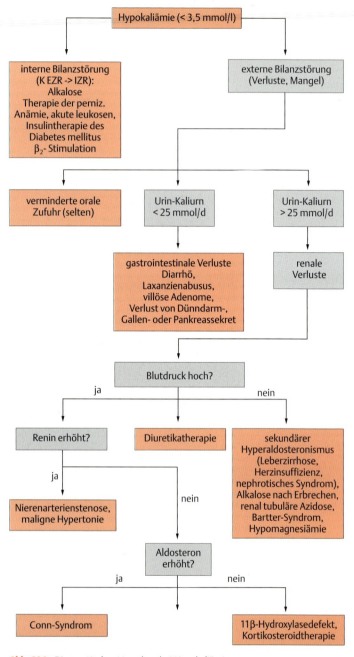

Abb. 304 Diagnostisches Vorgehen bei Hypokaliämie

Differenzialdiagnose von Laborwerten

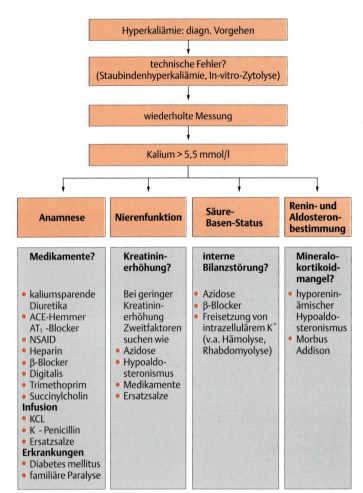

Abb. 305 Diagnostisches Vorgehen bei Hyperkaliämie

(Forts. von S. 597)

- Genetische Risikofaktoren der Thrombophilie:
  - Protein C (funktionell)
  - Protein S (funktionell), freies Prot. S
  - Antithrombin III, Faktor VIII, Fibrinogen
  - Faktor V-Leiden und Prothrombin-Mutation
- Erworbene Risikofaktoren der Thrombophilie: Lupusantikoagulans, Antiphospholipid-Antikörper

Tumormarker

Definition

▶ Tumormarker sind Substanzgruppen, die durch den Tumor selbst, sein Wachstum und Ausbreitung (Metastasierung) gebildet werden und vom gesunden Gewebe als Reaktion auf die Tumorneubildung entstehen. Sie können untergliedert werden:
- Vom Tumor produzierte humorale Marker, z. B. Tumor-assoziierte oder onkofetale Antigene, Enzyme, Hormone, Serumproteine.
- Vom Tumor induzierte Marker, z. B. Akut-Phasen-Proteine, Enzyme, Immunantwort.
- Vom Tumor unabhängige Marker, z. B. Hormone, Isoenzyme.

Basis- und weiterführende Diagnostik

▶ Zur Basisdiagnostik und Früherkennung von Tumorerkrankungen sind Tumormarker nicht geeignet. Ausnahmen PSA bei Prostata-Karzinom sowie Erkrankungen mit deutlich erhöhter Tumorhäufigkeit, z. B. AFP bei Leberzirrhose sowie Hochrisikogruppen.
▶ Auch in der Differenzialdiagnose von Tumorerkrankungen haben Tumormarker eine untergeordnete Relevanz; Ausnahmen sind:
- Kleinzellige gegenüber nicht kleinzelligen Bronchialkarzinomen: s. Tab. 221.
- Primäres Leberkarzinom gegenüber Lebermetastasen: s. Tab. 221.
- Bei der Differenzialdiagnose benigne/maligne Erkrankungen (s. Tab. 220) kann die mehrfache Bestimmung der Tumormarker von entscheidender Bedeutung sein: Benigne Erkrankungen haben i.d.R. konstante und nur mäßig ausgeprägte und oft nur passagere Erhöhungen, während maligne Erkrankungen meistens einen deutlichen Anstieg mit Progredienz aufweisen.
▶ Die diagnostische Wertigkeit der Tumormarker liegt in erster Linie in der diagnostischen Beurteilung einer Verlaufs- und Therapiekontrolle sowie Prognoseeinschätzung bei wiederholten Bestimmungen. Deswegen ist die Bestimmung von Tumormarkern im Rahmen der weiterführenden Diagnostik i.d.R. notwendig. Insbesondere in der Rezidivdiagnostik sind Tumormarker von besonderer Bedeutung, da sie in der sog. Remissionsphase ein Rezidiv schon vor Wiederauftreten klinischer Tumorsymptome anzeigen können.
▶ Nachweis erhöhter Tumormarker beeinhaltet in der Differenzialdiagnostik Ausschluss/Nachweis benigner Erkrankungen, die ebenfalls zu einem erhöhten Markerspiegel führen können und in Tab. 220 aufgeführt wurden.

Methoden/Referenzbereich

▶ Tumormarker werden überwiegend durch Immunassays, teilweise biochemisch, immunhistochemisch oder morphologisch bestimmt. Die Erhöhung eines Tumormarkers hängt ab von der Tumormasse, Tumorstadium, Differenzierungsgrad, Nekroseanteil, Metastasierung, Freisetzung im Blut sowie Katabolismus und Elimination. Darüber hinaus können eine bestehende Niereninsuffizienz, Leberinsuffizienz oder hoher Nikotinkonsum den Tumormarker-„Spiegel" beeinflussen. Da bei einem Teil der Methoden der Referenzbereich sehr breit ist, der cut-off-Wert schwankt bzw. methodenabhängig ist, wurde auf die Angabe dieser Werte in der Tabelle verzichtet.
▶ **Beachte:** Verlaufskontrollen haben nur Sinn, wenn sie mit sicher vergleichbaren Testkits durchgeführt werden.

Differenzialdiagnose erhöhter Tumormarker bei malignen und benignen Erkrankungen (Tab. 220)

Tabelle 220 · Differenzialdiagnose erhöhter Tumormarker bei malignen und benignen Erkrankungen

Marker Abkürzung	Parameter/ Substanzgruppe	Maligne Tumoren	Benigne Erkrankungen
1. Onkofetale Antigene			
CEA	Karzinoembryonales Antigen	Gastrointestinales-, Bronchial-, Mammakarzinom, Lebertumore: Differenzialdiagnose von Metastasen (CEA positiv) und primären Tumoren (AFP positiv)	entzündliche Darmerkrankungen, Hepatitis, alkoholische Leberzirrhose, Pankreatitis, Pneumonie
AFP	α_1-Fetoprotein	Leberzellkarzinom, Keimzelltumoren: Dottersacktumoren, undifferenzierte maligne Teratome, Intermediärtyp der Teratome	Akute und chronische Lebererkrankungen
CA	carbohydrate antigene	nur bei Lewis-a-positiven Patienten (95–97 % der Bevölkerung)	
CA 19-9		Pankreaskarzinom, Magenkarzinom, hepatobiliäres Karzinom	Gallenwegserkrankungen, Pankreatitis, akute/chronische Lebererkrankungen, insbesondere mit Zellnekrose
CA 125		Seriöse und undifferenzierte Ovarialkarzinome	Adnexitis, Endometriose, akute/chronische Lebererkrankungen, Schwangerschaft, Pankreatitis, Cholelithiasis
CA 15-3		Mammakarzinom, Pankreaskarzinom	Hepatitis, Leberzirrhose, Bronchialerkrankungen, gutartige Mammaerkrankungen
CA 72-4		Magenkarzinom, muzinöses Ovarialkarzinom	Leberzirrhose, Pankreatitis, Ovarialzysten, Lungen-, Bronchial-, rheumatische und gastroenterologische Erkrankungen
2. Antigene			
MCA	Mucin-like Carcinoma-associated Antigen	Mammakarzinom, Sensibilität und Spezifität schlechter als beim CA 15-3	akute und chronische Lebererkrankungen, gutartige Mammakrankungen

Tumormarker

Tabelle 220 · Forts., Differenzialdiagnose erhöhter Tumormarker

Marker Abkürzung	Parameter/ Substanzgruppe	Maligne Tumoren	Benigne Erkrankungen
CYFRA 21-1	Fragment des Cytokeratins 19	nicht-kleinzellige Bronchialkarzinome, Blasenkarzinom	gynäkologische und gastroenterologische Erkrankungen, benigne Lungenerkrankungen (sehr selten)
PSA	Prostataspezifisches Antigen	Prostatakarzinom	Gutartige Prostataerkrankungen
TPA	Tissue Polypeptide Antigen (Proliferationsmarker)	Mamma-, Bronchial-, Prostata-, Ovarialkarzinom, gastrointestinale Karzinome.	Dekompensierte Leberzirrhose, entzündliche Erkrankungen von Leber, Gastrointestinaltrakt, Lunge und Urogenitaltrakt.
TPS	Tissue Polypeptide specific Antigen (Proliferationsmarker)	Möglicher Einsatz zur Kontrolle der Therapieeffizienz bei Mamma- und Ovarialkarzinomen	s. TPA
SCC	Squamous cell carcinoma Antigen	Plattenepithelkarzinome: Lunge, Zervix, HNO-Bereich, Ösophagus	ekzematöse Hauterkrankungen, insbesondere Psoriasis, Leberzirrhose, Pankreatitis, Tbc

3. Proteine

TGB	Thyreoglobulin/Proteine	papilläres Schilddrüsenkarzinom	euthyreote Struma, Morbus Basedow, autonomes Adenom
IgM	monoklonale Immunglobuline/Proteine	Makroglobulinanämie Waldenström	S. 588, s. Tab. 213
BJP	Bence-Jones-Proteine	multiples Myelom	monoklonale Gammopathien
β_2-M	β_2-Mikroglobulin	maligne Neoplasien des lymphatischen Systems	S. 592, s. Tab. 213
	Ferritin	maligne Neoplasien des lymphatischen Systems (Morbus Hodgkin), Bronchialkarzinome, Endometriumkarzinom	primäre/sekundäre Hämochromatose, Hämolyse unterschiedlicher Genese, Eisen-Verwertungsstörungen

4. Hormone

HCT	Calcitonin	medulläres Schilddrüsenkarzinom (C-Zellkarzinom)	Hashimoto-Thyreoiditis, Niereninsuffizienz, Schwangerschaft, Ovulationshemmer
β-HCG	Humanes Chloriongonadotropin	nicht seminomatöse Keimzelltumoren, Seminome, Blasenmole, Chorion-, Pankreas- (selten), Ovarialkarzinom (selten)	Schwangerschaft, Blasenmole

Tabelle 220 · Forts., Differenzialdiagnose erhöhter Tumormarker

Marker Abkürzung	Parameter/ Substanzgruppe	Maligne Tumoren	Benigne Erkrankungen
5. Hormonrezeptoren			
	Östrogen-Rezeptor, Gestagen-Rezeptor	Mammakarzinom	*cave*: Große Referenzbreite, gelegentlich ungenügende Standardisierung
	Östrogen-Rezeptor, Progesteron-Rezeptor	Ovarialkarzinom	s. o.
6. Enzyme			
NSE	neuronspezifische Enolase	kleinzelliges Bronchialkarzinom, Neuroblastom, Apudome	Lungenfibrose, -entzündung, Lebererkrankungen, zerebrale Erkrankungen
SP	saure Phosphatase	Prostatakarzinom, Knochenmetastasen	Systemische Knochenerkrankungen, Thrombozytosen
	Serum-Amylase	Pankreaskarzinom, Isoenzyme gestatten Differenzierung zwischen Pankreas und Speicheldrüsen, Achtung: Erhöhung unter Radiotherapie der Halsregion	S. 584, s. Tab. 213
AP	Alkalische Phosphatase	Ursprung Skelett, Leber und Gallenwege, intestinale Mukosa und Plazenta, Unterscheidung durch Isoenzyme, Osteosarkom, seltener andere Knochentumoren, Skelettmetastasen	S. 584, s. Tab. 213
ALP	Alkalische Leukozytenphosphatase	Bestimmung im Blutausstrich, Polycythaemia vera, Osteomyelofibrose, manchmal bei Morbus Hodgkin, immer ↓ bei Ph_1-positiver chronisch-myeloischer Leukämie	andere myeloproliferative Syndrome
LDH	Laktatdehydrosphoshatase	Mehrzahl metastatischer Tumoren und bei Leukämien (DD: Hämolyse), Verlaufsparameter bei Hodenkarzinomen	S. 591, s. Tab. 213

Tumormarker

Empfehlungen zum diagnostischen Einsatz von Tumormarkern (Tab. 221)

Tabelle 221 · **Empfehlungen zum diagnostischen Einsatz von Tumormarkern (aus: E. Keie, H. Fiedler: Klinische Chemie; Unimed-Verlag Bremen 2000)**

Tumor	T.-Marker 1. Wahl	T.-Marker 2. Wahl	T.-Marker 3. Wahl
Magen-Ca	CA 72-4	CEA	CA 19-9
Kolon-/Rektum- Ca	CEA	CA 19-9	/
Pankreas-Ca	CA 19-9	CEA	(CA 50; CA 195)
Ca der Gallenwege	CA 19-9	CEA	/
Ösophagus-, Kehlkopf-Ca	SCC	CEA	/
Mamma-Ca	CA 15-3 (CEA)	CEA	(MCA; BCM)
Ovarial-Ca	CA 125	CA 72-4	CEA
Cervix-Ca	SCC	CEA	/
Keimzell-Ca	AFP/HCG	NSE	/
Chorion-Ca	HCG	/	/
Prostata-Ca	PSA	(PAP)	/
Harnblasen-Ca	CYFRA	(TPA)	/
primäres Leber-Ca	AFP	/	/
Lebermetastasen	CEA	CA 19-9	/
Bronchial-Ca, kleinzellig	NSE	CYFRA	/
Bronchial-Ca, nicht kleinzellig	CYFRA	CEA	SCC
Schilddrüsen-Ca, nicht medullär	TG	TPA	/
Schilddrüsen-Ca, medullär	HTC	CEA	/

Laborwerte – Normalbereiche J.-M. Hahn, Ch. Fischer

▶ **Hinweis:** „Normalbereiche von Laborwerten sind methodenabhängig. Die hier angegebenen Bereiche dienen zur Orientierung. Die für Sie gültigen Normalbereiche sind entweder auf den Befunden aufgedruckt oder können im zuständigen Labor nachgefragt werden."

Tabelle 222 · Normalbereiche von Laborwerten (Differenzialdiagnose: S. 584)

Parameter		Normwerte		
		konventionell	x Faktor =	SI-Einheiten
B = Vollblut, C = Citratblut, E = EDTA-Blut, P = Plasma, S = Serum, St = Stuhl, U = Urin				
ACTH	S	9-52 ng/l	0,2202	2-11 pmol/l
Albumin	S	3,5-5,5 g/dl	10	35-55 g/l
Aldosteron (liegend)	S	5-15 ng/dl	27,74	139-416 pmol/l
α-Amylase	P/S	< 140 U/l		
	U	< 600 U/l		
α_1-Fetoprotein (AFP)	S	< 10 ng/ml		
Alkalische Phosphatase (AP)	P/S	m: 40-129 U/l w: 35-104 U/l Ki: < 300 U/l		
Ammoniak	P/S	m: 19-80 µg/dl w: 25-94 µg/dl	0,59	m: 11-48 µmol/l w: 15-55 µmol/l
Antistreptolysintiter	S	< 200 IU/ml		
Antithrombin (AT III)	S	75-120 %		
Bilirubin				
gesamt	P/S	0,2-1,1 mg/dl	17,1	3,4-18,8 µmol/l
direkt	P/S	0,05-0,3 mg/dl		0,9-5,1 µmol/l
indirekt	P/S	< 0,8 mg/dl		< 13,7 µmol/l
Blutgase (arteriell)				
pH		7,36-7,44		
pCO_2		35-45 mmHg	0,133	4,67-6,00 kPa
pO_2		90-100 mmHg	0,133	12-13,3 kPa
BE		−2 bis +2 mmol/l		
Standard-Bikarbonat		22-26 mmol/l		
O_2-Sättigung		92-96 %	0,01	0,92-0,96
Blutungszeit		< 2-8 Min.		
BSG (BKS)	C	m: 3-10 mm (1 h) w: 6-20 mm (1 h)		
Calcium	S	2,3-2,6 mmol/l		
	U	4,0-5 mmol/l		
Carcinoembryonales Antigen (CEA)	S			< 3 µg/l
Chlorid	P/S	98-112 mmol/l		
	U	160-178 mmol/24 h		
Cholesterin				
gesamt	P/S	120-250 mg/dl	0,026	3,1-6,5 mmol/l
HDL	P/S	> 40 mg/dl		> 1,0 mmol/l
LDL	P/S	< 160 mg/dl		< 4,0 mmol/l

Laborwerte – Normalbereiche

Tabelle 222 · Forts., Normalbereiche von Laborwerten

Parameter		Normwerte		
		konventionell	x Faktor =	SI-Einheiten

B = Vollblut, C = Citratblut, E = EDTA-Blut, P = Plasma, S = Serum, St = Stuhl, U = Urin

Parameter		konventionell	x Faktor =	SI-Einheiten
Cholinesterase (CHE)	S	m: 5320-12920 U/l w: 4260-11250 U/l		
C3-Komplement	S	0,55-1,2 g/l		
C4-Komplement	S	0,2-0,5 g/l		
Coeruloplasmin	S	20-60 mg/dl	0,063	1,26-3,7 µmol/l
Cortisol: s. Kortisol				
C-Peptid	S	0,37-1,2 nmol/l	2,97	1,1-3,6 µg/l
C-reaktives Protein (CRP)	P/S	< 5 mg/l		
Creatinkinase (CK)	P/S	m: < 175 U/l w: < 140 U/l		
Creatinkinase-Isoenzym MB (CK-MB)	P/S	< 6 % der CK		
Differenzialblutbild:	E			
– stabkernige neutrophile Granulozyten		0-5 %		
– segmentkernige neutrophile Granulozyten		50-70 % (1800-7000/µl)		
– eosinophile Granulozyten		0-5 % (< 450/µl)		
– basophile Granulozyten		0-2 % (< 200/µl)		
– Monozyten		2-6 % (< 800/µl)		
– Lymphozyten		25-45 % (1000-4800/µl)		
Digoxin	S	0,8-2,0 ng/ml	1	0,8-2,0 µg/l
Digitoxin	S	15-25 ng/ml	1	15-25 µg/l
Eisen	S	m: 80-150 µg/dl w: 60-140 µg/dl	0,179	m: 14-27 µmol/l w: 11-25 µmol/l
Eiweiße	S	(Elektrophorese)		
– Präalbumin		0,028-0,035 g/dl	10	0,28-0,35 g/l
– Albumin		3,6-5,0 g/dl (45-65 %)	10	36-50 g/l
– α$_1$-Globulin		0,1-0,4 g/dl (2-5 %)	10	1-4 g/l
– α$_2$-Globulin		0,5-0,9 g/dl (7-10 %)	10	5-9 g/l
– β-Globulin		0,6-1,1 g/dl (9-12 %)	10	6-11 g/l
– γ-Globulin		0,8-1,5 g/dl (12-20 %)	10	8-15 g/l
Elastase-1	St	> 200 µg/g Stuhl		
Erythrozyten	E	m: 4,5-5,9 Mio./µl w: 4,0-5,2 Mio./µl		
Ferritin	S	30-200 µg/l		
Fibrinogen	P	200-400 mg/dl	0,03	5,9-11,8 µmol/l
Folsäure	P	3-15 ng/ml		
Gastrin	S	< 100 pg/ml		< 100 ng/l
Gesamteiweiß	S	6-8,4 g/dl	10	60-84 g/l

Tabelle 222 · Forts., Normalbereiche von Laborwerten

Parameter		Normwerte konventionell	x Faktor =	SI-Einheiten
\multicolumn{5}{l}{B = Vollblut, C = Citratblut, E = EDTA-Blut, P = Plasma, S = Serum, St = Stuhl, U = Urin}				
Glukose nüchtern	B/S	55-110 mg/dl	0,0555	3,05-6,1 mmol/l
Glutamatdehydrogenase (GLDH)	P/S	m: < 6,4 U/l w: < 4,8 U/l		
γGT	S	m: 10-66 U/l w: 5-39 U/l		
GOT (AST)	S	m: < 37 U/l w: < 31 U/l		
GPT (ALT)	S	m: < 41 U/l w: < 31 U/l		
HbA_{1C} (methodenabhängig)	E	< 6,2% des Hb		
Hämatokrit	E	m: 41-50% w: 37-46%		
Hämoglobin	E	m: 14-18 g/dl w: 12-16 g/dl	0,62	8,7-11,2 mmol/l 7,5-9,9 mmol/l
Haptoglobin	S	20-204 mg/dl	0,01	0,2-2,04 g/l
Harnsäure	S	2,6-6,4 mg/dl	60	155-384 µmol/l
Harnstoff	S	10-55 mg/dl	0,17	1,7-9,3 mmol/l
α-HBDH	S	72-182 U/l		
Immunglobulin G	S	0,8-1,8 g/dl	10	8-18 g/l
Immunglobulin A	S	0,09-0,45 g/dl	10	0,9-4,5 g/l
Immunglobulin M	S	0,06-0,26 g/dl	10	0,6-2,6 g/l
INR (international normalized ratio)	C	1,0-1,5		
Kalium	S U	3,5-5 mmol/l 30-100 mmol/24 h		
Kalzium	S U	2,3-2,6 mmol/l 4,0-5 mmol/l		
Komplementfaktoren	S	0,70-1,40 g/l		
Kortisol – 8.00 Uhr – 16.00 Uhr	S	 5-25 µg/dl 3-12 µg/dl	27,59	 140-690 nmol/l 80-330 nmol/l
Kortisol	U	20-100 µg/24 h	2,759	55-275 nmol/24 h
Kreatinin	S	0,5-1,2 mg/dl	88,4	44-106 µmol/l
Kreatinin-Clearance (Cave: Ist alters- und geschlechtsabhängig)		80-160 ml/min		
Kupfer	S	m: 70-140 µg/dl w: 85-155 µg/dl	0,157	m: 11-22 µmol/l w: 13-24 µmol/l
Laktat	S	9-16 mg/dl	0,111	1-1,8 mmol/l
LDH	S	m/w: 135-220 U/l Neugeb.: 4-20 d 225-600 U/l Kinder: 2-15 J. 120-300 U/l		
LAP	S	16-32 U/l		

Laborwerte – Normalbereiche

Tabelle 222 · Forts., Normalbereiche von Laborwerten

Parameter		Normwerte		
		konventionell	x Faktor =	SI-Einheiten

B = Vollblut, C = Citratblut, E = EDTA-Blut, P = Plasma, S = Serum, St = Stuhl, U = Urin

Parameter		konventionell	x Faktor	SI-Einheiten
Leukozyten	E	4000-10000/µl		
Lipase	S	30-180 U/l		
Lipoprotein (a)	S	< 30 mg/dl	10	< 300 mg/l
Liquor-Normalbefund:				
– Aussehen		klar		
– Zellzahl		< 12/3 = 4/µl		
– Zelldifferenzierung		Lymphozyten, Monozyten		
– Glukose		Liquor-Serum-Quotient > 50 %		
– Eiweiß		15-45 mg/dl (0,15-0,45 g/l)		
– Laktat		< 2,0 mmol/l		
– Liquordruck		im Liegen 6-20 cmH$_2$O, im Sitzen 15-25 cmH$_2$O		
– IgG-Index (Liquor-IgG × Serumalbumin/Liquoralbumin × Serum-IgG)		≤ 0,7		
Magnesium	S	1,75-4 mg/dl	0,41	0,7-1,6 mmol/l
MCH (mittlerer Hb-Gehalt des Erythrozyten)	E	27-34 pg		
MCHC (mittlere Hb-Konzentration der Erythrozyten)	E	30-36 g/dl		
MCV (mittlere Erythrozytenvolumen)	E	85-98 fl		
β$_2$-Mikroglobulin	S	0,8-2,4 mg/l		
	U	< 0,30 mg/24 h		
Natrium	S	135-150 mmol/l		
	U	120-220 mmol/24 h		
Osmolalität	S	280-300 mosm/kg		
	U	800-1400 mosm/kg		
Parathormon	S	12-72 ng/l	0,108	1,3-5,3 pmol/l
Partielle Thromboplastinzeit (PTT)	C	20-38 Sek.		
Prolaktin	S	m: <11 ng/ml w: < 15 ng/ml	1	m: <11 µg/l w: < 15 µg/l
Phosphat	S	0,77-1,55 mmol/l		
Phosphat-Clearance		5,4-16,2 ml/min		
Procalcitonin	S	< 0,5 ng/ml	1	< 0,5 pg/l
Prostataspez. Antigen (PSA)	S	< 3 ng/ml	1	< 3 µg/l
Quick	C	s. Thromboplastinzeit		
Renin (8.00 Uhr, im Liegen)	P	1-2,5 µg/l/h		
Retikulozyten	E	4-15 ‰ (20000-75000/µl)		
Rheumafaktor (Latex)	S	< 20 IU/ml		

Tabelle 222 · Forts., Normalbereiche von Laborwerten

Parameter		Normwerte		
		konventionell	x Faktor =	SI-Einheiten

B = Vollblut, C = Citratblut, E = EDTA-Blut, P = Plasma, S = Serum, St = Stuhl, U = Urin

Parameter		konventionell	x Faktor	SI-Einheiten
Spezifisches Uringewicht	U	1,002-1,035		
STH (GH)	S	< 5 ng/ml	1	< 5 µg/l
Stuhlfett	St	< 7 g/24 h		
Theophyllin	S	10-20 µg/ml	1	10-20 mg/l
Thrombinzeit (TZ)	C	14-20 Sek.		
Thromboplastinzeit (Quick)	C	70-100 %	s. INR	
Thrombozyten	E	150000-350000/µl		
TSH basal	S	0,3-4,0 mU/l		
– 30 Min. nach Injektion von 200 mg TRH		Anstieg > 2 mU/l		
freies Thyroxin (fT$_4$)	S	0,5-2,3 ng/dl	14	7-30 pmol/l
freies Trijodthyronin (fT$_3$)	S	3,0-6,0 pg/ml	1,53	4,6-9,2 pmol/l
TBG	S	12-30 µg/ml		
Thyreoglobulin	S	< 50 ng/ml		
Transferrin	S	200-400 mg/dl	0,01	2,0-4,0 g/l
Triglyzeride	S	75-150 mg/dl	0,0112	0,83-1,7 mmol/l
kardiales Troponin (Assay-abhängig)	S			
– kardiales Troponin T		< 0,1 µg/l		
– kardiales Troponin I		< 0,2 µg/l		
Vitamin A	S	20-80 µg/dl	0,035	0,7-2,8 µmol/l
Vitamin B$_{12}$	S	310-1100 pg/ml	0,739	229-812 pmol/l
Vitamin D	S		2,496	
– 1,25 Dihydrocholecalciferol		20-50 ng/ml		50-125 nmol/l
– 25-Hydroxycholecalciferol		Sommer: 15-95 ng/ml		37- 237 nmol/l
– 25-Hydroxycholecalciferol		Winter: 12-62 ng/ml		30-155 nmol/l
Vitamin E	S	5-20 µg/ml	2,4	12-48 µmol/l

Sachverzeichnis

A

A. basilaris, Thrombose 359
A. carotis
- Abgangsstesnose 556
- Dissektion 351
A. iliaca, Verschluss 130
A. lusoria 510
A. mesenterica superior, Verschluss 62
A. poplitea, Entrapment 128
A. renalis, Stenose 296
A.-spinalis-anterior-Syndrom 362, **542**
A. subclavia, Abgangsstenose 557
A. vertebralis, Dissektion 351
A. mesenterica-superior-Syndrom 121
α_1-Antitrypsinclearance 45
AAS = Antiphospholipid-Antikörper-Syndrom
Abdomen
- akutes 52
- klinische Untersuchung 1
Abdomen-Sonographie 53
Abdomen-Übersichtsaufnahme 53
Abetalipoproteinämie 37, **39**
Abgeschlagenheit 405
Abhusten 46
Abmagerung 199
Abstoßungsreaktion
- akute 31
- chronische 31
- nach HTx 252
Abszess
- anal 9
- Douglas- 167
- epiduraler 363
- intrazerebraler 339, 344, **359**, 538
- Leber- 57
- Milz- 56
- perinephritischer 153
- Psoas- 153
- spinaler 361
- Stirnhöhlen- 194
- subphrenischer **57**, 449, 451, 575
- Zahn- 147
Abusus, Laxanzien 427
Ach-Rezeptor-AK 507
Achalasie **45**, 46, 123
Achterkonfiguration (oberes Mediastinum) 279
ACoMW 296
ACR-Kriterien, Fibromyalgie 423
Acrodermatitis chronica atrophicans 418, 422
ACTH-Stimulationstest 298
Adam-Stokes-Anfall 257, **553**
ADCA = autosomal dominante zerebelläre Ataxien

Halbfette Seitenzahlen
= Hauptfundstellen
Kursive Seitenzahlen
= Abbildungen

Addison, Morbus 89, 95, **202**, 406, 409
Addison-Krise 63, 163, **341**, 523
ADEM = akute disseminierte Encephalomyelitis
Adenom 176
Adenome, villöse 97
Adenovirus 92
- Infektion 392
ADH = antidiuretisches Hormon
- Mangel 465
- Refraktärität 464
- Sekretion, inadäquate 434
Adie-Syndrom 466
Adipositas **5**, 229, 367, 370
- erworbene hypothalamische 6
- idiopathische 6
- konstitutionelle 6
- medikamentös ausgelöst 6
- permagna 106
Adnexitis 65
Adrenogenitales Syndrom 300, 301
Adrenoleukodystrophie 37
Adynamie, siehe Müdigkeit, Lähmungen
Aerophagie **45**, 204
Afferent-loop-Syndrom 57
AFP = α_1-Fetoprotein **584**, 605
Agammaglobulinämie 185
Ageusie 197
AGS = adrenogenitales Syndrom
AI = Aorteninsuffizienz
AIDS
- Demenz 85
- Pneumocystis-carinii-Pneumonie 162
- Polyneuropathie 462
- siehe auch HIV
AION = anteriore ischämische Optikusneuropathie
AK = Antikörper
Akromegalie 188, 191, **288**
Akrozyanose 582
Aktinomykose 169, 387
Aktionstremor 568
Aktograph 503
Akustikusneurinom 529
Akutes Abdomen 52
akzidentelle Geräusche 231
ALB = akzessorische Leitungsbahn 270
Albers-Schönberg, Morbus 328
Albträume 494, **503**
Albumin 584, 605
Aldosteron 605
Alkalische Phosphatase 584, 605
Alkalose
- Differenzialdiagnose 596
- metabolische 560, 596
- respiratorische 413, 596
Alkohol
- Abusus 18
- Entzugsanfälle 118

- Entzugsdelir 89
- Enzephalopathie 89
- Intoxikation 42
- Lageschwindel 529
Alkoholismus 310
Alkoholtoxische Ataxie 37
Allen-Test 126
Allergien 63
Allodynie 514
ALP = Alkalische Leukozytenphosphatase 608
Alpha$_1$-Fetoprotein = α_1-Fetoprotein **584**, 605
Alpha-Amylase = α-Amylase 584, 605
Alpha-Globuline, Differenzialdiagnose 587
Alpha-HBDH = α-HBDH 590
Alport-Syndom 27
Alpträume 494, **503**
ALS = Amyotrophe Lateralsklerose
Alström-Syndrom 6
ALT = Alanin-Aminotransferase = GPT 589
Alternans, elektrischer 110
Aluminium-Enzephalopathie 341
Alveolitis 155
- exogen-allergische 156
- idiopathische fibrosierende 155
Alzheimer, Morbus 85, 86
Amanitatoxin 25
Amatoxin 93
Amaurosis fugax 534
Amenorrhö 370
Aminolävulinsäure 63
Ammoniak 584, 605
Amnestische Aphasie 549
Amöben 93
Amöbenhepatitis 314
Amöbenruhr 164
Amylase 584, 605
Amyloidablagerung 96
Amyloidose 26, 96, 121, 311, 429, 509, **548**
- Dialyse-assoziiert 189
- Leber 314
- Polyneuropathie 461
Amyotrophe Lateralsklerose **414**, 416
Analabszess 9
Analekzem 10
Analfissur **10**, 11, 176
Analfistel **9**, 11
Analgetika-Nephropathie 27
Analkarzinom 10
Analpolypen 10
Analprolaps **10**, 12
Analschmerzen 9
Anämie **13**, 106, 255
- aplastische 20
- Eisenmangel- 17
- extrakorpuskulär 19
- hämolytische **15**, **18**, 547
- Hautkolorit 15
- hyperchrome 18
- hypochrome 16
- immunhämolytische 19

Bandscheibenvorfall

- korpuskulär 18
- normochrome 18
- perniziöse **18**, 201, 316
- Schleimhautkolorit 15
- serogene hämolytische 19
- Sichelzell- **19**, 26

Anasarka *433*
Anästhesie 539
Anastomosenulkus 174
Aneurysma dissecans 63, *67*, 128, *400*
Anfälle
- epileptische 115
- fokale 117
- generalisierte 117
- Grand mal 117
- partielle 117
- psychomotorische 117

Anfallsleiden, *siehe* Epilepsie
Angina
- abdominalis 176
- pectoris 62, **104**
- Plaut-Vincenti 149
- tonsillaris **149**, *150*, 206

Angiodysplasie 68, **176**
Angiokeratoma corporis diffusum 171
Angiolopathien 129
Angiomyolipom 170
Angioneurotisches Ödem 66
Angstzustände 200
Anismus **10**, 430
Anisokorie 468
Anitis 10
Anorchie, kongenitale 209
Anorexia nervosa 123, **200**, *203*, **228**
Anosmie 193, **198**
Anthrax 168
Anti-HBc-IgM 313
Anti-HCV 313
Anti-Hu 36
Anti-M2-AK 316
Anti-Ri 36
Anti-Yo 36
Antigene, onkofetale 606
Antikörpermangelsyndrom 94
Antiphospholipid-Antikörper-Syndrom 28
Antistreptolysintiter 605
Antisynthetase
- Antikörper 417
- Myositis 419

Antithrombin (AT) III 584, 605
α_1-Antitrypsinmangel 309
Antriebsarmut, *siehe* Müdigkeit
Antriebslosigkeit, *siehe* Müdigkeit
Anurie 20
Aolstha = Aortenisthmusstenose
Aorta abdominalis, Verschluss 130
Aortenaneurysma **63**, *66*, 113
- dissezierendes 24

Aortenaneurysma-Perforation 175
Aortenareal 232
Aortendissektion 247, **397**
Aortenisthmusstenose 239, **252**, 278

Aortenklappeninsuffizienz 236, **241**, 252
Aortenklappenstenose 236, **239**, 252
Aortensklerose 239
Aortitis 167
Aorto-intestinale Fistel **70**, 175
Aortopulmonales Fenster **241**, 278
aP = alkalische Phosphatase 584
- Differenzialdiagnose 608

Aphasie 549
- amnestische 549
- Broca 549
- globale 549
- transkortikale 549
- Wernicke 549

Aphonie 223, **550**
Apo B-100, defektes 596
Apo-C-II-Mangel 596
Apo-E-Homozygotie 596
Apoplexia papillae 534
Appendizitis 58
Appetit 199
Apraxie 358
Arachnopathie 361
ARDS = adult respiratory distress syndrome 102
Argyll-Robertson-Syndrom 469
Argyrosis 583
Aristocholsäure 29
Armvorhalteversuch 3
Arrhythmien, *siehe* Herzrhythmusstörungen
Arsen-Intoxikation 66
Arterienspasmus, myogener 128
Arterienverschluss **127**, 130
Arteriitis temporalis 135, **184**, 536
Arthritis
- akute bakterielle 154
- bakterielle 182
- cricoryothyreoidea 225
- Psoriasis *190*
- reaktive 181
- rheumatoide 180, *183*
- septische 184
- tuberkulöse 181

Arthrose 179
- Kniegelenk *182*

Artikulationsstörungen 550
Arzneimittelhypersensitivität 392
AS = Aortenklappenstenose
Asbesterguss 452
ASD = Vorhofseptumdefekt
Ask-Upmark 31
Askariden 201
Askaridiasis 166
Aspergillom *172*
Aspergillose **168**, *172*
- allergische bronchopulmonale 383

Aspiration 102, **282**
- Fremdkörper 285

AST = Aspartat-Aminotransferase = GOT 589
AST= Antistreptolysintiter 23
Asthma bronchiale **48**, 101, 578

- Status asthmaticus 578

Asthma cardiale 376
Asynergie 35
Aszites 105, **369**, *409*, *522*
- chylöser 369

Aszitespunktion 368
Ataxia teleangiectasia **37**, 39
Ataxie 35
- zerebelläre 38
- autosomal dominante 38
- autosomal rezessive 39
- episodische 39
- periphere 42
- spinale 42
- spinozerebelläre 38
- zerebelläre 35

Atelektase **374**, 381, 573, 578
- Mittellappen *378*

Ateminsuffizienz, chronische 454
Atemlähmung 578
Atemnot, *siehe* Dyspnoe
Atemwege, Instabilität 283
Atemwegsinfekt 282
Atrioventrikuläre Blockierungen 261
Atropin-Test 258
Attacken-Schwindel 528
Aufstoßen 44
- ernährungsabhängiges 45
- habituelles 45

Aufwachstörungen 494
Aura 115
Ausbrecherkarzinom 111
Ausgussformen, bronchiale 48
Auskultationsareale 232
Austin-Flint-Geräusch 241
Auswurf 46
Autoimmunhepatitis 316
AV-Aneurysma 438
AV-Block 261, **263**
- Mobitz 263
- Wenckebach 263

AV-Fistel **68**, 235, 241, 278
AV-Knoten-Reentry-Tachykardie 266, **270**
AV-Malformationen, spinale 44
AVV = Armvorhalteversuch
Azetongeruch 335
Azidose **338**, 595
- Differenzialdiagnose 596
- differenzialdiagnostisches Vorgehen 347
- metabolische 105, **596**
- respiratorische 596

B

B-Symptomatik 111
Babesiose 170
Babinski-Zeichen 3
Bacillus anthracis 168
Backwash-Ileitis 94
Baker-Zyste 143, **438**
Bakterienruhr 93, **164**
BAL = bronchoalveoläre Lavage
Balanitis circinata 186
Balbuties 550
Balkan-Nephritis 28
Bandscheibenprolaps *488*
Bandscheibenvorfall 361, 364, **484**, *543*

Bandwürmer

– zervikaler 362
Bandwürmer 201
Bang, Morbus 546
Barorezeptor, hypersensitiver ventrikulärer 307
Barotrauma, Skelett 330
Barraquer-Simons-Syndrom 31
Bartonellen-Titer 216
Base excess
– Differenzialdiagnose 584
– Normwerte 595
Basedow, Morbus 214
Basilarismigräne 528, **541**
Basilaristhrombose 41, **359**
Batterie-Defekt (Schrittmacher) 263
Bauchschmerzen 52
Bauchwandhernien 57
BE = base excess
Bechterew, Morbus 181, *183, 184*, **485**
Beckenboden-Elektromyographie 319
Beckenstrombahn 130
Beckenvenenthrombose 59
Becker-Kiener-Muskeldystrophie 366
Behet, Morbus 149
Beine, unruhige 501
Beinödeme 435
Beinvorhalteversuch 3
Beklemmungsgefühl, präkordial 291
Belastungsdyspnoe 291
Benedikt-Syndrom 36
Benommenheit 333
Beriberi 255, **459**
Bernard-Soulier-Syndrom 80
Beta-Globulin, Differenzialdiagnose 588
Bewegungen, periodische (im Schlaf) 502
Bewegungsapparat, klinische Untersuchung 2
Bewusstlosigkeit 333
Bewusstseinsstörungen, siehe Schock
Bewusstseinsverlust 551
Bilharziose 165, **547**
Bilirubin
– Aufnahme, verminderte 313
– Differenzialdiagnose 584
– direktes 312
– indirektes 312
– Normwert 605
– Sekretion, gestörte 313
Bing-Horton-Kopfschmerz 350
Binge-eating-disorder 228
BJP = Bence-Jones-Proteine
Blasenentleerungsstörungen, neurogene 33
Blasenkatheter, displatzierter 64
Blasensteine 34
Blasentumor 33, *35*
Blässe, siehe Anämie
Blastomykose 168, **388**, 547
Blei-Koliken 66
Bleivergiftung 407
Blickfolgebewegungen 3
Blind-loop-Syndrom 57

Blindheit
– monokuläre 534
– seelische 538
Blitz-Nick-Salaam-Anfälle 117
Blockierungen, sinuatriale 262
Blood-pool-Szintigraphie 54
Blue bloater *377*
Blut im Stuhl 67
Blutauflagerung 67
Blutausstrich 15
Blutbild 15
Blutdruckerhöhung 202
Bluterbrechen 173
Bluterkrankungen 407
Blutgase 585, 605
Blutgasanalyse (BGA) 595
Blutgase 585, 605
Bluthochdruck 290
Bluthusten 70
Blutstuhl 173
Blutung 13
– chronisch subdurale 351
– epidural 339
– epidurale 351
– gastrointestinale 173
– intrazerebrale **339**, 358
– Kleinhirn 41, *42*
– obere gatrointestinale 121
– Schock 521
– spinale 362
– subarachnoidal 339
– subdural 339
Blutungsanämie, akute 18
Blutungsneigung 76
– vaskuläre 82
Blutungszeit 605
BMI = Body mass Index
BNS = Blitz-Nick-Salaam-Anfälle
Bocksbeutelform (Herz) 110
Body mass Index 5, *367*
Boerhaave-Syndrom 396
Borg-Skala 99
Bornholm, Morbus 65, **167**, 418
Borrelia recurrentis 165
Borreliose 157, *159*, 365, **418**
Botalli, Ductus 276
Botulinus 507
Botulismus **462**, 466
Bradyarrhythmien 247
Bradykardie, siehe Herzrhythmusstörungen
– relative 164
Brill-Zinsser, Morbus 169
Broca-Aphasie 549
Brochusadenom 381
Bronchialatmen 447
Bronchialkarzinoid 74
Bronchialkarzinom 49, *112*, **381**
– Atelektase 378
– Oberlappen *384*
Bronchiektasen **49**, 72, 75
Bronchitis
– chronisch obstruktive 50, 578
– chronische **48**, 50, 72, 283
Bronchoalveoläres Karzinom 382
Bronchoskopie 380
Bronzediabetes 315

Brown-Séquard-Syndrom 542
Brucellose 164, 392, **546**
Bruxismus 494
BSG = Blutsenkungsgeschwindigkeit 585, 605
Budd-Chiari-Syndrom 55
Büffelnacken 6
Bulbärparalyse 225
Bulbus-cavernosus-Reflex 319
Bulbusstellung 3
Bulimia nervosa 6, 123, **228**
BVV = Beinvorhalteversuch
Bypass-Arthritis 189

C

C 5-Syndrom 364
C 6-Syndrom 364
C 7-Syndrom 364
C 8-Syndrom 364
C-Zell-Karzinom 214
CA 15-3 606
CA 19-9 606
CA 72-4 606
CA 125 606
CA = carbohydrate antigene 606
Ca^{2+}-Oxalat-Steine 219
Ca^{2+}-Phosphat-Steine 219
Calcium, siehe Kalzium
Candida
– Glossitis 198
– Infektion *198*
Candidose 168
Carnitin-Mangel 413
Carnitin-Palmityl-Transferase-Mangel 413
Castleman-Syndrom **161**, 388
Cavathrombose 24
CAVK **128**, *131*
CAVK = chronische arterielle Verschlusskrankheit
CD4/CD8-Quotient 101
CEA = karzinoembryonales Antigen 605
– Differenzialdiagnose 585
Cephalgie, siehe Kopfschmerz
CFS = chronic fatigue syndrome
Chaddok-Zeichen 4
Chagas-Krankheit 170
Charcot-Marie-Tooth-Krankheit 460
Charcot-Trias 35
CHE = Cholinesterase
Cheese-Disease 290
Chest pain 563
Cheyne-Stokes-Atmung 105
Chiasma opticum, Tumor 196
Chiasmaläsionen 537
Chinese-herb-Nephropathie 29
Chlorid 585, 605
Cholangitis 155
– primär sklerosierende 317, *318*
Cholecystitis 153
Choledochusstumpf 370
Cholelithiasis 317
Cholera 93
Cholestase, Kratzspuren *322*
Cholesterin 596, 605

- Differenzialdiagnose 585
- Embolie 32
Cholezystitis 54
- akute 60
Cholinesterase 585, 606
Chondrosarkom 486
Chondrose 483
- Röntgenbefund 480
Chordom 486
Chronic-fatigue-syndrome (CFS) 406
Chronisch paroxysmale Hemikranie 351
Chronisch venöse Insuffizienz 143
Chronische Bronchitis 48
Chronische Polyarthritis **180**, 189
Chrysosis 583
Churg-Strauss-Syndrom **73**, 452
Chvostek-Zeichen 558
Chylothorax **447**, 449
CI = cardiac index
Ciclosporin-A-Toxizität 31
CIDP = chronisch inflammatorische demylinisierende PNP 461
Circus movement 266
- Tachykardie bei ALB 267
CK = Creatinkinase
Clamydia trachomatis 170
Claudicatio spinalis **362**, 483
CLL = chronisch lymphatische Leukämie
Clostridium-difficile-Toxin 93
Cluster-Kopfschmerz 350
CML = chronisch myeloische Leukämie
CMT = circus movement Tachykardie **267**, 271
CMV = Zytomegalievirus
CMV-Infektion 387, **546**
CO-Vergiftung 415
Codman-Sporn 331
Coeruloplasmin 188, **585**, 606
Colitis ulcerosa 59, **94**, 98
- Arthritis 189
- Arthropathie 185
Colon irritabile 91
Coma
- diabeticum 338
- hepaticum 337
Commotio cerebri 336
Compulsive water drinking 465
Computertomographie, Abdomen 53
Contusio cerebri 339
COPD **102**, 107
COPD = chronisch obstruktive Lungenerkrankung
Cor pulmonale
- akutes **248**, 574
- chronisches 113, **254**, 279
- dekompensiertes 520
Corona phlebectatica 140
Corpus-Cavernosum-Elektromyographie 319
Costen-Syndrom 352
Costochondritis 566
CP = Cor pulmonale
Crampi 411

Creatinkinase (CK) 586, 606
Crescendo-Decrescendo-Geräusch **241**, 276
Creutzfeld-Jakob-Krankheit 41, 85
Crigler-Najar-Syndrom 313
Critical-Illness-PNP 459
Crohn, Morbus 58, 68, **94**
- Aphthen 97
- Arthritis 189
- Arthropathie 185
- Ileozökalabszess 97
CRPS = complex regional pain syndrome 439, **444**
Cryptococcus neoformans 168
CSM = Carotis-Sinus-Massage
CT-Abdomen 53
Cullen-Zeichen 55
Cuprophan 189
Curschmann-Spiralen 48
Curschmann-Steinert, Morbus **366**, 428
Cushing, Morbus 454
Cushing-Syndrom **6**, 7, 105, 302
CVI = chronisch-venöse Insuffizienz
CYFRA 21-1 606
Cystikusstumpf 370

D

Dämmerzustand, postiktaler **88**, 116
Darmerkrankungen, chronisch entzündliche 201
Darminfarkte 171
Darmischämie 174
Darmtuberkulose 428
Dauerdrehschwindel 530
DCM = dilatative Kardiomyopathie
DDS = Dialyse-Dysequilibrium-Syndrom
De-Ritis-Quotient 589
Decrescendo-Geräusch 241
Defäkographie 9
Degeneration, retinale paraneoplastische 534
Dehydratation 413
- isotone 336
Dejerine-Sottas 461
Dekrement 366
Delir, siehe Desorientiertheit
Demenz 84
- Frontalhirntyp- 85
- AIDS- 85
- Alzheimer- 85
- Creutzfeld-Jacob-Krankheit 85
- Multiinfarkt- 87
- Pick- 85
- Pseudodemenz 86
- vaskuläre 85
Dengue-Fieber 164
Dentatorubro-Pallidoluysiane Atrophie 39
Depolarisationsfrequenz 257
Depression 200
Dermatitis herpetiformis Duhring 95

Dermatomyositis 367, **419**, 423
Desorientiertheit 87, **333**
Dexamethason-Hemmtest 298
Dexamethasonsuppressionstest 300
DFT = Demenz vom Frontalhirntyp
Diabetes insipidus 464
Diabetes mellitus 94, 310
- Polyneuropathie 459
Diadochokinese 4
Dialyse-assoziierte Amyloidose 189
Dialyse-Dysequilibrium-Syndrom 340
Diaphorasemangel 583
Diarrhö
- akut 91
- akute 92
- blutige 93
- chronisch 91
- chronische 93
- echte 91
- falsche 91
- funktionelle 91
- malabsorptiv 91
- osmotisch 91
- paradoxe 91
- sekretorisch 91
diast. = diastolisch
Diathese, hämorrhagische 74, **76**
DIC 24, **79**
DIC = disseminated intravasal coagulation
Dicker Tropfen 163
Differenzialblutbild 586, 606
Dilatation
- Herz 274
- linker Ventrikel 277
- linker Vorhof 275
- rechter Ventrikel 279
Dip-Plateau-Phänomen 277
Diphtherie **149**, 393
Disaccharidasemangel 96
Discitis 361
Diskriminierungsgrenze 233
Diskusprolaps, siehe Bandscheibenvorfall
Dissektion
- Aorta 247, **397**
- A. carotis 351
- A. vertebralis 351
Dissoziation, zyto-albuminäre 311
Dissoziierte Sensibilitätsstörung 539
Distributionsschock 520
Diurese, postobstruktive 464
Diuretika-Abusus 228
Dive-Reflex 258
Divertikel
- Dünndarm 69
- Kolon **68**, 176
- Ösophagus 45, 46, 203
- Traktions- 508
- Zenker- 205, 206, 507
Divertikulitis **59**, 428, 430
Doppelgeräusch, Duroziez 241
Doppelkokarde 431

Double outlet des RV

Double outlet des RV 580
Douglas-Abszess 167
Dreischichtung (Gallenblasenwand) 54
Dressler-Syndrom 452
Drogenabusus 338
Drop attack 118
Druckparesen 461
Dubin-Johnson-Syndrom 316
Duchenne-Muskeldystrophie 366
Ductus Botalli 234, **241**, 276
– mit pulmonaler Hypertonie 580
Dumping-Syndrom 57
Dünndarm
– Divertikel 69
– Karzinom 121
– Schlingen, geblähte 61
Duodenaldivertikel 175
Durchfall, siehe Diarrhö
Durchschlafstörungen 499
Duroziez-Doppelgeräusch 241
Durstgefühl 463
Durstversuch 463
Dyneinarme 50
Dysalie 550
Dysarthrie 549, **551**
– bulbäre 551
– extrapyramidale 551
– kortikale 551
– kortiko-bulbäre 551
– pseudobulbäre 551
– zerebelläre 551
Dysarthrophonie 549, **551**
Dysästhesie 514, 539
Dysautonomie, familiäre 310
Dysbetalipoproteinämie 596
Dysfunktion
– erektile 318
– temporomandibuläre 351
Dyskaliämische Lähmung 366
Dyspepsie 45
Dysphagia lusoria 205
Dysphagie 205, **504**
– oropharyngeale 505
– ösophageale 505
Dysphonia spastica 550
Dysphonie 223, **550**
– diagnostisches Vorgehen 226
Dysplasie, fibröse 330
Dyspnoe 99
Dyspnoeskala 99
Dysproteinämie 448
Dyssomnie 492
Dystonie
– Extremitäten 414
– nächtliche paroxysmale 494
Dystrohien-Gen 366
Dystrophie, myotone 413

E

E.-coli-Enteritis 93
Early Antigen 32
EAT = ektop atriale Tachykardie
Ebola-Virus-Infektion 166
Ebstein-Anomalie **277**, 280, 580

EBV-Infektion 387, **546**
Echinokokkose *203*
ECHO-Viren 92
Echokardiographie 110
Economy-class-Thrombose 139
EF = linksventrikuläre Auswurffraktion
Ehlers-Danlos-Syndrom 69, **175**
Einflussstauung **109**, 215, 248
Einschlafalbträume 495
Einschlafmyoklonus 494
Einschlafstörungen 499
Einschlafzuckungen 501
Einschlusskörper-Myositis 419
Einschmelzungshöhlen 75
Eisen 587, 606
Eisenmangel 13
Eisenmangelanämie 16
Eisenmenger-Reaktion 253, **579**
Eiweißmangel 448
– ödem 432
Ejaculatio
– praecox 318
– retarda 318
– retrograda 318
EKG, 12-Kanal 110
Eklampsie 297, 434
Ekzem
– anal 11
– chronisches 392
Elektrischer Alternans 110
Elektrodendislokation, Schrittmacher 263
Elektrolytstörung 406
Elektrophorese, Differenzialdiagnose 587, 606
Elliptozytose 19
Ellis-Demoisseau-Linie 447
Elsworth-Howard-Test 558
Embolie 63
– mesenterial 58
Emphysem 102
– Mediastinum 400
Emphysemzeichen 48
Empty-Sella-Syndrom 538
Encephalomyelitis
– akute disseminierte 40
– disseminata 40, *360*
– parainfektiöse 40
Enchondrom *331*
Enchondromatose 326
Endangiitis obliterans 128, *131*
Endocarditis lenta 28, 62, 155, 163, 202, 546
Endokarditis 104, **156**, 242, **255**
– bakterielle 247
Endokrinopathie, Demenz 86
Endometriose 65, 369, 428
Endomysium-AK 45
Endstellnystagmus 3
Engwinkelglaukom 534
Enolase, neuronenspezifische (NSE) 41
Enophthalmus 469
Entamoeba histolytica 164
Enteritis 58
– eosinophile 95

– ischämische 429
Enterokolische Fistel 95
Enterokolitis 167
– infektiöse 92, 177
– ischämische *432*
– nach Radiatio 177
– toxische 93
Enterotoxin, Staphylococcus aureus 92
Entrapment-Syndrom (A. poplitea) 128
Enuresis nocturna 494
Enzephalitis 89, 147, 340, 359
Enzephalomyelitis disseminata, siehe Multiple Sklerose
Enzephalopathie
– alkoholische 89
– Aluminium 341
– bei Hyperthyreose 89
– bei Porphyrie 89
– hepatische 88, 337
– hypertensive 342
– renale 89
– toxische 86
– Wernicke 89
Eosinopenie 586
Eosinophile Enteritis 95
Eosinophiles Granulom 328
Eosinophilie 586
Eosinophilie-Myalgie-Syndrom **419**, 424
EPH-Gestose 297
Epidurales Hämatom (EDH) 339, *343*
Epiglottitis 102
Epilepsie
– Schwindel 528
– vestibuläre 528
Epileptische Anfälle, siehe Anfälle
Epiphysiolyse, Hüftkopf 182
Epistaxis 174
Epitheloidzellgranulome 94
EPU = elektrophysiologische Untersuchung
Erb-Lähmung 365
Erb-Muskeldystrophie 7
Erb-Punkt 232
Erbrechen 119
– funktionelles 123
– habituelles 123
Erektile Dysfunktion (ED) 318
Erektionen, im Schlaf 494
Erektionsstörung 318
Ergometrie 250
Ergussanalyse 446
Ernährungsprotokoll 228
Erosionen, Magen 174
Erregungsbildungsstörungen 257
Erregungsleitungsstörungen 257
Erstickungsanfälle 500
Erstickungsgefühl 124
Erwachen, häufiges 499
Erysipel *154*, 436
Erythem, schmetterlingförmiges 76
Erythema
– chronicum migrans *159*, 365, **418**
– elevatum diutinum 135

GBS=Guillain-Barré-Syndrom

- migrans *422*
- nodosum 437, **440**
Erythroleukämien 454
Erythromelalgie 130
Erythropoese, gestörte 313
Erythrozytenmangel (Anämie) 13
Erythrozytenindizes 13
Essanfall 228
Essenzieller familiärer Tremor 569
Essstörung 228
EUG = Extrauteringravidität
Ewing-Sarkom **331**, 486
Exanthem
- Röteln *158*
- unspezifisches polymorphes 159
- Windpocken *158*
Exit-Block 263
Exophthalmus 344
Exsikkose 88, **90**, **336**
Exsudat 101, **451**
Extrasystolen 272
- *siehe auch* Herzrhythmusstörungen
- supraventrikuläre 273
- ventrikuläre 273
Extratöne, kardiale 237
Extrauteringravidität 65
Extremitäten-Dystonie 414
Extremitäten-Schmerzen 124
- bei Arterienerkrankungen 126
- bei Venenerkrankungen 137
- bei Muskelerkrankungen *416*
Extremitätenataxie 35

F

Fabry, Morbus **26**, 192, 461
Facies mitralis *231*
Facies myopathica 413, *511*
FACS-Analyse 78
Faktor-V-Mangel 81
Fallfuß *543*
Fallhand *543*
Fallot-Tetralogie **279**, 580
Familiäre Dysautonomie 310
Familiäre Polyposis coli 176
Fanconi-Syndrom 81
Fastentest 313
Fasziitis 192
- nekrotisierende 438, *440*
Faustschlussprobe 126
Fehlregulationen, vegetative 307
Felty, Morbus **393**, 547
Feminisierung, testikuläre 209
Fenster, aortopulmonales **241**, 278
Ferritin 588, 606
α_1-Fetoprotein (AFP) 584, 605
Fettleberhepatitis 316
Fettsucht 5
- hypothalamische 370
- *siehe* Adipositas 145
Fibrillin-Gene 330
Fibrinogen, Differenzialdiagnose 588

Fibromyalgie-Syndrom 192, 407, **420**
Fibrose, idiopathische mediastinale 112
Fibröse Dysplasie 330
Fibrositis-Syndrom 420
Fieber 145
- bei Immunsuppression 161
- familiäres Mittelmeerfieber 372
- hämorrhagische 166
- mit Extremitätenschmerzen 154
- mit Hautveränderungen 156
- mit Ikterus 155
- mit Kreislaufveränderungen 163
- mit Lymphknotenschwellungen 160
- mit Mundhöhlenveränderungen/Pharyngitis/Tonsillitis 148
- mit neurologischen Symptomen 147
- mit Oberbauchschmerzen 152
- mit Thoraxschmerzen 151
- mit Unterbauchschmerzen 153
- mit Zyanose/Dyspnoe 155
- nach Auslandsreisen 163
- rheumatisches 185, 190
- unbekannte Ursache 145
Fieberkrämpfe 118
Fiebertyp 145
Filariose 166
Finger-Nase-Versuch 4
Fingerkuppennekrose 131
Fingerperimetrie 3
Fingersehen 3
Fischwirbel 441
Fistel
- aorto-intestinale 70
- arterio-venös 68, 255, **383**
- arteriovenöse, der Lunge 241, 278
- enterokolische 95
- gastrokolische 121
- ösophagotracheale 508
- öspagbronchiale *511*
- tracheobronchiale 50
FKDS = farbkodierte Duplexsonographie 22
Flankenklopfschmerz 64
Flankenschmerzen 63
Flapping tremor 337, 568, **570**
Flatterwellen 267
Fleckfieber **165**, 169
Flohbiss 323
Flügelschlagen 568
Fluid lung 244
FMF = familiäres Mittelmeerfieber
FNV = Finger-Nase-Versuch
Folsäure
- Differenzialdiagnose 588
- Mangel **18**, 43
- Resorptionsstörung 18
Fontaine-Stadium IV 131
Fragmentationsstadium *332*
Fragmentozyten 16, 29

Fremdkörper
- Darm 428
- Lunge 74, **102**
Fremdkörperaspiration **50**, 285
Fremdkörpergefühl 204
Friedreich, Morbus 39, **43**
Friedreich-Fuß *40*
Fröhlich-Syndrom 6
Frontalhirntumor 85, **90**
Froschzeichen **258**, 266
Frühdumping **57**, 119
Fruktoseintoleranz 337
Füllungswiderstand, erhöhter linksventrikulärer 237
Fundus hypertonicus 535, *537*
Fungus ball 381
Funikuläre Myelose **408**, 411, 459
Funktionelle Herzgeräusche 238
FUO = fever of unknown origin

G

GAA-triplet-repeats 43
Gähnzwang 305
Galaktosämie 337
α-Galaktosidase 26
Gallefistel 370
Gallenblasen
- empyem 54
- hydrops 55
Gallengangs
- karzinom 121
- striktur 318
Gallenkolik 55
Gallensäureverlust-Syndrom 96
Gallenwegsstriktur 121
Galopp-Rhythmus 237
Gamma-Globulin, Differenzialdiagnose 588
Gamma-Glutamyl-Transferase = γ-GT, Differenzialdiagnose 589
Gangataxie 35
Ganglion stellatum 111
Ganglioneurom 95, 398
Ganglionitis ciliaris 466
Gangliosidose 37
Gangrän
- venöse 139
- Zehen 131
Gardner-Syndrom 176
Gasbrand 437
Gasser-Syndrom 19
Gastritis 59
- akute **54**, *124*
- chronische 54
Gastrocnemiussyndrom 143
Gastroenteritis, akute 121
Gastrointestinale Blutungen 173
Gastroösophagealer Reflux 45
Gastroparese 94
Gastropathie, portal-hypertensive 174
Gaucher, Morbus 192, 330, **548**
Gaumensegel, Flattern 515
GBS=Guillain-Barré-Syndrom

GCS = Glasgow Coma Scale

GCS = Glasgow Coma Scale
Geburtshelferstellung 558
Gefäßfistel, enterale 177
Gefäßmissbildungen, spinale 362
Gefäßstatus 2
Gefäßthrombose 63
Gelbfärbung 312
Gelbfieber 165
Gelegenheitsanfall 118
Gelenkschmerzen 178
– akute 191
– chronisch/rezidivierend 179
Gelenkschwellungen 178
Gelenkspaltverschmälerung 182
17Q23-25Gen 366
19Q13.3-Gen 366
Geräuschphänomene, abnorme 230
Gerinnung, disseminierte intravasale 24
Gerinnungsstatus 597
Gerstmann-Sträussler-Scheinker-Krankheit 41
Geruchshalluzinationen 195
Geruchsstörungen 193
Gesamt-Cholesterin 596
Gesamteiweiß, Differenzialdiagnose 588
Geschmacksstörungen 197
Gesichtsfeldbestimmung 3
Gesichtsneuralgien 352
Gesichtsschmerz, atypischer 353
Gestagen-Rezeptor 607
Gestose 296
Gewichtsverlust 199
Gewichtszunahme 5
Gicht 171, **180**
Gichttophi 183
Gierke-Glykogenose 31
Giftpilze 93
Gilbert-Meulengracht, Morbus 313
Glanzmann-Nägeli-Thrombasthenie 80
Glasgow Coma Scale 334
Glaukom 308, 466, **352**
– Augenhintergrund (Papille) 353
Glaukom-Anfall 466
Gliadin-AK 45
Globus
– hystericus 204, **510**
– pharyngeus 204, **510**
Globusgefühl 204
Glomerulonephritis **26**, 33, **435**
– idiopathische rapid progessive 23
– Poststreptokokken- 23
– subakute rapid progressive 23
Glomerulosklerose, hypertensive 26
Glomustumor 95
Glossitis
– atrophische *17*
– Candida 198
Glukokortikoid-Resistenz, familiäre 300

Glukose 589, 607
Glukuronierung, gestörte 313
Glukuronyl-Transferase-Mangel 313
Glutenallergie 95
Glykogenose 31
Glykogenosen 413
GN = Glomerulonephritis
Gonadotropin-produzierende Tumoren 211
Gonarthrose *182*
Gonokokken-Sepsis 167
Goodpasture-Syndrom 73
Gordon-Zeichen *3*
GOT = Glutamat-Oxalazetat-Transaminase 589
GPI-Verankerung 78
GPT = Glutamat-Pyruvat-Transaminase 589
Graft-versus-host-Reaktion 157
Graham-Steel-Geräusch 239, 276
Grand-mal-Anfälle 117
Granulomatose
– chronische 329
– lymphomatoide 170, 383
Granulozyten 586
Granulozytose 586
Gräten 205
Gravidität 371
Grenzstrangläsion 469
Grey-platelet-syndrome 80
Grey-Turner-Zeichen 55
Guajaktest 68
Guillain-Barré-Syndrom 43, 311, **461**
Gummen 428
Gumprecht-Kernschatten *410*
Günther, Morbus 19
Gynäkomastie 8, **207**
– bei Hodentumor *212*
– differenzialdiagnostisches Vorgehen 208
– medikamenteninduziert *212*
– Reifenstein-Syndrom *211*
Gyrus postcentralis, Läsion 540

H

Haarausfall, androgener 297
Haarzell-Leukämie 548
Haemoccult-Test 67
Halbseitenlähmung 358
Halluzination, hypnagoge 496
Halsphlegmone 216
Halsrippensyndrom 137
Halsschwellung 213
Halsvenen
– füllung 109
– stauung *109*
Halszysten *215*
Haltetremor 568, **569**
Haltungstremor 568
Hämangiom 176
– kavernöses 74, 549
Hämarthros 191
Hämatemesis 173
Hämatochezie **67**, 173
Hämatokrit 589, 607
Hämatom

– chronisch subdurales 351, 343, **359**
– epidural **339**, *343*, 351, 359
– Lunge 381
– subdural 339
Hämatothorax 447
Hämaturie 216
– Tumor der ableitenden Harnwege 222
Hämiglobinzyanose 576, **582**
Hämobilie 175
Hämochromatose 188, **315**, *317*
Hämoglobin
– Mangel (Anämie) 13
– Synthesestörungen 13
Hämoglobinopathien 17
Hämoglobinurie 217
– paroxysmal nächtliche 78
Hämoglobinzyanose 575
Hämolyse 313
– durch Parasitenbefall 19
– mechanisch 19
– medikamenteninduziert 19
– toxisch 19
– akute intravasale 25
– enzymopathische 19
Hämolytisch-urämisches Syndrom 79
Hämolytische Anämien 14
Hämolytische Krise 66, 171
Hämophilie 66
– Typ A 81
– Typ B 81
Hämoptoe 70
Hämoptyse 70
Hämorrhagische Diathese **76**, 176
Hämorrhagische Fieber 166
Hämorrhoiden **10**, *12*, 68
– Blutung 176
Hämosiderose 315
Hantavirus-Infektion **24**, 28, 166
Haptoglobin 589, 607
Harnblasen
– entzündung 64
– tumor 33
Harnleiterkolik 123
Harnsäure
– Differenzialdiagnose 590
– Nephropathie 25
– Normwert 607
– steine 219
– tophi 183
Harnstauungsniere 33
Harnstoff 590, 607
Harnverhalt 64
– akuter 20
Harnwege, ableitende, Tumor 222
Harnwegsobstruktion 31, 33
Hartwassersyndrom 340
Hashimoto-Thyroiditis 214
Haustrenverlust 94
Hautantwort, penile sympathische 319
Hautemphysem 215
Hautgangrän 131
Hautkolorit 15
– dunkles 202
HBDH 590, 607
HBsAg 313

HCG = humanes Chloriongonadotropin
HCL = Haarzell-Leukämie
HCM = hypertroph nicht-obstruktive Kardiomyopathie
HCT = Calcitonin
Heerford-Syndrom 215
Heißhunger 228
- differenzialdiagnostisches Vorgehen 230
Heinz-Körper 16
Heiserkeit 223
- diagnostisches Vorgehen 226
Helicobacter-pylori-Gastritis 59
HELLP = hemolysis, elevated liver enzymes, low platelets
HELLP-Syndrom 79, **296**
Hemianopsie
- homonyme 538
- bitemporale 537
Hemikranie, chronisch paroxysmale 351
Hemiparese 355, 358
Hemisphären
- dysarthrie 551
- läsion 530
Hemmkörper-Hämophilie 81
Hepatitis 317, *394*
- alkoholische 314
- Amöben 314
- autoimmun 316
- granulomatöse 314
- idiopathische granulomatöse 171
- nicht alkoholische Fettleber- 316
- toxisch 316
- Typ A 315
- Typ B 313
- Typ C 313
- Typ D 315
- Typ E 315
- viral 313
Hepato-/Splenomegalie 371
Hepatorenales Syndrom 22
Hepatosplenomegalie 105
Hepatozelluläres Karzinom 369
Herdenzephalitis, septische 360
Hermaphroditismus 210
Hernie **372**, 427
- Bauchwand 57
- Hiatus **45**, 64
- Leiste 59
- paraösophageale **396**, *399*, 508
Herpangina 149
Herpes zoster **63**, *568*
Herpes-Ösophagitis 175
Herpes-simplex-Enzephalitis 359
Herzglykoside 93
Herzbeuteltamponade 553
Herzdilatation 274
Herzerkrankung
- chronische 201
- hypertensive **251**, 277
- koronare **251**, 276, 280
Herzgeräusche 230
- 1. Herzton 232

- 2. Herzton 234
- 3. Herzton 237
- 4. Herzton 237
- akzidentelle 238
- diastolische 240
- differenzialdiagnostisches Vorgehen 242
- funktionelle 238
- systolisch-diastolische 241
- systolische 239
Herzinfarkt *siehe* Myokardinfarkt 62
- EKG-Infarktzeichen 246
Herzinsuffizienz 233, 237, **242**, *284*
- akute 243
- chronische 248
Herzklappen
- einriss 519
- fehler 553
- künstliche 237
Herzkrankheit, koronare 564
Herzmuskelinsuffizienz *409*
Herzrhythmusstörungen 104, **256**, 519
- bradykarde 259
- normofrequente 272
- tachykarde 264
Herzschrittmacher, bradykarde Arrhythmien 263
Herzsyndrom, hyperkinetisches 239, 255
Herztöne 230, **232**
Herzvergrößerung **274**, 396
HF = Herzfrequenz
HI = Herzinsuffizienz
Hiatushernie **45**, 64
HIDA-Szintigraphie 54
High output failure 248, **255**
Himbeerzunge 150
Hinterstrangschädigung 541
Hirnabszess 339, *344*, **359**
Hirninfarkt **336**, *342*, 358
Hirnmassenblutung 339
Hirnnerven 3
- Dysarthrie 551
Hirnödem *342*
Hirnstamm
- insult 41, 358
- TIA 541
- Läsion 530, 542
Hirntod, dissoziierter 523
Hirntumor 88, **339**, 359
Hirnvenenthrombose **339**, 360
Hirschsprung, Morbus 371, **428**
Hirsutismus 297, *301*
- differenzialdiagnostisches Vorgehen 299
Histiozytosis X **161**, 187, 328
Histoplasmose **169**, 388, 546
HIT = Heparin-induzierte Thrombozytopenie 79
Hitzekollaps **305**, 555
Hitzekrämpfe 413
Hitzewallungen 287
Hitzschlag 342
HIV-Infektion 78, *393*, 546
- akute 160
- Demenz 85
- Nephropathie 28
- Polyneuropathie 462

Hk = Hämatokrit
HK = Herzkatheter
HMG-CoA-Reduktasehemmer 25
HMSN = hereditär motorisch-sensible Neuropathie
HMSN
- Typ I 460
- Typ II 460
- Typ III 461
Hochwuchs, eunuchoider 209
HOCM = hypertroph obstruktive Kardiomyopathie
Hodendistorsion 65
Hodentumor 210, 212
Hodgkin, Morbus 111, *112*, **387**, 547
- Kachexie 309
- Lymphknotenvergrößerungen *390*
Hoesch-Test 147
Höhenkrankheit 106
Hohlfuß 40
Holzknecht-Raum 251
Homo pulsans **241**, 252
Homocysteinurie 329
Homogentisinsäure-Akkumulation 188
Horner-Syndrom *469*
Horton, Morbus 135
Howell-Jolly-Körper 16
HRST = Herzrhythmusstörungen
HT = Herzton
HTx = Herztransplantation
Hunger 228
Hunter-Glossitis **17**, 411
HUS = hämolytisch-urämisches Syndrom 79
Husten
- akuter 282
- chronischer 283
- psychogener 284
HWS
- Exostosen 205
- Schleudertrauma 404
- Syndrom 404
Hydantoin 393
Hydrocephalus communicans 85
Hydroxyprolin 255
Hydrozephalus 340
Hypalbuminämie 369
Hypästhesie 539
Hyperparathyreoidismus 429
Hyper-α-Lipoproteinämie, familiäre 596
Hyper-IgD-Syndrom 392
Hyperabduktionssyndrom 137
Hyperalgesie 513
Hyperandrogenismus
- adrenaler 300
- ovariell-adrenaler 301
- ovarieller 300
Hyperarousal 499
Hyperbilirubinämie 312
Hypercholesterinämie
- familiäre 596
- polygene 596
Hyperemesis 560
Hyperhidrosis 286

Hyperinsulinismus

- nächtlich 503
- Hyperinsulinismus 370
- Hyperkaliämie, diagnostisches Vorgehen 599
- Hyperkalzämie 122, **202**, **338**, 429
  - differenzialdiagnostisches Vorgehen 348
- hyperkinetisches Herzsyndrom 255
- Hyperkortisolismus 7
- Hyperlipoproteinämie, Differenzialdiagnose 596
- Hyperlipoproteinämien 188
- Hypermagnesiämie 342
- Hypernatriämie 338
- Hypernephrom 219
- Hyperosmie 193
- Hyperosmolarität, differenzialdiagnostisches Vorgehen 346
- Hyperparathyreoidismus
  - primärer 327
  - sekundärer 327
  - tertiärer 330
- Hyperpathie 514
- Hyperphosphatasie, hereditäre 326
- Hyperpigmentierung 302
- Hyperprolaktinämie 210
- Hyperpyrexia, auslösende Medikamente 424
- Hypersensitiver ventrikulärer Barorezeptor 307
- Hypersensitivitätsvaskulitis 135
- Hypersomnie 496
- Hyperspleniesyndrom **20**, 80
- Hypertensive Herzerkrankung 277
- Hypertensive Krise 247, **288**
- Hyperthyreose 163, **200**, 255
  - Enzephalopathie 89
  - Polyneuropathie 459
  - Schlafstörung 504
- Hypertonie 235, **290**
  - Herzerkrankung 251
  - Krise 247, **288**
  - maligne 29
  - Netzhautveränderungen 537
  - Phäochromozytom 202
  - primär pulmonale 578
  - pulmonale **103**, 235, 253
  - renovaskuläre 296
- Hypertrichose 297
  - differenzialdiagnostisches Vorgehen 299
- Hypertriglyzeridämie, familiäre 596
- Hyperventilation 303, 542
- Hyperventilationssyndrom 105, 565
- Hyperventilationstetanie 413, 560
- Hyperviskosität 342
- Hyperzirkulation 233
- Hypogammaglobulinämie 185
- Hypogeusie 197
- Hypoglykämie **88**, **337**, 556
  - rezidivierende 370

- Hypogonadismus 209
  - hypergonadotroper (primärer) 209
  - hypogonadotroper (sekundärer) 210
- Hypokaliämie 429
  - diagnostisches Vorgehen 598
  - Nephropathie 29
- Hypokaliämische Lähmung 366
- Hypokapnie 555
- Hyponatriämie 122, **338**
  - differenzialdiagnostisches Vorgehen 345
- Hypoparathyreodismus 89
- Hypoparathyreoidismus 559
- Hypopharynxkarzinom 205, 506
- Hypophosphatasie, hereditäre 326
- Hypophysenadenom *196*
- Hypophysentumoren 194
- Hypophysenvorderlappeninsuffizienz 7, 201, 210
- Hypoplasie, segmentale 31
- Hypoproteinämie 369
- Hyposmie 193, 197
- Hypothyreose **6**, **8**, 429
  - Koma 341
  - Polyneuropathie 459
- Hypotonie 233, **302**
  - akute 303
  - bei Elektrolytstörungen 307
  - bei Kachexie 308
  - bei venöser Insuffizienz 307
  - chronische (-intermittierende) 305
  - durch Volumenmangel 307
  - endokrin 307
  - essenziell 306
  - kardiovaskulär 307
  - medikamentös induziert 308
  - neurogen 307, 310
  - orthostatische 94
  - pulmonal 307
  - Schwangerschafts- 308
  - zerebrovaskuläre 307
- Hypoventilationssyndrom
  - alveoläres 501
  - angeborenes zentrales 494
- Hypoxie 336, 575

I

- ICB = intrazerebrale Blutung
- ICR = Intercostalraum
- IHS = International Headache Society
- Ikterus 312
- Ileozökalabszess 97
- Ileus 121
  - mechanisch **56**, 371
  - paralytischer **56**, *61*, 371
- Immigranten-Osteomalazie 559
- Immobilisierung 429
- Immunglobuline 607
- Immunthrombozytopenien 79

- Immunvaskulitis 89
- Impotenz 318
- Infarkt
  - Herz 246
  - Lunge **381**, *384*
  - Milz 56
  - Niere 64
- Infarktzeichen 246
- Infektanämie 16
- Infektgranulom **381**, 383
- Infektionskrämpfe 560
- Infektsteine 219
- Influenza 393
- Inhalation, von Noxen 283
- Initialschrei 116
- Inkrement 367
- INR 607
- Insomnie 499
- Instabilität
  - Atemwege 283
  - Trachea 103
- Insuffizienz
  - chronisch venöse 436
  - vertebrobasiläre 528
- Insulinom 7
- Insulinresistenz 5
- Insult, ischämischer **336**, *342*
- Intentionstremor 568, **570**
- Interkostalneuralgie 563, **566**
- Interlobärerguss 382
- Internistische Untersuchung 1
- Intoxikation
  - Alkohol *42*
  - Arsen 66
  - Knollenblätterpilz 25
  - Polyethylenglykol 25
- Intrazerebrale Blutung (ICB) 540
- intrinsic-factor 18
- Intussuszeption 428
- Invagination **58**, 177, *431*
- IPPA = Inspektion, Palpation, Perkussion, Auskultation
- Iridozyklitis 469
- Iritis 469
- Ischämie, zerebrale 538
- Isotopenphlebographie 138
- ITP = Immunthrombozytopenien

J

- Jackson-Anfall 115
- Jaffe-Lichtenstein, Morbus 330
- Juckreiz 321
- Jüngling, Morbus 328
- Juvenile Polypose 176

K

- Kachexie **199**, *309*
  - kardiale 274
- Kakosmie 195
- Kala-Azar 164, 392, **547**
- Kaliberprung 113
- Kalium
  - Hyperkaliämie 599
  - Hypokaliämie 429
- Kälteagglutinin-Erkrankung 581
- Kaltschweißigkeit 243

Kalzium
- Differenzialdiagnose **348**, 590, 605
- Hyperkalzämie 122, **202**, **338**, 429

Kalzium-Phosphat-Gicht 192
Kalziumantagonisten, Ödem 436
Kalziumkanaldefekt 366
Kaminmediastinum 396
Kammerflattern 271
Kammerflimmern 271
12-Kanal-EKG 110
Kapillarmikroskopie 127
Kaplan-Syndrom 187
Kardiakarzinom 509
Kardiainsuffizienz 45
Kardiomegalie 274
Kardiomyopathie 104, **256**, 553
- dilatative **237**, 251, 278
- hypertroph obstruktive **237**, 239, 251
- hypertrophe **251**, 564
- kongestive 113
- restriktive 253
- sekundäre 256

Karotis-Druck-Versuch 258
Karotis-Sinus-Syndrom 554
Karotisdissektion 351
Karotissinus-Syndrom **263**, 305
Karpfenmaul 413
Karpfenmund 558
Karpopedalspasmen 413
Kartagener-Syndrom 50
Karzinoid 254
Karzinoidsyndrom 95
Kasabach-Merritt-Syndrom 79
Kataplexie 119, 496
Katheter-Mapping 252
Katzenauge 466
Katzenkratzkrankheit 16❓, 216, 388
Kausalgie 513
Kaverne (bei Tbc) 379
Kavernen 75
Kawasaki-Syndrom 157, *159*
Kayser-Fleischer-Ring 318
Kehlkopf
- prozesse 224
- tumor 74

Keilwirbel 441
Keimzelltumoren, nicht seminomatöse 397
Kerley-B-Linien 244, *284*
Ketoazidose 338
- diabetische 63

KF = Kammerflimmern
KFlatt = Kammerflattern
KHK = koronare Herzerkrankung
KHV = Knie-Hacke-Versuch
Kikuchi-Syndrom 160
Kilipp-Einteilung 243
Kindstod, plötzlicher 494
Kinetosen 305, 556
Kipptisch-Untersuchung 258
Klappenkalk 252
Klappenvitien 104
Kleinhirnblutung 41, *42*
Kleinhirnbrückenwinkeltumor 528

Kleinhirninfarkt 41
Kleinhirntoxine 37
Klimakterium 287
Klinefelter-Syndrom 7, *8*, **209**
Klippel-Feil-Syndrom 137
Klitorishypertrophie 297
Kloßgefühl 204
Klumpke-Lähmung 365
Knie-Hacke-Versuch 4
Knochendichte-Messung 442
Knochenmark
- diagnostik 16
- karzinose 78

Knochenmasse, reduzierte 441
Knochenmetastasen 192, **327**, *333*
Knochennekrose, aseptische 327, 332
Knochenschmerzen 324
Knochentumoren 326
Knollenblätterpilzintoxikation 25
Koagulopathien 76
- erworbene 81
- hereditäre 81

Kohlendioxidpartialdruck, Differenzialdiagnose 590
Kohlenmonoxydintoxikation 415
Kohlmeier-Degos-Syndrom 135
Kokzidioidomykose **169**, 547
Kokzygodynie 64
Kolik, Blei 66
Koliken 430
Kolitis 59
- ischämische **70**, 93, 176
- kollagene 96
- pseudomembranöse 177
- ulcerosa 94

Kollagenband 96
Kollagenosen 132
Kollumkarzinom *450*
Kolonkarzinom **68**, 94, *98*
- Endoskopisches Bild *430*

Kolonpolypen 68, *69*
Koma 333
- hypothyreotes 341
- urämisches 337
- stadien 334

Kompartmentsyndrom 438
Komplementfaktoren 590, 607
Komplementmangel 185
Kompressions-Syndrome 132
- Schultergürtel 136
- venöses 140

Kompressionsatmen 447
Kompressionsphänomene (venöse) 143
Kondensationsstadium *332*
Kongenitale Anorchie 209
Kontaktallergie 322
Kontaktdermatitis 322
Kontaktekzem 322
Kontrastmittel, Nierenversagen 23
Konus-Syndrom 541
Konzentrationsschwäche 291
Koordinationsprüfung 4
Kopf, klinische Untersuchung 1

Kopfläuse *323*
Kopfschmerzen 348
- schlafgebunden 503

Korakopektoralsyndrom 137
Kornealreflex 3
Koronare Herzerkrankung **276**, 280, 564
Körperproportionen 5
Korsakow-Syndrom 459
Kortikoidtherapie 434
Kortikosteroid-Purpura 82
Kostoklavikularsyndrom 137
Kraftgrad 3, 354
Krallenzehen 40
Krämpfe (Muskeln) 411
Kraniopharyngeom 194
Kreatinin 591, 607
Kreatinin-Clearance 591, 607
Kreuzschmerzen 471
Krippentod 494
Krise
- Addison- 63, **341**
- hämolytische 66, 171
- hypertensive 247, **288**
- thyreotoxische **341**, *344*

Krupp 102
Kryoglobulinämie 135, **185**
Kryptitis 10
Kryptokokkose 168
Kupfer 188
- Differenzialdiagnose 591, 607

Kurzdarmsyndrom 95
Kurzschläfer 495, 503
Kussmaul-Zeichen 253
Kuto-intestinales Syndrom 135
Kyphoskoliose 103, **254**

L

L 3-Syndrom 364
L 4-Syndrom 364
L 5-Syndrom 364
Laborwerte 584
- Normalbereiche 600

Labyrinthläsion 530
Lackzunge 17
Lagerungsprobe nach Ratschow 126
Lageschwindel 529
Lagesinnstörung 43
Lähmungen, *siehe* Paresen
Laktasemangel 96
Laktatazidose 338
Lambert-Eaton-Syndrom 367
Langschläfer 495
Langzeit-pH-Metrie 44
LAP 591
Laryngitis
- acuta 224, *227*
- specifica 224

Laryngopathia gravidarum 225
Laryngospasmus, schlafgebundener 495
Laryngozele 224
Larynxkarzinom 224, **509**
Larynxtumor 74
Lasègue-Prüfung 4
Laser-Doppler-Fluxmetrie 127
Lassafieber 166

Lateralskerose, amyotrophe

Lateralskerose, amyotrophe 416
Laurence-Moon-Bardet-Biedl-Syndrom 6
Läusebefall 323
Lawrence-Moon-Bardet-Biedl-Syndrom 30
Laxanzien-Abusus 228, **427**
LDH, Differenzialdiagnose 591, 607
LDH = Laktatdehydrosphoshatase
Leberabszess 57
Leberegelbefall 165
Leberinsuffizienz 435
Leberkoma 335
Lebermetastasen 315
Leberruptur 57
Lebervenenthrombose **55**, 370
Leberversagen
– akutes **314**, 337, 369
– chronisches 337
Leberzellverfettung 314
Leberzirrhose **80**, 548
Lecithin-Cholesterin-Acyl-transferase-Mangel 30
LED = Lupus erythematodes disseminata
Leibesschmerzen *siehe* Bauchschmerz
Leibesumfangszunahme 367
Leichtschlafstadium 492
Leiomyom 176
Leiomyosarkom 385
Leishmaniose (viszerale) **164**, 392
Leistenhernie 59
Leistungsknick 274
Leistungsschwäche 405
Leitungsaphasie 549
Leitungsbahn, akzessorische 257
Lendenschmerzen 471
Lepra 389
– Neuropathie 462
Leptospirose 28
Leriche-Syndrom 362
Leukämie 192
– akute lymphatische **387**, *391*, 548
– chronisch lymphatische *410*, 548
– chronisch myeloische *410*, 547
– Haarzell- 548
Leukokorie 466, **469**
Leukopenie 591
– relative 164
Leukose 65
Leukozyten, Differenzialdiagnose (Labor) 591, 608
Leukozytoklastische Vaskulitis 135
Leukozytopenie 591
Leukozytose 591
Leydig-Zelltumor 212
LHRH-
– Agonisten-Test 298
– Stimulationstest 298
Libidostörung 291
Lichtreaktion 3
Lichtreflexionsrheographie 138

Lidödeme *435*
Linksherzdekompensation *379*
Linksherzinsuffizienz 74, 104, 243, **244**
– akute 246
– chronische 251
Linksschenkelblock 233
Lipase, Differenzialdiagnose 591
Lipodystrophie, partielle 31
Lipomatose 371
Lipoprotein 591, 608
Lippenzyanose 231
Liquor, Normalbefund 608
Liquordrucksteigerung 352
Lispeln 550
Listeriose 167
Lithium, Nephropathie 29
Livedo reticularis 28, *32*
Lochschädel 333
Löfgren-Syndrom 184
Loslassschmerz 56, 58
Louis-Bar-Syndrom **37**, 39
Low-output-failure 243
Low-T3-Syndrom 228
Lown-Klassifikation 272
LPL-Mangel 596
Lues 63, **160**, **209**, 329
Luftnot, *siehe* Dyspnoe
Luftschlucker 204
LuFu = Lungenfunktion
Lumbago 64
Lumbago, *siehe* Rückenschmerzen
Lungenabszess 49
Lungenembolie **74**, 103, *108*, 282, **565**
– Perfusionsszintigraphie 579
– rezidivierend 254
Lungenemphysem 233, *309*, **374**, *378*
Lungenerkrankungen 201
– chronisch obstruktive 102, **374**
– interstitielle 578
Lungenfibrose 49, **102**, 375, **574**
Lungengefäßmissbildungen 578
Lungengeräusche 372
Lungenhämosiderose, idiopathische 75
Lungeninfarkt 381, *384*, 573
Lungenkaverne 376, *379*
Lungenmetastasen 381, *385*
Lungenmykose 162
Lungenödem **377**, *379*, 578
– alveoläres *284*
– toxisches 74
Lungenrundherd 379
– multipel 382
– solitär 381
Lungensequester 382
Lungenstauung *50*, 375
Lungentuberkulose 75
Lungentumoren 375
– benigner 381
Lungenvenen, fehlmündende 279
Lungenversagen 102
Lupus erythematodes, systemischer (= disseminatus) **74**, 76, 547

Lupusantikoagulans 81
LV = linksventrikulär
LV-Aneurysma 251
LVH = linksventrikuläre Hypertrophie
Lyme-Arthritis 418
Lyme-Borreliose 418
Lymphadenitis
– Kikuchi, nekrotisierende 387
– mesenteriale 153
– tuberculosa 387
Lymphadenopathie
– angioimmunoblastische 161
– bihiläre *385*
Lymphangiektasie, intestinale 97
Lymphknoten, klinische Untersuchung 1
Lymphknoten-Tbc 160
Lymphknotenmetastasen, mediastinal 112
Lymphknotenschwellung *385*
– generalisiert *391*
– mediastinal 510
– regionär 386
Lymphknotensyndrom, mukokutanes 157, *159*
Lymphödem
– durch Infiltration von Lymphgefäßen 437
– erworbenes 438
– kongenitales 438, *440*
– nach rezdivierendem Erysipel 437
– posttraumatisches 438
Lymphogranuloma
– inguinale 389, 438
– venereum 170, 428
Lymphom 398
– Hodgkin 111
– Lunge 382
– mediastinal 112, 396
– Non-Hodgkin 111
– retroperitoneal diffus wachsendes 34
Lymphomatoide Granulomatose 135
Lymphome 192
– kutane 157
– maligne 387
Lymphozytopenie 587
Lymphozytose 587

M

Ménière, Morbus 528
Machado-Joseph-Disease 38
Magenerosionen 174
Magenfundusvarizen 175
Magenkarzinom **55**, *60*, 175
– Metastasen *391*
Magenresektion 121
Magentetanie 560
Magentumoren, benigne 175
Magnaform 164
Magnesium 592, 608
Magnesium-Ammonium-phosphat-Steine 219
Magnesiummangeltetanie 560
Makroglossie 191

Myopathien

Makrohämaturie 217
Malabsorption 37, **95**
– diagnostisches Vorgehen 45
Malaria **163**, 393
Malassimilation 407
Maldigestion 96, 200
Malignitätskriterien, Lungenrundherd 380
Malleus 166
Mallory Bodies 314
Mallory-Weiss-Läsion 174, *178*
Malnutrition 434
Malpositionssyndrom 137
Mammakarzinom, Wirbelmetastase *489*
Mandelentzündung 150
Mangelernährung 200
Manschettenulkus 140
Mantelkantensyndrom 360
Marburgvirusinfektion 166
Marfan-Syndrom 330
Margeriteniere 221
Marklagerläsionen *360*
Marmorknochenkrankheit 328
Maschinengeräusch **241**, 276
Masern **156**, 392
Maskulinisierung 297
Mastozytose 97
May-Hegglin-Anomalie 80
MCA = Mucin-like Carcinoma-associated Antigen
McCune-Albright-Syndrom 330
MCH, Differenzialdiagnose 592, 608
MCH = mittlerer korpuskulärer Hämoglobingehalt
MCHC, Differenzialdiagnose 592
McKenzie-Zone 421
MCV, Differenzialdiagnose 592, 608
MCV = mittleres korpuskuläres Volumen
Meckel-Divertikel 69, 177
Mediastinalemphysem 111, **397**, *400*
Mediastinalfibrose 398
Mediastinaltumoren **111**, 510
Mediastinalverschattung 395
Mediastinitis 152, **396**, 574
Medikamentenfieber 167
Medikamentenintoxikation 89
Medikamentös induziert
– akutes Nierenversagen 23
– Thrombozytopenie 78
– Vitamin-B_{12}-Mangel 18
Mees-Querlinien 66
Megakaryozyten 78
– Hypoplasie 81
Megakaryozytose 78
Megakolon, toxisches 371
Mehrfachwecktest 492
Meigs-Syndrom 370
Melaena **67**, 173
Melioidosis 166
Melkersson-Rosenthal-Syndrom 437
MEN = multiple endokrine Neoplasie

Mendel-Mantoux-Hauttest 49
Menell-Handgriff 479
Meningeom (Tuberculum sellae) 194
Meningeosis neoplastica 364, **404**
Meningismus 400
Meningitis
– allgemein **147**, 340
– bakterielle 402
– chronische 402
– Meningokokken *148*
– tuberkulöse 402
– virale 402
Meningokokkenmeningitis *148*
Mesenterialinfarkt 58, *62*
Mesenterialthrombosen 58
Mesotheliom, Pleura 448
Metabolisches Syndrom 367
Metastasen 73
– Lunge 382
Metastasen (bei soliden Tumoren) 388
Meteorismus 367, **371**
– *siehe* Leibesumfangszunahme 404
Methämoglobinämie 19, 583
– hereditäre 583
MI = Mitralinsuffizienz
MIBG-Szintigraphie 202
Migräne 122, **350**
– mit Aura 359
– mit sensibler Aura 541
Mikroembolien 156
$β_2$-Mikroglobulin 608
– Differenzialdiagnose 592
Mikrohämaturie 216
Mikrostomie *134*, 509
Mikrozyten 16
Mikulicz-Syndrom 215
Milchbein 139
Miller-Fisher-Syndrom 36, **461**
Milzabszess 56
Milzblutung *549*
Milzbrand 168, *172*
Milzinfarkt 56
Milzruptur 56
Milzvenenthrombose 80, **548**
Milzvergrößerung 544
Milzzysten 548
Miosis 466, **469**
Mischkollagenose 452
Mitochondrienkrankheiten 37
Mitralareal 232
Mitralinsuffizienz **233**, 237, 239
Mitralklappenprolaps **237**, *238*, 276
Mitralstenose **233**, 238, 241
Mitralvitium 280
Mittelbauchschmerzen 57
Mittelliniengranulom 170
Mittelmeerfieber, familiäres 167, 185, **372**
Monarthritis 182
Monarthrose 182
Monica-Projekt (WHO) 291
Monitor-Systeme 492
Mononeuritis multiplex 459

Mononukleose 149, **214**
Monoparese 355
Monozytose 586
Morbus Fabry 171
Moschkowitz-Syndrom 19, **24**
MÖT = Mitralöffnungston
MRCS = medical research council scale
MRT, *siehe* Magnetresonanztomographie
MRT-Abdomen 54
Muckle-Wells-Syndrom 30
Mucomucosis 168
Müdigkeit 405
Mukopolysaccharidosen 192
Mukoviszidose 49
Multiinfarkt-Demenz 85, *87*
Multiple endokrine Neoplasie Typ II b 429
Multiple Sklerose 37, **40**, 310, 359
– spinale Form 43
Multisystematrophie 36
Multisystemerkrankung 569
Mumps **215**, 392, **394**
Mundbodenphlegmone 506
Munderkrankung 200
Münzenzähler-Tremor 569
Murphy-Zeichen 54
Musculus levator palpebrae, Parese *467*
Muskelatrophie, spinale 415
Muskelbiopsie 417
Muskeldystrophie 7, **507**
– progressive **366**, 414
Muskeleigenreflexe 3
Muskelkrämpfe 411
Muskelschmerzen 416
Muskelschwäche, *siehe* Muskelschmerzen
Muskeltonus 3
Musset-Zeichen 231, 252
Myalgie 416, 565
Myasthenia gravis 366, **507**, **511**
Mydriasis 466
Myelinolyse, pontine 338
Myelitis 361
Myelodysplasie Anämie 78
myelodysplastisches Syndrom 18
Myelokompression *363*
Myelopathie, zervikale 361, **541**
Myelose, funikuläre *411*
Mykobakteriosen, atypische 168
Mykoplasmen-Pneumonie 152
Mykose 162
Myokardinfarkt 62, 104, **247**
Myokarditis 155, 247, **255**
– persistierende 251
– Schock 519
Myokardszintigraphie 250
Myoklonus, fragmentarischer 495, **497**
Myokymien 415
Myopathie
– auslösende Medikamente 424
– endokrine 366

Myositis

- erworbene 366
- hereditäre 366
- metabolische 413
- toxische 366
- Myositis 154, 367, **418**
- Myotonia congenita 366, 413
- Myotonia dystrophica Curschmann-Steinert 428
- Myotonie
  - auslösende Medikamente 424
  - autosomal rezessive 413
  - dystrophische 366
- Myotonien-Protein-Kinase 366
- Myxödem 406, 439
- Myxome 170
- Myzetom 381

N

- Nabelhernie 522
- Nachtesssyndrom 228
- Nachtschweiß 145, 287, 495
- Nackenschmerzen 471
- Nackensteifigkeit, siehe Meningismus
- Nacktkerne 78
- Nafarelin-Test 298
- Nagel-Patella-Syndrom 30
- Nahrungsmittelallergien 96
- Nahrungsmittelintoleranz 121
- Nahtaneurysma 70
- Nanne-Meige-Milroy-Syndrom 438
- NAP = Nervenaustrittspunkte
- Narkolepsie 119, **496**
- Nasale Obstruktion 194
- Näseln 550
- Nasenbluten 174, 291
- Nasennebenhöhlenempyem 148
- NASH = nicht alkoholische Fettleberhepatitis
- Natrium
  - Differenzialdiagnose 592, 608
  - Hypernatriämie 338
  - Hyponatriämie 122
- Natriumkanaldefekt 366
- NBT = Nitroblue tetrazolium
- Nebennierentumor 7
- Nebenschilddrüsenadenom 215
- Nekrotisierende Fasziitis 440
- Nephritis 434
  - akute interstitielle 24
  - Balkan 28
  - durch Strahlen 30
  - eitrige 24
  - tuberkulöse 27, 32
- Nephritis-Uveitis-Syndrom 24
- Nephrokalzinose 29
- Nephrolithiasis 34, **219**
- Nephronophthise, familiäre 30
- Nephropathie
  - chinese herb 29
  - diabetische 26
  - ischämische 23, 29, 32
- Nephroptose 64

- Nephrotisches Syndrom 433, 435
- Nervenaustrittspunkte 1
- Nervenläsion, peripher 540
- N. = Nervus
- N. abducens 3
- N. accessorius 3
- N. axillaris 356
- N. cutaneus femoris lateralis 357
- N. facialis 3
- N. femoralis 357
- N. glossopharyngeus 3
- N. hypoglossus 3
- N. ischiadicus 357
- N. medianus 356
- N. musculocutaneus 356
- N. obturatorius 357
- N. oculomotorius 3
  - Parese 467
- N. olfactorius 3
- N. opticus 3
- N. peronaeus 357
  - Parese 543
- N. radialis 356
  - Parese 543
- N. recurrens, Parese 224, 227
- N. thoracicus longus 356
- N. tibialis 357
- N. trigeminus 3
  - Neuralgie 352
- N. trochlearis 3
- N. ulnaris 357
- N. vagus 3
- N. vestibularis, Kompression 529
- N. vestibulocochlearis 3
- Nervus-pudendus-Latenzzeit 319
- Neuralgie 64, 513
  - anorektale 10
- Neurinom 176, 364
- Neuritis
  - N. olfactorius 195
  - N. vestibularis 530
- Neuroakanthozytose 37
- Neuroborreliose 364
- Neurofibrom 398
- Neurogene Hypertonie 292
- Neurologische Untersuchung 2
- Neurolues 63
- Neuromyotonie 415
- Neuronitis vestibularis 122
- Neuropathie, autonome 94
- Neuropathischer Schmerz 514
- Neurosen 565
- NHL = Non-Hodgkin-Lymphom
- Niedervoltage 110
  - EKG 247
- Niemann-Pick, Morbus 548
- Nierenarterien
  - aneurysma 220
  - embolie 65, 220
  - stenose 22, 296
- Nierenbeckenkonkremente 64
- Nierenbiopsie 218
- Nierendegeneration, polyzystische 27
- Nierenerkrankungen 454

- Niereninfarkt 171
- Niereninsuffizienz **26**, 210, 433
- Nierenlager 2
- Nierenschädigung durch organische Lösungsmittel 30
- Nierensteine 219
- Nierenvenenthrombose **24**, 26, 220
- Nierenversagen
  - akutes 24, 464
  - postrenal 33
  - prärenal 22, 26
  - renal 22
- Nierenzellkarzinom 219, 222
- Nitrosensibilität 564
- Non-Hodgkin-Lymphom 111, **387**, 547
  - Lymphknotenpakete 390
- Non-ulcer-Dyspepsie, funktionelle 45
- Noonan-Syndrom 439
- Normaldruckhydrozephalus 85
- Nozizeptiver Schmerz 514
- NSAR = nichtsteroidale Antirheumatika
- NSE = neuronenspezifische Enolase
- Nussknackerösophagus 508
- NYHA-Klassifikation (Herzinsuffizienz) 243
- Nystagmus 528

O

- Oberbauchschmerzen **54**, 62
- Oberkörperinklination 109
- Obstipation 427
- Obstruktion
  - intrakardiale 519
  - nasale 194
- Obstruktives-Schnarchen-Syndrom 516
- Ochronose **188**, 487
- Ödem
  - allergisches 436
  - angioneurotisches 66
  - bei Herzinsuffizienz 432
  - generalisiertes 432
  - idiopathisches/zyklisches 433
  - lokalisiertes 435
  - Quincke 439
  - statisches 436
- Odynophagie 504, 506
- ÖGD = ösophago-gastro-duodenal
- Ogilvie-Syndrom **95**, 428
- 5-OH-Indolessigsäure 92
- Ohrensausen 291
- Okkultes Blut 67
- Oktreotidszintigraphie 54
- Okulomotoriusparese 467
- Okzipitallappen, Tumor 538
- Okzipitalneuralgie 352
- Olfaktoriusmeningeom 90
- Oligomeganephronie 31
- Oligurie, siehe Anurie
- Ollier, Morbus 326
- OMF = Osteomyelofibrose

Ophthalmopathie
- endokrine 214
- ischämische 535
Ophthalmoplegia interna 466
Oppenheim-Zeichen 3
Optikusatrophie 535
Optikusläsionen, traumatische 535
Optikusneuritis 535
Optikusneuropathie
- anteriore ischämische 534
- ischämische *536*
Optikustumoren 535
Orchiektomie 209
Orchitis 209
Organophosphate 93
Organomegalie 367
Ormond, Morbus 34, 66, 112
Orthopnoe 99
Orthostase-Reaktion 554
Orthostase-Syndrom 310
Osler, Morbus **82**, *156*, 175, *579*
Osmodiuretika 464
Osmolalität 593, 608
Ösophagitis 175, *511*, **566**
- bei Reflux *567*
Ösophagobronchiale Fistel 511
Ösophagus
- hyperkontraktiler 508
- breischluck *512*
- divertikel 45, *46*, **123**, *203*
- erkrankungen 200
- karzinom 175, 509, **566**
- ruptur 175, **566**
- spasmus 508, *567*
- stenosen 123
- tumor 64
- varizen 175, *178*
Osteoarthropathie, hypertrophische 187, 190
Osteochondrose 483
- Röntgenbefund 480
Osteochondrosis 480
- juvenilis 487
Osteodensitometrie 442
Osteogenesis imperfecta **326**, 442
Osteoidchondrom 486
Osteoidosteom 486
Osteomalazie **325**, *330*
Osteomyelitis 154
- bakteriell 327
- nach Radiatio 326
- tuberkulöse 329
- vertebrae 487
Osteomyelofibrose 548
Osteopathie, renale 327
Osteopetrose 328
Osteophyt 182, 510
Osteoporose 324, **441**, *477*, **488**
- kindlich-juvenil 443
- lokale 442
- postmenopausal 442
- postmenopausale 442
- prämenopausale 442
- sekundäre 442, *488*
Osteosarkom 486
Ostitis cystoides Jüngling 328
Östrogen-Rezeptor 607
Östrogensynthese, vermehrte 210

Östrogenwirkung, vermehrte 210
Oszillopsie 525
Ovarialtumoren 300
Ovarialzyste 65, 369
Ovarien, polyzystische 370
Overlap-Syndrom **501**, 516
Oversensing 263
Oxalatvergiftung 560
Oxyuren 69

P

P-sinistroatriale 252
p. m. = punctum maximum
Paare 273
Paget, Morbus 255, **326**, *332*
Paget-von-Schroetter-Syndrom 111, **139**, *142*
Palmaerythem 159
Palpitationen 257
Panalgie 421
Panarteriitis nodosa **73**, 460, *463*
- Gruppe 135
Pancoast-Tumor 111
Pankreas-Karzinom 56
Pankreaspseudozysten **55**, 371
Pankreatitis
- akute **55**, 342, 371, *474*
- chronische **55**, 96, 371
Panniculitis 170, **185**
Panophthalmitis 168
Papillarmuskelabriss 247
Papillenkarzinom 175
Papillennekrosen 220, *223*
Papillenödem 535
Papillitis 10
Papillom, Stimmlippe *227*
Paragangliom 398
Paragonimus westermani 74
Parahämophilie 81
Paralyse 354
Parametrien, schmerzhafte 59
Paraneoplastisches Syndrom 311
Paraösophageale Hernie 396
Paraparese 355
Parasiten 69, 93
Parasitosen 201
Parasomnien **494**, 502
Paraspastik 542
Parästhesie 514, 539
Parathormon 608
Parathormon, Differenzialdiagnose 593
Paratyphus 164
Parese **354**
- Halbseite 358
- muskuläre **355**, 365
- periphere **354**, 364
- zentrale 354
Paresegrad 354
Pareseprüfung 3
Parkes-Weber, Morbus 68
Parkinson, Morbus **311**, 404, 569, *571*
Parosmie 193
Parotitis 215
Parvor nocturnus 502
Pavor nocturnus 494

PBC = primär biliäre Zirrhose
PC = Pericarditis constrictiva
PCO = polyzystische Ovarien
PCO-Syndrom 300
pCO$_2$
- Differenzialdiagnose 590
- Normwerte 595
PCV = Polycythaemia vera
Pectoralis-minor-Syndrom 137
Pediculosis capitis *323*
Pentagastrin-Test 214
Perianalthrombose 10, *12*
Perianitis 10
Periarteriitis nodosa 187
Pericardial knock **237**, 253, 277
Pericarditis
- constrictiva **113**, *114*, 237, 253
- exsudativa 113
Perikarderguss **104**, 233, 280, *512*
- Ursachen 114
Perikarditis, siehe Pericarditis
Perikardkonstriktion 104
Perikardtamponade **113**, 248, 519
Perikardverkalkung 114
Perikardzyste 398
Perilymphfistel 529
Peritonealkarzinose 371
Peritonealraum
- Entzündungen 369
- Neoplasien 369
Peritonitis 56, 372
- Pseudo- (bei Ketoazidose) 63
- spontane bakterielle 369
Perlschnurphänomen 318
Perniziöse Anämie **18**, 78, 201
Peronäusparese *543*
Perthes-Versuch 138
Petechien
- bei Thrombozytopenie 77
- Meningokokken-Meningitis *148*
Peutz-Jeghers-Syndrom 176
Pfeiffer-Weber-Christian-Pannikulitis 170, **185**
Pflastersteinrelief 94
Pfortader
- kompression **80**, 548
- thrombose **80**, 369, 548
Pfropfgestose 296
PG = Paresegrad
pH, Normwerte 595
Phalloidin 93
Phantomschmerzen 514
Phäochromozytom 171, **202**, *290*
Pharyngitis 149
Pharynxkompression 205
Phasenkontrastmikroskopie 218
Phlebitis, pseudoembolische 139
Phlebodynamometrie 138
Phlebographie 138
Phlebothrombose **139**, *142*, 581
Phlegmasia
- alba dolens 139
- coerulea dolens 139

Phlegmone

Phlegmone 154, 160, **436**
Phosphat 593, 608
Phosphat-Clearance 593, 608
Phosphatase, alkalische 584
Phrenikuslähmung 574
Phykomykose 168
PI = Pulmonalinsuffizienz
Pick, Morbus 85
Pickwick-Syndrom **254**, 279, 371
PIG = Phosphatidyl-Inositol-Glykan
Pillendreher-Tremor 569
Pilokarpin-Test 466
Pilzinfektion, Lunge 162
Pilzinfektionen 162
Pilzvergiftung 93
Pink puffer 377
PJRT = paroxysmale junktionale Reentry-Tachykardie
Plasmaverluste, Schock 521
Plasmozytom 192, **328**, *333*
– Nierenversagen 25
Plegie 354
Plethysmographie 138
Pleuraempyem 447
Pleuraerguss *108*, **447**, *449*
– Analyse 446
– Differenzialdiagnose 451
– lokalisierter 382
Pleuramesotheliom *108*, **448**, *450*
Pleurametastasen **447**, *450*
Pleuraprozesse 103
Pleurapunktion 101
Pleuraschwarte 448
Pleuraverdickungen 108
Pleuraverschattungen 446
Pleuritis **151**, 282, 573
– sicca 565
Pleurodynie 65
Pleurosis calcarea 448
Plexus
– cervicobrachialis 365
– lumbosacralis 365
Plexusläsion **540**, 575
Plexusparese
– obere 365
– untere 365
Plummer-Vinson-Syndrom 205, 509
Pneumocystis-carinii-Pneumonie *162*
Pneumokokken-Pneumonie 152
Pneumokoniosen 254, 382
Pneumonie 49, 151, **283**
– abszedierende *51*
– basale 65
– hämorrhagische 74
– Mykoplasmen- *152*
– Pneumocystis-carinii- 162
– Pneumokokken- *152*
Pneumothorax 111, **282**, *285*
– Spontan- 65
PNH = paroxysmal nächtliche Hämoglobinurie
PNP = Polyneuropathie
pO$_2$, Normwerte 595
Poliomyelitis 506
Polyarteriitis
– mikroskopische 73
– nodosa 383

Polyarthritis
– chronische 180
– juvenile chronische 181
Polyäthylenglykolvergiftung 25
Polychondritis, rezidivierende 187
Polycythaemia vera **453**, *455*, 547
Polydipsie 463
– psychogene 465
Polyglobulie 453
Polymyalgia rheumatica 135, 184, **420**
Polymyositis 367, **419**
– auslösende Medikamente 424
Polyneuritis 310
– cranialis 461
Polyneuropathie (PNP) 43, 310, **456**
– alkoholtoxische 460
– bei Kollagenosen 460
– chronisch inflammatorische demylinisierende (CIDP) 461
– critical-illness 459
– diabetische 459
– diagnostisches Vorgehen 459
– hepatische 459
– hereditäre 460
– immunologische 461
– infektiöse 462
– Malabsorption 459
– metabolische 459
– paraneoplastische 462
– paraproteinämische 462
– Schilddrüsenerkrankungen 459
– toxisch ausgelöst 460
– urämische 459
– Vitaminmangel 459
Polyposis
– coli 176
– intestinalis 176
– juvenilis 176
– nasi 196
Polyradikulitis 311, **461**, 541
Polyserositis 186
Polysomnographie 492
Polyurie 463, **464**
Polyzytämie 65
Poncet-Arthritis 181, **187**
Ponsläsion, primäre 469
Porphobilinogen 63
Porphyrie 342, 428
– akute 63
– akute intermittierende 147
– Enzephalopathie 89
– erythropoetische 19
– Polyneuropathie 461
Portokavaler Shunt 316
Postcholezystektomie-Syndrom 56
Posteriorinfarkt *538*
Poststreptokokken-Glomerulonephritis 23
Postsympathektomie 311
Postthrombotisches Syndrom 140, *142*

Postvagotomie-Syndrom 96, 123
Potenzstörung 291
Präalbumin, Differenzialdiagnose 587
Prader-Willi-Syndrom **6**, 371
Praecoma diabeticum 122
Präeklampsie 28, **297**
Präexzitationssyndrome 264
Pratt-Test 138
Pressstrahlgeräusch **239**, 252, 278
Primär biliäre Zirrhose 316
Primär sklerosierende Cholangitis 317, *318*
Primär-TBC 566
Prionenkrankheiten 41
Procalcitonin 593, 608
Progesteron-Rezeptor 608
Proglottiden 69
Progressive Muskeldystrophie 414
Proktitis **10**, 176
Prolaktin 608
Prolaktin-sezernierende Tumoren 210
Prostaglandinsynthesestörungen 80
Prostataadenom 33, **219**
Prostatakarzinom 33
Prostatitis 33, 153
Prothesendysfunktion 247
Pruritus 321
PS = Pulmonalstenose
PSA = prostataspezifisches Antigen 608
– Differenzialdiagnose 593
PSC = primär sklerosierende Cholangitis
Pseudo-Infarktzeichen 251
Pseudo-Obstruktion, intestinale 95
Pseudo-Polyglobulie 453
Pseudodemenz 86
Pseudohypertrophie 413
Pseudohypoparathyroidismus 560
Pseudomüdigkeit 405
Pseudomyxoma peritonei 370
Pseudoobstruktion, intestinale 121, 428
Pseudoperitonitis 63
Pseudorotz 166
Pseudotumor cerebri 340, 352, **535**
Pseudoxanthoma elasticum 70
Pseudozyanose 576, **583**
Psoas
– hämatom 66
– abszess 153
Psoriasis 485
– Arthritis 185, *190*
Psychogene
– Dyspnoe 105
– Schmerzen 514
Psychogener Rheumatismus 421
Psychosen 66, 200, 565
Psychosyndrom
– hirnorganisches 87
– akutes 90
Psychovegetative Fehlregulation 565

PTT 593, 608
Pulmonalareal 232
Pulmonale Hypertonie **103**, 235, 253
Pulmonalinsuffizienz **241**, 253, 279
Pulmonalisektasie 237
Pulmonalstenose **234**, 239, 253
Pulsionsdivertikel, epiphrenales 203
Pulsus
- celer et altus **252**, 274
- paradoxus **109**, 248, 253
- parvus et tardus 274
Pumpversagen 518
Punktion, transthorakale 380
Pupillenstörungen 470
Pupillenveränderungen 466
Pure red cell aplasia 20
Purpura
- thrombotisch-thrombozytopenische 24
- fulminans 82
- jaune d'ocre 142
- rheumatica 82
- Schoenlein-Hennoch 33, **66**, 135, 189
Pyelonephritis
- akute 64
- chronische 27, *223*
Pyramidenbahnzeichen 3

Q

Q-Fieber 169
Querschnittlähmung 311, **361**
- psychogene 362
Quervain-Thyreoiditis 509
Quick 594, 608
Quincke-Ödem 437, *439*

R

Rachitis 559
Radialisparese *543*
Radikuläre Schmerzen 514
Ratschow-Lagerungsprobe 126
Rattenbissfieber 166
Raynaud, Morbus
- primärer 129
- sekundärer 129
Raynaud-Phänomen **129**, 581, *582*
RDS = Reizdarmsyndrom
Rechtsherzbelastungszeichen 110
Rechtsherzdekompensation 243
Rechtsherzinsuffizienz **244**, 313
- akute 248
- chronische 252
Rechtsschenkelblock 233
Reentry-Tachykardie, paroxysmale junktionale 270
Reflexwolken 66
Reflux
- gastroösophagealer 49, **64**, 504
- hepato-jugulärer 109
Refluxkrankheit 566

Refluxnephropathie 33
Refluxösophagitis 175, 507, **567**
Refsum, Morbus 37, 39
4711-Regel 544
Regurgitation 44
Regurgitationsjet 238
Reifenstein-Syndrom 209, *211*
Reisediarrhö 93
Reiswasserstuhl 93
Reiter-Syndrom 186
Reithosen-Anästhesie 541
Reizdarmsyndrom **58**, 91, 93
Reizmagensyndrom 45
Reizmiosis 469
Rektale Untersuchung 2
Rektoskopie 9
- Hämorrhoiden 12
Rektum, schmerzhaftes 59
Rektumbiopsie 96
Rekurrenslähmung 224, *227*
REM-Schlaf-Parasomnien 494
Renale
- Hypertonie 292, *296*
- Osteopathie 327
Renin 608
Restless-legs-Syndrom 501
Restriktion, kardiale 519
Retentionsblase 371
Retikulohistiozytose 186
Retikulozyten 593, 608
Retinaödem 29
Retinopathie
- diabetische 534
- toxische 534
Retroperitoneal
- blutung 66
- fibrose **34**, 112
RG = Rasselgeräusche
Rhabdomyolyse **154**, 438
- auslösende Medikamente 424
- Nierenversagen 25
Rheumafaktor 593, 608
Rheumaknoten 383
- Lunge 382
Rheumatisches Fieber **154**, 185, 190
Rheumatismus, psychogener 421
Rheumatoide Arthritis **180**, *183*
Rhinophonie 550
Rhythmusstörungen, *siehe* Herzrhythmusstörungen
Rickettsia
- mooseri 169
- prowazekii 165, 169
Rickettsiosen **157**, 393
Riechstörung 193
Riedel-Struma 214
Riesenhämangiome 79
Riesenzellarteriitis 135, **184**, 535
Rigid-spine-Syndrom 414
Riley-Day-Syndrom 310
Rippenfraktur 566
Rippenusuren 223
Roemheld-Syndrom 567
Romberg-Zeichen 43
Röntgen, Abdomen-Übersicht 53

Rosai-Dorfman-Syndrom 160
Roseolen 164
Rotavirus 92
Röteln **156**, 392, 546
- exanthem *158*
Rotfärbung, Urin 217
Rotor-Syndrom 316
Rotz 166
Rückenmark
- Kompression *363*
- läsion 361
- Tumor *363*
Rückenschmerzen 471
- klinische Einordnung 477
- Übersicht 471
Rückfallfieber 165
Rückwärtsversagen 243
Ruhetremor 568, **569**
Ruhr 164
Rumpel-Leede-Test 77
Rumpfataxie 35
Rundatelektase 381
Rundherd, *siehe* Lungenrundherd 379
RV = rechter Ventrikel

S

S 1-Syndrom 364
Sézary-Syndrom 157
SA-Block 260, 262
- Mobitz 262
- Wenckebach 262
SAB = Subarachnoidalblutung
Sägezahn-Muster (Vorhofflattern) 270
Sakroileitis 480, *482*, **485**
Salmonellose **93**, 164, 393
Salven 273
Salzausreverlust 560
SAPHO-Syndrom 487, *490*
Sarkoidose 106, **187**, 385
- Gynäkomastie 209
- Lunge 383
Sarkom 398
Satoyoshi-Syndrom 413
Sauerstoffpartialdruck
- Differenzialdiagnose 593
- Messung, transkutane 127
Sauerstoffsättigung, Normwerte 595
Säuglings-Schlafapnoe 494
SCA = spinozerebelläre Ataxie
SCC = squamous cell carcinoma antigen
Schädel-Hirn-Trauma 88
Scharlach 149, *150*
Schatzki-Ring 507
Scheuermann, Morbus 487, *490*
Schichtarbeit 498, 503
Schilddrüsen
- karzinom 96
- vergrößerung 205, 207
Schistosoma haematobium 547
Schistosomiasis 74, **165**, 221
Schistozyten 16
Schlaf-Wach-Übergangsstörung 413, 494

Schlafapnoe-Syndrom

Schlafapnoe-Syndrom 499, **500**
– obstruktives 516
Schlafarchitektur 491
Schlafkrankheit 165
Schlaflähmung 494, 496
Schlaflatenztest 492
Schlaflosigkeit 499
Schlafphasen
– verzögerte 498
– vorverlagerte 498
Schlafprofil 492
Schläfrigkeit, siehe Schlafstörungen
Schlafstörung
– Hypersomnie 496
– Insomnie 499
– Müdigkeit 405
– Übersicht 491
Schlaftagebuch 491
Schlaftrunkenheit 494, 502
Schlafwandeln 494
Schlangengift 19
Schlatter, Morbus 182
Schleudertrauma 404
Schluckakt 504
– gestörter 200
Schluckauf, siehe Singultus
Schluckstörung 504
Schmeckstörung 197
Schmerzanamnese 513
Schmerzen
– Abdomen 52
– akutes Abdomen 52
– anal 9
– Bauch 52
– Differenzialdiagnose 513
– Extremitäten 124
– Mittelbauch 57
– neuropathische 514
– nozizeptive 514
– Oberbauch 54, 62
– Parametrien 59
– psychogene 514
– radikuläre 514
– Rektum 59
– Rücken 477
– somatisch 513
– Übersicht 513
– Unterbauch 58
– viszeral 513
Schmerzstörung, somatoforme 514
Schmerzsyndrom
– komplexes regionales (CRPS) 439
– radikuläres 64
Schmetterlingförmiges Erythem 76
Schmincke-Tumor 506
Schmorl-Knötchen 490
Scharchen 494, **515**
Schock 516
– anaphylaktischer 520
– endokriner 523
– extrakardialer zirkulatorisch-obstruktiver 519
– hypovolämischer 22, 521
– kardiogener 518
– Klassifikation 517
– neurogener 523
– septischer 520
– Verteilungs- 519

Schoenlein-Henoch, Morbus 27, 33, 82
Schulteramyotrophie, neuralgische 574
Schultergürtel-Kompressionssyndrom 132, 136
Schwäche, siehe Anämie
Schwangerschaft
– Anämie 13
– Hypertonie 296
– Hypotonie 308
– Ödeme 433
– Schock 520
– Virilisierung 300
Schwankschwindel 531
Schwannom 398
Schwarzwasserfieber 163
Schwellkörper-Injektionstestung 319
Schwermetalle 93
– intoxikation 89
– Nephropathie 29
– Tremor 570
Schwindel **524**
– Attacken 528
– benigner rezidivierender 528
– Dauerdreh- 530
– differenzialdiagnostisches Vorgehen 532
– epileptischer 528
– klinische Differenzierung 527
– Lage- 529
– okulärer 528
– peripher 529
– Übersicht 526
– vestibulärer 122
– zentral-vestibulär 529
Schwirren 252
Schwitzen
– nächtliches 503
– vermehrtes 286
SDA = Simultan-Doppelbildaufzeichnung
Seekrankheit 122
SEHCAT-Test 54
Sehnenfadenabriss 247
Sehstörungen 533
Seitenstrangangina 206
Sellink 69
Seminom 397
Sensibilitätsprüfung 4
Sensibilitätsstörung
– dissoziierte 539
– psychogene 540
Sensing-Defekt 263
Sepsis 163
– bakterielle 162
– Gonokokken 167
Septikämie, bakterielle 546
Sequester, Lunge 382
Serotonin 92
Serum-Amylase 608
Serum-Krankheit 161
Serumkrankheit 28, 135, **186**
Shear forces 16
Shigellen 93
Shunt, portokavaler 316
Shuntvitien 104
Shy-Drager-Syndrom 310
SIADH = Syndrom der inadäquaten ADH-Sekretion

Sialadenose 215
Sicca-Syndrom 215
Sichelzellanämie **19**, 26
Sichelzellen 15
Sideroachrestische Anämie 17
Sigmakarzinom 410
Sigmatismus 550
Silberstift-Phänomen 441
Siliko-Tuberkulose 449
Silikon-Arthropathie 186
Silikose 382
Singultus 543
Sinuatrialer Block 260
Sinubronchiales Syndrom 49
Sinusarrest 262
Sinusarrhythmie 273
Sinusbradykardie 262
Sinusitis 147, *148*
Sinusknoten-Syndrom 262
Sinustachykardie 267, 270
Sinusvenenthrombose **339**, 352
S_IQ_{III}-Typ 110
$S_IS_{II}S_{III}$-Typ 110
Situs inversus visceralis totalis 50
Sjögren-Syndrom **186**, 215
Skabies 323
Skalenussyndrom 137
SKIT = Schwellkörper-Injektionstestung
Sklerodermie 131, 134, **189**
Sklerosierung, subchondrale 182
Skoliose 254, 510
Skorbut 82
SMA = spinale Muskelatrophie
Small vessel vasculitis 135
Snail-trail-Läsionen 94
SO_2 (Sauerstoffsättigung), Normwerte 595
Sodbrennen, siehe Aufstoße
Somatostatin-Rezeptor-Szintigraphie 95
Somnolenz 334
Sonnenstich 305, 556
Sonographie, Abdomen 53
Soor *198*
Soor-Ösophagitis 175, 507, *511*
Sopor 334
SP = saure Phosphatase
Spannungskopfschmerz 350
Spannungspneumothorax 111, **282**, 519
Spasmophilie 225
Spätdumping **57**, 119
Spätpozential-EKG 258
Speichelstein 215
Sphärozyten 16
Sphärozytose **18**, 65
Sphinktermanometrie 9
Sphinktertonus, pathologischer 10
Spiculae 380
Spinalanästhesie 523
Spinalerkrankung, funikuläre 43
Spinalkanal, enger 483
Spiroergometrie 250
Splenomegalie 544

Syndrom

Spondylarthritis 481, **485**
- Röntgenbefund 480

Spondylarthrose 481, 483
- Röntgenbefund 480

Spondylitis 477, 481, **484**
- Röntgenbefund 480

Spondylitis ankylosans 184, 477, **485**
- New-York-Kriterien 482

Spondylodiszitis **484**, 489
- Röntgenbefund 480

Spondylose 483

Spondylosis
- deformans 481
- hyperostotica 483

Spontanfrakturen 324

Spontanpneumothorax 65, **282**

Sprache
- explosive 550
- skandierende 35, **550**

Sprachstörungen 549

Sprechstörungen 549

Sprue 95

Sputum 46

Sputumdiagnostik 47

SSPE= subakut sklerosierende Panenzephalitis

SSS = Sinusknotensyndrom

ST-Hebung 247, 251

Stadieneinteilung, Herzinsuffizienz 243

Stammeln 550

Stammfettsucht 5

Standard-Bikarbonat
- Differenzialdiagnose 594
- Normwerte 595

Standataxie 35

Staphylokokken, Myositis 418

Staphylococcus-aureus
- Enterokolitis 92
- Enterotoxin 92

Status
- asthmaticus 578
- epilepticus 340

Staufer-Syndrom 219

Stauung, pulmonale 50, 284

Stauungsgastritis 243

Stauungsgastropathie 122

Stauungsinsuffizienz 109

Stauungsleber 313
- akute 57

Stauungslunge, kardiale 48, 50

Stauungspapille 535, 537

Stauungssyndrom, chronisch venöses 140

STD = sexual transmitted diseases 10

STH (GH) 609

Stein-Leventhal-Syndrom 7, 300, 370

Stiff-man-Syndrom 415

Still, Morbus 181, 184, 393, 547

Stimmband
- asymmetrie 224
- fibrom 224
- karzinom 224, 227

Stimmbruch 227

Stimmfremitus, abgeschwächter 111

Stimmlippenpapillom 227

Stimmritzenspasmus 225

Stimmveränderungen 223

Stimmverlust 223

Stimulation, vagale 258

Stirnhöhlenabszess 194

Stirnhöhlenabzess 196

Stokes-Kragen 109

Stolpern 118

Stomatitis aphthosa 206

Stottern 550

Strahlen-
- Osteomyelitis 326
- Enterokolitis 177
- Nephritis 30
- Zystitis 221

Streptokokken, Myositis 418

Stressechokardiographie 110

Striae rubrae distensae 6

Stridor 376

Strikturen 427
- kongenitale 34
- nach Bestrahlung 508
- nach Operationen 508
- nach Verätzung 508
- nach Verbrennungen 508

Struma 8, 509
- retrosternale 111, 399
- nodosa 207
- Riedel 214

Strumektomie, Rekurrensparese 227

Strümpell-Zeichen 4

Stuhlfarbe 312

Stuhlfett 609

Stuhlfrequenz 91

Sturz 551
- plötzlicher 118

Sturzanfall, psychogener 119

Sturzneigung 115

Subarachnoidalblutung 339, 343

Subclavian-Steal-Syndrom 118

Subdurales Hämatom 339

Subileus 371

Subvigilanz-Syndrom 495

Sudeck, Morbus 439, **444**

Sulfhämoglobinämie 583

Suprasellare Tumoren 194

SVA = supraventrikuläre Arrhythmien

SVES = supraventrikuläre Extrasystolen

SVT = Sinusvenenthrombose

Swinging heart 110

Swinging-flashlight-Test 466

Syndrom
- Brown-Séquard 542
- A. mesenterica sup. 121
- Adie 466
- adrenogenitales 300, 301
- afferent loop 57
- Alport 27
- Alström 6
- Antikörpermangel 94
- Argyll-Robertson 469
- Barraquer-Simons 31
- Benedikt 36
- Bernard-Soulier 80
- blind loop 57
- Budd-Chiari 55, 315
- Castleman 161, 388
- chronic fatigue syndrome 406
- Churg-Strauss 73
- Costen 352
- Crigler-Najjar 313
- Cushing 6, 302, 370
- der dünnen Basalmembranen 30
- der ersten Rippe 137
- der verzögerten Schlafphasen 498
- der vorverlagerten Schlafphasen 498
- Dressler 452
- Dubin-Johnson 316
- Dumping 57
- Ehlers-Danlos 175
- Eosinophilie-Myalgie 419
- Fanconi 81
- Fibromyalgie 502
- Fröhlich 6
- Gallensäureverlust 96
- Gardner 176
- Gastrocnemius 143
- Goodpasture 73
- grey platelet 80
- Halsrippe 137
- hämolytisch urämisch 79
- HELLP 79
- hepatorenales 22
- Horner 469
- Hyper-IgD 392
- hyperkinetisches Herzsyndrom 239, 255
- immotile Zilien 50
- Kaplan 187
- Karotissinus 263
- Karzinoid 95
- Kasabach-Merritt 79
- Kawasaki 157, 159, 185
- Kikuchi 160
- Klinefelter 7, 209
- Kohlmeier-Degos 135
- Kurzdarm 95
- Lawrence-Moon-Bardet-Biedl 6, 30
- Löfgren 184
- Louis-Bar 37, 39
- Low-T3 228
- Malabsorption 45
- Mallory-Weiss 174
- McCune-Albright 330
- Meigs 370
- Melkersson-Rosenthal 437
- metabolisches 367
- Mikulicz 215
- Morgagni-Morel 371
- Moschkowitz 157
- Muckle-Wells 30, 171
- Nagel-Patella 30
- Nanne-Meige-Milroy 438
- nephrotisches 369, 433, 435
- Noonan 439
- obstruktives Schnarchen 516
- Ogilvie 95
- Overlap (Schnarchen) 516
- Paget-von-Schroetter 111, 139, 142
- paraneoplastisches 311
- PCO 300
- periodische Bewegungen 502
- Peutz-Jeghers 176

Synkope

- Pickwick 501
- Postcholezystektomie 56
- postoperativ 56
- postthrombotisches 140, *142*
- Postvagotomie 96
- Prader-Willi 6, 371
- Raynaud 129
- Reifenstein 209, 211
- Reizdarm 93
- Reizmagen 45
- Restless legs 501
- rigid spine 414
- Riley-Day 310
- Roemheld 567
- Rosai-Dorfman 160
- Rotor 316
- SAPHO 487, 490
- Satoyoshi 413
- Schlafapnoe 499–500, 516
- Shy-Drager 310
- sinubronchiales 49
- Sinusknoten 262
- Staufer 219
- Stein-Leventhal 370
- stiff-man 415
- Sudeck 439
- Taussig-Bing 580
- Thoracic-outlet 136
- Tibialis-anterior 128
- Tietze 566
- upper airway resistance 516
- urämisches 310
- Verner-Morrison 97
- von-Willebrand-Jürgens 81
- Wallenberg 36
- WDHA 97
- Wiskott-Aldrich 78

Synkope 551
- emotionale 554
- situationsbedingt 305, **554**
- vagovasal 119, 304, **554**
- vestibuläre 119

Synovialom 182
Synovitis, villonoduläre 182
Syphilis, *siehe* Lues
Syringobulbie 542
Syringomyelie 311, *363*

T

Tabes dorsalis 63, **310**
Tablettenulzera 508
Tachyarrhythmie 264
- ventrikuläre 247

Tachykardie
- atriale **252**, 267
- bei ALB 270
- breiter QRS-Komplex 269
- ektop atriale 270
- Herzrhythmusstörung 558
- Reentry- 270
- schmaler QRS-Komplex 268
- supraventrikuläre **267**, 271
- Torsade-de-pointes 271
- ventrikuläre **252**, 267, 271

Tachypnoe
- neurogene 495
- schlafgebundene neurogene 498
- *siehe auch* Dyspnoe 558

Tacrolimus-Toxizität 31
Tagesschläfrigkeit 496, 500
Takayasu-Arteriitis 135
Tanner-Stadium 207
Targetzellen 16
Taussig-Bing-Syndrom 580
TCD = transcranielle Dopplersonographie
TdP = Torsade-de-pointes-Tachykardie
Tear drops 16
TEE = transösophageale Echokardiographie
Teerstuhl **67**, 173
Teleangiektasien 134
Temperaturdifferenz, rektalaxilläre 58
Temporallappenprozesse 195
Tender points 420, *423*
Tendomyopathien, generalisierte 420
Tenosynovitis pigmentosa 182
Tensilontest 366
Teratom 397
Testosteronwirkung, reduzierte 209
Tetanie 412, **558**
Tetanus 507
Tetraparese 355
TGA = Transposition der großen Arterien
TGB = Thyreoglobulin
Thalamus-Läsion 539
Thalassämie **17**, 181
[201]Thallium-Myokardszintigraphie 250
Thalliumintoxikation 225
Thiaminmangel 89
Thoracic-outlet-Syndrom 136
Thorakoskopie, videoassistierte 380
Thorakotomie 380
Thorax, klinische Untersuchung 1
Thoraxdeformität 103
Thoraxschmerzen **561**, 563
- kardiale Ursachen 563
- nicht kardiale Ursachen 565

Thrombangiitis obliterans 128, *131*, **134**
Thrombasthenia Glanzmann-Nägeli 80
Thrombinzeit 594, 609
Thromboplastinzeit 609
Thrombophlebitis 138, *141*
Thrombophiliediagnostik 597
Thrombose 63
- A. basilaris 359
- Beckenvenen 59
- Hirnvenen 339
- Lebervenen 315
- mesenterial 58
- Milzvene 80, 548
- Nierenvene 24, 26, 220
- perianal 10, 12
- Pfortader 80, 369, 548
- Sinusvenen 339
- V. axillaris 139
- V. cava 24
- V. cava inf. 370
- V. cava sup. 113

- V. femoralis 142
- V. iliaca 142
- V. subclavia 111, **139**

Thrombotisch-thrombozytopenische Purpura 24
Thrombozyten, Differentialdiagnose 594
Thrombozytopathie 76, **77**
Thrombozytopenie 76, **78**
- heparininduzierte 79
- medikamentös induziert 78
- Petechien 77

Thrombozytose 594
Thymom 112, **397**
Thymustumor 455
Thyreoiditis
- akute 509
- de Quervain 214

Thyreotoxikose **341**, 344
TI = Trikuspidalinsuffizienz
TIA 26
TIA = transitorisch ischämische Attacke
Tibialis-anterior-Syndrom 128
Tiefschlafstadium 492
Tietze-Syndrom 566
Todt-Parese 116
Tomakulöse Neuropathie 461
Tonsillarabszess 506
Tonsillenkarzinom 506, *510*
Tonsillenulkus 150
Tonsillitis 506
Tonusverlust 551
Torsade-de-pointes-Tachykardie 271
Torticollis spasmodicus *474*
TÖT = Trikuspidalöffnungston
Tourniquet-Syndrom 143
Toxic-shock-Syndrom 149
Toxokariasis 170
Toxoplasmose **160**, 393, 547
- Enzephalitis 147

TPA = tissue polypeptide antigen
TPS = tissue polypeptide specific antigen
Trachealstenose 103
Tracheitis **151**, 565
Tracheobronchiale Fistel 50
Tracheobronchitis 48
Traktionsdivertikel 508
Transferrin, Differentialdiagnose 594
Transglutaminase-AK 45
Transplantat
- Arterienstenose/-verschluss 31
- Infektion 31
- insuffizienz (nach HTx) 248
- vaskulopathie 31
- Venenthrombose 32

Transposition der großen Arterien **280**, 580
Transsudat 101, 447, **451**
Traumata 565
Traveller's thrombosis 139
Tremor 568
- Aktions- 570
- auslösende Medikamente 571
- essenzieller 569

– feinschlägiger 89
– flapping 570
– Halte- 569
– Intentions- 570
– Ruhe- 569
– seniler 570
Trendelenburg-Test 138
Trichinose **165**, 201
Trigeminusneuralgie 352
Triggerpunktsyndrom 514
Triglyzeride 595, 609
Trikuspidal
– areal 232
– atresie 276
– insuffizienz **239**, 240, 253
– stenose 233, **238**, 241
Trommelschlegelfinger 99, 231, *280*
Tropheryma whippelii 96
Troponin 595, 609
Trousseau-Zeichen 558
Truncus arteriosus communis **278**, 580
Trypanosomiasis 393
TS = Trikuspidalstenose
TSH 594, 609
TTE = transthorakale Echokardiographie
TTP = Thrombotisch-thrombozytopenische Purpura
Tuberkulintest 380
Tuberkulose **49**, 73, 75, 382
– Arthritis 181, 187
– chronische 578
– Darm 428
– Kaverne 379
– Lunge *75*
– Lymphknoten 160
– Nephritis 27, 32
– Nieren/Harnwege 221
– Osteomyelitis 329
– Ureter 34
Tularämie **161**, 166
Tumeszenz, penile 319
Tumor-/Infektanämie **13**, 16
Tumor
– androgenbildend 300
– endokrin 396
– neurogen 398
– Nierenbecken 34
– Okzipitallappen 538
– spinal 44
– Ureter 34
Tumorlysesyndrom 560
Tumormarker 571, **604**
– Empfehlungen zum diagnostischen Einsatz 609
Tüpfelung, basophile 16
Turner-Syndrom 439
Tuschefärbung 168
Typhus abdominalis **164**, 546

U

Überbelastung 420
Übererhährung 6
Uhrglasnägel 231, *280*
Ulcus
– arteriosum 144
– cruris 131, **140**, *143*, **144**
– duodeni 174
– haematopoeticum 144
– infectiosum 144
– lymphaticum 144
– neoplasticum 144
– trophoneuroticum 144
– venosum 144
– ventriculi 174
Ulkus
– nicht perforiert 55
– peptisches 566
– perforiert 55
– trophisches *462*
üLT = überdrehter Linkstyp
Undines-Fluch-Syndrom 494
Unterbauchschmerzen 58
Unterkühlung 342
Untersuchung
– internistische 1
– neurologische 2
UÖS = unterer Ösophagussphinkter
Upper-airway-resistance-Syndrom 516
Urämie **122**, 310
– Polyneuropathie 459
Uratnephropathie 189
Ureter
– abgangsstenose 34, *475*
– konkremente 64
– stenose 34
– Tuberkulose 34
Ureterozele 221
Urethra-Stenose 34
Urethritis 220
Urin, Rotfärbung 217
Uringewicht 609
Urobilinogen 312
Urogenital-Tbc 221
Urogramm 222
Uroporphyrinogen-Synthese-Mangel 147
Urtikaria *158*
Uteruskarzinom 34

V

V. femoralis, Thrombose 142
V. iliaca, Thrombose 142
V. subclavia, Verschluss 142
VA = ventrikuläre Arrhythmien
Vagale Stimulation 258
Valsalva-Manöver 553
Vaquez-Osler-Krankheit 453
Varikosis 141, *309*
Varizellen **156**, 392
– exanthem 158
– pneumonie 383
Varizen 175
Vaskulitis **128**, **131**, **135**
Vaskulopathie 77
Vasopression-Derivate, Überdosierung 434
Vasovagale Synkope 304
VBI = vertebrobasiläre Insuffizienz
Vena-cava-inferior-Thrombose 370
Vena-cava-superior-Thrombose 113
Venendruck 110
Venenkatheter-Infektion 167
Venenkollaps, doppelter 253
Venenthrombose 436
Ventrikel, singulärer 580
Ventrikeleinbruch 404
Ventrikelerweiterung 42
Ventrikelseptumdefekt 239, **252**, 276
– mit pulmonaler Hypertonie 580
Ventrikelseptumruptur 247
Ventrikelvergrößerung
– links 277
– rechts 279
Verbrauchskoagulopathie 79
Vergrößerung
– linker Ventrikel 277
– rechter Ventrikel 279
Verner-Morrison-Syndrom 97
Verschlucken, schlafgebundenes 494
Verschluss, akuter arterieller 127
Verschlusserkrankung, arterielle 132
Verstopfung, *siehe* Obstipation
Vertebralisdissektion 351
Verteilungsschock 519
Vertigo, *siehe* Schwindel
Verwirrtheit, *siehe* Desorientiertheit
Vestibularisnerv-Kompression 529
VHF = Vorhofflimmern
Vibrio cholerae 93
Vigilanzminderung 201
Viren, neurotrope 402
Virilisierung 297
Virilismus 301
Virushepatitis, chronische 314
Vitamine, Normwerte 609
Vitamin-B$_1$, Mangel 459
Vitamin-B$_6$, Mangel 459
Vitamin-B$_{12}$, Mangel **18**, 459
Vitamin-C, Mangel 82
Vitamin D, Differenzialdiagnose 595
Vitamin-E, Mangel 460
Vitamin-K, Mangel 81
Vogelzüchterlunge 156
Vollmondgesicht 6
Volumenüberlastung, linksventrikuläre 237
Volvulus 58
Von-Willebrand-Jürgens-Syndrom 81
Vorhof-Myxom 554
Vorhofflattern 267, 270, **273**
Vorhofflimmern 267, 270, **273**
Vorhofseptumdefekt 234, **239**, 253
– mit pulmonaler Hypertonie 580
Vorhofvergrößerung, links 275
Vorwärtsversagen 243
VT = ventrikuläre Tachykardie

W

Wachstadium 492
Wadenkrämpfe, nächtliche 494, 502

Waist-hip-ratio

Waist-hip-ratio 368
Waldenström, Morbus 80
Wallenberg-Syndrom 36
Watschelgang 414
WDHA-Syndrom 97
Webs und Ringe 205
Wegener, Morbus **73**, *75*, 135
Werlhof, Morbus 79
Wernicke-Aphasie 549
Wernicke-Enzephalopathie 89
Westermark-Zeichen 244
Whipple, Morbus 96, **189**, *191*
Wilson, Morbus **188**, **316**, *318*
Windpocken 156, *158*
Winiwarter-Buerger, Morbus 128
Winkelblockglaukom *467*
Wirbelkanal, enger 483
Wirbelmetastasen 361
Wirbelsäulen-Sinterung 64
Wiskott-Aldrich-Syndrom 78
Witwenbuckel 324
WPW = Wolff-Parkinson-White-Syndrom
Wurmeier 69
Wurstfinger 185, 190
Wurzelläsion **364**, 540, *543*
Wüstenrheumatismus 547

X

Xanthinsteine 219
Xanthopsie 93
Xenodiagnose 170
Xerostomie 204

Y

Yersiniose 389

Z

Zahnabszess 147
Zahnerkrankung 200
Zeckenstich 418
Zeek-Vaskulitis 135
Zehengangrän 131
Zeitzonenwechsel 503
Zenker-Divertikel 205, *206*, 507
Zentraler endobronchialer Tumor 102
Zentralisation 109
Zentromedulläre Prozesse 542
Zephalgie, *siehe* Kopfschmerzen
Zerebrale Insulte 506
Zervikale Myelopathie 361, 541
Zervix-Ca 34
Zilien, immotile 50
Zirrhose, primär biliäre 316
Zittern, *siehe* Tremor
Zöliakie 95
ZOPS = Zeit, Ort, Person, Situation
Zoster 63, 566
Zottenatrophie 95
Zungen
– atrophie *416*
– biss 116
– fissur 437
– grundkarzinom 205
– papillen, Atrophie 17
Zwerchfell
– fixation 575
– hernie 574
– hochstand 105, 375, **573**
– ruptur 573
– tumor 574
Zyanose
– periphere 576, **580**
– zentrale 576, **577**
Zyste
– bronchogene 382
– Echinokokken 203
– Mediastinum 397
Zystinsteine 219
Zystitis 64, 221
Zystizerkose 201
Zytomegalie 32, **160**, 393
Zytopathien, mitochondriale 37

Bildnachweis

(Abb.-Nr. in Checkliste XXL Differenzialdiagnose ≙ Abb.-Nr. in Original-Werk)

aus Arnold W, Ganzer U, Checkliste Hals-Nasen-Ohren-Heilkunde, 3. Aufl. Stuttgart: Georg Thieme; 1999: Abb. 115 = Abb. 65/ Farbtafel 16; Abb. 119 = S. 76/77 (modifiziert); Abb. 120 = Abb. 51/ Farbtafel 12; Abb. 123 = Abb. 56 a+b/ Farbtafel 13; Abb. 282 = S. 96/97 (modifiziert)

aus Baenkler H-W, et al., Duale Reihe Innere Medizin, 1. Aufl. Stuttgart: Georg Thieme; 2001: Abb. 2 = Abb. F-32; Abb. 4 = Abb. F-39 a; Abb. 5 = Syn. H-31; Abb. 7 = Syn. H-31; Abb. 9 = Syn. H-31; Abb. 23 = Abb. H-2 a; Abb. 28 = Abb. H-48; Abb. 37 = Abb. C-18; Abb. 38 = Syn. C-24 e; Abb. 39 = Syn. C-31 a; Abb. 48 = Abb. H-26; Abb. 49 = Abb. C-11 a+b; Abb. 50 = Abb. C-32 a+b; Abb. 52 = Syn. C-48 a; Abb. 55 = Abb. J-20 a; Abb. 57 = Abb. A-17 a+b; Abb. 83 = Syn. C-19 b; Abb. 85 = Abb. J-1 a; Abb. 97 = Abb. F-2 a+b; Abb. 106 = Abb. I-24; Abb. 112 = Abb. F-45 a; Abb.113 = Abb. F-41 b; Abb. 126 = Abb. A-33 a+b; Abb. 130 = Abb. A-37 a+b; Abb. 134 = Abb. A-21; Abb. 147 = Abb. C-36 a+b; Abb. 153 = Abb. F-34; Abb. 158 = Abb. H-39; Abb. 194 = Syn. C-24 a; Abb. 195 = Syn. C-40 a; Abb. 196 = Syn. C-33 a; Abb. 197 = Syn. C-38 a+b; Abb. 200 = Abb. I-20 a; Abb. 208 = Syn. C-50 a+c; Abb. 211 = Abb. C-39 a+b; Abb. 216 = Abb. H-27; Abb. 246 = Syn. J-6 links unten; Abb. 277 = Abb. N-6; Abb. 300 = Abb. K-2 a

aus Berghaus A, Rettinger G, Böhme G, Duale Reihe Hals-Nasen-Ohren-Heilkunde, 1. Aufl. Stuttgart: Georg Thieme; 1996: Abb. 69 = Abb. C-44 a; Abb. 73 = Abb. D-40; Abb. 101 = Abb. C-57 a; Abb. 102 = Abb. C-51 a+b; Abb. 108 = Abb. D-12 a; Abb. 109 = Abb. D-38; Abb. 121 = Abb. G-23; Abb. 273 = Abb. 49

aus Böhmeke Th, Checkliste Echokardiographie, 3. Aufl. Stuttgart: Georg Thieme; 2001: Abb. 278 = Abb. 417 + 418

aus Burk A, Burk R, Checkliste Augenheilkunde, 2. Aufl. Stuttgart: Georg Thieme; 1999: Abb. 159 = Abb. 25/ Farbtafel 5; Abb. 184 = Abb. 143 a; Abb. 254 = S.33 (modifiziert); Abb. 283 = Abb. 40/Farbtafel 7; Abb. 284 = Abb. 67/Farbtafel 12; Abb. 286 = Abb. 43/Farbtafel 8; Abb. 287 = Abb. 65/Farbtafel 11

aus Füeßl HS, Middeke M, Duale Reihe Anamnese und klinische Krankenuntersuchung, 2. Aufl. Stuttgart: Georg Thieme; 2002: Abb. 12 = Abb. B-1.35; Abb. 44 = Abb. A-15.4 b; Abb. 61 = Abb. B-1.56; Abb. 64 = Abb. C-5.9 b; Abb. 67 = Abb. B-1.48; Abb. 68 = Abb. B-1.65; Abb. 114 = Abb. B-1.24; Abb. 156 = Abb. B-1.29; Abb. 157 = Abb. B-1.2; Abb. 161 = Abb. B-1.30; Abb. 202 = Abb. B-1.42; Abb. 209 = Abb. B-1.59; Abb. 221 = Abb. B-1.18; Abb. 229 = Abb. B-1.46; Abb. 230 = Abb. B-1.8; Abb. 232 = Abb. B-1.34; Abb. 233 = Abb. B-1.75; Abb. 237 = Abb. B-1.45; Abb. 245 = Abb. A-16.3 b; Abb. 251 = Abb. B-1.7; Abb. 285 = Abb. B-1.64; Abb. 301 = Abb. B-1.72; Abb. 302 = Abb. B-1.51

aus Grabensee B, Checkliste XXL Nephrologie, 2. Aufl. Stuttgart: Georg Thieme; 2002: Abb. 13 = Abb. 82 a+b; Abb. 14 = Abb. 73; Abb. 15 = Abb. 65; Abb. 118 = Abb. 21; Abb. 149 = Abb. 25

Bildnachweis

aus Grehl H, Reinhardt F, Checkliste Neurologie, 2. Aufl. Stuttgart: Georg Thieme; 2002: Abb. 1 = Abb.2; Abb. 177 = Abb. 44 + 45; Abb. 178 = Abb. 55; Abb. 186 = Abb. 58 a+b; Abb. 189 = Abb. 72; Abb. 265 = Abb. 71 a+b

aus Greten H, Innere Medizin, 11. Aufl. Stuttgart: Georg Thieme; 2002: Abb. 24 = Abb. 4.10; Abb. 128 = Abb. 7.4; Abb. 129 = Abb. 7.6; Abb. 131 = Abb. 7.12

aus Hahn JM, Checkliste Innere Medizin, 3. Aufl. Stuttgart: Georg Thieme; 2000: Abb. 71 = Abb. 30/ Farbtafel 11; Abb. 74 = Abb. 81 + 82; Abb. 75 = Abb. 32/ Farbtafel 12; Abb. 80 = Abb. 21/ Farbtafel 8; Abb. 145 = Abb. 62 + 63; Abb. 192 = Abb. 80; Abb. 193 = Abb. 83; Abb. 216 = Abb. 14/ Farbtafel 6; Abb. 217 = Abb. 15/ Farbtafel 6; Abb. 236 = Abb. 16/ Farbtafel 1; Abb. 279 = Abb. 6/Farbtafel 3

aus Hahn JM, Checkliste Innere Medizin, 4. Aufl. Stuttgart: Georg Thieme; 2003: Abb. 303 = Abb. 54; Abb. 304 = Abb. 94

aus Hamm ChW, Willems S, Checkliste EKG, 2. Aufl. Stuttgart: Georg Thieme; 2001: Abb. 135 = Abb. 148

aus Hauri D, Jaeger P, Checkliste Urologie, 4. Aufl. Stuttgart: Georg Thieme; 2000: Abb. 117 = Abb. 27

aus Helmreich-Becker I, Lohse AW, Checkliste Gastroskopie, 1. Aufl. Stuttgart: Georg Thieme; 1999: Abb. 22 = Abb. 72; Abb. 27 = Abb. 77; Abb. 29 = Abb. 90; Abb. 58 = Abb. 76 a+b; Abb. 87 = Abb. 101 a+b; Abb. 88 = Abb. 73 a+b; Abb. 89 = Abb. 71 a; Abb. 275 = Abb. 57; Abb. 296 = Abb. 55 a+b

aus Jung EG, Moll I, Duale Reihe Dermatologie, 5. Aufl. Stuttgart: Georg Thieme; 2003: Abb. 6 = Abb. 20.6; Abb. 8 = Abb. 20.9 a+b; Abb. 40 = Abb. 5.1 a; Abb. 63 = Abb. 5.8 a; Abb. 81 = Abb. 7.36; Abb. 154 = Abb. 20.2; Abb. 162 = Abb. 4.8 b; Abb. 163 = Abb. 4.10 a; Abb. 164 = Abb. 7.55; Abb. 165 = Abb. 7.53 a; Abb. 222 = Abb. 7.38 a+b; Abb. 223 = Abb. 5.9 a+b; Abb. 234 = Abb. 4.20

aus Kremer B, Henne-Bruns D, Düring M, Duale Reihe Chirurgie, 1. Aufl. Stuttgart: Georg Thieme; 2001: Abb. 30 = Abb. A-10.3 b; Abb. 31 = Abb. A-10.12 a; Abb. 32 = Abb. B-24.24 a+b; Abb. 35 = Abb. B-6.22 a; Abb. 36 = Abb. B-4.6 a; Abb. 59 = Abb. B-24.12 a+b; Abb. 65 = Abb. A-8.9; Abb. 66 = Abb. B-24.43 + B-24.44 a; Abb. 100 = Abb. B-31.39; Abb. 104 = Abb. B-1.12 a; Abb. 107 = Abb. B-1.11 a; Abb. 160 = Abb. B-8.9; Abb. 187 = Abb. B-31.77; Abb. 188 = Abb. B-31.43; Abb. 210 = Abb. B-2.3; Abb. 225 = Abb. B-6.14; Abb. 226 = Abb. B-6.4; Abb. 228 = Abb. B-6.10; Abb. 235 = Abb. A-3.10; Abb. 238 = Abb. B-27.29; Abb. 239 = Abb. B-26.15; Abb. 243 = Abb. B-26.19; Abb. 276 = Abb. B-13.7 a; Abb. 289 = Abb. B-31.81; Abb. 293 = Abb. B-24.22; Abb. 294 = Abb. B-24.19; Abb. 298 = Abb. B-23.7 b

aus Lorenz J, Checkliste Pneumologie, 1. Aufl. Stuttgart: Georg Thieme; 1998: Abb. 54 = Abb. 3.9; Abb. 77 = Abb. 45; Abb. 84 = Abb. 27; Abb. 86 = Abb. 29; Abb. 155 = Abb. 23; Abb. 198 = Abb. 43; Abb. 199 = Abb. 44; Abb. 241 = Abb. 53; Abb. 242 = Abb. 54

aus Masuhr KF, Neumann M, Duale Reihe Neurologie, 4. Aufl. Stuttgart: Georg Thieme; 1998: Abb. 18 = Abb. 89; Abb. 19 = Abb. 67; Abb. 20 = Abb. 34 b; Abb. 21 = Abb. 74 b; Abb. 43 = Abb. 58 a+b; Abb. 45 = Abb. 36; Abb. 174 = Abb. 35; Abb. 175 = Abb. 122 a; Abb. 176 = Abb. 121 a; Abb. 185 =

Abb. 129 b; Abb. 190 = Syn. 96 d; Abb. 213 = Abb. 76 unten; Abb. 218 = Abb. 72; Abb. 219 = Abb. 10 a+b; Abb. 220 = Abb. 27 b; Abb. 248 = Abb. 152; Abb. 253 = Abb. 7 a; Abb. 255 = Abb. 6; Abb. 274 = Abb. 155 + 156; Abb. 280 = Abb.102 a; Abb. 288 = Abb. 129 d; Abb. 290 = Abb. 141; Abb. 291 = Abb. 145 d; Abb. 297 = Abb. 150

aus Merkle W, Duale Reihe Urologie, 1. Aufl. Stuttgart: Georg Thieme; 1997: Abb. 17 = Syn. G-3; Abb. 116 = Abb. G-10 + G-11; Abb. 259 = Abb. L-9a

aus Möller HJ, Laux G, Deister A, Duale Reihe Psychiatrie und Psychotherapie, 2. Aufl. Stuttgart: Georg Thieme; 2001: Abb. 42 = Abb. 4.74

aus Möller T, Reif E, Diagnostische Radiologie des Thorax, 1. Aufl. Stuttgart: Georg Thieme; 1997: Abb. 25 = Abb. 36; Abb. 26 = Abb. 31

aus Mummenthaler M, Mattle H, Neurologie, 11. Aufl. Stuttgart: Georg Thieme; 2002: Abb. 256 = Abb. 9.21

aus Neurath M, Lohse A, Checkliste Anamnese und klinische Untersuchung, 1. Aufl. Stuttgart: Georg Thieme; 2002: Abb. 3 = Abb. 59; Abb. 10 = Abb. 7; Abb. 41 = Abb. 8 a+b; Abb. 53 = Abb. 119; Abb. 76 = Abb. 113; Abb. 105 = Abb. 5; Abb. 110 = Abb. 58 a+b; Abb. 125 = Abb. 6; Abb. 144 = Abb. 10 a; Abb. 179 = Abb. 60; Abb. 191 = Abb. 103 a+b; Abb. 231 = Abb. 172 a+b

aus Niethard FU, Pfeil J, Duale Reihe Orthopädie, 3. Aufl. Stuttgart: Georg Thieme; 1997: Abb. 167 = Abb. B-3.2 b; Abb. 168 = Abb. B-6.2; Abb. 169 = Abb. B-6.9; Abb. 170 = Abb. F-31 b; Abb. 172 = Syn. B-6.9 b+c; Abb. 173 = Abb. B-6.10 d+e; Abb. 268 = Abb. C-1.24 rechts

aus Pfleiderer A, Breckwoldt M, Martius G, Gynäkologie und Geburtshilfe, 3. Aufl. Stuttgart: Georg Thieme; 2000: Abb. 151 = Abb. 5.25 a+b

aus Poeck K, Hacke W, Neurologie, 10. Aufl. Berlin: Springer; 1998: Abb. 257 = Abb. 23.2 a+b

aus Probst R, Iro H, Grevers G, Hals-Nasen-Ohren-Heilkunde, 1. Aufl. Stuttgart: Georg Thieme; 2000: Abb. 103 = Abb. 4.14; Abb. 122 = Abb. 17.25

aus Reinwein D, Benker G, Jockenhövel F, Checkliste Endokrinologie und Stoffwechsel, 4. Aufl. Stuttgart: Georg Thieme; 2000: Abb. 148 = Abb. 25 a+b

aus Riede UN, Schaefer HE, Allgemeine und spezielle Pathologie, 4. Aufl. Stuttgart: Georg Thieme; 2001: Abb. 204 = Abb. 10.20

aus Sachsenweger M, Duale Reihe Augenheilkunde, 2. Aufl. Stuttgart: Georg Thieme; 2003: Abb. 252 = Abb. 12.13 a

aus Schmidt G, Checkliste Sonographie, 2. Aufl. Stuttgart: Georg Thieme; 1999: Abb. 16 = Abb. 335 a; Abb. 33 = Abb. 117 a+b; Abb. 34 = Abb. 106 a; Abb. 201 = Abb. 431; Abb. 203 = Abb. 432; Abb. 205 = Abb. 427; Abb. 207 = Abb. 424; Abb. 240 = Abb. 367; Abb. 244 = Abb. 461; Abb. 258 = Abb. 215 + 216; Abb. 292 = Abb. 252

aus Schmidt G, Sonographische Differenzialdiagnose, 1. Aufl. Stuttgart: Georg Thieme; 2001: Abb. 212 = Abb. 1.19 a; Abb. 214 = Abb. 8.15 a+b

Bildnachweis

aus Schmidt KL, Checkliste Rheumatologie, 2. Aufl. Stuttgart: Georg Thieme; 2000: Abb. 90 = Abb. 65; Abb. 91 = Abb. 36; Abb. 92 = Abb. 60 a+b; Abb 93 = Abb. 45; Abb. 94 = Abb. 46; Abb. 95 = Abb. 49 a+b; Abb. 96 = Abb. 64; Abb. 262 = Abb. 47 b; Abb. 263 = Abb. 13 a+b; Abb. 264 = Abb. 14 a+b; Abb. 266 = Abb. 70 a+b

aus Schuster HP, Trappe HJ, EKG-Kurs für Isabel, 3. Aufl. Stuttgart: Georg Thieme; 2001: Abb. 137 = Abb. 38 (modifiziert); Abb. 138 = Abb. 39–41 (modifiziert); Abb. 139 = Abb. 42 (modifiziert)

aus Siegenthaler W, Differentialdiagnose innerer Krankheiten, 18. Aufl. Stuttgart: Georg Thieme; 2000: Abb. 215 = Abb. 24.2

aus Sitzmann FC, Duale Reihe Pädiatrie, 2. Aufl. Stuttgart: Georg Thieme; 2002: Abb. 70 = Abb. 16.15 a+b; Abb. 72 = Abb. 16.14 a+b; Abb. 78 = Abb. 16.11 b; Abb. 79 = Abb. 16.10; Abb. 82 = Abb. 15.17 b; Abb. 99 = Abb. 14.35; Abb. 127 = Abb. 12.7; Abb. 132 = Abb. 12.9; Abb. 146 = Abb. 11.11; Abb. 171 = Abb. 20.34; Abb. 206 = Abb. 16.9; Abb. 227 = Abb. 10.14 a+c; Abb. 269 = Abb. 20.24

aus Sterry W, Paus R, Checkliste Dermatologie, 4. Aufl. Stuttgart: Georg Thieme; 2000: Abb. 166 = Abb. 32 a+b

aus Sturm A, Reidemeister JCh, Checkliste Angiologie, Hypertonie, Hypotonie, 3. Aufl. Stuttgart: Georg Thieme; 1998: Abb. 60 = Abb. 3/ Farbtafel 1; Abb. 62 = Abb. 4; Abb. 249 = Abb.6/ Farbtafel 2

aus Thiemes Innere Medizin, 1. Aufl. Stuttgart: Georg Thieme; 2000: Abb. 11 = Abb. 4.9; Abb. 46 = Abb. 3.85 a,b,d; Abb. 47 = Abb. 3.86 a+b; Abb. 51 = Abb. 7.54 a; Abb. 56 = Abb. 5.114; Abb. 98 = Abb. 3.32; Abb. 140 = Abb. 5.136 (modifiziert); Abb. 141 = Abb. 5.141 (modifiziert); Abb. 270 = Abb. 8.20 + 8.21 a+b; Abb. 295 = Abb. 7.51; Abb. 299 = Abb. 7.52

aus Thurn P, Bücheler E, Lackner kJ, Thelen M, Einführung in die radiologische Diagnostik, 10. Aufl. Stuttgart: Georg Thieme; 1998: Abb. 260 = Abb. 3.124; Abb. 261 = Abb. 3.126; Abb. 267 = Abb. 3.119 a+c

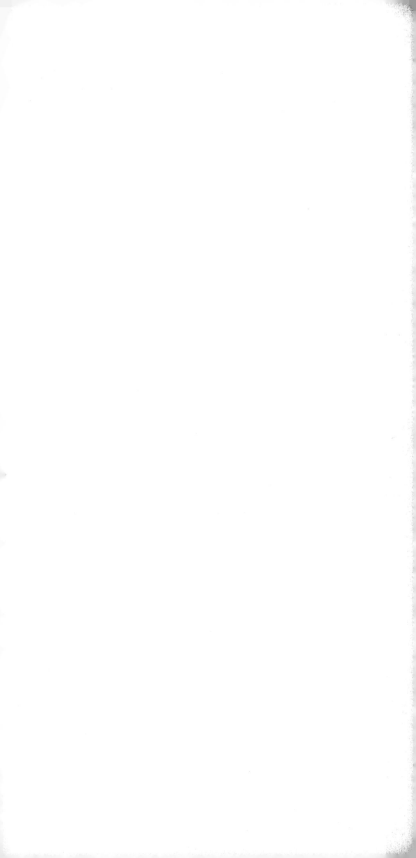

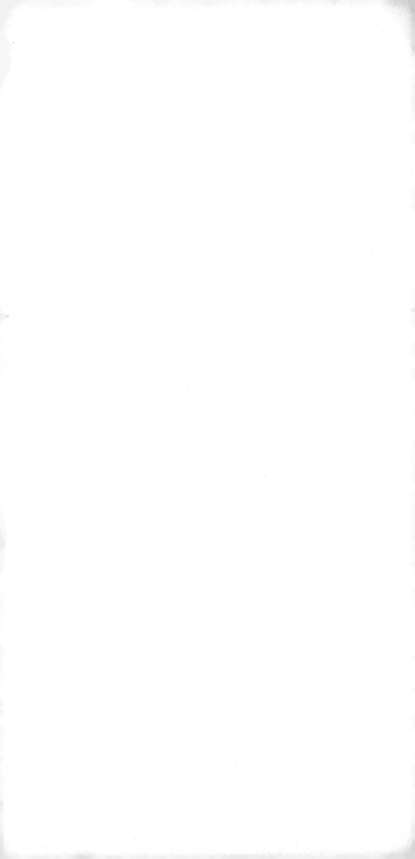